✦ 합격자가 적극 추천하는 ✦

김희영

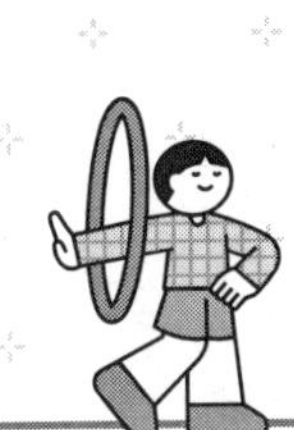

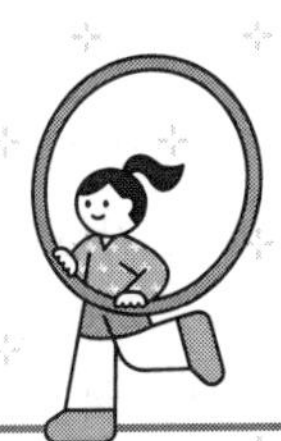

의료관계법규

문제

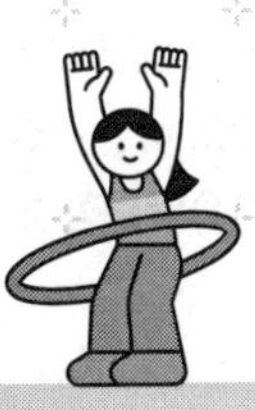

BTB Books

【김희영】 2026년 시행 의료관계법규 문제집 6차 개정판을 내면서…

대한민국 헌법 제10조는 "모든 국민은 인간으로서의 존엄과 가치를 가지며, 행복을 추구할 권리를 가진다. 국가는 개인이 가지는 불가침의 기본적 인권을 확인하고 이를 보장할 의무를 진다."라고 규정하고 있습니다. 이에 근거해 볼 때 모든 국민은 건강하고 행복한 삶을 추구할 권리가 있으며, 국가는 국민의 건강과 행복을 보장하기 위하여 최선의 노력을 다해야 할 책임이 있습니다.

법은 국가의 승인을 받고 국가권력에 의해 실현되는 강제력을 가진다는 점에서 다른 사회규범인 도덕, 관습, 종교 등과 구별되며, '헌법, 법률, 명령, 자치법규(조례와 규칙) 등'이 있습니다. 법은 국가의 존재 근거가 되는 공동선의 실현을 위한 사회규범으로, 보건의료 측면에서 보면 사실상 법은 보건의료를 촉진하고 보건의료 관계자의 권리를 보장하는 중요한 기능을 하고 있습니다.

보건정책이란 보건(Health)의 개념과 정책(Policy)의 개념이 합성된 개념으로, 건강문제를 해결하여 국민의 건강수준을 향상시키기 위한 목적과 방향을 갖는 정책이며, 이러한 정책의 구체적이며 보편적 표현방식이 '법령'입니다. 따라서 이와 같은 보건의료와 관련된 주요한 정책으로는 '**의료법, 보건의료기본법, 응급의료에 관한 법률, 감염병의 예방 및 관리에 관한 법률, 검역법, 후천성면역결핍증 예방법, 국민건강보험법, 국민건강증진법, 지역보건법, 마약류관리에 관한 법률, 학교보건법, 모자보건법, 결핵예방법, 노인장기요양보험법 등**'이 있습니다.

현재 우리나라의 보건의료정책은 '건강증진, 예방, 치료, 재활, 요양 등' 다양한 의료소비자의 요구에 부응하는 '생애 맞춤형 보건의료전달체계의 확립'을 위한 법적 · 제도적 기반을 구축해가고 있는 단계에 있을 뿐만 아니라 국가의 보건의료 · 보건복지 정책의 기조 또한 정부 주체의 정치적 가치관(진보 또는 보수)에 따라 극변하고 있어 매년 보건의료 관계법규 또한 대폭적인 개정이 이루어지고 있는 실정입니다. 특히, 사회나 국가가 선진국으로 진입할수록 사회적 문제 해결을 위한 보건의료 서비스의 제공이 더욱더 요구되고 있어 그에 따른 관계법규의 지속적인 개정은 지극히 당연하다고 할 수 있습니다.

실례로 제21대 대통령으로 당선된 이재명 정부는 2025년 8월 보건복지 부문의 국정과제로 새롭게 "① 기본적 삶을 위한 안전망 강화, ② 지금 사는 곳에서 누리는 통합돌봄, ③ 장애인 삶의 질 향상과 기본적 권리 보장, ④ 지속 가능한 보건의료체계로 전환, ⑤ 지역격차 해소, 필수 의료 확충, 공공의료 강화, ⑥ 일차의료 기반의 건강·돌봄으로 국민건강 증진, ⑦ 국민 의료비 부담 완화, ⑧ 아이키우기 좋은 출산 · 육아 환경 조성, ⑨ 든든한 노후 보장을 위한 연금제도 개선, ⑩ 인구가족구조 변화

대응 및 은퇴세대 맞춤형 지원"을 선정하였습니다. 따라서 현재 2025년 보건복지부의 업무계획에서도 "① 국민이 체감하는 의료개혁, ② 더욱 두텁고 촘촘한 약자복지, ③ 수요자 맞춤형 돌봄 안전망, ④ 초고령 사회 본격 대응"을 4대 핵심 추진과제로 새롭게 선정하였고, 질병관리청 또한 2025년 5대 핵심 추진과제로 "① 신종감염병에 대한 선제적 대비 · 대응, ② 상시감염병 관리 · 퇴치 전략 정교화, ③ 초고령 사회 대응 만성질환, 건강위해 관리체계 강화, ④ 미래 건강 위협 대비 감염병 · 보건의료 연구 주도, ⑤ 글로벌 보건 안보 및 공중보건 선도"를 선정하였지만, 이 또한 실행과정에서 정권교체로 인해 또다시 대폭적인 정책 변화가 있을 것으로 예상됩니다.

이에 따라서 본 저자가 현재 지도하고 있는 보건의료현장에서도 2024년 9월 20일 '간호법' 제정(2025년 6.21 시행) 등 매년 수시로 '의료법, 응급의료법, 감염병예방법, 검역법, 국민건강보험법, 노인장기요양법, 지역보건법 등' 대부분의 의료관계법규가 대폭적인 개정이 이루어지고 있음을 목격하고 있는 바, 향후 보건의료 기술직 공무원 시험의 출제경향 또한 많은 변화가 있을 것으로 예상됩니다.

따라서 금번 **【김희영】2026년도 시행 의료관계법규 문제집 6차** 개정판에서는 수험생의 이해 증진을 위해 파격적으 로 문제집 구조를 「예상문제와 해설」로 변혁시켰으며, 가장 최근 개정된 법규를 중심으로 새로운 문제를 대폭 추가하였을 뿐만 아니라, 기출문제의 경우에는 개정된 법규를 적극 반영하여 새롭게 기출 유사문제로 재구성함으로써 가장 최근에 개정된 법규에 대한 수험생의 이해력을 높이고 숙지시키는 데에 최대한 초점을 맞추어 명실상부하게 **【김희영】의 이름을 걸고, 결코 부끄럽지 않은** 책을 출간하도록 최선의 노력을 다하였습니다.

1. 의료관계법규 중 핵심이 되는 23개의 법규를 **최신 개정된 법률을 중심으로「예상문제와 해설」**로 요약 · 정리하여 총 23Chapter로 구성하였습니다.
2. 각종 자료나 법규의 인용에 있어서 **가장 최근의 개정된 내용을 반영**하여 문제집을 만듦으로써 **【김희영】의료관계법규 문제집**의 신뢰도를 한층 높이고자 하였습니다.
3. 23개 법규별 핵심 체크포인트가 될 수 있는 **〈기출 유사문제〉를 전략적으로 엄선**해 기초적인 문제는 물론, 가장 최근의 출제경향에 맞추어 현재 보건의료 현장에서 이슈가 되어 펼쳐지고 있는 심도있는 문제까지 수록하여 완벽하게 시험 대비를 할 수 있도록 구성하였습니다.
4. 본 책을 통해 공부하면서 이해가 잘 안되거나 심도깊은 설명이 필요할 때에는 **http://cafe.naver.com/yulim21c**를 이용하면 온라인 상 저자로부터 답변을 직접 이메일을 통해 받을 수 있도록 수험생-저자 간 커뮤니케이션 채널을 별도로 추가 마련해 놓았습니다.
5. 새롭게 수험생 지원 차원에서 저자의 유튜브 채널인 **"김희영의 널스토리"**에서는 핵심법규 영상강좌를 제공하고 있으니 반드시 '구독'하여 동냥공부를 하다 보면 본인도 모르게 법 지식이 상식화되고, 시험합격은 물론 최종면접에도 많은 도움이 되실 것으로 기대합니다.

Preface 머리말

시험이 쉽지 않다는 말씀을 자주 합니다. 특히, 최근 공무원 시험의 채용인원도 감소하여 경쟁률도 높아지고 있을 뿐만 아니라 더욱더 전문적인 지식을 요구하고 있어 보건의료기술직 공무원의 진출이 더욱 어려워지고 있는 것이 사실입니다. 하지만 수험생의 길! 수많은 선배님들이 지나간 길입니다. 비록 지금 이 순간이 혼자 견디고 극복해 나가야만 하는 외로운 과정으로만 느껴지시겠지만 결코 혼자가 아니라는 사실을 명심하시기 바랍니다. 끝까지 자신을 믿으시고 노력하여 치열한 경쟁속에서 반드시 합격의 결실을 맺으시기 바랍니다.

끝으로 보건의료 관계법규를 공부하는 많은 수험생들에게 이 책이 법의 기본을 확고히 하고 공무원 고시합격의 지름길이 되기를 진심으로 기원하며, 이같이 수험생들에게 진정으로 도움이 되는 최고의 베스트셀러 수험서인 **【김희영】 의료관계법규 문제집**이 될 수 있도록 물심양면으로 애써주신 비티비 편집부와 대방열림고시학원에 진심으로 감사를 드립니다.

편저자 김희영

Contents
차례

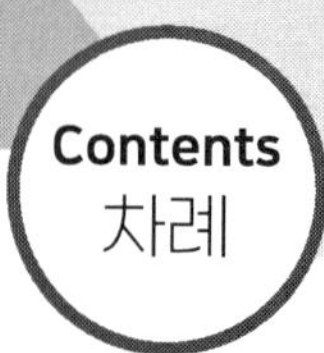
Contents
차례

의료관계법규

2025.11.10. 현재 최종수정 법률

NO	법 제목	법률 호수	시행일		
			법	시행령	시행규칙
01	의료법	법률 제20817호	2025.09.19	2025.06.21	2025.06.21
02	보건의료기본법	법률 제21033호	2026.02.27	2025.10.01	–
03	응급의료에 관한 법률	법률 제20887호	2026.04.02	2025.08.17	2025.03.11
04	감염병의 예방 및 관리에 관한 법률	법률 제20873호	2025.10.02	2025.10.02	2025.10.31
05	검역법	법률 제20323호	2024.05.21	2024.05.21	2025.07.19
06	후천성면역결핍증예방법	법률 제17472호	2020.09.12	2020.09.12	2025.04.01
07	국민건강보험법	법률 제20505호	2025.04.23	2025.09.16	2025.04.23
08	국민건강증진법	법률 제20874호	2025.10.02	2025.06.21	2025.10.02
09	지역보건법	법률 제20449호	2025.03.21	2024.07.03	2025.06.21
10	혈액관리법	법률 제18626호	2023.06.22	2023.06.22	2024.10.14
11	마약류 관리에 관한 법률	법률 제20878호	2025.10.02	2025.10.02	2025.02.07
12	학교보건법	법률 제21065호	2025.10.01	2025.09.19	2025.09.19
13	모자보건법	법률 제20879호	2025.04.01	2025.06.21	2025.01.24
14	결핵예방법	법률 제21065호	2025.10.01	2023.12.14	2025.01.01
15	노인장기요양보험법	법률 제20587호	2025.06.21	2025.07.01	2025.06.21
16	의료기사 등에 관한 법률	법률 제19817호	2024.11.01	2022.12.20	2024.11.28
17	정신건강증진 및 정신질환자 복지서비스 지원에 관한 법률	법률 제20820호	2026.01.01	2025.06.21	2025.03.11
18	공공보건의료에 관한 법률	법률 제18897호	2023.06.11	2023.06.05	2022.02.18
19	암관리법	법률 제21065호	2025.10.01	2024.07.30	2021.04.08
20	호스피스·완화의료 및 임종과정에 있는 환자의 연명의료결정에 관한 법률	법률 제20891호	2025.10.02	2025.10.02	2024.06.14
21	환자안전법	법률 제20445호	2025.06.21	2022.12.20	2024.11.07
22	노인복지법	법률 제20929호	2025.10.23	2025.10.23	2025.10.31
23	장애인복지법	법률 제20929호	2025.10.23	2025.10.01	2025.10.23

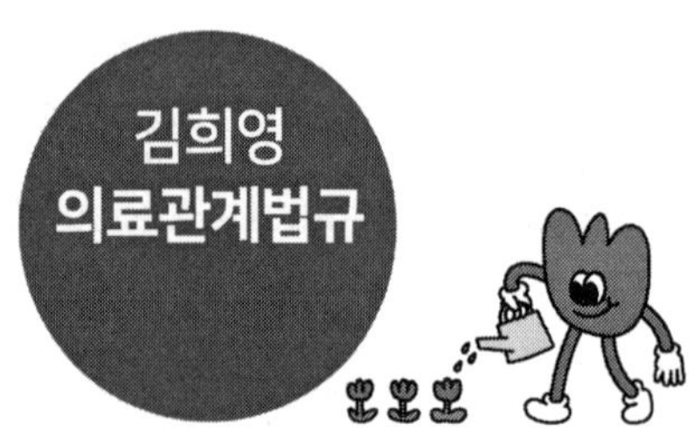
김희영
의료관계법규

의료관계법규

01

의료법

01 의료법

01 「의료법」의 목적에 해당하는 것은? 2020 광주 기출유사

① 국민에게 양질의 공공보건의료를 제공함으로써 국민보건의 향상에 이바지하는 데에 있다.

② 국민의료에 필요한 사항을 규정함으로써 국민의 건강을 보호하고 증진하는 데에 있다.

③ 보건의료의 수요와 공급에 관한 기본적인 사항을 규정함으로써 보건의료의 발전과 국민의 보건 및 복지의 증진에 이바지하는 데에 있다.

④ 지역보건의료기관의 기능을 효과적으로 수행하는 데 필요한 사항을 규정함으로써 지역주민의 건강증진에 이바지하는 데에 있다.

해설 **(의료법 제1조)** 이 법은 모든 국민이 수준 높은 의료 혜택을 받을 수 있도록 국민의료에 필요한 사항을 규정함으로써 국민의 건강을 보호하고 증진하는 데에 목적이 있다.

① **(공공보건의료에 관한 법률 제1조)** 이 법은 공공보건의료의 기본적인 사항을 정하여 국민에게 양질의 공공보건의료를 효과적으로 제공함으로써 국민보건의 향상에 이바지함을 목적으로 한다.

③ **(보건의료기본법 제1조)** 이 법은 보건의료에 관한 국민의 권리·의무와 국가 및 지방자치단체의 책임을 정하고 보건의료의 수요와 공급에 관한 기본적인 사항을 규정함으로써 보건의료의 발전과 국민의 보건 및 복지의 증진에 이바지하는 것을 목적으로 한다.

④ **(지역보건법 제1조)** 이 법은 보건소 등 지역보건의료기관의 설치·운영에 관한 사항과 보건의료 관련기관·단체와의 연계·협력을 통하여 지역보건의료기관의 기능을 효과적으로 수행하는 데 필요한 사항을 규정함으로써 지역보건의료정책을 효율적으로 추진하여 지역주민의 건강 증진에 이바지함을 목적으로 한다.

02 「의료법」상 의료인에 해당하지 않는 사람은? 2017 경북 기출유사

① 간호사 ② 약사

③ 조산사 ④ 한의사

해설 **(의료법 제2조 제1항)** "의료인"이란 보건복지부장관의 면허를 받은 의사·치과의사·한의사·조산사 및 「간호법」에 따른 간호사(이하 "간호사"라 한다)를 말한다. 〈개정 2024.9.20.〉

03 「의료법」상 "의료인"에 관한 다음 설명 중 옳지 않은 것은? 2020 경북, 2021 부산, 2025 경기 기출유사

① 간호요구자에 대한 교육 및 상담도 간호사의 임무이다.

② 「의료법」상 의료인이란 의사·치과의사·한의사·약사·간호사·조산사로서 보건복지부장관의 면허를 받은 사람이다.

③ 의료인은 국민이 건강한 생활을 확보하는 데에 이바지할 사명을 가진다.

④ 의사의 임무에는 의료뿐만이 아니라 보건지도의 임무도 있다.

Answer 01 ② 02 ② 03 ②

해설 (의료법 제2조 : 의료인)

① 이 법에서 "의료인"이란 보건복지부장관의 면허를 받은 의사·치과의사·한의사·조산사 및 「간호법」에 따른 간호사를 말한다. 〈개정 2024.9.20.〉

② 의료인은 종별에 따라 다음 각 호의 임무를 수행하여 국민 보건 향상을 이루고 국민의 건강한 생활 확보에 이바지할 사명을 가진다. 〈개정 2024.9.20.〉

1. 의사는 의료와 보건지도를 임무로 한다.
2. 치과의사는 치과 의료와 구강 보건지도를 임무로 한다.
3. 한의사는 한방 의료와 한방 보건지도를 임무로 한다.
4. 조산사는 조산(助産)과 임산부 및 신생아에 대한 보건과 양호지도를 임무로 한다.
5. 간호사는 「간호법」 제12조의 업무를 임무로 한다.

〈간호법 제12조 : 간호사의 업무〉

① 간호사는 다음 각 호의 업무를 임무로 한다.

1. 환자의 간호요구에 대한 관찰, 자료수집, 간호판단 및 요양을 위한 간호
2. 「의료법」에 따른 의사, 치과의사, 한의사의 지도하에 시행하는 진료의 보조
3. 간호 요구자에 대한 교육·상담 및 건강증진을 위한 활동의 기획과 수행, 그 밖에 대통령령으로 정하는 보건활동
4. 간호조무사가 수행하는 제1호부터 제3호까지의 업무 보조에 대한 지도

1

04 「간호법」상 진료지원업무를 수행하려는 간호사의 요건으로 옳은 것은? 2025 인천 기출유사

① 간호 관련의 석사과정을 이수할 것

② 상급종합병원의 근무경력이 있을 것

③ 임상경력이 풍부한 수간호사일 것

④ 전문간호사 자격을 보유할 것

해설 (간호법 제14조 제1항 : 진료지원업무의 수행) 제12조 제2항에 따른 진료지원업무를 수행하려는 간호사는 다음 각 호의 어느 하나의 요건을 갖추어야 한다.

1. 전문간호사 자격을 보유할 것
2. 보건복지부령으로 정하는 임상경력 및 교육과정의 이수에 따른 자격을 보유할 것

05 「의료법」상 아래 글의 괄호 안에 들어갈 가장 올바른 내용은? 2015 광주, 2017 충남, 2024 경북 기출유사

"의료기관이란 의료인이 공중 또는 특정 다수인을 위하여 의료 및 (　　)의 업을 하는 곳을 말한다."

① 간호　② 검사

③ 보건지도　④ 조산

해설 (의료법 제3조 제1항) "의료기관"이란 의료인이 공중 또는 특정 다수인을 위하여 의료·조산의 업을 하는 곳을 말한다.

06 「의료법」에서 규정하고 있는 의료기관에 해당하는 것을 모두 고른 것은? 2010 지방직 기출유사

ㄱ. 보건소　ㄴ. 요양병원　ㄷ. 보건의료원　ㄹ. 조산원

① ㄱ, ㄴ, ㄷ　② ㄱ, ㄷ

③ ㄴ, ㄹ　④ ㄹ

Answer 04 ④ 05 ④ 06 ③

해설 **(의료법 제3조 제2항)** 의료기관은 다음 각 호와 같이 구분한다. 〈개정 2020.3.4.〉

1. 의원급 의료기관 : 의사, 치과의사 또는 한의사가 주로 외래환자를 대상으로 각각 그 의료행위를 하는 의료기관으로서 그 종류는 다음 각 목과 같다.
   가. 의원
   나. 치과의원
   다. 한의원
2. 조산원 : 조산사가 조산과 임산부 및 신생아를 대상으로 보건활동과 교육·상담을 하는 의료기관을 말한다.
3. 병원급 의료기관 : 의사, 치과의사 또는 한의사가 주로 입원환자를 대상으로 의료행위를 하는 의료기관으로서 그 종류는 다음 각 목과 같다.
   가. 병원
   나. 치과병원
   다. 한방병원
   라. 요양병원(의료재활시설로서 제3조의2의 요건을 갖춘 의료기관을 포함)
   마. 정신병원
   바. 종합병원

(지역보건법 제2조 제1호) "지역보건의료기관"이란 지역주민의 건강을 증진하고 질병을 예방·관리하기 위하여 이 법에 따라 설치·운영하는 보건소, 보건의료원, 보건지소 및 건강생활지원센터를 말한다.

07 「의료법」상 조산사가 지도의사를 정하여 조산과 임산부 및 신생아를 대상으로 보건활동과 교육, 상담을 하는 의료기관에 해당하는 것은? 2023 전북 기출유사

① 보건소　② 산부인과의원
③ 요양병원　④ 조산원

해설 **(의료법 제3조 제2항 제2호)** : 5번 문제 해설 참조

08 「의료법」에서 규정하고 있는 병원급 의료기관을 모두 고른 것은?

> ㄱ. 요양병원　ㄴ. 정신병원　ㄷ. 조산원　ㄹ. 한방병원

① ㄱ, ㄴ, ㄷ　② ㄱ, ㄴ, ㄹ
③ ㄴ, ㄷ, ㄹ　④ ㄱ, ㄴ, ㄷ, ㄹ

해설 **(의료법 제3조 제2항 제3호)** 병원급 의료기관은 의사, 치과의사 또는 한의사가 주로 입원환자를 대상으로 의료행위를 하는 의료기관으로서, 그 종류는 병원, 치과병원, 한방병원, 요양병원, 정신병원, 종합병원이 있다.

09 「의료법」상 아래 괄호 안 (ㄱ), (ㄴ)에 들어갈 올바른 것으로 짝지어진 것은?

> 가. 병원급 의료기관은 의사, 치과의사 또는 한의사가 주로 (ㄱ)를 대상으로 의료행위를 하는 의료기관을 말한다.
> 나. (ㄴ)은 보건의료정책에 필요하다고 인정하는 경우에는 의료기관의 종류별 표준업무를 정하여 고시할 수 있다.

① ㄱ : 외래환자, ㄴ : 국민건강보험공단　② ㄱ : 외래환자, ㄴ : 보건복지부장관
③ ㄱ : 입원환자, ㄴ : 국민건강보험공단　④ ㄱ : 입원환자, ㄴ : 보건복지부장관

Answer 07 ④ 08 ② 09 ④

해설 (의료법 제3조 제2항 제3호) 병원급 의료기관은 의사, 치과의사 또는 한의사가 주로 입원환자를 대상으로 의료행위를 하는 의료기관을 말한다.
(의료법 제3조 제3항) 보건복지부장관은 보건의료정책에 필요하다고 인정하는 경우에는 의료기관의 종류별 표준업무를 정하여 고시할 수 있다.
(의료법 제3조 제2항 제1호) 의원급 의료기관은 의사, 치과의사 또는 한의사가 주로 외래환자를 대상으로 의료행위를 하는 의료기관을 말한다.

10 「의료법」상 병원에 관한 설명으로 가장 올바른 것은? 2016 인천 기출유사

① 의료인 중에는 의사, 치과의사, 한의사가 개설할 수 있다.
② 주로 입원환자를 대상으로 의료행위를 하는 의료기관으로 20병상 이상을 갖추어야 한다.
③ 주로 입원환자를 대상으로 의료행위를 하는 의료기관으로 30병상 이상을 갖추어야 한다.
④ 주로 입원환자를 대상으로 의료행위를 하는 의료기관으로 최소 병상 수 제한은 없다.

해설 (의료법 제3조의2) 병원 · 치과병원 · 한방병원 및 요양병원은 30개 이상의 병상(병원 · 한방병원만 해당) 또는 요양병상(요양병원만 해당하며, 장기입원이 필요한 환자를 대상으로 의료행위를 하기 위하여 설치한 병상을 말한다)을 갖추어야 한다.
(의료법 제33조 제2항) 다음 각 호의 어느 하나에 해당하는 자가 아니면 의료기관을 개설할 수 없다. 이 경우 의사는 종합병원 · 병원 · 요양병원 · 정신병원 또는 의원을, 치과의사는 치과병원 또는 치과의원을, 한의사는 한방병원 · 요양병원 또는 한의원을, 조산사는 조산원만을 개설할 수 있다. 〈개정 2020.3.4.〉
1. 의사, 치과의사, 한의사 또는 조산사
2. 국가나 지방자치단체
3. 의료업을 목적으로 설립된 법인(이하 "의료법인")
4. 「민법」이나 특별법에 따라 설립된 비영리법인
5. 「공공기관의 운영에 관한 법률」에 따른 준정부기관, 「지방의료원의 설립 및 운영에 관한 법률」에 따른 지방의료원, 「한국보훈복지의료공단법」에 따른 한국보훈복지의료공단

11 「의료법」상 병원의 최소 병상 수는? 2016 부산 기출유사

① 제한 없음
② 10병상
③ 20병상
④ 30병상

해설 (의료법 제3조의2) 병원 · 치과병원 · 한방병원 및 요양병원(이하 "병원등"이라 한다)은 30개 이상의 병상(병원 · 한방병원만 해당) 또는 요양병상(요양병원만 해당하며, 장기입원이 필요한 환자를 대상으로 의료행위를 하기 위하여 설치한 병상을 말한다)을 갖추어야 한다.

12 「의료법」상 의료인과 의료기관에 대한 설명으로 올바른 것은? 2014 경남 기출유사

① 병원은 개설 시 100병상 이상을 갖추어야 한다.
② 상급종합병원은 20개 이상의 진료과목을 갖추고, 각 진료과목마다 전속하는 전문의를 두어야 한다.
③ 의료인에는 의사, 치과의사, 한의사, 약사, 간호사가 있다.
④ 종합병원은 개설 시 300병상 이상을 갖추어야 한다.

Answer 10 ③ 11 ④ 12 ②

해설 ② **(의료법 제3조의4 제1항)** 보건복지부장관은 다음 각 호의 요건을 갖춘 종합병원 중에서 중증질환에 대하여 난이도가 높은 의료행위를 전문적으로 하는 종합병원을 상급종합병원으로 지정할 수 있다.

1. 20개 이상의 진료과목을 갖추고 각 진료과목마다 전속하는 전문의를 둘 것
2. 전문의가 되려는 자를 수련시키는 기관일 것
3. 보건복지부령으로 정하는 인력·시설·장비 등을 갖출 것
4. 질병군별 환자구성 비율이 보건복지부령으로 정하는 기준에 해당할 것

① **(의료법 제3조의2)** 병원은 개설 시 30병상 이상을 갖추어야 한다.
③ **(의료법 제2조 제1항)** 의료인에는 의사, 치과의사, 한의사, 간호사, 조산사가 있다.
④ **(의료법 제3조의3 제1항)** 종합병원은 개설 시 100병상 이상을 갖추어야 한다.

13 「의료법」상 종합병원과 병원의 차이점으로 가장 올바른 것은? 2014 서울 기출유사

① 개설 허가권자　② 건물 연면적
③ 병상 수　④ 입원환자 수

해설 **(의료법 제3조의2)** 병원은 개설 시 30병상 이상을 갖추어야 한다.
(의료법 제3조의3 제1항) 종합병원은 개설 시 100병상 이상을 갖추어야 한다.

14 100병상 이상 300병상 이하 종합병원의 필수과목 중 하나가 아닌 것은? 2017 충북·울산 기출유사

① 소아청소년과　② 마취통증의학과
③ 정신건강의학과　④ 진단검사의학과

해설 **(의료법 제3조의3 제1항 제2호)** 100병상 이상 300병상 이하인 경우에는 내과·외과·소아청소년과·산부인과 중 3개 진료과목, 영상의학과, 마취통증의학과와 진단검사의학과 또는 병리과를 포함한 7개 이상의 진료과목을 갖추고 각 진료과목마다 전속하는 전문의를 둘 것

15 300병상 초과 종합병원의 필수진료과목에 해당하는 것은? 2017 전북, 2020 서울 기출유사

① 성형외과　② 재활의학과
③ 치과　④ 피부과

해설 **(의료법 제3조의3 제1항 제3호)** 300병상을 초과하는 경우에는 내과, 외과, 소아청소년과, 산부인과, 영상의학과, 마취통증의학과, 진단검사의학과 또는 병리과, 정신건강의학과 및 치과를 포함한 9개 이상의 진료과목을 갖추고 각 진료과목마다 전속하는 전문의를 둘 것

16 S 종합병원은 허가병상 규모가 150병상이고, 아래와 같이 7개 진료과목을 갖추고 각 진료 과목마다 전속하는 전문의를 두고 있다. 다음 중 S종합병원이 허가병상 규모를 350병상으로 늘릴 경우 반드시 추가해야 하는 필수진료과목이 아닌 것은?

> 내과, 외과, 산부인과, 응급의학과, 영상의학과, 마취통증의학과, 병리과

① 소아청소년과　② 정신건강의학과
③ 진단검사의학과　④ 치과

Answer 13 ③ 14 ③ 15 ③ 16 ③

해설 15번 문제 해설 참조
S 종합병원은 이미 병리과를 갖추고 있으므로 "진단검사의학과 또는 병리과" 중 하나만 갖추면 되므로 정답은 진단검사의학과이다.

17 400병상 규모의 종합병원이 설치·운영하는 아래의 진료과목 중 전속하지 아니한 전문의를 둘 수 있는 것은?

① 마취통증의학과　② 방사선종양학과
③ 산부인과　④ 치과

해설 **(의료법 제3조의3 제2항)** 종합병원은 필수진료과목 외에 필요하면 추가로 진료과목을 설치·운영할 수 있다. 이 경우 필수진료과목 외의 진료과목에 대하여는 해당 의료기관에 전속하지 아니한 전문의를 둘 수 있다.
(의료법 제3조의3 제1항 제3호) 300병상을 초과하는 경우에는 내과, 외과, 소아청소년과, 산부인과, 영상의학과, 마취통증의학과, 진단검사의학과 또는 병리과, 정신건강의학과 및 치과를 포함한 9개 이상의 진료과목을 갖추고 각 진료과목마다 전속하는 전문의를 둘 것

1

18 「의료법」에 관한 설명으로 가장 올바르지 못한 것은? 2014 강원 기출유사

① 보건복지부장관은 의료기관의 종류별 표준업무를 정하여 고시할 수 있다.
② 요양병상은 장기입원환자를 대상으로 설치한 병상이다.
③ 의료기관은 의원급 의료기관, 병원급 의료기관, 조산원으로 구분한다.
④ 의료유사업자는 침사, 구사, 안마사를 말한다.

해설 **(의료법 제81조 제1항)** 의료유사업자는 의료법이 시행되기 전의 규정에 따라 자격을 받은 접골사, 침사, 구사를 말한다.
① **(의료법 제3조 제3항)** 보건복지부장관은 보건의료정책에 필요하다고 인정하는 경우에는 의료기관의 종류별 표준업무를 정하여 고시할 수 있다.
② **(의료법 제3조의2)** 요양병상은 요양병원만 해당하며, 장기입원이 필요한 환자를 대상으로 의료행위를 하기 위하여 설치한 병상을 말한다.
③ **(의료법 제3조 제2항)** 의료기관은 의원급 의료기관, 조산원, 병원급 의료기관으로 구분

19 종합병원에 대한 설명으로 가장 올바른 것은? 2010 지방직 기출유사

① 종합병원은 의사, 치과의사, 한의사가 개설할 수 있다.
② 종합병원은 입원환자 30명 이상을 수용할 수 있는 시설을 갖추어야 한다.
③ 종합병원은 진료과목마다 전속하는 일반의를 두어야 한다.
④ 종합병원의 진료과목은 300병상을 초과할 경우 내과 및 치과 등을 포함한 9개 이상 갖추어야 한다.

해설 **(의료법 제3조의3 제1항 제3호)** 종합병원은 300병상을 초과할 경우에는 내과, 외과, 소아청소년과, 산부인과, 영상의학과, 마취통증의학과, 진단검사의학과 또는 병리과, 정신건강의학과 및 치과를 포함한 9개 이상의 진료과목을 갖추고 각 진료과목마다 전속하는 전문의를 둘 것
① **(의료법 제33조 제2항)** 의사는 종합병원·병원·요양병원·정신병원 또는 의원을, 치과의사는 치과병원 또는 치과의원을, 한의사는 한방병원·요양병원 또는 한의원을, 조산사는 조산원만을 개설할 수 있다. 〈개정 2020.3.4.〉
② **(의료법 제3조의3 제1항 제1호)** 종합병원은 개설 시 100병상 이상을 갖추어야 한다.
③ **(의료법 제3조의3 제2항)** 종합병원은 필수진료과목 외에 필요하면 추가로 진료과목을 설치·운영할 수 있다. 이 경우 필수진료과목 외의 진료과목에 대하여는 해당 의료기관에 전속하지 아니한 전문의를 둘 수 있다.

Answer 17 ②　18 ④　19 ④

20 「의료법」상 30병상을 요건으로 하는 의료기관이 아닌 것은? 2014 전북 기출유사

① 요양병원　　② 일반병원

③ 치과병원　　④ 한방병원

해설 **(의료법 제3조의2)** 병원 · 치과병원 · 한방병원 및 요양병원(이하 "병원등"이라 한다)은 30개 이상의 병상(병원 · 한방병원만 해당) 또는 요양병상(요양병원만 해당하며, 장기입원이 필요한 환자를 대상으로 의료행위를 하기 위하여 설치한 병상을 말한다)을 갖추어야 한다.

21 「의료법」에 관한 설명으로 가장 올바른 것은? 2012 서울 기출유사

① 병원과 치과병원은 30개 이상의 병상을 갖추어야 한다.

② 상급종합병원으로 지정받은 종합병원에 대하여 2년마다 평가를 실시하여 재지정하거나 지정을 취소할 수 있다.

③ 전문병원은 보건복지부령으로 정하는 20개 이상의 진료과목을 갖추고 각 진료과목마다 전속하는 전문의를 두어야 한다.

④ 조산사는 조산과 임산부 및 신생아에 대한 보건활동과 교육 및 상담을 임무로 한다.

해설 **(의료법 제3조 제2항 제2호)** 조산원은 조산사가 조산과 임산부 및 신생아를 대상으로 보건활동과 교육 · 상담을 하는 의료기관을 말한다.

① **(의료법 제3조의2)** 병원 · 치과병원 · 한방병원 및 요양병원(이하 "병원등"이라 한다)은 30개 이상의 병상(병원 · 한방병원만 해당) 또는 요양병상(요양병원만 해당하며, 장기입원이 필요한 환자를 대상으로 의료행위를 하기 위하여 설치한 병상을 말한다)을 갖추어야 한다.
→ 병원과 한방병원은 30개 이상의 병상을, 요양병원은 30개 이상의 요양병상을 갖추어야 한다(치과병원은 병상 수의 제한이 없다.).

② **(의료법 제3조의4 제3항)** 보건복지부장관은 상급종합병원으로 지정받은 종합병원에 대하여 3년마다 평가를 실시하여 재지정하거나 지정을 취소할 수 있다.

③ **(의료법 제3조의4 제1항 제1호)** 상급종합병원은 보건복지부령으로 정하는 20개 이상의 진료과목을 갖추고 각 진료과목마다 전속하는 전문의를 두어야 한다.

22 우리나라의 보건의료기관 설치기준에 대한 설명으로 가장 올바른 것은? 2011 지방직 기출유사

① 병원과 치과병원의 병상은 30개 이상이어야 한다.

② 읍 · 면 단위별로 보건진료소가 설치되어야 한다.

③ 종합병원은 병상이 80개 이상이어야 한다.

④ 300병상을 초과하는 종합병원에는 정신건강의학과와 치과가 개설되어야 한다.

해설 **(의료법 제3조의3 제1항 제3호)** 300병상을 초과하는 종합병원의 경우에는 내과, 외과, 소아청소년과, 산부인과, 영상의학과, 마취통증의학과, 진단검사의학과 또는 병리과, 정신건강의학과 및 치과를 포함한 9개 이상의 진료과목을 갖추고 각 진료과목마다 전속하는 전문의를 둘 것

① **(의료법 제3조의2)** 병원 · 치과병원 · 한방병원 및 요양병원(이하 "병원등"이라 한다)은 30개 이상의 병상(병원 · 한방병원만 해당한다) 또는 요양병상(요양병원만 해당하며, 장기입원이 필요한 환자를 대상으로 의료행위를 하기 위하여 설치한 병상을 말한다)을 갖추어야 한다(치과병원은 병상 수의 제한이 없다.).

② **(농어촌 등 보건의료를 위한 특별조치법 시행규칙 제17조 제1항)** 보건진료소는 의료취약지역을 인구 500명 이상(도서지역은 300명 이상) 5천명 미만을 기준으로 구분한 하나 또는 여러 개의 리 · 동을 관할구역으로 하여, 주민이 편리하게 이용할 수 있는 장소에 설치한다. 〈개정 2023.6.26.〉

③ **(의료법 제3조의3 제1항 제1호)** 종합병원은 100개 이상의 병상을 갖출 것

Answer 20 ③　21 ④　22 ④

23 「의료법」상 의료기관에 대한 설명으로 가장 올바른 것은? 2014 대전 기출유사

① 병원과 달리 한방병원은 최소 20병상을 갖추어야 한다.

② 상급종합병원은 3년마다 재평가를 받아야 한다.

③ 상급종합병원은 최소 10개 진료과목을 갖추어야 한다.

④ 전문병원은 의원급 의료기관도 지정할 수 있다.

해설 (의료법 제3조의4 제3항) 보건복지부장관은 상급종합병원으로 지정받은 종합병원에 대하여 3년마다 평가를 실시하여 재지정하거나 지정을 취소할 수 있다.

① (의료법 제3조의2) 병원과 한방병원은 30개 이상의 병상을, 요양병원은 30개 이상의 요양병상을 갖추어야 한다 (치과병원은 병상 수의 제한이 없다.).

③ (의료법 제3조의4 제1항 제1호) 상급종합병원은 20개 이상의 진료과목을 갖추고 각 진료과목마다 전속하는 전문의를 둘 것

④ (의료법 제3조의5 제1항) 보건복지부장관은 병원급 의료기관 중에서 특정 진료과목이나 특정 질환 등에 대하여 난이도가 높은 의료행위를 하는 병원을 전문병원으로 지정할 수 있다.

24 「의료법」상 의료기관의 종류에 대한 설명으로 옳지 않은 것은? 2025 경북 기출유사

① 병원급 의료기관에는 병원, 치과병원, 한방병원, 요양병원, 정신병원이 포함된다.

② 상급종합병원은 보건복지부령으로 정하는 20개 이상의 진료과목을 갖추고, 전속 전공의를 둬야 한다.

③ 의원급 의료기관에는 의원, 치과의원, 한의원이 포함된다.

④ 종합병원은 200병상 이상을 갖추고 9개 이상의 진료과목을 운영해야 한다.

해설 (의료법 제3조의3 제1항 제3호 : 종합병원) 22번 문제 해설 참조

(의료법 제3조 제2항 제1호, 제3호 : 의료기관) 의료기관은 다음 각 호와 같이 구분한다. 〈개정 2020.3.4.〉

1. 의원급 의료기관 : 의사, 치과의사 또는 한의사가 주로 외래환자를 대상으로 각각 그 의료행위를 하는 의료기관으로서 그 종류는 다음 각 목과 같다.
   가. 의원　　나. 치과의원　　다. 한의원
3. 병원급 의료기관 : 의사, 치과의사 또는 한의사가 주로 입원환자를 대상으로 의료행위를 하는 의료기관으로서 그 종류는 다음 각 목과 같다.
   가. 병원　　나. 치과병원　　다. 한방병원
   라. 요양병원(의료재활시설로서 제3조의2의 요건을 갖춘 의료기관을 포함)
   마. 정신병원　　바. 종합병원

(의료법 제3조의4 제1항 제1호 : 상급종합병원 지정) 보건복지부장관은 다음 각 호의 요건을 갖춘 종합병원 중에서 중증질환에 대하여 난이도가 높은 의료행위를 전문적으로 하는 종합병원을 상급종합병원으로 지정할 수 있다.

1. 보건복지부령으로 정하는 20개 이상의 진료과목을 갖추고 각 진료과목마다 전속하는 전문의를 둘 것

25 「의료법」상 상급종합병원의 지정기준에 해당하지 않는 것은? 2017 광주 기출유사

① 인력·시설·장비 요건을 갖출 것　② 전문의 수련기관일 것

③ 진료과목별 환자구성 비율이 맞을 것　④ 20개 이상의 진료과목을 설치할 것

해설 (의료법 제3조의5 제1항) 보건복지부장관은 병원급 의료기관 중에서 특정 진료과목이나 특정 질환 등에 대하여 난이도가 높은 의료행위를 하는 병원을 전문병원으로 지정할 수 있다.

Answer　23 ②　24 ④　25 ③

(의료법 제3조의5 제2항) 제1항에 따른 전문병원은 다음 각 호의 요건을 갖추어야 한다. 〈개정 2024.12.20.〉
1. 특정 질환별·진료과목별 환자 구성비율 등이 보건복지부령으로 정하는 기준에 해당할 것
2. 보건복지부령으로 정하는 수 이상의 진료과목을 갖추고 각 진료과목마다 전속하는 전문의를 둘 것
3. 최근 3년간 해당 의료기관 또는 그 개설자가 제64조 제1항에 따른 3개월 이상의 의료업 정지나 개설 허가의 취소 또는 폐쇄 명령을 받은 사실이 없을 것

(의료법 제3조의4 제1항) 보건복지부장관은 다음 각 호의 요건을 갖춘 종합병원 중에서 중증질환에 대하여 난이도가 높은 의료행위를 전문적으로 하는 종합병원을 상급종합병원으로 지정할 수 있다.
1. 20개 이상의 진료과목을 갖추고 각 진료과목마다 전속하는 전문의를 둘 것
2. 전문의가 되려는 자를 수련시키는 기관일 것
3. 보건복지부령으로 정하는 인력·시설·장비 등을 갖출 것
4. 질병군별 환자구성 비율이 보건복지부령으로 정하는 기준에 해당할 것

26 「의료법」상 상급종합병원의 지정 요건을 아래 〈보기〉에서 모두 고른 것은? 2023 서울 기출유사

보기

ㄱ. 보건복지부령으로 정하는 인력·시설·장비 등을 갖출 것
ㄴ. 보건복지부령으로 정하는 20개 이상의 진료과목을 갖추고 각 진료과목마다 전속하는 전문의를 둘 것
ㄷ. 전문의가 되려는 자를 수련시키는 기관일 것
ㄹ. 특정 질환별·진료과목별 환자 구성비율 등이 보건복지부령으로 정하는 기준에 해당할 것

① ㄱ, ㄷ ② ㄴ, ㄹ
③ ㄱ, ㄴ, ㄷ ④ ㄱ, ㄴ, ㄷ, ㄹ

해설 **(의료법 제3조의4 제1항)** 보건복지부장관은 다음 각 호의 요건을 갖춘 종합병원 중에서 중증질환에 대하여 난이도가 높은 의료행위를 전문적으로 하는 종합병원을 상급종합병원으로 지정할 수 있다.
1. 보건복지부령으로 정하는 20개 이상의 진료과목을 갖추고 각 진료과목마다 전속하는 전문의를 둘 것
2. 전문의가 되려는 자를 수련시키는 기관일 것
3. 보건복지부령으로 정하는 인력·시설·장비 등을 갖출 것
4. 질병군별 환자 구성비율이 보건복지부령으로 정하는 기준에 해당할 것

(의료법 제3조의5 제2항) 제1항에 따른 전문병원은 다음 각 호의 요건을 갖추어야 한다. 〈개정 2024.12.20.〉
1. 특정 질환별·진료과목별 환자 구성비율 등이 보건복지부령으로 정하는 기준에 해당할 것
2. 보건복지부령으로 정하는 수 이상의 진료과목을 갖추고 각 진료과목마다 전속하는 전문의를 둘 것
3. 최근 3년간 해당 의료기관 또는 그 개설자가 제64조 제1항에 따른 3개월 이상의 의료업 정지나 개설 허가의 취소 또는 폐쇄 명령을 받은 사실이 없을 것

27 「의료법」상 상급종합병원에 관한 설명으로 가장 올바른 것은? 2017 전북 기출유사

① 보건복지부장관은 지정을 하는 경우 각 요건 구비 여부 및 진료의 난이도 등에 대하여 평가를 실시하여야 한다.
② 특정 진료과목이나 특정 질환 등에 대하여 난이도가 높은 의료행위를 하는 종합병원 중에서 지정할 수 있다.
③ 10개 이상의 진료과목을 갖추고 각 과목마다 전속하는 전문의를 두어야 한다.
④ 3년마다 평가를 실시하여 재지정하거나 지정을 취소할 수 있다.

Answer 26 ③ 27 ④

해설 **(의료법 제3조의4 제3항)** 보건복지부장관은 상급종합병원으로 지정받은 종합병원에 대하여 3년마다 평가를 실시하여 재지정하거나 지정을 취소할 수 있다.

① **(의료법 제3조의4 제2항)** 보건복지부장관은 상급병원으로 지정을 하는 경우 제1항 각 호의 사항 및 전문성 등에 대하여 평가를 실시하여야 한다.
(의료법 제3조의5 제3항) 보건복지부장관은 제1항에 따라 전문병원으로 지정하는 경우 제2항 각 호의 사항 및 진료의 난이도 등에 대하여 평가를 실시하여야 한다.

② **(의료법 제3조의4 제1항)** 보건복지부장관은 다음 각 호의 요건을 갖춘 종합병원 중에서 중증질환에 대하여 난이도가 높은 의료행위를 전문적으로 하는 종합병원을 상급종합병원으로 지정할 수 있다.
(의료법 제3조의5 제1항) 보건복지부장관은 병원급 의료기관 중에서 특정 진료과목이나 특정 질환 등에 대하여 난이도가 높은 의료행위를 하는 병원을 전문병원으로 지정할 수 있다.

③ **(의료법 제3조의4 제1항 제1호)** 상급종합병원은 보건복지부령으로 정하는 20개 이상의 진료과목을 갖추고 각 진료과목마다 전속하는 전문의를 둘 것

1

28 「의료법」상 상급종합병원 지정 요건 중 ㉠~㉡에 들어갈 내용이 올바르게 나열된 것은? 2025 전남 기출유사

> 보건복지부령으로 정하는 (㉠)개 이상의 진료과목을 갖추고 각 진료과목마다 전속하는 전문의를 두어야 하며 보건복지부장관은 상급종합병원으로 지정받은 종합병원에 대하여 (㉡)년마다 평가를 실시하여 재지정하거나 지정을 취소할 수 있다.

	㉠	㉡		㉠	㉡
①	9	3	②	9	4
③	20	3	④	20	4

해설 **(의료법 제3조의4 : 상급종합병원 지정)**

① 보건복지부장관은 다음 각 호의 요건을 갖춘 종합병원 중에서 중증질환에 대하여 난이도가 높은 의료행위를 전문적으로 하는 종합병원을 상급종합병원으로 지정할 수 있다.
1. 보건복지부령으로 정하는 20개 이상의 진료과목을 갖추고 각 진료과목마다 전속하는 전문의를 둘 것
2. 제77조 제1항에 따라 전문의가 되려는 자를 수련시키는 기관일 것
3. 보건복지부령으로 정하는 인력·시설·장비 등을 갖출 것
4. 질병군별(疾病群別) 환자구성 비율이 보건복지부령으로 정하는 기준에 해당할 것

③ 보건복지부장관은 제1항에 따라 상급종합병원으로 지정받은 종합병원에 대하여 3년마다 제2항에 따른 평가를 실시하여 재지정하거나 지정을 취소할 수 있다.

29 「의료법」상 보건복지부장관이 지정하는 종합병원 중에서 중증질환에 대하여 난이도가 높은 의료행위를 전문적으로 하는 곳은? 2024 전북 기출유사

① 전문병원 ② 보건의료원
③ 상급종합병원 ④ 국립중앙의료원

해설 **(의료법 제3조의4 제1항 : 상급종합병원 지정)** 25번 문제 해설 참조

Answer 28 ③ 29 ③

30 **「의료법」 및 「상급종합병원의 지정 및 평가에 관한 규칙」에 따른 상급종합병원의 지정 기준으로 올바르지 못한 것은?** 2022 인천, 2024 강원 기출유사

① 20개 이상의 진료과목을 갖추고 각 진료과목마다 전속하는 전문의를 둘 것
② 전문의가 되려는 자를 수련시키는 기관일 것
③ 지정 신청일 이전 1년 동안 간호사는 연평균 1일 입원환자 2.5명당 1명 이상을 둘 것
④ 지정 신청일 이전 2년 6개월 동안 단순진료질병군에 속하는 입원환자의 비율이 해당 의료기관이 진료한 전체 입원환자의 12% 이하일 것

해설 **(의료법 제3조의4 제1항 : 상급종합병원 지정)** 25번 문제 해설 참조
(상급종합병원의 지정 및 평가에 관한 규칙 [별표] 상급종합 병원의 지정 기준) 〈개정 2023.12.29.〉
제1호(진료기능)
가. 지정 신청일 이전 1년 동안 9개의 필수진료과목을 포함 하여 20개 이상의 진료과목을 갖추고 각 진료과목마다 전속하는 전문의 1명 이상을 둘 것(9개 필수진료과목 : 내과, 외과, 소아청소년과, 산부인과, 영상의학과, 마취통증의학과, 진단검사의학과 또는 병리과, 정신건강의학과, 치과)
나. 중앙응급의료센터·권역응급의료센터 또는 지역응급의료 센터로 지정받았을 것
제3호(인력·시설·장비 등)
가. 지정 신청일 이전 1년 동안 의사는 연평균 1일 입원환 자 10명당 1명 이상, 간호사는 연평균 1일 입원환자 2.3명당 1명 이상을 둘 것
제4호(질병군별 환자의 구성비율)
가. 지정 신청일 이전 2년 6개월 동안 전문진료질병군에 속하는 입원환자의 비율이 해당 의료기관이 진료한 전체 입원환자의 100분의 34 이상이고, 단순진료질병군에 속하는 입원 환자의 비율은 100분의 12 이하일 것
나. 지정 신청일 이전 2년 6개월 동안 보건복지부장관이 정하여 고시하는 질병에 속하는 외래환자의 비율이 해당 의료기관이 진료한 전체 외래환자의 100분의 7 이하일 것

31 **「상급종합병원의 지정 및 평가에 관한 규칙」에 의거, 상급종합병원으로 지정되려면 지정 신청일 이전 2년 6개월 동안 보건복지부장관이 정하여 고시하는 질병에 속하는 외래환자의 비율이 해당 의료기관이 진료한 전체 외래환자의 몇 % 이하여야 하는가?**

① 11%
② 17%
③ 18%
④ 20%

해설 **(상급종합병원의 지정기준 제4호 나목)** 지정 신청일 이전 2년 6개월 동안 보건복지부장관이 정하여 고시하는 질병에 속하는 외래환자의 비율이 해당 의료기관이 진료한 전체 외래환자의 100분의 11 이하일 것 〈개정 2022.11.22.〉

32 **「의료법」상 전문병원에 관한 설명으로 가장 올바르지 못한 것은?** 2017 부산 기출유사

① 보건복지부장관은 전문병원을 지정하려는 경우에는 지정 예정일 6개월 전에 지정계획을 공고하여야 한다.
② 전문병원으로 지정받은 의료기관에 대하여 3년마다 평가를 실시하여 전문병원으로 재지정할 수 있다.
③ 전문병원의 지정기준 중 '의료 질' 평가 점수는 총 100점 만점을 기준으로 70점 이상이어야 한다.
④ 중증질환에 대하여 난이도가 높은 의료행위를 전문적으로 하는 종합병원을 전문병원으로 지정할 수 있다.

Answer 30 ③ 31 ① 32 ④

해설 **(의료법 제3조의4 제1항)** 보건복지부장관은 종합병원 중에서 중증질환에 대하여 난이도가 높은 의료행위를 전문적으로 하는 종합병원을 상급종합병원으로 지정할 수 있다.

(의료법 제3조의5 제1항) 보건복지부장관은 병원급 의료기관 중에서 특정 진료과목이나 특정 질환 등에 대하여 난이도가 높은 의료행위를 하는 병원을 전문병원으로 지정할 수 있다.

① **(전문병원의 지정 및 평가 등에 관한 규칙 제3조 제1항)** 보건복지부장관은 전문병원을 지정하려는 경우에는 지정 예정일 6개월 전에 지정계획을 공고하여야 한다.

② **(의료법 제3조의5 제4항)** 보건복지부장관은 전문병원으로 지정받은 의료기관에 대하여 3년마다 평가를 실시하여 전문병원으로 재지정할 수 있다.

③ **(전문병원의 지정 및 평가 등에 관한 규칙 [별표 1] 6. 의료 질)** : 질환별 또는 진료과목별로 환자의 재원일수, 합병증 발생률, 재수술률, 재입원율 및 치료 결과 등에 대하여 평가한 결과가 총 100점 만점을 기준으로 70점 이상이어야 한다. 〈개정 2022.11.22.〉

1

33 「의료법」상 전문병원이 재지정을 받기 위한 평가실시 주기로 올바른 것은? 2016 부산 기출유사

① 1년 ② 2년

③ 3년 ④ 5년

해설 **(의료법 제3조의5 제4항)** 보건복지부장관은 전문병원으로 지정받은 의료기관에 대하여 3년마다 평가를 실시하여 전문병원으로 재지정할 수 있다.

34 「의료법」상 전문병원에 대한 설명으로 가장 올바른 것은? 2015 대구·경북 기출유사

① 보건복지부장관은 전문성 등에 대하여도 평가를 실시하여야 한다.

② 보건복지부장관은 전문병원이 거짓이나 그 밖의 부정한 방법으로 지정 또는 재지정을 받은 경우에는 그 지정 또는 재지정을 반드시 취소하여야 한다.

③ 보건복지부장관은 지정 전문병원에 대하여 4년마다 평가를 실시한다.

④ 질병군별 환자구성비율이 보건복지부령으로 정하는 기준에 해당할 것

해설 **(의료법 제3조의5 제5항)** 보건복지부장관은 제1항 또는 제4항에 따라 지정받거나 재지정받은 전문병원이 다음 각 호의 어느 하나에 해당하는 경우에는 그 지정 또는 재지정을 취소할 수 있다. 다만, 제1호에 해당하는 경우에는 그 지정 또는 재지정을 취소하여야 한다. 〈개정 2024.12.20.〉

1. 거짓이나 그 밖의 부정한 방법으로 지정 또는 재지정을 받은 경우
2. 지정 또는 재지정의 취소를 원하는 경우
3. 제2항 제1호 또는 제2호의 요건에 해당하지 아니하여 제63조에 따른 시정명령을 받고 이를 이행하지 아니한 경우
4. 제64조 제1항에 따라 의료업이 3개월 이상 정지되거나 개설 허가의 취소 또는 폐쇄 명령을 받은 경우
5. 전문병원에 소속된 의료인, 의료기관 개설자 또는 종사자가 제27조 제1항 또는 제5항을 위반하여 전문병원 지정을 계속 유지하는 것이 부적절하다고 인정되는 경우

① **(의료법 제3조의5 제3항)** 보건복지부장관은 제1항에 따라 전문병원으로 지정하는 경우 제2항 각 호의 사항 및 진료의 난이도 등에 대하여 평가를 실시하여야 한다.

③ **(의료법 제3조의5 제4항)** 보건복지부장관은 전문병원으로 지정받은 의료기관에 대하여 3년마다 평가를 실시하여 전문병원으로 재지정할 수 있다.

④ **(의료법 제3조의5 제2항 제1호)** 전문병원은 특정 질환별 · 진료과목별 환자의 구성비율 등이 보건복지부령으로 정하는 기준에 해당할 것

Answer 33 ③ 34 ②

35 「의료법」상 전문병원의 지정 기준으로 가장 올바르지 못한 것은? 2024 부산 기출유사

① 보건복지부령으로 정하는 수 이상의 진료과목을 갖추고 각 진료과목마다 전속하는 전문의를 둘 것

② 전문병원의 지정 요건 및 진료의 난이도 등에 대하여 평가를 실시할 것

③ 중증질환에 대하여 난이도가 높은 의료행위를 전문적으로 하는 종합병원일 것

④ 특정 질환별·진료과목별 환자의 구성비율 등이 보건복지부령으로 정하는 기준에 해당할 것

해설 **(의료법 제3조의5 : 전문병원 지정)**

① 보건복지부장관은 병원급 의료기관 중에서 특정 진료과목이나 특정 질환 등에 대하여 난이도가 높은 의료행위를 하는 병원을 전문병원으로 지정할 수 있다. 〈개정 2010.1.18.〉

② 제1항에 따른 전문병원은 다음 각 호의 요건을 갖추어야 한다. 〈개정 2024.12.20.〉

1. 특정 질환별·진료과목별 환자의 구성비율 등이 보건복지부령으로 정하는 기준에 해당할 것
2. 보건복지부령으로 정하는 수 이상의 진료과목을 갖추고 각 진료과목마다 전속하는 전문의를 둘 것
3. 최근 3년간 해당 의료기관 또는 그 개설자가 제64조 제1항에 따른 3개월 이상의 의료업 정지나 개설 허가의 취소 또는 폐쇄 명령을 받은 사실이 없을 것

③ 보건복지부장관은 제1항에 따라 전문병원으로 지정하는 경우 제2항 각 호의 사항 및 진료의 난이도 등에 대하여 평가를 실시하여야 한다.

36 「의료법」상 상급종합병원에 대한 설명으로 가장 올바른 것은?

① 보건복지부령으로 정하는 9개 이상의 진료과목을 갖추어야 한다.

② 지정받은 기간동안 상급종합병원의 명칭을 표시할 수 있다.

③ 특정 질환 등에 대하여 난이도가 높은 의료행위를 할 수 있어야 한다.

④ 4년마다 평가를 실시하여 재지정하거나 지정을 취소할 수 있다.

해설 **(의료법 시행규칙 제40조 : 의료기관의 명칭 표시)** 법 제42조 제2항에 따라 의료기관의 명칭 표시는 다음 각 호에 정하는 바에 따른다. 〈개정 2023.9.22.〉

1. 의료기관이 명칭을 표시하는 경우에는 법 제3조 제2항에 따른 의료기관의 종류에 따르는 명칭(종합병원·정신병원의 경우에는 병원을 포함한다) 앞에 고유명칭을 붙인다. 이 경우 의료기관의 종류 명칭의 글자 크기는 고유명칭의 2분의 1 범위에서 크거나 작게 하되, 고유명칭은 의료기관의 종류 명칭과 혼동할 우려가 있거나 특정 진료과목 또는 질환명과 비슷한 명칭을 사용하지 못한다.
2. 제1호에도 불구하고 법 제3조의4 제1항에 따라 상급종합병원으로 지정받은 종합병원은 의료기관의 종류에 따른 명칭 대신 상급종합병원의 명칭을 표시할 수 있다.

① **(의료법 제3조의4 제1항 제1호 : 상급종합병원 지정)** 보건복지부장관은 다음 각 호의 요건을 갖춘 종합병원 중에서 중증질환에 대하여 난이도가 높은 의료행위를 전문적으로 하는 종합병원을 상급종합병원으로 지정할 수 있다.

1. 보건복지부령으로 정하는 20개 이상의 진료과목을 갖추고 각 진료과목마다 전속하는 전문의를 둘 것

③ **(의료법 제3조의5 제1항 : 전문병원 지정)** 보건복지부장관은 병원급 의료기관 중에서 특정 진료과목이나 특정 질환 등에 대하여 난이도가 높은 의료행위를 하는 병원을 전문병원으로 지정할 수 있다.

④ **(의료법 제3조의4 제3항 : 상급종합병원 지정)** 보건복지부장관은 제1항에 따라 상급종합병원으로 지정받은 종합병원에 대하여 3년마다 제2항에 따른 평가를 실시하여 재지정하거나 지정을 취소할 수 있다.

Answer 35 ③ 36 ②

37 「전문병원의 지정 및 평가 등에 관한 규칙」상 전문병원은 질환별 또는 진료과목별로 필수 진료과목을 갖추어야 하고, 필수 진료과목마다 전속하는 전문의를 두어야 한다. 다음 중 심장질환의 필수 진료과목이 아닌 것은?

① 내과　　② 소아청소년과
③ 신경외과　　④ 심장혈관흉부외과

해설 **(전문병원의 지정 및 평가 등에 관한 규칙 [별표 1] 3. 필수 진료과목)** 질환별 또는 진료과목별로 필수 진료과목을 갖추어야 하고, 필수 진료과목마다 전속하는 전문의를 두어야 한다. 〈개정 2022.11.22.〉

1. 관절질환의 필수 진료과목 : 정형외과, 내과
2. 뇌혈관질환의 필수 진료과목 : 신경외과, 신경과, 재활의학과
3. 대장항문질환의 필수 진료과목 : 외과, 내과
4. 수지접합의 필수 진료과목 : 정형외과 또는 성형외과, 내과
5. 심장질환의 필수 진료과목 : 심장혈관흉부외과, 내과, 소아청소년과
6. 알코올질환의 필수 진료과목 : 정신건강의학과
7. 유방질환의 필수 진료과목 : 외과, 내과
8. 척추질환의 필수 진료과목 : 정형외과 또는 신경외과, 내과
9. 화상질환의 필수 진료과목 : 외과, 내과
10. 주산기질환의 필수 진료과목 : 산부인과, 소아청소년과

38 「의료법」상 의료인과 의료기관의 장의 의무에 대한 설 명으로 가장 올바르지 못한 것은? 2024 충청 기출유사

① 의료기관의 장은 환자와 보호자가 의료행위를 하는 사람의 신분을 알 수 있도록 의료인, 실습 대학생, 간호조무사 및 의료기사에게 의료기관 내에서 대통령령으로 정하는 바에 따라 명찰을 달도록 지시·감독하여야 한다.

② 의료기관의 장은 환자의 권리 등 보건복지부령으로 정하는 사항을 환자가 쉽게 볼 수 있도록 의료기관 내에 게시하여야 한다.

③ 의료인은 다른 의료인 또는 의료법인 등의 명의로 의료기관을 개설하거나 운영할 수 없다.

④ 의료인은 일회용 의료기기를 사용하여야 하며, 다회용 의료 기기를 사용하여서는 아니 된다.

해설 **(의료법 제4조 : 의료인과 의료기관의 장의 의무)**

① 의료인과 의료기관의 장은 의료의 질을 높이고 의료관련 감염(의료기관 내에서 환자, 환자의 보호자, 의료인 또는 의료기관 종사자 등에게 발생하는 감염을 말한다. 이하 같다)을 예방하며 의료기술을 발전시키는 등 환자에게 최선의 의료서비스를 제공하기 위하여 노력하여야 한다. 〈개정 2020.3.4.〉

② 의료인은 다른 의료인 또는 의료법인 등의 명의로 의료기관을 개설하거나 운영할 수 없다.

③ 의료기관의 장은 「보건의료기본법」 제6조·제12조 및 제13조에 따른 환자의 권리 등 보건복지부령으로 정하는 사항을 환자가 쉽게 볼 수 있도록 의료기관 내에 게시하여야 한다. 이 경우 게시 방법, 게시 장소 등 게시에 필요한 사항은 보건복지부령으로 정한다.

⑤ 의료기관의 장은 환자와 보호자가 의료행위를 하는 사람의 신분을 알 수 있도록 의료인, 제27조 제1항 각 호 외의 부분 단서에 따라 의료행위를 하는 같은 항 제3호에 따른 학생, 「간호법」 제2조 제3호에 따른 간호조무사 및 「의료기사 등에 관한 법률」 제2조에 따른 의료기사에게 의료기관 내에서 대통령령으로 정하는 바에 따라 명찰을 달도록 지시·감독하여야 한다. 다만, 응급의료상황, 수술실 내인 경우, 의료행위를 하지 아니할 때, 그 밖에 대통령령으로 정하는 경우에는 명찰을 달지 아니하도록 할 수 있다. 〈신설 2024.9.20.〉

⑥ 의료인은 일회용 의료기기(한 번 사용할 목적으로 제작되거나 한 번의 의료행위에서 한 환자에게 사용하여야 하는 의료기기로서 보건복지부령으로 정하는 의료기기를 말한다.)를 한 번 사용한 후 다시 사용하여서는 아니 된다. 〈신설 2020.3.4.〉

Answer 37 ③　38 ④

39 「의료법 시행규칙」상 환자의 권리로 가장 옳지 않은 것은? 2017 울산, 2025 서울 기출유사

① 상담·조정을 신청할 권리　② 알권리 및 자기결정권
③ 비밀을 보호받을 권리　④ 존중받을 권리

해설 (의료법 시행규칙 제1조의3 제1항 [별표 1] 환자의 권리와 의무)
1. 환자의 권리
가. 진료받을 권리
나. 알권리 및 자기결정권
다. 비밀을 보호받을 권리
라. 상담·조정을 신청할 권리
2. 환자의 의무
가. 의료인에 대한 신뢰·존중 의무
나. 부정한 방법으로 진료를 받지 않을 의무

40 「의료법」상 게시하여야 하는 환자의 권리 중 「알 권리 및 자기결정권」의 내용에 해당하지 않는 것은? 2016 충북 기출유사

① 연명의료 중단 여부　② 의학적 연구대상 여부
③ 장기이식 여부　④ 치료 방법

해설 (의료법 시행규칙 제1조의3 제1항 [별표 1] 1. 환자의 권리)
가. 진료받을 권리 : 환자는 자신의 건강보호와 증진을 위하여 적절한 보건의료서비스를 받을 권리를 갖고, 성별·나이·종교·신분 및 경제적 사정 등을 이유로 건강에 관한 권리를 침해받지 아니하며, 의료인은 정당한 사유 없이 진료를 거부하지 못한다.
나. 알 권리 및 자기결정권 : 환자는 담당 의사·간호사 등으로부터 질병 상태, 치료 방법, 의학적 연구대상 여부, 장기이식 여부, 부작용 등 예상결과 및 진료비용에 관하여 충분한 설명을 듣고 자세히 물어볼 수 있으며, 이에 관한 동의여부를 결정할 권리를 가진다.
다. 비밀을 보호받을 권리 : 환자는 진료와 관련된 신체상·건강상의 비밀과 사생활의 비밀을 침해받지 아니하며, 의료인과 의료기관은 환자의 동의를 받거나 범죄 수사 등 법률에서 정한 경우 외에는 비밀을 누설·발표하지 못한다.
라. 상담·조정을 신청할 권리 : 환자는 의료서비스 관련 분쟁이 발생한 경우, 한국의료분쟁조정중재원 등에 상담 및 조정 신청을 할 수 있다.

41 「의료법 시행규칙」상 환자가 담당 의사·간호사 등으로부터 치료 방법, 진료비용 등에 관하여 충분한 설명을 듣고 이에 관한 동의 여부를 결정할 수 있는 권리는? 2016 지방직 기출유사

① 비밀을 보호받을 권리　② 상담·조정을 신청할 권리
③ 알 권리 및 자기결정권　④ 진료받을 권리

해설 (의료법 시행규칙 제1조의3 제1항 [별표 1] 제1호 나목) 알 권리 및 자기결정권 : 환자는 담당 의사·간호사 등으로부터 질병 상태, 치료 방법, 의학적 연구대상 여부, 장기이식 여부, 부작용 등 예상결과 및 진료비용에 관하여 충분한 설명을 듣고 자세히 물어볼 수 있으며, 이에 관한 동의여부를 결정할 권리를 가진다.

Answer 39 ④　40 ①　41 ③

42 「의료법」상 의료기관의 장이 게시하여야 하는 환자의 권리에 대한 설명으로 가장 올바른 것은?

① 환자는 범죄수사 등 법률에서 정한 경우에는 진료와 관련된 신체상·건강상의 비밀과 사생활의 비밀을 보호받을 권리가 있다.

② 환자는 의료서비스 관련 분쟁이 발생한 경우, 한국의료분쟁조정중재원 등에 상담 및 조정신청을 할 수 있다.

③ 환자는 의료인의 반대에도 불구하고 자신이 원하는 검사나 투약을 요구할 권리가 있다.

④ 환자는 진료에 있어서 부정한 방법으로 진료를 받지 않을 권리가 있다.

1

해설 **(의료법 시행규칙 제1조의3 제1항 [별표 1] : 환자의 권리와 의무)**

1. 환자의 권리
   가. 진료받을 권리 : 환자는 자신의 건강보호와 증진을 위하여 적절한 보건의료서비스를 받을 권리를 갖고, 성별·나이·종교·신분 및 경제적 사정 등을 이유로 건강에 관한 권리를 침해받지 아니하며, 의료인은 정당한 사유 없이 진료를 거부하지 못한다.
   나. 알 권리 및 자기결정권 : 환자는 담당 의사·간호사 등으로부터 질병 상태, 치료 방법, 의학적 연구 대상 여부, 장기이식 여부, 부작용 등 예상 결과 및 진료 비용에 관하여 충분한 설명을 듣고 자세히 물어볼 수 있으며, 이에 관한 동의 여부를 결정할 권리를 가진다.
   다. 비밀을 보호받을 권리 : 환자는 진료와 관련된 신체상·건강상의 비밀과 사생활의 비밀을 침해받지 아니하며, 의료인과 의료기관은 환자의 동의를 받거나 범죄 수사 등 법률에서 정한 경우 외에는 비밀을 누설·발표하지 못한다.
   라. 상담·조정을 신청할 권리 : 환자는 의료서비스 관련 분쟁이 발생한 경우, 한국의료분쟁조정중재원 등에 상담 및 조정 신청을 할 수 있다.
2. 환자의 의무
   가. 의료인에 대한 신뢰·존중 의무 : 환자는 자신의 건강 관련 정보를 의료인에게 정확히 알리고, 의료인의 치료계획을 신뢰하고 존중하여야 한다.
   나. 부정한 방법으로 진료를 받지 않을 의무 : 환자는 진료 전에 본인의 신분을 밝혀야 하고, 다른 사람의 명의로 진료를 받는 등 거짓이나 부정한 방법으로 진료를 받지 아니한다.

43 「의료법」상 의료기관 내에서 명찰을 달아야 하는 사람이 아닌 것은?

① 간호조무사　　② 실습대학생

③ 의무기록사　　④ 조산사

해설 **(의료법 제4조 제5항)** 의료기관의 장은 환자와 보호자가 의료행위를 하는 사람의 신분을 알 수 있도록 의료인(의사, 치과의사, 한의사, 간호사, 조산사), 실습대학생, 「간호법」 제2조 제3호에 따른 간호조무사, 의료기사에게 의료기관 내에서 대통령령으로 정하는 바에 따라 명찰을 달도록 지시·감독하여야 한다. 다만, 응급의료상황, 수술실 내인 경우, 의료행위를 하지 아니할 때, 그 밖에 대통령령으로 정하는 경우에는 명찰을 달지 아니하도록 할 수 있다. 〈개정 2024.9.20.〉

Answer　42 ②　43 ③

44 「의료법」 및 「의료인 등의 명찰표시내용 등에 관한 기준」에 따를 때, 다음 중 의료기관 내의 명찰 착용 의무의 예외지역이 아닌 곳은?

① 격리병실　　② 무균치료실
③ 물리치료실　　④ 수술실

해설 **(의료법 제4조 제5항)** 43번 문제 해설 참조
(의료법 시행령 제2조의2 제3항) 법 제4조 제5항 단서에서 "대통령령으로 정하는 경우"란 다음 각 호의 어느 하나에 해당하는 시설 내에 있는 경우를 말한다.
1. 격리병실
2. 무균치료실
3. 제1호 또는 제2호와 유사한 시설로서 보건복지부장관이 병원감염 예방에 필요하다고 인정하여 고시하는 시설

45 간호·간병통합서비스는 입원환자를 대상으로 보호자 등이 상주하지 아니하고 간호사, 간호조무사, 간병지원인력에 의하여 포괄적으로 제공되는 입원서비스를 말한다. 다음 중 「의료법」상 간호·간병통합서비스 제공기관 중 상급종합병원의 인력, 시설, 운영 등 기준에 관한 설명으로 가장 올바른 것은?

2017서울 기출유사

① 간병지원인력 : 제공 병동의 병상 80개당 간병지원인력 1명 이상
② 간호사 : 제공 병동의 병상 12개당 간호사 1명 이상
③ 간호조무사 : 제공 병동의 병상 20개당 간호조무사 1명 이상
④ 욕창방지용품 : 운영 병상의 5% 이상 구비할 것

해설 **(의료법 시행규칙 제1조의4 제3항 [별표 1의2] 제2호 나목)** 간호·간병통합서비스 병동 내 시설 및 장비는 다음의 기준에 따를 것 〈개정 2022.9.14.〉
1. 간호사실 : 병동의 각 층마다 1개 이상 설치할 것
2. 입원실 및 복도 : 입원실 및 복도에는 문턱이 없을 것. 다만, 불가피한 사유로 문턱을 두는 경우에는 환자가 쉽게 이동할 수 있도록 경사로를 설치
3. 목욕실 : 목욕실에는 문턱이 없을 것. 다만, 불가피한 사유로 문턱을 두는 경우에는 환자가 쉽게 이동할 수 있도록 경사로를 설치. 목욕실 바닥은 미끄럼 방지 처리할 것
4. 화장실 : 입원실 내에 설치할 것. 다만, 부득이한 사유로 입원실 내 설치가 곤란한 경우에는 해당 병동의 각 층에 별도로 설치. 화장실 바닥은 미끄럼 방지 처리를 할 것. 화장실에는 문턱이 없을 것. 다만, 불가피한 사유로 문턱을 두는 경우에는 환자가 쉽게 이동할 수 있도록 경사로 설치
5. 비상연락장치 : 병상, 목욕실, 화장실 및 휴게실 등에 각각 설치할 것
6. 안전손잡이 : 복도, 계단, 화장실, 목욕실 및 휴게실 등에 각각 설치할 것
7. 욕창방지용품 : 운영 병상의 100분의 5 이상 구비할 것

(의료법 시행규칙 제1조의4 제3항 [별표 1의2] 제1호) 간호·간병통합서비스 제공 병동에 다음 각 목의 구분에 따른 인력을 배치한다. 〈개정 2022.9.14.〉
가. 간호사 : 다음의 구분에 따라 배치할 것
　1) 상급종합병원 : 간호·간병통합서비스 제공 병동의 입원환자 7명당 간호사 1명 이상
　2) 종합병원 : 간호·간병통합서비스 제공 병동의 입원환자 12명당 간호사 1명 이상
　3) 병원 : 간호·간병통합서비스 제공 병동의 입원환자 16명당 간호사 1명 이상
나. 간호조무사 : 간호·간병통합서비스 제공 병동의 입원환자 40명당 1명 이상
다. 간병지원인력 : 1명 이상

Answer　44 ③　45 ④

46 「의료법」상 간호 · 간병통합서비스를 제공하여야 하는 공공보건의료기관 중 보건복지부령으로 정하는 의료기관이 아닌 것은? 2019 서울, 2023 경북, 2025 인천 기출유사

① 병원, 종합병원 ② 요양병원, 정신병원
③ 종합병원, 한방병원 ④ 치과병원, 한방병원

해설 **(의료법 시행규칙 제1조의4 제2항 : 간호 · 간병통합서비스 제공 환자 및 제공 기관)** 법 제4조의2 제2항에서 "보건복지부령으로 정하는 병원급 의료기관"이란 병원, 치과병원, 한방병원 및 종합병원을 말한다. 병원급 의료기관이란 병원, 치과병원, 한방병원 및 종합병원을 말한다.

(의료법 제4조의2 : 간호 · 간병통합서비스 제공 등)

① 간호 · 간병통합서비스란 보건복지부령으로 정하는 입원 환자를 대상으로 보호자 등이 상주하지 아니하고 간호사, 간호조무사 및 그 밖에 간병지원인력(이하 "간호 · 간병통합서비스 제공인력")에 의해 포괄적으로 제공되는 입원서비스를 말한다. 〈개정 2024.9.20.〉
② 보건복지부령으로 정하는 병원급 의료기관은 간호 · 간병통합서비스를 제공할 수 있도록 노력하여야 한다.
③ 제2항에 따라 간호 · 간병통합서비스를 제공하는 병원급 의료기관(이하 "간호 · 간병통합서비스 제공기관")은 보건복지부령으로 정하는 인력, 시설, 운영 등의 기준을 준수하여야 한다.
④ 「공공보건의료에 관한 법률」 제2조 제3호에 따른 공공보건의료기관 중 보건복지부령으로 정하는 병원급 의료기관은 간호 · 간병통합서비스를 제공하여야 한다. 이 경우 국가 및 지방자치단체는 필요한 비용의 전부 또는 일부를 지원할 수 있다.
⑤ 간호 · 간병통합서비스 제공기관은 보호자 등의 입원실 내 상주를 제한하고 환자 병문안에 관한 기준을 마련하는 등 안전관리를 위하여 노력하여야 한다.
⑥ 간호 · 간병통합서비스 제공기관은 간호 · 간병통합서비스 제공인력의 근무환경 및 처우 개선을 위하여 필요한 지원을 하여야 한다.
⑦ 국가 및 지방자치단체는 간호 · 간병통합서비스의 제공 · 확대, 간호 · 간병통합서비스 제공인력의 원활한 수급 및 근무환경 개선을 위하여 필요한 시책을 수립하고 그에 따른 지원을 하여야 한다.

1

47 「의료법」상 공공보건의료기관 중 보건복지부령으로 정하는 병원급 의료기관은 간호 · 간병통합서비스를 제공하여야 한다. 다음 중 상기 보건복지부령으로 정하는 병원급 의료기관에 해당하는 것은?

① 병원, 국군수도병원 ② 요양병원, 종합병원 2021 전북 기출유사
③ 전문병원, 종합병원 ④ 치과병원, 한방병원

해설 **(의료법 시행규칙 제1조의4 제4항 : 간호 · 간병통합서비스 제공 환자 및 제공 기관)** 법 제4조의2 제4항 전단에서 "보건복지부령으로 정하는 병원급 의료기관"이란 병원, 치과병원, 한방병원 및 종합병원을 말한다. 다만, 다음 각 호의 어느 하나에 해당하는 의료기관은 제외한다.

1. 「군보건의료에 관한 법률」 제2조 제4호에 따른 군보건의료기관
2. 「치료감호법」 제16조의2 제1항 제2호에 따라 법무부장관이 지정하는 국립정신의료기관

(의료법 제4조의2 제4항 : 간호 · 간병통합서비스 제공 등) 「공공보건의료에 관한 법률」 제2조 제3호에 따른 공공보건의료기관 중 보건복지부령으로 정하는 병원급 의료기관은 간호 · 간병통합서비스를 제공하여야 한다. 이 경우 국가 및 지방자치단체는 필요한 비용의 전부 또는 일부를 지원할 수 있다.

Answer 46 ② 47 ④

48 「의료법」상 의료인의 면허와 자격에 관한 설명으로 가장 올바른 것은? 2017 서울 기출유사

① 간호조무사는 보건복지부령으로 정하는 이론교육 과정 및 실습교육 과정을 이수하고 간호조무사 국가시험에 합격한 후 보건복지부장관의 자격인정을 받아야 한다.

② 안마사는 시각장애인 중 물리적 시술에 관한 교육과정이나 2년 이상의 안마수련과정을 마친 자로서 보건복지부장관의 자격인정을 받아야 한다.

③ 전문의는 의사·치과의사 또는 한의사로서 대통령령으로 정하는 수련을 거쳐 보건복지부장관의 면허를 받아야 한다.

④ 조산사는 간호사 면허를 가지고 보건복지부장관이 인정하는 의료기관에서 1년간 조산 수습과정을 마친 자로서 조산사 국가시험에 합격한 후 보건복지부장관의 자격인정을 받아야 한다.

해설 **(의료법 제80조)** 삭제 〈2024.9.20.〉

(간호법 제6조 제1항 : 간호조무사 자격인정 등) 간호조무사가 되려는 사람은 다음 각 호의 어느 하나에 해당하는 사람으로서 보건복지부령으로 정하는 교육과정을 이수하고 제8조에 따른 간호조무사 국가시험에 합격한 후 보건복지부장관의 자격인정을 받아야 한다.

1. 초·중등교육법령에 따른 특성화고등학교의 간호 관련 학과를 졸업한 사람(간호조무사 국가시험 응시일부터 6개월 이내에 졸업이 예정된 사람을 포함한다)
2. 「초·중등교육법」 제2조에 따른 고등학교 졸업자(간호조무사 국가시험 응시일부터 6개월 이내에 졸업이 예정된 사람을 포함한다) 또는 초·중등교육법령에 따라 같은 수준 이상의 학력이 있다고 인정되는 사람("고등학교 졸업 이상 학력 인정자")으로서 보건복지부령으로 정하는 국·공립 간호조무사양성소의 교육을 이수한 사람
3. 고등학교 졸업 이상 학력 인정자로서 평생교육법령에 따른 평생교육시설에서 고등학교 교과 과정에 상응하는 교육과정 중 간호 관련 학과를 졸업한 사람(간호조무사 국가시험 응시일부터 6개월 이내에 졸업이 예정된 사람을 포함한다)
4. 고등학교 졸업 이상 학력 인정자로서 「학원의 설립·운영 및 과외교습에 관한 법률」 제2조의2 제2항에 따른 학원의 간호조무사 교습과정을 이수한 사람
5. 고등학교 졸업 이상 학력 인정자로서 외국의 간호조무사 교육과정(보건복지부장관이 정하여 고시하는 인정기준에 해당하는 교육과정을 말한다)을 이수하고 해당 국가의 간호조무사 자격을 취득한 사람
6. 제4조 제1항 제1호 또는 제2호에 해당하는 사람

[제정 2024.9.20.]

② **(의료법 제82조 제1항)** 안마사는 「장애인복지법」에 따른 시각장애인 중 다음 각 호의 어느 하나에 해당하는 자로서 시·도지사에게 자격인정을 받아야 한다.
1. 「초·중등교육법」 제2조 제5호에 따른 특수학교 중 고등학교에 준한 교육을 하는 학교에서 제4항에 따른 안마사의 업무한계에 따라 물리적 시술에 관한 교육과정을 마친 자
2. 중학교 과정 이상의 교육을 받고 보건복지부장관이 지정하는 안마수련기관에서 2년 이상의 안마수련과정을 마친 자

③ **(의료법 제77조 제1항)** 의사·치과의사 또는 한의사로서 전문의가 되려는 자는 대통령령으로 정하는 수련을 거쳐 보건복지부장관에게 자격인정을 받아야 한다.

④ **(의료법 제6조)** 조산사가 되려는 자는 다음 각 호의 어느 하나에 해당하는 자로서 제9조에 따른 조산사 국가시험에 합격한 후 보건복지부장관의 면허를 받아야 한다.
1. 간호사 면허를 가지고 보건복지부장관이 인정하는 의료기관에서 1년간 조산 수습과정을 마친 자
2. 외국의 조산사 면허(보건복지부장관이 고시하는 인정기준에 해당하는 면허)를 받은 자

Answer 48 ①

49 「의료법」상 시·도지사에게 자격인정을 받아야 하는 직종을 모두 고른다면? 2016 서울 기출유사

가. 안마사	나. 조산사
다. 간호조무사	라. 의료유사업자

① 가 ② 가, 다
③ 나, 라 ④ 가, 나, 다, 라

해설 가. **(의료법 제82조 제1항)** 안마사는 시·도지사에게 자격인정을 받아야 한다.
나. **(의료법 제6조)** 조산사가 되려는 자는 보건복지부장관의 면허를 받아야 한다.
다. **(의료법 제80조)** 삭제 〈2024.9.20.〉
(간호법 제6조 제1항 : 간호조무사 자격인정 등) 48번 문제 해설 참조
[제정 2024.9.20.]
라. **(의료법 제81조 제1항)** 의료유사업자는 의료법이 시행되기 전의 규정에 따라 자격을 받은 사람들(접골사, 침사, 구사)로 제27조(무면허 의료행위 금지)에도 불구하고 각 해당 시술소에서 시술을 업으로 할 수 있다.

50 보건의료인의 자격에 대한 설명으로 가장 올바른 것은?

① 간호사는 보건복지부장관의 자격인정을 받는다.
② 간호조무사는 보건복지부장관의 자격인정을 받는다.
③ 보건교육사 1급은 보건복지부장관의 면허를 받는다.
④ 전문의는 보건복지부장관의 면허를 받는다.

해설 **(의료법 제80조)** 삭제 〈2024.9.20.〉
(간호법 제6조 제1항 : 간호조무사 자격인정 등) 48번 문제 해설 참조
① **(의료법 제7조)** 삭제 〈2024.9.20.〉
(간호법 제4조 제1항 : 간호사 면허) 간호사가 되려는 사람은 다음 각 호의 어느 하나에 해당하는 사람으로서 제8조에 따른 간호사 국가시험에 합격한 후 보건복지부장관의 면허를 받아야 한다.
1. 「고등교육법」 제11조의2에 따른 인정기관(이하 이 조에서 "평가인증기구"라 한다)의 인증을 받은 간호학을 전공하는 대학이나 전문대학[구제(舊制) 전문학교와 간호학교를 포함한다]을 졸업한 사람
2. 외국의 제1호에 해당하는 학교(보건복지부장관이 정하여 고시하는 인정기준에 해당하는 학교를 말한다)를 졸업하고 외국의 간호사 면허를 받은 사람

[제정 2024.9.20.]
③ **(국민건강증진법 제12조의2)** 보건복지부장관은 국민건강증진 및 보건교육에 관한 전문지식을 가진 자에게 보건교육사의 자격증을 교부할 수 있다. 보건교육사의 등급은 1급 내지 3급으로 하고, 등급별 자격기준 및 자격증의 교부절차 등에 관하여 필요한 사항은 대통령령으로 정한다.
④ **(의료법 제77조 제1항)** 의사·치과의사 또는 한의사로서 전문의가 되려는 자는 대통령령으로 정하는 수련을 거쳐 보건복지부장관에게 자격인정을 받아야 한다.

Answer 49 ① 50 ②

51 의사가 의료법 위반으로 기소 중일 때 국가고시에 합격하였다. 다음 중 면허 발급 여부에 대한 설명으로 가장 올바른 것은? 2017 전북 기출유사

① 대한의사협회가 면허 발급 여부를 결정한다.

② 면허를 발급한다.

③ 면허를 발급하지 않는다.

④ 확정판결이 있을 때까지 기다린다.

해설 **(의료법 제8조 : 결격사유 등)** 다음 각 호의 어느 하나에 해당하는 자는 의료인이 될 수 없다. 다만, 간호사에 대하여는 「간호법」에서 정하는 바에 따른다. 〈개정 2024.9.20.〉

1. 「정신건강증진 및 정신질환자 복지서비스 지원에 관한 법률」 제3조 제1호에 따른 정신질환자. 다만, 전문의가 의료인으로서 적합하다고 인정하는 사람은 그러하지 아니하다.
2. 마약 · 대마 · 향정신성의약품 중독자
3. 피성년후견인 · 피한정후견인
4. 금고 이상의 실형을 선고받고 그 집행이 끝나거나 그 집행을 받지 아니하기로 확정된 후 5년이 지나지 아니한 자
5. 금고 이상의 형의 집행유예를 선고받고 그 유예기간이 지난 후 2년이 지나지 아니한 자
6. 금고 이상의 형의 선고유예를 받고 그 유예기간 중에 있는 자

52 「의료법」상 의료인이 될 수 없는 결격사유로 〈보기〉의 (가)에 들어갈 내용으로 가장 옳은 것은? 2025 서울 기출유사

| 보기 |

금고 이상의 형의 집행유예를 선고받고 그 유예기간이 지난 후 (가)년이 지나지 아니한 자는 의료인이 될 수 없다.

① 2　② 3

③ 4　④ 5

해설 51번 문제 해설 참조

53 다음 중 「의료법」상 의료인의 결격사유에 대한 설명으로 올바르지 못한 것은? 2012 서울 기출유사

① 대통령령으로 정하는 의료 관련 법령을 위반하여 금고 이상의 형을 선고받은 후 2년이 지난 자는 의료인이 될 수 있다.

② 마약중독자는 의료인이 될 수 없다.

③ 전문의가 의료인으로서 적합하다고 인정하는 정신질환자는 의료인이 될 수 있다.

④ 피한정후견인은 의료인이 될 수 없다.

해설 51번 문제 해설 참조

Answer 51 ② 52 ① 53 ①

54 「의료법」상 의료인이 될 수 없는 결격사유에 해당하지 않는 사람은? 2025 경북 기출유사

① 금고 이상의 실형을 선고받고 그 집행이 끝난 후 10년이 지난 자
② 마약·대마·향정신성의약품 중독자
③ 정신질환자로서 전문의가 의료인으로서 적합하지 않다고 인정한 자
④ 피성년후견인

해설 **(의료법 제8조 : 결격사유 등)** 51번 문제 해설 참조

1

55 의료인 국가시험의 실시권자에 해당하는 사람은? 2017 경남 기출유사

① 보건복지부장관 ② 시·도지사
③ 인사혁신처장 ④ 한국보건의료인국가시험원

해설 **(의료법 제9조 제1항)** 의사·치과의사·한의사 또는 조산사 국가시험과 의사·치과의사·한의사 예비시험은 매년 보건복지부장관이 시행한다. 〈개정 2024.9.20.〉
(간호법 제8조 제1항 : 국가시험) 간호사 및 간호조무사 국가시험(이하 "국가시험"이라 한다)은 매년 보건복지부장관이 시행한다. [제정 2024.9.20.]

56 「의료법」상 의료인의 국가시험에 관한 설명으로 가장 올바르지 못한 것은? 2015 부산 기출유사

① 국가시험등 관리기관의 장은 시험의 실시에 관하여 필요한 사항을 실시 60일 전까지 공고하여야 한다.
② 보건복지부장관은 국가시험등의 관리에 관한 업무를 한국보건의료인국가시험원이 시행하도록 한다.
③ 보건복지부장관은 매년 1회 이상 국가시험과 예비시험을 시행하여야 한다.
④ 시험장소는 지역별 응시인원이 확정된 후 시험 실시 30일 전까지 공고할 수 있다.

해설 **(의료법 시행령 제4조 제3항)** 국가시험등 관리기관의 장은 국가시험등을 실시하려면 미리 보건복지부장관의 승인을 받아 시험일시, 시험장소, 시험과목, 응시원서 제출기간, 그 밖에 시험의 실시에 관하여 필요한 사항을 시험 실시 90일 전까지 공고하여야 한다. 다만, 시험장소는 지역별 응시인원이 확정된 후 시험 실시 30일 전까지 공고할 수 있다.
(의료법 시행령 제4조 제4항) 제3항에도 불구하고 국가시험등 관리기관의 장은 국민의 건강 보호를 위하여 긴급하게 의료인력을 충원할 필요가 있다고 보건복지부장관이 인정하는 경우에는 제3항에 따른 공고기간을 단축할 수 있다. 〈신설 2021.1.12.〉
② **(의료법 제9조 제2항)** 보건복지부장관은 국가시험등의 관리를 대통령령으로 정하는 바에 따라 한국보건의료인국가시험원에 맡길 수 있다.
③ **(의료법 시행령 제4조 제1항)** 보건복지부장관은 매년 1회 이상 국가시험과 예비시험을 시행하여야 한다.

Answer 54 ① 55 ① 56 ①

57 「의료법」상 국가시험의 위반행위에 대한 응시제한 횟수가 옳지 못한 것은?

① 본인이 직접 대리시험을 치른 행위 → 3회

② 시험 중에 다른 사람의 답안지를 엿보고 본인의 답안지를 작성하는 행위 → 2회

③ 시험 중에 허용되지 않는 자료를 가지고 있는 행위 → 1회

④ 시험 중에 허용되지 아니한 전자장비·통신기기 또는 전자계산기기 등을 사용하여 시험답안을 전송하거나 작성하는 행위 → 3회

해설 (의료법 시행령 제9조의2 [별표 1] 위반행위에 대한 국가시험등의 응시제한 기준)

1. 응시제한 횟수 3회 위반행위
   1) 본인이 직접 대리시험을 치르거나 다른 사람으로 하여금 시험을 치르게 하는 행위
   2) 사전에 시험문제 또는 시험답안을 다른 사람에게 알려주는 행위
   3) 사전에 시험문제 또는 시험답안을 알고 시험을 치르는 행위
2. 응시제한 횟수 2회 위반행위
   1) 시험 중에 다른 사람의 답안지 또는 문제지를 엿보고 본인의 답안지를 작성하는 행위
   2) 시험 중에 다른 사람을 위해 시험 답안 등을 알려주거나 엿보게 하는 행위
   3) 다른 사람의 도움을 받아 답안지를 작성하거나 다른 사람의 답안지 작성에 도움을 주는 행위
   4) 본인이 작성한 답안지를 다른 사람과 교환하는 행위
   5) 시험 중에 허용되지 아니한 전자장비·통신기기 또는 전자계산기기 등을 사용하여 시험답안을 전송하거나 작성하는 행위
   6) 시험 중에 시험문제 내용과 관련된 물건(시험 관련 교재 및 요약자료를 포함한다)을 다른 사람과 주고받는 행위
   7) 법 제8조 각 호의 어느 하나에 해당하는 사람이 시험에 응시하는 행위
   8) 제8조 제1항에 따른 서류를 허위로 작성하여 제출하는 행위
3. 응시제한 횟수 1회 위반행위
   1) 시험 중에 대화·손동작 또는 소리 등으로 서로 의사소통을 하는 행위
   2) 시험 중에 허용되지 않는 자료를 가지고 있거나 해당 자료를 이용하는 행위
   3) 응시원서를 허위로 작성하여 제출하는 행위

58 「의료법」상 의료인의 국가시험 등의 응시제한에 관한 사항으로, 부정한 방법으로 국가시험 등에 응시한 경우나 부정행위를 한 사람에 대한 조치에 대한 설명으로 가장 옳은 것은? 2018 서울 기출유사

① 그 수험을 정지시키거나 합격을 무효처리하고 보건복지부령으로 정하는 바에 따라 3년 이내의 기간 동안 보수교육을 거쳐서 재응시하도록 한다.

② 그 수험을 정지시키거나 합격을 무효처리하고 대통령령으로 정하는 바에 따라 국가시험 등의 응시를 3회의 범위에서 제한할 수 있다.

③ 그 수험을 정지시키거나 합격을 무효처리하고 보건복지부령으로 정하는 바에 따라 그 다음 해에 국가시험 등에 응시할 수 있도록 한다.

④ 그 수험을 정지시키거나 합격을 무효처리하고 대통령령으로 정하는 바에 따라 국가시험 등의 응시할 자격을 영구히 박탈한다.

해설 (의료법 제10조 : 응시자격의 제한 등)

① 제8조 각 호의 어느 하나에 해당하는 자는 국가시험등에 응시할 수 없다.

② 부정한 방법으로 국가시험등에 응시한 자나 국가시험등에 관하여 부정행위를 한 자는 그 수험을 정지시키거나 합격을 무효로 한다.

③ 보건복지부장관은 제2항에 따라 수험이 정지되거나 합격이 무효가 된 사람에 대하여 처분의 사유와 위반 정도 등을 고려하여 대통령령으로 정하는 바에 따라 그 다음에 치러지는 이 법에 따른 국가시험등의 응시를 3회의 범위에서 제한할 수 있다.

Answer 57 ④ 58 ②

59 「의료법」상 면허조건에 대한 설명으로 가장 올바르지 못한 것은? 2014 전북 기출유사

① 국·공립 보건의료기관의 업무에 종사할 것을 조건으로 붙일 수 있다.

② 면허를 내줄 때 면허조건은 2년 이내의 기간이어야 한다.

③ 보건복지부장관이 정하는 보건의료 취약지에 종사할 것을 조건으로 붙일 수 있다.

④ 의사뿐만 아니라 「의료법」상 의료인은 면허조건을 붙일 수 있다.

해설 **(의료법 제11조 제1항)** 보건복지부장관은 보건의료 시책에 필요하다고 인정하면 제5조 및 제6조에 따른 면허를 내줄 때 3년 이내의 기간을 정하여 특정 지역이나 특정 업무에 종사할 것을 면허의 조건으로 붙일 수 있다. 〈개정 2024.9.20.〉

(의료법 시행령 제10조 제1항) 법 제11조 제1항에서 "특정 지역"이란 보건복지부장관이 정하는 보건의료 취약지를 말하고, "특정 업무"란 국·공립 보건의료기관의 업무와 국·공·사립 보건의학연구기관의 기초의학 분야에 속하는 업무를 말한다.

1

60 의료인의 권리와 의무에 대한 설명으로 올바른 것을 모두 고른 것은?

가. 누구든지 의료행위가 이루어지는 장소에서 의료행위를 행하는 의료인, 간호조무사 및 의료기사 또는 의료행위를 받는 사람을 폭행·협박하여서는 아니 된다.
나. 의료인은 의료행위에 필요한 기구·약품, 그 밖의 시설 및 재료를 우선적으로 공급받을 권리가 있으며, 부수되는 물품, 노력, 교통수단에 대하여서도 같은 권리가 있다.
다. 의료인 또는 의료기관 개설자는 진료나 조산 요청을 받으면 정당한 사유 없이 거부하지 못한다.
라. 의료인의 의료 업무에 필요한 기구·약품, 그 밖의 재료는 압류하지 못한다.

① 가, 나, 다
② 가, 다
③ 나, 라
④ 가, 나, 다, 라

해설 **(의료법 제12조)**

① 의료인이 하는 의료·조산·간호 등 의료기술의 시행("의료행위")에 대하여는 이 법이나 다른 법령에 따로 규정된 경우 외에는 누구든지 간섭하지 못한다.
② 누구든지 의료기관의 의료용 시설·기재·약품, 그 밖의 기물 등을 파괴·손상하거나 의료기관을 점거하여 진료를 방해해서는 아니 되며, 이를 교사하거나 방조하여서는 아니 된다.
③ 누구든지 의료행위가 이루어지는 장소에서 의료행위를 행하는 의료인, 간호조무사 및 의료기사 또는 의료행위를 받는 사람을 폭행·협박하여서는 아니 된다.

(의료법 제13조) 의료인의 의료업무에 필요한 기구·약품, 그 밖의 재료는 압류하지 못한다.

(의료법 제14조)
① 의료인은 의료행위에 필요한 기구·약품, 그 밖의 시설 및 재료를 우선적으로 공급받을 권리가 있다.
② 의료인은 제1항 권리에 부수되는 물품, 노력, 교통수단에 대하여서도 제1항과 같은 권리가 있다.

(의료법 제15조)
① 의료인 또는 의료기관 개설자는 진료나 조산 요청을 받으면 정당한 사유 없이 거부하지 못한다.
② 의료인은 응급환자에게 「응급의료에 관한 법률」에서 정하는 바에 따라 최선의 처치를 하여야 한다.

Answer 59 ② 60 ④

61 「의료기관세탁물 관리규칙」상 의료기관이 세탁물처리업자에게 처리를 위탁하여서는 아니 되는 세탁 금지 세탁물에 해당하는 것을 모두 고른 것은? 2017 전남 기출유사

가. 마스크·수술포 등 일회용 제품류
나. 에볼라바이러스병 환자의 체액으로 오염된 세탁물
다. 크로이츠펠트-야콥병(CJD) 의심환자의 오염세탁물
라. 피·고름이 묻은 붕대 및 거즈

① 가, 나, 다
② 가, 다
③ 나, 라
④ 가, 나, 다, 라

해설 **(의료기관세탁물 관리규칙 제5조)** 의료기관은 다음 각 호의 세탁물을 재사용의 목적으로 세탁하거나 처리업자에게 처리를 위탁하여서는 아니 된다. 〈개정 2021.8.11.〉

1. 피·고름이 묻은 붕대 및 거즈
2. 마스크·수술포 등 일회용 제품류
3. 바이러스성 출혈열(에볼라바이러스병, 마버그열, 라싸열, 크리미안콩고출혈열, 남아메리카출혈열 및 리프트밸리열의 경우만 해당) 환자의 혈액이나 체액으로 오염된 세탁물
4. 크로이츠펠트-야콥병(CJD) 및 변종크로이츠펠트-야콥병(vCJD) 확진 또는 의심환자의 중추신경계 조직으로 오염된 세탁물

62 「의료법」 및 「의료기관세탁물 관리규칙」상 세탁물 처리에 대한 설명으로 가장 올바르지 못한 것은?

2016 서울 기출유사

① 의료기관에서 나오는 세탁물은 의료인·의료기관 또는 특별자치시장·특별자치도지사·시장·군수·구청장에게 신고한 자가 아니면 처리할 수 없다.
② 의료기관세탁물이란 세탁물 중 전염성 물질에 오염되었거나 오염될 우려가 있는 환자의 피·고름에 오염된 세탁물을 말한다.
③ 의료기관세탁물 처리업 신고를 한 자는 세탁물의 처리업무에 종사하는 사람에게 감염예방에 관한 교육을 실시하고 그 결과를 기록하고 유지하여야 한다.
④ 의료기관의 개설자는 세탁물의 처리업무에 종사하는 사람에게 감염 예방에 관한 교육을 실시하고 그 결과를 기록하고 유지하여야 한다.

해설 **(의료기관세탁물 관리규칙 제2조 제1호)** "의료기관 세탁물"이란 의료기관에 종사하는 자와 진료받는 환자가 사용하는 것으로서 세탁 과정을 거쳐 재사용할 수 있는 다음 각 목의 세탁물을 말한다. 〈개정 2021.8.11.〉

가. 침구류 : 이불, 담요, 시트, 베개, 베갯잇 등
나. 의류 : 환자복, 신생아복, 근무복(수술복, 가운 등 환자와 접촉하는 의료기관 종사자가 근무 중 착용하는 의류를 말한다) 등
다. 기타 : 수술포, 기계포, 마스크, 모자, 수건, 기저귀, 커텐, 씌우개류, 수거자루 등
라. 삭제 〈2021.8.11.〉

(의료기관 세탁물 관리규칙 제2조 제2호) "오염세탁물"이란 세탁물 중 전염성 물질에 오염되었거나 오염될 우려가 있는 다음 각 목의 세탁물을 말한다.

가. 감염병 환자가 사용한 세탁물과 감염성 병원균에 오염될 우려가 있는 세탁물
나. 환자의 피·고름·배설물·분비물 등에 오염된 세탁물

Answer 61 ④ 62 ②

다. 동물실험 시 감염증에 걸린 동물의 배설물 또는 분비물에 오염된 세탁물
라. 그 밖에 감염성 병원균에 오염된 세탁물
① **(의료법 제16조 제1항)** 의료기관에서 나오는 세탁물은 의료인·의료기관 또는 특별자치시장·특별자치도지사·시장·군수·구청장에게 신고한 자가 아니면 처리할 수 없다.
③ ④ **(의료법 제16조 제3항)** 의료기관의 개설자와 의료기관세탁물처리업 신고를 한 자는 세탁물의 처리업무에 종사하는 사람에게 보건복지부령으로 정하는 바에 따라 감염 예방에 관한 교육을 실시하고 그 결과를 기록하고 유지하여야 한다.

63 「의료법」상 의료기관세탁물 처리업을 하려는 자는 다음 중 어떤 행정절차를 거쳐야 하는가?

① 보건복지부장관에게 신고 ② 시·도지사에게 등록
③ 시장·군수·구청장에게 등록 ④ 시장·군수·구청장에게 신고

해설 **(의료기관세탁물 관리규칙 제7조 제1항 : 처리업의 신고 등)** 의료기관세탁물 처리업을 하려는 자는 별지 제1호서식의 의료기관세탁물 처리업 신고서에 다음 각 호의 서류를 첨부하여 시장·군수·구청장에게 제출하여야 한다.
1. 별표 4에 따른 시설 및 장비 명세서
2. 작업장 평면도(기계·기구의 배치 내용 포함)
(의료법 제16조 제1항 : 세탁물 처리) 의료기관에서 나오는 세탁물은 의료인·의료기관 또는 특별자치시장·특별자치도지사·시장·군수·구청장에게 신고한 자가 아니면 처리할 수 없다.

64 환자 진료의사가 부득이하게 진단서를 교부하지 못할 때 그 발급 방법으로 가장 올바른 것은?

2016 충북 기출유사

① 같은 병원의 다른 의사가 발급할 수 있다.
② 같은 병원의 다른 의사가 재진 후 새로 발급할 수 있다.
③ 진료한 의사가 아니면 발급할 수 없다.
④ 진료한 의사를 보조한 간호사가 발급할 수 있다.

해설 **(의료법 제17조 제1항 : 진단서 등)** 의료업에 종사하고 직접 진찰하거나 검안한 의사, 치과의사, 한의사가 아니면 진단서·검안서· 증명서를 작성하여 환자(환자가 사망하거나 의식이 없는 경우에는 직계존속·비속, 배우자 또는 배우자의 직계존속을 말하며, 환자가 사망하거나 의식이 없는 경우로서 환자의 직계존속·비속, 배우자 및 배우자의 직계존속이 모두 없는 경우에는 형제자매를 말한다) 또는 검시를 하는 지방검찰청검사(검안서에 한한다)에게 교부하지 못한다. 다만, 진료 중이던 환자가 최종 진료 시부터 48시간 이내에 사망한 경우에는 다시 진료하지 아니하더라도 진단서나 증명서를 내줄 수 있으며, 환자 또는 사망자를 직접 진찰하거나 검안한 의사·치과의사 또는 한의사가 부득이한 사유로 진단서·검안서 또는 증명서를 내줄 수 없으면 같은 의료기관에 종사하는 다른 의사·치과의사 또는 한의사가 환자의 진료기록부 등에 따라 내줄 수 있다.

65 「의료법」상 진료 중이던 환자가 사망한 경우에 다시 진료하지 아니하더라도 진단서나 증명서를 내줄 수 있는 시기는? 2024 인천 기출유사

① 최종 진료시부터 12시간 이내 ② 최종 진료시부터 24시간 이내
③ 최종 진료시부터 48시간 이내 ④ 최종 진료시부터 72시간 이내

해설 **(의료법 제17조 제1항 단서조항 : 진단서 등)** 64번 문제 해설 참조

Answer 63 ④ 64 ① 65 ③

66 **환자가 사망하거나 의식이 없는 경우에 직접 진찰하거나 검안한 의사가 진단서·검안서·증명서를 환자를 대신하여 작성해 줄 수 있는 대상이 아닌 사람은?**

① 환자의 배우자 또는 배우자의 직계존속
② 환자의 직계비속의 배우자
③ 환자의 직계존속·비속
④ 환자의 형제자매(형제자매 외는 모두가 없는 경우)

해설 64번 문제 해설 참조

67 **「의료법」상 출생·사망·사산증명서를 발급할 수 있는 자가 아닌 사람은?** 2014 전북 기출유사

① 간호사
② 의사
③ 조산사
④ 한의사

해설 (의료법 제17조 제2항) 의료업에 종사하고 직접 조산한 의사·한의사 또는 조산사가 아니면 출생·사망 또는 사산 증명서를 내주지 못한다. 다만, 직접 조산한 의사·한의사 또는 조산사가 부득이한 사유로 증명서를 내줄 수 없으면 같은 의료기관에 종사하는 다른 의사·한의사 또는 조산사가 진료기록부 등에 따라 증명서를 내줄 수 있다.

68 **「의료법」상 진단서, 검안서, 사산, 사망증명서 처방전을 모두 발급할 수 있는 사람을 모두 고르시오.**

2024 전북 기출유사

ㄱ. 의사	ㄴ. 치과의사	ㄷ. 한의사	ㄹ. 조산사

① ㄱ, ㄴ
② ㄱ, ㄷ
③ ㄱ, ㄴ, ㄷ
④ ㄱ, ㄴ, ㄷ, ㄹ

해설 (의료법 제17조 제1항 : 진단서 등) 64번 문제 해설 참조
(의료법 시행규칙 제10조 : 사망진단서 등) 법 제17조 제1항에 따라 의사·치과의사 또는 한의사가 발급하는 사망진단서 또는 시체검안서는 별지 제6호 서식에 따른다.
(의료법 시행규칙 제11조 : 출생증명서, 사산 또는 사태증명서) 법 제17조 제2항에 따라 의사·한의사 또는 조산사가 발급하는 출생증명서는 별지 제7호 서식에 따르고, 사산(死産) 또는 사태(死胎) 증명서는 별지 제8호 서식에 따른다.

69 **「의료법」상 의료인의 권리와 의무에 대한 설명으로 가장 올바르지 못한 것은?**

① 의료기관에서 나오는 세탁물은 의료인·의료기관 또는 특별자치시장·특별자치도지사·시장·군수·구청장에게 신고한 자가 아니면 처리할 수 없다.
② 의료인 또는 의료기관 개설자는 진료나 조산 요청을 받으면 정당한 사유없이 거부하지 못한다.
③ 의료인의 의료업무에 필요한 기구·약품·그 밖의 재료는 압류하지 못한다.
④ 직접 조산한 의사·한의사 또는 조산사가 부득이한 사유로 증명서를 내줄 수 없으면 진료보조를 직접 담당한 간호사가 진료기록부 등에 따라 증명서를 내줄 수 있다.

Answer 66 ② 67 ① 68 ② 69 ④

해설 **(의료법 제17조 제2항)** 의료업에 종사하고 직접 조산한 의사·한의사 또는 조산사가 아니면 출생·사망 또는 사산 증명서를 내주지 못한다. 다만, 직접 조산한 의사·한의사 또는 조산사가 부득이한 사유로 증명서를 내줄 수 없으면 같은 의료기관에 종사하는 다른 의사·한의사 또는 조산사가 진료기록부 등에 따라 증명서를 내줄 수 있다.

① **(의료법 제16조 제1항 : 세탁물 처리)** 의료기관에서 나오는 세탁물은 의료인·의료기관 또는 특별자치시장·특별자치도지사·시장·군수·구청장에게 신고한 자가 아니면 처리할 수 없다.

② **(의료법 제15조 제1항 : 진료거부 금지 등)** 의료인 또는 의료기관 개설자는 진료나 조산 요청을 받으면 정당한 사유 없이 거부하지 못한다.

③ **(의료법 제13조 : 의료기재 압류 금지)** 의료인의 의료 업무에 필요한 기구·약품, 그 밖의 재료는 압류하지 못한다.

70 **의료법령상 환자의 거동이 현저히 곤란하고 동일한 상병에 대하여 장기간 동일한 처방이 이루어지는 경우로서 해당 환자 및 의약품에 대한 안전성이 인정되는 경우 처방전을 대리하여 수령할 수 있는 자로 가장 옳지 않은 것은?** 2024 서울 기출유사

① 환자의 배우자
② 환자의 배우자의 직계존속
③ 환자의 직계비속
④ 환자의 형제자매의 배우자

해설 **(의료법 제17조의2 제2항 : 처방전)** 제1항에도 불구하고 의사, 치과의사 또는 한의사는 다음 각 호의 어느 하나에 해당하는 경우로서 해당 환자 및 의약품에 대한 안전성을 인정하는 경우에는 환자의 직계존속·비속, 배우자 및 배우자의 직계존속, 형제자매 또는 「노인복지법」 제34조에 따른 노인의료복지시설에서 근무하는 사람 등 대통령령으로 정하는 사람(이하 이 조에서 "대리수령자"라 한다)에게 처방전을 교부하거나 발송할 수 있으며 대리수령자는 환자를 대리하여 그 처방전을 수령할 수 있다.

1. 환자의 의식이 없는 경우
2. 환자의 거동이 현저히 곤란하고 동일한 상병(傷病)에 대하여 장기간 동일한 처방이 이루어지는 경우

(의료법 시행령 제10조의2 : 대리수령자의 범위) 법 제17조의2 제2항 각 호 외의 부분에서 "환자의 직계존속·비속, 배우자 및 배우자의 직계존속, 형제자매 또는 「노인복지법」 제34조에 따른 노인의료복지시설에서 근무하는 사람 등 대통령령으로 정하는 사람"이란 다음 각 호의 사람을 말한다. 〈개정 2022.8.2.〉

1. 환자의 직계존속·비속 및 직계비속의 배우자
2. 환자의 배우자 및 배우자의 직계존속
3. 환자의 형제자매
4. 「노인복지법」 제34조에 따른 노인의료복지시설에서 근무하는 사람

4의2. 「장애인복지법」 제58조 제1항 제1호의 장애인 거주시설에서 근무하는 사람

5. 그 밖에 환자의 계속적인 진료를 위해 필요한 경우로서 보건복지부장관이 인정하는 사람

71 **「의료법」상 처방전 작성과 교부에 관한 설명으로 가장 올바른 것은?**

① 다음 내원일에 사용할 의약품에 대하여 미리 처방전을 발급할 수 있다.
② 의사, 치과의사, 한의사는 처방전 작성과 교부 의무가 있다.
③ 정당한 사유없이 전자처방전에 저장된 개인정보를 누출한 경우에는 3년 이하의 징역 또는 3천만원 이하의 벌금에 처한다.
④ 처방전은 환자에게 1부를 발급하여야 한다.

해설 **(의료법 시행규칙 제12조 제3항)** 의사나 치과의사는 환자를 치료하기 위해 필요하다고 인정되면 다음 내원일에 사용할 의약품에 대하여 미리 처방전을 발급할 수 있다.

Answer 70 ④ 71 ①

② (의료법 제18조 제1항) 의사나 치과의사는 환자에게 의약품을 투여할 필요가 있다고 인정하면 자신이 직접 의약품을 조제할 수 있는 경우가 아니면 보건복지부령으로 정하는 바에 따라 처방전을 작성하여 환자에게 내주거나 발송(전자처방전만 해당)하여야 한다.

③ (의료법 제87조의2 제2항) 다음 각 호의 어느 하나에 해당하는 자는 5년 이하의 징역이나 5천만원 이하의 벌금에 처한다. 〈개정 2021.9.24.〉

1. 제4조의3 제1항을 위반하여 면허를 대여한 사람

1의2. 제4조의3 제2항을 위반하여 면허를 대여받거나 면허 대여를 알선한 사람

2. 제12조 제2항 및 제3항, 제18조 제3항, 제21조의2 제5항·제8항, 제23조 제3항, 제27조 제1항, 제33조 제2항(제82조 제3항에서 준용하는 경우만을 말한다)·제8항(제82조 제3항에서 준용하는 경우를 포함한다)·제10항을 위반한 자. 다만, 제12조 제3항의 죄는 피해자의 명시한 의사에 반하여 공소를 제기할 수 없다.

3. 제27조 제5항을 위반하여 의료인이 아닌 자에게 의료행위를 하게 하거나 의료인에게 면허 사항 외의 의료행위를 하게 한 자

3의2. 제38조의2 제5항을 위반하여 촬영한 영상정보를 열람하게 하거나 제공한 자

3의3. 제38조의2 제6항을 위반하여 촬영한 영상정보를 탐지하거나 누출·변조 또는 훼손한 자

3의4. 제38조의2 제7항을 위반하여 촬영한 영상정보를 이 법에서 정한 목적 외의 용도로 사용한 자

4. 제40조의3 제3항을 위반하여 직접 보관한 진료기록부등 외 진료기록보관시스템에 보관된 정보를 열람하는 등 그 내용을 확인한 사람

5. 제40조의3 제7항을 위반하여 정당한 접근 권한 없이 또는 허용된 접근 권한을 넘어 진료기록보관시스템에 보관된 정보를 훼손·멸실·변경·위조·유출하거나 검색·복제한 사람

④ (의료법 시행규칙 제12조 제2항) 의사나 치과의사는 환자에게 처방전 2부를 발급하여야 한다. 다만, 환자가 그 처방전을 추가로 발급하여 줄 것을 요구하는 경우에는 환자가 원하는 약국으로 팩스·컴퓨터통신 등을 이용하여 송부할 수 있다.

72 「의료법」상 환자가 요구한 경우에는 처방전에서 제외할 수 있는 기재사항에 해당하는 것은?

2017 인천 기출유사

① 의료기관의 명칭, 전화번호 및 팩스번호

② 의료인의 성명, 면허종류 및 번호

③ 질병분류기호

④ 처방 의약품의 명칭

해설 (의료법 시행규칙 제12조 제1항) 의사나 치과의사는 환자에게 처방전을 발급하는 경우에는 처방전에 다음 각 호의 사항을 적은 후 서명(「전자서명법」에 따른 전자서명 포함)하거나 도장을 찍어야 한다. 다만, 제3호의 사항은 환자가 요구한 경우에는 적지 않는다. 〈개정 2024.7.18.〉

1. 환자의 성명 및 주민등록번호. 다만, 환자가 가명 또는 전산관리번호를 부여받은 경우에는 성명 대신 가명을 적거나 주민등록번호 대신 전산관리번호를 적을 수 있다.
2. 의료기관의 명칭, 전화번호 및 팩스번호
3. 질병분류기호
4. 의료인의 성명·면허종류 및 번호
5. 처방 의약품의 명칭·분량·용법 및 용량
6. 처방전 발급 연월일 및 사용기간
7. 의약품 조제시 참고 사항
8. 건강보험 가입자 또는 피부양자가 요양급여 비용의 일부를 부담하는 행위·약제 및 치료재료에 대하여 보건복지부장관이 정하여 고시하는 본인부담 구분기호
9. 수급자가 의료급여 비용의 전부 또는 일부를 부담하는 행위·약제 및 치료재료에 대하여 보건복지부장관이 정하여 고시하는 본인부담 구분기호

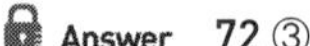

72 ③

73 「의료법 시행규칙」상 의사나 치과의사가 환자에게 처방전을 발급하는 경우에 기재사항이 아닌 것은?

2022 서울 기출유사

① 조제자의 면허종류 및 성명
② 의약품 조제시 참고 사항
③ 환자의 주민등록번호
④ 의료인의 성명·면허종류 및 번호

해설 **(의료법 시행규칙 제12조 제1항)** 72번 문제 해설 참조

74 「의료법」상 정보 누설 금지 업무에 해당하지 않는 것은?

① 세탁물 처리 업무
② 의료기관 인증 업무
③ 의료·조산 또는 간호업무
④ 진료기록 열람·사본 교부 업무

해설 **(의료법 제19조 제1항 : 정보 누설 금지)** 의료인이나 의료기관 종사자는 이 법이나 다른 법령에 특별히 규정된 경우 외에는 의료·조산 또는 간호업무나 제17조에 따른 진단서·검안서·증명서 작성·교부 업무, 제18조에 따른 처방전 작성·교부 업무, 제21조에 따른 진료기록 열람·사본 교부 업무, 제22조 제2항에 따른 진료기록부 등 보존 업무 및 제23조에 따른 전자의무기록 작성·보관·관리 업무를 하면서 알게 된 다른 사람의 정보를 누설하거나 발표하지 못한다.
(의료법 제19조 제2항) 제58조 제2항에 따라 의료기관 인증에 관한 업무에 종사하는 자 또는 종사하였던 자는 그 업무를 하면서 알게 된 정보를 다른 사람에게 누설하거나 부당한 목적으로 사용하여서는 아니 된다.

75 「의료법」상 의료인의 권리와 의무에 대한 설명으로 올바르지 못한 것은?

① 의료인은 법령에 특별히 규정된 경우 외에는 의료·조산 또는 간호를 하면서 알게 된 다른 사람의 비밀을 누설하거나 발표하지 못한다.
② 의료인은 태아 성 감별을 목적으로 임부를 진찰하거나 검사하여서는 아니 되며, 같은 목적을 위한 다른 사람의 행위를 도와서도 아니 된다.
③ 의료인이나 의료기관 종사자는 환자 및 환자 배우자가 아닌 다른 사람에게 환자에 관한 기록을 열람하게 하거나 내용을 확인할 수 있게 하여서는 아니 된다.
④ 환자는 의료인에게 본인에 관한 기록에 대하여 사본의 발급 등 내용의 확인을 요청할 수 있으며, 이 경우 의료인은 정당한 사유가 없으면 이를 거부하여서는 아니 된다.

해설 **(의료법 제21조 제2항)** 의료인, 의료기관의 장 및 의료기관 종사자는 환자가 아닌 다른 사람에게 환자에 관한 기록을 열람하게 하거나 그 사본을 내주는 등 내용을 확인할 수 있게 하여서는 아니 된다.

① **(의료법 제19조 제1항)** 의료인이나 의료기관 종사자는 이 법이나 다른 법령에 특별히 규정된 경우 외에는 의료·조산 또는 간호업무나 진단서·검안서·증명서 작성·교부 업무, 처방전 작성·교부 업무, 진료기록 열람·사본 교부 업무, 진료기록부등 보존 업무 및 전자의무기록 작성·보관·관리 업무를 하면서 알게 된 다른 사람의 정보를 누설하거나 발표하지 못한다.
② **(의료법 제20조 제1항)** 의료인은 태아 성 감별을 목적으로 임부를 진찰하거나 검사하여서는 아니 되며, 같은 목적을 위한 다른 사람의 행위를 도와서도 아니 된다.
④ **(의료법 제21조 제1항)** 환자는 의료인, 의료기관의 장 및 의료기관 종사자에게 본인에 관한 기록의 전부 또는 일부에 대하여 열람 또는 그 사본의 발급 등 내용의 확인을 요청할 수 있다. 이 경우 의료인, 의료기관의 장 및 의료기관 종사자는 정당한 사유가 없으면 이를 거부하여서는 아니 된다.

Answer 73 ① 74 ① 75 ③

76 「의료법」상 기록열람을 요청할 수 있는 사람에 해당하지 않는 사람은? 2017 충남 기출유사

① 국민건강보험공단　　② 근로복지공단

③ 환자의 배우자가 지정하는 대리인　　④ 환자의 형제자매

해설 **(의료법 제21조 제3항)** 제2항에도 불구하고 의료인, 의료기관의 장 및 의료기관 종사자는 다음 각 호의 어느 하나에 해당하면 그 기록을 열람하게 하거나 그 사본을 교부하는 등 그 내용을 확인할 수 있게 하여야 한다. 다만, 의사·치과의사 또는 한의사가 환자의 진료를 위하여 불가피하다고 인정한 경우에는 그러하지 아니하다. 〈개정 2025.3.18.〉

1. 환자의 배우자, 직계 존속·비속, 형제자매(환자의 배우자 및 직계 존속·비속, 배우자의 직계존속이 모두 없는 경우에 한정) 또는 배우자의 직계 존속이 환자 본인의 동의서와 친족관계임을 나타내는 증명서 등을 첨부하는 등 보건복지부령으로 정하는 요건을 갖추어 요청한 경우
2. 환자가 지정하는 대리인이 환자 본인의 동의서와 대리권이 있음을 증명하는 서류를 첨부하는 등 보건복지부령으로 정하는 요건을 갖추어 요청한 경우
3. 환자가 사망하거나 의식이 없는 등 환자의 동의를 받을 수 없어 환자의 배우자, 직계 존속·비속, 형제자매(환자의 배우자 및 직계 존속·비속, 배우자의 직계 존속이 모두 없는 경우에 한정) 또는 배우자의 직계 존속이 친족관계임을 나타내는 증명서 등을 첨부하는 등 보건복지부령으로 정하는 요건을 갖추어 요청한 경우
4. 급여비용 심사·지급·대상여부 확인·사후관리 및 요양급여의 적정성 평가·가감지급 등을 위하여 국민건강보험공단 또는 건강보험심사평가원에 제공하는 경우
5. 의료급여 수급권자 확인, 급여비용의 심사·지급, 사후관리 등 의료급여 업무를 위하여 보장기관(시·군·구), 국민건강보험공단, 건강보험심사평가원에 제공하는 경우
6. 「형사소송법」 제106조, 제215조 또는 제218조에 따른 경우

6의2. 「군사법원법」 제146조, 제254조 또는 제257조에 따른 경우

7. 「민사소송법」 제347조에 따라 문서제출을 명한 경우
8. 근로복지공단이 보험급여를 받는 근로자를 진료한 산재보험 의료기관(의사 포함)에 대하여 그 근로자의 진료에 관한 보고 또는 서류 등 제출을 요구하거나 조사하는 경우
9. 의료기관으로부터 자동차보험진료수가를 청구받은 보험회사등이 그 의료기관에 대하여 관계 진료기록의 열람을 청구한 경우
10. 「병역법」제11조의2 및 제77조의4 제6항에 따라 병무청장 또는 지방병무청장이 병역판정검사, 병적 관리와 관련하여 질병 또는 심신장애의 확인을 위하여 필요하다고 인정하여 의료기관의 장에게 병역판정검사대상자 또는 같은 법 제77조의4 제1항 및 제5항에 따른 병적 관리 대상자의 진료기록·치료 관련 기록의 제출을 요구한 경우
11. 공제회가 공제급여의 지급 여부를 결정하기 위하여 필요하다고 인정하여 요양기관에 대하여 관계 진료기록의 열람 또는 필요한 자료의 제출을 요청하는 경우
12. 「고엽제후유의증 등 환자지원 및 단체설립에 관한 법률」에 따라 의료기관의 장이 진료기록 및 임상소견서를 보훈병원장에게 보내는 경우
13. 「의료사고 피해구제 및 의료분쟁 조정 등에 관한 법률」 제28조 제1항 또는 제3항에 따른 경우
14. 국민연금공단이 부양가족연금, 장애연금 및 유족연금 급여의 지급심사와 관련하여 가입자 또는 가입자였던 사람을 진료한 의료기관에 해당 진료에 관한 사항의 열람 또는 사본 교부를 요청하는 경우

14의2. 다음 각 목의 어느 하나에 따라 공무원 또는 공무원이었던 사람을 진료한 의료기관에 해당 진료에 관한 사항의 열람 또는 사본 교부를 요청하는 경우
- 가. 「공무원연금법」에 따라 인사혁신처장이 퇴직유족급여 및 비공무상장해급여와 관련하여 요청하는 경우
- 나. 「공무원연금법」에 따라 공무원연금공단이 퇴직유족급여 및 비공무상장해급여와 관련하여 요청하는 경우
- 다. 「공무원 재해보상법」에 따라 인사혁신처장(업무를 위탁받은 자 포함)이 요양급여, 재활급여, 장해급여, 간병급여 및 재해유족급여와 관련하여 요청하는 경우

14의3. 사립학교교직원연금공단이 요양급여, 장해급여 및 재해유족급여의 지급심사와 관련하여 교직원 또는 교직원이었던 자를 진료한 의료기관에 해당 진료에 관한 사항의 열람 또는 사본 교부를 요청하는 경우

14의4. 다음 각 목의 어느 하나에 따라 군인 또는 군인이었던 사람을 진료한 의료기관에 해당 진료에 관한 사항의 열람 또는 사본 교부를 요청하는 경우
- 가. 「군인연금법」 제54조 제2항에 따라 국방부장관이 퇴직유족급여와 관련하여 요청하는 경우
- 나. 「군인 재해보상법」 제52조 제2항에 따라 국방부장관(같은 법 제54조에 따라 권한을 위임받거나 업무를 위탁받은 자를 포함)이 공무상요양비, 장해급여 및 재해유족급여와 관련하여 요청하는 경우

Answer 76 ③

15. 대통령령으로 정하는 공공기관의 장이 장애 정도에 관한 심사와 관련하여 장애인 등록을 신청한 사람 및 장애인으로 등록한 사람을 진료한 의료기관에 해당 진료에 관한 사항의 열람 또는 사본 교부를 요청하는 경우
16. 질병관리청장, 시·도지사 또는 시장·군수·구청장이 감염병의 역학조사 및 예방접종에 관한 역학조사를 위하여 필요하다고 인정하여 의료기관의 장에게 감염병환자등의 진료기록 및 예방접종을 받은 사람의 예방접종 후 이상반응에 관한 진료기록의 제출을 요청하는 경우
17. 보훈심사위원회가 보훈심사와 관련하여 보훈심사대상자를 진료한 의료기관에 해당 진료에 관한 사항의 열람 또는 사본 교부를 요청하는 경우
18. 「한국보훈복지의료공단법」에 따라 한국보훈복지의료공단이 국가유공자등에 대한 진료기록등의 제공을 요청하는 경우
19. 「군인사법」 제54조의6에 따라 중앙전공사상심사위원회 또는 보통전공사상심사위원회가 전공사상 심사와 관련하여 전사자등을 진료한 의료기관에 대하여 해당 진료에 관한 사항의 열람 또는 사본 교부를 요청하는 경우

77 「의료법」상 환자의 기록 열람을 제한하는 경우로 가장 옳은 것은? 2020 서울 기출유사

① 환자의 부모가 기록 열람을 요청한 경우
② 환자가 지정한 대리인이 기록 열람을 요청한 경우
③ 환자의 출장 중인 배우자를 대신하여 형제자매가 기록 열람을 요청한 경우
④ 국민건강보험공단에서 의료급여 수급권자 확인을 위해 기록 열람을 요청한 경우

해설 **(의료법 제21조 제2항)** 의료인, 의료기관의 장 및 의료기관 종사자는 환자가 아닌 다른 사람에게 환자에 관한 기록을 열람하게 하거나 그 사본을 내주는 등 내용을 확인할 수 있게 하여서는 아니 된다.
※ 이하 76번 문제 해설 참조

78 아래의 「의료법」 제21조 제2항에도 불구하고, 다음 중 예외적으로 허용하는 경우는?

2016 지방직 기출유사

> 의료인, 의료기관의 장 및 의료기관 종사자는 환자가 아닌 다른 사람에게 환자에 관한 기록을 열람하게 하거나 그 사본을 내주는 등 내용을 확인할 수 있게 해서는 아니 된다.

① 근로자가 산업재해로 인하여 「산업재해보상보험법」에 따라 보험급여를 받은 후 고용주가 기록을 요청하는 경우
② 의사결정이 가능한 환자의 배우자가 방문하여 배우자 본인의 동의서와 가족관계증명서를 제출하는 경우
③ 질병관리청장이 감염병의 역학조사를 위하여 필요하다고 인정하여 감염병환자의 진료기록의 제출을 요청하는 경우
④ 한국의료분쟁조정중재원의 감정위원이 A기관에서 발생한 의료사고의 원인 조사를 위해 B기관이 보관 중인 해당 환자의 과거 기록을 요청하는 경우

해설 **(의료법 제21조 제2항·제3항 제16호)** 의료인, 의료기관의 장 및 의료기관 종사자는 환자가 아닌 다른 사람에게 환자에 관한 기록을 열람하게 하거나 그 사본을 내주는 등 내용을 확인할 수 있게 하여서는 아니 된다. 그럼에도 불구하고 의료인, 의료기관의 장 및 의료기관 종사자는 다음 각 호의 어느 하나에 해당하면 그 기록을 열람하게 하거나 그 사본을 교부하는 등 그 내용을 확인할 수 있게 하여야 한다. 다만, 의사·치과의사 또는 한의사가 환자의 진료를 위하여 불가피하다고 인정한 경우에는 그러하지 아니하다. 〈개정 2020.12.29.〉
※ 이하 76번 문제 해설 참조

Answer 77 ③ 78 ③

79 **63세 남성이 몸이 불편하여 본인의 환자기록을 직접 열람할 수 없을 때, 다음 중 환자 본인을 대신하여 환자에 관한 기록 열람이나 사본 교부 등을 요청할 수 없는 사람은?** 2015 충북 기출유사

① 20세 손자　　② 40세 첫째 며느리
③ 42세 둘째 아들　　④ 85세 장인

해설 **(의료법 제21조 제2항 · 제3항 제1호)** 의료인, 의료기관의 장 및 의료기관 종사자는 환자가 아닌 다른 사람에게 환자에 관한 기록을 열람하게 하거나 그 사본을 내주는 등 내용을 확인할 수 있게 하여서는 아니 된다. 그럼에도 불구하고 의료인, 의료기관의 장 및 의료기관 종사자는 다음 각 호의 어느 하나에 해당하면 그 기록을 열람하게 하거나 그 사본을 교부하는 등 그 내용을 확인할 수 있게 하여야 한다. 다만, 의사 · 치과의사 또는 한의사가 환자의 진료를 위하여 불가피하다고 인정한 경우에는 그러하지 아니하다. 〈개정 2020.12.29.〉

1. 환자의 배우자, 직계 존속 · 비속, 형제자매(환자의 배우자 및 직계 존속 · 비속, 배우자의 직계 존속이 모두 없는 경우에 한정) 또는 배우자의 직계 존속이 환자 본인의 동의서와 친족관계임을 나타내는 증명서 등을 첨부하는 등 보건복지부령으로 정하는 요건을 갖추어 요청한 경우

① 손자 → 환자의 직계비속
② 첫째 며느리 → 환자의 직계비속의 배우자(요청할 수 없음)
③ 둘째 아들 → 환자의 직계비속
④ 장인 → 환자 배우자의 직계존속

80 **「의료법」상 진료기록의 송부에 관한 설명으로 가장 올바르지 못한 것은?**

① 보건복지부장관은 진료기록전송지원시스템을 구축 · 운영할 수 있다.
② 진료기록의 내용 확인이나 진료기록의 사본 및 환자의 진료경과에 대한 소견 등이 송부 또는 전송의 대상이다.
③ 진료기록전송지원시스템의 구축 · 운영에 관하여 「의료법」에서 규정된 것을 제외하고는 「개인정보 보호법」에 따른다.
④ 환자나 환자 보호자의 동의를 요하지 않는다.

해설 **(의료법 제21조의2 제1항)** 의료인 또는 의료기관의 장은 다른 의료인 또는 의료기관의 장으로부터 진료기록의 내용 확인이나 진료기록의 사본 및 환자의 진료경과에 대한 소견 등을 송부 또는 전송할 것을 요청받은 경우 해당 환자나 환자 보호자의 동의를 받아 그 요청에 응하여야 한다. 다만, 해당 환자의 의식이 없거나 응급환자인 경우 또는 환자의 보호자가 없어 동의를 받을 수 없는 경우에는 환자나 환자 보호자의 동의 없이 송부 또는 전송할 수 있다.

① **(의료법 제21조의2 제3항)** 보건복지부장관은 진료기록의 사본 및 진료경과에 대한 소견 등의 전송 업무를 지원하기 위하여 전자정보시스템을 구축 · 운영할 수 있다. 〈개정 2024.12.20.〉
③ **(의료법 제21조의2 제9항)** 진료기록전송지원시스템의 구축 · 운영에 관하여 의료법에서 규정된 것을 제외하고는 「개인정보 보호법」에 따른다.

81 **「의료법」상 환자는 다른 의료기관으로 전원(轉院)하는 경우 의료인, 의료기관의 장 및 의료기관 종사자에게 본인에 관한 기록의 전부 또는 일부를 전원하는 의료기관에 전송 또는 송부하여 줄 것을 요청할 수 있으며, 환자는 전송등의 요청을 대리인에게 하게 할 수 있다. 다음 중 환자에 관한 진료기록의 전송 또는 송부를 요청할 수 있는 대리인을 모두 고른 것은?**

가. 환자의 배우자, 직계존속, 직계비속　　나. 환자 배우자의 직계존속
다. 환자의 형제자매　　라. 환자가 지정하는 자

① 가, 나, 다　　② 가, 다
③ 다, 라　　④ 가, 나, 다, 라

Answer 79 ② 80 ④ 81 ④

해설 **(의료법 제21조의3 : 진료기록의 전송등 요청)**

① 환자는 다른 의료기관으로 전원(轉院)하는 경우 의료인, 의료기관의 장 및 의료기관 종사자에게 본인에 관한 기록의 전부 또는 일부를 전원하는 의료기관에 전송 또는 송부하여 줄 것을 요청할 수 있다. 이 경우 의료인, 의료기관의 장 및 의료기관 종사자는 정당한 사유가 없으면 이를 거부하여서는 아니 된다.

② 환자는 전송등의 요청을 대리인에게 하게 할 수 있다.

[본조신설 2024.12.20.]

(의료법 시행규칙 제13조의5 제1항 : 진료기록의 전송등 요청의 방법 등) 법 제21조의3 제2항에 따라 환자에 관한 진료기록의 전송 또는 송부를 요청할 수 있는 대리인은 다음 각 호의 자로 한다.

1. 환자의 배우자, 직계존속, 직계비속, 형제자매(환자의 배우자, 직계존속, 직계비속 및 배우자의 직계존속이 모두 없는 경우로 한정한다) 또는 배우자의 직계존속
2. 환자가 지정하는 자

[본조신설 2025.6.20.]

1

82 「의료법」에 따라 간호기록부에 기재하여야 할 사항을 모두 고른 것은? 2011 지방직 기출유사

가. 투약에 관한 사항	나. 진단결과에 관한 사항
다. 처치에 관한 사항	라. 진료시간에 관한 사항

① 가, 나, 다　　② 가, 다

③ 나, 라　　④ 가, 나, 다, 라

해설 **(의료법 시행규칙 제14조 제1항 : 진료기록부 등의 기재 사항)** 법 제22조 제1항에 따라 진료기록부, 조산기록부 및 간호기록부에 기록해야 할 의료행위에 관한 사항과 의견은 다음 각 호와 같다. 〈개정 2024.7.18.〉

1. 진료기록부
   - 가. 진료를 받은 사람의 주소·성명·연락처·주민등록번호 등 인적사항. 다만, 진료를 받은 사람이 가명 또는 전산관리번호를 부여받은 경우에는 성명 대신 가명을 기록하거나 주민등록번호 대신 전산관리번호를 기록할 수 있고, 주소 및 연락처를 기록하지 않을 수 있다.
   - 나. 주된 증상. 이 경우 의사가 필요하다고 인정하면 주된 증상과 관련한 병력·가족력을 추가로 기록할 수 있다.
   - 다. 진단결과 또는 진단명
   - 라. 진료경과(외래환자는 재진환자로서 증상·상태, 치료내용이 변동되어 의사가 그 변동을 기록할 필요가 있다고 인정하는 환자만 해당)
   - 마. 치료 내용(주사·투약·처치 등)
   - 바. 진료 일시
2. 조산기록부
   - 가. 조산을 받은 자의 주소·성명·연락처·주민등록번호 등 인적사항. 다만, 조산을 받은 사람이 가명 또는 전산관리번호를 부여받은 경우에는 성명 대신 가명을 기록하거나 주민등록번호 대신 전산관리번호를 기록할 수 있고, 주소 및 연락처를 기록하지 않을 수 있다.
   - 나. 생·사산별 분만 횟수
   - 다. 임신 후의 경과와 그에 대한 소견
   - 라. 임신 중 의사에 의한 건강진단의 유무(결핵·성병에 관한 검사를 포함)
   - 마. 분만 장소 및 분만 연월일시분
   - 바. 분만의 경과 및 그 처치
   - 사. 산아 수와 그 성별 및 생·사의 구별
   - 아. 산아와 태아부속물에 대한 소견
   - 자. 삭제 〈2013.10.4.〉
   - 차. 산후의 의사의 건강진단 유무

Answer　82 ②

3. 간호기록부
   가. 간호를 받는 사람의 성명. 다만, 간호를 받는 사람이 가명을 부여받은 경우에는 성명 대신 가명을 기록할 수 있다.
   나. 체온 · 맥박 · 호흡 · 혈압에 관한 사항
   다. 투약에 관한 사항
   라. 섭취 및 배설물에 관한 사항
   마. 처치와 간호에 관한 사항
   바. 간호 일시

83 「의료법 시행규칙」상 진료기록부에 반드시 기재해야 할 사항이 아닌 것은? 2019 서울, 2024 경북 기출유사

① 진단명
② 환자의 인적사항
③ 환자의 병력
④ 진료 일시

해설 **(의료법 시행규칙 제14조 제1항 제1호 : 진료기록부 등의 기재 사항)** 82번 문제 해설 참조

84 「의료법」상 진료비의 기재 사항으로 옳은 것은? 2025 광주 기출유사

① 대상자의 성명, 주소, 연락처, 주민등록번호
② 생·사산별 분만 횟수
③ 섭취 및 배설물에 관한 사항
④ 체온, 맥박, 호흡, 혈압에 관한 사항

해설 **(의료법 시행규칙 제14조 제1항 제1호 : 진료기록부 등의 기재 사항)** 82번 문제 해설 참조

85 「의료법」상 진료기록부 등에 대한 설명으로 가장 올바르지 못한 것은? 2015 대구 기출유사

① 방사선 사진(영상물 포함) 및 그 소견서는 3년간 보존한다.
② 진료에 관한 기록은 마이크로필름이나 광디스크 등 "필름"에 원본대로 수록하여 보존할 수 있다.
③ 의료인은 진료기록부 등을 한글로 기록하도록 노력하여야 한다.
④ 진료에 관한 기록을 필름에 수록하여 보존하는 경우에는 필름촬영책임자가 필름의 표지에 촬영 일시와 본인의 성명을 적고, 서명 또는 날인하여야 한다.

해설 **(의료법 시행규칙 제15조 제1항)** 의료인이나 의료기관 개설자는 진료기록부등을 다음 각 호에 정하는 기간 동안 보존하여야 한다. 다만, 계속적인 진료를 위하여 필요한 경우에는 1회에 한정하여 다음 각 호에 정하는 기간의 범위에서 그 기간을 연장하여 보존할 수 있다.

1. 보존기간 10년 : 진료기록부, 수술기록
2. 보존기간 5년 : 환자 명부, 검사내용 및 검사소견기록, 방사선 사진(영상물을 포함) 및 그 소견서, 간호기록부, 조산기록부
3. 보존기간 3년 : 진단서 등의 부본(진단서 · 사망진단서 · 시체검안서 등 따로 구분 보존)
4. 보존기간 2년 : 처방전

② **(의료법 시행규칙 제15조 제2항)** 제1항의 진료에 관한 기록은 마이크로필름이나 광디스크 등(이하 이 조에서 "필름"이라 한다)에 원본대로 수록하여 보존할 수 있다.
③ **(의료법 시행규칙 제14조 제2항)** 의료인은 진료기록부 등을 한글로 기록하도록 노력하여야 한다.
④ **(의료법 시행규칙 제15조 제3항)** 진료에 관한 기록을 보존하는 경우에는 필름촬영책임자가 필름의 표지에 촬영 일시와 본인의 성명을 적고, 서명 또는 날인하여야 한다.

Answer 83 ③ 84 ① 85 ①

86 「의료법」 및 동법 시행규칙상 의료인이나 의료기관 개설자가 진료기록부등을 보존해야 하는 기간으로 가장 옳은 것은? 2020 서울 기출유사

① 처방전 – 2년
② 수술기록 – 3년
③ 환자 명부 – 3년
④ 진료기록부 – 5년

해설 **(의료법 시행규칙 제15조 제1항 : 진료기록부 등의 보존)** 의료인이나 의료기관 개설자는 진료기록부등을 다음 각 호에 정하는 기간 동안 보존하여야 한다. 다만, 계속적인 진료를 위하여 필요한 경우에는 1회에 한정하여 다음 각 호에 정하는 기간의 범위에서 그 기간을 연장하여 보존할 수 있다.

1. 보존기간 10년 : 진료기록부, 수술기록
2. 보존기간 5년 : 환자 명부, 검사내용 및 검사소견기록, 방사선 사진(영상물을 포함) 및 그 소견서, 간호기록부, 조산기록부
3. 보존기간 3년 : 진단서 등의 부본(진단서 · 사망진단서 · 시체검안서 등 따로 구분 보존)
4. 보존기간 2년 : 처방전

1

87 「의료법」상 진료기록부 등 보존기간이 긴 것부터 짧은 순으로 나열한 것으로 옳은 것은?

2025 인천 기출유사

① 사망진단서 부본 – 조산기록부 – 진료기록부 – 방사선사진
② 수술기록 – 간호기록부 – 사망진단서 부본 – 처방전
③ 진료기록부 – 간호기록부 – 처방전 – 사망진단서 부본
④ 환자명부 – 수술기록 – 시체검안서 – 처방전

해설 **(의료법 시행규칙 제15조 제1항 : 진료기록부 등의 보존)** 86번 문제 해설 참조

88 「의료법」상 진료에 관한 기록의 보존기간 및 연장 횟수가 올바르게 짝지어진 것은?

2024 · 2025 충청 기출유사

① 간호기록부 – 5년 – 2회 연장
② 진단서 – 5년 – 1회 연장
③ 진료기록부 – 10년 – 2회 연장
④ 환자 명부 – 5년 – 1회 연장

해설 **(의료법 시행규칙 제15조 제1항)** 86번 문제 해설 참조

89 「의료법」상 진료기록부 보존기간이 가장 긴 것은? 2021 광주, 2023 경북 기출유사

① 간호기록부
② 진료기록부
③ 처방전
④ 환자명부

해설 **(의료법 시행규칙 제15조 제1항)** 86번 문제 해설 참조

Answer 86 ① 87 ② 88 ④ 89 ②

90 「의료법 시행규칙」상 의료인이나 의료기관 개설자가 10년 동안 보존해야 하는 기록물을 〈보기〉에서 모두 고른 것은? 2023 서울 기출유사

보기	
ㄱ. 진료기록부	ㄴ. 검사소견기록
ㄷ. 수술기록	ㄹ. 간호기록부

① ㄱ, ㄷ　　② ㄴ, ㄹ
③ ㄱ, ㄴ, ㄷ　　④ ㄱ, ㄴ, ㄷ, ㄹ

해설 **(의료법 시행규칙 제15조 제1항 : 진료기록부 등의 보존)** 86번 문제 해설 참조

91 「의료법 시행규칙」상 보존기간이 5년인 것으로 올바르게 짝지어진 것은? 2024 전북 기출유사

① 환자명부, 간호기록부, 조산기록부
② 수술기록, 간호기록부, 조산기록부
③ 진료기록부, 검사내용 및 검사소견기록, 수술기록
④ 간호기록부, 방사선 사진 및 그 소견서, 수술기록

해설 **(의료법 시행규칙 제15조 제1항 : 진료기록부 등의 보존)** 86번 문제 해설 참조

92 「의료법」상 의료기관 외의 장소에 전자의무기록의 저장장비 또는 백업 저장장비를 설치하는 경우에 추가로 설치하여야 하는 시설과 장비가 아닌 것은?

① 시스템의 동작 여부와 상태를 실시간으로 점검할 수 있는 시설과 장비
② 재해예방시설
③ 전자서명을 검증할 수 있는 장비
④ 폐쇄회로 텔레비전 등의 감시 장비

해설 **(의료법 시행규칙 제16조 제1항 제7호)** 의료인이나 의료기관의 개설자는 법 제23조 제2항에 따라 전자의무기록을 안전하게 관리·보존하기 위하여 다음 각 호의 시설과 장비를 갖추어야 한다. 〈개정 2020.2.28.〉

7. 의료기관 외의 장소에 전자의무기록의 저장장비 또는 백업저장장비를 설치하는 경우에는 다음 각 목의 시설과 장비
   가. 전자의무기록 시스템의 동작 여부와 상태를 실시간으로 점검할 수 있는 시설과 장비
   나. 전자의무기록 시스템에 장애가 발생한 경우 장비를 대체할 수 있는 예비 장비
   다. 폐쇄회로 텔레비전 등의 감시 장비
   라. 재해예방시설

Answer　90 ①　91 ①　92 ③

93 **아래 내용은 「의료법」상 진료정보 침해사고의 통지에 관한 법규내용이다. 다음 중 괄호 안에 들어갈 내용이 올바르게 순서대로 나열된 것은?**

> 가. 의료인 또는 의료기관 개설자는 전자의무기록에 대한 전자적 침해행위로 진료정보가 유출되거나 의료기관의 업무가 교란·마비되는 등 대통령령으로 정하는 진료정보 침해사고가 발생한 때에는 (　　)에게 즉시 그 사실을 통지하여야 한다.
> 나. (　　)은 진료정보 침해사고의 통지를 받거나 진료정보 침해사고가 발생한 사실을 알게 되면 이를 관계 행정기관에 통보하여야 한다.

	가	나		가	나
①	보건복지부장관	보건복지부장관	②	보건복지부장관	행정안전부장관
③	질병관리청장	보건복지부장관	④	질병관리청장	행정안전부장관

해설 **(의료법 제23조의3 제1항)** 의료인 또는 의료기관 개설자는 전자의무기록에 대한 전자적 침해행위로 진료정보가 유출되거나 의료기관의 업무가 교란·마비되는 등 대통령령으로 정하는 사고(이하 "진료정보 침해사고"라 한다)가 발생한 때에는 보건복지부장관에게 즉시 그 사실을 통지하여야 한다.
(의료법 제23조의3 제2항) 보건복지부장관은 제1항에 따라 진료정보 침해사고의 통지를 받거나 진료정보 침해사고가 발생한 사실을 알게 되면 이를 관계 행정기관에 통보하여야 한다.

94 **「의료법」상 의료인 또는 의료기관 개설자는 진료정보 침해사고가 발생한 경우 누구에게 언제까지 통지하여야 하는가?** 2025 광주 기출유사

① 보건복지부장관, 즉시
② 보건복지부장관, 24시간 이내
③ 질병관리청장, 즉시
④ 질병관리청장, 24시간 이내

해설 **(의료법 제23조의3 제1항 : 진료정보 침해사고의 통지)** 93번 문제 해설 참조

95 **「의료법」상 부당한 경제적 이익에 해당하는 것은?** 2017 부산 기출유사

① 견본품을 제공한 경우
② 의료기기 채택 목적인 경우
③ 제품설명회에서 제공한 경우
④ 학술대회 지원 목적인 경우

해설 **(의료법 제23조의5 제2항)** 의료인, 의료기관 개설자 및 의료기관 종사자는 의료기기 제조업자, 의료기기 수입업자, 의료기기 판매업자 또는 임대업자로부터 의료기기 채택·사용유도·거래유지 등 판매촉진을 목적으로 제공되는 경제적 이익등을 받거나 의료기관으로 하여금 받게 하여서는 아니 된다. 다만, 견본품 제공등의 행위로서 보건복지부령으로 정하는 범위 안의 경제적 이익등인 경우에는 그러하지 아니하다.
(의료법 제23조의5 제1항) 의료인, 의료기관 개설자 및 의료기관 종사자는 의약품공급자로부터 의약품 채택·처방유도·거래유지 등 판매촉진을 목적으로 제공되는 금전, 물품, 편익, 노무, 향응, 그 밖의 경제적 이익을 받거나 의료기관으로 하여금 받게 하여서는 아니 된다. 다만, 견본품 제공, 학술대회 지원, 임상시험 지원, 제품설명회, 대금결제조건에 따른 비용할인, 시판 후 조사 등의 행위로서 보건복지부령으로 정하는 범위 안의 경제적 이익등인 경우에는 그러하지 아니하다.

Answer 93 ① 94 ① 95 ②

96 「의료법」상 허용되는 경제적 이익등의 범위에 해당하지 않는 것은?

① 의료기관에 해당 의약품 및 의료기기의 제형·형태 등을 확인하는데 필요한 최소 수량의 샘플을 제공하는 경우

② 의약품 공급자, 의료기기 판매업자 또는 임대업자가 의약품이나 의료기기 채택을 목적으로 판촉물을 제공하는 경우

③ 재심사 대상 의약품이나 의료기기의 시판 후 조사에 참여하는 의사, 치과의사, 한의사에게 증례보고서 건당 5만원 이하의 사례비 제공

④ 학술대회에 참가하는 발표자·좌장·토론자가 주최자로부터 교통비·식비·숙박비·등록비 용도의 실비를 지원받는 경우

해설 **(의료법 제23조의5 제2항)** 의료인, 의료기관 개설자 및 의료기관 종사자는 의료기기 제조업자, 의료기기 수입업자, 의료기기 판매업자 또는 임대업자로부터 의료기기 채택·사용유도·거래유지 등 판매촉진을 목적으로 제공되는 경제적 이익등을 받거나 의료기관으로 하여금 받게 하여서는 아니 된다. 다만, 견본품 제공등의 행위로서 보건복지부령으로 정하는 범위 안의 경제적 이익등인 경우에는 그러하지 아니하다.

(의료법 시행규칙 제16조의5 [별표 2의3] : 허용되는 경제적 이익등의 범위) 〈개정 2022.9.14.〉

1. 견본품 제공 : 최소 포장단위로 "견본품" 또는 "sample"이라는 문자를 표기하여 의료기관에 해당 의약품 및 의료기기의 제형·형태 등을 확인하는데 필요한 최소 수량의 견본품을 제공하는 경우. 이 경우 제공받은 견본품은 환자에게 판매할 수 없다.
2. 학술대회 지원 : 다음 각 호의 어느 하나에 해당하는 자가 주최하는 의학·약학, 의료기기 관련 학술연구 목적의 학술대회(학술대회 중 개최되는 제품설명회 포함)에 참가하는 발표자·좌장·토론자가 학술대회 주최자로부터 교통비·식비·숙박비·등록비 용도의 실비로 지원받는 비용
   (1) 의학·약학, 의료기기 관련 학술연구를 목적으로 설립된 비영리법인
   (2) 의사회·치과의사회·한의사회, 의료기관단체 또는 대한약사회·대한한약사회
   (3) 대학 또는 산학협력단
   (4) 보건의료단체 또는 사업자(의약품의 품목허가를 받은 자, 의약품의 품목신고를 한 자, 의약품 수입자, 의료기기 제조업자 및 수입업자)들로 구성된 단체가 승인 또는 인정한 학회(해외 학회 포함), 학술기관·학술단체 또는 연구기관·연구단체
3. 임상시험 등의 지원 : 다음 각 호의 어느 하나에 해당하는 임상시험 또는 임상연구를 실시하는데 필요한 수량의 의약품(제1호 및 제3호만 해당하며, 제3호의 경우 「첨단재생의료 및 첨단바이오의약품 안전 및 지원에 관한 법률」에 따른 인체세포 등을 포함한다) 및 의료기기(제2호만 해당한다)와 적절한 연구비. 이 경우 해당 요양기관에 설치된 관련 위원회의 사전 승인을 받은 비임상시험(非臨床試驗 : 동물실험 또는 실험실 실험 등을 말한다)을 포함한다.
   (1) 「약사법」 제34조 제1항 및 제7항에 따라 식품의약품안전처장의 임상시험계획 승인을 받은 임상시험(「의약품 등의 안전에 관한 규칙」 제24조 제8항에 해당하는 경우에는 임상시험심사위원회의 임상시험계획 승인을 받은 임상시험을 말한다)
   (2) 「의료기기법」 제10조 제1항 및 제7항에 따라 식품의약품안전처장의 임상시험계획 승인을 받은 임상시험(「의료기기법 시행규칙」 제20조 제3항에 해당하는 경우에는 임상시험심사위원회의 임상시험계획 승인을 받은 임상시험을 말한다)
   (3) 「첨단재생의료 및 첨단바이오의약품 안전 및 지원에 관한 법률」 제12조 제2항 또는 제3항에 따라 첨단재생의료 연구계획의 적합 통보 또는 첨단재생의료 임상연구 승인을 받은 첨단재생의료 임상연구

Answer 96 ②

4. 제품 설명회

(1) 다음 각 목의 어느 하나의 방식으로 주최하는 제품설명회에서 참석자에게 제공하는 실제 비용의 교통비, 5만원 이하의 기념품, 숙박, 식음료(세금 및 봉사료를 제외한 금액으로 1회당 10만원 이하인 경우로 한정)

가. 사업자가 국내에서 복수의 의료기관을 대상으로 해당 의료기관에 소속한 의사·치과의사·한의사에게 사업자의 의약품에 대한 정보제공을 목적으로 주최하는 제품설명회

나. 사업자가 국내에서 복수의 의료기관을 대상으로 주최하는 다음 어느 하나의 행사

1) 해당 의료기관에 소속한 보건의료인에게 사업자의 의료기기에 대한 정보제공을 목적으로 주최하는 제품설명회

2) 해당 의료기관에 소속한 보건의료인 및 시술·진단관련 종사자에게 사업자의 의료기기와 관련한 시술 및 진단기술의 습득·향상을 위하여 실시하는 교육·훈련

다. 의료기기 수입업자가 의료기관에 소속한 보건의료인을 대상으로 국내에 수입되지 않은 수입업자의 의료기기와 관련한 기술 습득 및 기술 향상을 위하여 실시하는 국외 교육과 국외 훈련(해당 의료기기에 대한 식품의약품안전처장의 변경허가 또는 사용 방법의 변경 등의 경우가 아니면 반복된 교육·훈련은 제외)

라. 의료기기 제조업자가 외국에서 복수의 외국 의료기관에 소속된 보건의료인을 대상으로 자사 의료기기에 대한 정보제공을 목적으로 주최하는 제품설명회와 시술 및 진단기술의 습득·향상을 위하여 실시하는 교육·훈련. 다만, 강연자로 참석하는 경우만 해당한다.

(2) 다음 각 목의 어느 하나의 방식으로 주최하는 제품설명회로서, 참석자에게 제공하는 식음료(세금 및 봉사료를 제외한 금액으로 1일 10만원 이하로 한정하며, 월 4회 이내만 허용) 및 사업자의 회사명 또는 제품명을 기입한 1만원 이하의 판촉물

가. 사업자가 개별 의료기관을 방문하여 해당 의료기관에 소속한 의사·치과의사·한의사에게 사업자의 의약품에 대한 정보를 제공할 목적으로 주최하는 제품설명회

나. 사업자가 개별 의료기관을 방문하여 해당 의료기관에 소속한 보건의료인 및 시술·진단관련 종사자에게 사업자의 의료기기와 관련한 시술 및 진단기술의 습득·향상을 위하여 실시하는 교육·훈련

※ 제품설명회는 의약품 및 의료기기에 대한 정보제공을 목적으로 개최하는 것만을 말하며, 보건의료인의 모임 등에 필요한 식음료를 지원하기 위하여 개최하는 것은 포함하지 않는다.

5. 대금결제 조건에 따른 비용할인 : 의약품 및 의료기기 거래금액을 결제하는 경우로서 다음 각 호의 어느 하나에 해당하는 경우

(1) 거래가 있은 날로부터 3개월 이내에 결제하는 경우 : 거래금액의 0.6퍼센트 이하의 비용할인

(2) 거래가 있은 날로부터 2개월 이내에 결제하는 경우 : 거래금액의 1.2퍼센트 이하의 비용할인

(3) 거래가 있은 날로부터 1개월 이내에 결제하는 경우(계속적 거래에서 1개월을 단위로 의약품 거래금액을 결제하는 경우에는 그 기간의 중간인 날로부터 1개월 이내에 결제하는 것을 포함) : 거래금액의 1.8퍼센트 이하의 비용할인

※ "거래가 있은 날"이란 의약품 및 의료기기가 요양기관에 도착한 날을 말한다.

※ 거래금액의 일부를 결제하는 경우에는 전체 거래금액에 대한 그 일부의 비율에 따라 비용할인을 한다.

6. 시판 후 조사 : 재심사 대상 의약품이나 의료기기의 시판 후 조사에 참여하는 의사, 치과의사, 한의사에게 제공하는 증례보고서에 대한 건당 5만원 이하(희귀질환, 장기적인 추적조사 등 추가 작업량이 필요한 경우에는 30만원 이하)의 사례비. 이 경우 사례비를 줄 수 있는 증례보고서의 개수는 제출하여야 하는 증례보고서의 최소 개수로 하되, 연구목적, 해외허가 또는 해외등록 등을 위하여 특정품목에 대한 사례보고서가 필요한 경우에는 식품의약품안전처장이 정하여 고시하는 바에 따라 그 수를 추가할 수 있다.

7. 기타

(1) 금융회사가 신용카드 또는 직불카드 사용을 유도하기 위하여 지급하는 의약품 및 의료기기 결제금액의 1퍼센트 이하의 적립점수(항공마일리지 및 이용적립금을 포함하되, 의약품 및 의료기기 대금결제 전용이 아닌 신용카드 또는 의약품 및 의료기기 대금결제를 주목적으로 하지 아니하는 신용카드를 사용하여 그 신용카드의 기본 적립률에 따라 적립한 적립점수는 제외).

(2) 구매 전 의료기기의 성능을 확인하는 데 필요한 최소기한의 사용. 다만, 그 기한은 1개월을 넘을 수 없다.

97 「의료법」상 의료인, 의료기관 개설자 및 의료기관 종사자가 의약품공급자로부터 받지 못하는 의약품 채택·처방유도·거래유지 등 판매촉진을 목적으로 제공되는 금전, 물품, 편익, 노무, 향응, 그 밖의 부당한 경제적 이익 등에 해당하는 것은? 2025 경기 기출유사

① 사업자가 국내에서 복수의 의료기관을 대상으로 해당 의료기관에 소속한 의사·치과의사·한의사에게 사업자의 의약품에 대한 정보제공을 목적으로 주최하는 제품설명회에서 참석자에게 제공하는 실제 비용의 교통비, 5만원 이하의 기념품, 숙박, 식음료(세금 및 봉사료를 제외한 금액으로 1회당 10만원 이하인 경우로 한정한다.)

② 「약사법」 제32조에 따른 재심사 대상 의약품의 시판 후 조사에 참여하는 의사, 치과의사, 한의사에게 제공하는 증례보고서에 대한 건당 30만원 이하의 사례비. 이 경우 사례비를 줄 수 있는 증례보고서의 개수는 「의약품 등의 안전에 관한 규칙」에 따라 제출하여야 하는 증례보고서의 최대 개수

③ 「약사법」 제34조 제1항 및 제7항에 따라 식품의약품 안전처장의 임상시험계획 승인을 받은 임상시험을 실시하는데 필요한 수량의 의약품

④ 최소 포장단위로 "견본품" 또는 "sample"이라는 문자를 표기하여 의료기관에 해당 의약품 및 의료기기의 제형·형태 등을 확인하는데 필요한 최소 수량의 견본품을 제공하는 경우

해설 **(의료법 제23조의5 제1항 : 부당한 경제적 이익등의 취득 금지)** 의료인, 의료기관 개설자 및 의료기관 종사자는 「약사법」 제47조 제2항에 따른 의약품공급자로부터 의약품 채택·처방유도·거래유지 등 판매촉진을 목적으로 제공되는 금전, 물품, 편익, 노무, 향응, 그 밖의 경제적 이익을 받거나 의료기관으로 하여금 받게 하여서는 아니 된다. 다만, 견본품 제공, 학술대회 지원, 임상시험 지원, 제품설명회, 대금결제조건에 따른 비용할인, 시판 후 조사 등의 행위("견본품 제공등의 행위")로서 보건복지부령으로 정하는 범위 안의 경제적 이익등인 경우에는 그러하지 아니하다.
(의료법 시행규칙 제16조의5 [별표 2의3] 허용되는 경제적 이익등의 범위) 96번 문제 해설 참조 〈개정 2022.9.14.〉

98 「의료법」상 의료인의 요양방법 지도의 내용이다. 다음 중 ( ) 안에 들어갈 올바른 내용은?

2012 서울 기출유사

의료인은 환자나 환자의 보호자에게 요양방법이나 그 밖에 ( )에 필요한 사항을 지도하여야 한다.

① 건강관리
② 운동관리
③ 처치이행
④ 투약관리

해설 **(의료법 제24조)** 의료인은 환자나 환자의 보호자에게 요양방법이나 그 밖에 건강관리에 필요한 사항을 지도하여야 한다.

Answer 97 ② 98 ①

99 아래 내용은 「의료법」상 의료행위에 관한 설명의 내용이다. 다음 중 괄호 안에 들어갈 올바른 내용은?

> 가. 의사·치과의사 또는 한의사는 사람의 생명 또는 신체에 중대한 위해를 발생하게 할 우려가 있는 수술, 수혈, ( )를 하는 경우 관련 사항을 환자에게 설명하고 동의를 받아야 한다.
> 나. 의사·치과의사 또는 한의사는 환자로부터 받은 동의서를 ( )년간 보존·관리하여야 한다.

① 가 : 검사, 나 : 2년
② 가 : 검사, 나 : 3년
③ 가 : 전신마취, 나 : 2년
④ 가 : 전신마취, 나 : 3년

1

해설 **(의료법 제24조의2 제1항)** 의사·치과의사 또는 한의사는 사람의 생명 또는 신체에 중대한 위해를 발생하게 할 우려가 있는 수술, 수혈, 전신마취를 하는 경우 제2항에 따른 사항을 환자(환자가 의사결정능력이 없는 경우 환자의 법정대리인)에게 설명하고 서면(전자문서 포함)으로 그 동의를 받아야 한다. 다만, 설명 및 동의 절차로 인하여 수술 등이 지체되면 환자의 생명이 위험하여지거나 심신상의 중대한 장애를 가져오는 경우에는 그러하지 아니하다.
(의료법 시행령 제10조의11 제3항) 의사·치과의사 또는 한의사는 법 제24조의2 제1항 본문에 따른 서면의 경우에는 환자의 동의를 받은 날, 같은 조 제4항에 따른 서면은 환자에게 알린 날을 기준으로 각각 2년간 보존·관리하여야 한다.

100 「의료법」상 수술 등을 하는 의사·치과의사 또는 한의사가 환자에게 설명하고 동의를 받아야 하는 사항에 해당하지 않는 것은?

① 수술 등에 따라 전형적으로 발생이 예상되는 후유증 또는 부작용
② 수술 등에 참여하는 주된 의사, 치과의사 또는 한의사의 성명
③ 환자에게 발생하거나 발생 가능한 증상의 진단명
④ 환자 진료기록의 송부 또는 전송의 필요성, 방법 및 내용

해설 **(의료법 제24조의2 제2항)** 제1항에 따라 환자에게 설명하고 동의를 받아야 하는 사항은 다음 각 호와 같다.
1. 환자에게 발생하거나 발생 가능한 증상의 진단명
2. 수술 등의 필요성, 방법 및 내용
3. 환자에게 설명을 하는 의사, 치과의사 또는 한의사 및 수술 등에 참여하는 주된 의사, 치과의사 또는 한의사의 성명
4. 수술 등에 따라 전형적으로 발생이 예상되는 후유증 또는 부작용
5. 수술 등 전후 환자가 준수하여야 할 사항

101 「의료법」상 의사·치과의사 또는 한의사가 사람의 생명 또는 신체에 중대한 위해를 발생하게 할 우려가 있는 수술, 수혈, 전신마취를 하는 경우 거쳐야 하는 사항에 대한 설명으로 가장 올바르지 못한 것은?

2023 서울 기출유사

① 동의를 받은 사항 중 수술등의 방법 및 내용이 변경된 경우에는 변경 사유와 내용을 환자에게 구두로 알려야 한다.
② 환자가 의사결정능력이 없는 경우 환자의 법정대리인에게 설명하고 서면(전자문서 포함)으로 그 동의를 받아야 한다.
③ 환자는 의사, 치과의사 또는 한의사에게 동의서 사본의 발급을 요청할 수 있다.
④ 환자에게 설명하고 동의를 받아야 하는 사항에는 환자에게 설명을 하는 의사, 치과의사 또는 한의사 및 수술등에 참여하는 주된 의사, 치과의사 또는 한의사의 성명이 포함된다.

Answer 99 ③ 100 ④ 101 ①

해설 **(의료법 제24조의2 : 의료행위에 관한 설명)**

① 의사·치과의사 또는 한의사는 사람의 생명 또는 신체에 중대한 위해를 발생하게 할 우려가 있는 수술, 수혈, 전신마취를 하는 경우 제2항에 따른 사항을 환자(환자가 의사결정능력이 없는 경우 환자의 법정대리인을 말한다.)에게 설명하고 서면(전자문서를 포함)으로 그 동의를 받아야 한다. 다만, 설명 및 동의 절차로 인하여 수술등이 지체되면 환자의 생명이 위험하여지거나 심신상의 중대한 장애를 가져오는 경우에는 그러하지 아니하다.

② 제1항에 따라 환자에게 설명하고 동의를 받아야 하는 사항은 다음 각 호와 같다.

1. 환자에게 발생하거나 발생 가능한 증상의 진단명
2. 수술등의 필요성, 방법 및 내용
3. 환자에게 설명을 하는 의사, 치과의사 또는 한의사 및 수술등에 참여하는 주된 의사, 치과의사 또는 한의사의 성명
4. 수술등에 따라 전형적으로 발생이 예상되는 후유증 또는 부작용
5. 수술등 전후 환자가 준수하여야 할 사항

③ 환자는 의사, 치과의사 또는 한의사에게 제1항에 따른 동의서 사본의 발급을 요청할 수 있다. 이 경우 요청을 받은 의사, 치과의사 또는 한의사는 정당한 사유가 없으면 이를 거부하여서는 아니 된다.

④ 제1항에 따라 동의를 받은 사항 중 수술등의 방법 및 내용, 수술등에 참여한 주된 의사, 치과의사 또는 한의사가 변경된 경우에는 변경 사유와 내용을 환자에게 서면으로 알려야 한다.

⑤ 제1항 및 제4항에 따른 설명, 동의 및 고지의 방법·절차 등 필요한 사항은 대통령령으로 정한다.

(의료법 시행령 제10조의12 : 의료행위에 관한 설명)

① 법 제24조의2 제1항 본문에 따라 의사·치과의사 또는 한의사가 환자(환자가 의사결정능력이 없는 경우 환자의 법정대리인을 말한다.)로부터 받는 동의서에는 해당 환자의 서명 또는 기명날인이 있어야 한다.

② 법 제24조의2 제4항에 따라 의사·치과의사 또는 한의사가 수술·수혈 또는 전신마취의 방법·내용 등의 변경 사유 및 변경 내용을 환자에게 서면으로 알리는 경우 환자의 보호를 위하여 필요하다고 인정하는 때에는 보건복지부장관이 정하는 바에 따라 구두의 방식을 병행하여 설명할 수 있다.

102 「의료법」에 관한 설명으로 가장 올바르지 못한 것은? 2016·2017 인천 기출유사

① 보험회사, 상호회사, 보험설계사, 보험대리점 또는 보험중개사는 외국인 환자를 유치하기 위한 행위를 하여서는 아니 된다.

② 의료인은 대통령령으로 정하는 바에 따라 최초로 면허를 받은 후부터 5년마다 그 실태와 취업상황 등을 보건복지부장관에게 신고하여야 한다.

③ 의료인은 의약품공급자로부터 제품설명회에서 제공되는 금전, 물품, 편익, 노무, 향응, 그 밖의 경제적 이익을 받을 수 있다.

④ 의료인이나 의료기관 개설자는 전자의무기록을 안전하게 관리·보존하는 데에 필요한 시설과 장비를 갖추어야 하는데, 만약 의료기관 외의 장소에 전자의무기록을 관리·보존하는 경우에는 추가적인 조치를 하여야 한다.

해설 **(의료법 제25조 제1항)** 의사·치과의사·한의사 및 조산사는 대통령령으로 정하는 바에 따라 최초로 면허를 받은 후부터 3년마다 그 실태와 취업상황 등을 보건복지부장관에게 신고하여야 한다. 〈개정 2024.9.20.〉

(간호법 제17조 제1항, 제4항 : 실태 및 취업상황 등의 신고)

① 간호사는 대통령령으로 정하는 바에 따라 최초로 면허를 받은 후부터 3년마다 그 실태와 취업상황 등을 보건복지부장관에게 신고하여야 한다.

④ 간호조무사는 보건복지부령으로 정하는 바에 따라 최초로 자격인정을 받은 후부터 3년마다 그 실태와 취업상황 등을 보건복지부장관에게 신고하여야 한다.

[제정 2024.9.20.]

① **(의료법 제27조 제4항)** 보험회사, 상호회사, 보험설계사, 보험대리점 또는 보험중개사는 외국인 환자를 유치하기 위한 행위를 하여서는 아니 된다.

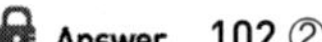

Answer 102 ②

③ **(의료법 제23조의5 제1항)** 의료인, 의료기관 개설자 및 의료기관 종사자는 의약품공급자로부터 의약품 채택·처방유도·거래유지 등 판매촉진을 목적으로 제공되는 금전, 물품, 편익, 노무, 향응, 그 밖의 경제적 이익을 받거나 의료기관으로 하여금 받게 하여서는 아니 된다. 다만, 견본품 제공, 학술대회 지원, 임상시험 지원, 제품설명회, 대금결제조건에 따른 비용할인, 시판 후 조사 등의 행위로서 보건복지부령으로 정하는 범위 안의 경제적 이익등인 경우에는 그러하지 아니하다.

④ **(의료법 제23조 제2항)** 의료인이나 의료기관 개설자는 보건복지부령으로 정하는 바에 따라 전자의무기록을 안전하게 관리·보존하는 데에 필요한 시설과 장비를 갖추어야 한다.

(의료법 시행규칙 제16조 제1항 제7호) 의료기관 외의 장소에 전자의무기록의 저장장비 또는 백업저장장비를 설치하는 경우에는 다음 각 목의 시설과 장비를 갖추어야 한다.

가. 전자의무기록 시스템의 동작 여부와 상태를 실시간으로 점검할 수 있는 시설과 장비

나. 전자의무기록 시스템에 장애가 발생한 경우 제1호 및 제2호에 따른 장비를 대체할 수 있는 예비 장비

다. 폐쇄회로 텔레비전 등의 감시 장비

라. 재해예방시설

103 「의료법」상 사체를 검안하여 변사한 것으로 의심되는 경우 관할 경찰서장에게 신고하여야 하는 의무자에 해당하는 사람은? 2017 인천 기출유사

① 의사, 치과의사, 간호사

② 의사, 치과의사, 한의사, 간호사

③ 의사, 치과의사, 한의사, 조산사

④ 의사, 한의사, 간호사

해설 **(의료법 제26조 : 변사체 신고)** 의사·치과의사·한의사 및 조산사는 사체를 검안하여 변사한 것으로 의심되는 때에는 사체의 소재지를 관할하는 경찰서장에게 신고하여야 한다.

104 「의료법」상 변사체 신고는 다음 중 누구에게 하여야 하는가? 2017 광주, 2020 제주 기출유사

① 관할 경찰서장

② 관할 보건소장

③ 관할 소방서장

④ 관할 주민센터장

해설 103번 문제 해설 참조

105 「의료법」상 누구든지 영리를 목적으로 환자를 의료기관이나 의료인에게 소개·알선·유인하는 행위 및 이를 사주하는 행위를 하여서는 아니 된다. 예외적으로 허용되는 행위는? 2025 경기 기출유사

① 교육연구사업을 위한 행위

② 국가비상사태 시에 국가나 지방자치단체의 요청에 따라 행하는 의료행위

③ 국민에 대한 의료봉사활동을 위한 의료행위

④ 환자의 경제적 사정 등을 이유로 개별적으로 관할 시장·군수·구청장의 사전승인을 받아 환자를 유치하는 행위

해설 **(의료법 제27조 제3항 : 무면허 의료행위 등 금지)** 누구든지 「국민건강보험법」이나 「의료급여법」에 따른 본인부담금을 면제하거나 할인하는 행위, 금품 등을 제공하거나 불특정 다수인에게 교통편의를 제공하는 행위 등 영리를 목적으로 환자를 의료기관이나 의료인에게 소개·알선·유인하는 행위 및 이를 사주하는 행위를 하여서는 아니 된다. 다만, 다음 각 호의 어느 하나에 해당하는 행위는 할 수 있다.

1. 환자의 경제적 사정 등을 이유로 개별적으로 관할 시장·군수·구청장의 사전승인을 받아 환자를 유치하는 행위
2. 「국민건강보험법」 제109조에 따른 가입자나 피부양자가 아닌 외국인(보건복지부령으로 정하는 바에 따라 국내에 거주하는 외국인은 제외한다) 환자를 유치하기 위한 행위

Answer 103 ③ 104 ① 105 ④

106 「의료법」에 대한 설명으로 가장 올바른 것은? 2014 지방직 기출유사

① 요양병원을 개설하려면 보건복지부령으로 정하는 바에 따라 시장·군수·구청장에게 신고하여야 한다.

② 의료인은 최초로 면허를 받은 후부터 매 5년마다 그 실태와 취업 상황을 보건복지부장관에게 신고하여야 한다.

③ 누구든지 의료인이 아닌 자에게 의료행위를 하게 하거나 의료인에게 면허사항 외의 의료행위를 하게 해서는 아니 된다.

④ 진료기록이 이관된 보건소에 근무하는 의사는 자신이 직접 진료하지 않은 환자의 과거 진료내용에 대해서는 그 사실을 확인해 줄 수 없다.

해설 **(의료법 제27조 제5항)** 누구든지 의료인이 아닌 자에게 의료행위를 하게 하거나 의료인에게 면허 사항 외의 의료행위를 하게 하여서는 아니 된다. 〈개정 2020.12.29.〉

① **(의료법 제33조 제4항)** 종합병원·병원·치과병원·한방병원·요양병원 또는 정신병원을 개설하려면 시·도 의료기관개설위원회의 심의를 거쳐 보건복지부령으로 정하는 바에 따라 시·도지사의 허가를 받아야 한다. 이 경우 시·도지사는 개설하려는 의료기관이 다음 각 호의 어느 하나에 해당하는 경우에는 개설허가를 할 수 없다. 〈개정 2020.3.4.〉

1. 제36조에 따른 시설기준에 맞지 아니하는 경우
2. 제60조 제1항에 따른 기본시책과 같은 조 제2항에 따른 수급 및 관리계획에 적합하지 아니한 경우

② **(의료법 제25조 제1항)** 의사·치과의사·한의사 및 조산사는 대통령령으로 정하는 바에 따라 최초로 면허를 받은 후부터 3년마다 그 실태와 취업상황 등을 보건복지부장관에게 신고하여야 한다. 〈개정 2024.9.20.〉

④ **(의료법 제21조 제4항)** 진료기록을 보관하고 있는 의료기관이나 진료기록이 이관된 보건소에 근무하는 의사·치과의사 또는 한의사는 자신이 직접 진료하지 아니한 환자의 과거 진료내용의 확인 요청을 받은 경우에는 진료기록을 근거로 하여 사실을 확인하여 줄 수 있다.

107 「의료법」상 외국면허로 할 수 있는 의료행위에 해당하지 않는 것은?

2014 경북, 2015 부산, 2016 광주 기출유사

① 교육연구사업을 위한 업무

② 국제의료봉사단의 의료봉사 업무

③ 외국과의 기술협력에 따른 교환교수의 업무

④ 지도교수의 지도·감독에 의한 전공실습

해설 **(의료법 시행규칙 제18조 : 외국면허 소지자의 의료행위)** 외국의 의료인 면허를 가진 자로서 다음 각 호의 어느 하나에 해당하는 업무를 수행하기 위하여 국내에 체류하는 자는 그 업무를 수행하기 위하여 필요한 범위에서 보건복지부장관의 승인을 받아 의료행위를 할 수 있다.

1. 외국과의 교육 또는 기술협력에 따른 교환교수의 업무
2. 교육연구사업을 위한 업무
3. 국제의료봉사단의 의료봉사 업무

Answer 106 ③ 107 ④

108 「의료법」상 윤리위원회에 대한 설명으로 가장 올바르지 못한 것은?

① 각 중앙회의 장은 의료인이 품위손상행위를 한 경우, 각 중앙회의 윤리위원회의 심의·의결을 거쳐 보건복지부장관에게 자격정지 처분을 요구할 수 있다.

② 각 중앙회의 장이 윤리위원회 위원장이 된다.

③ 윤리위원회는 위원장 1명을 포함한 11명의 위원으로 구성한다.

④ 윤리위원회 위원의 임기는 3년으로 하며, 한 번만 연임할 수 있다.

해설 **(의료법 시행령 제11조의2 제2항)** 위원장은 위원 중에서 각 중앙회의 장이 위촉한다.

① **(의료법 제66조의2)** 각 중앙회의 장은 의료인이 의료인의 품위를 심하게 손상시키는 행위를 한 때에는 각 중앙회의 윤리위원회의 심의·의결을 거쳐 보건복지부장관에게 자격정지 처분을 요구할 수 있다.

③ **(의료법 시행령 제11조의2 제1항)** 윤리위원회는 위원장 1명을 포함한 11명의 위원으로 구성한다.

④ **(의료법 시행령 제11조의2 제4항)** 위원의 임기는 3년으로 하며, 한 번만 연임할 수 있다.

1

109 「의료법」상 윤리위원회의 심의·의결사항에 해당하는 것은?

① 소속 회원에 대한 자격심사 및 징계에 관한 사항

② 의료기관의 개설허가 취소 처분 요구에 관한 사항

③ 의료인의 면허취소 처분 요구에 관한 사항

④ 회원의 윤리 확립을 위해 필요한 사항으로서 각 중앙회의 장이 정한 사항

해설 **(의료법 시행령 제11조의3 제1항)** 윤리위원회는 다음 사항을 심의·의결한다.

1. 법 제66조의2에 따른 자격정지 처분 요구에 관한 사항
2. 각 중앙회 소속 회원에 대한 자격심사 및 징계에 관한 사항
3. 그 밖에 회원의 윤리 확립을 위해 필요한 사항으로서 각 중앙회의 정관으로 정하는 사항

110 「의료법」상 의료인의 보수교육을 실시하여야 하는 사람은? 2017 광주 기출유사

① 교육부장관

② 보건복지부장관

③ 시·도지사

④ 중앙회장

해설 **(의료법 제30조 제2항)** 중앙회는 보건복지부령으로 정하는 바에 따라 회원의 자질 향상을 위하여 필요한 보수교육을 실시하여야 한다.

111 「의료법」상 의료인 보수교육 면제 대상자가 아닌 사람은? 2017 부산 기출유사

① 면허증을 발급받은 신규 면허취득자

② 보건복지부장관이 보수교육을 받기가 곤란하다고 인정하는 사람

③ 보건복지부장관이 보수교육을 받을 필요가 없다고 인정하는 사람

④ 의과대학·치과대학·한의과대학의 대학원 재학생

Answer 108 ② 109 ① 110 ④ 111 ②

해설 **(의료법 시행규칙 제20조 제6항)** 다음 각 호의 어느 하나에 해당하는 사람에 대하여는 해당 연도의 보수교육을 면제한다. 〈개정 2025.6.20.〉

1. 전공의
2. 의과대학 · 치과대학 · 한의과대학의 대학원 재학생
3. 면허증을 발급받은 신규 면허취득자
4. 보건복지부장관이 보수교육을 받을 필요가 없다고 인정하는 사람

(의료법 시행규칙 제20조 제7항) 다음 각 호의 어느 하나에 해당하는 사람에 대하여는 해당 연도의 보수교육을 유예할 수 있다.

1. 해당 연도에 6개월 이상 환자진료 업무에 종사하지 아니한 사람
2. 보건복지부장관이 보수교육을 받기가 곤란하다고 인정하는 사람

112 **「의료법」상 보수교육 유예 대상자에 해당하는 사람은?** 2017 대구 기출유사

① 보건복지부장관이 보수교육을 받기가 곤란하다고 인정하는 사람

② 보건복지부장관이 보수교육을 받을 필요가 없다고 인정하는 사람

③ 의과대학의 대학원 재학생

④ 인턴, 레지던트 등 전공의

해설 **(의료법 시행규칙 제20조 제7항)** 다음 각 호의 어느 하나에 해당하는 사람에 대하여는 해당 연도의 보수교육을 유예할 수 있다.

1. 해당 연도에 6개월 이상 환자진료 업무에 종사하지 아니한 사람
2. 보건복지부장관이 보수교육을 받기가 곤란하다고 인정하는 사람

113 **「의료법」상 의료인의 보수교육에 관한 설명으로 가장 올바른 것은?** 2012 서울 기출유사

① 각 중앙회장은 매년 4월 말일까지 전년도의 보수교육실적보고서를 보건소장에게 제출하여야 한다.

② 각 중앙회장은 매년 11월 말일까지 다음 연도의 보수교육계획서를 보건복지부장관에게 제출하여야 한다.

③ 보수교육 관계 서류는 3년간 보존하여야 한다.

④ 보수교육은 연간 8시간 이내로만 하면 된다.

해설 **(의료법 시행규칙 제23조 : 보수교육 관계 서류의 보존)** 보수교육을 실시하는 중앙회 등은 다음 각 호의 서류를 3년간 보존하여야 한다.

1. 보수교육 대상자명단(대상자의 교육 이수 여부가 명시되어야 한다)
2. 보수교육 면제자명단
3. 그 밖에 이수자의 교육 이수를 확인할 수 있는 서류

①② **(의료법 시행규칙 제21조 제1항)** 각 중앙회장은 보건복지부장관에게 매년 12월 말일까지 다음 연도의 보수교육계획서를 제출하고, 매년 4월 말일까지 전년도의 보수교육실적보고서를 제출하여야 한다.

④ **(의료법 시행규칙 제20조 제2항)** 의사 · 치과의사 · 한의사 또는 조산사는 보수교육을 연간 8시간 이상 이수해야 한다. 〈개정 2025.6.20.〉

Answer 112 ① 113 ③

114 「의료법」상 의료인은 의료법에 따른 의료기관을 개설하지 아니하고는 의료업을 할 수 없으며, 그 의료기관 내에서 의료업을 하여야 한다. 다음 중 이에 해당하지 않는 경우를 모두 고른 것은?

2015 광주, 2023 경기 기출유사

가. 국가나 지방자치단체의 장이 공익상 필요하다고 인정하여 요청하는 경우
나. 보건복지부령으로 정하는 바에 따라 가정간호를 하는 경우
다. 응급환자를 진료하는 경우
라. 환자나 환자 보호자의 요청에 따라 진료하는 경우

1

① 가, 나, 다
② 가, 다
③ 나, 라
④ 가, 나, 다, 라

해설 (의료법 제33조 제1항 : 개설 등) 의료인은 이 법에 따른 의료기관을 개설하지 아니하고는 의료업을 할 수 없으며, 다음 각 호의 어느 하나에 해당하는 경우 외에는 그 의료기관 내에서 의료업을 하여야 한다.

1. 응급환자를 진료하는 경우
2. 환자나 환자 보호자의 요청에 따라 진료하는 경우
3. 국가나 지방자치단체의 장이 공익상 필요하다고 인정하여 요청하는 경우
4. 보건복지부령으로 정하는 바에 따라 가정간호를 하는 경우
5. 그 밖에 이 법 또는 다른 법령으로 특별히 정한 경우나 환자가 있는 현장에서 진료를 하여야 하는 부득이한 사유가 있는 경우

115 「의료법」상 가정간호에 관한 설명으로 올바른 것을 모두 고른다면? 2016 대구 기출유사

가. 가정간호를 실시하는 의료기관의 장은 가정전문간호사를 3명 이상 배치하여야 한다.
나. 검체의 채취 및 운반은 가정간호의 범위에 포함된다.
다. 의사 및 한의사 처방의 유효기간은 처방일로부터 60일까지로 한다.
라. 치료적 의료행위인 간호를 하는 경우에는 의사나 한의사의 진단과 처방에 따라야 한다.

① 가, 나, 다
② 가, 다
③ 나, 라
④ 가, 나, 다, 라

해설 **(의료법 시행규칙 제24조 : 가정간호)**

가. **(의료법 시행규칙 제24조 제5항)** 가정간호를 실시하는 의료기관의 장은 가정전문간호사 등을 2명 이상 두어야 한다. 다만, 「의료법」 제3조 제2항 제3호 바목에 따른 종합병원의 경우에는 제2항 본문에 따른 가정전문간호사를 2명 이상 두어야 한다. 〈개정 2024.12.27.〉

나. **(의료법 시행규칙 제24조 제1항)** 의료기관이 실시하는 가정간호의 범위는 "간호, 검체의 채취 및 운반, 투약, 주사, 응급처치 등에 대한 교육 및 훈련, 상담, 다른 보건의료기관 등에 대한 건강관리에 관한 의뢰"

다, 라. **(의료법 시행규칙 제24조 제4항)** 가정전문간호사등은 가정간호 중 검체의 채취 및 운반, 투약, 주사 또는 치료적 의료행위인 간호를 하는 경우에는 의사나 한의사의 진단과 처방에 따라야 한다. 이 경우 의사 및 한의사 처방의 유효기간은 처방일부터 90일까지로 한다. 〈개정 2024.12.27.〉

Answer 114 ④ 115 ③

116 「의료법」상 의료기관의 개설에 대한 설명으로 가장 옳지 않은 것은? 2017 충북, 2022 서울 기출유사

① 한의사는 종합병원을 개설할 수 없다.
② 조산사는 의료기관을 개설할 수 없다.
③ 지방자치단체는 의료기관을 개설할 수 있다.
④ 「민법」에 따라 설립된 비영리법인은 의료기관을 개설할 수 있다.

해설 **(의료법 제33조 제2항 : 개설 등)** 다음 각 호의 어느 하나에 해당하는 자가 아니면 의료기관을 개설할 수 없다. 이 경우 의사는 종합병원·병원·요양병원·정신병원 또는 의원을, 치과의사는 치과병원 또는 치과의원을, 한의사는 한방병원·요양병원 또는 한의원을, 조산사는 조산원만을 개설할 수 있다. 〈개정 2020.3.4.〉

1. 의사, 치과의사, 한의사 또는 조산사
2. 국가나 지방자치단체
3. 의료업을 목적으로 설립된 의료법인
4. 「민법」이나 특별법에 따라 설립된 비영리법인
5. 「공공기관의 운영에 관한 법률」에 따른 준정부기관, 「지방의료원의 설립 및 운영에 관한 법률」에 따른 지방의료원, 「한국보훈복지의료공단법」에 따른 한국보훈복지의료공단

117 「의료법 시행규칙」상 의료기관이 실시하는 가정간호의 범위가 아닌 것은? 2021 서울 기출유사

① 이송
② 주사
③ 투약
④ 검체의 채취 및 운반

해설 **(의료법 시행규칙 제24조 제1항)** 법 제33조 제1항 제4호에 따라 의료기관이 실시하는 가정간호의 범위는 다음 각 호와 같다.

1. 간호
2. 검체의 채취(보건복지부장관이 정하는 현장검사를 포함한다. 이하 같다) 및 운반
3. 투약
4. 주사
5. 응급처치 등에 대한 교육 및 훈련
6. 상담
7. 다른 보건의료기관 등에 대한 건강관리에 관한 의뢰

118 「의료법」상 의료기관이 실시하는 가정간호의 범위에 해당하는 것은? 2025 충청 기출유사

① 환자를 자택이 아닌 다른 장소로 이송한다.
② 환자에게 복부 초음파 검사를 시행한다.
③ 환자에게 외과적 수술을 시행한다.
④ 환자에게 응급처치 등에 관한 교육을 시행한다.

해설 **(의료법 시행규칙 제24조 제1항 : 가정간호)** 117번 문제 해설 참조

Answer 116 ② 117 ① 118 ④

119 「의료법 시행규칙」상 가정간호를 실시하는 의료기관의 장은 가정간호에 관한 기록을 다음 중 몇 년간 보존하여야 하는가?

① 2년 ② 3년
③ 5년 ④ 10년

해설 **(의료법 시행규칙 제24조 제6항)** 가정간호를 실시하는 의료기관의 장은 가정간호에 관한 기록을 5년간 보존하여야 한다.
(의료법 시행규칙 제15조 제1항) 의료인이나 의료기관 개설자는 진료기록부 등을 다음 각 호에 정하는 기간 동안 보존하여야 한다. 다만, 계속적인 진료를 위하여 필요한 경우에는 1회에 한정하여 다음 각 호에 정하는 기간의 범위에서 그 기간을 연장하여 보존할 수 있다.
1. 보존기간 10년 : 진료기록부, 수술기록
2. 보존기간 5년 : 환자 명부, 검사내용 및 검사소견기록, 방사선 사진(영상물을 포함) 및 그 소견서, 간호기록부, 조산기록부
3. 보존기간 3년 : 진단서 등의 부본(진단서·사망진단서·시체검안서 등 따로 구분 보존)
4. 보존기간 2년 : 처방전

1

120 「의료법」상 의료기관의 개설 절차가 올바르지 못한 것은? 2017 대전·서울 기출유사

① 병원 – 시·도지사의 허가 ② 요양병원 – 시·도지사의 허가
③ 조산원 – 시장·군수·구청장에게 신고 ④ 한의원 – 시장·군수·구청장의 허가

해설 **(의료법 제33조 제3항)** 의원·치과의원·한의원 또는 조산원을 개설하려는 자는 보건복지부령으로 정하는 바에 따라 시장·군수·구청장에게 신고하여야 한다.
(의료법 제33조 제4항 : 개설 등) 제2항에 따라 종합병원·병원·치과병원·한방병원·요양병원 또는 정신병원을 개설하려면 보건복지부령으로 정하는 바에 따라 제33조의2에 따른 시·도 의료기관개설위원회의 사전심의 및 본심의를 거쳐 시·도지사의 허가를 받아야 하고, 종합병원을 개설하려는 경우 또는 300병상 이상 종합병원의 의료기관 개설자가 병원급 의료기관을 추가로 개설하려는 경우에는 보건복지부령으로 정하는 바에 따라 시·도 의료기관개설위원회의 사전심의 단계에서 보건복지부장관의 승인을 받아야 한다. 이 경우 시·도지사는 개설하려는 의료기관이 다음 각 호의 어느 하나에 해당하는 경우에는 개설허가를 할 수 없다. 〈개정 2024.12.20.〉
1. 제36조에 따른 시설기준에 맞지 아니하는 경우
2. 제60조 제1항에 따른 기본시책과 같은 조 제2항에 따른 수급 및 관리계획에 적합하지 아니한 경우

121 「의료법」상 의료기관의 개설에 관한 설명으로 가장 올바르지 못한 것은? 2015 충북, 2024 충청 기출유사

① 민법이나 특별법에 따라 설립된 비영리법인은 의료기관을 개설할 수 있다.
② 의원을 개설하려는 자는 보건복지부령으로 정하는 바에 따 라 시·도지사의 허가를 받아야 한다.
③ 조산원을 개설하는 자는 반드시 지도의사를 정하여야 한다.
④ 2개 이상의 의료인 면허를 소지한 자가 의원급 의료기관을 개설하려는 경우에는 한 명의 의료인이 2개 이상의 의료기관을 개설할 수 있다.

Answer 119 ③ 120 ④ 121 ②

해설 (의료법 제33조 : 개설 등)

② 다음 각 호의 어느 하나에 해당하는 자가 아니면 의료기관을 개설할 수 없다. 이 경우 의사는 종합병원·병원·요양병원·정신병원 또는 의원을, 치과의사는 치과병원 또는 치과의원을, 한의사는 한방병원·요양병원 또는 한의원을, 조산사는 조산원만을 개설할 수 있다. 〈개정 2020.3.4.〉

1. 의사, 치과의사, 한의사 또는 조산사
2. 국가나 지방자치단체
3. 의료업을 목적으로 설립된 법인("의료법인")
4. 「민법」이나 특별법에 따라 설립된 비영리법인
5. 「공공기관의 운영에 관한 법률」에 따른 준정부기관, 「지방의료원의 설립 및 운영에 관한 법률」에 따른 지방의료원, 「한국보훈복지의료공단법」에 따른 한국보훈복지의료공단

③ 제2항에 따라 의원·치과의원·한의원 또는 조산원을 개설하려는 자는 보건복지부령으로 정하는 바에 따라 시장·군수·구청장에게 신고하여야 한다.

⑤ 제3항과 제4항에 따라 개설된 의료기관이 개설 장소를 이전하거나 개설에 관한 신고 또는 허가사항 중 보건복지부령으로 정하는 중요사항을 변경하려는 때에도 제3항 또는 제4항과 같다.

⑥ 조산원을 개설하는 자는 반드시 지도의사(指導醫師)를 정하여야 한다.

⑧ 제2항 제1호의 의료인은 어떠한 명목으로도 둘 이상의 의료기관을 개설·운영할 수 없다. 다만, 2 이상의 의료인 면허를 소지한 자가 의원급 의료기관을 개설하려는 경우에는 하나의 장소에 한하여 면허 종별에 따른 의료기관을 함께 개설할 수 있다.

122 「의료법」상 의료기관을 개설할 수 있는 경우에 해당하는 것은? 2016 경북 기출유사

① 약국과 전용 복도·계단·승강기 또는 구름다리 등의 통로가 설치되어 있거나 이런 것들을 설치하여 의료기관을 개설하는 경우

② 약국 및 다른 의료기관과 인접하여 개설하는 경우

③ 약국 시설 안이나 구내인 경우

④ 약국의 시설이나 부지 일부를 분할·변경 또는 개수하여 의료기관을 개설하는 경우

해설 (의료법 제33조 제7항) 다음 각 호의 어느 하나에 해당하는 경우에는 의료기관을 개설할 수 없다.

1. 약국 시설 안이나 구내인 경우
2. 약국의 시설이나 부지 일부를 분할·변경 또는 개수하여 의료기관을 개설하는 경우
3. 약국과 전용 복도·계단·승강기 또는 구름다리 등의 통로가 설치되어 있거나 이런 것들을 설치하여 의료기관을 개설하는 경우
4. 「건축법」 등 관계 법령에 따라 허가를 받지 아니하거나 신고를 하지 아니하고 건축 또는 증축·개축한 건축물에 의료기관을 개설하는 경우

123 의료법령상 의료기관 개설에 관한 사항으로 가장 옳지 않은 것은? 2019 서울 기출유사

① 한의사 면허와 내과 전문의 면허를 함께 가지고 있는 사람이 한 곳에서 한의원과 내과의원을 함께 개설하였다.

② 한 대형유통회사가 매장 직원 및 가족, 그리고 매장 손님들을 위해 소아과의원을 개설하였다.

③ 서울시가 재활전문병원을 개설하였다.

④ 한의사가 요양병원을 개설하였다.

Answer 122 ② 123 ②

해설 **(의료법 제33조 제2항 : 개설 등)** 다음 각 호의 어느 하나에 해당하는 자가 아니면 의료기관을 개설할 수 없다. 이 경우 의사는 종합병원·병원·요양병원·정신병원 또는 의원을, 치과의사는 치과병원 또는 치과의원을, 한의사는 한방병원·요양병원 또는 한의원을, 조산사는 조산원만을 개설할 수 있다. 〈개정 2020.3.4.〉

1. 의사, 치과의사, 한의사 또는 조산사
2. 국가나 지방자치단체
3. 의료업을 목적으로 설립된 법인("의료법인")
4. 「민법」이나 특별법에 따라 설립된 비영리법인
5. 「공공기관의 운영에 관한 법률」에 따른 준정부기관, 「지방의료원의 설립 및 운영에 관한 법률」에 따른 지방의료원, 「한국보훈복지의료공단법」에 따른 한국보훈복지의료공단

(의료법 제33조 제8항) 제2항 제1호의 의료인은 어떠한 명목으로도 둘 이상의 의료기관을 개설·운영할 수 없다. 다만, 2 이상의 의료인 면허를 소지한 자가 의원급 의료기관을 개설하려는 경우에는 하나의 장소에 한하여 면허 종별에 따른 의료기관을 함께 개설할 수 있다.

1

124 **「의료법」상 의료기관 개설에 관한 내용으로 옳지 않은 것은?** 2024 경기 기출유사

① 한의사는 한방병원, 요양병원, 한의원을 개설할 수 있다.
② 치과의원의 개설은 관할 보건소장에게 신고한다.
③ 종합병원은 시·도 의료기관개설위원회의 심의를 거쳐 시·도지사의 허가를 받아야 한다.
④ 의료법인은 의료기관을 개설하려면 그 법인의 정관에 개설하고자 하는 의료기관의 소재지를 기재하여 대통령령으로 정하는 바에 따라 정관의 변경허가를 얻어야 한다.

해설 **(의료법 제33조 제3항 : 개설 등)** 제2항에 따라 의원·치과의원·한의원 또는 조산원을 개설하려는 자는 보건복지부령으로 정하는 바에 따라 시장·군수·구청장에게 신고하여야 한다.

125 **「의료법」상 종합병원·병원·치과병원·한방병원·요양병원 또는 정신병원을 개설하려는 경우 의료기관 개설 허가에 관한 사항을 심의하기 위하여 의료기관개설위원회를 두어야 하는 곳은?**

① 국민건강보험공단
② 보건복지부
③ 시·군·구
④ 시·도

해설 **(의료법 제33조의2 제1항 : 의료기관개설위원회 설치 등)** 제33조 제4항에 따른 의료기관 개설 허가에 관한 사항을 심의하기 위해 시·도지사 소속으로 의료기관개설위원회를 둔다. [본조신설 2020.3.4.]
(의료법 제33조 제4항 : 개설 등) 120번 문제 해설 참조

126 **「의료법」상 의료기관 개설을 위해 내과의사인 김씨가 해야 하는 방법으로 옳은 것은?** 2025 전북 기출유사

> 전북특별자치도 남원시에 거주하는 50세 김씨는 내과의사이다. 자신이 거주하는 남원시 죽항동에 김 내과병원을 개원하여 지역사회 의료발전에 공헌하고자 한다.

① 남원시장에게 신고 후 개원할 수 있다.
② 남원시장의 허가 후 개원할 수 있다.
③ 전북특별자치도지사에게 신고 후 개원할 수 있다.
④ 전북특별자치도시자사의 허가 후 개원할 수 있다.

해설 **(의료법 제33조 제4항 : 개설 등)** 120번 문제 해설 참조

Answer 124 ② 125 ④ 126 ④

127 「의료법」상 다음의 〈보기〉에서 시·도지사의 허가사항을 모두 고른 것은? 2025 경기 기출유사

보기

㉠ 병원급 의료기관을 개설하는 경우
㉡ 의료기관을 폐업 또는 휴업하는 경우
㉢ 의료법인을 설립하는 경우
㉣ 의료법인이 부대사업을 하는 경우

① ㉠, ㉢
② ㉡, ㉣
③ ㉠, ㉡, ㉣
④ ㉠, ㉡, ㉢, ㉣

해설 **(의료법 제33조 제4항 : 개설 등)** 120번 문제 해설 참조
(의료법 제48조 제1항 : 설립 허가 등) 제33조 제2항에 따른 의료법인을 설립하려는 자는 대통령령으로 정하는 바에 따라 정관과 그 밖의 서류를 갖추어 그 법인의 주된 사무소의 소재지를 관할하는 시·도지사의 허가를 받아야 한다.
(의료법 제40조 제1항 : 폐업·휴업의 신고) 의료기관 개설자는 의료업을 폐업하거나 1개월 이상 휴업(입원환자가 있는 경우에는 1개월 미만의 휴업도 포함한다.)하려면 보건복지부령으로 정하는 바에 따라 관할 시장·군수·구청장에게 신고하여야 한다.
(의료법 제49조 제3항 : 부대사업) 제1항 및 제2항에 따라 부대사업을 하려는 의료법인은 보건복지부령으로 정하는 바에 따라 미리 의료기관의 소재지를 관할하는 시·도지사에게 신고하여야 한다. 신고사항을 변경하려는 경우에도 또한 같다.

128 「의료법」상 의료기관 개설위원회에 대한 설명으로 올바른 것은? 2023 경북 기출유사

① 시·군·구 소속으로 의료기관 개설위원회를 둔다.
② 의료기관 개설 허가에 관한 사항을 심의한다.
③ 위원회는 위원장 1명을 포함하여 20명 이내의 위원으로 성별을 고려하여 구성한다.
④ 위원회의 위원의 임기는 3년으로 하되, 연임할 수 있다.

해설 **(의료법 제33조의2 제1항 : 의료기관개설위원회 설치 등)** 제33조 제4항에 따른 의료기관 개설 허가에 관한 사항을 심의하기 위해 시·도지사 소속으로 의료기관개설위원회를 둔다. [본조신설 2020.3.4.]
(의료법 시행규칙 제27조의2 제1항·제3항 : 의료기관개설위원회의 구성·운영 등)
① 위원회는 위원장 1명을 포함하여 15명 이내의 위원으로 성별을 고려하여 구성한다. 〈개정 2025.6.20.〉
③ 위원회의 위원의 임기는 2년으로 하되, 연임할 수 있다. 〈개정 2025.6.20.〉

129 「의료법」상 보건복지부장관은 의료기관을 개설할 수 없는 자가 개설·운영하는 의료기관의 실태를 파악하기 위하여 실태조사를 실시하고, 위법이 확정된 경우 그 결과를 공표하여야 한다. 다음 중 실태조사의 실시주기로 올바른 것은?

① 매년
② 격년
③ 3년
④ 5년

해설 **(의료법 시행규칙 제28조의2 제1항 : 실태조사의 시기·방법)** 보건복지부장관은 법 제33조의3 제1항 전단에 따른 의료기관을 개설할 수 없는 자가 개설·운영하는 의료기관에 대한 실태조사를 매년 실시해야 한다.
[본조신설 2021.6.30.]

Answer 127 ① 128 ② 129 ①

(의료법 제33조의3 : 실태조사)

① 보건복지부장관은 제33조 제2항을 위반하여 의료기관을 개설할 수 없는 자가 개설·운영하는 의료기관의 실태를 파악하기 위하여 보건복지부령으로 정하는 바에 따라 조사를 실시하고, 위법이 확정된 경우 그 결과를 공표하여야 한다. 이 경우 수사기관의 수사로 제33조 제2항을 위반한 의료기관의 위법이 확정된 경우도 공표 대상에 포함한다.

② 보건복지부장관은 실태조사를 위하여 관계 중앙행정기관의 장, 지방자치단체의 장, 관련기관·법인 또는 단체 등에 협조를 요청할 수 있다. 이 경우 요청을 받은 자는 특별한 사정이 없으면 이에 협조하여야 한다.

③ 실태조사의 시기·방법 및 결과 공표의 방법 등에 관하여 필요한 사항은 보건복지부령으로 정한다.

[본조신설 2020.12.29.]

130 「의료법」상 원격의료를 할 때 갖추어야 할 시설과 장비가 아닌 것은? 2021 제주 기출유사

① 단말기 ② 서버

③ 원격진료실 ④ 특수의료장비

해설 **(의료법 시행규칙 제29조 : 원격의료의 시설 및 장비)** 법 제34조 제2항에 따라 원격의료를 행하거나 받으려는 자가 갖추어야 할 시설과 장비는 다음 각 호와 같다.

1. 원격진료실
2. 데이터 및 화상을 전송·수신할 수 있는 단말기, 서버, 정보통신망 등의 장비

131 **「의료법」상 의료기관 개설자는 폐업 또는 휴업 신고를 할 때 관할 보건소장의 허가를 받은 경우에는 진료기록부등을 직접 보관할 수 있으나, 직접 보관 중 보건복지부령으로 정하는 사유로 보존 및 관리가 어려운 경우에는 이를 대행할 책임자를 지정하여 보관하게 하거나 진료기록부등을 관할 보건소장에게 넘겨야 한다. 다음 중 직접 보존 및 관리가 어려운 보건복지부령으로 정하는 사유에 해당하지 않는 것은?**

① 국외로 이주하는 경우

② 성년후견의가 개시된 경우

③ 의료인의 면허자격이 정지된 경우

④ 의료인이 전자처방전 저장 개인정보를 누출해 적발된 경우

해설 **(의료법 시행규칙 제30조의4 제5항 : 진료기록부등의 직접 보관절차 등)** 법 제40조의2 제2항에서 "질병, 국외 이주 등 보건복지부령으로 정하는 사유"란 다음 각 호의 사유를 말한다.

1. 질병 또는 국외 이주
2. 의료인의 면허자격 정지 또는 면허 취소 처분
3. 성년후견의 개시
4. 그 밖에 의료기관 개설자가 진료기록부등을 직접 보관하기 어려운 사유로서 보건복지부장관이 인정하는 사유

[본조신설 2023.3.2.]

(의료법 제40조의2 : 진료기록부등의 이관)

① 의료기관 개설자는 폐업 또는 휴업 신고를 할 때 기록·보존하고 있는 진료기록부등의 수량 및 목록을 확인하고 진료기록부등을 관할 보건소장에게 넘겨야 한다. 다만, 의료기관 개설자가 보건복지부령으로 정하는 바에 따라 진료기록부등의 보관계획서를 제출하여 관할 보건소장의 허가를 받은 경우에는 직접 보관할 수 있다.

② 제1항에 따라 관할 보건소장의 허가를 받아 진료기록부등을 직접 보관하는 의료기관 개설자는 보관계획서에 기재된 사항 중 보건복지부령으로 정하는 사항이 변경된 경우 관할 보건소장에게 이를 신고하여야 하며, 직접 보관 중 질병, 국외 이주 등 보건복지부령으로 정하는 사유로 보존 및 관리가 어려운 경우 이를 대행할 책임자를 지정하여 보관하게 하거나 진료기록부등을 관할 보건소장에게 넘겨야 한다.

[본조신설 2020.3.4.]

Answer 130 ④ 131 ④

132 「의료법 시행규칙」상 "의료기관의 종류별 시설기준"에 따를 때, 다음 중 중환자실을 반드시 두어야 하는 의료기관은? 2016 인천 기출유사

① 100병상 이상 종합병원 ② 200병상 이상 종합병원
③ 300병상 이상 종합병원 ④ 500병상 이상 종합병원

해설 (의료법 시행규칙 제34조 [별표 3]) 병상이 300개 이상인 종합병원만 중환자실을 반드시 두어야 한다. 〈개정 2024.7.24.〉

133 「의료법」상 300병상 이상 종합병원에 두어야 하는 중환자실 병상 수는 입원실 병상 수의 얼마 이상이어야 하는가? 2017 인천 기출유사

① 100분의 1 ② 100분의 3
③ 100분의 5 ④ 100분의 9

해설 (의료법 시행규칙 제34조 [별표 4] 2. 중환자실) 가. 병상이 300개 이상인 종합병원은 입원실 병상 수의 100분의 5 이상을 중환자실 병상으로 만들어야 한다. 〈개정 2024.10.25.〉

134 「의료법」상 의료기관을 개설하는 자가 보건복지부령으로 정하는 바에 따라 지켜야 하는 사항에 해당하지 않는 것은? 2023 전북 기출유사

① 의료기관 시설의 공동이용 기준
② 의료기관의 종류에 따른 시설 기준
③ 의료기관의 종류에 따른 의료인 등의 정원 기준
④ 중환자실 등 감염관리가 필요한 시설의 출입 기준

해설 (의료법 제36조 : 준수사항) 제33조 제2항 및 제8항에 따라 의료기관을 개설하는 자는 보건복지부령으로 정하는 바에 따라 다음 각 호의 사항을 지켜야 한다. 〈개정 2023.10.31.〉

1. 의료기관의 종류에 따른 시설기준 및 규격에 관한 사항
2. 의료기관의 안전관리시설 기준에 관한 사항
3. 의료기관 및 요양병원의 운영 기준에 관한 사항
4. 고가의료장비의 설치·운영 기준에 관한 사항
5. 의료기관의 종류에 따른 의료인등의 정원기준에 관한 사항
6. 급식관리 기준에 관한 사항
7. 의료기관의 위생 관리에 관한 사항
8. 의료기관의 의약품 및 일회용의료기기의 사용에 관한 사항
9. 의료기관의 「감염병의 예방 및 관리에 관한 법률」 제41조 제4항에 따른 감염병환자 등의 진료 기준에 관한 사항
10. 의료기관 내 수술실, 분만실, 중환자실 등 감염관리가 필요한 시설의 출입 기준에 관한 사항
11. 의료인 및 환자 안전을 위한 보안장비 설치 및 보안인력 배치 등에 관한 사항
12. 의료기관의 신체보호대 사용에 관한 사항
13. 의료기관의 의료관련감염 예방에 관한 사항
14. 종합병원과 요양병원의 임종실 설치에 관한 사항

Answer 132 ③ 133 ③ 134 ①

135 「의료법」상 의료기관을 개설할 때 준수사항으로 가장 올바른 것은? 2011 서울 기출유사

① 동일질병일 경우 남녀를 공용으로 입원하게 할 수 있다.

② 외래진료실에 진료 중인 환자 외에 다른 환자를 대기시킬 수 있다.

③ 응급시에는 정원을 초과해서 입원하게 할 수 있다.

④ 입원실이 아닌 장소에 환자를 입원시키지 말아야 한다.

해설 **(의료법 시행규칙 제35조의2)** 의료기관을 개설하는 자는 법 제36조 제3호에 따라 다음 각 호의 운영 기준을 지켜야 한다.

1. 입원실의 정원을 초과하여 환자를 입원시키지 말 것
2. 입원실은 남·여별로 구별하여 운영할 것
3. 입원실이 아닌 장소에 환자를 입원시키지 말 것
4. 외래진료실에는 진료 중인 환자 외에 다른 환자를 대기시키지 말 것

1

136 「의료법」상 요양병원의 병상 수 요건과 입원 대상이 올바르게 짝지어진 것은? 2013 전남 기출유사

① 30요양병상 이상 – 노인성 치매환자 ② 30요양병상 이상 – 정신질환자

③ 100요양병상 이상 – 감염병환자 ④ 100요양병상 이상 – 당뇨환자

해설 **(의료법 시행규칙 제34조 [별표 3])** 요양병원의 경우는 30명 이상을 수용할 수 있는 입원실 병상이 있어야 한다. 〈개정 2024.7.24.〉

(의료법 시행규칙 제36조 제1항) 요양병원의 입원 대상은 다음 각 호의 어느 하나에 해당하는 자로서 주로 요양이 필요한 자로 한다.

1. 노인성 질환자
2. 만성질환자
3. 외과적 수술 후 또는 상해 후 회복기간에 있는 자

137 「의료법」상 요양병원에 입원할 수 있는 대상자를 모두 고른 것은? 2017 경북 기출유사

가. 노인성 질환자	나. 감염병환자
다. 만성질환자	라. 정신질환자

① 가, 나, 다 ② 가, 다

③ 나, 라 ④ 가, 나, 다, 라

해설 **(의료법 시행규칙 제36조 제1항)** 요양병원의 입원 대상은 다음 각 호의 어느 하나에 해당하는 자로서 주로 요양이 필요한 자로 한다.

1. 노인성 질환자
2. 만성질환자
3. 외과적 수술 후 또는 상해 후 회복기간에 있는 자

나. **(의료법 시행규칙 제36조 제2항)** 제1항에도 불구하고 질병관리청장이 고시한 감염병에 걸린 감염병환자, 감염병의사환자 또는 병원체보유자 및 같은 법 제42조 제1항 각 호의 어느 하나에 해당하는 감염병환자등은 요양병원의 입원 대상으로 하지 아니한다. 〈개정 2020.9.11.〉

라. **(의료법 시행규칙 제36조 제3항)** 제1항에도 불구하고 정신질환자(노인성 치매환자는 제외)는 정신의료기관 외의 요양병원의 입원 대상으로 하지 아니한다.

Answer 135 ④ 136 ① 137 ②

138 「의료법 시행규칙」상 주로 요양이 필요하여 요양병원에 입원이 가능한 사람은? 2025 지방직 기출유사

① 감염병 의사환자
② 감염병 환자
③ 노인성 치매환자
④ 망상 환자

해설 **(의료법 시행규칙 제36조 : 요양병원의 운영)** 137번 문제 해설 참조

139 S 종합병원의 연평균 일일 입원환자가 300명, 연평균 일일 외래환자가 900명이다. 이와 같을 경우 다음 중 「의료법」상 간호사 정원으로 가장 올바른 것은? 2017 대구·대전 기출유사

① 75명
② 120명
③ 150명
④ 180명

해설 **(의료법 시행규칙 제38조 [별표 5])** 의료기관에 두는 의료인의 정원 기준 중 종합병원 간호사의 정원은 (연평균 1일 입원환자 300명/2.5명 = 120명) + (연평균 1일 외래환자 900명/30명 = 30명) = 150명

1. 종합병원 : 연평균 1일 입원 환자를 2.5명으로 나눈 수(이 경우 소수점은 올림) + 외래환자 12명은 입원환자 1명으로 환산함
2. 병원 : 종합병원과 같음
3. 치과병원 : 종합병원과 같음
4. 한방병원 : 연평균 1일 입원환자를 5명으로 나눈 수(이 경우 소수점은 올림) + 외래환자 12명은 입원환자 1명으로 환산함
5. 요양병원 : 연평균 1일 입원환자 6명마다 1명을 기준으로 함(다만, 간호조무사는 간호사 정원의 3분의 2 범위 내에서 둘 수 있음) + 외래환자 12명은 입원환자 1명으로 환산함
6. 의원 : 종합병원과 같음
7. 치과의원 : 종합병원과 같음
8. 한의원 : 한방병원과 같음

140 의료기관에 두는 의사 및 간호사의 정원에 관한 설명으로 올바른 것은? 2016 충북 기출유사

① 요양병원 기준 연평균 1일 입원환자 5명당 간호사 1명
② 요양병원 기준 연평균 1일 입원환자 30명당 의사 1명
③ 종합병원 기준 연평균 1일 입원환자 2.5명당 간호사 1명
④ 종합병원 기준 연평균 1일 입원환자 30명당 의사 1명

해설 **(의료법 시행규칙 제38조 [별표 5]) 의료기관에 두는 의료인의 정원기준**

1. 의사의 정원기준
   1) 종합병원 : 연평균 1일 입원 환자를 20명으로 나눈 수(이 경우 소수점은 올림) + 외래환자 3명은 입원환자 1명으로 환산함
   2) 병원 : 종합병원과 같음
   3) 치과병원 : 추가하는 진료과목당 1명(의과 진료과목을 설치하는 경우)
   4) 한방병원 : 추가하는 진료과목당 1명(의과 진료과목을 설치하는 경우)
   5) 요양병원 : 연평균 1일 입원환자 80명까지는 2명으로 하되, 80명을 초과하는 입원환자는 매 40명마다 1명을 기준으로 함(한의사를 포함하여 환산) + 외래환자 3명은 입원환자 1명으로 환산함
   6) 의원 : 종합병원과 같음

Answer 138 ③ 139 ③ 140 ③

2. 간호사의 정원기준
   1) 종합병원 : 연평균 1일 입원 환자를 2.5명으로 나눈 수(이 경우 소수점은 올림) + 외래환자 12명은 입원환자 1명으로 환산함
   2) 병원 : 종합병원과 같음
   3) 치과병원 : 종합병원과 같음
   4) 한방병원 : 연평균 1일 입원환자를 5명으로 나눈 수(이 경우 소수점은 올림) + 외래환자 12명은 입원환자 1명으로 환산함
   5) 요양병원 : 연평균 1일 입원환자 6명마다 1명을 기준으로 함(다만, 간호조무사는 간호사 정원의 3분의 2 범위 내에서 둘 수 있음) + 외래환자 12명은 입원환자 1명으로 환산함
   6) 의원 : 종합병원과 같음
   7) 치과의원 : 종합병원과 같음
   8) 한의원 : 한방병원과 같음

1

141 의료기관의 종류에 따른 의료인의 정원기준으로 가장 올바른 것은? 2015 대구 기출유사

① 입원시설을 갖춘 종합병원 · 병원 · 치과병원 · 한방병원 또는 요양병원에는 2명 이상의 영양사를 둔다.

② 의료기관에는 보건복지부령으로 정하는 바에 따라 각 진료과목별로 필요한 수의 의료기사를 둔다.

③ 종합병원에는 사회복지사업법에 따른 사회복지사 자격을 가진 자 중에서 환자의 갱생 · 재활과 사회복귀를 위한 상담 및 지도 업무를 담당하는 요원을 1명 이상 둔다.

④ 종합병원에는 연평균 1일 입원환자를 40명으로 나눈 수(이 경우 소수점은 버림)의 의사를 두어야 하고, 여기서 외래환자 5명은 입원환자 1명으로 환산한다.

해설 **(의료법 시행규칙 제38조 제2항)** 의료기관은 제1항의 의료인 외에 다음의 기준에 따라 필요한 인원을 두어야 한다.
1. 병원급 의료기관에는 [별표 5의2]에 따른 약사 또는 한약사를 두어야 한다.
2. 입원시설을 갖춘 종합병원 · 병원 · 치과병원 · 한방병원 또는 요양병원에는 1명 이상의 영양사를 둔다.
3. 의료기관에는 보건복지부장관이 정하는 바에 따라 각 진료과목별 필요한 수의 의료기사를 둔다.
4. 종합병원에는 보건복지부장관이 정하는 바에 따라 필요한 수의 보건의료정보관리사를 둔다.
5. 의료기관에는 보건복지부장관이 정하는 바에 따라 필요한 수의 간호조무사를 둔다.
6. 종합병원에는 「사회복지사업법」에 따른 사회복지사 자격을 가진 자 중에서 환자의 갱생 · 재활과 사회복귀를 위한 상담 및 지도 업무를 담당하는 요원을 1명 이상 둔다.
7. 요양병원에는 시설 안전관리를 담당하는 당직근무자를 1명 이상 둔다.

(의료법 시행규칙 제38조 [별표 5]) 종합병원에 두는 의사의 정원기준은 연평균 1일 입원 환자를 20명으로 나눈 수(이 경우 소수점은 올림) + 외래환자 3명은 입원환자 1명으로 환산함

142 대전시 D 종합병원의 연평균 1일 입원환자는 70명, 외래환자는 150명일 때, 「의료법」상 의사의 정원은? 2025 충청 기출유사

① 4명　　② 5명

③ 6명　　④ 10명

해설 **(의료법 시행규칙 제38조 [별표 5] : 의료기관에 두는 의료인의 정원)** 종합병원에 두는 의사의 정원 : 연평균 1일 입원환자를 20명으로 나눈 수, 외래환자 3명은 입원환자 1명으로 환산함
종합병원 의사의 정원 = [연평균 1일 입원환자 70명 + 외래환자 150명/3] / 20명 = 6명

Answer 141 ③　142 ③

143 요양병원의 연평균 일일 입원환자가 80명, 연평균 일일 외래환자가 240명일 때, 「의료법」상 의사의 수로 가장 올바른 것은? 2014 대전 기출유사

① 4명
② 5명
③ 6명
④ 7명

해설 **(의료법 시행규칙 제38조 [별표 5])** 요양병원 의사의 정원은 연평균 1일 입원환자 80명까지는 2명으로 하되, 80명을 초과하는 입원환자는 매 40명마다 1명을 기준(한의사를 포함하여 환산)으로 하고 + 외래환자 3명은 입원환자 1명으로 환산하므로, 입원환자 80명 + (외래환자 240명/3명) = 입원환자 80명 + 입원환자 80명 → 입원환자 160명/40명 = 의사 4명

144 「의료법」상 의료기관에서 재사용하려고 소독업자에게 맡기면 안 되는 것은? 2016 인천 기출유사

① 내시경
② 수술기구
③ 일회용품
④ 청진기

해설 **(의료법 시행규칙 제39조의2)** 의료기관을 개설하는 자는 다음 각 호의 위생관리 기준을 지켜야 한다.

1. 환자의 처치에 사용되는 기구 및 물품(1회용 기구 및 물품은 제외한다)은 보건복지부장관이 정하여 고시하는 방법에 따라 소독하여 사용할 것
2. 감염의 우려가 있는 환자가 입원하였던 입원실 및 그 옷·침구·식기 등은 완전히 소독하여 사용할 것
3. 의료기관에서 업무를 수행하는 보건의료인에 대하여 손 위생에 대한 교육을 실시할 것

(의료법 시행규칙 제39조의3) 의료기관을 개설하는 자는 의약품 및 일회용 의료기기의 사용에 관한 다음 각 호의 기준을 지켜야 한다. 〈개정 2020.9.4.〉

1. 변질·오염·손상되었거나 유효기한·사용기한 지난 의약품을 진열하거나 사용하지 말 것
2. 「의약품 등의 안전에 관한 규칙」에 따라 규격품으로 판매하도록 지정·고시된 한약을 조제하는 경우에는 품질관리에 관한 사항을 준수할 것(한의원 또는 한방병원만 해당)
3. 포장이 개봉되거나 손상된 일회용 주사 의료용품은 사용하지 말고 폐기할 것
4. 일회용 주사기에 주입된 주사제는 지체 없이 환자에게 사용할 것
5. 일회용 의료기기는 한 번 사용한 경우 다시 사용하지 말고 폐기할 것

145 「의료법」상 보안장비 설치 및 보안인력 배치를 하지 않아도 되는 의료기관은? 2021 부산 기출유사

① 종합병원
② 100개 이상의 병상을 갖춘 병원
③ 100개 이상의 병상을 갖춘 요양병원
④ 100개 이상의 병상을 갖춘 정신병원

해설 **(의료법 시행규칙 제39조의6 : 보안장비 설치 및 보안인력 배치 기준 등)** 100개 이상의 병상을 갖춘 병원·정신병원 또는 종합병원을 개설하는 자는 법 제36조 제11호에 따라 보안장비 설치 및 보안인력 배치 등에 관한 다음 각 호의 기준을 지켜야 한다.

1. 의료인 및 환자에 대한 폭력행위를 관할 경찰관서에 신고할 수 있는 비상경보장치를 설치할 것
2. 보안 전담인력을 1명 이상 배치할 것
3. 의료인 및 환자에 대한 폭력행위 예방·대응 매뉴얼을 마련하여 의료인 및 의료기관 종사자 등을 대상으로 교육을 실시할 것
4. 의료인 및 환자에 대한 폭력행위 예방을 위한 게시물을 제작하여 의료기관의 입구 등 눈에 띄기 쉬운 곳에 게시할 것

[본조신설 2020.4.24.]

Answer 143 ① 144 ③ 145 ③

146 의료기관을 개설하려는 자가 의료관련 감염 예방을 위해 지켜야 할 운영기준으로 올바른 것을 모두 고른다면?

> 가. 약불투여, 혈액채취 등 침습석 시술은 무균 상태에서 한나.
> 나. 의료관련 감염 예방을 위한 자체 규정을 마련하고, 해당 규정의 이행 여부를 관리한다.
> 다. 의료기관 내 의료관련 감염의 전파를 차단하기 위하여 환자 격리 등 적절한 조치를 취한다.
> 라. 의료기관 이용자에게 의료관련 감염에 대한 예방방법 및 주의사항을 안내한다.

① 가, 나, 다　　② 가, 다
③ 나, 라　　④ 가, 나, 다, 라

해설 **(의료법 시행규칙 제39조의8)** 의료기관을 개설하는 자는 의료관련 감염 예방을 위하여 다음 각 호의 기준을 지켜야 한다.
1. 의료관련 감염 예방을 위한 자체 규정을 마련하고, 해당 규정의 이행 여부를 관리할 것
2. 의료기관 내 의료관련 감염의 전파를 차단하기 위해 환자 격리 등 적절한 조치를 취할 것
3. 의료기관 이용자에게 의료관련 감염에 대한 예방방법 및 주의사항을 안내할 것
4. 약물투여, 혈액채취 등 침습적 시술은 무균 상태에서 할 것

[본조신설 2020.9.4.]

147 「의료법」상 장비의 설치·운영에 대한 설명으로 올바르지 못한 것은? 2014 전북 기출유사

① 진단용 방사선 발생장치를 설치·운영하려면 보건복지부장관에게 신고하여야 한다.
② 진단용 방사선 발생장치는 안전관리기준에 맞도록 설치·운영하여야 한다.
③ 특수의료장비를 설치·운영하려면 시장·군수·구청장에게 등록하여야 한다.
④ 특수의료장비는 설치인정기준에 맞게 설치·운영하여야 한다.

해설 **(의료법 제37조 제1항)** 진단용 방사선 발생장치를 설치·운영하려는 의료기관은 보건복지부령으로 정하는 바에 따라 시장·군수·구청장에게 신고하여야 하며, 보건복지부령으로 정하는 안전관리기준에 맞도록 설치·운영하여야 한다.
(의료법 제38조 제1항) 의료기관은 보건의료 시책상 적정한 설치와 활용이 필요하여 보건복지부장관이 정하여 고시하는 특수의료장비를 설치·운영하려면 보건복지부령으로 정하는 바에 따라 시장·군수·구청장에게 등록하여야 하며, 보건복지부령으로 정하는 설치인정기준에 맞게 설치·운영하여야 한다.

148 「의료법」상 시설장비의 설치·운영에 대한 설명으로 옳지 못한 것은? 2014 인천 기출유사

① 유방촬영용 장치(mammography)를 설치·운영하려면 시장·군수·구청장에게 진단용 방사선 발생장치 신고를 하고, 특수의료장비 등록도 하여야 한다.
② 자기공명영상 촬영장치(MRI)를 설치·운영하려면 시장·군수·구청장에게 특수의료장비 등록을 하여야 한다.
③ 전산화 단층 촬영장치(CT)를 설치·운영하려면 시장·군수·구청장에게 진단용 방사선 발생장치 신고를 하고, 특수의료장비 등록도 하여야 한다.
④ 치과진단용 X-ray를 설치·운영하려면 시장·군수·구청장에게 특수의료장비 등록을 하여야 한다.

Answer 146 ④ 147 ① 148 ④

해설 **(의료법 제38조 제1항 : 특수의료장비의 설치·운영)** 의료기관은 보건의료 시책상 적정한 설치와 활용이 필요하여 보건복지부장관이 정하여 고시하는 특수 의료장비를 설치·운영하려면 보건복지부령으로 정하는 바에 따라 시장·군수·구청장에게 등록하여야 하며, 보건복지부령으로 정하는 설치인정 기준에 맞게 설치·운영하여야 한다.

[보건의료 시책상 필요한 특수의료장비(보건복지부고시 제2025-29호) 제1조] 「의료법」 제38조 제1항의 규정에 의해 보건의료시책상 적정한 설치 및 활용이 필요하여 정하는 특수의료장비는 다음 각 호와 같다. 〈개정 2025.2.21.〉

1. 자기공명영상촬영장치(MRI)
2. 전산화단층촬영장치(CT)
3. 유방촬영용장치(mammography)
4. 혈관조영장치
5. 투시장치
6. 이동형 투시장치(C-Arm 등)
7. 방사선치료계획용 CT
8. 방사선치료계획용 투시장치
9. 체외충격파쇄석기(ESWL)
10. 양전자방출단층촬영장치(PET)
11. 양전자방출전산화단층촬영장치(PET-CT)

149 서울특별시 중구에서 병원을 개설하고자 하는 의사 갑(甲)이 진단용 방사선 발생장치를 설치·운영하고자 할 때 누구에게 신고해야 하는가? 2019 서울 기출유사

① 서울특별시장
② 국민건강보험공단
③ 건강보험심사평가원
④ 서울특별시 중구청장

해설 **(의료법 제38조 제1항 : 특수의료장비의 설치·운영)** 147번 문제 해설 참조

150 「의료법」상 진단용 방사선 발생장치의 안전관리책임자 교육 및 안전관리책임자 교육기관의 지정에 필요한 사항을 정하는 자는? 2025 서울 기출유사

① 시·도지사
② 질병관리청장
③ 보건복지부장관
④ 시장·군수·구청장

해설 **(의료법 제37조 제4항 : 진단용 방사선 발생장치)** 제1항과 제2항에 따른 진단용 방사선 발생장치의 범위·신고·검사·설치 및 측정기준 등에 필요한 사항은 보건복지부령으로 정하고, 제3항에 따른 안전관리책임자 교육 및 안전관리책임자 교육기관의 지정에 필요한 사항은 질병관리청장이 정하여 고시한다.

151 「진단용 방사선 발생장치의 안전관리에 관한 규칙」상 용어에 관한 설명으로 가장 올바르지 못한 것은? 2017 강원 기출유사

① 방사선 관계 종사자에 대한 피폭관리도 안전관리의 범위에 속한다.
② 방사선 구역은 외부 방사선량이 주당 0.2밀리시버 이상으로 벽, 방어칸막이 등의 구획물로 구획되어진 곳을 말한다.
③ 방사선 방어시설은 방사선 차폐시설과 방사선 장해 방어용 기구를 말한다.
④ 진단용 엑스선 장치와 전산화 단층 촬영장치는 진단용 방사선 발생장치에 속한다.

Answer 149 ④ 150 ② 151 ②

해설 (진단용 방사선 발생장치의 안전관리에 관한 규칙 제2조 제5호) "방사선구역"이란 진단용 방사선 발생장치를 설치한 장소 중 외부 방사선량이 주당 0.3mSv 이상인 곳으로서 벽, 방어칸막이 등의 구획물로 구획되어진 곳을 말한다.

① (진단용 방사선 발생장치의 안전관리에 관한 규칙 제2조 제4호) "안전관리"란 진단용 방사선 발생장치, 방사선 방어시설 및 암실, 현상기, 방사선필름 카세트, 산란엑스선 제거용 그리드, 엑스선사진 관찰대 등 진단 영상정보에 관한 설비의 관리와 방사선 관계 종사자에 대한 피폭관리를 말한다.

③ (진단용 방사선 발생장치의 안전관리에 관한 규칙 제2조 제2호) "방사선 방어시설"이란 방사선의 피폭을 방지하기 위하여 진단용 방사선 발생장치를 설치한 장소에 있는 방사선 차폐시설과 방사선 장해 방어용기구를 말한다.

④ (진단용 방사선 발생장치의 안전관리에 관한 규칙 제2조 제1호) "진단용 방사선 발생장치"란 방사선을 이용하여 질병을 진단하는 데에 사용하는 기기로서 다음 각 목의 어느 하나에 해당하는 장치를 말한다.

가. 진단용 엑스선 장치
나. 진단용 엑스선 발생기
다. 치과진단용 엑스선 발생장치
라. 전산화 단층 촬영장치
마. 유방촬영용 장치 등 방사선을 발생시켜 질병의 진단에 사용하는 기기

1

152 「의료법」 및 「진단용 방사선 발생장치의 안전관리에 관한 규칙」상 진단용 방사선의 안전관리책임자의 직무에 해당하지 않는 것은? 2016 서울 기출유사

① 방사선 관계 종사자에 대한 피폭선량을 측정한 결과 방사선 관계 종사자의 선량 한도를 초과한 자에 대한 건강진단 등의 필요한 조치
② 소속 방사선 관계 종사자에 대한 자체 교육훈련의 실시
③ 피폭선량 측정에 영향을 미치는 방사선 관계 종사자의 소속 변동사실의 측정기관에의 통보
④ 환자 및 방사선 관계 종사자에 대한 방사선 피해로부터의 방어 조치

해설 (진단용 방사선 발생장치의 안전관리에 관한 규칙 제11조 : 안전관리책임자의 직무) 안전관리책임자의 직무는 다음과 같다.

1. 안전관리업무의 계획·점검 및 평가
2. 소속 방사선 관계 종사자에 대한 자체 교육훈련의 실시
3. 환자 및 방사선 관계 종사자에 대한 방사선 피해로부터의 방어 조치
4. 진단 영상정보 관련 설비의 안전관리
5. 피폭선량 측정에 영향을 미치는 방사선 관계 종사자의 소속 변동사실의 측정기관에의 통보
6. 방사선 관계 종사자의 피폭선량 측정에 영향을 미치는 피폭선량계의 파손 및 분실사실의 측정기관에의 통보
7. 제3조 제1항 및 제4항에 따른 신고와 제4조에 따른 검사 또는 측정에 관한 사항
8. 진단용 방사선 발생장치, 방사선 관계 종사자 및 방사선 방어시설에 관한 서류의 작성·비치 및 보존에 관한 사항

153 「의료법」상 진단용 방사선 발생장치에 대한 설명으로 가장 올바르지 못한 것은? 2025 대구 기출유사

① 안전관리책임자는 선임교육을 받은 후에는 2년마다 보수교육을 받아야 한다.
② 안전관리책임자로 선임된 사람은 선임된 날부터 1년 이내에 안전관리책임자 선임교육을 받아야 한다.
③ 안전관리책임자는 환자 및 방사선 관계 종사자에 대한 방사선 피해로부터의 방어조치를 직무의 하나로 한다.
④ 의료기관의 개설자 또는 관리자는 방사선 관계 종사자에 대하여 2년마다 건강진단을 실시하여야 한다.

Answer 152 ① 153 ①

해설 **(의료법 제37조 제3항 : 진단용 방사선 발생장치)** 제2항에 따라 안전관리책임자로 선임된 사람은 선임된 날부터 1년 이내에 질병관리청장이 지정하는 방사선 분야 관련 단체("안전관리책임자 교육기관")가 실시하는 안전관리책임자 교육을 받아야 하며, 주기적으로 보수교육을 받아야 한다.

(진단용 방사선 발생장치의 안전관리에 관한 규칙 제13조 제1항 : 방사선 관계 종사자에 대한 건강진단) 법 제37조 제2항에 따라 의료기관의 개설자 또는 관리자는 방사선 관계 종사자에 대하여 2년마다 별지 제19호 서식의 건강진단표에 따라 건강진단을 실시하여야 한다. 다만, 방사선 관련업무에 처음 종사하는 방사선 관계 종사자에 대하여는 업무 종사 전에 별지 제19호 서식의 건강진단표에 따라 건강진단을 실시하여야 한다.

(진단용 방사선 발생장치의 안전관리에 관한 규칙 제11조 제3호 : 안전관리책임자의 직무) 152번 문제 해설 참조

154 「의료법」상 특수의료장비를 설치·운영하려는 의료기관은 다음 중 누구에게 어떤 절차를 거쳐야 하는가? 2017 경북 기출유사

① 보건복지부장관에게 신고
② 보건복지부장관의 허가
③ 시장·군수·구청장에게 등록
④ 시장·군수·구청장에게 신고

해설 **(의료법 제38조 제1항)** 특수의료장비를 설치·운영하려면 보건복지부령으로 정하는 바에 따라 시장·군수·구청장에게 등록하여야 하며, 보건복지부령으로 정하는 설치인정기준에 맞게 설치·운영하여야 한다.

155 「의료법」상 특수의료장비에 속하지 않는 것은? 2025 부산 기출유사

① 방사선치료계획용 투시장치
② 유방촬영용장치
③ 자기공명영상촬영장치(MRI)
④ 초음파영상진단장치

해설 **(의료법 제38조 제1항)** 의료기관은 보건의료 시책상 적정한 설치와 활용이 필요하여 보건복지부장관이 정하여 고시하는 "특수의료장비"를 설치·운영하려면 보건복지부령으로 정하는 바에 따라 시장·군수·구청장에게 등록하여야 하며, 보건복지부령으로 정하는 설치인정기준에 맞게 설치·운영하여야 한다.

[보건의료 시책상 필요한 특수의료장비(보건복지부고시 제2025-29호) 제1조] 148번 문제 해설 참조

156 「의료법」상 특수의료장비를 운용하는 영상의학과 전문의와 방사선사는 각자의 업무를 수행한다. 다음 중 방사선사의 업무에 해당하는 것은? 2025 부산 기출유사

① 영상화질 평가
② 임상영상 판독
③ 특수의료장비의 의료영상 품질관리 업무의 총괄 및 감독
④ 특수의료장비의 취급, 정도관리

해설 **(의료법 제38조 제1항 : 특수의료장비의 설치·운영)** 의료기관은 보건의료 시책상 적정한 설치와 활용이 필요하여 보건복지부장관이 정하여 고시하는 "특수의료장비"를 설치·운영하려면 보건복지부령으로 정하는 바에 따라 시장·군수·구청장에게 등록하여야 하며, 보건복지부령으로 정하는 설치인정기준에 맞게 설치·운영하여야 한다.

(특수의료장비의 설치 및 운영에 관한 규칙 – 보건복지부령 제1077호 제3조 : 설치인정기준 등) 〈개정 2024.12.27.〉

① 제2조에 따라 등록하려는 특수의료장비는 별표 1의 설치인정기준에 맞게 설치·운영해야 한다. 다만, 보건복지부장관이 의료기관의 공공성 및 해당 지역의 의료자원 분포상황 등을 고려하여 필요하다고 인정하는 경우에는 예외로 한다.

Answer 154 ③ 155 ④ 156 ④

② 제1항의 기준에 따라 특수의료장비를 운용할 영상의학과 전문의와 방사선사는 다음 각 호의 업무를 수행한다.
1. 영상의학과 전문의 : 특수의료장비의 의료영상 품질관리 업무의 총괄 및 감독, 영상화질 평가, 임상영상 판독
2. 방사선사 : 특수의료장비의 취급, 정도관리항목 실행, 그 밖의 품질관리에 관한 업무

157 「의료법」상 환자 또는 환자의 보호자가 요청하는 경우 의료기관의 장이나 의료인은 전신마취 등 환자의 의식이 없는 상태에서 수술을 하는 장면을 설치한 폐쇄회로 텔레비전으로 촬영하여야 한다. 다음 중 의료기관의 장이나 의료인이 이 같은 환자 또는 환자의 보호자의 요청을 거부할 수 있는 정당한 사유에 해당되지 못하는 것은?

① 수련병원 등의 전공의 수련 등 그 목적 달성을 현저히 저해할 우려가 있는 경우
② 수술을 하는 장면을 녹음 기능을 사용하지 않고 촬영해야 하는 경우
③ 수술이 지체되면 환자의 생명이 위험해지거나 심신상의 중대한 장애를 가져오는 응급수술을 시행하는 경우
④ 환자의 생명을 구하기 위하여 적극적 조치가 필요한 위험도 높은 수술을 시행하는 경우

해설 **(의료법 제38조의2 제2항 : 수술실 내 폐쇄회로 텔레비전의 설치·운영)** 환자 또는 환자의 보호자가 요청하는 경우(의료기관의 장이나 의료인이 요청하여 환자 또는 환자의 보호자가 동의하는 경우를 포함) 의료기관의 장이나 의료인은 전신마취 등 환자의 의식이 없는 상태에서 수술을 하는 장면을 제1항에 따라 설치한 폐쇄회로 텔레비전으로 촬영하여야 한다. 이 경우 의료기관의 장이나 의료인은 다음 각 호의 어느 하나에 해당하는 정당한 사유가 없으면 이를 거부할 수 없다.
1. 수술이 지체되면 환자의 생명이 위험하여지거나 심신상의 중대한 장애를 가져오는 응급수술을 시행하는 경우
2. 환자의 생명을 구하기 위하여 적극적 조치가 필요한 위험도 높은 수술을 시행하는 경우
3. 「전공의의 수련환경 개선 및 지위 향상을 위한 법률」 제2조 제2호에 따른 수련병원 등의 전공의 수련 등 그 목적 달성을 현저히 저해할 우려가 있는 경우
4. 그 밖에 제1호부터 제3호까지의 규정에 준하는 경우로서 보건복지부령으로 정하는 사유가 있는 경우

[본조신설 2021.9.24.]

(의료법 제38조의2 제3항) 의료기관의 장이나 의료인이 제2항에 따라 수술을 하는 장면을 촬영하는 경우 녹음 기능은 사용할 수 없다. 다만, 환자 및 해당 수술에 참여한 의료인 등 정보주체 모두의 동의를 받은 경우에는 그러하지 아니하다.
[본조신설 2021.9.24.]

158 「의료법」상 의료기관의 장이 전신마취 등 환자의 의식이 없는 상태에서 수술을 시행하는 수술실 내 폐쇄회로 텔레비전의 촬영을 거부할 수 있는 경우는? 2024 전북 기출유사

① 적극적 조치가 필요 없는 위험도 낮은 수술을 시행하는 경우
② 상급병원에서 일반진료 질병군에 해당하는 수술을 하는 경우
③ 심신상의 중대한 장애를 가져오는 응급 수술을 시행하는 경우
④ 수술이 지체되더라도 환자의 생명이 위험에 위협이 있는 경우

해설 **(의료법 제38조의2 제2항 : 수술실 내 폐쇄회로 텔레비전의 설치·운영)** 157번 문제 해설 참조
(의료법 시행규칙 제39조의12 : 촬영 거부의 사유)
① 법 제38조의2 제2항 제1호부터 제3호까지의 규정에 따른 촬영 거부 사유의 구체적인 기준은 다음 각 호와 같다.
1. 법 제38조의2 제2항 제1호의 경우 : 「응급의료에 관한 법률」 제2조 제1호에 따른 응급환자를 수술하는 경우

Answer 157 ② 158 ③

2. 법 제38조의2 제2항 제2호의 경우
  가. 「상급종합병원의 지정 및 평가에 관한 규칙」 별표 제4호 가목에 따른 전문진료질병군에 해당하는 수술을 하는 경우
  나. 생명에 위협이 되거나 신체기능의 장애를 초래하는 질환을 가진 환자로서 보건복지부장관이 정하는 경우에 해당하는 환자를 수술하는 경우
3. 법 제38조의2 제2항 제3호의 경우 : 「전공의의 수련환경개선 및 지위 향상을 위한 법률」 제2조 제3호에 따른 지도전문의가 전공의의 수련을 현저히 저해할 우려가 있다고 판단하는 경우. 이 경우 지도전문의는 판단의 이유를 제39조의11 제5항 제4호에 따라 촬영 요청 처리대장에 기록으로 남겨두어야 한다.

② 법 제38조의2 제2항 제4호에 따른 촬영 거부 사유는 다음 각 호와 같다.
1. 촬영을 하기 위해서는 수술을 예정대로 시행하기 불가능한 시점에 환자 또는 환자의 보호자가 촬영을 요청하는 경우
2. 천재지변, 통신장애, 전자적 침해행위 또는 그 밖의 불가항력적인 사유로 촬영이 불가능한 경우

[본조신설 2023.9.22.]

159 **의료법령상 환자의 보호자가 전신마취 등 환자의 의식이 없는 상태에서 폐쇄회로 텔레비전으로 수술하는 장면의 촬영을 요청한 경우, 의료기관의 장이나 의료인이 이를 거부할 수 있는 정당한 사유로 옳지 않은 것은?** 2024 서울 기출유사

① 수술이 지체되면 환자의 심신에 중대한 장애를 가져오는 응급 수술을 시행하는 경우
② 환자의 생명을 구하기 위하여 적극적 조치가 필요한 위험도 높은 수술을 시행하는 경우
③ 통신장애로 촬영이 불가능한 경우
④ 해당 수술에 참여하는 의료인이 동의하지 않는 경우

해설 158번 문제 해설 참조

160 **의료인이 다른 의료기관의 의료장비를 이용하여 진료하는 과정에서 의료장비의 결함 때문에 의료사고가 발생하였다. 「의료법」상 의료사고의 책임은 다음 중 누구에게 있는가?** 2021 경북 기출유사

① 의료장비를 설계한 장비업체
② 의료장비를 제공한 의료기관 개설자
③ 진료한 의료인
④ 진료한 의료인과 의료장비를 제공한 의료기관 개설자

해설 **(의료법 제39조 제3항 : 시설 등의 공동이용)** 의료인이 다른 의료기관의 시설·장비 및 인력 등을 이용하여 진료하는 과정에서 발생한 의료사고에 대하여는 진료를 한 의료인의 과실 때문이면 그 의료인에게, 의료기관의 시설·장비 및 인력 등의 결함 때문이면 그것을 제공한 의료기관 개설자에게 각각 책임이 있는 것으로 본다.

Answer 159 ④ 160 ②

161 「의료법」상 지방자치단체장에게 신고 또는 승인받아야 하는 경우를 모두 고른 것은?

2012 지방직 기출유사

가. H 병원 병원장은 병원의 노사분규로 인하여 1개월 이상 휴업하고자 한다.
나. S 병원 병원장은 진단용 방사선 발생장치를 설치·운영하고자 한다.
다. T 의원을 개설한 의사 박씨는 해외출장을 이유로 의사 최씨에게 진료를 맡기려고 한다.
라. W 의료법인은 조산원을 개설하고자 한다.

① 가, 나, 다
② 가, 다
③ 나, 라
④ 가, 나, 다, 라

1

해설 가. **(의료법 제40조 제1항)** 의료기관 개설자는 의료업을 폐업하거나 1개월 이상 휴업(입원환자가 있는 경우에는 1개월 미만의 휴업도 포함)하려면 보건복지부령으로 정하는 바에 따라 관할 시장·군수·구청장에게 신고하여야 한다.
나. **(의료법 제37조 제1항)** 진단용 방사선 발생장치를 설치·운영하려는 의료기관은 보건복지부령으로 정하는 바에 따라 시장·군수·구청장에게 신고하여야 하며, 보건복지부령으로 정하는 안전관리기준에 맞도록 설치·운영하여야 한다.
다. **(의료법 시행규칙 제26조 제1항 제2호)** 의료기관 개설자가 입원, 해외 출장 등으로 다른 의사·치과의사·한의사 또는 조산사에게 진료하게 할 경우 그 기간 및 해당 의사 등의 인적 사항)에 관하여 의료기관 개설신고 사항의 변경신고서를 시장·군수·구청장에게 제출해야 한다.
라. **(의료법 시행규칙 제25조 제1항)** 의원·치과의원·한의원 또는 조산원을 개설하려는 자는 의료기관 개설신고서에 다음 각 호의 서류를 첨부하여 시장·군수·구청장에게 신고하여야 한다.

162 의사 박씨는 1년 동안 미국으로 가야 하는데 대체할 의사를 구하지 못해 휴업을 하여야 하는 상황이다. 다음 중 이때 「의료법」상 취해야 할 조치로 가장 올바른 것은? 2017 인천 기출유사

① 관할 보건소장에게 휴업신고를 한다.
② 시장·군수·구청장에게 휴업허가를 받는다.
③ 진료기록부등을 관할 보건소장에게 이관한다.
④ 휴업을 알리는 게시물을 부착하고 휴업한다.

해설 **(의료법 제40조의2 제1항 : 진료기록부등의 이관)** 의료기관 개설자는 제40조 제1항에 따라 폐업 또는 휴업 신고를 할 때 제22조나 제23조에 따라 기록·보존하고 있는 진료기록부등의 수량 및 목록을 확인하고 진료기록부등을 관할 보건소장에게 넘겨야 한다. 다만, 의료기관 개설자가 보건복지부령으로 정하는 바에 따라 진료기록부등의 보관계획서를 제출하여 관할 보건소장의 허가를 받은 경우에는 직접 보관할 수 있다.
(의료법 제40조 제1항) 의료기관 개설자는 의료업을 폐업하거나 1개월 이상 휴업(입원환자가 있는 경우에는 1개월 미만의 휴업도 포함)하려면 보건복지부령으로 정하는 바에 따라 관할 시장·군수·구청장에게 신고하여야 한다.

Answer 161 ④ 162 ③

163 **의료기관 개설자가 의료업을 폐업하거나 1개월 이상 휴업할 때, 필요한 절차로 가장 올바른 것은?**

2016 서울, 2017 광주, 2021 부산 기출유사

① 병원은 휴업·폐업 시 모두 관할 시장·군수·구청장에게 신고하여야 한다.
② 요양병원은 휴업할 때에는 시장·군수·구청장에게 허가, 폐업할 때는 신고하여야 한다.
③ 의원은 휴업할 때에는 시장·군수·구청장에게 신고, 폐업할 때에는 허가를 받아야 한다.
④ 종합병원은 휴업·폐업 시 모두 관할 시·도지사에게 허가를 받아야 한다.

해설 **(의료법 제40조 제1항)** 의료기관 개설자는 의료업을 폐업하거나 1개월 이상 휴업(입원환자가 있는 경우에는 1개월 미만의 휴업도 포함)하려면 보건복지부령으로 정하는 바에 따라 관할 시장·군수·구청장에게 신고하여야 한다.

164 **「의료법」상 의료기관 개설자가 폐업 또는 휴업할 때 해당 의료기관에 입원 중인 환자를 다른 의료기관으로 옮길 수 있도록 하는 등 환자의 권익보호조치를 정당한 사유 없이 하지 아니하는 경우의 벌칙은?**

2018 서울 기출유사

① 1년 이하의 징역이나 1천만원 이하의 벌금
② 2년 이하의 징역이나 2천만원 이하의 벌금
③ 3년 이하의 징역이나 3천만원 이하의 벌금
④ 5년 이하의 징역이나 5천만원 이하의 벌금

해설 **(의료법 제89조 : 벌칙)** 다음 각 호의 어느 하나에 해당하는 자는 1년 이하의 징역이나 1천만원 이하의 벌금에 처한다.

1. 제15조 제1항, 제17조 제1항·제2항(제1항 단서 후단과 제2항 단서는 제외한다), 제17조의2 제1항·제2항(처방전을 교부하거나 발송한 경우만을 말한다), 제23조의2 제3항 후단, 제33조 제9항, 제56조 제1항부터 제3항까지 또는 제58조의6 제2항을 위반한 자
2. 정당한 사유 없이 제40조 제4항에 따른 권익보호조치를 하지 아니한 자
3. 제51조의2를 위반하여 의료법인의 임원 선임과 관련하여 금품 등을 주고받거나 주고받을 것을 약속한 자
4. 제61조 제1항에 따른 검사를 거부·방해 또는 기피한 자(제33조 제2항·제10항 위반 여부에 관한 조사임을 명시한 경우에 한정한다)

(의료법 제40조 제4항) 의료기관 개설자는 의료업을 폐업 또는 휴업하는 경우 보건복지부령으로 정하는 바에 따라 해당 의료기관에 입원 중인 환자를 다른 의료기관으로 옮길 수 있도록 하는 등 환자의 권익을 보호하기 위한 조치를 하여야 한다.

165 **서울특별시 중구에서 의료기관을 개설하고 있는 의사가 의료업을 폐업하거나 1개월 이상 휴업(입원환자가 있는 경우에는 1개월 미만의 휴업도 포함)하려면 (가)에게 신고하여야 한다. (가)에 해당하는 기관은?** 2018 서울 기출유사

① 서울특별시 중구청장
② 서울특별시장
③ 보건복지부장관
④ 서울특별시 의사회장

해설 **(의료법 제40조 제1항)** 의료기관 개설자는 의료업을 폐업하거나 1개월 이상 휴업(입원환자가 있는 경우에는 1개월 미만의 휴업도 포함)하려면 보건복지부령으로 정하는 바에 따라 관할 시장·군수·구청장에게 신고하여야 한다.

Answer 163 ① 164 ① 165 ①

166 **동네의원이 폐업하려고 할 때 해야 할 조치로 가장 올바른 것은?** 2016 전북 기출유사

① 향정신성 의약품은 약국에 반납하기 전에 시장·군수·구청장에게 신고하여야 한다.

② 시·도시사에게 폐업허가를 받아야 한다.

③ 진료기록부등의 보관계획서를 제출하여 관할 보건소장의 허가를 받은 경우에는 직접 보관할 수 있다.

④ 진료기록부등 의무기록을 파쇄처리 하여야 한다.

해설 **(의료법 제40조의2 제1항 : 진료기록부등의 이관)** 의료기관 개설자는 제40조 제1항에 따라 폐업 또는 휴업 신고를 할 때 제22조나 제23조에 따라 기록·보존하고 있는 진료기록부등의 수량 및 목록을 확인하고 진료기록부등을 관할 보건소장에게 넘겨야 한다. 다만, 의료기관 개설자가 보건복지부령으로 정하는 바에 따라 진료기록부등의 보관계획서를 제출하여 관할 보건소장의 허가를 받은 경우에는 직접 보관할 수 있다.

1

167 **피부과를 운영하는 K원장은 개인적인 사정으로 병원을 폐업하려고 한다. 다음 중 이 경우 환자 진료기록부에 관한 조치로 가장 올바른 것은?** 2016 서울 기출유사

① 같은 장소에 새로 입주할 병원에게 환자 진료기록부를 넘겨야 한다.

② 관할 보건소장에게 환자 진료기록부를 넘겨야 한다.

③ 관할 보건소장의 허가를 받지 않고 자체적으로 보관한다.

④ 관할 시·도지사에게 환자 진료기록부를 넘겨야 한다.

해설 **(의료법 제40조의2 제1항 : 진료기록부등의 이관)** 166번 문제 해설 참조

168 **아래 내용의 괄호 안에 들어갈 알맞은 말을 다음 중 올바른 순서대로 나열한 것은?** 2015 경북 기출유사

> 의료기관 개설자는 의료업을 폐업하거나 (　　) 이상 휴업하려면 관할 시장·군수·구청장에게 신고하여야 하고, 진료기록부등은 (　　)에게 이관하여야 한다.

① 1개월, 관할 보건소장　　② 2개월, 시·도지사

③ 3개월, 중앙회　　④ 1년, 보건복지부장관

해설 **(의료법 제40조 제1항)** 의료기관 개설자는 의료업을 폐업하거나 1개월 이상 휴업(입원환자가 있는 경우에는 1개월 미만의 휴업도 포함)하려면 보건복지부령으로 정하는 바에 따라 관할 시장·군수·구청장에게 신고하여야 한다.
(의료법 제40조의2 제1항 : 진료기록부등의 이관) 의료기관 개설자는 제40조 제1항에 따라 폐업 또는 휴업 신고를 할 때 제22조나 제23조에 따라 기록·보존하고 있는 진료기록부등의 수량 및 목록을 확인하고 진료기록부등을 관할 보건소장에게 넘겨야 한다. 다만, 의료기관 개설자가 보건복지부령으로 정하는 바에 따라 진료기록부등의 보관계획서를 제출하여 관할 보건소장의 허가를 받은 경우에는 직접 보관할 수 있다.

169 **「의료법」상 의료기관이 폐업하는 경우 진료기록부는 누구에게 이관하는가?** 2025 경기 기출유사

① 보건복지부장관　　② 보건소장

③ 시·군·구청장　　④ 시·도지사

해설 **(의료법 제40조의2 제1항 : 진료기록부등의 이관)** 168번 문제 해설 참조

Answer 166 ③　167 ②　168 ①　169 ②

170 **아래 내용은 「의료법」상 의료기관 개설자가 폐업 또는 휴업하는 경우의 환자의 권익을 보호하기 위한 조치사항이다. 다음 중 (가), (나)에 들어갈 올바른 내용은?**

> 의료기관 개설자는 폐업 또는 휴업 신고예정일 (가) 전까지 환자 및 환자 보호자가 쉽게 볼 수 있는 장소 및 인터넷 홈페이지에 안내문을 각각 게시하여야 한다. 다만, 입원 환자에 대해서는 폐업 또는 휴업 신고예정일 (나) 전까지 환자 또는 그 보호자에게 직접 알려야 한다.

① 가 : 10일, 나 : 20일 ② 가 : 10일, 나 : 30일
③ 가 : 14일, 나 : 20일 ④ 가 : 14일, 나 : 30일

해설 **(의료법 시행규칙 제30조의3 : 폐업·휴업 시 조치사항)** 의료기관 개설자는 의료업을 폐업 또는 휴업하려는 때에는 폐업 또는 휴업 신고예정일 14일 전까지 환자 및 환자 보호자가 쉽게 볼 수 있는 장소 및 인터넷 홈페이지에 안내문을 각각 게시하여야 한다. 다만, 입원 환자에 대해서는 폐업 또는 휴업 신고예정일 30일 전까지 환자 또는 그 보호자에게 직접 안내문의 내용을 알려야 한다. 〈개정 2023.3.2.〉

171 **아래 내용은 의료기관 개설자의 폐업 및 휴업에 관한 신고방법이다. 괄호 안에 들어갈 내용이 순서대로 올바르게 나열된 것은?**

> 시장·군수·구청장은 (   )이 감염병의 역학조사 및 예방접종에 관한 역학조사를 실시하거나 의료인 또는 의료기관의 장이 (   )에게 역학조사 실시를 요청한 경우로서 그 역학조사를 위하여 필요하다고 판단하는 때에는 의료기관 폐업 신고를 수리하지 않을 수 있다.

① 보건복지부장관, 시·도지사 또는 시장·군수·구청장 – 보건복지부장관 또는 시·도지사
② 보건복지부장관, 시·도지사 또는 시장·군수·구청장 – 보건복지부장관, 시·도지사 또는 시장·군수·구청장
③ 질병관리청장, 시·도지사 또는 시장·군수·구청장 – 질병관리청장 또는 시·도지사
④ 질병관리청장, 시·도지사 또는 시장·군수·구청장 – 질병관리청장, 시·도지사 또는 시장·군수·구청장

해설 **(의료법 제40조 제3항)** 시장·군수·구청장은 제1항에 따른 신고에도 불구하고 「감염병의 예방 및 관리에 관한 법률」 제18조 및 제29조에 따라 질병관리청장, 시·도지사 또는 시장·군수·구청장이 감염병의 역학조사 및 예방접종에 관한 역학조사를 실시하거나 같은 법 제18조의2에 따라 의료인 또는 의료기관의 장이 질병관리청장 또는 시·도지사에게 역학조사 실시를 요청한 경우로서 그 역학조사를 위하여 필요하다고 판단하는 때에는 의료기관 폐업 신고를 수리하지 아니할 수 있다. 〈신설 2020.8.11.〉

172 **「의료법」상 시장·군수·구청장이 폐업·휴업 신고를 받은 경우 확인 조치사항에 해당하지 않는 것은?**

① 의료기관에서 나온 세탁물의 적정한 처리를 완료하였는지 여부
② 의료기관이 임료, 공과금, 세금 등을 연체 없이 납부하였는지 여부
③ 진료기록부등을 적정하게 넘겼거나 직접 보관하고 있는지 여부
④ 환자의 권익 보호를 위한 조치를 하였는지 여부

Answer 170 ④ 171 ③ 172 ②

해설 **(의료법 시행령 제17조의2 폐업·휴업 시 조치사항)** 시장·군수·구청장은 의료업의 폐업 또는 휴업 신고를 받은 경우에는 다음 각 호의 사항에 대한 확인 조치를 해야 한다. 〈개정 2020.2.25.〉

1. 의료기관에서 나온 세탁물의 적정한 처리를 완료하였는지 여부
2. 진료기록부등(전자의무기록을 포함)을 적정하게 넘겼거나 직접 보관하고 있는지 여부
3. 환자의 권익 보호를 위한 조치를 하였는지 여부
4. 의료업의 폐업 또는 휴업의 적정한 관리를 위하여 보건복지부장관이 특히 필요하다고 인정하는 사항

173 당직의료인을 반드시 두어야 하는 의료기관을 모두 고른 것은? 2016 부산 기출유사

가. 병원	나. 종합병원	다. 요양병원	라. 한방병원

① 가, 나, 다　　② 가, 다
③ 나, 라　　④ 가, 나, 다, 라

해설 **(의료법 제41조 제1항)** 각종 병원에는 응급환자와 입원환자의 진료 등에 필요한 당직의료인을 두어야 한다.

174 「의료법」상 해당 병원의 자체 기준에 따라 당직의료인을 배치할 수 있는 의료기관에 해당하지 않는 곳은?

① 국립결핵병원　　② 요양병원
③ 재활병원　　④ 정신병원

해설 **(의료법 시행규칙 제39조의18 제3항)** 제1항 및 제2항에도 불구하고 다음 각 호의 어느 하나에 해당하는 의료기관은 입원환자를 진료하는 데에 지장이 없도록 해당 병원의 자체 기준에 따라 당직의료인을 배치할 수 있다.

1. 정신병원
2. 「장애인복지법」에 따른 의료재활시설로서 법 제3조의2에 따른 요건을 갖춘 의료기관
3. 국립정신건강센터, 국립정신병원, 국립소록도병원, 국립결핵병원 및 국립재활원
4. 그 밖에 제1호부터 제3호까지에 준하는 의료기관으로서 보건복지부장관이 당직의료인의 배치 기준을 자체적으로 정할 필요가 있다고 인정하여 고시하는 의료기관

(의료법 시행규칙 제39조의18 제1항) 각종 병원에 두어야 하는 당직의료인의 수는 입원환자 200명까지는 의사·치과의사 또는 한의사의 경우에는 1명, 간호사의 경우에는 2명을 두되, 입원환자 200명을 초과하는 200명마다 의사·치과의사 또는 한의사의 경우에는 1명, 간호사의 경우에는 2명을 추가한 인원 수로 한다.

(의료법 시행규칙 제39조의18 제2항) 요양병원에 두어야 하는 당직의료인의 수는 다음 각 호의 기준에 따른다.

1. 의사·치과의사 또는 한의사의 경우에는 입원환자 300명까지는 1명, 입원환자 300명을 초과하는 300명마다 1명을 추가한 인원 수
2. 간호사의 경우에는 입원환자 80명까지는 1명, 입원환자 80명을 초과하는 80명마다 1명을 추가한 인원 수

175 「의료법」상 병원에 두는 당직의료인에 대한 설명으로 올바른 것은?

① 간호사는 입원환자 200명까지 2명을 두어야 한다.
② 의사는 입원환자 200명까지 2명을 두어야 한다.
③ 입원시설이 있는 의원에 당직의료인을 두어야 한다.
④ 정신병원은 응급환자를 진료하는 데 지장이 없도록 자체 기준으로 배치할 수 있다.

Answer 173 ④　174 ②　175 ①

해설 (의료법 시행규칙 제39조의18 제1항) 각종 병원에 두어야 하는 당직의료인의 수는 입원환자 200명까지는 의사·치과의사 또는 한의사의 경우에는 1명, 간호사의 경우에는 2명을 두되, 입원환자 200명을 초과하는 200명마다 의사·치과의사 또는 한의사의 경우에는 1명, 간호사의 경우에는 2명을 추가한 인원 수로 한다.

176 S 요양병원의 입원환자는 600명이다. 다음 중 「의료법」상 두어야 하는 당직의료인의 수가 가장 올바르게 나열된 것은?

① 당직의사 : 2명, 당직간호사 : 3명
② 당직의사 : 2명, 당직간호사 : 8명
③ 당직의사 : 3명, 당직간호사 : 3명
④ 당직의사 : 3명, 당직간호사 : 8명

해설 (의료법 시행규칙 제39조의18 제2항) 요양병원에 두어야 하는 당직의료인의 수는 다음 각 호의 기준에 따른다.
1. 의사·치과의사 또는 한의사의 경우에는 입원환자 300명까지는 1명, 입원환자 300명을 초과하는 300명마다 1명을 추가한 인원 수
2. 간호사의 경우에는 입원환자 80명까지는 1명, 입원환자 80명을 초과하는 80명마다 1명을 추가한 인원 수

177 「의료법」상 각종 병원에 응급환자와 입원환자의 진료 등에 필요한 당직의료인 수로 올바른 것은?

2023 경북 기출유사

① 병원에 입원환자 100명까지 의사 1명
② 병원에 입원환자 200명까지 간호사 1명
③ 요양병원에 입원환자 300명까지 한의사 1명
④ 정신질환자가 입원한 요양병원에 80명까지 간호사 1명

해설 (의료법 시행규칙 제39조의18 제2항) 176번 문제 해설 참조

178 「의료법」에 따르면 의료기관은 의료기관의 종류에 따르는 명칭 외의 명칭을 사용하지 못한다. 다음 중 예외적으로 종류에 따르는 명칭 외의 명칭을 사용할 수 있는 경우를 모두 고른다면? 2025 인천 기출유사

가. 국가나 지방자치단체에서 개설하는 의료기관이 보건복지부장관이나 시·도지사와 협의하여 정한 명칭을 사용하는 경우
나. 상급종합병원으로 지정받거나 전문병원으로 지정받은 의료기관이 지정받은 기간 동안 그 명칭을 사용하는 경우
다. 종합병원 또는 정신병원이 그 명칭을 병원으로 표시하는 경우
라. 2개 이상의 의료인 면허를 소지한 자가 의원급 의료기관을 개설하면서 하나의 장소에 한해 면허 종별에 따른 종별명칭을 함께 사용하는 경우

① 가, 나, 다
② 가, 다
③ 나, 라
④ 가, 나, 다, 라

Answer 176 ② 177 ③ 178 ④

해설 **(의료법 제42조 제1항)** 의료기관은 제3조 제2항에 따른 의료기관의 종류에 따르는 명칭 외의 명칭을 사용하지 못한다. 다만, 다음 각 호의 어느 하나에 해당하는 경우에는 그러하지 아니하다. 〈개정 2020.3.4.〉
1. 종합병원 또는 정신병원이 그 명칭을 병원으로 표시하는 경우
2. 제3조의4 제1항에 따라 상급종합병원으로 지정받거나 제3조의5 제1항에 따라 전문병원으로 지정받은 의료기관이 지정받은 기간 동안 그 명칭을 사용하는 경우
3. 제33조 제8항 단서에 따라 개설한 의원급 의료기관이 면허 종별에 따른 종별명칭을 함께 사용하는 경우
4. 국가나 지방자치단체에서 개설하는 의료기관이 보건복지부장관이나 시·도지사와 협의하여 정한 명칭을 사용하는 경우
5. 다른 법령으로 따로 정한 명칭을 사용하는 경우

(의료법 제33조 제8항) 제2항 제1호의 의료인은 어떠한 명목으로도 둘 이상의 의료기관을 개설·운영할 수 없다. 다만, 2 이상의 의료인 면허를 소지한 자가 의원급 의료기관을 개설하려는 경우에는 하나의 장소에 한하여 면허 종별에 따른 의료기관을 함께 개설할 수 있다.

1

179 **개설자가 전문의인 경우에 의료기관의 고유명칭과 의료기관의 종류명칭 사이에 인정받은 전문과목을 삽입하여 표시할 수 있는 의료기관에 해당하지 않는 것은?** 2017 인천 기출유사

① 병원　② 요양병원
③ 치과병원　④ 한의원

해설 **(의료법 시행규칙 제40조 제4호)** 병원·한방병원·치과병원·의원·한의원 또는 치과의원의 개설자가 전문의인 경우에는 그 의료기관의 고유명칭 앞에 전문과목 및 전문의를 함께 표시하거나 의료기관의 고유명칭과 의료기관의 종류 명칭 사이에 인정받은 전문과목을 삽입하여 표시할 수 있다. 이 경우 전문과목에 "치과"가 포함된 치과병원·치과의원의 경우에는 제1호 전단에도 불구하고 의료기관의 종류 명칭에서 "치과"를 생략할 수 있다. 〈개정 2023.9.22.〉

180 **「의료법」상 한의사를 두어 한의과 진료과목을 추가로 설치·운영할 수 있는 의료기관은?** 2024 부산 기출유사

가. 병원	나. 요양병원	다. 종합병원	라. 치과병원

① 가, 나, 다　② 가, 다, 라
③ 나, 다, 라　④ 가, 나, 다, 라

해설 **(의료법 제43조 : 진료과목 등)**
① 병원·치과병원 또는 종합병원은 한의사를 두어 한의과 진료과목을 추가로 설치·운영할 수 있다.
② 한방병원 또는 치과병원은 의사를 두어 의과 진료과목을 추가로 설치·운영할 수 있다.
③ 병원·한방병원·요양병원 또는 정신병원은 치과의사를 두어 치과 진료과목을 추가로 설치·운영할 수 있다.

181 **「의료법」상 요양병원이 표시할 수 있는 진료과목이 아닌 것은?** 2017 부산, 2021 제주 기출유사

① 구강내과　② 성형외과
③ 정신건강의학과　④ 한방안·이비인후·피부과

해설 **(의료법 시행규칙 제41조 제1항)** 의료기관이 표시할 수 있는 진료과목은 다음 각 호와 같다. 〈개정 2021.6.30.〉
1. 종합병원 : 제2호 및 제3호의 진료과목
2. 병원·정신병원이나 의원 : 내과, 신경과, 정신건강의학과, 외과, 정형외과, 신경외과, 흉부외과, 성형외과, 마취통증의학과, 산부인과, 소아청소년과, 안과, 이비인후과, 피부과, 비뇨의학과, 영상의학과, 방사선종양학과, 병리과, 진단검사의학과, 재활의학과, 결핵과, 예방의학과, 가정의학과, 핵의학과, 직업환경의학과 및 응급의학과

Answer 179 ② 180 ② 181 ①

3. 치과병원이나 치과의원 : 구강악안면외과, 치과보철과, 치과교정과, 소아치과, 치주과, 치과보존과, 구강내과, 영상치의학과, 구강병리과, 예방치과 및 통합치의학과
4. 한방병원이나 한의원 : 한방내과, 한방부인과, 한방소아과, 한방안·이비인후·피부과, 한방신경정신과, 한방재활의학과, 사상체질과 및 침구과
5. 요양병원 : 제2호 및 제4호의 진료과목

182 「의료법」상 의료기관이 표시할 수 있는 진료과목이 올바르지 못하게 짝지어진 것은? 2017 충남 기출유사

① 병원 – 응급의학과
② 요양병원 – 한방안·이비인후·피부과
③ 종합병원 – 한방신경정신과
④ 치과병원 – 영상치의학과

해설 (의료법 시행규칙 제41조 제1항) 181번 문제 해설 참조

183 「의료법」상 한방재활의학과 등을 설치·운영하고 있는 한방병원에서 의사를 두어 정형외과 등 외과계 진료과목을 추가로 설치하는 경우에 갖추어야 하는 것은? 2023 전북 기출유사

① 수술실
② 음압격리병실
③ 응급실
④ 중환자실

해설 (의료법 시행규칙 제41조 제2항 : 진료과목의 표시) 법 제43조 제1항부터 제3항까지의 규정에 따라 추가로 진료과목을 설치한 의료기관이 표시할 수 있는 진료과목과 법 제43조 제4항에 따라 추가로 설치한 진료과목의 진료에 필요한 시설·장비는 별표 8과 같다.

[별표 8] 추가로 진료과목을 설치한 의료기관이 표시할 수 있는 진료과목 및 진료에 필요한 시설·장비 기준(제41조 제2항 관련) 〈개정 2021.6.30.〉

1. 표시할 수 있는 진료과목

의료기관	표시할 수 있는 진료과목
종합병원	한의과 진료과목을 추가로 설치하는 경우 : 한방내과, 한방부인과, 한방소아과, 한방안·이비인후·피부과, 한방신경정신과, 한방재활의학과, 사상체질과 및 침구과
병원	가. 한의과 진료과목을 추가로 설치하는 경우 1) 모든 병원 : 한방내과, 사상체질과 및 침구과 2) 신경과, 정신건강의학과, 신경외과 또는 재활의학과를 설치·운영하고 있는 병원 : 한방신경정신과 및 한방재활의학과 3) 내과, 산부인과, 성형외과, 소아청소년과, 안과, 이비인후과 또는 피부과를 설치·운영하고 있는 병원 : 한방부인과, 한방소아과 및 한방안·이비인후·피부과 나. 치과 진료과목을 추가로 설치하는 경우 1) 모든 병원 : 구강내과 및 통합치의학과 2) 외과, 성형외과 또는 응급의학과를 설치·운영하고 있는 병원 : 구강악안면외과, 치과보철과, 치과교정과, 치주과 및 치과보존과 3) 소아청소년과를 설치·운영하고 있는 병원 : 소아치과
한방병원	가. 의과 진료과목을 추가로 설치하는 경우 1) 모든 한방병원 : 내과, 가정의학과, 마취통증의학과 2) 한방내과, 한방신경정신과, 한방재활의학과 또는 침구과를 설치·운영하고 있는 한방병원 : 신경과, 정신건강의학과, 신경외과, 정형외과, 비뇨의학과 및 재활의학과 3) 한방부인과, 한방소아과 또는 한방안·이비인후·피부과를 설치·운영하고 있는 한방병원 : 산부인과, 소아청소년과, 안과, 이비인후과 및 피부과 4) 1)에서 3)까지의 의과과목을 1개 이상 설치·운영하고 있는 한방병원 : 영상의학과 및 진단검사의학과 나. 치과 진료과목을 추가로 설치하는 경우 1) 모든 한방병원 : 구강내과 및 통합치의학과 2) 한방소아과를 설치·운영하고 있는 한방병원 : 소아치과

Answer 182 ③ 183 ①

치과병원	가. 의과 진료과목을 추가로 설치하는 경우 1) 모든 치과병원 : 내과, 가정의학과, 마취통증의학과 2) 구강악안면외과, 치과보철과, 치과교정과, 치주과 또는 치과보존과를 설치·운영하고 있는 치과병원 : 성형외과 및 정신건강의학과 3) 구강내과 또는 소아치과를 설치·운영하고 있는 치과병원 : 이비인후과, 정신건강의학과, 신경과 및 소아청소년과 나. 한의과 진료과목을 추가로 설치하는 경우 1) 모든 치과병원 : 한방내과, 침구과 2) 소아치과를 설치·운영하고 있는 치과병원 : 한방소아과
요양병원·정신병원	치과 진료과목을 추가로 설치하는 경우 : 구강악안면외과, 치과보철과, 치주과, 치과보존과, 구강내과 및 통합치의학과

비고 : 치과 진료과목을 추가로 설치하는 의료기관은 2013년 12월 31일까지 진료과목을 "치과"로 표시한다.

2. 진료에 필요한 시설·장비 등
   가. 종합병원·병원·치과병원에 추가로 한의과 진료과목을 설치하는 경우
      1) 관련된 시설·장비 및 의료관계인을 확보하고 있는 경우에는 한방요법실을 갖출 수 있다.
      2) 탕전을 하는 경우에는 관련된 시설·장비 및 의료관계인을 확보하고 탕전실을 갖추어야 한다.
   나. 한방병원·치과병원에 추가로 의과 진료과목을 설치하는 경우
      1) 외과계 진료과목을 설치하는 경우에는 관련된 시설·장비 및 의료관계인을 확보하고 수술실을 갖추어야 한다.
      2) 관련된 시설·장비 및 의료관계인을 확보하고 있는 경우에는 임상검사실을 갖출 수 있다.
      3) 관련된 시설·장비 및 의료관계인을 확보하고 있는 경우에는 방사선장치를 갖출 수 있다.
      4) 수술실이 설치되어 있는 경우에는 회복실을 갖추어야 한다.
   다. 요양병원·정신병원에 추가로 치과 진료과목을 설치하는 경우
      1) 관련된 시설·장비 및 의료관계인을 확보하고 있는 경우에는 임상검사실을 갖출 수 있다.
      2) 관련된 시설·장비 및 의료관계인을 확보하고 있는 경우에는 방사선장치를 갖출 수 있다.
   라. 가목부터 다목까지의 규정에 따라 추가로 진료과목을 설치한 의료기관은 진료절차, 의료인 간 업무분장, 응급환자 대응방법, 관련 시설·장비의 활용방안, 환자의 선택권 등이 포함된 진료지침을 비치하여야 한다.

184 「의료법」상 의료기관 개설자가 비급여 진료비용 등을 환자 등에게 고지하여야 하는 내용으로 가장 올바르지 못한 것은? 2014 경북 기출유사

① 고지·게시 규정은 임의규정이므로, 의료기관 개설자는 고지·게시한 금액을 초과하여 징수할 수 있다.

② 의료기관 개설자는 보건복지부령으로 정하는 바에 따라 제증명수수료 비용을 게시하여야 한다.

③ 의료기관 개설자는 요양급여 대상에서 제외되는 사항 또는 의료급여 대상에서 제외되는 사항을 환자 또는 환자 보호자가 쉽게 알 수 있도록 고지하여야 한다.

④ 인터넷 홈페이지를 운영하는 의료기관은 인터넷 홈페이지에 비급여 진료비용 등을 알아보기 쉽도록 따로 표시하여야 한다.

해설 **(의료법 제45조 제3항)** 의료기관 개설자는 제1항 및 제2항에서 고지·게시한 금액을 초과하여 징수할 수 없다.

② **(의료법 제45조 제2항)** 의료기관 개설자는 보건복지부령으로 정하는 바에 따라 의료기관이 환자로부터 징수하는 제증명수수료의 비용을 게시하여야 한다.

③ **(의료법 제45조 제1항)** 의료기관 개설자는 요양급여의 대상에서 제외되는 사항 또는 의료급여의 대상에서 제외되는 사항의 비용("비급여 진료비용")을 환자 또는 환자의 보호자가 쉽게 알 수 있도록 보건복지부령으로 정하는 바에 따라 고지하여야 한다.

④ **(의료법 시행규칙 제42조의2 제4항)** 인터넷 홈페이지를 운영하는 의료기관은 제1항 및 제3항의 사항을 제1항 및 제3항의 방법 외에 이용자가 알아보기 쉽도록 인터넷 홈페이지에 따로 표시해야 한다. 〈개정 2020.9.4.〉

Answer 184 ①

185 「의료법」상 의료기관의 비급여 진료비용 등의 고지에 대한 설명으로 올바르지 못한 것은?

① 비급여 진료비용 등의 고지방법의 세부적인 사항은 보건복지부장관이 정하여 고시한다.

② 의료기관 개설자는 요양급여의 대상에서 제외되는 사항 또는 의료급여의 대상에서 제외되는 사항("비급여 대상")의 항목과 그 가격을 적은 책자 등을 환자 또는 환자의 보호자가 쉽게 볼 수 있는 장소에 갖추어 두어야 한다.

③ 의료기관 개설자는 비급여 대상의 항목을 묶어 1회 비용으로 정해 총액을 표기할 수 있다.

④ 의료기관 개설자는 비급여 대상 중 보건복지부장관이 정해 고시하는 비급여 대상을 제공하려는 경우에는 수술, 수혈, 전신마취 등 지체되면 환자의 생명이 위험해지거나 심신상의 중대한 장애를 가져오는 경우일지라도 반드시 환자 또는 환자의 보호자에게 진료 전 해당 비급여 대상의 항목과 그 가격을 직접 설명해야 한다.

해설 **(의료법 시행규칙 제42조의2 제2항)** 의료기관 개설자는 비급여 대상 중 보건복지부장관이 정하여 고시하는 비급여 대상을 제공하려는 경우 환자 또는 환자의 보호자에게 진료 전 해당 비급여 대상의 항목과 그 가격을 직접 설명해야 한다. 다만, 수술, 수혈, 전신마취 등이 지체되면 환자의 생명이 위험해지거나 심신상의 중대한 장애를 가져오는 경우에는 그렇지 않다. 〈신설 2020.9.4.〉

186 「의료법」 및 「비급여 진료비용 등의 공개에 관한 기준」에 따른 비급여 진료비용 등의 공개에 관한 설명으로 가장 올바르지 못한 것은?

① 의료기관의 장은 비급여 진료비용 및 제증명수수료의 항목, 기준, 금액 및 진료내역 등에 관한 사항을 보건복지부장관에게 보고하여야 한다.

② 비급여 진료비용 등의 현황조사·분석 후 병원급 의료기관에 대하여는 그 결과를 공개하여야 한다.

③ 보건복지부장관은 비급여 진료비용 등의 현황에 대한 조사·분석을 위하여 필요하다고 인정하는 경우에는 의료기관의 장에게 관련 자료의 제출을 명할 수 있다.

④ 상급병실료 차액은 1인실부터 4인실까지가 비급여 진료비용 공개항목이다.

해설 상급병실료 4인실까지 건강보험이 적용되므로, 상급병실료 차액 1인실, 2인실, 3인실이 비급여 진료비용 공개항목이다.

① **(의료법 제45조의2 제1항)** 의료기관의 장은 보건복지부령으로 정하는 바에 따라 비급여 진료비용 및 제45조 제2항에 따른 제증명수수료(이하 이 조에서 "비급여진료비용등"이라 한다)의 항목, 기준, 금액 및 진료내역 등에 관한 사항을 보건복지부장관에게 보고하여야 한다. 〈신설 2020.12.29.〉

② **(의료법 제45조의2 제2항)** 보건복지부장관은 제1항에 따라 보고받은 내용을 바탕으로 모든 의료기관에 대한 비급여진료비용등의 항목, 기준, 금액 및 진료내역 등에 관한 현황을 조사·분석하여 그 결과를 공개할 수 있다. 다만, 병원급 의료기관에 대하여는 그 결과를 공개하여야 한다. 〈개정 2020.12.29.〉

(의료법 시행규칙 제42조의3 제1항) 의료기관의 장은 법 제45조의2 제1항에 따른 비급여진료비용등(이하 이 조에서 "비급여진료비용등"이라 한다)에 관한 다음 각 호의 구분에 따른 사항을 보건복지부장관에게 반기마다 보고해야 한다. 다만, 의료기관의 행정부담, 보고 내용의 활용 목적 등을 고려하여 보건복지부장관이 정하여 고시하는 바에 따라 의료기관별 또는 항목별로 보고 횟수를 달리 정할 수 있다. 〈개정 2021.6.30.〉

1. 법 제45조 제1항에 따른 비급여 진료비용 : 「국민건강보험 요양급여의 기준에 관한 규칙」 [별표 2]에 따라 비급여 대상이 되는 행위·약제 및 치료재료 중 다음 각 목의 사항을 고려하여 보건복지부장관이 정하여 고시하는 사항

Answer 185 ④ 186 ④

가. 의료기관에서 실시·사용·조제하는 빈도
나. 의료기관의 징수비용
다. 환자의 수요
라. 환자가 「국민건강보험법 시행령」 [별표 2] 제3호 라목에 따른 희귀난치성질환자등이거나 같은 영 제21조 제3항에 해당하는 경우, 법 제38조에 따른 특수의료장비를 사용하는 경우 등 구체적인 진료 상황

2. 법 제45조 제2항에 따른 제증명수수료 : 의료기관에서 발급하는 진단서·증명서 또는 검안서 등의 제증명서류 중 발급 빈도, 발급 비용 및 환자의 수요 등을 고려하여 보건복지부장관이 정하여 고시하는 사항

③ **(의료법 제45조의2 제3항)** 보건복지부장관은 제2항에 따른 비급여진료비용등의 현황에 대한 조사·분석을 위하여 필요하다고 인정하는 경우에는 의료기관의 장에게 관련 자료의 제출을 명할 수 있다. 이 경우 해당 의료기관의 장은 특별한 사유가 없으면 그 명령에 따라야 한다. 〈신설 2020.12.29.〉

1

187 「의료법」상 괄호 안 A에 들어갈 의료기관의 개수는? 2025 전남 기출유사

보건복지부장관은 (A)에 대한 비급여진료비용 등의 항목, 기준, 금액 및 진료내역 등에 관한 현황을 조사·분석하여 그 결과를 공개하여야 한다.

㉠ 한의원	㉡ 조산원	㉢ 30병상 이상 한방병원
㉣ 50병상 이상 정신병원	㉤ 치과병원	㉥ 전문병원
㉦ 30요양병상 이상 요양병원	㉧ 치과의원	㉨ 300병상 이상 종합병원

① 5개
② 6개
③ 8개
④ 모두 해당

해설 **(의료법 제45조의2 제2항 : 비급여 진료비용 등의 보고 및 현황조사 등)** 보건복지부장관은 제1항에 따라 보고받은 내용을 바탕으로 모든 의료기관에 대한 비급여진료비용등의 항목, 기준, 금액 및 진료내역 등에 관한 현황을 조사·분석하여 그 결과를 공개할 수 있다. 다만, 병원급 의료기관에 대하여는 그 결과를 공개하여야 한다. 〈개정 2020.12.29.〉
(의료법 제3조 제2항 제3호 : 의료기관) 병원급 의료기관 : 의사, 치과의사 또는 한의사가 주로 입원환자를 대상으로 의료행위를 하는 의료기관으로서 그 종류는 다음 각 목과 같다.
가. 병원
나. 치과병원
다. 한방병원
라. 요양병원(「장애인복지법」 제58조 제1항 제4호에 따른 의료재활시설로서 제3조의2의 요건을 갖춘 의료기관을 포함)
마. 정신병원
바. 종합병원

188 「의료법」상 환자의 진료의사 선택에 관한 설명으로 올바르지 못한 것은?

① 의료기관의 장은 환자 또는 환자의 보호자에게 진료의사 선택을 위한 정보를 제공해야 한다.
② 의료기관의 장은 환자나 환자의 보호자의 요청대로 특정한 의사·치과의사 또는 한의사를 선택하여 진료를 받게 된 경우에는 환자나 환자의 보호자로부터 추가비용을 받을 수 있다.
③ 진료의사를 선택하여 진료를 받는 환자나 환자의 보호자는 진료의사의 변경을 요청할 수 있으며, 의료기관의 장은 정당한 사유가 없으면 이에 응하여야 한다.
④ 환자나 환자의 보호자는 종합병원·병원·치과병원·한방병원·요양병원 또는 정신병원의 특정한 의사·치과의사 또는 한의사를 선택하여 진료를 요청할 수 있다.

Answer 187 ② 188 ②

해설 **(의료법 제46조 제4항)** 의료기관의 장은 제1항에 따라 진료하게 한 경우에도 환자나 환자의 보호자로부터 추가비용을 받을 수 없다.

(의료법 제46조 제1항) 환자나 환자의 보호자는 종합병원·병원·치과병원·한방병원·요양병원 또는 정신병원의 특정한 의사·치과의사 또는 한의사를 선택하여 진료를 요청할 수 있다. 이 경우 의료기관의 장은 특별한 사유가 없으면 환자나 환자의 보호자가 요청한 의사·치과의사 또는 한의사가 진료하도록 하여야 한다. 〈개정 2020.3.4.〉

189 **「의료법」상 의료기관에서 의료관련감염 예방에 대한 설명으로 가장 옳지 않은 것은?** 2022 서울 기출유사

① 보건복지부령으로 정하는 일정 규모 이상의 병원급 의료기관의 장은 의료관련감염 예방을 위하여 감염관리위원회와 감염관리실을 설치·운영하여야 한다.

② 질병관리청장은 의료관련감염의 발생·원인 등에 대한 의과학적인 감시를 위하여 의료관련감염 감시시스템을 구축·운영할 수 있다.

③ 의료관련감염이 발생한 사실을 알게 된 의료기관의 장, 의료인, 의료기관 종사자 또는 환자 등은 보건복지부령으로 정하는 바에 따라 보건복지부장관에게 그 사실을 보고할 수 있다.

④ 자율보고한 사람이 해당 의료관련감염과 관련하여 관계 법령을 위반한 사실이 있는 경우에는 그에 따른 행정처분을 감경하거나 면제할 수 있다.

해설 **(의료법 제47조 제8항)** 의료관련감염이 발생한 사실을 알게 된 의료기관의 장, 의료인, 의료기관 종사자 또는 환자 등은 보건복지부령으로 정하는 바에 따라 질병관리청장에게 그 사실을 보고("자율보고")할 수 있다. 이 경우 질병관리청장은 자율보고한 사람의 의사에 반하여 그 신분을 공개하여서는 아니 된다. 〈신설 2020.8.11.〉

(의료법 제47조 : 의료관련감염 예방)

① 보건복지부령으로 정하는 일정 규모 이상의 병원급 의료기관의 장은 의료관련감염 예방을 위하여 감염관리위원회와 감염관리실을 설치·운영하고 보건복지부령으로 정하는 바에 따라 감염관리 업무를 수행하는 전담 인력을 두는 등 필요한 조치를 하여야 한다. 〈개정 2020.3.4.〉

② 의료기관의 장은 「감염병의 예방 및 관리에 관한 법률」 제2조 제1호에 따른 감염병의 예방을 위하여 해당 의료기관에 소속된 의료인, 의료기관 종사자 및 「보건의료인력지원법」 제2조 제3호의 보건의료인력을 양성하는 학교 및 기관의 학생으로서 해당 의료기관에서 실습하는 자에게 보건복지부령으로 정하는 바에 따라 정기적으로 교육을 실시하여야 한다. 〈신설 2020.12.29.〉

③ 의료기관의 장은 「감염병의 예방 및 관리에 관한 법률」 제2조 제1호에 따른 감염병이 유행하는 경우 환자, 환자의 보호자, 의료인, 의료기관 종사자 및 「경비업법」 제2조 제3호에 따른 경비원 등 해당 의료기관 내에서 업무를 수행하는 사람에게 감염병의 확산 방지를 위하여 필요한 정보를 제공하여야 한다.

④ 질병관리청장은 의료관련감염의 발생·원인 등에 대한 의과학적인 감시를 위하여 의료관련감염 감시 시스템을 구축·운영할 수 있다. 〈신설 2020.8.11.〉

⑤ 의료기관은 제4항에 따른 시스템을 통하여 매월 의료관련감염 발생 사실을 등록할 수 있다. 〈신설 2020.3.4.〉

⑥ 질병관리청장은 제4항에 따른 시스템의 구축·운영 업무를 대통령령으로 정하는 바에 따라 관계 전문기관에 위탁할 수 있다. 〈신설 2020.8.11.〉

⑦ 질병관리청장은 제6항에 따라 업무를 위탁한 전문기관에 대하여 그 업무에 관한 보고 또는 자료의 제출을 명할 수 있다. 〈신설 2020.8.11.〉

⑧ 의료관련감염이 발생한 사실을 알게 된 의료기관의 장, 의료인, 의료기관 종사자 또는 환자 등은 보건복지부령으로 정하는 바에 따라 질병관리청장에게 그 사실을 보고(이하 이 조에서 "자율보고"라 한다)할 수 있다. 이 경우 질병관리청장은 자율보고한 사람의 의사에 반하여 그 신분을 공개하여서는 아니 된다. 〈신설 2020.8.11.〉

⑨ 자율보고한 사람이 해당 의료관련감염과 관련하여 관계 법령을 위반한 사실이 있는 경우에는 그에 따른 행정처분을 감경하거나 면제할 수 있다. 〈신설 2020.3.4.〉

⑩ 자율보고가 된 의료관련감염에 관한 정보는 보건복지부령으로 정하는 검증을 한 후에는 개인식별이 가능한 부분을 삭제하여야 한다. 〈신설 2020.3.4.〉

⑪ 자율보고의 접수 및 분석 등의 업무에 종사하거나 종사하였던 사람은 직무상 알게 된 비밀을 다른 사람에게 누설하거나 직무 외의 목적으로 사용하여서는 아니 된다. 〈신설 2020.3.4.〉

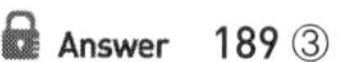
Answer 189 ③

⑫ 의료기관의 장은 해당 의료기관에 속한 자율보고를 한 보고자에게 그 보고를 이유로 해고 또는 전보나 그 밖에 신분 또는 처우와 관련하여 불리한 조치를 할 수 없다. 〈신설 2020.3.4.〉

⑬ 질병관리청장은 제4항 또는 제8항에 따라 수집한 의료관련감염 관련 정보를 감염 예방·관리에 필요한 조치, 계획 수립, 조사·연구, 교육 등에 활용할 수 있다. 〈신설 2020.8.11.〉

⑭ 제1항에 따른 감염관리위원회의 구성과 운영, 감염관리실 운영, 제2항에 따른 교육, 제3항에 따른 정보 제공, 제5항에 따라 등록하는 의료관련감염의 종류와 그 등록의 절차·방법 등에 필요한 사항은 보건복지부령으로 정한다. 〈개정 2020.3.4.〉

190 **「의료법」상 의료관련감염 예방을 위하여 일정 규모 이상의 병원급 의료기관의 장이 취해야 하는 조치로 옳지 않은 것은?** 2025 전남 기출유사

1

① 일정 규모 이상의 병원급 의료기관의 장은 보건복지부령으로 정하는 바에 따라 감염관리 업무를 수행하는 전담 인력을 두어야 한다.

② 일정 규모 이상의 병원급 의료기관의 장은 의료관련 감염 예방을 위하여 감염관리실을 설치 및 운영해야 한다.

③ 일정 규모 이상의 병원급 의료기관의 장은 의료관련 감염 예방을 위하여 감염관리위원회를 설치 및 운영해야 한다.

④ 일정 규모 이상의 병원급 의료기관이란 150개 이상의 병상을 갖춘 병원급 의료기관을 말한다.

해설 **(의료법 시행규칙 제43조 제1항 : 감염관리위원회 및 감염관리실의 설치 등)** 법 제47조 제1항에서 "보건복지부령으로 정하는 일정 규모 이상의 병원급 의료기관"이란 100개 이상의 병상을 갖춘 병원급 의료기관을 말한다. 〈개정 2021.6.30.〉

(의료법 제47조 제1항 : 의료관련감염 예방) 189번 문제 해설 참조

191 **「의료법」상 질병관리청장이 의료관련감염 감시시스템 구축·운영 업무를 위탁할 수 없는 기관은?**

① 「고등교육법」 제2조에 따른 산업대학, 전문대학, 기술대학

② 의료관련감염의 예방·관리 업무를 수행하기 위해 설립된 영리법인

③ 의료관련감염의 예방·관리 업무에 전문성이 있다고 질병관리청장이 인정하는 기관

④ 정부출연연구기관

해설 **(의료법 시행령 제18조 제1항)** 질병관리청장은 의료관련감염 감시 시스템의 구축·운영 업무를 다음 각 호의 어느 하나에 해당하는 기관에 위탁할 수 있다. 〈개정 2020.9.11.〉

1. 「정부출연연구기관 등의 설립·운영 및 육성에 관한 법률」에 따른 정부출연연구기관
2. 「고등교육법」 제2조에 따른 학교(대학, 산업대학, 교육대학, 전문대학, 원격대학, 기술대학, 각종학교)
3. 의료관련감염의 예방·관리 업무를 수행하는 「민법」 제32조 또는 다른 법률에 따라 설립된 비영리법인
4. 그 밖에 의료관련감염의 예방·관리 업무에 전문성이 있다고 질병관리청장이 인정하는 기관

192 **「의료법」상 의료기관 감염관리위원회의 심의사항에 해당하지 않는 것은?** 2017 서울 기출유사

① 감염관리요원의 선정 및 배치에 관한 사항

② 감염병 환자 등의 처리에 관한 사항

③ 병원감염 관리 실적의 분석 및 평가

④ 병원감염에 대한 대책에 관한 사항

Answer 190 ④ 191 ② 192 ③

해설 **(의료법 시행규칙 제43조 제2항)** 감염관리위원회는 다음 각 호의 업무를 심의한다. 〈개정 2022.9.14.〉

1. 의료관련감염에 대한 대책, 연간 감염예방계획의 수립 및 시행에 관한 사항
2. 감염관리요원의 선정 및 배치에 관한 사항
3. 감염병 환자 등의 처리에 관한 사항
4. 병원의 전반적인 위생관리에 관한 사항
5. 의료관련감염 관리에 관한 자체 규정의 제정 및 개정에 관한 사항

6.~8. 삭제 〈2012.8.2.〉

9. 그 밖에 의료관련감염 관리에 관한 중요한 사항

(의료법 시행규칙 제43조 제3항) 감염관리실은 다음 각 호의 업무를 수행한다. 〈신설 2022.9.14.〉

1. 의료관련감염의 발생 감시
2. 의료관련감염 관리 실적의 분석 및 평가
3. 직원의 감염관리교육 및 감염과 관련된 직원의 건강관리에 관한 사항
4. 그 밖에 감염 관리에 필요한 사항

193 「의료법 시행규칙」상 감염관리실의 업무로 가장 옳지 않은 것은? 2021 서울 기출유사

① 병원감염의 발생 감시

② 병원감염관리 실적의 분석 및 평가

③ 병원의 전반적인 위생관리에 관한 사항

④ 직원의 감염관리교육 및 감염과 관련된 직원의 건강관리에 관한 사항

해설 **(의료법 시행규칙 제43조 제3항)** 192번 문제 해설 참조

194 「의료법 시행규칙」상 병원감염 예방을 위하여 감염관리위원회를 설치·운영해야 하는 의료기관으로 옳은 것은? 2016 서울 기출유사

① 100병상 이상의 병원급 의료기관

② 종합병원 및 200병상 이상 병원

③ 중환자실을 운영하는 종합병원 및 150병상 이상 병원

④ 중환자실을 운영하는 종합병원 및 200병상 이상 병원

해설 **(의료법 시행규칙 제43조 제1항)** 법 제47조 제1항에서 "보건복지부령으로 정하는 일정 규모 이상의 병원급 의료기관"이란 100개 이상의 병상을 갖춘 병원급 의료기관을 말한다. 〈개정 2021.6.30.〉

(의료법 제47조 제1항) 보건복지부령으로 정하는 일정 규모 이상의 병원급 의료기관의 장은 의료관련감염 예방을 위하여 감염관리위원회와 감염관리실을 설치·운영하고 보건복지부령으로 정하는 바에 따라 감염관리 업무를 수행하는 전담 인력을 두는 등 필요한 조치를 하여야 한다. 〈개정 2020.3.4.〉

Answer 193 ③ 194 ①

195 **의료법령상 의료관련감염 예방을 위해 감염관리위원회와 감염관리실을 설치·운영해야 하는 의료기관에 해당하는 것을 〈보기〉에서 모두 고른 것은?** 2024 서울 기출유사

보기	
ㄱ. 200병상의 요양병원	ㄴ. 150병상의 종합병원
ㄷ. 100병상의 정신병원	ㄹ. 50병상의 병원

① ㄱ, ㄷ ② ㄴ, ㄹ
③ ㄱ, ㄴ, ㄷ ④ ㄱ, ㄴ, ㄷ, ㄹ

해설 194번 문제 해설 참조

196 **「의료법」 및 동법 시행규칙에서 병원감염 예방에 관한 설명으로 가장 올바르지 못한 것은?** 2015 서울 기출유사

① 200병상 이상의 병원 및 모든 종합병원으로서 중환자실을 운영하는 의료기관은 감염관리실을 설치·운영하여야 한다.
② 감염관리위원회는 위원장 1인을 포함하여 7명 이상 15명 이하의 위원으로 구성한다.
③ 150개 이상의 병상을 갖춘 병원의 감염관리실에 두는 인력 중 1명 이상은 감염관리실에서 전담근무를 하여야 한다.
④ 감염관리위원회의 정기회의는 연 2회 개최하고, 위촉위원의 임기는 2년이다.

해설 **(의료법 시행규칙 제43조 제1항)** 법 제47조 제1항에서 "보건복지부령으로 정하는 일정 규모 이상의 병원급 의료기관"이란 100개 이상의 병상을 갖춘 병원급 의료기관을 말한다. 〈개정 2021.6.30.〉

(의료법 시행규칙 제44조 : 위원회의 구성)

① 위원회는 위원장 1명을 포함한 7명 이상 15명 이하의 위원으로 구성한다.
② 위원장은 해당 의료기관의 장으로 하고, 부위원장은 위원 중에서 위원장이 지명한다.
③ 위원은 다음 각 호의 어느 하나에 해당하는 사람과 해당 의료기관의 장이 위촉하는 외부 전문가로 한다. 다만, 치과병원, 한방병원, 요양병원 및 정신병원의 경우에는 제4호의 위원을 제외할 수 있다. 〈개정 2024.7.24.〉
1. 감염관리실장
2. 진료부서의 장
3. 간호부서의 장
4. 진단검사부서의 장
5. 감염 관련 의사 및 해당 의료기관의 장이 필요하다고 인정하는 사람

④ 제3항 각 호에 해당하는 자는 당연직 위원으로 하되 그 임기는 해당 부서의 재직기간으로 하고, 위촉하는 위원의 임기는 2년으로 한다.

(의료법 시행규칙 제45조 제2항) 정기회의는 연 2회 개최하고, 임시회의는 위원장이 필요하다고 인정하는 때 또는 위원 과반수가 소집을 요구할 때에 개최할 수 있다.

(의료법 시행규칙 제46조 제2항) 제1항에 따라 감염관리실(종합병원, 150개 이상의 병상을 갖춘 병원, 치과병원 또는 한방병원만 해당)에 두는 인력 중 1명 이상은 감염관리실에서 전담 근무하여야 한다. 〈개정 2022.9.14.〉

Answer 195 ③ 196 ①

197 **감염관리위원회 및 감염관리실 설치에 관한 설명으로 가장 올바른 것은?** 2015 충남 기출유사

① 모든 종합병원은 자체규정에 따라 감염관리실에 전담인력을 배치하면 된다.
② 중환자실을 운영하는 100병상 이상 병원은 감염관리위원회와 감염관리실을 설치·운영하여야 한다.
③ 감염관리실은 병원감염관리에 관한 자체 규정의 제정 및 개정에 관한 사항을 심의한다.
④ 150개 이상의 병상을 갖춘 병원의 감염관리실에 두는 인력 중 1명 이상은 감염관리실에서 전담 근무하여야 한다.

해설 **(의료법 시행규칙 제46조 제2항)** 감염관리실(종합병원, 150개 이상의 병상을 갖춘 병원, 치과병원 또는 한방병원만 해당)에 두는 인력 중 1명 이상은 감염관리실에서 전담 근무하여야 한다. 〈개정 2022.9.14.〉
① **(의료법 제47조 제1항)** 보건복지부령으로 정하는 일정 규모 이상의 병원급 의료기관의 장은 의료관련감염 예방을 위하여 감염관리위원회와 감염관리실을 설치·운영하고 보건복지부령으로 정하는 바에 따라 감염관리 업무를 수행하는 전담인력을 두는 등 필요한 조치를 하여야 한다. 〈개정 2020.3.4.〉
② **(의료법 시행규칙 제43조 제1항)** 법 제47조 제1항에서 "보건복지부령으로 정하는 일정 규모 이상의 병원급 의료기관"이란 100개 이상의 병상을 갖춘 병원급 의료기관을 말한다. 〈개정 2021.6.30.〉
③ **(의료법 시행규칙 제43조 제2항)** 감염관리위원회는 다음 각 호의 업무를 심의한다. 〈개정 2022.9.14.〉
1. 의료관련감염에 대한 대책, 연간 감염예방계획의 수립 및 시행에 관한 사항
2. 감염관리요원의 선정 및 배치에 관한 사항
3. 감염병 환자 등의 처리에 관한 사항
4. 병원의 전반적인 위생관리에 관한 사항
5. 의료관련감염 관리에 관한 자체 규정의 제정 및 개정에 관한 사항
6.~8. 삭제 〈2012.8.2.〉
9. 그 밖에 의료관련감염관리에 관한 중요한 사항

198 **의료기관의 장은 감염병의 예방을 위하여 해당 의료기관에 소속된 의료인 및 의료기관 종사자에게 정기적으로 교육을 실시하여야 한다. 다음 중 아래 중에서 교육을 반드시 실시해야 하는 항목을 모두 고른 것은?**

가. 감염병에 대한 대응조치, 진료방법 및 예방방법 등 감염병의 예방 및 진료에 관한 사항 나. 감염병의 감염 원인, 감염 경로 및 감염 증상 등 감염병의 내용 및 성격에 관한 사항 다. 감염병 환자의 관리, 감염물건의 처리, 감염장소의 소독 및 감염병 보호장비 사용 등 감염병의 관리에 관한 사항 라. 의료기관, 보건의료인 또는 의료기관 종사자의 보고·신고 및 협조 등에 관한 사항

① 가, 나, 다
② 가, 다
③ 나, 라
④ 가, 나, 다, 라

Answer 197 ④ 198 ④

해설 **(의료법 시행규칙 제46조의2 제1항)** 의료기관의 장은 법 제47조 제2항에 따라 「감염병의 예방 및 관리에 관한 법률」에 따른 감염병 예방을 위하여 다음 각 호의 사항에 관한 교육을 실시해야 한다. 〈개정 2020.9.11.〉

1. 감염병의 감염 원인, 감염 경로 및 감염 증상 등 감염병의 내용 및 성격에 관한 사항
2. 감염병에 대한 대응조치, 진료방법 및 예방방법 등 감염병의 예방 및 진료에 관한 사항
3. 감염병 환자의 관리, 감염 물건의 처리, 감염 장소의 소독 및 감염병 보호장비 사용 등 감염병의 관리에 관한 사항
4. 「감염병의 예방 및 관리에 관한 법률」에 따른 의료기관, 보건의료인 또는 의료기관 종사자의 보고·신고 및 협조 등에 관한 사항
5. 그 밖에 감염병 예방 및 관리 등을 위해 질병관리청장이 특히 필요하다고 인정하는 사항

(의료법 제47조 제2항) 의료기관의 장은 「감염병의 예방 및 관리에 관한 법률」 제2조 제1호에 따른 감염병의 예방을 위하여 해당 의료기관에 소속된 의료인 및 의료기관 종사자 및 「보건의료인력지원법」 제2조 제3호의 보건의료인력을 양성하는 학교 및 기관의 학생으로서 해당 의료기관에서 실습하는 자에게 보건복지부령으로 정하는 바에 따라 정기적으로 교육을 실시하여야 한다. 〈신설 2020.12.29.〉

1

199 「의료법」상 감염병의 예방을 위하여 의료기관의 장이 의료관련감염 예방교육을 정기적으로 실시하여야 하는 대상을 모두 고른 것은?

가. 보건의료인력을 양성하는 기관의 학생으로서 해당 의료기관에서 실습하는 사람
나. 해당 의료기관에 소속된 의료기관 종사자
다. 보건의료인력을 양성하는 학교의 학생으로서 해당 의료기관에서 실습하는 사람
라. 해당 의료기관에 소속된 의료인

① 가, 나, 다
② 가, 다
③ 나, 라
④ 가, 나, 다, 라

해설 **(의료법 제47조 제2항 : 의료관련감염 예방)** 의료기관의 장은 「감염병의 예방 및 관리에 관한 법률」 제2조 제1호에 따른 감염병의 예방을 위하여 해당 의료기관에 소속된 의료인, 의료기관 종사자 및 「보건의료인력지원법」 제2조 제3호의 보건의료인력을 양성하는 학교 및 기관의 학생으로서 해당 의료기관에서 실습하는 자에게 보건복지부령으로 정하는 바에 따라 정기적으로 교육을 실시하여야 한다. 〈신설 2020.12.29.〉

200 의료기관이 의료관련감염 감시시스템을 통하여 등록할 수 있는 의료관련감염의 종류에 해당하지 않는 것은?

① 수술한 부위의 감염
② 응급실에서 발생한 감염
③ 중환자실에서 발생한 감염
④ 그 밖에 질병관리청장이 정하여 고시하는 감염

해설 **(의료법 시행규칙 제46조의3 제1항)** 법 제47조 제5항에 따라 의료기관이 의료관련감염 감시 시스템을 통하여 등록할 수 있는 의료관련감염의 종류는 다음 각 호와 같다.

1. 중환자실에서 발생한 감염
2. 수술한 부위의 감염
3. 그 밖에 질병관리청장이 정하여 고시하는 감염

[본조신설 2020.9.4.]

Answer 199 ④ 200 ②

201 「의료법」상 의료법인에 대한 설명으로 가장 올바르지 못한 것은? 2017 인천 기출유사

① 설립된 날부터 2년 안에 의료기관을 개설하지 않을 때에는 설립허가를 취소할 수 있다.
② 의료법인은 의료기관을 개설한 후 30일 이내에 시·도지사에게 보고하여야 한다.
③ 의료법인을 설립하려는 자는 시·도지사의 허가를 받아야 한다.
④ 의료법인이 정관을 변경하려면 시·도지사의 허가를 받아야 한다.

해설 **(의료법 제51조 : 설립 허가 취소)** 보건복지부장관 또는 시·도지사는 의료법인이 다음 각 호의 어느 하나에 해당하면 그 설립허가를 취소할 수 있다.

1. 정관으로 정하지 아니한 사업을 한 때
2. 설립된 날부터 2년 안에 의료기관을 개설하지 아니한 때
3. 의료법인이 개설한 의료기관이 제64조에 따라 개설허가를 취소당한 때
4. 보건복지부장관 또는 시·도지사가 감독을 위하여 내린 명령을 위반한 때
5. 제49조 제1항에 따른 부대사업 외의 사업을 한 때

③ **(의료법 제48조 제1항)** 의료법인을 설립하려는 자는 대통령령으로 정하는 바에 따라 정관과 그 밖의 서류를 갖추어 그 법인의 주된 사무소의 소재지를 관할하는 시·도지사의 허가를 받아야 한다.
④ **(의료법 제48조 제3항)** 의료법인이 재산을 처분하거나 정관을 변경하려면 시·도지사의 허가를 받아야 한다.

202 「의료법」상 의료법인에 두는 이사 수와 감사의 수는? 2020 부산 기출유사

① 5명 이상 10명 이하의 이사, 1명의 감사 ② 5명 이상 15명 이하의 이사, 2명의 감사
③ 10명 이상 20명 이하의 이사, 3명의 감사 ④ 20명 이상 30명 이하의 이사, 5명의 감사

해설 **(의료법 제48조의2 : 임원)**
① 의료법인에는 5명 이상 15명 이하의 이사와 2명의 감사를 두되, 보건복지부장관의 승인을 받아 그 수를 증감할 수 있다.
④ 다음 각 호의 어느 하나에 해당하는 사람은 의료법인의 임원이 될 수 없다. 〈개정 2024.10.22.〉

1. 미성년자
2. 피성년후견인 또는 피한정후견인
3. 파산선고를 받은 사람으로서 복권되지 아니한 사람
4. 금고 이상의 실형을 선고받고 그 집행이 끝나거나(집행이 끝난 것으로 보는 경우 포함) 집행이 면제된 날부터 3년이 지나지 아니한 사람
5. 금고 이상의 형의 집행유예를 선고받고 그 유예기간 중에 있는 사람

203 「의료법」상 의료법인에 관한 설명으로 가장 올바르지 못한 것은? 2015 충남, 2024 인천·부산 기출유사

① 의료법인은 공중위생에 이바지하여야 하며, 영리를 추구하여서는 아니 된다.
② 의료법인을 설립하려면 정관과 그 밖의 서류를 갖추어 보건복지부장관의 허가를 받아야 한다.
③ 의료업무 외에 환자 또는 의료기관 종사자 등의 편의를 위하여 보건복지부령으로 정하는 부대사업을 할 수 있다.
④ 재산을 처분하거나 정관을 변경하려면 시·도지사의 허가를 받아야 한다.

해설 **(의료법 제48조 제1항 : 설립 허가 등)** 의료법인을 설립하려는 자는 정관과 그 밖의 서류를 갖추어 그 법인의 주된 사무소의 소재지를 관할하는 시·도지사의 허가를 받아야 한다.
③ **(의료법 제49조 제1항 : 부대사업)** 의료법인은 그 법인이 개설하는 의료기관에서 의료업무 외에 다음의 부대사업을 할 수 있다. 이 경우 부대사업으로 얻은 수익에 관한 회계는 의료법인의 다른 회계와 구분하여 계산하여야 한다.

1. 의료인과 의료관계자 양성이나 보수교육
2. 의료나 의학에 관한 조사 연구

Answer 201 ② 202 ② 203 ②

3. 「노인복지법」 제31조 제2호에 따른 노인의료복지시설의 설치·운영
4. 「장사 등에 관한 법률」 제29조 제1항에 따른 장례식장의 설치·운영
5. 「주차장법」 제19조 제1항에 따른 부설주차장의 설치·운영
6. 의료업 수행에 수반되는 의료정보시스템 개발·운영사업 중 대통령령으로 정하는 사업
7. 그 밖에 휴게음식점영업, 일반음식점영업, 이용업, 미용업 등 환자 또는 의료법인이 개설한 의료기관 종사자 등의 편의를 위하여 보건복지부령으로 정하는 사업

(의료법 시행규칙 제60조 : 부대사업) "휴게음식점영업, 일반음식점영업, 이용업, 미용업 등 환자 또는 의료법인이 개설한 의료기관 종사자 등의 편의를 위하여 보건복지부령으로 정하는 사업"이란 다음 각 호의 사업을 말한다.

1. 휴게음식점영업, 일반음식점영업, 제과점영업, 위탁급식영업
2. 소매업 중 편의점, 슈퍼마켓, 자동판매기영업 및 서점

2의2. 의류 등 생활용품 판매업 및 식품판매업(건강기능식품 판매업은 제외한다). 다만, 의료법인이 직접 영위하는 경우는 제외한다.

3. 산후조리업
4. 목욕장업
5. 의료기기 임대·판매업. 다만, 의료법인이 직접 영위하는 경우는 제외한다.
6. 숙박업, 여행업 및 외국인환자 유치업
7. 수영장업, 체력단련장업 및 종합체육시설업
8. 장애인보조기구의 제조·개조·수리업
9. 다음 각 목의 어느 하나에 해당하는 업무를 하려는 자에게 의료법인이 개설하는 의료기관의 건물을 임대하는 사업
   가. 이용업 및 미용업　　나. 안경 조제·판매업　　다. 은행업
   라. 의원급 의료기관 개설·운영(의료관광호텔에 부대시설로 설치하는 경우로서 진료과목이 의료법인이 개설하는 의료기관과 동일하지 아니한 경우로 한정한다)

④ **(의료법 제48조 제3항)** 의료법인이 재산을 처분하거나 정관을 변경하려면 시·도지사의 허가를 받아야 한다.

1

204 「의료법」상 의료법인이 할 수 있는 부대사업으로 올바른 것을 모두 고른 것은?

2016 부산, 2017 울산 기출유사

가. 노인의료복지시설	나. 부설주차장
다. 체력단련장업 및 종합체육시설업	라. 휴게음식점 영업

① 가, 나, 다　　② 가, 다
③ 나, 라　　④ 가, 나, 다, 라

해설 203번 문제 해설 참조

205 의료법인이 임대 또는 위탁하여 운영할 수 있는 부대사업에 해당하는 것을 모두 고른 것은?

2015 강원, 2018 서울 기출유사

가. 휴게음식점영업, 일반음식점영업, 이용업, 미용업
나. 장례식장 사업
다. 부설주차장 사업
라. 노인의료복지시설 사업

① 가, 나, 다　　② 가, 다
③ 나, 라　　④ 가, 나, 다, 라

Answer　204 ④　205 ①

해설 **(의료법 제49조 제2항)** 제1항 제4호·제5호 및 제7호의 부대사업을 하려는 의료법인은 타인에게 임대 또는 위탁하여 운영할 수 있다.

(의료법 제49조 제1항) 의료법인은 그 법인이 개설하는 의료기관에서 의료업무 외에 다음의 부대사업을 할 수 있다. 이 경우 부대사업으로 얻은 수익에 관한 회계는 의료법인의 다른 회계와 구분하여 계산하여야 한다.

1. 의료인과 의료관계자 양성이나 보수교육
2. 의료나 의학에 관한 조사 연구
3. 「노인복지법」 제31조 제2호에 따른 노인의료복지시설의 설치·운영
4. 「장사 등에 관한 법률」 제29조 제1항에 따른 장례식장의 설치·운영
5. 「주차장법」 제19조 제1항에 따른 부설주차장의 설치·운영
6. 의료업 수행에 수반되는 의료정보시스템 개발·운영사업 중 대통령령으로 정하는 사업
7. 그 밖에 휴게음식점영업, 일반음식점영업, 이용업, 미용업 등 환자 또는 의료법인이 개설한 의료기관 종사자 등의 편의를 위하여 보건복지부령으로 정하는 사업

206 「의료법」상 의료법인의 설립허가 취소 사유에 해당하지 않는 것은?

2017 부산, 2020 충북, 2024 충청 기출유사

① 법인의 목적 이외의 사업을 하거나 정관으로 정하지 아니한 사업을 한 때

② 설립된 날부터 3년 안에 의료기관을 개설하지 아니한 때

③ 설립허가의 조건에 위반하거나 기타 공익을 해하는 행위를 한 때

④ 의료법인이 개설한 의료기관이 개설허가를 취소당한 때

해설 **(의료법 제51조 : 설립허가 취소)** 보건복지부장관 또는 시·도지사는 의료법인이 다음 각 호의 어느 하나에 해당하면 그 설립 허가를 취소할 수 있다.

1. 정관으로 정하지 아니한 사업을 한 때
2. 설립된 날부터 2년 안에 의료기관을 개설하지 아니한 때
3. 의료법인이 개설한 의료기관이 제64조에 따라 개설허가를 취소당한 때
4. 보건복지부장관 또는 시·도지사가 감독을 위하여 내린 명령을 위반한 때
5. 제49조 제1항에 따른 부대사업 외의 사업을 한 때

(의료법 제50조) 의료법인에 대하여 이 법에 규정된 것 외에는 「민법」 중 재단법인에 관한 규정을 준용한다.

(민법 제38조) 법인이 목적 이외의 사업을 하거나 설립허가의 조건에 위반하거나 기타 공익을 해하는 행위를 한 때에는 주무관청은 그 허가를 취소할 수 있다.

207 「의료법」상 대한민국의학한림원의 사업에 해당하지 않는 것은?

① 국민건강증진과 관련된 연구과제의 기획 및 평가

② 보건의료인의 명예를 기리고 보전하는 사업

③ 의학 등 및 국민건강과 관련된 사회문제에 관한 정책자문 및 홍보

④ 의학 등의 연구진흥에 필요한 조사·연구 및 정책자문

해설 **(의료법 제52조의2 제3항)** 한림원은 다음 각 호의 사업을 한다.

1. 의학 등의 연구진흥에 필요한 조사·연구 및 정책자문
2. 의학 등의 분야별 중장기 연구 기획 및 건의
3. 의학 등의 국내외 교류협력사업
4. 의학 등 및 국민건강과 관련된 사회문제에 관한 정책자문 및 홍보
5. 보건의료인의 명예를 기리고 보전하는 사업
6. 보건복지부장관이 의학 등의 발전을 위하여 지정 또는 위탁하는 사업

Answer 206 ② 207 ①

208 「의료법」상 신의료기술 평가에 대한 설명으로 가장 올바르지 못한 것은? 2015 경북, 2023 서울 기출유사

① 건강보험심사평가원장도 함께 평가한다.

② 보건복지부장관이 안전성·유효성 등을 평가한다.

③ 신의료기술평가위원회의 심의를 거쳐야 한다.

④ 평가 결과는 보건복지부령으로 정하는 바에 따라 공표할 수 있다.

해설 **(의료법 제53조 제3항)** 보건복지부장관은 신의료기술평가의 결과를 건강보험심사평가원의 장에게 알려야 한다. 이 경우 신의료기술평가의 결과를 보건복지부령으로 정하는 바에 따라 공표할 수 있다.
(의료법 제53조 제1항) 보건복지부장관은 국민건강을 보호하고 의료기술의 발전을 촉진하기 위하여 신의료기술평가위원회의 심의를 거쳐 신의료기술의 안전성·유효성 등에 관한 평가를 하여야 한다.

1

209 「의료법」상 신의료기술은 새로 개발된 의료기술로서 보건복지부장관이 평가할 필요성이 있다고 인정하는 것을 말한다. 다음 중 여기서 말하는 평가할 필요성이 있는 항목에 해당하는 것은?

① 경제성, 유효성

② 공정성, 효과성

③ 안전성, 유효성

④ 효과성, 효율성

해설 **(의료법 제53조 제2항)** 제1항에 따른 신의료기술은 새로 개발된 의료기술로서 보건복지부장관이 안전성·유효성을 평가할 필요성이 있다고 인정하는 것을 말한다.
(의료법 제54조 제3항) 위원은 다음 각 호의 자 중에서 보건복지부장관이 위촉하거나 임명한다. 다만, 위원장은 제1호 또는 제2호의 자 중에서 임명한다.

1. 의사회·치과의사회·한의사회에서 각각 추천하는 자
2. 보건의료에 관한 학식이 풍부한 자
3. 소비자단체에서 추천하는 자
4. 변호사의 자격을 가진 자로서 보건의료 관련된 업무에 5년 이상 종사한 경력이 있는 자
5. 보건의료정책 관련 업무를 담당하고 있는 보건복지부 소속 5급 이상의 공무원

210 「의료법」 및 「신의료기술평가에 관한 규칙」에 따른 신의료기술의 구분이 아닌 것은?

① 안전성·유효성이 있는 의료기술

② 연구단계 의료기술

③ 제한적 의료기술

④ 효과성이 있는 의료기술

해설 **(신의료기술평가에 관한 규칙 제3조 제11항)** 평가위원회는 제9항에 따라 전문위원회나 소위원회로부터 제출받은 검토결과를 반영하여 심의한 후 신의료기술평가를 다음 각 호의 구분에 따라 의결하고 그 결과를 보건복지부장관에게 보고해야 한다. 〈개정 2025.3.6.〉

1. 안전성·유효성이 있는 의료기술 : 안전성·유효성이 인정되어 임상에서 사용 가능한 의료기술
2. 제한적 의료기술 : 안전성·시급성이 인정된 의료기술로서 질환 또는 질병의 치료·검사를 위하여 신속히 임상에 도입할 필요가 있어 보건복지부장관이 따로 정하여 고시하는 사용기간, 사용목적, 사용대상 및 시술방법 등에 대한 조건을 충족하는 경우에만 임상에서 사용 가능한 의료기술
   가.~라. 삭제 〈2022.1.28.〉
3. 혁신의료기술 : 안전성·잠재성이 인정된 의료기술로서 보건복지부장관이 따로 정하여 고시하는 사용기간, 사용목적, 사용대상 및 시술방법 등에 대한 조건을 충족하는 경우에만 임상에서 사용 가능한 의료기술
4. 연구단계 의료기술 : 안전성 또는 유효성이 확인되지 아니한 의료기술

Answer 208 ① 209 ③ 210 ④

211 「의료법」 및 「신의료기술평가에 관한 규칙」에 따른 '제한적 의료기술'의 대상에 해당되는 질환 또는 질병이 아닌 것은?

① 대체 의료기술이 없는 질환이나 질병
② 말기 또는 중증 상태의 만성질환
③ 신종감염병에 해당하는 질병
④ 희귀질환

해설 **(제한적 의료기술 평가 및 실시에 관한 규정 제8조 제1항 : 제한적 의료기술에 대한 지원 등)** 국가는 다음 각 호와 관련한 의료기술 중 매년 평가위원회가 임상도입의 시급성과 기술의 대체가능성 등을 고려하여 선정하는 제한적 의료기술에 대하여 당해 예산의 범위 내에서 근거위원회가 지원항목과 규모 등을 검토하여 지원할 수 있다. 〈개정 2022.3.8.〉

1. 대체 의료기술이 없는 질환이나 질병
2. 희귀질환
3. 말기 또는 중증 상태의 만성질환
4. 그 밖에 제1호부터 제3호까지의 질환 또는 질병과 유사한 것으로서 「국민건강보험법」 제41조의 요양급여 대상범위에 포함하여 한국표준질병사인분류에 해당되는 질환

212 「의료법」상 의료광고에 대한 설명으로 가장 올바른 것은? 2014 인천 기출유사

① 의료광고는 사후에 보건복지부장관의 승인을 받아야 한다.
② 의료기관은 광고에 수술 장면을 보여줄 수 있다.
③ 의료기관은 비교광고를 할 수 있다.
④ 의료법인, 의료기관, 의료인은 의료광고를 할 수 있다.

해설 **(의료법 제56조 제1항)** 의료기관 개설자, 의료기관의 장 또는 의료인이 아닌 자는 의료에 관한 광고를 하지 못한다.
(의료법 제56조 제2항) 의료인등은 다음 각 호의 어느 하나에 해당하는 의료광고를 하지 못한다.

1. 평가를 받지 아니한 신의료기술에 관한 광고
2. 환자에 관한 치료경험담등 소비자로 하여금 치료 효과를 오인하게 할 우려가 있는 내용의 광고
3. 거짓된 내용을 표시하는 광고
4. 다른 의료인등의 기능 또는 진료 방법과 비교하는 내용의 광고
5. 다른 의료인등을 비방하는 내용의 광고
6. 수술 장면 등 직접적인 시술행위를 노출하는 내용의 광고
7. 의료인등의 기능, 진료 방법과 관련하여 심각한 부작용 등 중요한 정보를 누락하는 광고
8. 객관적인 사실을 과장하는 내용의 광고
9. 법적 근거가 없는 자격이나 명칭을 표방하는 내용의 광고
10. 신문, 방송, 잡지 등을 이용하여 기사(記事) 또는 전문가의 의견 형태로 표현되는 광고
11. 심의를 받지 아니하거나 심의받은 내용과 다른 내용의 광고
12. 외국인환자를 유치하기 위한 국내광고
13. 소비자를 속이거나 소비자로 하여금 잘못 알게 할 우려가 있는 방법으로 비급여 진료비용을 할인하거나 면제하는 내용의 광고
14. 각종 상장·감사장 등을 이용하는 광고 또는 인증·보증·추천을 받았다는 내용을 사용하거나 이와 유사한 내용을 표현하는 광고. 다만, 다음 각 목의 어느 하나에 해당하는 경우는 제외한다.
    가. 의료기관 인증을 표시한 광고
    나. 중앙행정기관·특별지방행정기관 및 그 부속기관, 지방자치단체 또는 공공기관으로부터 받은 인증·보증을 표시한 광고

Answer 211 ③ 212 ④

다. 다른 법령에 따라 받은 인증·보증을 표시한 광고
라. 세계보건기구와 협력을 맺은 국제평가기구로부터 받은 인증을 표시한 광고 등 대통령령으로 정하는 광고
15. 그 밖에 의료광고의 방법 또는 내용이 국민의 보건과 건전한 의료경쟁의 질서를 해치거나 소비자에게 피해를 줄 우려가 있는 것으로서 대통령령으로 정하는 내용의 광고

(의료법 제57조 제1항) 의료인등이 다음 각 호의 어느 하나에 해당하는 매체를 이용하여 의료광고를 하려는 경우 미리 의료광고가 규정에 위반되는지 여부에 관하여 기관 또는 단체의 심의를 받아야 한다.
1. 신문·인터넷신문 또는 정기간행물
2. 옥외광고물 중 현수막, 벽보, 전단 및 교통시설·교통수단에 표시(교통수단 내부에 표시되거나 영상·음성·음향 및 이들의 조합으로 이루어지는 광고를 포함한다)되는 것
3. 전광판
4. 대통령령으로 정하는 인터넷 매체[이동통신단말장치에서 사용되는 애플리케이션 포함]
5. 그 밖에 매체의 성질, 영향력 등을 고려하여 대통령령으로 정하는 광고매체

(의료법 제57조의3) 자율심의기구는 의료광고가 제56조 제1항부터 제3항까지의 규정을 준수하는지 여부에 관하여 모니터링하고, 보건복지부령으로 정하는 바에 따라 모니터링 결과를 보건복지부장관에게 제출하여야 한다.

1

213 「의료법」상 의료광고의 금지 대상에 해당하지 않는 것은? 2015 부산 기출유사

① 다른 의료기관·의료인과 기능 또는 진료방법을 비교하는 광고
② 의료기관의 장이 직접 등장하는 광고
③ 치료효과를 보장한다는 내용으로 소비자를 현혹할 우려가 있는 광고
④ 평가를 받지 아니한 신의료기술에 관한 광고

해설 **(의료법 제56조 제2항)** : 212번 문제 해설 참조

214 「의료법」상 의료광고가 가능한 경우에 해당하는 것은? 2023 경북 기출유사

① 공공기관으로부터 받은 인증·보증을 표시한 광고
② 다른 의료인등의 기능 또는 진료방법과 비교하는 내용의 광고
③ 비급여 진료비용을 할인하거나 면제하는 내용의 광고
④ 신문, 방송, 잡지 등을 이용하여 기사 또는 전문가의 의견 형태로 표현되는 광고

해설 **(의료법 제56조 제2항)** : 212번 문제 해설 참조

215 「의료법」상 의료광고에 대한 설명으로 가장 올바르지 못한 것은?

① 「방송법」에 따른 텔레비전방송, 라디오방송, 데이터방송, 이동멀티미디어방송으로 의료광고를 하지 못한다.
② 사전 의료기관 인증 또는 조건부 인증을 받지 못한 의료기관은 의료광고를 하지 못한다.
③ 신문, 방송, 잡지 등을 이용하여 기사 또는 전문가의 의견 형태로 표현되는 광고를 하지 못한다.
④ 신의료기술 평가를 받지 아니한 신의료기술에 관한 광고를 하지 못한다.

Answer 213 ② 214 ① 215 ②

해설 **(의료법 제56조 제2항)** : 212번 문제 해설 참조
(의료법 제56조 제3항) 의료광고는 다음 각 호의 방법으로는 하지 못한다.
1. 「방송법」 제2조 제1호의 방송
2. 그 밖에 국민의 보건과 건전한 의료경쟁의 질서를 유지하기 위하여 제한할 필요가 있는 경우로서 대통령령으로 정하는 방법

(방송법 제2조 제1호 : 용어의 정의) "방송"이라 함은 방송프로그램을 기획·편성 또는 제작하여 이를 공중 개별계약에 의한 수신자를 포함하며, 이하 ("시청자"라 한다)에게 전기통신설비에 의하여 송신하는 것으로서 다음 각 목의 것을 말한다. 〈개정 2024.10.22.〉

가. 텔레비전방송 : 정지 또는 이동하는 사물의 순간적 영상과 이에 따르는 음성·음향 등으로 이루어진 방송프로그램을 송신하는 방송
나. 라디오방송 : 음성·음향 등으로 이루어진 방송프로그램을 송신하는 방송
다. 데이터방송 : 방송사업자의 채널을 이용하여 데이터(문자, 숫자, 도형, 도표, 이미지 그 밖의 정보체계를 말한다)를 위주로 하여 이에 따르는 영상·음성·음향 및 이들의 조합으로 이루어진 방송프로그램을 송신하는 방송(인터넷 등 통신망을 통하여 제공하거나 매개하는 경우는 제외한다.)
라. 이동멀티미디어방송 : 이동중 수신을 주목적으로 다채널을 이용하여 텔레비전방송·라디오방송 및 데이터방송을 복합적으로 송신하는 방송

216 「의료법」상 의료광고 기준으로 볼 때 허용되는 의료광고는? 2016 인천 기출유사

① 다른 병원과 비교하는 광고
② 전문가의 의견처럼 신문기사로 표현된 광고
③ 직접적인 시술행위를 노출하는 내용의 광고
④ 1년 이상의 임상경력이 있다는 광고

해설 **(의료법 시행령 제23조 제1항)** 법 제56조 제2항에 따라 금지되는 의료광고의 구체적인 기준은 다음 각 호와 같다.
1. 법 제53조에 따른 신의료기술평가를 받지 아니한 신의료기술에 관하여 광고하는 것
2. 특정 의료기관·의료인의 기능 또는 진료 방법이 질병 치료에 반드시 효과가 있다고 표현하거나 환자의 치료경험담이나 6개월 이하의 임상경력을 광고하는 것
3. 의료인, 의료기관, 의료서비스 및 의료 관련 각종 사항에 대하여 객관적인 사실과 다른 내용 등 거짓된 내용을 광고하는 것
4. 특정 의료기관 개설자, 의료기관의 장 또는 의료인이 수행하거나 광고하는 기능 또는 진료 방법이 다른 의료인 등의 것과 비교하여 우수하거나 효과가 있다는 내용으로 광고하는 것
5. 다른 의료인 등을 비방할 목적으로 해당 의료인 등이 수행하거나 광고하는 기능 또는 진료 방법에 관하여 불리한 사실을 광고하는 것
6. 의료인이 환자를 수술하는 장면이나 환자의 환부 등을 촬영한 동영상·사진으로서 일반인에게 혐오감을 일으키는 것을 게재하여 광고하는 것
7. 의료인 등의 의료행위나 진료 방법 등을 광고하면서 예견할 수 있는 환자의 안전에 심각한 위해를 끼칠 우려가 있는 부작용 등 중요 정보를 빠뜨리거나 글씨 크기를 작게 하는 등의 방법으로 눈에 잘 띄지 않게 광고하는 것
8. 의료인, 의료기관, 의료서비스 및 의료 관련 각종 사항에 대하여 객관적인 사실을 과장하는 내용으로 광고하는 것
9. 법적 근거가 없는 자격이나 명칭을 표방하는 내용을 광고하는 것
10. 특정 의료기관·의료인의 기능 또는 진료 방법에 관한 기사나 전문가의 의견을 신문·인터넷신문 또는 정기간행물이나 방송에 싣거나 방송하면서 특정 의료기관·의료인의 연락처나 약도 등의 정보도 함께 싣거나 방송하여 광고하는 것
11. 심의 대상이 되는 의료광고를 심의를 받지 아니하고 광고하거나 심의 받은 내용과 다르게 광고하는 것
12. 외국인 환자를 유치할 목적으로 법 제27조 제3항에 따른 행위를 하기 위하여 국내광고 하는 것
13. 비급여 진료비용의 할인·면제 금액, 대상, 기간이나 범위 또는 할인·면제 이전의 비급여 진료비용에 대하여 허위 또는 불명확한 내용이나 정보 등을 게재하여 광고하는 것
14. 각종 상장·감사장 등을 이용하여 광고하는 것 또는 인증·보증·추천을 받았다는 내용을 사용하거나 이와 유사한 내용을 표현하여 광고하는 것. 다만, 법 제56조 제2항 제14호 각 목의 어느 하나에 해당하는 경우는 제외한다.

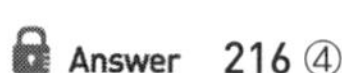

217 「의료법」 및 동법 시행령상 의료광고가 가능한 경우로 가장 옳은 것은? 2021 서울 기출유사

① 신문 등을 이용하여 전문가의 의견 형태로 표현되는 광고

② 환자의 치료경험담이나 6개월 이하의 임상경력에 대한 광고

③ 다른 의료인등의 기능 또는 진료 방법과 비교하는 내용의 광고

④ 세계보건기구와 협력을 맺은 국제평가기구로부터 받은 인증을 표시한 광고

해설 **(의료법 제56조 제2항 : 의료광고의 금지 등)** : 212번 문제 해설 참조
(의료법 시행령 제23조 제1항 : 의료광고의 금지 기준) : 216번 문제 해설 참조

1

218 「의료법」상 광고의 내용과 방법에 관하여 다음 중 누구의 심의를 받아야 하는가? 2017 경북 기출유사

① 시·도지사 ② 시장·군수·구청장

③ 보건복지부장관 ④ 중앙회의

해설 **(의료법 제57조 제2항)** 다음 각 호의 기관 또는 단체는 대통령령으로 정하는 바에 따라 자율심의를 위한 조직 등을 갖추어 보건복지부장관에게 신고한 후 의료광고 심의 업무를 수행할 수 있다.
1. 제28조 제1항에 따른 의사회·치과의사회·한의사회
2. 「소비자기본법」 제29조에 따라 등록한 소비자단체로서 대통령령으로 정하는 기준을 충족하는 단체

(의료법 제57조 제1항) 의료인등이 다음 각 호의 어느 하나에 해당하는 매체를 이용하여 의료광고를 하려는 경우 미리 의료광고가 규정에 위반되는지 여부에 관하여 제2항에 따른 기관 또는 단체의 심의를 받아야 한다.
(의료법 제28조 제1항) 의사·치과의사·한의사·조산사 및 간호사는 대통령령으로 정하는 바에 따라 각각 전국적 조직을 두는 의사회·치과의사회·한의사회·조산사회 및 간호사회(이하 "중앙회"라 한다)를 각각 설립하여야 한다.

219 「의료법」상 의료광고 심의를 받아야 하는 매체를 모두 고르시오. 2024 경기 기출유사

ㄱ. 인터넷신문 등 정기간행물
ㄴ. 「옥외광고물등의 관리와 옥외광고산업진흥에 관한 법률」에 따른 버스광고판
ㄷ. 정보통신서비스 제공자 중 전년도말 기준 직전 3개월 간 일일 평균 이용자 수가 10만명 이상인 자가 운영하는 인터넷 매체
ㄹ. 전광판

① ㄱ, ㄴ ② ㄱ, ㄷ

③ ㄱ, ㄴ, ㄷ ④ ㄱ, ㄴ, ㄷ, ㄹ

해설 **(의료법 제57조 제1항 : 의료광고의 심의)** 의료인 등이 다음 각 호의 어느 하나에 해당하는 매체를 이용하여 의료광고를 하려는 경우 미리 의료광고가 제56조 제1항부터 제3항까지의 규정에 위반되는지 여부에 관하여 제2항에 따른 기관 또는 단체의 심의를 받아야 한다.
1. 「신문 등의 진흥에 관한 법률」 제2조에 따른 신문·인터넷신문 또는 「잡지 등 정기간행물의 진흥에 관한 법률」 제2조에 따른 정기간행물
2. 「옥외광고물 등의 관리와 옥외광고산업 진흥에 관한 법률」 제2조1호에 따른 옥외광고물 중 현수막(懸垂幕), 벽보, 전단(傳單) 및 교통시설·교통수단에 표시(교통수단 내부에 표시되거나 영상·음성·음향 및 이들의 조합으로 이루어지는 광고를 포함한다)되는 것
3. 전광판

Answer 217 ④ 218 ④ 219 ④

4. 대통령령으로 정하는 인터넷 매체[이동통신단말장치 사용 애플리케이션(Application)을 포함한다]
5. 그 밖에 매체의 성질, 영향력 등을 고려하여 대통령령으로 정하는 광고매체

(의료법 시행령 제24조 제1항 : 의료광고의 심의) 법 제57조 제1항 제4호에서 "대통령령으로 정하는 인터넷 매체"란 다음 각 호의 매체를 말한다.

1. 「신문 등의 진흥에 관한 법률」 제2조 제5호에 따른 인터넷뉴스서비스
2. 「방송법」 제2조 제3호에 따른 방송사업자가 운영하는 인터넷 홈페이지
3. 「방송법」 제2조 제3호에 따른 방송사업자의 방송프로그램을 주된 서비스로 하여 '방송', 'TV' 또는 '라디오' 등의 명칭을 사용하면서 인터넷을 통하여 제공하는 인터넷매체
4. 「정보통신망 이용촉진 및 정보보호 등에 관한 법률」 제2조 제1항 제3호에 따른 정보통신서비스 제공자 중 전년도말 기준 직전 3개월간 일일 평균 이용자 수가 10만명 이상인 자가 운영하는 인터넷 매체

220 「의료법」상 의료광고심의위원회에 대한 설명으로 가장 올바르지 못한 것은?

① 심의위원회 종류에는 의료광고심의위원회, 치과의료광고심의위원회, 한방의료광고심의위원회가 있다.

② 의료광고심의위원회는 의사, 의원, 의원의 개설자, 병원, 병원의 개설자, 정신병원, 정신병원의 개설자, 종합병원(치과는 제외), 종합병원의 개설자, 조산사, 조산원, 조산원의 개설자, 한의사가 개설한 요양병원, 요양병원의 개설자가 하는 의료광고를 심의한다.

③ 치과의료광고심의위원회는 치과의사, 치과의원, 치과의원의 개설자, 치과병원, 치과병원의 개설자, 종합병원(치과만 해당), 종합병원의 개설자가 하는 의료광고를 심의한다.

④ 한방의료광고심의위원회는 한의사, 한의원, 한의원의 개설자, 한방병원, 한방병원의 개설자, 한의사가 개설한 요양병원, 요양병원의 개설자가 하는 의료광고를 심의한다.

해설 **(의료법 제57조의2 제2항)** 심의위원회의 종류와 심의 대상은 다음 각 호와 같다. 〈개정 2020.3.4.〉

1. 의료광고심의위원회 : 의사, 의원, 의원의 개설자, 병원, 병원의 개설자, 요양병원(한의사가 개설한 경우는 제외한다), 요양병원의 개설자, 정신병원, 정신병원의 개설자, 종합병원(치과는 제외), 종합병원의 개설자, 조산사, 조산원, 조산원의 개설자가 하는 의료광고의 심의
2. 치과의료광고심의위원회 : 치과의사, 치과의원, 치과의원의 개설자, 치과병원, 치과병원의 개설자, 종합병원(치과만 해당), 종합병원의 개설자가 하는 의료광고의 심의
3. 한방의료광고심의위원회 : 한의사, 한의원, 한의원의 개설자, 한방병원, 한방병원의 개설자, 요양병원(한의사가 개설한 경우만 해당), 요양병원의 개설자가 하는 의료광고의 심의

221 아래 내용은 「의료법」상 의료기관 인증기준에 대한 설명이다. 다음 중 올바른 설명을 모두 고른 것은?

가. 보건복지부장관은 다른 법률에 따라 의료기관을 대상으로 실시하는 평가를 통합해 의료기관평가인증원으로 하여금 시행하도록 할 수 있다.
나. 보건복지부장관은 의료기관 인증에 관한 업무를 의료기관평가인증원에 위탁할 수 있다.
다. 보건복지부장관은 의료의 질과 환자 안전의 수준을 높이기 위하여 병원급 의료기관 및 호스피스 전문기관에 대한 의료기관 인증을 할 수 있다.
라. 의료기관평가인증원의 장은 위탁받은 업무 처리내용을 보건복지부장관에게 보고해야 한다.

① 가, 나, 다　　② 가, 다
③ 나, 라　　④ 가, 나, 다, 라

Answer 220 ②　221 ④

해설 **(의료법 제58조 제1항)** 보건복지부장관은 의료의 질과 환자 안전의 수준을 높이기 위하여 병원급 의료기관 및 대통령령으로 정하는 의료기관에 대한 의료기관 인증을 할 수 있다. 〈개정 2020.3.4.〉

(의료법 제58조 제2항) 보건복지부장관은 대통령령으로 정하는 바에 따라 의료기관 인증에 관한 업무를 의료기관평가인증원에 위탁할 수 있다. 〈개정 2020.3.4.〉

(의료법 제58조 제3항) 보건복지부장관은 다른 법률에 따라 의료기관을 대상으로 실시하는 평가를 통합하여 의료기관평가인증원으로 하여금 시행하도록 할 수 있다. 〈개정 2020.3.4.〉

(의료법 시행령 제28조) 법 제58조 제1항에서 "대통령령으로 정하는 의료기관"이란 다음 각 호의 어느 하나에 해당하는 의료기관을 말한다.

1. 「의료 해외진출 및 외국인환자 유치 지원에 관한 법률」에 따라 등록한 의료기관
2. 「호스피스 · 완화의료 및 임종과정에 있는 환자의 연명의료결정에 관한 법률」에 따른 호스피스전문기관

[본조신설 2020.9.4.]

(의료법 시행령 제29조 제2항) 인증원의 장은 위탁받은 업무의 처리 내용을 보건복지부령으로 정하는 바에 따라 보건복지부장관에게 보고해야 한다. 〈개정 2020.9.4.〉

1

222 의료기관 인증에 관한 설명으로 가장 올바른 것은? 2015 서울 기출유사

① 보건복지부장관은 의료기관인증에 관한 주요 정책을 심의하기 위하여 보건복지부차관 소속으로 의료기관인증위원회를 둔다.

② 의료기관인증을 받고자 하는 의료기관의 장은 보건복지부령으로 정하는 바에 따라 보건복지부차관에게 신청할 수 있다.

③ 의료기관인증위원회는 위원장 1인을 포함한 15인 이내의 위원으로 구성한다.

④ 인증등급은 인증, 조건부인증, 불인증으로 구분하고, 인증의 유효기간은 3년으로 한다.

해설 **(의료법 제58조의2 제2항)** 위원회는 위원장 1명을 포함한 15인 이내의 위원으로 구성한다.

① **(의료법 제58조의2 제1항)** 보건복지부장관은 의료기관 인증에 관한 주요 정책을 심의하기 위하여 보건복지부장관 소속으로 의료기관인증위원회를 둔다.

② **(의료법 제58조의4 제1항)** 의료기관 인증을 받고자 하는 의료기관의 장은 보건복지부령으로 정하는 바에 따라 보건복지부장관에게 신청할 수 있다.

④ **(의료법 제58조의3 제2항 · 제3항)** 인증등급은 인증, 조건부인증 및 불인증으로 구분한다. 인증의 유효기간은 4년으로 한다. 다만, 조건부인증의 경우에는 유효기간을 1년으로 한다. 〈개정 2020.3.4.〉

223 「의료법」상 의료기관인증위원회에 관한 설명으로 가장 올바른 것은? 2015 충남, 2016 대구, 2021 대전 기출유사

① 노동계, 시민단체, 소비자단체, 농어업인단체 및 자영업자단체에서 추천하는 자도 임명 또는 위촉 대상에 포함된다.

② 위원의 사임 등으로 새로 위촉된 위원의 임기는 새로 2년으로 한다.

③ 위원장은 보건복지부차관이다.

④ 위원회는 위원장 1명을 포함한 12인 이내의 위원으로 구성한다.

해설 **(의료법 제58조의2 제3항 : 의료기관인증위원회)** 위원회의 위원장은 보건복지부차관으로 하고, 위원회의 위원은 다음 각 호의 사람 중에서 보건복지부장관이 임명 또는 위촉한다.

1. 의료인 단체 및 의료기관단체에서 추천하는 자
2. 노동계, 시민단체(비영리민간단체를 말한다), 소비자단체에서 추천하는 자

Answer 222 ③ 223 ③

3. 보건의료에 관한 학식과 경험이 풍부한 자
4. 시설물 안전진단에 관한 학식과 경험이 풍부한 자
5. 보건복지부 소속 3급 이상 공무원 또는 고위공무원단에 속하는 공무원

② **(의료법 시행령 제31조 제1항·제2항)** 위원의 임기는 2년으로 한다. 위원의 사임 등으로 새로 위촉된 위원의 임기는 전임 위원 임기의 남은 기간으로 한다.

④ **(의료법 제58조의2 제2항)** 위원회는 위원장 1명을 포함한 15인 이내의 위원으로 구성한다.

224 의료기관 인증기준으로 옳은 것은? 2024 경북 기출유사

ㄱ. 환자의 권리와 안전
ㄴ. 의료인의 만족도
ㄷ. 의료기관의 의료서비스 질 향상 활동
ㄹ. 의료인의 서비스 제공

① ㄱ, ㄴ
② ㄱ, ㄷ
③ ㄴ, ㄷ
④ ㄴ, ㄹ

해설 **(의료법 제58조의3 제1항)** 의료기관 인증기준은 다음 각 호의 사항을 포함하여야 한다.

1. 환자의 권리와 안전
2. 의료기관의 의료서비스 질 향상 활동
3. 의료서비스의 제공과정 및 성과
4. 의료기관의 조직·인력관리 및 운영
5. 환자 만족도

225 「의료법」상 의료의 질을 높이기 위해 보건복지부장관이 시행하는 의료기관 인증기준에 대한 설명으로 옳지 않은 것은? 2025 전북 기출유사

① 병원의 재무적 성과 개선
② 의료기관의 조직·인력관리 및 운영
③ 의료서비스의 제공 과정 및 성과
④ 환자의 권리와 안전

해설 **(의료법 제58조의3 제1항 : 의료기관 인증기준 및 방법 등)** 224번 문제 해설 참조

226 「의료법」상 의료기관 인증에 대한 설명으로 올바르지 못한 것은? 2016 전북, 2025 광주 기출유사

① 거짓이나 그 밖의 부정한 방법으로 인증이 취소된 의료기관은 취소된 날부터 3년 이내에는 인증 신청을 할 수 없다.
② 의료기관인증위원회는 위원장 1명을 포함한 15인 이내의 위원으로 구성한다.
③ 의료기관인증위원회 위원장은 보건복지부차관이다.
④ 이의신청은 평가결과 또는 인증등급을 통보받은 날부터 30일 이내에 하여야 한다.

Answer 224 ② 225 ① 226 ①

해설 (의료법 제58조의10 제2항 : 의료기관 인증의 취소 등) 제1항 제1호(거짓이나 그 밖의 부정한 방법으로 인증 또는 조건부인증을 받은 경우)에 따라 인증이 취소된 의료기관은 인증 또는 조건부인증이 취소된 날부터 1년 이내에 인증 신청을 할 수 없다.

② (의료법 제58조의2 제2항 : 의료기관인증위원회) 위원회는 위원장 1명을 포함한 15인 이내의 위원으로 구성한다.

③ (의료법 제58조의2 제3항 : 의료기관인증위원회) 위원회의 위원장은 보건복지부차관으로 하고, 위원회의 위원은 다음 각 호의 사람 중에서 보건복지부장관이 임명 또는 위촉한다.

④ (의료법 제58조의5 제2항 : 이의신청) 이의신청은 평가결과 또는 인증등급을 통보받은 날부터 30일 이내에 하여야 한다. 다만, 책임질 수 없는 사유로 그 기간을 지킬 수 없었던 경우에는 그 사유가 없어진 날부터 기산한다.

1

227 「의료법」상 의료기관 인증기준 및 방법 등에 대한 설명으로 가장 옳은 것은?

2018 서울, 2023 전북 기출유사

① 인증의 유효기간은 5년으로 한다.

② 인증기준은 의료서비스의 제공과정 및 성과와 관련한 사항을 포함한다.

③ 인증기준의 세부 내용은 의료인증위원회가 정한다.

④ 인증등급은 인증, 불인증으로 구분한다.

해설 (의료법 제58조의3 : 의료기관 인증기준 및 방법 등)

① 의료기관 인증기준은 다음 각 호의 사항을 포함하여야 한다.
1. 환자의 권리와 안전
2. 의료기관의 의료서비스 질 향상 활동
3. 의료서비스의 제공과정 및 성과
4. 의료기관의 조직·인력관리 및 운영
5. 환자 만족도

② 인증등급은 인증, 조건부인증 및 불인증으로 구분한다. 〈개정 2020.3.4.〉

③ 인증의 유효기간은 4년으로 한다. 다만, 조건부인증의 경우에는 유효기간을 1년으로 한다. 〈개정 2020.3.4.〉

④ 조건부인증을 받은 의료기관의 장은 유효기간 내에 보건복지부령으로 정하는 바에 따라 재인증을 받아야 한다. 〈개정 2020.3.4.〉

⑤ 제1항에 따른 인증기준의 세부 내용은 보건복지부장관이 정한다. 〈개정 2020.3.4.〉

228 「의료법」상 의료기관 인증평가를 반드시 받아야 하는 의료기관은? 2015 전북 기출유사

① 요양병원 ② 재활병원

③ 전문병원 ④ 치과병원

해설 (의료법 제58조의4 제1항) 의료기관 인증을 받고자 하는 의료기관의 장은 보건복지부령으로 정하는 바에 따라 보건복지부장관에게 신청할 수 있다.

(의료법 제58조의4 제2항) 제1항에도 불구하고 제3조 제2항 제3호에 따른 요양병원(의료재활시설로서 제3조의2에 따른 요건을 갖춘 의료기관은 제외)의 장은 보건복지부령으로 정하는 바에 따라 보건복지부장관에게 인증을 신청하여야 한다. 〈개정 2020.3.4.〉

(의료법 제58조의4 제3항) 제2항에 따라 인증을 신청하여야 하는 요양병원이 조건부인증 또는 불인증을 받거나 인증 또는 조건부인증이 취소된 경우 해당 요양병원의 장은 보건복지부령으로 정하는 기간 내에 다시 인증을 신청하여야 한다. 〈개정 2020.3.4.〉

(의료법 제58조의4 제4항) 보건복지부장관은 인증을 신청한 의료기관에 대하여 인증기준 적합 여부를 평가하여야 한다. 이 경우 보건복지부장관은 보건복지부령으로 정하는 바에 따라 필요한 조사를 할 수 있고, 인증을 신청한 의료기관은 정당한 사유가 없으면 조사에 협조하여야 한다. 〈신설 2020.3.4.〉

(의료법 제58조의4 제5항) 보건복지부장관은 제4항에 따른 평가 결과와 인증등급을 지체 없이 해당 의료기관의 장에게 통보하여야 한다. 〈신설 2020.3.4.〉

Answer 227 ② 228 ①

229 아래 내용은 「의료법」상 의료기관 인증의 신청방법에 대한 설명이다. 다음 중 올바른 설명으로 모두 고른 것은?

가. 인증을 받으려는 의료기관의 장은 인증신청서와 의료기관 운영현황을 인증원의 장에게 제출해야 한다.
나. 보건복지부장관은 요양병원의 장에게 인증신청기간 1개월 전에 인증신청 대상 및 기간 등 조사계획을 수립·통보하여야 한다.
다. 인증원의 장은 인증신청 접수대장과 인증서 발급대장을 작성하여 최종 기재일로부터 5년간 보관해야 한다.
라. 다시 인증을 신청하려는 요양병원의 장은 조건부인증·불인증을 받은 날 또는 인증·조건부인증이 취소된 날부터 30일 이내에 인증신청서와 의료기관 운영현황을 인증원의 장에게 제출해야 한다.

① 가, 나, 다 ② 가, 다
③ 나, 라 ④ 가, 나, 다, 라

해설 **(의료법 시행규칙 제64조 제5항)** 다시 인증을 신청하려는 요양병원의 장은 조건부인증·불인증을 받은 날 또는 인증·조건부인증이 취소된 날부터 90일 이내에 인증신청서와 의료기관 운영현황을 인증원의 장에게 제출해야 한다. 〈신설 2020.9.4.〉
(의료법 시행규칙 제64조 제1항) 법 제58조의4 제1항에 따라 인증을 받으려는 의료기관의 장은 인증신청서와 의료기관 운영현황을 인증원의 장에게 제출해야 한다. 〈개정 2020.9.4.〉
(의료법 시행규칙 제64조 제3항) 보건복지부장관은 요양병원의 장에게 인증신청기간 1개월 전에 인증신청 대상 및 기간 등 조사계획을 수립·통보하여야 한다.
(의료법 시행규칙 제64조 제4항) 조사계획을 통보받은 요양병원의 장은 신청기간 내에 인증신청서와 의료기관 운영현황을 인증원의 장에게 제출해야 한다. 〈개정 2020.9.4.〉
(의료법 시행규칙 제64조 제6항) 보건복지부장관은 인증을 신청한 의료기관에 대하여 인증등급을 결정하기 전에 현지조사를 실시할 수 있다. 〈신설 2020.9.4.〉
(의료법 시행규칙 제64조 제7항) 인증원의 장은 인증신청 접수대장과 인증서 발급대장을 작성하여 최종 기재일로부터 5년간 보관해야 한다. 이 경우 해당 기록은 전자문서로 작성·보관할 수 있다. 〈개정 2020.9.4.〉

230 「의료법」상 의료기관 인증의 공표에서 인터넷 홈페이지 등에 공표하여야 하는 사항에 해당하지 않는 것은? 2016 경북 기출유사

① 의료기관별 인증 순위
② 인증기준에 따른 평가 결과
③ 인증등급 및 인증의 유효기간
④ 해당 의료기관의 명칭, 종별, 진료과목 등 일반현황

해설 **(의료법 시행규칙 제64조의7)** 인증원의 장은 법 제58조의7 제1항에 따라 다음 각 호의 사항을 인터넷 홈페이지 등에 공표해야 한다. 〈개정 2020.9.4.〉
1. 해당 의료기관의 명칭, 종별, 진료과목 등 일반현황
2. 인증등급 및 인증의 유효기간
3. 인증기준에 따른 평가 결과
4. 그 밖에 의료의 질과 환자 안전의 수준을 높이기 위하여 보건복지부장관이 정하는 사항

(의료법 제58조의7 제1항) 보건복지부장관은 인증을 받은 의료기관에 관하여 인증기준, 인증 유효기간 및 평가한 결과 등 보건복지부령으로 정하는 사항을 인터넷 홈페이지 등에 공표하여야 한다. 〈개정 2020.3.4.〉

Answer 229 ① 230 ①

231 **보건복지부장관은 인증을 받은 의료기관이 인증 유효기간 중 의료기관 인증 또는 조건부인증을 취소하거나 인증마크의 사용정지 또는 시정을 명할 수 있다. 다음 중 반드시 인증 또는 조건부인증을 취소하여야 하는 경우는?**

① 개설 신고나 개설 허가를 한 날부터 3개월 이내에 정당한 사유 없이 업무를 시작하지 않아서 의료기관 개설 허가가 취소된 경우

② 의료기관의 종별 변경 등 인증 또는 조건부인증의 전제나 근거가 되는 중대한 사실이 변경된 경우

③ 인증마크의 사용 정지 또는 시정 명령을 위반한 경우

④ 환자의 권리와 안전에 따른 인증 기준을 충족하지 못하게 된 경우

1

해설 **(의료법 제58조의10 제1항)** 보건복지부장관은 인증을 받은 의료기관이 인증 유효기간 중 다음 각 호의 어느 하나에 해당하는 경우에는 의료기관 인증 또는 조건부인증을 취소하거나 인증마크의 사용정지 또는 시정을 명할 수 있다. 다만, 제1호 및 제2호에 해당하는 경우에는 인증 또는 조건부인증을 취소하여야 한다. 〈개정 2020.3.4.〉

1. 거짓이나 그 밖의 부정한 방법으로 인증 또는 조건부인증을 받은 경우
2. 제64조 제1항에 따라 의료기관 개설 허가가 취소되거나 폐쇄명령을 받은 경우
3. 의료기관의 종별 변경 등 인증 또는 조건부인증의 전제나 근거가 되는 중대한 사실이 변경된 경우
4. 제58조의3 제1항에 따른 인증기준을 충족하지 못하게 된 경우
5. 인증마크의 사용정지 또는 시정명령을 위반한 경우

(의료법 제64조 제1항) 보건복지부장관 또는 시장·군수·구청장은 의료기관이 다음 각 호의 어느 하나에 해당하면 그 의료업을 1년의 범위에서 정지시키거나 개설 허가의 취소 또는 의료기관 폐쇄를 명할 수 있다. 다만, 제8호에 해당하는 경우에는 의료기관 개설 허가의 취소 또는 의료기관 폐쇄를 명하여야 하며, 의료기관 폐쇄는 제33조 제3항과 제35조 제1항 본문에 따라 신고한 의료기관에만 명할 수 있다. 〈개정 2020.12.29.〉

1. 개설 신고나 개설 허가를 한 날부터 3개월 이내에 정당한 사유 없이 업무를 시작하지 아니한 때

1의2. 제4조 제2항을 위반하여 의료인이 다른 의료인 또는 의료법인 등의 명의로 의료기관을 개설하거나 운영한 때

2. 무자격자에게 의료행위를 하게 하거나 의료인에게 면허사항 외의 의료행위를 하게 한 때
3. 관계 공무원의 직무수행을 기피 또는 방해하거나 명령을 위반한 때
4. 의료법인·비영리법인, 준정부기관·지방의료원 또는 한국보훈복지의료공단의 설립허가가 취소되거나 해산된 때

4의2. 제33조 제2항을 위반하여 의료기관을 개설한 때

4의3. 제33조 제8항을 위반하여 둘 이상의 의료기관을 개설·운영한 때

5. 제33조 제5항·제7항·제9항·제10항, 제40조, 제40조의2 또는 제56조를 위반한 때. 다만, 의료기관 개설자 본인에게 책임이 없는 사유로 제33조 제7항 제4호를 위반한 때에는 그러하지 아니하다.

5의2. 정당한 사유 없이 제40조 제1항에 따른 폐업·휴업 신고를 하지 아니하고 6개월 이상 의료업을 하지 아니한 때

6. 제63조에 따른 시정명령(제4조 제5항 위반에 따른 시정명령 제외)을 이행하지 아니한 때
7. 「약사법」 제24조 제2항을 위반하여 담합행위를 한 때
8. 의료기관 개설자가 거짓으로 진료비를 청구하여 금고 이상의 형을 선고받고 그 형이 확정된 때
9. 제36조에 따른 준수사항을 위반하여 사람의 생명 또는 신체에 중대한 위해를 발생하게 한 때

232 **「의료법」상 의료인이 정당한 사유 없이 진료를 중단하거나 의료기관 개설자가 집단으로 휴업하거나 폐업하여 환자 진료에 막대한 지장을 초래하거나 초래할 우려가 있다고 인정할 만한 상당한 이유가 있을 때, 그 의료인이나 의료기관 개설자에게 업무개시 명령을 할 수 있는 사람을 〈보기〉에서 모두 고른 것은?** 2024 서울 기출유사

보기	
ㄱ. 시장·군수·구청장	ㄴ. 시·도지사
ㄷ. 보건복지부장관	ㄹ. 질병관리청장

① ㄱ, ㄴ　　② ㄷ, ㄹ

③ ㄱ, ㄴ, ㄷ　　④ ㄱ, ㄴ, ㄹ

Answer 231 ①　232 ③

해설 (의료법 제59조 제2항 : 지도와 명령) 보건복지부장관, 시·도지사 또는 시장·군수·구청장은 의료인이 정당한 사유 없이 진료를 중단하거나 의료기관 개설자가 집단으로 휴업하거나 폐업하여 환자 진료에 막대한 지장을 초래하거나 초래할 우려가 있다고 인정할 만한 상당한 이유가 있으면 그 의료인이나 의료기관 개설자에게 업무개시 명령을 할 수 있다.

233 아래 내용 중 보건복지부장관, 시·도지사 또는 시장·군수·구청장이 업무개시명령을 내릴 수 있는 경우에 해당하는 사항을 모두 고른 것은? 2011 충남 기출유사

가. 집단으로 휴업한 때
나. 집단으로 폐업한 때
다. 정당한 사유 없이 진료를 중단한 때
라. 개설신고 또는 개설허가를 한 날부터 3개월 이내에 업무개시를 하지 않은 때

① 가, 나, 다
② 가, 다
③ 나, 라
④ 가, 나, 다, 라

해설 (의료법 제59조 제2항 : 지도와 명령) 232번 문제 해설 참조

234 「의료법」상 기본시책에 따라 지역별·기능별·종별 의료기관 병상 수급 및 관리계획을 수립하여야 하는 사람은?

① 관계 중앙행정기관의 장
② 보건복지부장관
③ 시·도지사
④ 시장·군수·구청장

해설 (의료법 제60조 제2항 : 병상 수급계획의 수립 등) 시·도지사는 제1항에 따른 기본시책에 따라 지역 실정을 고려해 특별시·광역시 또는 도 단위의 지역별·기능별·종별 의료기관 병상 수급 및 관리계획을 수립한 후 보건복지부장관에게 제출해야 한다.

235 보건복지부장관이 시·도지사에게 지역병상 수급계획의 조정을 권고할 수 있는 사유가 아닌 것은?

2016 전남 기출유사

① 둘 이상의 지방자치단체에 걸쳐 있는 광역의료행정을 해당 지방자치단체에서 고려하지 아니한 경우
② 병상의 합리적인 공급과 배치에 관한 기본시책을 수립하지 아니한 경우
③ 지방자치단체의 생활권역과 행정구역이 서로 다른데도 해당 지방자치단체에서 이를 고려하지 아니한 경우
④ 지역병상 수급계획의 내용이 기본시책에 맞지 아니하는 경우

해설 (병상 수급계획의 수립 및 조정에 관한 규칙 제5조 제3항) 법 제60조 제3항에 따라 보건복지부장관이 시·도지사에게 조정을 권고할 수 있는 사유는 다음 각 호와 같다.
1. 지역병상 수급계획의 내용이 기본시책에 맞지 아니하는 경우
2. 지방자치단체의 생활권역과 행정구역이 서로 다른데도 해당 지방자치단체에서 이를 고려하지 아니한 경우

Answer 233 ① 234 ③ 235 ②

3. 둘 이상의 지방자치단체에 걸쳐 있는 광역의료행정을 해당 지방자치단체에서 고려하지 아니한 경우
4. 지방자치단체 간 지역병상 수급계획이 현저하게 불균형한 경우
(의료법 제60조 제3항) 보건복지부장관은 제2항에 따라 제출된 병상 수급 및 관리계획이 제1항에 따른 기본시책에 맞지 아니하는 등 보건복지부령으로 정하는 사유가 있으면 시·도지사와 협의하여 보건복지부령으로 정하는 바에 따라 이를 조정하여야 한다.

236 「의료법」에서 의료기관의 회계기준을 규정한 목적으로 가장 올바른 것은? 2011 지방직 기출유사

① 계속성 확보
② 안정성 확보
③ 유동성 확보
④ 투명성 확보

해설 **(의료법 제62조 제1항)** 의료기관 개설자는 의료기관 회계를 투명하게 하도록 노력하여야 한다.
(의료기관 회계기준 규칙 제1조) 이 규칙은 의료법 제62조에 따라 의료기관의 개설자가 준수하여야 하는 의료기관 회계기준을 정함으로써 의료기관 회계의 투명성을 확보함을 목적으로 한다.

237 「의료법」상 회계를 투명하게 하기 위하여 의료기관 회계기준을 지켜야 하는 의료기관의 기준에 해당하는 것은? 2014 강원 기출유사

① 30병상 이상의 병원
② 50병상 이상의 병원
③ 100병상 이상의 종합병원
④ 300병상 이상의 종합병원

해설 **(의료법 제62조 제2항)** 100병상 이상의 병원급 의료기관으로서 보건복지부령으로 정하는 일정 규모 이상의 병원급 의료기관 개설자는 회계를 투명하게 하기 위하여 의료기관 회계기준을 지켜야 한다. 〈개정 2020.3.4.〉

238 「의료법」상 의료기관의 설치 및 폐쇄에 대한 설명으로 올바르지 못한 것은? 2014 경북 기출유사

① 병원급 의료기관의 개설은 시·도지사의 허가가 필요하다.
② 병원급 의료기관의 폐쇄는 시·도지사만 명할 수 있다.
③ 의원급 의료기관의 개설은 시장·군수·구청장에게 신고하여야 한다.
④ 의료인, 의료법인, 지방자치단체는 의료기관을 개설할 수 있다.

해설 **(의료법 제64조 제1항)** 보건복지부장관 또는 시장·군수·구청장은 의료기관이 다음 각 호의 어느 하나에 해당하면 그 의료업을 1년의 범위에서 정지시키거나 개설 허가의 취소 또는 의료기관 폐쇄를 명할 수 있다. 다만, 제8호에 해당하는 경우에는 의료기관 개설 허가의 취소 또는 의료기관 폐쇄를 명하여야 하며, 의료기관 폐쇄는 제33조 제3항과 제35조 제1항 본문에 따라 신고한 의료기관에만 명할 수 있다. 〈개정 2020.12.29.〉
1. 개설 신고나 개설 허가를 한 날부터 3개월 이내에 정당한 사유 없이 업무를 시작하지 아니한 때
1의2. 제4조 제2항을 위반하여 의료인이 다른 의료인 또는 의료법인 등의 명의로 의료기관을 개설하거나 운영한 때
2. 무자격자에게 의료행위를 하게 하거나 의료인에게 면허사항 외의 의료행위를 하게 한 때
3. 관계 공무원의 직무 수행을 기피 또는 방해하거나 명령을 위반한 때
4. 의료법인·비영리법인, 준정부기관·지방의료원 또는 한국보훈복지의료공단의 설립허가가 취소되거나 해산된 때
4의2. 제33조 제2항을 위반하여 의료기관을 개설한 때
4의3. 제33조 제8항을 위반하여 둘 이상의 의료기관을 개설·운영한 때
5. 제33조 제5항·제7항·제9항·제10항, 제40조, 제40조의2 또는 제56조를 위반한 때. 다만, 의료기관 개설자 본인에게 책임이 없는 사유로 제33조 제7항 제4호를 위반한 때에는 그러하지 아니하다.

Answer 236 ④ 237 ③ 238 ②

5의2. 정당한 사유 없이 폐업·휴업 신고를 하지 아니하고 6개월 이상 의료업을 하지 아니한 때
6. 제63조에 따른 시정명령(제4조 제5항 위반에 따른 시정명령 제외)을 이행하지 아니한 때
7. 「약사법」을 위반하여 담합행위를 한 때
8. 의료기관 개설자가 거짓으로 진료비를 청구하여 금고 이상의 형을 선고받고 그 형이 확정된 때
9. 사람의 생명 또는 신체에 중대한 위해를 발생하게 한 때

(의료법 제33조 제2항) 다음 각 호의 어느 하나에 해당하는 자가 아니면 의료기관을 개설할 수 없다. 이 경우 의사는 종합병원·병원·요양병원·정신병원 또는 의원을, 치과의사는 치과병원 또는 치과의원을, 한의사는 한방병원·요양병원 또는 한의원을, 조산사는 조산원만을 개설할 수 있다. 〈개정 2020.3.4.〉
1. 의사, 치과의사, 한의사 또는 조산사
2. 국가나 지방자치단체
3. 의료업을 목적으로 설립된 의료법인
4. 「민법」이나 특별법에 따라 설립된 비영리법인
5. 준정부기관, 지방의료원, 한국보훈복지의료공단

(의료법 제33조 제3항) 제2항에 따라 의원·치과의원·한의원 또는 조산원을 개설하려는 자는 보건복지부령으로 정하는 바에 따라 시장·군수·구청장에게 신고하여야 한다.

(의료법 제33조 제4항) 제2항에 따라 종합병원·병원·치과병원·한방병원·요양병원 또는 정신병원을 개설하려면 제33조의2에 따른 시·도 의료기관개설위원회의 심의를 거쳐 보건복지부령으로 정하는 바에 따라 시·도지사의 허가를 받아야 한다. 이 경우 시·도지사는 개설하려는 의료기관이 다음 각 호의 어느 하나에 해당하는 경우에는 개설허가를 할 수 없다. 〈개정 2020.3.4.〉
1. 제36조에 따른 시설기준에 맞지 아니하는 경우
2. 제60조 제1항에 따른 기본시책과 같은 조 제2항에 따른 수급 및 관리계획에 적합하지 아니한 경우

239 「의료법」상 보건복지부장관 또는 시장·군수·구청장이 반드시 해당 의료기관에 대한 개설 허가의 취소 또는 의료기관 폐쇄를 명하여야만 하는 경우에 가장 해당하는 것은? 2023 경기 기출유사

① 무자격자에게 의료행위를 하게 하거나 의료인에게 면허 사항 외의 의료행위를 하게 한 때
② 의료기관 개설자가 거짓으로 진료비를 청구하여 금고 이상의 형을 선고받고 그 형이 확정된 때
③ 의료인이 다른 의료인 또는 의료법인 등의 명의로 의료기관을 개설하거나 운영한 때
④ 정당한 사유 없이 폐업·휴업 신고를 하지 아니하고 6개월 이상 의료업을 하지 아니한 때

해설 **(의료법 제64조 제1항 : 개설 허가 취소 등)** : 238번 문제 해설 참조

240 (가), (나)에 들어갈 알맞은 말이 순서대로 바르게 나열된 것은?

> 일반적으로 의료기관 폐쇄명령을 받은 이후 의료기관 영업을 재개할 수 있을 때까지의 기간 (가)과 의료기관 개설자가 거짓으로 진료비를 청구하여 금고 이상의 형을 선고받고 그 형이 확정된 사유로 의료기관 폐쇄명령을 받은 이후 의료기관 영업을 재개할 수 있을 때까지의 기간 (나)이다.

① 가 : 6개월, 나 : 1년　② 가 : 6개월, 나 : 3년
③ 가 : 1년, 나 : 2년　④ 가 : 1년, 나 : 3년

해설 **(의료법 제64조 제2항)** 제1항에 따라 개설 허가를 취소당하거나 폐쇄명령을 받은 자는 그 취소된 날이나 폐쇄명령을 받은 날부터 6개월 이내에, 의료업 정지처분을 받은 자는 그 업무 정지기간 중에 각각 의료기관을 개설·운영하지 못한다. 다만, 제1항 제8호(의료기관 개설자가 거짓으로 진료비를 청구하여 금고 이상의 형을 선고받고 그 형이 확정된 때)에 따라 의료기관 개설 허가를 취소당하거나 폐쇄명령을 받은 자는 취소당한 날이나 폐쇄명령을 받은 날부터 3년 안에는 의료기관을 개설·운영하지 못한다.

Answer 239 ② 240 ②

241 「의료법」상 의료인의 면허취소 사유에 해당하는 사항은? 2017 강원·대구·대전 기출유사

① 개설자가 될 수 없는 자에게 고용되어 의료행위를 한 경우

② 면허증을 빌려준 경우

③ 비도덕적 진료행위를 한 경우

④ 의료인이 아닌 자로 하여금 의료행위를 하게 한 경우

해설 **(의료법 제65조 제1항)** 보건복지부장관은 의료인이 다음 각 호의 어느 하나에 해당할 경우에는 그 면허를 취소할 수 있다. 다만, 제1호·제8호의 경우에는 면허를 취소하여야 한다. 〈개정 2024.9.20.〉

1. 제8조 각 호의 어느 하나에 해당하게 된 경우. 다만, 의료행위 중 「형법」 제268조의 죄를 범하여 제8조 제4호부터 제6호까지의 어느 하나에 해당하게 된 경우에는 그러하지 아니하다.
2. 제66조에 따른 자격 정지 처분 기간 중에 의료행위를 하거나 3회 이상 자격 정지 처분을 받은 경우

2의2. 제2항에 따라 면허를 재교부받은 사람이 제66조 제1항 각 호의 어느 하나에 해당하는 경우

3. 제11조 제1항에 따른 면허 조건을 이행하지 아니한 경우
4. 제4조의3 제1항[의료인은 제5조(의사·치과의사 및 한의사), 제6조(조산사) 및 「간호법」 제4조(간호사)에 따라 받은 면허를 다른 사람에게 대여하여서는 아니 된다]을 위반하여 면허를 대여한 경우
5. 삭제 〈2016.12.20.〉
6. 제4조 제6항(의료인은 일회용 의료기기를 한 번 사용한 후 다시 사용하여서는 아니 된다)을 위반하여 사람의 생명 또는 신체에 중대한 위해를 발생하게 한 경우
7. 제27조 제5항을 위반하여 사람의 생명 또는 신체에 중대한 위해를 발생하게 할 우려가 있는 수술, 수혈, 전신마취를 의료인 아닌 자에게 하게 하거나 의료인에게 면허 사항 외로 하게 한 경우
8. 거짓이나 그 밖의 부정한 방법으로 제5조 및 제6조에 따른 의료인 면허 발급 요건을 취득하거나 제9조에 따른 국가시험에 합격한 경우

(형법 제268조 : 업무상 과실·중과실 치사상) 업무상 과실 또는 중대한 과실로 사람을 사망이나 상해에 이르게 한 자는 5년 이하의 금고 또는 2천만원 이하의 벌금에 처한다.
[전문개정 2020.12.8.]

(의료법 제8조) 다음 각 호 어느 하나에 해당하는 자는 의료인이 될 수 없다. 다만, 간호사에 대하여는 「간호법」에서 정하는 바에 따른다. 〈개정 2024.9.20.〉

1. 「정신건강증진 및 정신질환자 복지서비스 지원에 관한 법률」 제3조 제1호에 따른 정신질환자. 다만, 전문의가 의료인으로서 적합하다고 인정하는 사람은 그러하지 아니하다.
2. 마약·대마·향정신성의약품 중독자
3. 피성년후견인·피한정후견인
4. 금고 이상의 실형을 선고받고 그 집행이 끝나거나 그 집행을 받지 아니하기로 확정된 후 5년이 지나지 아니한 자
5. 금고 이상의 형의 집행유예를 선고받고 그 유예기간이 지난 후 2년이 지나지 아니한 자
6. 금고 이상의 형의 선고유예를 받고 그 유예기간 중에 있는 자

(의료법 제66조 제1항) 보건복지부장관은 의료인이 다음 각 호의 어느 하나에 해당하면(제65조 제1항 제2호의2에 해당하는 경우는 제외한다) 1년의 범위에서 면허자격을 정지시킬 수 있다. 이 경우 의료기술과 관련한 판단이 필요한 사항에 관하여는 관계 전문가의 의견을 들어 결정할 수 있다. 〈개정 2023.5.19.〉

1. 의료인의 품위를 심하게 손상시키는 행위를 한 때
2. 의료기관 개설자가 될 수 없는 자에게 고용되어 의료행위를 한 때

2의2. 제4조 제6항(의료인은 일회용 의료기기를 한 번 사용한 후 다시 사용하여서는 아니 된다)을 위반한 때

3. 진단서·검안서 또는 증명서를 거짓으로 작성하여 내주거나 진료기록부 등을 거짓으로 작성하거나 고의로 사실과 다르게 추가기재·수정한 때
4. 제20조(태아 성 감별 행위 등 금지)를 위반한 경우
5. 삭제 〈2020.12.29.〉
6. 의료기사가 아닌 자에게 의료기사의 업무를 하게 하거나 의료기사에게 그 업무 범위를 벗어나게 한 때
7. 관련 서류를 위조·변조하거나 속임수 등 부정한 방법으로 진료비를 거짓 청구한 때
8. 삭제 〈2011.8.4.〉
9. 제23조의5(부당한 경제적 이익등의 취득 금지)를 위반하여 경제적 이익 등을 제공받은 때
10. 그 밖에 이 법 또는 이 법에 따른 명령을 위반한 때

Answer 241 ②

242 「의료법」상 보건복지부장관이 의료인에 대하여 1년의 범위에서 면허자격을 정지시킬 수 있는 사유에 해당하는 것은? 2024 인천 기출유사

① 면허를 대여한 경우
② 의료인의 품위를 심하게 손상시키는 행위를 한 경우
③ 자격정지 처분 기간 중에 의료행위를 한 경우
④ 3회 이상 자격정지 처분을 받은 경우

해설 (의료법 66조 제1항 : 자격정지 등) : 241번 문제 해설 참조

243 의료인이 일회용 주사 의료용품 재사용 금지 규정을 위반하여 사람의 생명 또는 신체에 중대한 위해를 발생하게 한 경우의 조치로 가장 올바른 것은? 2017 충북 기출유사

① 면허취소, 2년 이내 재발급 금지
② 면허취소, 3년 이내 재발급 금지
③ 자격정지, 2년 이내 재발급 금지
④ 자격정지, 3년 이내 재발급 금지

해설 (의료법 제65조 : 면허 취소와 재교부)

① 보건복지부장관은 의료인이 다음 각 호의 어느 하나에 해당할 경우에는 그 면허를 취소할 수 있다. 다만, 제1호 · 제8호의 경우에는 면허를 취소하여야 한다. 〈개정 2024.9.20.〉

1. 제8조 각 호의 어느 하나에 해당하게 된 경우. 다만, 의료행위 중 「형법」 제268조의 죄를 범하여 제8조 제4호부터 제6호까지의 어느 하나에 해당하게 된 경우에는 그러하지 아니하다.
2. 제66조에 따른 자격 정지 처분 기간 중에 의료행위를 하거나 3회 이상 자격 정지 처분을 받은 경우

2의2. 제2항에 따라 면허를 재교부받은 사람이 제66조 제1항 각 호의 어느 하나에 해당하는 경우

3. 제11조 제1항에 따른 면허 조건을 이행하지 아니한 경우
4. 제4조의3 제1항[의료인은 제5조(의사 · 치과의사 및 한의사), 제6조(조산사) 및 「간호법」 제4조(간호사)에 따라 받은 면허를 다른 사람에게 대여하여서는 아니 된다]을 위반하여 면허를 대여한 경우
5. 삭제 〈2016.12.20.〉
6. 제4조 제6항(의료인은 일회용 의료기기를 한 번 사용한 후 다시 사용하여서는 아니 된다)을 위반하여 사람의 생명 또는 신체에 중대한 위해를 발생하게 한 경우
7. 제27조 제5항을 위반하여 사람의 생명 또는 신체에 중대한 위해를 발생하게 할 우려가 있는 수술, 수혈, 전신마취를 의료인 아닌 자에게 하게 하거나 의료인에게 면허 사항 외로 하게 한 경우
8. 거짓이나 그 밖의 부정한 방법으로 제5조 및 제6조에 따른 의료인 면허 발급 요건을 취득하거나 제9조에 따른 국가시험에 합격한 경우

② 보건복지부장관은 제1항에 따라 면허가 취소된 자라도 취소의 원인이 된 사유가 없어지거나 개전의 정이 뚜렷하다고 인정되고 대통령령으로 정하는 교육프로그램을 이수한 경우에는 면허를 재교부할 수 있다. 다만, 제1항 제3호에 따라 면허가 취소된 경우에는 취소된 날부터 1년 이내, 제1항 제2호 · 제2호의2에 따라 면허가 취소된 경우에는 취소된 날부터 2년 이내, 제1항 제4호 · 제6호 · 제7호 또는 제8조 제4호부터 제6호까지에 따른 사유로 면허가 취소된 경우에는 취소된 날부터 3년 이내, 제8조 제4호에 따른 사유로 면허가 취소된 사람이 다시 제8조 제4호에 따른 사유로 면허가 취소된 경우에는 취소된 날부터 10년 이내에는 재교부하지 못하고, 제1항 제8호에 따라 면허가 취소된 경우에는 재교부할 수 없다. 〈개정 2023.5.19.〉

Answer 242 ② 243 ②

244 「의료법」상 의료인 면허정지 사유에 해당하지 않는 것은? 2016 전북, 2024 경기 기출유사

① 면허를 대여한 경우

② 의료기관 개설자가 될 수 없는 자에게 고용되어 업무

③ 진료비 거짓청구

④ 거짓 진단서

해설 **(의료법 제65조 제1항 : 면허 취소와 재교부)** 243번 문제 해설 참조
(의료법 제66조 제1항 : 자격정지 등) 241번 문제 해설 참조

1

245 「의료법」상 보건복지부장관이 면허를 반드시 취소하여야 하는 경우는? 2016 지방직 기출유사

① 간호기록부를 거짓으로 작성한 간호사

② 간호사의 품위를 심하게 손상시키는 행위를 한 간호사

③ 면허증을 빌려준 간호사

④ 향정신성의약품 중독자로 판정된 간호사

해설 **(의료법 제65조 제1항 : 면허 취소와 재교부)** 보건복지부장관은 의료인이 다음 각 호의 어느 하나에 해당할 경우에는 그 면허를 취소할 수 있다. 다만, 제1호·제8호의 경우에는 면허를 취소하여야 한다. 〈개정 2024.9.20.〉

1. 제8조 각 호의 어느 하나에 해당하게 된 경우. 다만, 의료 행위 중 「형법」 제268조의 죄를 범하여 제8조 제4호부터 제6호까지의 어느 하나에 해당하게 된 경우에는 그러하지 아니하다.
8. 거짓이나 그 밖의 부정한 방법으로 제5조 및 제6조에 따른 의료인 면허 발급 요건을 취득하거나 제9조에 따른 국가시험에 합격한 경우

(의료법 제8조) 다음 각 호 어느 하나에 해당하는 자는 의료인이 될 수 없다. 다만, 간호사에 대하여는 「간호법」에서 정하는 바에 따른다. 〈개정 2024.9.20.〉

1. 「정신건강증진 및 정신질환자 복지서비스 지원에 관한 법률」 제3조 제1호에 따른 정신질환자. 다만, 전문의가 의료인으로서 적합하다고 인정하는 사람은 그러하지 아니하다.
2. 마약·대마·향정신성의약품 중독자
3. 피성년후견인·피한정후견인
4. 금고 이상의 실형을 선고받고 그 집행이 끝나거나 그 집행을 받지 아니하기로 확정된 후 5년이 지나지 아니한 자
5. 금고 이상의 형의 집행유예를 선고받고 그 유예기간이 지난 후 2년이 지나지 아니한 자
6. 금고 이상의 형의 선고유예를 받고 그 유예기간 중에 있는 자

246 의료인의 면허취소사유 중 재발급 제한기간이 3년에 해당하는 것은? 2016 광주 기출유사

① 면허 조건을 이행하지 아니한 경우

② 의료 관련 법령을 위반해 금고 이상의 형을 선고받고 그 형의 집행이 종료되지 않은 경우

③ 자격정지 처분기간중에 의료행위를 한 경우

④ 3회 이상 자격정지처분을 받은 경우

해설 **(의료법 제65조 제1항)** : 243번 문제 해설 참조
(의료법 제8조 제4호, 제5호, 제6호) 다음 각 호의 어느 하나에 해당하는 자는 의료인이 될 수 없다. 다만, 간호에서 대하여는 「간호법」에서 정하는 바에 따른다. 〈개정 2024.9.20.〉

4. 금고 이상의 실형을 선고받고 그 집행이 끝나거나 그 집행을 받지 아니하기로 확정된 후 5년이 지나지 아니한 자
5. 금고 이상의 형의 집행유예를 선고받고 그 유예기간이 지난 후 2년이 지나지 아니한 자
6. 금고 이상의 형의 선고유예를 받고 그 유예기간 중에 있는 자

Answer 244 ① 245 ④ 246 ②

247 **보건복지부장관은 면허가 취소된 자라도 취소의 원인이 된 사유가 없어지거나 개전의 정이 뚜렷하다고 인정되면 면허를 재교부할 수 있다. 다음 중 「의료법」상 취소된 날부터 3년 이내에는 면허를 재교부하지 못하는 사유에 해당하는 것을 모두 고른 것은?**

가. 대통령령으로 정하는 의료 관련 법령을 위반하여 금고 이상의 형을 선고받고 그 형의 집행이 종료되지 아니하였거나 집행을 받지 아니하기로 확정되지 아니한 자의 경우
나. 일회용 의료기기를 한 번 사용한 후 다시 사용하여 사람의 생명 또는 신체에 중대한 위해를 발생하게 한 경우
다. 사람의 생명 또는 신체에 중대한 위해를 발생하게 할 우려가 있는 수술, 수혈, 전신마취를 의료인 아닌 자에게 하게 하거나 의료인에게 면허 사항 외로 하게 한 경우
라. 자격 정지 처분 기간 중에 의료행위를 하거나 3회 이상 자격 정지 처분을 받은 경우

① 가, 나, 다 ② 가, 다
③ 나, 라 ④ 가, 나, 다, 라

해설 **(의료법 제65조 제2항 : 면허 취소와 재교부)** 보건복지부장관은 제1항에 따라 면허가 취소된 자라도 취소의 원인이 된 사유가 없어지거나 개전의 정이 뚜렷하다고 인정되고 대통령령으로 정하는 교육프로그램을 이수한 경우에는 면허를 재교부할 수 있다. 다만, 제1항 제3호에 따라 면허가 취소된 경우에는 취소된 날부터 1년 이내, 제1항 제2호·제2호의2에 따라 면허가 취소된 경우에는 취소된 날부터 2년 이내, 제1항 제4호부터 제6호까지에 따른 사유로 면허가 취소된 경우에는 취소된 날부터 3년 이내, 제8조 제4호에 따른 사유로 면허가 취소된 사람이 다시 제8조 제4호에 따른 사유로 면허가 취소된 경우에는 취소된 날부터 10년 이내에는 재교부하지 못하고, 제1항 제8호에 따라 면허가 취소된 경우에는 재교부할 수 없다. 〈개정 2023.5.19.〉
(의료법 제65조 제1항 제2호) 제66조에 따른 자격 정지 처분 기간 중에 의료행위를 하거나 3회 이상 자격 정지 처분을 받은 경우 – 취소된 날부터 2년 이내
(의료법 제8조 제4호 : 결격사유 등) 다음 각 호의 어느 하나에 해당하는 자는 의료인이 될 수 없다. 다만, 간호사에 대하여는 「간호법」에서 정하는 바에 따른다. 〈개정 2024.9.20.〉
1. 「정신건강증진 및 정신질환자 복지서비스 지원에 관한 법률」 제3조 제1호에 따른 정신질환자. 다만, 전문의가 의료인으로서 적합하다고 인정하는 사람은 그러하지 아니하다.
2. 마약·대마·향정신성의약품 중독자
3. 피성년후견인·피한정후견인
4. 금고 이상의 실형을 선고받고 그 집행이 끝나거나 그 집행을 받지 아니하기로 확정된 후 5년이 지나지 아니한 자
5. 금고 이상의 형의 집행유예를 선고받고 그 유예기간이 지난 후 2년이 지나지 아니한 자
6. 금고 이상의 형의 선고유예를 받고 그 유예기간 중에 있는 자

248 **「의료법」상 면허취소 사유에 해당하여 청문을 실시하여야 하는 경우가 아닌 것은?** 2024 충청 기출유사

① 금고 이상의 실형을 선고받아 판결이 확정된 경우
② 의료인의 품위를 심하게 손상시키는 행위를 한 경우
③ 자격정지 처분 기간 중에 의료행위를 한 경우
④ 3회 이상 자격정지 처분을 받은 경우

Answer 247 ① 248 ②

해설 **(의료법 제84조 : 청문)** 보건복지부장관, 시·도지사 또는 시장·군수·구청장은 다음 각 호의 어느 하나에 해당하는 처분을 하려면 청문을 실시하여야 한다. 〈개정 2020.3.4.〉

1. 제23조의2 제4항에 따른 인증의 취소
2. 제51조에 따른 설립 허가의 취소
3. 제58조의10에 따른 의료기관 인증 또는 조건부인증의 취소
4. 제63조에 따른 시설 · 장비 등의 사용금지 명령
5. 제64조 제1항에 따른 개설허가 취소나 의료기관 폐쇄 명령
6. 제65조 제1항에 따른 면허의 취소

(의료법 제65조 제1항 : 면허 취소와 재교부) 241번 문제 해설 참조

1

249 「의료법」상 의료인이 아닌 자에게 의료행위를 하게 하거나 의료인에게 면허 사항 외의 의료행위를 하게 한 자에게 해당하는 최대 벌칙은? 2024 전북 기출유사

① 2년 이하의 징역이나 2천만원 이하의 벌금
② 3년 이하의 징역이나 3천만원 이하의 벌금
③ 5년 이하의 징역이나 5천만원 이하의 벌금
④ 7년 이하의 징역이나 7천만원 이하의 벌금

해설 **(의료법 제87조의2 제2항 제3호 : 벌칙)** 다음 각 호의 어느 하나에 해당하는 자는 5년 이하의 징역이나 5천만원 이하의 벌금에 처한다. 〈개정 2020.12.29.〉

1. 제4조의3 제1항[의료인은 제5조(의사·치과의사 및 한의사), 제6조(조산사) 및 제7조(간호사)에 따라 받은 면허를 다른 사람에게 대여하여서는 아니 된다.]을 위반하여 면허를 대여한 사람

1의2. 제4조의3 제2항(누구든지 제5조부터 제7조까지에 따라 받은 면허를 대여받아서는 아니 되며, 면허 대여를 알선하여서도 아니 된다.)을 위반하여 면허를 대여받거나 면허 대여를 알선한 사람

2. 제12조 제2항(누구든지 의료기관의 의료용 시설·기재·약품, 그 밖의 기물 등을 파괴·손상하거나 의료기관을 점거하여 진료를 방해하여서는 아니 되며, 이를 교사하거나 방조하여서는 아니 된다.) 및 제3항(누구든지 의료행위가 이루어지는 장소에서 의료행위를 행하는 의료인, 제80조에 따른 간호조무사 및 「의료기사 등에 관한 법률」 제2조에 따른 의료기사 또는 의료행위를 받는 사람을 폭행·협박하여서는 아니 된다.), 제18조 제3항(누구든지 정당한 사유 없이 전자처방전에 저장된 개인정보를 탐지하거나 누출·변조 또는 훼손하여서는 아니 된다.), 제21조의2 제5항·제8항(누구든지 정당한 사유 없이 진료기록전송지원시스템에 저장된 정보를 누출·변조 또는 훼손하여서는 아니 된다.), 제23조 제3항(누구든지 정당한 사유 없이 전자의무기록에 저장된 개인정보를 탐지하거나 누출·변조 또는 훼손하여서는 아니 된다.), 제27조 제1항, 제33조 제2항(제82조 제3항에서 준용하는 경우만)·제8항(제82조 제3항에서 준용하는 경우를 포함)·제10항(의료기관을 개설·운영하는 의료법인등은 다른 자에게 그 법인의 명의를 빌려주어서는 아니 된다.)을 위반한 자. 다만, 제12조 제3항의 죄는 피해자의 명시한 의사에 반하여 공소를 제기할 수 없다.
3. 제27조 제5항을 위반하여 의료인이 아닌 자에게 의료행위를 하게 하거나 의료인에게 면허 사항 외의 의료행위를 하게 한 자

250 「의료법 시행령」상 의료인의 품위손상 행위의 범위에 해당하는 것은? 2014 서울 기출유사

① 거짓으로 진단서를 작성한다.
② 방사선사가 아닌 자에게 X-ray를 촬영하게 한다.
③ 불필요한 투약, 검사, 수술 등 과잉 진료행위를 한다.
④ 의료인이 아닌 자에게 의료행위를 하게 한다.

Answer 249 ③ 250 ③

해설 (의료법 시행령 제32조 제1항) 법 제66조 제2항에 따른 의료인의 품위손상 행위의 범위는 다음 각 호와 같다. 〈개정 2021.6.15.〉

1. 학문적으로 인정되지 아니하는 진료행위(조산업무와 간호업무 포함)
2. 비도덕적 진료행위
3. 거짓 또는 과대 광고행위

3의2. 방송, 신문·인터넷신문, 정기간행물 또는 각 호의 인터넷 매체[이동통신단말장치에서 사용되는 애플리케이션(Application)을 포함]에서 다음 각 목의 건강·의학정보(의학, 치의학, 한의학, 조산학 및 간호학의 정보)에 대하여 거짓 또는 과장하여 제공하는 행위
   가. 식품에 대한 건강·의학정보
   나. 건강기능식품에 대한 건강·의학정보
   다. 의약품, 한약, 한약제제 또는 의약외품에 대한 건강·의학정보
   라. 의료기기에 대한 건강·의학정보
   마. 화장품, 기능성화장품 또는 유기농화장품에 대한 건강·의학정보

4. 불필요한 검사·투약·수술 등 지나친 진료행위를 하거나 부당하게 많은 진료비를 요구하는 행위
5. 전공의의 선발 등 직무와 관련하여 부당하게 금품을 수수하는 행위
6. 다른 의료기관을 이용하려는 환자를 영리를 목적으로 자신이 종사하거나 개설한 의료기관으로 유인하거나 유인하게 하는 행위
7. 자신이 처방전을 발급하여 준 환자를 영리를 목적으로 특정 약국에 유치하기 위하여 약국개설자나 약국에 종사하는 자와 담합하는 행위

251 「의료법」 및 동법 시행령상 의료인의 면허자격을 정지시킬 수 있는 "의료인의 품위를 심하게 손상시키는 행위를 한 때"에 해당하는 경우로 가장 옳은 것은? 2020 서울 기출유사

① 3회 이상 자격 정지 처분을 받은 경우
② 학문적으로 인정되지 아니하는 진료행위를 한 경우
③ 자신의 면허증을 다른 사람에게 빌려준 경우
④ 일회용 주사기를 재사용하여 사람의 생명 또는 신체에 중대한 위해를 발생하게 한 경우

해설 250번 문제 해설 참조

252 「의료법」상 의료인의 품위손상 행위에 해당하지 않는 것은? 2014 경북 기출유사

① 거짓 또는 과대 광고행위
② 부정한 방법으로 진료비를 거짓 청구한 때
③ 자신이 처방전을 발급하여 준 환자를 영리를 목적으로 특정 약국에 유치하기 위하여 약국개설자나 약국에 종사하는 자와 담합하는 행위
④ 전공의 선발 등 직무와 관련하여 부당하게 금품을 수수하는 행위

해설 (의료법 제66조 제1항 제7호) 보건복지부장관은 의료인이 다음 각 호의 어느 하나에 해당하면(제65조 제1항 제2호의2에 해당하는 경우는 제외한다) 1년의 범위에서 면허자격을 정지시킬 수 있다. 이 경우 의료기술과 관련한 판단이 필요한 사항에 관하여는 관계 전문가의 의견을 들어 결정할 수 있다. 〈개정 2023.5.19.〉
7. 관련 서류를 위조·변조하거나 속임수 등 부정한 방법으로 진료비를 거짓 청구한 때
(의료법 시행령 제32조 제1항) : 250번 문제 해설 참조

Answer 251 ② 252 ②

253 「의료법」상 자격정지사유 중 시효기간이 7년에 해당하는 것은?

① 의료기사가 아닌 자에게 의료기사업무를 하게 한 때

② 진료기록부 거짓 작성한 때

③ 진료비를 거짓 청구한 때

④ 태아 성 감별 위반한 때

해설 **(의료법 제66조 제6항)** 제1항에 따른 자격정지처분은 그 사유가 발생한 날부터 5년(제1항 제5호 · 제7호에 따른 자격정지처분의 경우에는 7년으로 한다)이 지나면 하지 못한다. 다만, 그 사유에 대하여 「형사소송법」 제246조에 따른 공소가 제기된 경우에는 공소가 제기된 날부터 해당 사건의 재판이 확정된 날까지의 기간은 시효 기간에 산입하지 아니한다.

(의료법 제66조 제1항) 보건복지부장관은 의료인이 다음 각 호의 어느 하나에 해당하면(제65조 제1항 제2호의2에 해당하는 경우는 제외한다) 1년의 범위에서 면허자격을 정지시킬 수 있다. 이 경우 의료기술과 관련한 판단이 필요한 사항에 관하여는 관계 전문가의 의견을 들어 결정할 수 있다. 〈개정 2023.5.19.〉

1. 의료인의 품위를 심하게 손상시키는 행위를 한 때
2. 의료기관 개설자가 될 수 없는 자에게 고용되어 의료행위를 한 때

2의2. 제4조 제6항(의료인은 일회용 의료기기를 한 번 사용한 후 다시 사용하여서는 아니 된다.)을 위반한 때

3. 진단서 · 검안서 또는 증명서를 거짓으로 작성하여 내주거나 진료기록부 등을 거짓으로 작성하거나 고의로 사실과 다르게 추가기재 · 수정한 때
4. 제20조(태아 성 감별 행위 등 금지)를 위반한 경우
5. 삭제 〈2020.12.29.〉
6. 의료기사가 아닌 자에게 의료기사의 업무를 하게 하거나 의료기사에게 그 업무 범위를 벗어나게 한 때
7. 관련 서류를 위조 · 변조하거나 속임수 등 부정한 방법으로 진료비를 거짓 청구한 때
8. 삭제 〈2011.8.4.〉
9. 제23조의5(부당한 경제적 이익등의 취득 금지)를 위반하여 경제적 이익 등을 제공받은 때
10. 그 밖에 이 법 또는 이 법에 따른 명령을 위반한 때

254 「의료법」상 중앙회장이 자격정지 처분을 요구할 수 있는 의사 · 치과의사 · 한의사 또는 조산사의 위반 행위에 해당하는 것은?

① 면허증 대여 행위

② 무면허 의료행위

③ 진료 거부 행위

④ 품위손상 행위

해설 **(의료법 제66조의2)** 각 중앙회의 장은 의사 · 치과의사 · 한의사 또는 조산사가 제66조 제1항 제1호에 해당하는 경우에는 각 중앙회의 윤리위원회의 심의 · 의결을 거쳐 보건복지부장관에게 자격정지 처분을 요구할 수 있다. 〈개정 2024.9.20.〉

(간호법 제21조 : 자격정지 처분 요구 등) 간호사중앙회 및 간호조무사협회의 장은 간호사 및 간호조무사가 「의료법」 제66조 제1항 제1호에 해당하는 경우에는 각각 제18조 제6항 및 제20조 제4항에 따른 윤리위원회의 심의 · 의결을 거쳐 보건복지부장관에게 「의료법」 제66조 제1항에 따른 자격정지 처분을 요구할 수 있다.
[제정 2024.9.20.]

(의료법 제66조 제1항) : 253번 문제 해설 참조

Answer 253 ③ 254 ④

255 「의료법」상 과징금 처분에 관한 설명으로 가장 올바르지 못한 것은?

① 과징금 산정금액이 10억원을 넘는 경우에는 10억원으로 한다.

② 과징금은 3회까지만 부과할 수 있다.

③ 보건복지부장관이나 시장·군수·구청장이 부과할 수 있다.

④ 의료인 면허취소 처분을 갈음하여 과징금을 부과할 수 있다.

해설 **(의료법 제67조 제1항)** 보건복지부장관이나 시장·군수·구청장은 의료기관이 제64조 제1항 각 호의 어느 하나에 해당할 때에는 대통령령으로 정하는 바에 따라 의료업 정지 처분을 갈음하여 10억원 이하의 과징금을 부과할 수 있으며, 이 경우 과징금은 3회까지만 부과할 수 있다. 다만, 동일한 위반행위에 대하여 「표시·광고의 공정화에 관한 법률」 제9조에 따른 과징금 부과처분이 이루어진 경우에는 과징금(의료업 정지 처분을 포함한다)을 감경하여 부과하거나 부과하지 아니할 수 있다.

(의료법 제64조 제1항) 보건복지부장관 또는 시장·군수·구청장은 의료기관이 다음 각 호의 어느 하나에 해당하면 그 의료업을 1년의 범위에서 정지시키거나 개설 허가의 취소 또는 의료기관 폐쇄를 명할 수 있다. 다만, 제8호에 해당하는 경우에는 의료기관 개설 허가의 취소 또는 의료기관 폐쇄를 명하여야 하며, 의료기관 폐쇄는 제33조 제3항과 제35조 제1항 본문에 따라 신고한 의료기관에만 명할 수 있다. 〈개정 2020.12.29.〉

1. 개설 신고나 개설 허가를 한 날부터 3개월 이내에 정당한 사유 없이 업무를 시작하지 아니한 때

1의2. 제4조 제2항을 위반하여 의료인이 다른 의료인 또는 의료법인 등의 명의로 의료기관을 개설하거나 운영한 때

2. 제27조 제5항을 위반하여 무자격자에게 의료행위를 하게 하거나 의료인에게 면허 사항 외의 의료행위를 하게 한 때

3. 제61조에 따른 관계 공무원의 직무 수행을 기피 또는 방해하거나 제59조 또는 제63조에 따른 명령을 위반한 때

4. 제33조 제2항 제3호부터 제5호까지의 규정에 따른 의료법인·비영리법인, 준정부기관·지방의료원 또는 한국보훈복지의료공단의 설립허가가 취소되거나 해산된 때

4의2. 제33조 제2항을 위반하여 의료기관을 개설한 때

4의3. 제33조 제8항을 위반하여 둘 이상의 의료기관을 개설·운영한 때

5. 제33조 제5항·제7항·제9항·제10항, 제40조, 제40조의2 또는 제56조를 위반한 때. 다만, 의료기관 개설자 본인에게 책임이 없는 사유로 제33조 제7항 제4호를 위반한 때에는 그러하지 아니하다.

5의2. 정당한 사유 없이 제40조 제1항에 따른 폐업·휴업 신고를 하지 아니하고 6개월 이상 의료업을 하지 아니한 때

6. 제63조에 따른 시정명령(제4조 제5항 위반에 따른 시정명령을 제외한다)을 이행하지 아니한 때

7. 「약사법」 제24조 제2항을 위반하여 담합행위를 한 때

8. 의료기관 개설자가 거짓으로 진료비를 청구하여 금고 이상의 형을 선고받고 그 형이 확정된 때

9. 제36조에 따른 준수사항을 위반하여 사람의 생명 또는 신체에 중대한 위해를 발생하게 한 때

(의료법 시행령 제43조 [별표 1의2] : 과징금 산정 기준) 〈개정 2020.2.25.〉

1. 일반기준
   - 가. 의료업 정지 1개월은 30일을 기준으로 한다.
   - 나. 위반행위 종별에 따른 과징금의 금액은 의료업 정지기간에 라목에 따라 산정한 1일당 과징금 금액을 곱한 금액으로 한다.
   - 다. 나목의 의료업 정지기간은 법 제68조에 따라 산정된 기간(가중 또는 감경을 한 경우에는 그에 따라 가중 또는 감경된 기간을 말한다)을 말한다.
   - 라. 1일당 과징금의 금액은 위반행위를 한 의료기관의 연간 총수입액을 기준으로 제2호의 표에 따라 산정한다.
   - 마. 과징금 부과의 기준이 되는 총수입액은 의료기관 개설자에 따라 다음과 같이 구분하여 산정한 금액을 기준으로 한다. 다만, 신규 개설, 휴업 또는 재개업 등으로 1년간의 총수입액을 산출할 수 없거나 1년간의 총수입액을 기준으로 하는 것이 불합리하다고 인정되는 경우에는 분기별, 월별 또는 일별 수입금액을 기준으로 산출 또는 조정한다.
     1) 의료인인 경우에는 「소득세법」 제24조에 따른 처분일이 속하는 연도의 전년도의 의료업에서 생기는 총수입금액
     2) 의료법인, 「민법」이나 다른 법률에 따라 설립된 비영리법인인 경우에는 「법인세법 시행령」 제11조 제1호에 따른 처분일이 속하는 연도의 전년도의 의료업에서 생기는 총수입금액
     3) 법 제35조에 따른 부속 의료기관인 경우에는 처분일이 속하는 연도의 전년도의 의료기관 개설자의 의료업에서 생기는 총수입금액
   - 바. 나목에도 불구하고 과징금 산정금액이 10억원을 넘는 경우에는 10억원으로 한다.

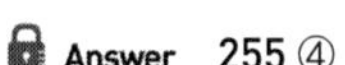

Answer 255 ④

256 「의료법 시행규칙」상 한지 의료인이 그 허가지역을 다른 시·도로 변경하려는 경우 허가를 받아야 하는 대상은? 2022 서울 기출유사

① 대통령
② 보건복지부장관
③ 시·도지사
④ 시장·군수·구청장

해설 **(의료법 시행규칙 제75조 제1항 : 한지 의료인의 허가지역 변경)** 법 제79조 제3항에 따라 한지(限地) 의료인이 그 허가지역을 변경하려는 경우에는 그 소재지를 관할하는 시·도지사의 허가를 받아야 한다. 다만, 다른 시·도로 변경하거나 2개 시·도 이상에 걸쳐있는 지역으로 변경하려는 경우에는 보건복지부장관의 허가를 받아야 한다.

1

257 「의료법」상 자격 및 면허에 관한 설명으로 가장 올바르지 못한 것은?

① 간호조무사가 되려는 사람은 보건복지부장관의 면허를 받아야 한다.
② 보건복지부장관은 간호사에게 간호사 면허 외에 전문간호사 자격을 인정할 수 있다.
③ 의사·치과의사 또는 한의사로서 전문의가 되려는 자는 보건복지부장관에게 자격인정을 받아야 한다.
④ 한지 의사, 한지 치과의사 및 한지 한의사는 허가받은 지역에서 의료업무에 종사하는 경우 의료인으로 본다.

해설 **(의료법 제80조)** 삭제 〈2024.9.20.〉
(간호법 제6조 제1항 : 간호조무사 자격인정 등) 간호조무사가 되려는 사람은 다음 각 호의 어느 하나에 해당하는 사람으로서 보건복지부령으로 정하는 교육과정을 이수하고 제8조에따른 간호조무사 국가시험에 합격한 후 보건복지부장관의 자격 인정을 받아야 한다.

1. 초·중등교육법령에 따른 특성화고등학교의 간호 관련 학과를 졸업한 사람(간호조무사 국가시험 응시일부터 6개월 이내에 졸업이 예정된 사람을 포함한다)
2. 「초·중등교육법」 제2조에 따른 고등학교졸업자(간호조무사 국가시험 응시일부터 6개월 이내에 졸업이 예정된 사람을 포함한다) 또는 초·중등교육법령에 따라 같은 수준 이상의 학력이 있다고 인정되는 사람("고등학교 졸업 이상 학력 인정자")으로서 보건복지부령으로 정하는 국·공립 간호조무사양성소의 교육을 이수한 사람
3. 고등학교 졸업 이상 학력 인정자로서 평생교육법령에 따른 평생교육시설에서 고등학교 교과 과정에 상응하는 교육과정 중 간호 관련 학과를 졸업한 사람(간호조무사 국가시험 응시 일부터 6개월 이내에 졸업이 예정된 사람을 포함한다)
4. 고등학교 졸업 이상 학력 인정자로서 「학원의 설립·운영 및 과외교습에 관한 법률」 제2조의2 제2항에 따른 학원의 간호조무사 교습과정을 이수한 사람
5. 고등학교 졸업 이상 학력 인정자로서 외국의 간호조무사 교육과정(보건복지부장관이 정하여 고시하는 인정기준에 해당하는 교육과정을 말한다)을 이수하고 해당 국가의 간호조무사 자격을 취득한 사람
6. 제4조 제1항 제1호 또는 제2호에 해당하는 사람

[제정 2024.9.20.]

258 「의료법」상 의료유사업자에 해당하는 사람을 모두 고른다면? 2014 울산 기출유사

가. 안마사	나. 접골사
다. 조산사	라. 침사

① 가, 나, 다
② 가, 다
③ 나, 라
④ 가, 나, 다, 라

Answer 256 ② 257 ① 258 ③

해설 (의료법 제81조 제1항·제2항) 이 법이 시행되기 전의 규정에 따라 자격을 받은 접골사, 침사, 구사("의료유사업자"라 한다)는 제27조에도 불구하고 각 해당 시술소에서 시술을 업으로 할 수 있다. 의료유사업자에 대하여는 이 법 중 의료인과 의료기관에 관한 규정을 준용한다. 이 경우 "의료인"은 "의료유사업자"로, "면허"는 "자격"으로, "면허증"은 "자격증"으로, "의료기관"은 "시술소"로 한다.

259 「의료법」상 의료유사업자에 관한 설명으로 가장 올바르지 못한 것은?

① 구사는 환자의 경혈에 뜸질 시술행위를 하는 것을 업무로 한다.

② 의료유사업자는 접골사, 침사, 구사를 말한다.

③ 의료유사업자에 대하여는 의료법 중 의료인과 의료기관에 관한 규정을 준용한다.

④ 환자에 대하여 외과수술을 할 수는 없지만, 약품투여는 허용된다.

해설 (의료유사업자에 관한 규칙 제2조 제5항) 접골사, 침사, 구사(이하 "의료유사업자")는 환자에 대하여 외과수술을 하거나 약품을 투여하여서는 아니 된다. [제목개정 2025.6.20.]
(의료유사업자에 관한 규칙 제2조 제2항) 접골사는 뼈가 부러지거나[골절] 관절이 삐거나 겹질린 환자의 환부를 조정하고 회복시키는 응급처치 등 접골 시술행위를 하는 것을 업무로 한다.
(의료유사업자에 관한 규칙 제2조 제3항) 침사는 환자의 경혈에 침 시술행위를 하는 것을 업무로 한다.
(의료유사업자에 관한 규칙 제2조 제4항) 구사는 환자의 경혈에 구(뜸질) 시술행위를 하는 것을 업무로 한다.
(의료법 제81조 제1항·제2항) 이 법이 시행되기 전의 규정에 따라 자격을 받은 접골사, 침사, 구사("의료유사업자"라 한다)는 제27조에도 불구하고 각 해당 시술소에서 시술을 업으로 할 수 있다. 의료유사업자에 대하여는 이 법 중 의료인과 의료기관에 관한 규정을 준용한다. 이 경우 "의료인"은 "의료유사업자"로, "면허"는 "자격"으로, "면허증"은 "자격증"으로, "의료기관"은 "시술소"로 한다.

260 「의료법」상 청문을 실시하여야 하는 처분대상에 해당되지 않는 것은? 2017 울산 기출유사

① 시설 등의 사용금지 명령 ② 의료기관 조건부인증의 취소
③ 의료인의 면허 취소 ④ 의료인의 자격 정지

해설 (의료법 제84조) 보건복지부장관, 시·도지사 또는 시장·군수·구청장은 다음 각 호의 어느 하나에 해당하는 처분을 하려면 청문을 실시하여야 한다. 〈개정 2020.3.4.〉
1. 제23조의2(전자의무기록시스템의 인증취소) 제4항에 따른 인증의 취소
2. 제51조(의료법인의 설립 허가 취소)에 따른 설립 허가의 취소
3. 제58조의10(의료기관인증의 취소)에 따른 의료기관 인증 또는 조건부인증의 취소
4. 제63조(시정명령)에 따른 시설·장비 등의 사용금지 명령
5. 제64조 제1항(의료기관의 개설 허가 취소 등)에 따른 개설 허가 취소나 의료기관 폐쇄 명령
6. 제65조 제1항(의료인의 면허 취소)에 따른 면허의 취소

261 「의료법」상 보건복지부장관, 시·도지사 또는 시장·군수·구청장이 처분 전 처분 대상자에게 청문을 실시하지 않아도 되는 경우는? 2018 서울 기출유사

① 의료기관 폐쇄 명령 ② 의료기관 인증 취소
③ 의료인 면허 자격 정지 ④ 의료법인 설립허가 취소

해설 260번 문제 해설 참조

Answer 259 ④ 260 ④ 261 ③

262 「의료법」상 의료행위가 이루어지는 장소에서 의료행위를 행하는 의료인, 간호조무사 및 의료기사 또는 의료행위를 받는 사람을 폭행·협박하여 중상해에 이르게 한 사람에게 적용되는 벌칙은? 2022 인천 기출유사

① 5년 이하의 징역이나 5천만원 이하의 벌금

② 7년 이하의 징역이나 1천만원 이상 7천만원 이하의 벌금

③ 3년 이상 10년 이하의 징역

④ 무기 또는 5년 이상의 징역

해설 **(의료법 제87조의2 제1항 : 벌칙)** 제12조 제3항을 위반한 죄를 범하여 사람을 상해에 이르게 한 경우에는 7년 이하의 징역 또는 1천만원 이상 7천만원 이하의 벌금에 처하고, 중상해에 이르게 한 경우에는 3년 이상 10년 이하의 징역에 처하며, 사망에 이르게 한 경우에는 무기 또는 5년 이상의 징역에 처한다.
(의료법 제12조 제3항) 누구든지 의료행위가 이루어지는 장소에서 의료행위를 행하는 의료인, 간호조무사 및 「의료기사 등에 관한 법률」 제2조에 따른 의료기사 또는 의료행위를 받는 사람을 폭행·협박하여서는 아니 된다. 〈개정 2024.9.20.〉

1

263 치과의사 일반의 최씨는 전문의가 아님에도 불구하고 약력에 "○○○전문의 수료, ○○○전문과목 이수"라고 소개했다. 다음 중 이때 「의료법」상 적용되는 벌칙은? 2017 인천 기출유사

① 500만원 이하 벌금

② 1년 이하의 징역이나 1천만원 이하의 벌금

③ 3년 이하의 징역이나 3천만원 이하의 벌금

④ 5년 이하의 징역이나 5천만원 이하의 벌금

해설 **(의료법 제77조 제2항)** 전문의 자격을 인정받은 자가 아니면 전문과목을 표시하지 못한다. 다만, 보건복지부장관은 의료체계를 효율적으로 운영하기 위하여 전문의 자격을 인정받은 치과의사와 한의사에 대하여 종합병원·치과병원·한방병원 중 보건복지부령으로 정하는 의료기관에 한하여 전문과목을 표시하도록 할 수 있다.
(의료법 제90조 : 벌칙) 제16조 제1항·제2항, 제17조 제3항·제4항, 제17조의2 제1항·제2항(처방전을 수령한 경우), 제18조 제4항, 제21조 제1항 후단, 제21조의2 제1항·제2항, 제22조 제1항·제2항, 제23조 제4항, 제26조, 제27조 제2항, 제33조 제1항·제3항(제82조 제3항에서 준용하는 경우를 포함)·제5항(허가의 경우만), 제35조 제1항 본문, 제38조의2 제1항부터 제4항까지·제9항, 제41조, 제42조 제1항, 제48조 제3항·제4항, 제77조 제2항을 위반한 자나 제63조에 따른 시정명령을 위반한 자와 의료기관 개설자가 될 수 없는 자에게 고용되어 의료행위를 한 자는 500만원 이하의 벌금에 처한다. 〈개정 2021.9.24.〉

264 「의료법」상 3년 이하의 징역이나 3천만원 이하의 벌금에 해당하는 것은? 2015 부산, 2017 울산 기출유사

① 의료법인등이 정관의 변경허가를 얻지 않고 의료기관을 개설한 경우

② 의료법인·의료기관·의료인이 거짓이나 과장 내용의 의료광고를 한 경우

③ 전자처방전에 저장된 개인정보를 탐지하거나 누출한 경우

④ 품질관리검사에서 부적합하다고 판정받은 특수의료장비를 사용한 경우

해설 **(의료법 제88조)** 다음 각 호의 어느 하나에 해당하는 자는 3년 이하의 징역이나 3천만원 이하의 벌금에 처한다. 〈개정 2021.9.24.〉

1. 제19조(정보 누설 금지), 제21조 제2항[의료인, 의료기관의 장 및 의료기관 종사자는 환자가 아닌 다른 사람에게 환자에 관한 기록을 열람하게 하거나 그 사본을 내주는 등 내용을 확인할 수 있게 하여서는 아니 된다(제40조의2 제4항에서 준용하는 경우를 포함한다).], 제22조 제3항(의료인은 진료기록부등을 거짓으로 작성하거나 고의로 사

Answer 262 ③ 263 ① 264 ④

실과 다르게 추가기재·수정하여서는 아니 된다.), 제27조 제3항·제4항, 제33조 제4항, 제35조 제1항 단서, 제38조 제3항(의료기관의 개설자나 관리자는 제2항에 따른 품질관리검사에서 부적합하다고 판정받은 특수의료장비를 사용하여서는 아니 된다.), 제47조 제11항(자율보고의 접수 및 분석 등의 업무에 종사하거나 종사하였던 사람은 직무상 알게 된 비밀을 다른 사람에게 누설하거나 직무 외의 목적으로 사용하여서는 아니 된다. 〈신설 2020.3.4.〉), 제59조 제3항, 제64조 제2항(제82조 제3항에서 준용하는 경우를 포함), 제69조 제3항(의료지도원 및 그 밖의 공무원은 직무를 통하여 알게 된 의료기관, 의료인, 환자의 비밀을 누설하지 못한다.)을 위반한 자. 다만, 제19조, 제21조 제2항(제40조의2 제4항에서 준용하는 경우를 포함한다) 또는 제69조 제3항을 위반한 자에 대한 공소는 고소가 있어야 한다.
2. 제23조의5(부당한 경제적 이익등의 취득 금지)를 위반한 자. 이 경우 취득한 경제적 이익등은 몰수하고, 몰수할 수 없을 때에는 그 가액을 추징한다.
3. 제38조의2 제2항에 따른 절차에 따르지 아니하고 같은 조 제1항에 따른 폐쇄회로 텔레비전으로 의료행위를 하는 장면을 임의로 촬영한 자
4. 제82조 제1항에 따른 안마사의 자격인정을 받지 아니하고 영리를 목적으로 안마를 한 자

(의료법 제89조) 다음 각 호의 어느 하나에 해당하는 자는 1년 이하의 징역이나 1천만원 이하의 벌금에 처한다.

1. 제15조 제1항(의료인 또는 의료기관 개설자는 진료나 조산 요청을 받으면 정당한 사유 없이 거부하지 못한다.), 제17조 제1항·제2항(제1항 단서 후단과 제2항 단서는 제외), 제17조의2 제1항·제2항(처방전을 교부하거나 발송한 경우만), 제23조의2 제3항 후단(인증을 받지 아니한 자는 인증의 표시 또는 이와 유사한 표시를 하여서는 아니 된다.), 제33조 제9항("의료법인 등"이 의료기관을 개설하려면 그 법인의 정관에 개설하고자 하는 의료기관의 소재지를 기재하여 정관의 변경허가를 얻어야 한다. 이 경우 그 법인의 주무관청은 정관의 변경허가를 하기 전에 그 법인이 개설하고자 하는 의료기관이 소재하는 시·도지사 또는 시장·군수·구청장과 협의하여야 한다.), 제56조 제1항부터 제3항까지[의료인등은 다음 각 호의 어느 하나(3. 거짓된 내용을 표시하는 광고, 8. 객관적인 사실을 과장하는 내용의 광고)에 해당하는 의료광고를 하지 못한다.] 또는 제58조의6 제2항(누구든지 제58조 제1항에 따른 인증을 받지 아니하고 인증서나 인증마크를 제작·사용하거나 그 밖의 방법으로 인증을 사칭하여서는 아니 된다.)을 위반한 자
2. 정당한 사유 없이 제40조 제4항에 따른 권익보호조치를 하지 아니한 자
3. 제51조의2를 위반하여 의료법인의 임원 선임과 관련하여 금품 등을 주고받거나 주고받을 것을 약속한 자
4. 제61조 제1항에 따른 검사를 거부·방해 또는 기피한 자(제33조 제2항·제10항 위반 여부에 관한 조사임을 명시한 경우에 한정한다)

(의료법 제87조의2 제2항) 다음 각 호의 어느 하나에 해당하는 자는 5년 이하의 징역이나 5천만원 이하의 벌금에 처한다. 〈개정 2021.9.24.〉

1. 제4조의3 제1항[의료인은 제5조(의사·치과의사 및 한의사), 제6조(조산사) 및 제7조(간호사)에 따라 받은 면허를 다른 사람에게 대여하여서는 아니 된다.]을 위반하여 면허를 대여한 사람

1의2. 제4조의3 제2항(누구든지 제5조부터 제7조까지에 따라 받은 면허를 대여받아서는 아니 되며, 면허 대여를 알선하여서도 아니 된다.)을 위반하여 면허를 대여받거나 면허 대여를 알선한 사람

2. 제12조 제2항(누구든지 의료기관의 의료용 시설·기재·약품, 그 밖의 기물 등을 파괴·손상하거나 의료기관을 점거하여 진료를 방해하여서는 아니 되며, 이를 교사하거나 방조하여서는 아니 된다.) 및 제3항(누구든지 의료행위가 이루어지는 장소에서 의료행위를 행하는 의료인, 제80조에 따른 간호조무사 및 「의료기사 등에 관한 법률」 제2조에 따른 의료기사 또는 의료행위를 받는 사람을 폭행·협박하여서는 아니 된다.), 제18조 제3항(누구든지 정당한 사유 없이 전자처방전에 저장된 개인정보를 탐지하거나 누출·변조 또는 훼손하여서는 아니 된다.), 제21조의2 제5항·제8항(누구든지 정당한 사유 없이 진료기록전송지원시스템에 저장된 정보를 누출·변조 또는 훼손하여서는 아니 된다.), 제23조 제3항(누구든지 정당한 사유 없이 전자의무기록에 저장된 개인정보를 탐지하거나 누출·변조 또는 훼손하여서는 아니 된다.), 제27조 제1항, 제33조 제2항(제82조 제3항에서 준용하는 경우만)·제8항(제82조 제3항에서 준용하는 경우를 포함)·제10항(의료기관을 개설·운영하는 의료법인등은 다른 자에게 그 법인의 명의를 빌려주어서는 아니 된다.)을 위반한 자. 다만, 제12조 제3항의 죄는 피해자의 명시한 의사에 반하여 공소를 제기할 수 없다.
3. 제27조 제5항을 위반하여 의료인이 아닌 자에게 의료행위를 하게 하거나 의료인에게 면허 사항 외의 의료행위를 하게 한 자

3의2. 제38조의2 제5항을 위반하여 촬영한 영상정보를 열람하게 하거나 제공한 자

3의3. 제38조의2 제6항을 위반하여 촬영한 영상정보를 탐지하거나 누출·변조 또는 훼손한 자

3의4. 제38조의2 제7항을 위반하여 촬영한 영상정보를 이 법에서 정한 목적 외의 용도로 사용한 자

4. 제40조의3 제3항을 위반하여 직접 보관한 진료기록부등 외 진료기록보관시스템에 보관된 정보를 열람하는 등 그 내용을 확인한 사람
5. 제40조의3 제7항을 위반하여 정당한 접근 권한 없이 또는 허용된 접근 권한을 넘어 진료기록보관시스템에 보관된 정보를 훼손·멸실·변경·위조·유출하거나 검색·복제한 사람

265 의료기관 개설자와 세탁물처리업자가 세탁물의 처리업무에 종사하는 사람에게 감염예방에 관한 교육을 실시하지 아니한 경우의 벌칙에 해당하는 것은? 2016 울산 기출유사

① 500만원 이하의 벌금
② 300만원 이하의 벌금
③ 300만원 이하의 과태료
④ 100만원 이하의 과태료

해설 **(의료법 제92조 제1항)** 다음 각 호의 어느 하나에 해당하는 자에게는 300만원 이하의 과태료를 부과한다.

1. 제16조 제3항(의료기관의 개설자와 세탁물처리업자는 세탁물의 처리업무에 종사하는 사람에게 보건복지부령으로 정하는 바에 따라 감염 예방에 관한 교육을 실시하고 그 결과를 기록하고 유지하여야 한다.)에 따른 교육을 실시하지 아니한 자

1의2. 제23조의3 제1항을 위반하여 진료정보 침해사고를 통지하지 아니한 자
1의3. 제24조의2 제1항을 위반하여 환자에게 설명을 하지 아니하거나 서면 동의를 받지 아니한 자
1의4. 제24조의2 제4항을 위반하여 환자에게 변경 사유와 내용을 서면으로 알리지 아니한 자

2. 제37조 제1항에 따른 신고를 하지 아니하고 진단용 방사선 발생장치를 설치·운영한 자
3. 제37조 제2항에 따른 안전관리책임자를 선임하지 아니하거나 정기검사와 측정 또는 방사선 관계 종사자에 대한 피폭관리를 실시하지 아니한 자
4. 삭제 〈2018.3.27.〉
5. 제49조 제3항(의료기관에서 의료업무 외에 부대사업을 하려는 의료법인은 보건복지부령으로 정하는 바에 따라 미리 의료기관의 소재지를 관할하는 시·도지사에게 신고하여야 한다. 신고사항을 변경하려는 경우에도 또한 같다.)을 위반하여 신고하지 아니한 자

(의료법 제16조 "세탁물 처리"조항 위반 시 벌금 및 과태료)

(1) 제1항(의료인·의료기관 또는 특별자치시장·특별자치도지사·시장·군수·구청장에게 신고하지 아니한 자가 의료기관 세탁물을 처리한 경우) → 500만원 이하의 벌금
(2) 제2항(세탁물을 위생적으로 보관·운반·처리하지 아니한 자) → 500만원 이하의 벌금
(3) 제3항(감염예방에 관한 교육을 기록 및 유지를 하지 아니한 세탁물처리업자) → 100만원 이하 과태료
(4) 제4항(신고사항 변경이나 휴업·폐업 또는 재개업을 신고하지 아니한 세탁물처리업자) → 100만원 이하 과태료

266 의료법에 의한 벌칙이 나머지와 다른 하나는? 2015 강원 기출유사

① 면허증을 대여한 때
② 면허없이 의료행위를 한 때
③ 비밀을 누설한 때
④ 의료기관을 점거하여 진료를 방해한 때

해설 **(의료법 제88조)** 다음 각 호의 어느 하나에 해당하는 자는 3년 이하의 징역이나 3천만원 이하의 벌금에 처한다. 〈개정 2021.9.24.〉

1. 제19조(정보 누설 금지)

(의료법 제87조의2 제2항) 다음 각 호의 어느 하나에 해당하는 자는 5년 이하의 징역이나 5천만원 이하의 벌금에 처한다. 〈개정 2021.9.24.〉

1. 제4조의3 제1항[의료인은 제5조(의사·치과의사 및 한의사), 제6조(조산사) 및 제7조(간호사)에 따라 받은 면허를 다른 사람에게 대여하여서는 아니 된다.]을 위반하여 면허를 대여한 사람

1의2. 제4조의3 제2항(누구든지 제5조부터 제7조까지에 따라 받은 면허를 대여받아서는 아니 되며, 면허 대여를 알선하여서도 아니 된다.)을 위반하여 면허를 대여받거나 면허 대여를 알선한 사람

2. 제12조 제2항(누구든지 의료기관의 의료용 시설·기재·약품, 그 밖의 기물 등을 파괴·손상하거나 의료기관을 점거하여 진료를 방해하여서는 아니 되며, 이를 교사하거나 방조하여서는 아니 된다.) 및 제3항(누구든지 의료행위가 이루어지는 장소에서 의료행위를 행하는 의료인, 제80조에 따른 간호조무사 및 「의료기사 등에 관한 법률」 제2조에 따른 의료기사 또는 의료행위를 받는 사람을 폭행·협박하여서는 아니 된다.), 제18조 제3항(누구든지 정당한 사유 없이 전자처방전에 저장된 개인정보를 탐지하거나 누출·변조 또는 훼손하여서는 아니 된다.), 제21조의2 제5항·제8항(누구든지 정당한 사유 없이 진료기록전송지원시스템에 저장된 정보를 누출·변조 또는 훼손하여서는 아니 된다.), 제23조 제3항(누구든지 정당한 사유 없이 전자의무기록에 저장된 개인정보를 탐지하거나 누출·변조

Answer 265 ③ 266 ③

또는 훼손하여서는 아니 된다.), 제27조 제1항(의료인이 아니면 누구든지 의료행위를 할 수 없으며 의료인도 면허된 것 이외의 의료행위를 할 수 없다), 제33조 제2항(제82조 제3항에서 준용하는 경우만)·제8항(제82조 제3항에서 준용하는 경우를 포함)·제10항(의료기관을 개설·운영하는 의료법인등은 다른 자에게 그 법인의 명의를 빌려주어서는 아니 된다.)을 위반한 자. 다만, 제12조 제3항의 죄는 피해자의 명시한 의사에 반하여 공소를 제기할 수 없다.

3. 제27조 제5항을 위반하여 의료인이 아닌 자에게 의료행위를 하게 하거나 의료인에게 면허 사항 외의 의료행위를 하게 한 자

3의2. 제38조의2 제5항을 위반하여 촬영한 영상정보를 열람하게 하거나 제공한 자

3의3. 제38조의2 제6항을 위반하여 촬영한 영상정보를 탐지하거나 누출·변조 또는 훼손한 자

3의4. 제38조의2 제7항을 위반하여 촬영한 영상정보를 이 법에서 정한 목적 외의 용도로 사용한 자

4. 제40조의3 제3항을 위반하여 직접 보관한 진료기록부등 외 진료기록보관시스템에 보관된 정보를 열람하는 등 그 내용을 확인한 사람

5. 제40조의3 제7항을 위반하여 정당한 접근 권한 없이 또는 허용된 접근 권한을 넘어 진료기록보관시스템에 보관된 정보를 훼손·멸실·변경·위조·유출하거나 검색·복제한 사람

267 의료인의 위반행위와 해당하는 벌칙을 설명한 것으로 올바르지 못한 것은? 2015 대전·부산 기출유사

① 의료인이 진료기록부등을 거짓으로 작성하거나 고의로 사실과 다르게 추가기재·수정한 경우 → 3년 이하의 징역이나 3천만원 이하의 벌금

② 정당한 사유 없이 전자처방전에 저장된 개인정보를 누출한 경우 → 3년 이하의 징역이나 3천만원 이하의 벌금

③ 직접 진찰한 의사가 아닌 자가 진단서 또는 처방전을 교부하거나 발송한 경우 → 1년 이하의 징역이나 1천만원 이하의 벌금

④ 처방전을 발행한 의사가 처방전에 따라 의약품을 조제하는 약사의 문의에 응하지 아니한 경우 → 500만원 이하의 벌금

해설 266번 문제 해설 참조

268 의료인이 아닌 자로 하여금 무면허 의료행위를 하게 한 의사의 벌칙은? 2015 부산, 2025 대구 기출유사

① 자격정지

② 5년 이하의 징역이나 5천만원 이하의 벌금

③ 3년 이하의 징역이나 3천만원 이하의 벌금

④ 500만원 이하의 벌금

해설 **(의료법 제87조의2 제2항 : 벌칙)** 다음 각 호의 어느 하나에 해당하는 자는 5년 이하의 징역이나 5천만원 이하의 벌금에 처한다. 〈개정 2021.9.24.〉

1. 제4조의3 제1항을 위반하여 면허를 대여한 사람

1의2. 제4조의3 제2항을 위반하여 면허를 대여받거나 면허 대여를 알선한 사람

2. 제12조 제2항 및 제3항, 제18조 제3항, 제21조의2 제5항·제8항, 제23조 제3항, 제27조 제1항, 제33조 제2항(제82조 제3항에서 준용하는 경우만을 말한다)·제8항(제82조 제3항에서 준용하는 경우를 포함한다)·제10항을 위반한 자. 다만, 제12조 제3항의 죄는 피해자의 명시한 의사에 반하여 공소를 제기할 수 없다.

3. 제27조 제5항을 위반하여 의료인이 아닌 자에게 의료행위를 하게 하거나 의료인에게 면허 사항 외의 의료행위를 하게 한 자

3의2. 제38조의2 제5항을 위반하여 촬영한 영상정보를 열람하게 하거나 제공한 자

Answer 267 ② 268 ②

3의3. 제38조의2 제6항을 위반하여 촬영한 영상정보를 탐지하거나 누출·변조 또는 훼손한 자
3의4. 제38조의2 제7항을 위반하여 촬영한 영상정보를 이 법에서 정한 목적 외의 용도로 사용한 자
4. 제40조의3 제3항을 위반하여 직접 보관한 진료기록부등 외 진료기록보관시스템에 보관된 정보를 열람하는 등 그 내용을 확인한 사람
5. 제40조의3 제7항을 위반하여 정당한 접근 권한 없이 또는 허용된 접근 권한을 넘어 진료기록보관시스템에 보관된 정보를 훼손·멸실·변경·위조·유출하거나 검색·복제한 사람

269 「의료법」상 정당한 접근 권한 없이 또는 허용된 접근 권한을 넘어 진료기록보관시스템에 보관된 정보를 훼손·멸실·변경·위조·유출하거나 검색·복제한 사람에게 적용될 수 있는 벌칙으로 올바른 것은?

2023 서울 기출유사

① 5년 이하의 징역이나 5천만원 이하의 벌금
② 3년 이하의 징역이나 3천만원 이하의 벌금
③ 2년 이하의 징역이나 2천만원 이하의 벌금
④ 1년 이하의 징역이나 1천만원 이하의 벌금

해설 **(의료법 제87조의2 제2항 제5호)** 다음 각 호의 어느 하나에 해당하는 자는 5년 이하의 징역이나 5천만원 이하의 벌금에 처한다. 〈개정 2021.9.24.〉
5. 제40조의3(진료기록보관시스템의 구축·운영) 제7항을 위반하여 정당한 접근 권한 없이 또는 허용된 접근 권한을 넘어 진료기록보관시스템에 보관된 정보를 훼손·멸실·변경·위조·유출하거나 검색·복제한 사람

1

270 「의료법」상 의료인이 진료기록부등을 거짓으로 작성하거나 고의로 사실과 다르게 추가기재· 수정한 경우의 처벌은? 2021 대전 기출유사

① 5년 이하의 징역이나 5천만원 이하의 벌금
② 3년 이하의 징역이나 3천만원 이하의 벌금
③ 2년 이하의 징역이나 2천만원 이하의 벌금
④ 1년 이하의 징역이나 1천만원 이하의 벌금

해설 **(의료법 제88조)** 다음 각 호의 어느 하나에 해당하는 자는 3년 이하의 징역이나 3천만원 이하의 벌금에 처한다. 〈개정 2021.9.24.〉
1. 제19조(정보 누설 금지), 제21조 제2항[의료인, 의료기관의 장 및 의료기관 종사자는 환자가 아닌 다른 사람에게 환자에 관한 기록을 열람하게 하거나 그 사본을 내주는 등 내용을 확인할 수 있게 하여서는 아니 된다(제40조의2 제4항에서 준용하는 경우를 포함한다).], 제22조 제3항(의료인은 진료기록부등을 거짓으로 작성하거나 고의로 사실과 다르게 추가기재·수정하여서는 아니 된다.), 제27조 제3항·제4항, 제33조 제4항, 제35조 제1항 단서, 제38조 제3항(의료기관의 개설자나 관리자는 제2항에 따른 품질관리검사에서 부적합하다고 판정받은 특수의료장비를 사용하여서는 아니 된다.), 제47조 제11항(자율보고의 접수 및 분석 등의 업무에 종사하거나 종사하였던 사람은 직무상 알게 된 비밀을 다른 사람에게 누설하거나 직무 외의 목적으로 사용하여서는 아니 된다. 〈신설 2020.3.4.〉), 제59조 제3항, 제64조 제2항(제82조 제3항에서 준용하는 경우를 포함), 제69조 제3항(의료지도원 및 그 밖의 공무원은 직무를 통하여 알게 된 의료기관, 의료인, 환자의 비밀을 누설하지 못한다.)을 위반한 자. 다만, 제19조, 제21조 제2항(제40조의2 제4항에서 준용하는 경우를 포함한다) 또는 제69조 제3항을 위반한 자에 대한 공소는 고소가 있어야 한다.
2. 제23조의5(부당한 경제적 이익등의 취득 금지)를 위반한 자. 이 경우 취득한 경제적 이익등은 몰수하고, 몰수할 수 없을 때에는 그 가액을 추징한다.
3. 제38조의2 제2항에 따른 절차에 따르지 아니하고 같은 조 제1항에 따른 폐쇄회로 텔레비전으로 의료행위를 하는 장면을 임의로 촬영한 자
4. 제82조 제1항에 따른 안마사의 자격인정을 받지 아니하고 영리를 목적으로 안마를 한 자

Answer 269 ① 270 ②

271 「의료법」상 의료기관 개설자가 집단 휴업·폐업하여 환자진료에 막대한 지장을 초래하여 시·도지사가 업무개시 명령을 내렸을 때 거부한 자에 대한 벌칙규정으로 올바른 것은? 2015 서울 기출유사

① 5년 이하의 징역이나 5천만원 이하의 벌금
② 3년 이하의 징역이나 3천만원 이하의 벌금
③ 2년 이하의 징역이나 2천만원 이하의 벌금
④ 1년 이하의 징역이나 1천만원 이하의 벌금

해설 270번 문제 해설 참조

272 「의료법」상 환자 또는 환자의 보호자가 요청하지 않았는데도 불구하고 전신마취 등 환자의 의식이 없는 상태에서 수술을 하는 장면을 의료기관의 장이나 의료인이 환자 또는 환자의 보호자에게 동의를 요청하는 절차 없이 수술실 내부에 설치한 폐쇄회로 텔레비전으로 의료행위를 하는 장면을 임의로 촬영한 자에 대한 벌칙에 해당하는 것은?

① 10년 이하의 징역이나 1억원 이하의 벌금
② 5년 이하의 징역이나 5천만원 이하의 벌금
③ 3년 이하의 징역이나 3천만원 이하의 벌금
④ 1년 이하의 징역이나 1천만원 이하의 벌금

해설 270번 문제 해설 참조

273 「의료법」상 피해자 등의 고소가 있어야 공소를 제기할 수 있는 친고죄에 해당하는 것은? 2016 충북 기출유사

① 부당한 경제적 이익 취득 ② 의료인 폭행·협박
③ 비밀누설 ④ 태아 성 감별 위반 행위

해설 (의료법 제88조) : 270번 문제 해설 참조

274 「의료법」상 친고죄에 해당하는 벌칙은? 2014 인천 기출유사

① 무면허 의료행위 ② 비밀누설 행위
③ 업무개시명령 거부 ④ 태아 성 감별 위반

해설 270번 문제 해설 참조

Answer 271 ② 272 ③ 273 ③ 274 ②

275 「의료법」상 1년 이하의 징역이나 1천만원 이하의 벌금에 해당하는 것은? 2012 서울 기출유사

① 비밀누설 금지 조항을 어긴 자
② 진료나 조산 요청을 거부한 자
③ 품질관리검사에서 부적합하다고 판정받은 특수의료장비를 사용한 자
④ 태아 성 감별 행위를 한 자

해설 **(의료법 제89조)** 다음 각 호의 어느 하나에 해당하는 자는 1년 이하의 징역이나 1천만원 이하의 벌금에 처한다.

1. 제15조 제1항(의료인 또는 의료기관 개설자는 진료나 조산 요청을 받으면 정당한 사유 없이 거부하지 못한다.), 제17조 제1항·제2항(제1항 단서 후단과 제2항 단서는 제외), 제17조의2 제1항·제2항(처방전을 교부하거나 발송한 경우만), 제23조의2 제3항 후단(인증을 받지 아니한 자는 인증의 표시 또는 이와 유사한 표시를 하여서는 아니 된다.), 제33조 제9항("의료법인 등"이 의료기관을 개설하려면 그 법인의 정관에 개설하고자 하는 의료기관의 소재지를 기재하여 정관의 변경허가를 얻어야 한다. 이 경우 그 법인의 주무관청은 정관의 변경허가를 하기 전에 그 법인이 개설하고자 하는 의료기관이 소재하는 시·도지사 또는 시장·군수·구청장과 협의하여야 한다.), 제56조 제1항부터 제3항까지[의료인등은 다음 각 호의 어느 하나(3. 거짓된 내용을 표시하는 광고, 8. 객관적인 사실을 과장하는 내용의 광고)에 해당하는 의료광고를 하지 못한다.] 또는 제58조의6 제2항(누구든지 제58조 제1항에 따른 인증을 받지 아니하고 인증서나 인증마크를 제작·사용하거나 그 밖의 방법으로 인증을 사칭하여서는 아니 된다.)]을 위반한 자
2. 정당한 사유 없이 제40조 제4항에 따른 권익보호조치를 하지 아니한 자
3. 제51조의2를 위반하여 의료법인의 임원 선임과 관련하여 금품 등을 주고받거나 주고받을 것을 약속한 자
4. 제61조 제1항에 따른 검사를 거부·방해 또는 기피한 자(제33조 제2항·제10항 위반 여부에 관한 조사임을 명시한 경우에 한정한다)

276 「의료법」상 아래 (가), (나)에 적용되는 벌칙을 올바르게 나열한 것은?

> (가) H병원은 시·도지사의 개설허가를 받지 않고 병원을 개설하였다.
> (나) K의원은 시장·군수·구청장에게 개설신고 없이 의원을 개설하였다.

① (가) 3년 이하의 징역이나 3천만원 이하의 벌금, (나) 500만원 이하의 벌금
② (가) 3년 이하의 징역이나 3천만원 이하의 벌금, (나) 300만원 이하의 벌금
③ (가) 500만원 이하의 벌금, (나) 500만원 이하의 벌금
④ (가) 500만원 이하의 벌금, (나) 300만원 이하의 벌금

해설 **(의료법 제88조 : 벌칙)** 다음 각 호의 어느 하나에 해당하는 자는 3년 이하의 징역이나 3천만원 이하의 벌금에 처한다. 〈개정 2021.9.24.〉

1. 제19조(정보 누설 금지), 제21조 제2항[의료인, 의료기관의 장 및 의료기관 종사자는 환자가 아닌 다른 사람에게 환자에 관한 기록을 열람하게 하거나 그 사본을 내주는 등 내용을 확인할 수 있게 하여서는 아니 된다(제40조의2 제4항에서 준용하는 경우를 포함한다).], 제22조 제3항(의료인은 진료기록부등을 거짓으로 작성하거나 고의로 사실과 다르게 추가기재·수정하여서는 아니 된다.), 제27조 제3항·제4항, 제33조 제4항(종합병원·병원·치과병원·한방병원·요양병원 또는 정신병원을 개설하려면 제33조의2에 따른 시·도 의료기관개설위원회의 심의를 거쳐 보건복지부령으로 정하는 바에 따라 시·도지사의 허가를 받아야 한다.), 제35조 제1항 단서, 제38조 제3항(의료기관의 개설자나 관리자는 제2항에 따른 품질관리검사에서 부적합하다고 판정받은 특수의료장비를 사용하여서는 아니 된다.), 제47조 제11항(자율보고의 접수 및 분석 등의 업무에 종사하거나 종사하였던 사람은 직무상 알게 된 비밀을 다른 사람에게 누설하거나 직무 외의 목적으로 사용하여서는 아니 된다), 제59조 제3항, 제64조 제2항(제82조

Answer 275 ② 276 ①

제3항에서 준용하는 경우를 포함), 제69조 제3항(의료지도원 및 그 밖의 공무원은 직무를 통하여 알게 된 의료기관, 의료인, 환자의 비밀을 누설하지 못한다.)을 위반한 자. 다만, 제19조(정보 누설 금지), 제21조 제2항[의료인, 의료기관의 장 및 의료기관 종사자는 환자가 아닌 다른 사람에게 환자에 관한 기록을 열람하게 하거나 그 사본을 내주는 등 내용을 확인할 수 있게 하여서는 아니 된다(제40조의2 제4항에서 준용하는 경우를 포함한다).] 또는 제69조 제3항(의료지도원 및 그 밖의 공무원은 직무를 통하여 알게 된 의료기관, 의료인, 환자의 비밀을 누설하지 못한다.)을 위반한 자에 대한 공소는 고소가 있어야 한다.

(의료법 제90조(벌칙) 제16조 제1항 · 제2항, 제17조 제3항 · 제4항, 제17조의2 제1항 · 제2항(처방전을 수령한 경우), 제18조 제4항, 제21조 제1항 후단, 제21조의2 제1항 · 제2항, 제22조 제1항 · 제2항, 제23조 제4항, 제26조, 제27조 제2항, 제33조 제1항 · 제3항(의원 · 치과의원 · 한의원 또는 조산원을 개설하려는 자는 보건복지부령으로 정하는 바에 따라 시장 · 군수 · 구청장에게 신고하여야 한다.) · 제5항(허가의 경우만), 제35조 제1항 본문, 제38조의2 제1항부터 제4항까지 · 제9항, 제41조, 제42조 제1항, 제48조 제3항 · 제4항, 제77조 제2항을 위반한 자나 제63조에 따른 시정명령을 위반한 자와 의료기관 개설자가 될 수 없는 자에게 고용되어 의료행위를 한 자는 500만원 이하의 벌금에 처한다. 〈개정 2021.9.24.〉

(의료법 제33조 : 개설 등)

② 다음 각 호의 어느 하나에 해당하는 자가 아니면 의료기관을 개설할 수 없다. 이 경우 의사는 종합병원 · 병원 · 요양병원 · 정신병원 또는 의원을, 치과의사는 치과병원 또는 치과의원을, 한의사는 한방병원 · 요양병원 또는 한의원을, 조산사는 조산원만을 개설할 수 있다. 〈개정 2020.3.4.〉

1. 의사, 치과의사, 한의사 또는 조산사
2. 국가나 지방자치단체
3. 의료업을 목적으로 설립된 의료법인
4. 「민법」이나 특별법에 따라 설립된 비영리법인
5. 준정부기관, 지방의료원, 한국보훈복지의료공단

③ 제2항에 따라 의원 · 치과의원 · 한의원 또는 조산원을 개설하려는 자는 보건복지부령으로 정하는 바에 따라 시장 · 군수 · 구청장에게 신고하여야 한다.

④ 제2항에 따라 종합병원 · 병원 · 치과병원 · 한방병원 · 요양병원 또는 정신병원을 개설하려면 제33조의2에 따른 시 · 도 의료기관개설위원회의 심의를 거쳐 보건복지부령으로 정하는 바에 따라 시 · 도지사의 허가를 받아야 한다. 이 경우 시 · 도지사는 개설하려는 의료기관이 다음 각 호의 어느 하나에 해당하는 경우에는 개설허가를 할 수 없다. 〈개정 2020.3.4.〉

1. 제36조에 따른 시설기준에 맞지 아니하는 경우
2. 제60조 제1항에 따른 기본시책과 같은 조 제2항에 따른 수급 및 관리계획에 적합하지 아니한 경우

277 면허취소와 자격정지 등의 행정처분과 형벌을 동시에 과할 수 있는 것은?

가. 면허를 대여한 때	나. 의료기관 점거 등 진료방해
다. 태아의 성 감별 행위를 한 때	라. 의료지도원, 공무원이 비밀을 누설한 때

① 가, 나, 다　　② 가, 다

③ 나, 라　　④ 가, 나, 다, 라

해설 **(의료법 제87조의2 제2항 : 벌칙)** 다음 각 호의 어느 하나에 해당하는 자는 5년 이하의 징역이나 5천만원 이하의 벌금에 처한다. 〈개정 2021.9.24.〉

1. 제4조의3 제1항[의료인은 제5조(의사 · 치과의사 및 한의사), 제6조(조산사) 및 제7조(간호사)에 따라 받은 면허를 다른 사람에게 대여하여서는 아니 된다.]을 위반하여 면허를 대여한 사람

Answer 277 ②

1의2. 제4조의3 제2항(누구든지 제5조부터 제7조까지에 따라 받은 면허를 대여받아서는 아니 되며, 면허 대여를 알선하여서도 아니 된다.)을 위반하여 면허를 대여받거나 면허 대여를 알선한 사람
2. 제12조 제2항(누구든지 의료기관의 의료용 시설·기재·약품, 그 밖의 기물 등을 파괴·손상하거나 의료기관을 점거하여 진료를 방해하여서는 아니 되며, 이를 교사하거나 방조하여서는 아니 된다.) 및 제12조 제3항(누구든지 의료행위가 이루어지는 장소에서 의료행위를 행하는 의료인, 제80조에 따른 간호조무사 및 「의료기사 등에 관한 법률」 제2조에 따른 의료기사 또는 의료행위를 받는 사람을 폭행·협박하여서는 아니 된다.), 제18조 제3항(누구든지 정당한 사유 없이 전자처방전에 저장된 개인정보를 탐지하거나 누출·변조 또는 훼손하여서는 아니 된다.), 제21조의2 제5항·제8항(누구든지 정당한 사유 없이 진료기록전송지원시스템에 저장된 정보를 누출·변조 또는 훼손하여서는 아니 된다.), 제23조 제3항(누구든지 정당한 사유 없이 전자의무기록에 저장된 개인정보를 탐지하거나 누출·변조 또는 훼손하여서는 아니 된다.), 제27조 제1항, 제33조 제2항(제82조 제3항에서 준용하는 경우만)·제8항(제82조 제3항에서 준용하는 경우를 포함)·제10항(의료기관을 개설·운영하는 의료법인등은 다른 자에게 그 법인의 명의를 빌려주어서는 아니 된다.)을 위반한 자. 다만, 제12조 제3항의 죄는 피해자의 명시한 의사에 반하여 공소를 제기할 수 없다.
3. 제27조 제5항을 위반하여 의료인이 아닌 자에게 의료행위를 하게 하거나 의료인에게 면허 사항 외의 의료행위를 하게 한 자
3의2. 제38조의2 제5항을 위반하여 촬영한 영상정보를 열람하게 하거나 제공한 자
3의3. 제38조의2 제6항을 위반하여 촬영한 영상정보를 탐지하거나 누출·변조 또는 훼손한 자
3의4. 제38조의2 제7항을 위반하여 촬영한 영상정보를 이 법에서 정한 목적 외의 용도로 사용한 자
4. 제40조의3 제3항을 위반하여 직접 보관한 진료기록부등 외 진료기록보관시스템에 보관된 정보를 열람하는 등 그 내용을 확인한 사람
5. 제40조의3 제7항을 위반하여 정당한 접근 권한 없이 또는 허용된 접근 권한을 넘어 진료기록보관시스템에 보관된 정보를 훼손·멸실·변경·위조·유출하거나 검색·복제한 사람

(의료법 제88조의2) 다음 각 호의 어느 하나에 해당하는 자는 2년 이하의 징역이나 2천만원 이하의 벌금에 처한다. 〈개정 2021.9.24.〉
1. 제20조(태아 성 감별 행위 등 금지 : 의료인은 태아 성 감별을 목적으로 임부를 진찰하거나 검사하여서는 아니 되며, 같은 목적을 위한 다른 사람의 행위를 도와서도 아니 된다. 의료인은 임신 32주 이전에 태아나 임부를 진찰하거나 검사하면서 알게 된 태아의 성을 임부, 임부의 가족, 그 밖의 다른 사람이 알게 하여서는 아니 된다.)를 위반한 자
2. 제38조의2 제4항을 위반하여 안전성 확보에 필요한 조치를 하지 아니하여 폐쇄회로 텔레비전으로 촬영한 영상정보를 분실·도난·유출·변조 또는 훼손당한 자
3. 제47조 제12항(의료기관의 장은 해당 의료기관에 속한 자율보고를 한 보고자에게 그 보고를 이유로 해고 또는 전보나 그 밖에 신분 또는 처우와 관련하여 불리한 조치를 할 수 없다.)을 위반하여 자율보고를 한 사람에게 불리한 조치를 한 자

(의료법 제65조 제1항) 보건복지부장관은 의료인이 다음 각 호의 어느 하나에 해당할 경우에는 그 면허를 취소할 수 있다. 다만, 제1호·제8호의 경우는 면허를 취소하여야 한다. 〈개정 2024.9.20.〉
1. 제8조 각 호의 어느 하나에 해당하게 된 경우. 다만, 의료행위 중 「형법」 제268조의 죄를 범하여 제8조 제4호부터 제6호까지의 어느 하나에 해당하게 된 경우에는 그러하지 아니하다.
2. 제66조에 따른 자격 정지 처분 기간 중에 의료행위를 하거나 3회 이상 자격 정지 처분을 받은 경우
2의2. 제2항에 따라 면허를 재교부받은 사람이 제66조 제1항 각 호의 어느 하나에 해당하는 경우
3. 제11조 제1항에 따른 면허 조건을 이행하지 아니한 경우
4. 제4조의3 제1항(면허를 다른 사람에게 대여하여서는 아니 된다)을 위반하여 면허를 대여한 경우
5. 삭제 〈2016.12.20.〉
6. 제4조 제6항을 위반하여 사람의 생명 또는 신체에 중대한 위해를 발생하게 한 경우
7. 제27조 제5항을 위반하여 사람의 생명 또는 신체에 중대한 위해를 발생하게 할 우려가 있는 수술, 수혈, 전신마취를 의료인 아닌 자에게 하게 하거나 의료인에게 면허 사항 외로 하게 한 경우
8. 거짓이나 그 밖의 부정한 방법으로 제5조부터 제6조까지에 따른 의료인 면허 발급 요건을 취득하거나 제9조에 따른 국가시험에 합격한 경우

(형법 제268조 : 업무상 과실·중과실 치사상) 업무상 과실 또는 중대한 과실로 사람을 사망이나 상해에 이르게 한 자는 5년 이하의 금고 또는 2천만원 이하의 벌금에 처한다.
[전문개정 2020.12.8.]

(의료법 제66조 제1항) 보건복지부장관은 의료인이 다음 각 호의 어느 하나에 해당하면(제65조 제1항 제2호의2에 해당하는 경우는 제외한다) 1년의 범위에서 면허자격을 정지시킬 수 있다. 이 경우 의료기술과 관련한 판단이 필요한 사항에 관하여는 관계 전문가의 의견을 들어 결정할 수 있다. 〈개정 2023.5.19.〉

1. 의료인의 품위를 심하게 손상시키는 행위를 한 때
2. 의료기관 개설자가 될 수 없는 자에게 고용되어 의료행위를 한 때

2의2. 제4조 제6항을 위반한 때

3. 제17조 제1항 및 제2항에 따른 진단서·검안서 또는 증명서를 거짓으로 작성하여 내주거나 제22조 제1항에 따른 진료기록부등을 거짓으로 작성하거나 고의로 사실과 다르게 추가기재·수정한 때
4. 제20조(태아 성 감별 행위 등 금지)를 위반한 경우
5. 삭제 〈2020.12.29.〉
6. 의료기사가 아닌 자에게 의료기사의 업무를 하게 하거나 의료기사에게 그 업무 범위를 벗어나게 한 때
7. 관련 서류를 위조·변조하거나 속임수 등 부정한 방법으로 진료비를 거짓 청구한 때
8. 삭제 〈2011.8.4.〉
9. 제23조의5를 위반하여 경제적 이익등을 제공받은 때
10. 그 밖에 이 법 또는 이 법에 따른 명령을 위반한 때

278 「의료법」상 200만원 이하의 과태료에 해당하는 것을 모두 고른 것은?

가. 보건복지부장관의 진료기록전송지원시스템의 구축·운영에 필요한 자료제출 요구에 대해 자료를 제출하지 아니하거나 거짓자료를 제출한 의료인 또는 의료기관의 장
나. 비급여 진료비용 및 제증명수수료의 항목, 기준, 금액 및 진료내역 등에 관한 사항을 보건복지부장관에게 보고하지 아니하거나 거짓으로 보고한 의료기관의 장
다. 보건복지부장관이 비급여진료비용등의 현황에 대한 조사·분석을 위하여 관련 자료의 제출 을 명했으나 자료를 제출하지 아니하거나 거짓으로 제출한 의료기관의 장
라. 보건복지부장관, 시·도지사 또는 시장·군수·구청장이 관계 공무원을 시켜 그 업무 상황, 시설 또는 진료기록부·조산기록부·간호기록부 등 관계 서류를 검사하게 하거나 관계인에게서 진술을 들어 사실을 확인받게 하였으나 검사를 거부·방해 또는 기피한 의료기관 개설자

① 가, 나, 다 ② 가, 다
③ 나, 라 ④ 가, 나, 다, 라

해설 **(의료법 제92조 제2항)** 다음 각 호의 어느 하나에 해당하는 자에게는 200만원 이하의 과태료를 부과한다. 〈개정 2020.12.29.〉

1. 제21조의2 제6항 후단을 위반하여 자료를 제출하지 아니하거나 거짓 자료를 제출한 자
2. 제45조의2 제1항을 위반하여 보고를 하지 아니하거나 거짓으로 보고한 자
3. 제45조의2 제3항을 위반하여 자료를 제출하지 아니하거나 거짓으로 제출한 자
4. 제61조 제1항에 따른 보고를 하지 아니하거나 검사를 거부·방해 또는 기피한 자(제89조 제4호에 해당하는 경우는 제외)

(의료법 제21조의2 제6항 : 진료기록의 송부 등) 보건복지부장관은 의료인 또는 의료기관의 장에게 보건복지부령으로 정하는 바에 따라 환자나 환자 보호자의 동의에 관한 자료 등 진료기록전송지원시스템의 구축·운영에 필요한 자료의 제출을 요구하고 제출받은 목적의 범위에서 보유·이용할 수 있다. 이 경우 자료 제출을 요구받은 자는 정당한 사유가 없으면 이에 따라야 한다.

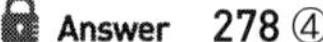

Answer 278 ④

(의료법 제45조의2 제1항 : 비급여 진료비용 등의 보고 및 현황조사 등) 의료기관의 장은 보건복지부령으로 정하는 바에 따라 비급여 진료비용 및 제증명수수료("비급여진료비용등")의 항목, 기준, 금액 및 진료내역 등에 관한 사항을 보건복지부장관에게 보고하여야 한다. 〈신설 2020.12.29.〉

(의료법 제45조의2 제3항 : 비급여 진료비용 등의 보고 및 현황조사 등) 보건복지부장관은 비급여진료비용등의 현황에 대한 조사·분석을 위하여 필요하다고 인정하는 경우에는 의료기관의 장에게 관련 자료의 제출을 명할 수 있다. 이 경우 해당 의료기관의 장은 특별한 사유가 없으면 그 명령에 따라야 한다. 〈신설 2020.12.29.〉

(의료법 제61조 제1항 : 보고와 업무 검사 등) 보건복지부장관, 시·도지사 또는 시장·군수·구청장은 의료기관 개설자 또는 의료인에게 필요한 사항을 보고하도록 명할 수 있고, 관계 공무원을 시켜 그 업무 상황, 시설 또는 진료기록부·조산기록부·간호기록부 등 관계 서류를 검사하게 하거나 관계인에게서 진술을 들어 사실을 확인받게 할 수 있다. 이 경우 의료기관 개설자 또는 의료인은 정당한 사유 없이 이를 거부하지 못한다.

279 「의료법」상 신고를 하지 아니하고 진단용 방사선 발생장치를 설치·운영한 의료기관에 대하여 어떻게 하는가? 2021 대구 기출유사

① 개설허가 취소, 500만원 이하의 벌금

② 개설허가 취소, 1년 이하의 징역이나 1천만원 이하의 벌금

③ 시정명령, 200만원 이하의 과태료

④ 시정명령, 300만원 이하의 과태료

해설 **(의료법 제92조 제1항)** 다음 각 호의 어느 하나에 해당하는 자에게는 300만원 이하의 과태료를 부과한다.

1. 제16조 제3항(의료기관의 개설자와 세탁물처리업자는 세탁물의 처리업무에 종사하는 사람에게 보건복지부령으로 정하는 바에 따라 감염 예방에 관한 교육을 실시하고 그 결과를 기록하고 유지하여야 한다.)에 따른 교육을 실시하지 아니한 자

1의2. 제23조의3 제1항을 위반하여 진료정보 침해사고를 통지하지 아니한 자

1의3. 제24조의2 제1항을 위반하여 환자에게 설명을 하지 아니하거나 서면 동의를 받지 아니한 자

1의4. 제24조의2 제4항(제1항에 따라 동의를 받은 사항 중 수술등의 방법 및 내용, 수술등에 참여한 주된 의사, 치과의사 또는 한의사가 변경된 경우에는 변경 사유와 내용을 환자에게 서면으로 알려야 한다.)을 위반하여 환자에게 변경 사유와 내용을 서면으로 알리지 아니한 자

2. 제37조 제1항에 따른 신고를 하지 아니하고 진단용 방사선 발생장치를 설치·운영한 자

3. 제37조 제2항에 따른 안전관리책임자를 선임하지 아니하거나 정기검사와 측정 또는 방사선 관계 종사자에 대한 피폭관리를 실시하지 아니한 자

4. 삭제 〈2018.3.27.〉

5. 제49조 제3항(의료기관에서 의료업무 외에 부대사업을 하려는 의료법인은 보건복지부령으로 정하는 바에 따라 미리 의료기관의 소재지를 관할하는 시·도지사에게 신고하여야 한다. 신고사항을 변경하려는 경우에도 또한 같다.)을 위반하여 신고하지 아니한 자

(의료법 제63조 제1항 : 시정 명령 등) 보건복지부장관 또는 시장·군수·구청장은 의료기관이 제15조 제1항, 제16조 제2항, 제21조 제1항 후단 및 같은 조 제2항·제3항, 제23조 제2항, 제34조 제2항, 제35조 제2항, 제36조, 제36조의2, 제37조 제1항·제2항, 제38조 제1항·제2항, 제38조의2, 제41조, 제41조의2 제1항·제4항, 제42조, 제43조, 제45조, 제46조, 제47조 제1항, 제58조의4 제2항 및 제3항, 제62조 제2항을 위반한 때, 종합병원·상급종합병원·전문병원이 각각 제3조의3 제1항·제3조의4 제1항·제3조의5 제2항에 따른 요건에 해당하지 아니하게 된 때, 의료기관의 장이 제4조 제5항을 위반한 때 또는 자율심의기구가 제57조 제11항을 위반한 때에는 일정한 기간을 정하여 그 시설·장비 등의 전부 또는 일부의 사용을 제한 또는 금지하거나 위반한 사항을 시정하도록 명할 수 있다. 〈개정 2023.5.19.〉

(의료법 제37조 제1항 : 진단용 방사선 발생장치) 진단용 방사선 발생장치를 설치·운영하려는 의료기관은 보건복지부령으로 정하는 바에 따라 시장·군수·구청장에게 신고하여야 하며, 보건복지부령으로 정하는 안전관리기준에 맞도록 설치·운영하여야 한다.

Answer 279 ④

280 「의료법」상 100만원 이하의 과태료에 해당하는 것은? 2015 경북 기출유사

① 신고를 하지 아니하고 진단용 방사선 발생장치를 설치·운영한 자

② 안전관리책임자를 선임하지 아니하거나 정기검사와 측정 또는 방사선 관계 종사자에 대한 피폭관리를 실시하지 아니한 자

③ 의료기관이 아니면서 의료기관의 명칭 또는 이와 비슷한 명칭을 사용한 자

④ 생명에 중대한 위해를 발생하게 할 우려가 있는 수술에 대해 환자에게 설명하고 서면으로 동의를 받은 사항 중 수술 등에 참여한 주된 의사가 변경되었으나 그 변경 사유와 내용을 환자에게 서면으로 알리지 않은 자

해설 **(의료법 제92조 제3항)** 다음 각 호의 어느 하나에 해당하는 자에게는 100만원 이하의 과태료를 부과한다. 〈개정 2020. 12.29.〉

1. 제16조 제3항에 따른 기록 및 유지를 하지 아니한 자

1의2. 제16조 제4항에 따른 변경이나 휴업·폐업 또는 재개업을 신고하지 아니한 자

2. 제33조 제5항(제82조 제3항에서 준용하는 경우 포함)에 따른 변경신고를 하지 아니한 자

2의2. 제37조 제3항에 따른 안전관리책임자 교육을 받지 아니한 사람

3. 제40조 제1항(제82조 제3항에서 준용하는 경우 포함)에 따른 휴업 또는 폐업 신고를 하지 아니한 자

3의2. 제40조의2 제1항을 위반하여 진료기록부등을 관할 보건소장에게 넘기지 아니하거나 수량 및 목록 등을 거짓으로 보고한 자

3의3. 제40조의2 제2항을 위반하여 변경신고를 하지 아니하거나 거짓으로 변경신고를 한 자

3의4. 제40조의2 제2항을 위반하여 진료기록부등의 보존 및 열람을 대행할 책임자를 지정하지 아니하거나 진료기록부등을 관할 보건소장에게 넘기지 아니한 자

3의5. 제40조의2 제3항에 따른 준수사항을 위반한 자

4. 제42조 제3항(의료기관이 아니면 의료기관의 명칭이나 이와 비슷한 명칭을 사용하지 못한다.)을 위반하여 의료기관의 명칭 또는 이와 비슷한 명칭을 사용한 자

5. 제43조 제5항에 따른 진료과목 표시를 위반한 자

6. 제4조 제3항(의료기관의 장은 환자의 권리 등 보건복지부령으로 정하는 사항을 환자가 쉽게 볼 수 있도록 의료기관 내에 게시하여야 한다.)에 따라 환자의 권리 등을 게시하지 아니한 자

7. 제52조의2 제6항(한림원이 아닌 자는 대한민국의학한림원 또는 이와 유사한 명칭을 사용하지 못한다.)을 위반하여 대한민국의학한림원 또는 이와 유사한 명칭을 사용한 자

8. 제4조 제5항을 위반하여 그 위반행위에 대하여 내려진 제63조에 따른 시정명령을 따르지 아니한 사람

(의료법 제92조 제1항) 다음 각 호의 어느 하나에 해당하는 자에게는 300만원 이하의 과태료를 부과한다.

1. 제16조 제3항(의료기관의 개설자와 세탁물처리업자는 세탁물의 처리업무에 종사하는 사람에게 보건복지부령으로 정하는 바에 따라 감염 예방에 관한 교육을 실시하고 그 결과를 기록하고 유지하여야 한다.)에 따른 교육을 실시하지 아니한 자

1의2. 제23조의3 제1항을 위반하여 진료정보 침해사고를 통지하지 아니한 자

1의3. 제24조의2 제1항을 위반하여 환자에게 설명을 하지 아니하거나 서면 동의를 받지 아니한 자

1의4. 제24조의2 제4항(제1항에 따라 동의를 받은 사항 중 수술등의 방법 및 내용, 수술등에 참여한 주된 의사, 치과의사 또는 한의사가 변경된 경우에는 변경 사유와 내용을 환자에게 서면으로 알려야 한다.)을 위반하여 환자에게 변경 사유와 내용을 서면으로 알리지 아니한 자

2. 제37조 제1항에 따른 신고를 하지 아니하고 진단용 방사선 발생장치를 설치·운영한 자

3. 제37조 제2항에 따른 안전관리책임자를 선임하지 아니하거나 정기검사와 측정 또는 방사선 관계 종사자에 대한 피폭관리를 실시하지 아니한 자

4. 삭제 〈2018.3.27.〉

5. 제49조 제3항(의료기관에서 의료업무 외에 부대사업을 하려는 의료법인은 보건복지부령으로 정하는 바에 따라 미리 의료기관의 소재지를 관할하는 시·도지사에게 신고하여야 한다. 신고사항을 변경하려는 경우에도 또한 같다.)을 위반하여 신고하지 아니한 자

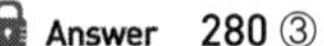

Answer 280 ③

의 료 관 계 법 규

02

보건의료기본법

02 보건의료기본법

01 「보건의료기본법」의 목적으로 올바르지 못한 것은?

① 국민에게 양질의 공공보건의료를 효과적으로 제공함으로써 국민보건의 향상에 이바지함
② 보건의료에 관한 국민의 권리·의무와 국가 및 지방자치단체의 책임을 정함
③ 보건의료의 발전과 국민의 보건 및 복지의 증진에 이바지함
④ 보건의료의 수요와 공급에 관한 기본적인 사항을 규정함

해설 **(보건의료기본법 제1조)** 이 법은 보건의료에 관한 국민의 권리·의무와 국가 및 지방자치단체의 책임을 정하고 보건의료의 수요와 공급에 관한 기본적인 사항을 규정함으로써 보건의료의 발전과 국민의 보건 및 복지의 증진에 이바지하는 것을 목적으로 한다.
(공공보건의료에 관한 법률 제1조) 이 법은 공공보건의료의 기본적인 사항을 정하여 국민에게 양질의 공공보건의료를 효과적으로 제공함으로써 국민보건의 향상에 이바지함을 목적으로 한다.

02 「보건의료기본법」의 기념 이념에 해당하지 않는 것은? 2020 제주 기출유사

① 건강한 삶을 영위할 수 있도록 제도와 여건을 조성함
② 국민의 삶의 질을 향상함
③ 보건의료의 효율보다는 형평을 추구할 수 있도록 함
④ 인간으로서의 존엄과 가치를 가지며, 행복을 추구함

해설 **(보건의료기본법 제2조)** 이 법은 보건의료를 통하여 모든 국민이 인간으로서의 존엄과 가치를 가지며 행복을 추구할 수 있도록 하고 국민 개개인이 건강한 삶을 영위할 수 있도록 제도와 여건을 조성하며, 보건의료의 형평과 효율이 조화를 이룰 수 있도록 함으로써 국민의 삶의 질을 향상시키는 것을 기본 이념으로 한다.

03 「보건의료기본법」상 ㉠, ㉡에 들어갈 내용이 바르게 연결된 것은? 2025 전남 기출유사

> '보건의료기본법'은 보건의료를 통하여 모든 국민이 인간으로서의 존엄과 가치를 가지며 행복을 추구할 수 있도록 하고 국민 개개인이 건강한 삶을 영위할 수 있도록 제도와 여건을 조성하며 보건의료의 (㉠)과 (㉡)가(이) 조화를 이룰수 있도록 함으로써 국민의 삶의 질을 향상시키는 것을 기본 이념으로 한다.

	㉠	㉡		㉠	㉡
①	공평	효과	②	공평	효율
③	형평	효과	④	형평	효율

해설 **(보건의료기본법 제2조 : 기본 이념)** 2번 문제 해설 참조

Answer 01 ① 02 ③ 03 ④

04 **아래 내용은 「보건의료기본법」상 용어이다. 다음 중 (가)~(다)에 해당하는 것을 올바르게 순서대로 나열한 것은?** 2015 충북, 2016 부산·충북, 2017 광주 기출유사

> (가) 국민의 건강을 보호·증진하기 위해 국가·지방자치단체·보건의료기관 또는 보건의료인 등이 행하는 모든 활동
> (나) 국민의 건강을 보호·증진하기 위해 보건의료인이 행하는 모든 활동
> (다) 보건의료인이 공중 또는 특정 다수인을 위해 보건의료서비스를 행하는 보건기관, 의료기관, 약국, 그 밖에 대통령령으로 정하는 기관

① 보건의료, 보건의료서비스, 공공보건의료기관

② 보건의료, 보건의료서비스, 보건의료기관

③ 보건의료서비스, 보건의료, 보건의료기관

④ 보건의료서비스, 보건의료, 공공보건의료기관

2

해설 **(보건의료기본법 제3조)** 이 법에서 사용하는 용어의 뜻은 다음과 같다.

1. "보건의료"란 국민의 건강을 보호·증진하기 위하여 국가·지방자치단체·보건의료기관 또는 보건의료인 등이 행하는 모든 활동을 말한다.
2. "보건의료서비스"란 국민의 건강을 보호·증진하기 위하여 보건의료인이 행하는 모든 활동을 말한다.
3. "보건의료인"이란 보건의료 관계 법령에서 정하는 바에 따라 자격·면허 등을 취득하거나 보건의료서비스에 종사하는 것이 허용된 자를 말한다.
4. "보건의료기관"이란 보건의료인이 공중 또는 특정 다수인을 위하여 보건의료서비스를 행하는 보건기관, 의료기관, 약국, 그 밖에 대통령령으로 정하는 기관을 말한다.
5. "공공보건의료기관"이란 국가·지방자치단체, 그 밖의 공공단체가 설립·운영하는 보건의료기관을 말한다.
6. "보건의료정보"란 보건의료와 관련한 지식 또는 부호·숫자·문자·음성·음향·영상 등으로 표현된 모든 종류의 자료를 말한다.

05 **「보건의료기본법」상 보건의료와 관련된 국가 및 지방자치단체의 책임에 대한 설명으로 가장 올바르지 못한 것은?** 2017 강원·서울 기출유사

① 건강관련 물품이나 건강관련 활동으로부터 발생할 수 있는 위해를 방지하기 위한 시책을 마련한다.

② 국민건강의 보호·증진을 위하여 필요한 법적·제도적 장치를 마련한다.

③ 민간이 행하는 보건의료에 대하여 보건의료 시책상 필요하다고 인정하면 행정적·재정적 지원을 할 수 있다.

④ 전 국민의 모든 보건의료수요를 충족시킬 수 있도록 노력한다.

해설 **(보건의료기본법 제4조 제2항)** 국가와 지방자치단체는 모든 국민의 기본적인 보건의료 수요를 형평에 맞게 충족시킬 수 있도록 노력하여야 한다.

① **(보건의료기본법 제4조 제3항)** 국가와 지방자치단체는 식품, 의약품, 의료기기 및 화장품 등 건강 관련 물품이나 건강 관련 활동으로부터 발생할 수 있는 위해를 방지하고, 각종 국민건강 위해 요인으로부터 국민의 건강을 보호하기 위한 시책을 강구하도록 노력하여야 한다.

② **(보건의료기본법 제4조 제1항)** 국가와 지방자치단체는 국민건강의 보호·증진을 위하여 필요한 법적·제도적 장치를 마련하고 이에 필요한 재원)을 확보하도록 노력하여야 한다.

③ **(보건의료기본법 제4조 제4항)** 국가와 지방자치단체는 민간이 행하는 보건의료에 대하여 보건의료 시책상 필요하다고 인정하면 행정적·재정적 지원을 할 수 있다.

Answer 04 ② 05 ④

06 「보건의료기본법」에 관한 설명으로 가장 올바르지 못한 것은? 2017 울산 기출유사

① 국가와 지방자치단체는 민간이 행하는 보건의료에 대하여 어떠한 경우에도 행정적·재정적 지원을 할 수 없다.

② 모든 환자는 자신의 건강보호와 증진을 위해 적절한 보건의료서비스를 받을 권리를 가진다.

③ 보건의료에 관한 법률을 제정하거나 개정할 때에는 「보건의료기본법」에 부합되도록 하여야 한다.

④ 보건의료인은 보건의료서비스의 제공을 요구받으면 정당한 이유없이 이를 거부하지 못한다.

해설 **(보건의료기본법 제4조 제4항)** 국가와 지방자치단체는 민간이 행하는 보건의료에 대하여 보건의료 시책상 필요하다고 인정하면 행정적·재정적 지원을 할 수 있다.

② **(보건의료기본법 제6조 제1항)** 모든 환자는 자신의 건강보호와 증진을 위하여 적절한 보건의료서비스를 받을 권리를 가진다.

③ **(보건의료기본법 제9조)** 보건의료에 관한 법률을 제정하거나 개정할 때에는 이 법(보건의료기본법)에 부합되도록 하여야 한다.

④ **(보건의료기본법 제5조 제2항)** 보건의료인은 보건의료서비스의 제공을 요구받으면 정당한 이유 없이 이를 거부하지 못한다.

07 「보건의료기본법」에서 국가와 지방자치단체의 책임이 아닌 것은? 2024·2025 경북 기출유사

① 모든 국민의 기본적인 보건의료 수요를 형평에 맞게 충족시킬 수 있다.

② 국가건강의 보호·증진을 위하여 필요한 법적·제도적 장치를 마련하고 필요한 재원을 확보하도록 노력해야 한다.

③ 민간이 행하는 보건의료에 대하여 보건의료 시책상 필요하다고 인정하면 행정적·재정적 지원을 할수 있다.

④ 보건의료서비스의 제공을 요구받으면 정당한 이유없이 이를 거부하지 못한다.

해설 **(보건의료기본법 제5조 제2항 : 보건의료인의 책임)** 보건의료인은 보건의료서비스의 제공을 요구받으면 정당한 이유 없이 이를 거부하지 못한다.

(보건의료기본법 제4조 : 국가와 지방자치단체의 책임) 5번 문제 해설 참조

08 「보건의료기본법」상 보건의료인의 책임으로 가장 올바른 것은? 2015 전북, 2017·2020 대전 기출유사

① 국가나 지방자치단체가 관리하여야 할 질병에 걸렸거나 걸린 것으로 의심되는 대상자를 발견한 때에는 그 사실을 관계기관에 신고·보고 또는 통지하는 등 필요한 조치를 하여야 한다.

② 국민건강의 보호·증진을 위해 필요한 법적·제도적 장치를 마련하도록 노력하여야 한다.

③ 모든 국민의 기본적인 보건의료 수요를 형평에 맞게 충족시킬 수 있도록 노력하여야 한다.

④ 식품, 의약품, 의료기기 및 화장품 등 건강 관련 물품이나 건강 관련 활동으로부터 발생할 수 있는 위해를 방지하도록 노력하여야 한다.

Answer 06 ① 07 ④ 08 ①

해설 (보건의료기본법 제5조 제4항) 보건의료인은 국가나 지방자치단체가 관리하여야 할 질병에 걸렸거나 걸린 것으로 의심되는 대상자를 발견한 때에는 그 사실을 관계 기관에 신고·보고 또는 통지하는 등 필요한 조치를 하여야 한다.

② (보건의료기본법 제4조 제1항) 국가와 지방자치단체는 국민건강의 보호·증진을 위하여 필요한 법적·제도적 장치를 마련하고 이에 필요한 재원을 확보하도록 노력하여야 한다.

③ (보건의료기본법 제4조 제2항) 국가와 지방자치단체는 모든 국민의 기본적인 보건의료 수요를 형평에 맞게 충족시킬 수 있도록 노력하여야 한다.

④ (보건의료기본법 제4조 제3항) 국가와 지방자치단체는 식품, 의약품, 의료기기 및 화장품 등 건강 관련 물품이나 건강 관련 활동으로부터 발생할 수 있는 위해를 방지하고, 각종 국민건강 위해 요인으로부터 국민의 건강을 보호하기 위한 시책을 강구하도록 노력하여야 한다.

09 「보건의료기본법」상 보건의료인의 책임은? 2025 전남 기출유사

① 보건의료 서비스의 제공을 요구받으면 합리적 이유 없이 이를 거부하지 못한다.

② 위중한 환자 발견 시 관계 기관에 신고·보고 등 필요한 조치를 하여야 한다.

③ 학식과 경험, 양심에 따라 양질의 적정한 보건의료서비스를 제공하기 위하여 노력하여야 한다.

④ 학식과 경험, 양심에 따라 적절한 보건의료기술과 치료재료 등을 선택하여야 한다.

해설 (보건의료기본법 제5조 : 보건의료인의 책임)

① 보건의료인은 자신의 학식과 경험, 양심에 따라 환자에게 양질의 적정한 보건의료서비스를 제공하기 위하여 노력하여야 한다.

② 보건의료인은 보건의료서비스의 제공을 요구받으면 정당한 이유 없이 이를 거부하지 못한다.

③ 보건의료인은 적절한 보건의료서비스를 제공하기 위하여 필요하면 보건의료서비스를 받는 자를 다른 보건의료기관에 소개하고 그에 관한 보건의료 자료를 다른 보건의료기관에 제공하도록 노력하여야 한다.

④ 보건의료인은 국가나 지방자치단체가 관리하여야 할 질병에 걸렸거나 걸린 것으로 의심되는 대상자를 발견한 때에는 그 사실을 관계 기관에 신고·보고 또는 통지하는 등 필요한 조치를 하여야 한다.

10 「보건의료기본법」에 관한 설명으로 가장 올바르지 못한 것은? 2022 광주 기출유사

① 모든 국민은 국가나 지방자치단체가 관리하여야 할 질병에 걸렸거나 걸린 것으로 의심되는 대상자를 발견한 때에는 그 사실을 관계 기관에 신고·보고 또는 통지하는 등 필요한 조치를 하여야 한다.

② 보건의료서비스란 국민의 건강을 보호·증진하기 위하여 보건의료인이 행하는 모든 활동을 말한다.

③ 보건의료인은 보건의료서비스를 제공할 때에 적절한 보건의료 기술과 치료재료 등을 선택할 권리를 가진다.

④ 보건의료인은 보건의료서비스의 제공을 요구받으면 정당한 이유 없이 이를 거부하지 못한다.

해설 (보건의료기본법 제5조 제4항 : 보건의료인의 책임) 보건의료인은 국가나 지방자치단체가 관리하여야 할 질병에 걸렸거나 걸린 것으로 의심되는 대상자를 발견한 때에는 그 사실을 관계 기관에 신고·보고 또는 통지하는 등 필요한 조치를 하여야 한다.

Answer 09 ③ 10 ①

11 「보건의료기본법」에 관한 설명으로 가장 올바르지 못한 것은? 2015 전남 기출유사

① 국가와 지방자치단체는 국민생활에 중대한 영향을 미치는 보건의료정책을 수립·시행하려면 이해관계인 등 국민의 의견을 수렴하여야 한다.

② 국가와 지방자치단체는 모든 국민의 기본적인 보건의료 수요를 형평에 맞게 충족시킬 수 있도록 노력하여야 한다.

③ 국가와 지방자치단체는 보건의료정책과 관련되는 사회보장정책이 연계되도록 하여야 한다.

④ 보건의료에 관한 법률을 제정하거나 개정할 때에는 「의료법」에 부합되도록 하여야 한다.

해설 **(보건의료기본법 제9조)** 보건의료에 관한 법률을 제정하거나 개정할 때에는 이 법에 부합되도록 하여야 한다.

① **(보건의료기본법 제8조)** 국가와 지방자치단체는 국민의 권리·의무 등 국민생활에 중대한 영향을 미치는 보건의료정책을 수립·시행하려면 이해관계인 등 국민의 의견을 수렴해야 한다.

② **(보건의료기본법 제4조 제2항)** 국가와 지방자치단체는 모든 국민의 기본적인 보건의료 수요를 형평에 맞게 충족시킬 수 있도록 노력하여야 한다.

③ **(보건의료기본법 제7조)** 국가와 지방자치단체는 보건의료정책과 관련되는 사회보장정책이 연계되도록 하여야 한다.

12 「보건의료기본법」상 보건의료인의 권리에 해당하는 것은? 2011 충남 기출유사

① 국가와 지방자치단체의 보건의료시책에 관한 내용의 공개를 청구할 권리

② 보건의료기술과 치료재료 등을 선택할 권리

③ 보건의료서비스의 제공을 거부할 권리

④ 자신과 가족의 건강에 관하여 국가의 보호를 받을 권리

해설 **(보건의료기본법 제6조 제2항)** 보건의료인은 보건의료서비스를 제공할 때에 학식과 경험, 양심에 따라 환자의 건강보호를 위하여 적절한 보건의료기술과 치료재료 등을 선택할 권리를 가진다. 다만, 이 법 또는 다른 법률에 특별한 규정이 있는 경우에는 그러하지 아니하다.

① **(보건의료기본법 제11조 제1항)** 모든 국민은 관계 법령에서 정하는 바에 따라 국가와 지방자치단체의 보건의료시책에 관한 내용의 공개를 청구할 권리를 가진다.

③ **(보건의료기본법 제5조 제2항)** 보건의료인은 보건의료서비스의 제공을 요구받으면 정당한 이유 없이 이를 거부하지 못한다.

④ **(보건의료기본법 제10조 제1항)** 모든 국민은 이 법 또는 다른 법률에서 정하는 바에 따라 자신과 가족의 건강에 관하여 국가의 보호를 받을 권리를 가진다.

13 「보건의료기본법」상 국민의 권리와 의무로 가장 올바르지 못한 것은? 2017 충북 기출유사

① 모든 국민은 관계 법령에서 정하는 바에 따라 국가와 지방자치단체의 보건의료시책에 관한 내용의 공개를 청구할 권리를 가진다.

② 모든 국민은 「보건의료기본법」 또는 다른 법률에서 정하는 바에 따라 자신과 가족의 건강에 관하여 국가의 보호를 받을 권리를 가진다.

③ 모든 국민은 보건의료와 관련하여 자신의 신체상·건강상의 비밀과 사생활의 비밀을 침해받지 아니한다.

④ 모든 국민은 자신과 가족의 건강을 보호·증진하기 위하여 노력하여야 하며, 관계법령에서 정하는 바에 따라 건강을 보호·증진하는 데에 필요한 비용을 국가에 청구할 수 있다.

Answer 11 ④ 12 ② 13 ④

해설 (보건의료기본법 제14조 제1항) 모든 국민은 자신과 가족의 건강을 보호·증진하기 위하여 노력하여야 하며, 관계 법령에서 정하는 바에 따라 건강을 보호·증진하는 데에 필요한 비용을 부담하여야 한다.

① (보건의료기본법 제11조 제1항) 모든 국민은 관계 법령에서 정하는 바에 따라 국가와 지방자치단체의 보건의료시책에 관한 내용의 공개를 청구할 권리를 가진다.

② (보건의료기본법 제10조 제1항) 모든 국민은 이 법 또는 다른 법률에서 정하는 바에 따라 자신과 가족의 건강에 관하여 국가의 보호를 받을 권리를 가진다.

③ (보건의료기본법 제13조) 모든 국민은 보건의료와 관련하여 자신의 신체상·건강상의 비밀과 사생활의 비밀을 침해받지 아니한다.

14 「보건의료기본법」상 보건의료에 관한 국민의 권리에 해당되지 않는 것은? 2017 경북 기출유사

① 건강을 보호, 증진하는 데에 필요한 비용을 부담할 권리

② 보건의료인으로부터 자신의 질병에 대한 치료 방법, 의학적 연구 대상 여부, 장기이식 여부 등에 관하여 충분한 설명을 들은 후 이에 관한 동의 여부를 결정할 권리

③ 보건의료인이나 보건의료기관에 대하여 자신의 보건의료와 관련한 기록 등의 열람이나 사본의 교부를 요청할 권리

④ 성별, 나이, 종교, 사회적 신분 또는 경제적 사정 등을 이유로 자신과 가족의 건강에 관한 권리를 침해받지 않을 권리

해설 (보건의료기본법 제14조 제1항 : 보건의료에 관한 국민의 의무) 모든 국민은 자신과 가족의 건강을 보호·증진하기 위하여 노력하여야 하며, 관계 법령에서 정하는 바에 따라 건강을 보호·증진하는 데에 필요한 비용을 부담하여야 한다.

② (보건의료기본법 제12조) 모든 국민은 보건의료인으로부터 자신의 질병에 대한 치료 방법, 의학적 연구 대상 여부, 장기이식 여부 등에 관하여 충분한 설명을 들은 후 이에 관한 동의 여부를 결정할 권리를 가진다.

③ (보건의료기본법 제11조 제2항) 모든 국민은 관계 법령에서 정하는 바에 따라 보건의료인이나 보건의료기관에 대하여 자신의 보건의료와 관련한 기록 등의 열람이나 사본의 교부를 요청할 수 있다. 다만, 본인이 요청할 수 없는 경우에는 그 배우자·직계존비속 또는 배우자의 직계존속이, 그 배우자·직계존비속 및 배우자의 직계존속이 없거나 질병이나 그 밖에 직접 요청을 할 수 없는 부득이한 사유가 있는 경우에는 본인이 지정하는 대리인이 기록의 열람 등을 요청할 수 있다.

④ (보건의료기본법 제10조 제2항) 모든 국민은 성별, 나이, 종교, 사회적 신분 또는 경제적 사정 등을 이유로 자신과 가족의 건강에 관한 권리를 침해받지 아니한다.

15 "모든 국민은 「보건의료기본법」 또는 다른 법률에서 정하는 바에 따라 자신과 가족의 건강에 관하여 국가의 보호를 받을 권리를 가진다." 다음 중 해당되는 권리는? 2016 광주 기출유사

① 건강권 ② 비밀보장권

③ 알 권리 ④ 자기결정권

해설 (보건의료기본법 제10조 제1항 : 건강권 등) 모든 국민은 이 법 또는 다른 법률에서 정하는 바에 따라 자신과 가족의 건강에 관하여 국가의 보호를 받을 권리를 가진다.

Answer 14 ① 15 ①

16 「보건의료기본법」상 보건의료에 관한 국민의 권리를 모두 고른 것은? 2016 충북 기출유사

가. 건강권	나. 보건의료서비스에 관한 자기결정권
다. 보건의료에 관한 알 권리	라. 신체상·건강상 비밀과 사생활 보장

① 가, 나, 다　　② 가, 다
③ 나, 라　　④ 가, 나, 다, 라

해설 가. **(보건의료기본법 제10조 제1항 : 건강권 등)** 모든 국민은 이 법 또는 다른 법률에서 정하는 바에 따라 자신과 가족의 건강에 관하여 국가의 보호를 받을 권리를 가진다.

나. **(보건의료기본법 제12조 : 보건의료서비스에 관한 자기결정권)** 모든 국민은 보건의료인으로부터 자신의 질병에 대한 치료 방법, 의학적 연구 대상 여부, 장기이식 여부 등에 관하여 충분한 설명을 들은 후 이에 관한 동의 여부를 결정할 권리를 가진다.

다. **(보건의료기본법 제11조 : 보건의료에 관한 알 권리)**
(보건의료기본법 제11조 제1항) 모든 국민은 관계 법령에서 정하는 바에 따라 국가와 지방자치단체의 보건의료시책에 관한 내용의 공개를 청구할 권리를 가진다.
(보건의료기본법 제11조 제2항) 모든 국민은 관계 법령에서 정하는 바에 따라 보건의료인이나 보건의료기관에 대하여 자신의 보건의료와 관련한 기록 등의 열람이나 사본의 교부를 요청할 수 있다.

라. **(보건의료기본법 제13조 : 비밀 보장)** 모든 국민은 보건의료와 관련하여 자신의 신체상·건강상의 비밀과 사생활의 비밀을 침해받지 아니한다.

17 「보건의료기본법」상 보건의료에 관한 국민의 알 권리에 대한 설명으로 가장 옳은 것은?

2020 서울, 2021 광주 기출유사

① 자신의 건강보호에 필요한 비용을 부담하는 것
② 보건의료인의 정당한 보건의료서비스에 협조하는 것
③ 자신의 질병에 대한 치료 방법 등에 관한 충분한 설명을 들은 후 이에 관한 동의 여부를 결정하는 것
④ 국가와 지방자치단체의 보건의료시책에 관한 내용의 공개를 청구하는 것

해설 **(보건의료기본법 제11조 : 보건의료에 관한 알 권리)**
① 모든 국민은 관계 법령에서 정하는 바에 따라 국가와 지방자치단체의 보건의료시책에 관한 내용의 공개를 청구할 권리를 가진다.
② 모든 국민은 관계 법령에서 정하는 바에 따라 보건의료인이나 보건의료기관에 대하여 자신의 보건의료와 관련한 기록 등의 열람이나 사본의 교부를 요청할 수 있다. 다만, 본인이 요청할 수 없는 경우에는 그 배우자·직계존비속 또는 배우자의 직계존속이, 그 배우자·직계존비속 및 배우자의 직계존속이 없거나 질병이나 그 밖에 직접 요청을 할 수 없는 부득이한 사유가 있는 경우에는 본인이 지정하는 대리인이 기록의 열람 등을 요청할 수 있다.

18 「보건의료기본법」상 국민의 권리에 대한 설명으로 가장 올바른 것은? 2015·2016 전북 기출유사

① 건강권 – 국가와 지방자치단체의 보건의료시책에 관한 내용 공개를 청구할 권리를 가진다.
② 비밀보장 – 성별, 나이, 종교, 사회적 신분 또는 경제적 사정 등을 이유로 자신과 가족의 건강에 관한 권리를 침해받지 아니한다.
③ 알 권리 – 자신과 가족의 건강에 관하여 국가의 보호를 받을 권리를 가진다.
④ 자기결정권 – 충분한 설명을 들은 후 이에 관한 동의 여부를 결정할 권리를 가진다.

Answer 16 ④　17 ④　18 ④

해설 (보건의료기본법 제12조 : 보건의료서비스에 관한 자기결정권) 모든 국민은 보건의료인으로부터 자신의 질병에 대한 치료 방법, 의학적 연구 대상 여부, 장기이식 여부 등에 관하여 충분한 설명을 들은 후 이에 관한 동의 여부를 결정할 권리를 가진다.

① (보건의료기본법 제11조 제1항 : 보건의료에 관한 알 권리) 모든 국민은 관계 법령에서 정하는 바에 따라 국가와 지방자치단체의 보건의료시책에 관한 내용의 공개를 청구할 권리를 가진다.

② (보건의료기본법 제10조 제2항 : 건강권 등) 모든 국민은 성별, 나이, 종교, 사회적 신분 또는 경제적 사정 등을 이유로 자신과 가족의 건강에 관한 권리를 침해받지 아니한다.

③ (보건의료기본법 제10조 제1항 : 건강권 등) 모든 국민은 이 법 또는 다른 법률에서 정하는 바에 따라 자신과 가족의 건강에 관하여 국가의 보호를 받을 권리를 가진다.

19 「보건의료기본법」상 보건의료기본법에 해당하는 환자의 권리가 아닌 것은? 2024 경기 기출유사

① 비밀보장권
② 의료기술을 선택할 권리
③ 보건의료에 관한 알 권리
④ 보건의료서비스에 관한 자기 결정권

해설 (보건의료기본법 제6조 제2항 : 환자 및 보건의료인의 권리) 보건의료인은 보건의료서비스를 제공할 때에 학식과 경험, 양심에 따라 환자의 건강보호를 위하여 적절한 보건의료기술과 치료재료 등을 선택할 권리를 가진다. 다만, 이 법 또는 다른 법률에 특별한 규정이 있는 경우에는 그러하지 아니하다.

(보건의료기본법 제10조 제1항 : 건강권 등) 모든 국민은 이 법 또는 다른 법률에서 정하는 바에 따라 자신과 가족의 건강에 관하여 국가의 보호를 받을 권리를 가진다.

(보건의료기본법 제11조 : 보건의료에 관한 알 권리)

① 모든 국민은 관계 법령에서 정하는 바에 따라 국가와 지방자치단체의 보건의료시책에 관한 내용의 공개를 청구할 권리를 가진다.

② 모든 국민은 관계 법령에서 정하는 바에 따라 보건의료인이나 보건의료기관에 대하여 자신의 보건의료와 관련한 기록 등의 열람이나 사본의 교부를 요청할 수 있다. 다만, 본인이 요청할 수 없는 경우에는 그 배우자·직계존비속 또는 배우자의 직계존속이, 그 배우자·직계존비속 및 배우자의 직계존속이 없거나 질병이나 그 밖에 직접 요청을 할 수 없는 부득이한 사유가 있는 경우에는 본인이 지정하는 대리인이 기록의 열람 등을 요청할 수 있다.

(보건의료기본법 제12조 : 보건의료서비스에 관한 자기결정권) 모든 국민은 보건의료인으로부터 자신의 질병에 대한 치료 방법, 의학적 연구 대상 여부, 장기이식(臟器移植) 여부 등에 관하여 충분한 설명을 들은 후 이에 관한 동의 여부를 결정할 권리를 가진다.

(보건의료기본법 제13조 : 비밀 보장) 모든 국민은 보건의료와 관련하여 자신의 신체상·건강상의 비밀과 사생활의 비밀을 침해받지 아니한다.

20 「보건의료기본법」상 보건의료에 관한 국민의 권리와 의무에 대한 설명으로 옳지 않은 것은?

2025 전북 기출유사

① 모든 국민은 법률에서 정하는 바에 따라 자신과 가족의 건강에 관하여 국가의 보호를 받을 권리를 가진다.

② 모든 국민은 보건의료인으로부터 자신의 질병에 대한 치료 방법 등에 관하여 충분한 설명을 들은 후 이를 수용해야 한다.

③ 모든 국민은 성별, 나이, 종교, 사회적 신분 또는 경제사정 등을 이유로 건강에 관한 권리를 침해받지 아니한다.

④ 모든 국민은 자신과 가족의 건강을 보호·증진하기 위해 노력해야 하며 관계 법령에서 정하는 바에 따라 필요 비용을 부담해야 한다.

Answer 19 ② 20 ②

해설 (보건의료기본법 제12조 : 보건의료서비스에 관한 자기결정권) 모든 국민은 보건의료인으로부터 자신의 질병에 대한 치료 방법, 의학적 연구 대상 여부, 장기이식 여부 등에 관하여 충분한 설명을 들은 후 이에 관한 동의 여부를 결정할 권리를 가진다.

(보건의료기본법 제10조 : 건강권 등)

① 모든 국민은 이 법 또는 다른 법률에서 정하는 바에 따라 자신과 가족의 건강에 관하여 국가의 보호를 받을 권리를 가진다.

② 모든 국민은 성별, 나이, 종교, 사회적 신분 또는 경제적 사정 등을 이유로 자신과 가족의 건강에 관한 권리를 침해받지 아니한다.

(보건의료기본법 제14조 제1항 : 보건의료에 관한 국민의 의무) 모든 국민은 자신과 가족의 건강을 보호·증진하기 위하여 노력하여야 하며, 관계 법령에서 정하는 바에 따라 건강을 보호·증진하는 데에 필요한 비용을 부담하여야 한다.

21 「보건의료기본법」상 보건의료발전계획의 수립과 지역보건의료계획의 수립·시행의 주체를 순서대로 올바르게 연결한 것은? 2013 전남·2024 서울 기출유사

① 보건복지부장관 – 시·도지사

② 보건복지부장관 – 시·도지사 및 시장·군수·구청장

③ 보건복지부장관 – 행정안전부장관

④ 행정안전부장관 – 시·도지사

해설 **(보건의료기본법 제15조 제1항)** 보건복지부장관은 관계 중앙행정기관 장과의 협의와 제20조에 따른 보건의료정책심의위원회의 심의를 거쳐 보건의료발전계획을 5년마다 수립하여야 한다.

(보건의료기본법 제17조) 특별시장·광역시장·도지사·특별자치도지사("시·도지사") 및 시장·군수·구청장(자치구의 구청장)은 보건의료발전계획이 확정되면 관계 법령에서 정하는 바에 따라 지방자치단체의 실정을 감안하여 지역보건의료계획을 수립·시행하여야 한다.

22 「보건의료기본법」상 보건의료발전계획 및 지역보건의료계획에 대한 설명으로 올바른 것은? 2021 충북 기출유사

① 보건의료발전계획에는 지역별 병상 총량의 관리에 관한 시책이 포함되어야 한다.

② 보건의료발전계획은 보건의료정책심의위원회의 심의를 거쳐 확정한다.

③ 지역보건의료계획은 시·도지사만 수립한다.

④ 지역보건의료계획이 확정되면 지방자치단체의 실정을 감안하여 보건의료발전계획을 수립·시행하여야 한다.

해설 **(보건의료기본법 제15조 제2항 : 보건의료발전계획의 수립 등)** 보건의료발전계획에 포함되어야 할 사항은 다음 각 호와 같다.

1. 보건의료 발전의 기본 목표 및 그 추진 방향
2. 주요 보건의료사업계획 및 그 추진 방법
3. 보건의료자원의 조달 및 관리 방안
4. 지역별 병상 총량의 관리에 관한 시책
5. 보건의료의 제공 및 이용체계 등 보건의료의 효율화에 관한 시책
6. 중앙행정기관 간의 보건의료 관련 업무의 종합·조정
7. 노인·장애인 등 보건의료 취약계층에 대한 보건의료사업계획
8. 보건의료 통계 및 그 정보의 관리 방안
9. 그 밖에 보건의료 발전을 위하여 특히 필요하다고 인정되는 사항

Answer 21 ② 22 ①

(보건의료기본법 제15조 제1항) 보건복지부장관은 관계 중앙행정기관의 장과의 협의와 보건의료정책심의위원회의 심의를 거쳐 보건의료발전계획을 5년마다 수립하여야 한다.
(보건의료기본법 제17조 : 지역보건의료계획의 수립·시행) 특별시장·광역시장·도지사·특별자치도지사("시·도지사") 및 시장·군수·구청장(자치구의 구청장)은 보건의료발전계획이 확정되면 관계 법령에서 정하는 바에 따라 지방자치단체의 실정을 감안하여 지역보건의료계획을 수립·시행하여야 한다.

23 「보건의료기본법」상 보건의료발전계획에 포함되어야 할 사항을 모두 고른 것은?

2021 대구, 2024 인천 기출유사

가. 노인·장애인 등 보건의료 취약계층에 대한 보건의료사업 계획
나. 보건의료자원의 조달 및 관리 방안
다. 지방자치단체 간의 보건의료 관련 업무의 종합·조정
라. 지역별 병상 총량의 관리에 관한 시책

① 가, 나, 다　② 가, 나, 라
③ 가, 다, 라　④ 나, 다, 라

해설 **(보건의료기본법 제15조 제2항 : 보건의료발전계획의 수립 등)** 22번 문제 해설 참조

24 「보건의료기본법」상 보건의료발전계획에 포함되어야 할 사항으로 올바르지 못한 것은?

2015 전북, 2023 경북·전북 기출유사

① 공공보건의료 전달체계의 구축·관리방안
② 노인·장애인 등 보건의료 취약계층에 대한 보건의료사업계획
③ 보건의료통계 및 그 정보의 관리방안
④ 지역별 병상 총량의 관리에 관한 사항

해설 **(보건의료기본법 제15조 제2항 : 보건의료발전계획의 수립 등)** : 22번 문제 해설 참조
① **(공공보건의료법 제4조 제2항 : 공공보건의료 기본계획)** 제1항에 따른 공공보건의료 기본계획에는 다음 각 호의 사항이 포함되어야 한다. 〈개정 2021.8.17.〉
1. 공공보건의료의 목표와 방향
2. 공공보건의료의 추진 계획 및 방법
3. 공공보건의료 확충을 위한 인력, 병상, 시설 등 보건의료자원의 조달 및 관리 방안
4. 공공보건의료 전달체계의 구축·관리 방안
5. 공공보건의료가 취약한 지역·계층·분야에 대한 지원 방안
6. 공중보건 위기 상황 시 대응 방안
7. 그 밖에 공공보건의료 강화를 위하여 보건복지부령으로 정하는 사항

Answer 23 ② 24 ①

25 「보건의료기본법」상 보건의료발전계획에 대한 설명으로 옳지 않은 것은? 2020 울산, 2024 경북 기출유사

① 보건복지부장관이 5년마다 심의위원회 심의를 거쳐 계획한다.

② 보건복지부장관이 4년마다 국회상임의 허가를 거쳐 계획한다.

③ 보건복지부장관은 보건의료발전계획이 확정되면 지체 없이 관계 중앙행정기관의 장 및 시·도지사에게 통보하여야 한다.

④ 보건의료발전계획에는 지역별 병상 총량의 관리에 관한 시책이 포함되어 있다.

해설 **(보건의료기본법 제15조 : 보건의료발전계획의 수립 등)**

① 보건복지부장관은 관계 중앙행정기관의 장과의 협의와 제20조에 따른 보건의료정책심의위원회의 심의를 거쳐 보건의료발전계획을 5년마다 수립하여야 한다.

② 보건의료발전계획에 포함되어야 할 사항은 다음 각 호와 같다.

1. 보건의료 발전의 기본 목표 및 그 추진 방향
2. 주요 보건의료사업계획 및 그 추진 방법
3. 보건의료자원의 조달 및 관리 방안
4. 지역별 병상 총량의 관리에 관한 시책
5. 보건의료의 제공 및 이용체계 등 보건의료의 효율화에 관한 시책
6. 중앙행정기관 간의 보건의료 관련 업무의 종합·조정
7. 노인·장애인 등 보건의료 취약계층에 대한 보건의료사업계획
8. 보건의료 통계 및 그 정보의 관리 방안
9. 그 밖에 보건의료 발전을 위하여 특히 필요하다고 인정되는 사항

③ 보건의료발전계획은 국무회의의 심의를 거쳐 확정한다.

(보건의료기본법 시행령 제2조 제1항 : 보건의료발전계획의 통보) 보건복지부장관은 「보건의료기본법」 제15조 제3항에 따라 보건의료발전계획이 확정되면 지체 없이 관계 중앙행정기관의 장 및 특별시장·광역시장·특별자치시장·도지사·특별자치도지사(이하 "시·도지사"라 한다)에게 통보하여야 한다.

26 「보건의료기본법」상 보건의료발전계획 수립시 지켜야 할 내용으로 올바르지 못한 것은?

2023 경기, 2025 광주 기출유사

① 보건복지부장관은 관계 중앙행정기관의 장과 보건의료발전계획을 협의하여야 한다.

② 보건복지부장관은 보건의료발전계획을 4년마다 수립하여야 한다.

③ 보건의료발전계획은 국무회의의 심의를 거쳐 확정한다.

④ 보건의료정책심의위원회의 심의를 거쳐 보건의료발전계획을 수립하여야 한다.

해설 **(보건의료기본법 제15조 : 보건의료발전계획의 수립 등)** : 25번 문제 해설 참조

27 「보건의료기본법」상 보건의료발전계획의 수립주기와 보건의료발전계획이 확정된 후 소관 주요 시책의 추진방안을 수립하는 주기는? 2025 경기 기출유사

① 보건의료발전계획 3년 – 소관 시책 추진방안 1년

② 보건의료발전계획 4년 – 소관 시책 추진방안 1년

③ 보건의료발전계획 4년 – 소관 시책 추진방안 2년

④ 보건의료발전계획 5년 – 소관 시책 추진방안 1년

Answer 25 ② 26 ② 27 ④

해설 **(보건의료기본법 제15조 제1항 : 보건의료발전계획의 수립 등)** 25번 문제 해설 참조
(보건의료기본법 제16조 : 주요 시책 추진방안의 수립 · 시행) 보건복지부장관과 관계 중앙행정기관의 장은 보건의료발전계획이 확정되면 이를 기초로 하여 보건의료와 관련된 소관 주요 시책의 추진방안을 매년 수립 · 시행하여야 한다.

28 「보건의료기본법 시행령」상 보건의료정책심의위원회의 위원 구성시 대통령령으로 정하는 관계 중앙행정기관 소속 공무원에 해당하는 사람은? 2016 전남, 2021 서울 기출유사

① 국가보훈부차관
② 국무조정실 국무1차장
③ 국토교통부차관
④ 식품의약품안전처장

해설 **(보건의료기본법 시행령 제4조)** "대통령령으로 정하는 관계 중앙행정기관 소속 공무원"이란 다음 각 호의 사람을 말한다. 이 경우 복수차관이 있는 기관은 해당 기관의 장이 지정하는 차관으로 한다. 〈개정 2025.10.1.〉

1. 기획재정부차관
2. 과학기술정보통신부차관
3. 교육부차관
4. 행정안전부차관
5. 기후에너지환경부차관
6. 고용노동부차관
7. 삭제 〈2017.8.9.〉
8. 삭제 〈2017.8.9.〉
9. 식품의약품안전처장

(보건의료기본법 제20조) 보건의료에 관한 주요 시책을 심의하기 위하여 보건복지부장관 소속으로 보건의료정책심의위원회를 둔다.

(보건의료기본법 제21조)

① 위원회는 위원장 1명을 포함한 25명 이내의 위원으로 구성하되, 공무원이 아닌 위원이 전체 위원의 과반수가 되도록 하여야 한다. 〈개정 2021.3.23.〉
② 위원장은 보건복지부장관으로 한다.
③ 위원은 다음 각 호의 사람 중에서 보건복지부장관이 임명 또는 위촉한다. 이 경우 제2호에 따른 위원과 제3호에 따른 위원은 같은 수로 구성한다. 〈개정 2024.9.20.〉
  1. 대통령령으로 정하는 관계 중앙행정기관 소속 공무원
  2. 보건의료 수요자를 대표하는 사람으로서 노동자단체, 소비자 · 환자 관련 시민단체(「비영리민간단체 지원법」 제2조에 따른 비영리민간단체를 말한다) 등에서 추천하는 사람
  3. 보건의료 공급자를 대표하는 사람으로서 「의료법」 제28조에 따른 의료인 단체(「간호법」 제18조에 따른 간호사중앙 회를 포함한다), 「의료법」 제52조에 따른 의료기관단체, 「약사법」 제11조에 따른 약사회 등에서 추천하는 사람
  4. 보건의료에 관한 학식과 경험이 풍부한 사람

(보건의료기본법 시행령 제7조)

① 위원회의 회의는 위원회의 위원장이 필요하다고 인정하거나 재적위원 3분의 1 이상이 요구하는 경우에 위원장이 소집한다. 〈개정 2020.5.19.〉
② 위원회 의 회의는 재적위원 과반수의 출석으로 개의하고, 출석위원 과반수의 찬성으로 의결한다.

Answer 28 ④

29 「보건의료기본법」상 보건의료발전계획의 수립 · 시행에 대한 설명으로 가장 올바른 것은?

① 보건복지부장관은 매년 보건의료발전계획의 주요 내용, 주요 시책의 추진방안 및 전년도 추진 실적을 확정한 후 지체 없이 국회 예산결산특별위원회에 보고하여야 한다.

② 보건의료발전계획은 국무회의의 심의를 거쳐 확정한다.

③ 보건의료정책심의위원회 위원의 임기는 3년으로 하며, 연임할 수 있다.

④ 보건의료정책심의위원회 위원장은 보건복지부차관으로 한다.

해설 **(보건의료기본법 제15조 제3항)** 보건의료발전계획은 국무회의의 심의를 거쳐 확정한다.

① **(보건의료기본법 제18조의2)** 보건복지부장관은 매년 보건의료발전계획의 주요 내용, 제16조에 따른 해당 연도 주요 시책의 추진방안 및 전년도 추진실적을 확정한 후 지체 없이 국회 소관 상임위원회에 보고하여야 한다.

③ **(보건의료기본법 시행령 제5조)** 법 제20조에 따른 보건의료정책심의위원회의 위원(법 제21조 제3항 제1호의 경우는 제외 : 대통령령으로 정하는 관계 중앙행정기관 소속 공무원)의 임기는 2년으로 하며, 연임할 수 있다.

④ **(보건의료기본법 제21조 제2항)** 위원장은 보건복지부장관으로 한다.

30 「보건의료기본법」상 보건의료정책심의위원회에 대한 설명으로 올바른 것을 모두 고른 것은?

가. 위원은 보건의료 수요자를 대표하는 사람으로서 노동자단체, 소비자·환자 관련 시민단체 등에서 추천하는 사람과 보건의료 공급자를 대표하는 사람으로서 의료인 단체, 의료기관단체, 약사회 등에서 추천하는 사람 중에서 보건복지부장관이 임명 또는 위촉한다.

나. 위원회는 위원장 1명을 포함한 20명 이내의 위원으로 구성하되, 공무원이 아닌 위원이 전체 위원의 과반수가 되도록 하여야 한다.

다. 위원회의 회의는 재적위원 과반수 출석으로 개의하고, 출석위원 과반수의 찬성으로 의결한다.

라. 위원회의 회의는 위원회의 위원장이 필요하다고 인정하거나 재적위원의 과반수가 요구하는 경우에 위원장이 소집한다.

① 가, 나, 다 ② 가, 다

③ 나, 라 ④ 가, 나, 다, 라

해설 나. **(보건의료기본법 제21조 제1항 : 위원회의 구성)** 위원회는 위원장 1명을 포함한 25명 이내의 위원으로 구성하되, 공무원이 아닌 위원이 전체 위원의 과반수가 되도록 하여야 한다. 〈개정 2021.3.23.〉

라. **(보건의료기본법 시행령 제7조 제1항 : 회의 및 의사)** 위원회의 회의는 위원회의 위원장이 필요하다고 인정하거나 재적위원 3분의 1 이상이 요구하는 경우에 위원장이 소집한다. 〈개정 2020.5.19.〉

31 「보건의료기본법」상 보건의료에 관한 주요 시책을 심의하기 위하여 보건복지부장관 소속으로 보건의료정책심의위원회를 운영하고 있다. 위원회의 심의사항에 해당하지 않는 것은? 2025 경북 기출유사

① 보건의료발전계획

② 보건의료와 관련되는 국가 및 지방자치단체의 역할

③ 주요 보건의료정책

④ 지역보건의료계획의 시행의 예산

Answer 29 ② 30 ② 31 ④

해설 **(보건의료기본법 제22조 제1항 : 위원회의 기능)** 위원회는 다음 각 호의 사항을 심의한다. 〈개정 2025.4.17.〉

1. 보건의료발전계획
2. 주요 보건의료제도의 개선
3. 주요 보건의료정책
4. 보건의료와 관련되는 국가 및 지방자치단체의 역할
5. 제23조의2 제1항 각 호에 해당하는 직종별 보건의료인력 양성 규모
6. 그 밖에 위원장이 심의에 부치는 사항

(보건의료기본법 제20조 : 보건의료정책심의위원회) 보건의료에 관한 주요 시책을 심의하기 위하여 보건복지부장관 소속으로 보건의료정책심의위원회를 둔다.

2

32 「보건의료기본법」상 수급추계위원회에 대한 설명으로 올바르지 못한 것은?

① 보건의료인력에 대하여 주기적으로 중장기 수급추계를 실시하고, 그 결과를 심의하기 위해 보건복지부장관 소속으로 직종별로 수급추계위원회를 각각 둔다.

② 수급추계위원회는 그 운영에 있어 보건복지부장관의 통제하에 운영되며, 보건복지부장관은 수급추계위원회의 운영에 필요한 예산 확보 등을 지원하여야 한다.

③ 수급추계위원회는 전문과목 및 진료과목 구분이 있는 직종 중 보건복지부령으로 정하는 직종의 전문과목 및 진료과목별 수급추계를 심의한다.

④ 수급추계위원회는 해당 직종의 보건의료인력 국가 단위와 지역 단위 수급추계를 심의한다.

해설 **(보건의료기본법 제23조의2 제11항 : 수급추계위원회)** 수급추계위원회는 그 운영에 있어 독립성과 자율성이 보장되며, 보건복지부장관은 수급추계위원회의 운영에 필요한 예산 확보 등 수급추계위원회가 그 권한에 속하는 업무를 독립적으로 수행할 수 있도록 지원하여야 한다. [본조신설 2025.4.17.]

(보건의료기본법 제23조의2 제1항) 보건의료인력에 대하여 주기적으로 중장기 수급추계를 실시하고, 그 결과를 심의하기 위하여 보건복지부장관 소속으로 다음 각 호의 직종별로 수급추계위원회를 각각 둔다.

1. 「의료법」 제2조에 따른 의사 · 치과의사 · 한의사
2. 「간호법」 제2조에 따른 간호사
3. 「약사법」 제2조에 따른 약사 및 한약사
4. 「의료기사 등에 관한 법률」 제1조의2에 따른 의료기사
5. 그 밖에 보건복지부령으로 정하는 보건의료인력

(보건의료기본법 제23조의2 제2항) 수급추계위원회는 다음 각 호의 사항을 심의한다.

1. 해당 직종의 보건의료인력 국가 단위 수급추계
2. 해당 직종의 보건의료인력 지역 단위 수급추계
3. 전문과목 및 진료과목 구분이 있는 직종 중 보건복지부령으로 정하는 직종의 전문과목 및 진료과목별 수급추계

33 「보건의료기본법」에 따른 보건의료자원에 해당하지 않는 것은? 2016 전남 기출유사

① 보건의료기술　　② 보건의료사업

③ 보건의료시설　　④ 보건의료인력

해설 **(보건의료기본법 제24조 제1항)** 국가와 지방자치단체는 보건의료에 관한 인력, 시설, 물자, 지식 및 기술 등 보건의료자원을 개발 · 확보하기 위하여 종합적이고 체계적인 시책을 강구하여야 한다.

Answer 32 ② 33 ②

34 「보건의료기본법」상 보건의료자원의 관리에 대한 설명으로 가장 올바르지 못한 것은?

① 공공보건의료기관과 민간보건의료기관 간의 역할 분리와 상호경쟁 체제를 마련해야 한다.
② 공공보건의료에 관한 기본적인 사항은 따로 법률로 정한다.
③ 보건의료인 간에 상호 협력하도록 노력하여야 한다.
④ 보건의료자원의 장·단기 수요를 예측하여야 한다.

해설 **(보건의료기본법 제27조 제1항)** 국가와 지방자치단체는 공공보건의료기관과 민간보건의료기관 간의 역할 분담과 상호협력 체계를 마련하여야 한다.
② **(보건의료기본법 제27조 제4항)** 공공보건의료기관의 설립·운영 등 공공보건의료에 관한 기본적인 사항은 따로 법률로 정한다.
③ **(보건의료기본법 제26조)** 보건의료인은 국민에게 양질의 보건의료서비스를 제공하고 국민의 보건 향상에 이바지하기 위하여 보건의료서비스를 제공할 때에 그 전문 분야별로 또는 전문 분야 간에 상호 협력하도록 노력하여야 한다.
④ **(보건의료기본법 제24조 제2항)** 국가와 지방자치단체는 보건의료자원의 장·단기 수요를 예측하여 보건의료자원이 적절히 공급될 수 있도록 보건의료자원을 관리하여야 한다.

35 「보건의료기본법」상 보건의료자원의 관리 및 운영에 대한 설명으로 옳지 않은 것은? 2025 전남 기출유사

① 공공보건의료 관련 사항은 보건복지부령으로 정해야 한다.
② 국가는 보건의료 인력·시설·기술 등을 체계적으로 개발·확보해야 한다.
③ 보건복지부장관은 새로운 보건의료 기술을 평가해야 한다.
④ 보건의료인은 전문 분야 간 협력을 위해 노력해야 한다.

해설 **(보건의료기본법 제27조 제4항 : 공공·민간 보건의료기관의 역할 분담 등)** 공공보건의료기관의 설립·운영 등 공공보건의료에 관한 기본적인 사항은 따로 법률로 정한다. → 공공보건의료에 관한 법률
(보건의료기본법 제24조 제1항 : 보건의료자원의 관리 등) 국가와 지방자치단체는 보건의료에 관한 인력, 시설, 물자, 지식 및 기술 등 보건의료자원을 개발·확보하기 위하여 종합적이고 체계적인 시책을 강구하여야 한다.
(보건의료기본법 제26조 : 보건의료인 간의 협력) 보건의료인은 국민에게 양질의 보건의료서비스를 제공하고 국민의 보건 향상에 이바지하기 위하여 보건의료서비스를 제공할 때에 그 전문 분야별로 또는 전문 분야 간에 상호 협력하도록 노력하여야 한다.
(보건의료기본법 제28조 제2항 : 보건의료 지식 및 기술) 보건복지부장관은 효율적인 보건의료서비스를 제공하기 위하여 새로운 보건의료 기술의 평가 등 필요한 조치를 강구하여야 한다.

36 「보건의료기본법」상 보건의료자원의 지역적 배분 원칙으로 옳은 것은? 2025 인천 기출유사

① 민간 보건의료자원을 중심으로한 자본의존적 배치
② 보건의료서비스의 공급이 균형 있게 이루어지도록 배치
③ 보건의료자원의 수익 효율성을 중심으로한 배치
④ 지역별 인구수를 고려한 도심지역 집중 배치

해설 **(보건의료기본법 제29조 제1항 : 보건의료의 제공 및 이용체계)** 국가와 지방자치단체는 보건의료에 관한 인력, 시설, 물자 등 보건의료자원이 지역적으로 고루 분포되어 보건의료서비스의 공급이 균형 있게 이루어지도록 노력하여야 하며, 양질의 보건의료서비스를 효율적으로 제공하기 위한 보건의료의 제공 및 이용체계를 마련하도록 노력하여야 한다.

Answer 34 ① 35 ① 36 ②

37 「보건의료기본법」상 평생국민건강관리체계에 관한 설명으로 가장 올바르지 못한 것은?

2017 전남, 2024 강원 기출유사

① 국가와 지방자치단체는 노인의 질환을 조기에 발견하고 예방하며, 질병 상태에 따라 적절한 치료와 요양이 이루어질 수 있도록 필요한 시책을 강구하여야 한다.

② 국가와 지방자치단체는 생애 주기별 건강상 특성과 주요 건강위험요인을 고려한 평생국민건강관리를 위한 사업을 시행하여야 한다.

③ 국가와 지방자치단체는 쾌적한 환경의 유지와 환경오염으로 인한 건강상의 위해 방지 등에 필요한 시책을 강구하여야 한다.

④ 근로자는 자신의 건강을 보호·증진하기 위하여 필요한 시책을 강구하여야 한다.

해설 (보건의료기본법 제36조) 국가는 근로자의 건강을 보호·증진하기 위하여 필요한 시책을 강구하여야 한다.

② (보건의료기본법 제31조 제1항) 국가와 지방자치단체는 생애주기별 건강상 특성과 주요 건강위험요인을 고려한 평생국민건강관리를 위한 사업을 시행하여야 한다.

① (보건의료기본법 제33조) 국가와 지방자치단체는 노인의 질환을 조기에 발견하고 예방하며, 질병 상태에 따라 적절한 치료와 요양이 이루어질 수 있도록 하는 등 노인의 건강을 보호·증진하기 위하여 필요한 시책을 강구하여야 한다.

③ (보건의료기본법 제37조) 국가와 지방자치단체는 국민의 건강을 보호·증진하기 위해 쾌적한 환경의 유지와 환경오염으로 인한 건강상의 위해 방지 등에 필요한 시책을 강구해야 한다.

2

38 「보건의료기본법」 상 국가와 지방자치단체가 평생국민건강관리사업을 시행하면서 고려해야 하는 사항으로 옳은 것은? 2024 전북 기출유사

① 생애주기별 건강상 특성과 주요 건강위험요인

② 보건의료서비스의 특성과 주요 평생건강관리의 실적

③ 국민의 평생건강상 특성과 주요 의료서비스의 소비유형

④ 공공의료기관의 특성과 주요 평생건강프로그램 운영의 현황

해설 (보건의료기본법 제31조 제1항 : 평생국민건강관리사업) 국가와 지방자치단체는 생애주기별 건강상 특성과 주요 건강위험요인을 고려한 평생국민건강관리를 위한 사업을 시행하여야 한다.

39 「보건의료기본법」상 평생국민건강관리사업이 아닌 것은?

2015 울산·부산, 2016 충북, 2021 대구, 2024 전남 기출유사

① 노인 ② 식품위생·영양

③ 장애인 ④ 정신건강

해설 보건의료기본법 제2절 – 평생국민건강관리체계

(보건의료기본법 제32조 : 여성과 어린이의 건강 증진)

(보건의료기본법 제33조 : 노인의 건강 증진)

(보건의료기본법 제34조 : 장애인의 건강 증진)

(보건의료기본법 제35조 : 학교 보건의료)

Answer 37 ④ 38 ① 39 ④

(보건의료기본법 제36조 : 산업 보건의료)
(보건의료기본법 제37조 : 환경 보건의료)
(보건의료기본법 제37조의2 : 기후변화 보건의료)
(보건의료기본법 제37조의3 : 기후변화에 따른 국민건강영향평가 등)
(보건의료기본법 제38조 : 식품위생·영양)

보건의료기본법 제3절 – 주요질병관리체계
(보건의료기본법 제40조 : 감염병의 예방 및 관리)
(보건의료기본법 제41조 : 만성질환의 예방 및 관리)
(보건의료기본법 제42조 : 정신 보건의료)
(보건의료기본법 제43조 : 구강 보건의료)

40 「보건의료기본법」상 평생국민건강관리체계에 해당하지 않는 것은? 2023 서울 기출유사

① 노인의 건강 증진　② 식품위생·영양
③ 정신 보건의료　④ 환경 보건의료

해설 39번 문제 해설 참조

41 「보건의료기본법」상 주요질병관리체계에 속하는 것을 〈보기〉에서 모두 고른 것은?

2020 충남, 2025 서울 기출유사

ㄱ. 감염병의 예방 및 관리　ㄴ. 만성질환의 예방 및 관리
ㄷ. 학교 보건의료　ㄹ. 정신 보건의료
ㅁ. 산업보건의료

① ㄱ, ㄴ, ㄷ　② ㄱ, ㄴ, ㄹ
③ ㄱ, ㄴ, ㅁ　④ ㄱ, ㄴ, ㄹ, ㅁ

해설 (보건의료기본법 제3절 – 주요질병관리체계) 39번 문제 해설 참조

42 「보건의료기본법」상 아래 내용에 해당하는 평생국민건강관리체계는?

건전한 발육을 돕고 건강을 보호·증진하며 건강한 성인으로 성장하기 위하여 요구되는 생활습관·정서 등을 함양하기 위하여 필요한 시책을 강구하여야 한다.

① 노인의 건강 증진　② 여성과 어린이의 건강 증진
③ 장애인의 건강 증진　④ 학교 보건의료

해설 (보건의료기본법 제35조) 국가와 지방자치단체는 학생의 건전한 발육을 돕고 건강을 보호·증진하며 건강한 성인으로 성장하기 위하여 요구되는 생활습관·정서 등을 함양하기 위하여 필요한 시책을 강구하여야 한다.

Answer 40 ③　41 ②　42 ④

43 「보건의료기본법」상 보건의료의 제공 및 이용체계의 연결이 올바른 것은?

① 기후변화 보건의료 – 지구온난화 등 기후변화로 인한 건강상의 위해 방지와 기후변화에 대응한 건강관리 등을 하도록 함

② 장애인의 건강 증진 – 대상자의 질환을 조기에 발견하고 예방하며, 질병 상태에 따라 적절한 치료와 요양이 이루어질 수 있도록 함

③ 학교 보건의료 – 선천적·후천적 장애가 발생하는 것을 예방하고 대상자의 치료와 재활이 이루어질 수 있도록 함

④ 환경 보건의료 – 근로자의 건강을 보호·증진하도록 함

해설 **(보건의료기본법 제37조의2 : 기후변화 보건의료)** 국가와 지방자치단체는 국민의 건강을 보호·증진하기 위하여 지구온난화 등 기후변화로 인한 건강상의 위해 방지와 기후변화에 대응한 건강관리 등에 필요한 시책을 강구하여야 한다. [본조신설 2024.12.20.]

2

44 「보건의료기본법」상 지구온난화 등 기후변화가 국민건강에 미치는 영향을 조사평가("기후보건영향평가")하는 주체와 주기가 올바르게 나열된 것은? 2020 인천·전남, 2021 광주·충남, 2022 서울, 2024 강원·인천 기출유사

① 주체 – 보건복지부장관, 주기 – 4년
② 주체 – 보건복지부장관, 주기 – 5년
③ 주체 – 질병관리청장, 주기 – 4년
④ 주체 – 질병관리청장, 주기 – 5년

해설 **(보건의료기본법 제37조의3 : 기후변화에 따른 국민 건강영향평가 등)**

① 질병관리청장은 지구온난화 등 기후변화가 국민건강에 미치 는 영향을 5년마다 조사·평가("기후보건영향평가")하여 그 결과를 공표하고 정책수립의 기초자료로 활용하여야 한다. 〈개정 2024.12.20.〉

② 질병관리청장은 기후보건영향평가에 필요한 기초자료 확보 및 통계의 작성을 위하여 실태조사를 실시할 수 있다. 〈개정 2024.12.20.〉

③ 질병관리청장은 관계 중앙행정기관의 장, 지방자치단체의 장 및 보건의료 관련 기관이나 단체의 장에게 기후보건영향평가에 필요한 자료의 제공 또는 실태조사의 협조를 요청할 수 있다. 이 경우 자료제공 또는 실태조사 협조를 요청받은 관계 중앙행정기관의 장 등은 정당한 사유가 없으면 이에 따라야 한다. 〈개정 2024.12.20.〉

45 「보건의료기본법」상 기후보건영향평가의 내용으로 가장 올바르지 못한 것은? 2021 부산 기출유사

① 국민건강에 영향을 미치는 의약품, 의료기기 등에 관한 사항

② 기후변화가 노인·장애인·임산부·어린이 등 보건의료 취약계층의 건강 및 생활 등에 미치는 영향

③ 기후변화와 관련이 있는 질병·질환 등의 성별·연령별·지역별 분포 및 특성 등에 관한 사항

④ 기후변화와 관련이 있는 질병·질환 등의 임상적 증상, 발생 추이 및 진료경과 등에 관한 사항

해설 **(보건의료기본법 시행령 제13조의2 제1항 : 기후보건영향평가의 내용 및 방법 등)** 법 제37조의3 제1항에 따른 기후보건영향평가의 내용은 다음 각 호와 같다. 〈개정 2020.9.11.〉

1. 국민건강에 영향을 미치는 기후변화의 유형, 내용 및 특성 등에 관한 사항
2. 기후변화와 관련이 있는 질병·질환 등의 임상적 증상, 발생 추이 및 진료경과 등에 관한 사항
3. 기후변화와 관련이 있는 질병·질환 등의 성별·연령별·지역별 분포 및 특성 등에 관한 사항
4. 기후변화가 노인·장애인·임산부·어린이 등 보건의료 취약계층의 건강 및 생활 등에 미치는 영향
5. 그 밖에 제1호부터 제4호까지의 내용에 준하는 것으로서 기후변화가 국민건강에 미치는 영향을 고려하여 질병관리청장이 특히 필요하다고 인정하는 사항

Answer 43 ① 44 ④ 45 ①

46 **아래 내용은 기후보건 영향평가의 내용 및 방법에 대한 설명이다. 다음 중 올바른 설명을 모두 고른 것은?**

> 가. 질병관리청장은 국민건강의 보호·증진을 위해 필요하다고 인정하는 경우에는 기후보건영향평가의 결과를 관계 중앙행정기관의 장, 시·도지사 및 시장·군수·구청장에게 알려야 한다.
> 나. 질병관리청장은 기후보건영향평가에 대한 전문적 검토가 필요하다고 인정하는 경우에는 기후보건영향평가의 결과를 공표하기 전에 위원회의 심의를 거치게 할 수 있다.
> 다. 질병관리청장은 기후보건영향평가의 결과를 공표하는 경우에는 질병관리청장이 지정하는 인터넷 홈페이지에 게재하여야 한다.
> 라. 규정한 사항 외에 기후보건영향평가의 내용·방법 및 절차 등에 필요한 세부 사항은 질병관리청장이 정한다.

① 가, 나, 다　② 가, 다
③ 나, 라　④ 가, 나, 다, 라

해설 **(보건의료기본법 시행령 제13조의2 제2항)** 질병관리청장은 기후보건영향평가에 대한 전문적 검토가 필요하다고 인정하는 경우에는 기후보건영향평가 결과를 공표하기 전에 위원회의 심의를 거치게 할 수 있다. 〈개정 2020.9.11.〉
(보건의료기본법 시행령 제13조의2 제3항) 질병관리청장은 국민건강의 보호·증진을 위하여 필요하다고 인정하는 경우에는 기후보건영향평가의 결과를 관계 중앙행정기관의 장, 시·도지사 및 시장·군수·구청장에게 알려야 한다. 〈개정 2020.9.11.〉
(보건의료기본법 시행령 제13조의2 제4항) 질병관리청장은 기후보건영향평가의 결과를 공표하는 경우에는 질병관리청장이 지정하는 인터넷 홈페이지에 게재하여야 한다. 〈개정 2020.9.11.〉
(보건의료기본법 시행령 제13조의2 제5항) 제1항부터 제4항까지에서 규정한 사항 외에 기후보건영향평가의 내용·방법 및 절차 등에 필요한 세부 사항은 질병관리청장이 정한다. 〈개정 2020.9.11.〉

47 **질병관리청장은 기후보건영향평가에 필요한 기초자료 확보 및 통계의 작성을 위하여 실태조사를 실시할 수 있다. 아래 내용은 기후변화에 따른 질병·질환 실태조사의 내용 및 방법에 대한 설명이다. 다음 중 올바른 설명을 모두 고른 것은?**

> 가. 실태조사의 내용 중 하나로 "기후변화에 따른 질병·질환 등의 발생 경로, 발생 현황 및 임상 정보 등에 관한 사항"을 들 수 있다.
> 나. 질병관리청장은 기후변화에 따른 국민건강의 보호 및 관리를 위하여 실태조사 결과를 절대로 외부에 공개해서는 안 된다.
> 다. 질병관리청장은 실태조사의 실시를 위하여 필요하다고 인정하는 경우에는 질병관리청장이 정하는 바에 따라 실태조사반을 구성·운영할 수 있다.
> 라. 질병관리청장은 실태조사의 효율적 추진을 위하여 필요하다고 인정하는 경우에는 행정안전부에 실태조사를 의뢰하여 실시할 수 있다.

① 가, 나, 다　② 가, 다
③ 나, 라　④ 가, 나, 다, 라

Answer 46 ④ 47 ②

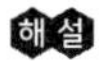 가. **(보건의료기본법 시행령 제13조의3 제1항)** 법 제37조의3 제2항에 따른 실태조사의 내용은 다음 각 호와 같다. 〈개정 2020.9.11.〉

1. 기후변화에 따른 질병·질환 등의 발생 경로, 발생 현황 및 임상정보 등에 관한 사항
2. 기후변화에 따른 질병·질환 등의 진단·검사·처방 등 진료정보에 관한 사항
3. 기후변화에 따른 질병·질환 등의 분석·연구와 관련된 각종 문헌 및 자료 등의 조사에 관한 사항
4. 기후변화에 따른 질병·질환 등과 관련해 노인·장애인·임산부·어린이 등 보건의료 취약계층의 진료경과에 관한 사항
5. 그 밖에 제1호부터 제4호까지의 내용에 준하는 것으로서 질병관리청장이 실태조사를 위하여 특히 필요하다고 인정하는 사항

나. **(보건의료기본법 시행령 제13조의3 제4항)** 질병관리청장은 기후변화에 따른 국민건강의 보호 및 관리를 위하여 필요하다고 인정하는 경우에는 실태조사 결과를 공개할 수 있다. 〈개정 2020.9.11.〉

다. **(보건의료기본법 시행령 제13조의3 제2항)** 질병관리청장은 실태조사의 실시를 위하여 필요하다고 인정하는 경우에는 질병관리청장이 정하는 바에 따라 실태조사반을 구성·운영할 수 있다. 〈개정 2020.9.11.〉

라. **(보건의료기본법 시행령 제13조의3 제3항)** 질병관리청장은 실태조사의 효율적 추진을 위하여 필요하다고 인정하는 경우에는 보건의료 관계 연구기관·단체 또는 전문가 등에게 실태조사를 의뢰해 실시할 수 있다. 〈개정 2020.9.11.〉

2

48 **「보건의료기본법」상 만성질환의 예방 및 관리 등을 위하여 만성질환의 발생원인과 위험요인을 규명하는 만성질환 장기 역학조사를 실시해야 하는 사람은?**

① 보건복지부장관　　② 시·도지사
③ 시장·군수·구청장　　④ 질병관리청장

해설 **(보건의료기본법 시행령 제13조의5 : 만성질환 장기 역학조사)**
① 질병관리청장은 법 제41조에 따른 만성질환의 예방 및 관리 등을 위하여 만성질환의 발생원인과 위험요인을 규명하는 만성질환 장기 역학조사를 실시한다. 〈개정 2020.9.11.〉
② 질병관리청장은 제1항에 따른 역학조사를 실시할 때 필요하면 관계 중앙행정기관의 장, 시·도지사, 시장·군수·구청장 및 「공공기관의 운영에 관한 법률」 제4조에 따른 공공기관의 장에게 협조를 요청할 수 있다. 〈개정 2020.9.11.〉

49 **「보건의료기본법」상 보건복지부장관이 보건의료서비스에 대한 평가를 실시해야 하는 이유로 가장 올바른 것은?** 2022 충남 기출유사

① 보건의료서비스의 질적 향상을 위하여
② 보건의료시책에 반영하기 위하여
③ 보건의료의 효율적 운영을 위하여
④ 보건의료 정보화를 촉진하기 위하여

Answer　48 ④　49 ①

해설 **(보건의료기본법 제52조 : 보건의료서비스의 평가)**
① 보건복지부장관은 보건의료서비스의 질적 향상을 위하여 관계 법령에서 정하는 바에 따라 보건의료서비스에 대한 평가를 실시하여야 한다. 〈개정 2024.12.20.〉
② 모든 국민은 제1항에 따른 보건의료서비스에 대한 평가결과를 알 권리를 가진다. 〈신설 2024.12.20.〉
③ 보건복지부장관은 다른 법령에 따라 공개가 제한되는 경우를 제외하고는 제1항에 따른 보건의료서비스에 대한 평가 결과를 공개할 수 있다. 이 경우 평가 결과 공개의 기준 등에 관하여 필요한 사항은 대통령령으로 정한다. 〈신설 2024.12.20.〉
[시행일 : 2025.12.21.]

50 「보건의료기본법」상 보건의료 실태조사의 실시 주기는?

① 2년　② 3년
③ 4년　④ 5년

해설 **(보건의료기본법 제55조 제1항)** 보건복지부장관은 국민의 보건의료 수요 및 이용 행태, 보건의료에 관한 인력·시설 및 물자 등 보건의료 실태에 관한 전국적인 조사를 5년마다 실시하고 그 결과를 공표하여야 한다. 다만, 보건의료정책 수립에 필요하다고 인정하는 경우에는 임시 보건의료 실태조사를 실시할 수 있다.

51 「보건의료기본법」상 보건의료 실태조사의 내용으로 옳지 않은 것은? 2021 부산 기출유사

① 보건의료에 관한 인력·시설 및 물자 등의 현황
② 보건의료 수요 및 보건의료서비스의 이용 행태
③ 보건의료의 제공 및 이용체계 등 보건의료의 효율화에 관한 사항
④ 그 밖에 보건복지부장관이 보건의료 실태조사를 위하여 필요하다고 인정하는 사항

해설 **(보건의료기본법 시행령 제14조 제1항 : 보건의료 실태조사)** 법 제55조 제1항에 따른 보건의료 실태조사의 내용은 다음 각 호와 같다. 〈개정 2020.5.19.〉
1. 보건의료 수요 및 보건의료서비스의 이용 행태
2. 보건의료에 관한 인력·시설 및 물자 등의 현황
3. 그 밖에 보건복지부장관이 보건의료 실태조사를 위하여 필요하다고 인정하는 사항

52 「보건의료기본법」상 다음은 무엇에 대한 설명인가? 2025 경기 기출유사

- 보건복지부장관이 5년마다 실시
- 내용 : 보건의료 수요 및 보건의료서비스의 이용 행태, 보건의료에 관한 인력·시설 및 물자 등의 현황

① 건강생활조사　② 국민건강영양조사
③ 보건서비스평가　④ 보건의료실태조사

해설 **(보건의료기본법 제55조 제1항 : 보건의료 실태조사)** 50번 문제 해설 참조
(보건의료기본법 시행령 제14조 제1항 : 보건의료 실태조사) 51번 문제 해설 참조

Answer 50 ④　51 ③　52 ④

53 **아래 내용은 「보건의료기본법」상 보건의료 실태조사에 대한 설명이다. 다음 중 올바른 설명을 모두 고른 것은?**

> 가. 보건복지부장관은 보건의료정책 수립에 필요하다고 인정하는 경우에는 임시 보건의료 실태조사를 실시할 수 있다.
> 나. 보건복지부장관은 실태조사 결과를 보건복지부 인터넷 홈페이지에 30일 이상 공개해야 한다.
> 다. 보건복지부장관은 실태조사를 최근 3년간 보건의료에 관한 연구실적이 있는 연구기관, 법인 또는 단체에 의뢰하여 실시할 수 있다.
> 라. 질병관리청장은 실태조사를 위하여 관계 중앙행정기관, 지방자치단체 및 관계 기관·법인·단체에 자료의 제출 또는 의견의 진술을 요청할 수 있다.

① 가, 나, 다　　② 가, 다
③ 나, 라　　④ 가, 나, 다, 라

2

해설 가. **(보건의료기본법 제55조 제1항)** 보건복지부장관은 국민의 보건의료 수요 및 이용 행태, 보건의료에 관한 인력·시설 및 물자 등 보건의료 실태에 관한 전국적인 조사를 5년마다 실시하고 그 결과를 공표하여야 한다. 다만, 보건의료정책 수립에 필요하다고 인정하는 경우에는 임시 보건의료 실태조사를 실시할 수 있다.
나. **(보건의료기본법 시행령 제14조 제3항)** 보건복지부장관은 실태조사의 결과를 보건복지부 인터넷 홈페이지에 60일 이상 공개해야 한다. 〈개정 2020.5.19.〉
다. **(보건의료기본법 시행령 제14조 제2항)** 보건복지부장관은 실태조사를 최근 3년간 보건의료에 관한 연구실적 있는 연구기관, 법인 또는 단체에 의뢰해 실시할 수 있다. 〈개정 2020.5.19.〉
라. **(보건의료기본법 제55조 제2항)** 보건복지부장관은 실태조사를 위하여 관계 중앙행정기관, 지방자치단체 및 관계 기관·법인·단체에 자료의 제출 또는 의견의 진술을 요청할 수 있다. 이 경우 요청을 받은 자는 정당한 사유가 없으면 이에 협조해야 한다.

54 **「보건의료기본법」에 관한 내용으로 가장 올바르지 못한 것은?** 2016 서울 기출유사

① 국가와 지방자치단체는 국민건강에 위해를 일으키거나 일으킬 우려가 있는 물품 등을 생산·판매하는 자 등에 대하여는 관계 법령에서 정하는 바에 따라 국민건강의 보호·증진에 드는 비용을 부담하게 할 수 있다.
② 국가와 지방자치단체는 보건의료서비스로 인하여 분쟁이 발생하면 그 분쟁이 신속하고 공정하게 해결되도록 하기 위하여 필요한 시책을 강구하여야 한다.
③ 국가와 지방자치단체는 보건의료정보의 효율적 운영과 통일성 확보 등을 위하여 보건의료정보의 표준화를 위한 시책을 강구하여야 한다.
④ 국가와 지방자치단체는 새로운 보건의료제도를 시행하기 위하여 필요하면 시범사업을 실시할 수 있다.

해설 **(보건의료기본법 제57조)** 보건복지부장관은 보건의료정보의 효율적 운영과 호환성 확보 등을 위하여 보건의료정보의 표준화를 위한 시책을 강구하여야 한다.
① **(보건의료기본법 제47조)** 국가와 지방자치단체는 국민건강에 위해를 일으키거나 일으킬 우려가 있는 물품 등을 생산·판매하는 자 등에 대하여는 관계 법령에서 정하는 바에 따라 국민건강의 보호·증진에 드는 비용을 부담하게 할 수 있다.
② **(보건의료기본법 제46조 제1항)** 국가와 지방자치단체는 보건의료서비스로 인하여 분쟁이 발생하면 그 분쟁이 신속하고 공정하게 해결되도록 하기 위하여 필요한 시책을 강구하여야 한다.
④ **(보건의료기본법 제44조 제1항)** 국가와 지방자치단체는 새로운 보건의료제도를 시행하기 위하여 필요하면 시범사업을 실시할 수 있다.

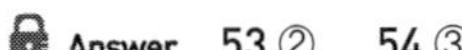

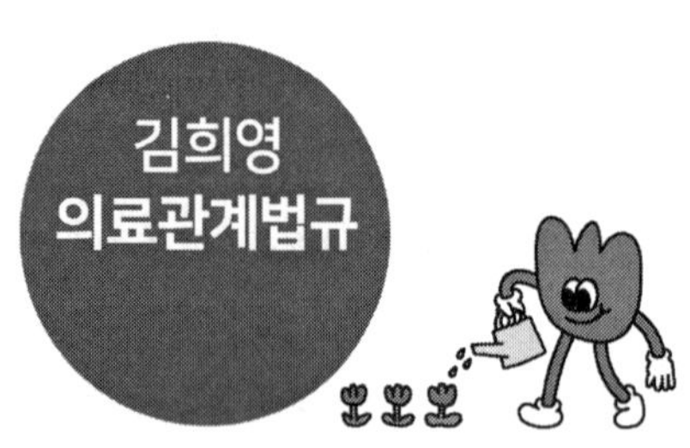
김희영
의료관계법규

의료관계법규

03

응급의료에 관한 법률 (약칭 : 응급의료법)

03 응급의료에 관한 법률

01 아래 내용은 「응급의료에 관한 법률」 제1조(목적)이다. 다음 중 (가), (나)에 들어갈 내용이 순서대로 올바르게 나열된 것은?

> 국민들이 응급상황에서 신속하고 적절한 응급의료를 받을 수 있도록 응급의료에 관한 국민의 권리와 의무, 국가·지방자치단체의 책임, 응급의료제공자의 책임과 권리를 정하고 (가)의 효율적 관리에 필요한 사항을 규정함으로써 응급환자의 생명과 건강을 보호하고 (나)를 적정하게 함을 목적으로 한다.

① 가 : 응급의료기금, 나 : 국민의료
② 가 : 응급의료기금, 나 : 일차의료
③ 가 : 응급의료자원, 나 : 국민의료
④ 가 : 응급의료자원, 나 : 일차의료

해설 **(응급의료법 제1조)** 이 법이 국민들이 응급상황에서 신속하고 적절한 응급의료를 받을 수 있도록 응급의료에 관한 국민의 권리와 의무, 국가·지방자치단체의 책임, 응급의료제공자의 책임과 권리를 정하고 응급의료자원의 효율적 관리에 필요한 사항을 규정함으로써 응급환자의 생명과 건강을 보호하고 국민의료를 적정하게 함을 목적으로 한다.

02 「응급의료에 관한 법률」상 응급의료에 해당하지 않는 것은? 2023 서울 기출유사

① 교육
② 구조
③ 상담
④ 이송

해설 **(응급의료법 제2조 제2호)** "응급의료"란 응급환자가 발생한 때부터 생명의 위험에서 회복되거나 심신상의 중대한 위해가 제거되기까지의 과정에서 응급환자를 위하여 하는 상담·구조·이송·응급처치 및 진료 등의 조치를 말한다.

03 「응급의료에 관한 법률」상 응급처치에 대한 설명으로 올바르지 못한 것은? 2017 전북 기출유사

① 구토하는 환자는 얼굴을 옆으로 돌리고 머리를 발보다 낮게 하여 엎어 눕힌다.
② 심한 쇼크가 온 환자에게 음료를 조금 마시게 한다.
③ 척추손상이 의심되는 환자는 척추와 목을 고정해 몸이 움직이지 않게 한다.
④ 호흡장애 환자는 앉게 하든지 상반신을 기대게 하고 발을 뻗어 편한 자세를 취하게 한다.

해설 심한 쇼크가 온 환자에게 음료(물)를 마시게 하면 안 된다.
(응급의료법 제2조 제3호) "응급처치"란 응급의료행위의 하나로서 응급환자의 기도를 확보하고 심장박동의 회복, 그 밖에 생명의 위험이나 증상의 현저한 악화를 방지하기 위하여 긴급히 필요로 하는 처치를 말한다.

Answer 01 ③ 02 ① 03 ②

04 「응급의료에 관한 법률」상 응급의료기관에 해당하지 않는 것은? 2023 전북 기출유사

① 권역응급의료센터　　② 전문응급의료센터

③ 중앙응급의료기관　　④ 지역응급의료기관

해설 (응급의료법 제2조 제5호) "응급의료기관"이란 「의료법」 제3조에 따른 의료기관 중에서 이 법에 따라 지정된 권역응급의료센터, 전문응급의료센터, 지역응급의료센터 및 지역응급의료기관을 말한다. <개정 2021.12.21.>

05 「응급의료에 관한 법률」상 응급환자의 응급증상에 가장 해당하는 것은?

① 개복술을 요하지 않는 만성복증　　② 다리 부종을 동반한 알러지 반응

③ 사지를 절단할 우려가 있는 혈관 손상　　④ 외부 신체 표면적의 7% 화상

해설 (응급의료법 시행규칙 [별표 1] : 1. 응급증상)

가. 신경학적 응급증상 : 급성의식장애, 급성신경학적 이상, 구토 · 의식장애 등의 증상이 있는 두부 손상

나. 심혈관계 응급증상 : 심폐소생술이 필요한 증상, 급성호흡곤란, 심장질환으로 인한 급성흉통, 심계항진, 박동이상 및 쇼크

다. 중독 및 대사장애 : 심한 탈수, 약물 · 알콜 또는 기타 물질의 과다복용이나 중독, 급성대사장애(간부전 · 신부전 · 당뇨병 등)

라. 외과적 응급증상 : 개복술을 요하는 급성복증(급성복막염 · 장폐색증 · 급성췌장염 등 중한 경우에 한함), 광범위한 화상(외부신체 표면적의 18% 이상), 관통상, 개방성 · 다발성 골절 또는 대퇴부 척추의 골절, 사지를 절단할 우려가 있는 혈관 손상, 전신마취하에 응급수술을 요하는 중상, 다발성 외상

마. 출혈 : 계속되는 각혈, 지혈이 안되는 출혈, 급성 위장관 출혈

바. 안과적 응급증상 : 화학물질에 의한 눈의 손상, 급성 시력 손실

사. 알러지 : 얼굴 부종을 동반한 알러지 반응

아. 소아과적 응급증상 : 소아경련성 장애

자. 정신과적 응급증상 : 자신 또는 다른 사람을 해할 우려가 있는 정신장애

3

06 「응급의료에 관한 법률」상 용어의 정의에 대한 설명으로 가장 올바른 것은?

① 구급차 등의 운용자는 "응급의료기관등"에 포함되지 않는다.

② 얼굴 부종을 동반한 알러지 반응은 응급증상에 포함되지 않는다.

③ 응급의료종사자는 응급환자에 대한 응급의료를 제공하는 의료인과 응급구조사를 말한다.

④ 지역응급의료기관은 응급의료기관에 포함되지만, 지역응급의료센터는 응급의료기관에 포함되지 않는다.

해설 (응급의료법 제2조 제4호) "응급의료종사자"란 관계 법령에서 정하는 바에 따라 취득한 면허 또는 자격의 범위에서 응급환자에 대한 응급의료를 제공하는 의료인과 응급구조사를 말한다.

① (응급의료법 제2조 제7호) "응급의료기관등"이란 응급의료기관, 구급차등의 운용자 및 응급의료지원센터를 말한다.

② (응급의료법 시행규칙 [별표 1] : 1. 응급증상)
사. 알러지 : 얼굴 부종을 동반한 알러지 반응

④ (응급의료법 제2조 제5호) "응급의료기관"이란 「의료법」 제3조에 따른 의료기관 중에서 이 법에 따라 지정된 권역응급의료센터, 전문응급의료센터, 지역응급의료센터 및 지역응급의료기관을 말한다. <개정 2021.12.21.>

Answer　04 ③　05 ③　06 ③

07 「응급의료에 관한 법률」상 용어의 정의로 가장 올바른 것은? 2025 충청 기출유사

① 응급의료란 응급환자가 발생한 때부터 생명의 위험에서 회복되거나 심신상의 중대한 위해가 제거되기까지의 과정에서 응급환자를 위하여 하는 상담, 구조, 이송, 응급처치 및 진료 등의 조치를 말한다.

② 응급의료종사자란 응급환자에 대한 응급의료를 제공하는 모든 사람을 말한다.

③ 응급처치란 응급환자에 대한 생명의 위험이나 증상의 현저한 악화를 방지하기 위하여 문진, 시진, 촉진, 타진, 청진을 순서대로 실시하는 처치를 말한다.

④ 응급환자이송업이란 구급차등을 이용하여 응급환자 등을 이송하는 업을 말하며, 응급환자이송업을 하려는 자는 보건복지부장관의 허가를 받아야 한다.

해설 **(응급의료법 제2조 : 정의)** 〈개정 2021.12.21.〉

2. "응급의료"란 응급환자가 발생한 때부터 생명의 위험에서 회복되거나 심신상의 중대한 위해가 제거되기까지의 과정에서 응급환자를 위하여 하는 상담·구조(救助)·이송·응급처치 및 진료 등의 조치를 말한다.
3. "응급처치"란 응급의료행위의 하나로서 응급환자의 기도를 확보하고 심장박동의 회복, 그 밖에 생명의 위험이나 증상의 현저한 악화를 방지하기 위하여 긴급히 필요로 하는 처치를 말한다.
4. "응급의료종사자"란 관계 법령에서 정하는 바에 따라 취득한 면허 또는 자격의 범위에서 응급환자에 대한 응급의료를 제공하는 의료인과 응급구조사를 말한다.
8. "응급환자이송업"이란 구급차등을 이용하여 응급환자 등을 이송하는 업(業)을 말한다.

(응급의료법 제51조 제1항 : 이송업의 허가 등) 이송업을 하려는 자는 보건복지부와 국토교통부의 공동부령으로 정하는 시설 등을 갖추어 관할 시·도지사의 허가를 받아야 한다. 이 경우 둘 이상의 시·도에서 영업을 하려는 경우에는 해당 시·도별로 시·도지사의 허가를 받아야 한다.

08 「응급의료에 관한 법률」상 국민의 권리와 의무에 대한 설명으로 가장 올바르지 못한 것은?

① 국내에 체류하고 있는 외국인도 응급의료를 받을 권리를 가진다. 2015 전남, 2020 충북 기출유사

② 누구든지 응급환자를 발견하면 즉시 응급의료기관등으로 이송하여야 한다.

③ 모든 국민은 국가나 지방자치단체의 응급의료에 대한 시책에 대하여 알 권리를 가진다.

④ 모든 국민은 차별받지 아니하고 응급의료를 받을 권리를 가진다.

해설 **(응급의료법 제5조 제1항 : 응급환자에 대한 신고 및 협조 의무)** 누구든지 응급환자를 발견하면 즉시 응급의료기관등에 신고하여야 한다.

(응급의료법 제3조 : 응급의료를 받을 권리) 모든 국민은 성별, 나이, 민족, 종교, 사회적 신분 또는 경제적 사정 등을 이유로 차별받지 아니하고 응급의료를 받을 권리를 가진다. 국내에 체류하고 있는 외국인도 또한 같다.

(응급의료법 제4조 제2항 : 응급의료에 관한 알 권리) 모든 국민은 국가나 지방자치단체의 응급의료에 대한 시책에 대하여 알 권리를 가진다.

Answer 07 ① 08 ②

09 「응급의료에 관한 법률」상 "선의의 응급의료에 대한 면책" 규정에 따라 면책되는 자에 해당하지 않는 것은?

① 구급대 등 다른 법령에 따라 응급처치 제공의무를 가진 자가 업무수행 중이 아닌 때에 한 응급처치

② 「선원법」에 따른 선박의 응급처치 담당자

③ 응급의료종사자가 업무수행 중이 아닌 때 본인이 받은 면허 또는 자격의 범위에서 한 응급의료

④ 지나가는 행인이 한 응급처치

해설 **(응급의료법 제5조의2 : 선의의 응급의료에 대한 면책)** 생명이 위급한 응급환자에게 다음 각 호의 어느 하나에 해당하는 응급의료 또는 응급처치를 제공하여 발생한 재산상 손해와 사상에 대하여 고의 또는 중대한 과실이 없는 경우 그 행위자는 민사책임과 상해에 대한 형사책임을 지지 아니하며 사망에 대한 형사책임은 감면한다.

1. 다음 각 목의 어느 하나에 해당하지 아니하는 자가 한 응급처치
   가. 응급의료종사자
   나. 「선원법」에 따른 선박의 응급처치 담당자, 「119구조 · 구급에 관한 법률」에 따른 구급대 등 다른 법령에 따라 응급처치 제공의무를 가진 자
2. 응급의료종사자가 업무수행 중이 아닌 때 본인이 받은 면허 또는 자격의 범위에서 한 응급의료
3. 제1호 나목에 따른 응급처치 제공의무를 가진 자가 업무수행 중이 아닌 때에 한 응급처치

3

10 「응급의료에 관한 법률」상 생명이 위급한 응급환자에게 응급의료 또는 응급처치를 제공하여 발생한 재산상 손해와 사상에 대하여 고의 또는 중대한 과실이 없는 경우 행위자의 면책으로 옳은 것은?

2020 전남, 2024 전북 기출유사

① 상해에 대한 형사책임을 지고 사망에 대한 형사적 책임을 진다.

② 상해에 대한 형사책임을 지지만 사망에 대한 형사책임은 감면한다.

③ 상해에 대한 형사책임을 지지 아니하며 사망에 대한 형사적 책임을 진다.

④ 상해에 대한 형사책임을 지지 아니하며 사망에 대한 형사책임은 감면한다.

해설 **(응급의료법 제5조의2 : 선의의 응급의료에 대한 면책)** 9번 문제 해설 참조

11 「응급의료에 관한 법률」상 응급환자가 아닌 환자가 응급실을 통하여 진료를 요청한 경우에 의료인으로서 취하여야 할 조치로 가장 올바른 것은?

① 본인의 동의를 얻어 응급실이 아닌 의료시설에 진료를 의뢰하거나 다른 의료기관에 이송할 수 있다.

② 본인의 동의를 얻어 일반의료수가가 아닌 응급의료수가를 받고 진료할 수 있다.

③ 본인의 동의를 얻을 필요 없이 응급실이 아닌 의료시설에 진료를 의뢰하거나 다른 의료기관에 이송할 수 있다.

④ 본인의 동의를 얻을 필요 없이 일반의료수가가 아닌 응급의료수가를 받고 진료할 수 있다.

해설 **(응급의료법 시행령 제2조 제1항)** 의료인은 응급의료기관에 내원한 환자가 응급환자에 해당하지 아니하나 진료가 필요하다고 인정되는 경우에는 「응급의료에 관한 법률」 제7조의 규정에 따라 본인 또는 법정대리인의 동의를 얻어 응급실이 아닌 의료시설에 진료를 의뢰하거나 다른 의료기관에 이송할 수 있다.

Answer 09 ② 10 ④ 11 ①

12 「응급의료에 관한 법률」상 응급의료종사자가 응급환자 또는 그 법정대리인에게 응급의료에 관하여 설명하고 동의를 얻어야 할 사항으로 올바르지 못한 것은? 2016 충북 기출유사

① 응급검사 및 응급처치로 발생 가능한 진료비용

② 응급의료를 받지 아니하는 경우의 예상결과

③ 응급환자가 설명을 요구하는 사항

④ 환자에게 발생하거나 발생가능한 증상의 진단명

해설 **(응급의료법 시행규칙 제3조 제1항)** 법 제9조에 따라 응급환자 또는 그 법정대리인에게 응급의료에 관해 설명하고 동의를 얻어야 할 내용은 다음 각 호와 같다.

1. 환자에게 발생하거나 발생가능한 증상의 진단명
2. 응급검사의 내용
3. 응급처치의 내용
4. 응급의료를 받지 아니하는 경우의 예상결과 또는 예후
5. 그 밖에 응급환자가 설명을 요구하는 사항

13 「응급의료에 관한 법률」상 응급의료종사자가 의사결정능력이 없는 응급환자의 법정대리인으로부터 동의를 얻지 못했으나 반드시 응급의료가 필요하다고 판단될 때의 조치로 가장 올바른 것은?

2011 서울 기출유사

① 권역응급의료센터로 이송한다.

② 동의 없이 응급의료를 시행한다.

③ 보건소장의 동의를 얻어 응급의료를 시행한다.

④ 의료인 1명 이상의 동의를 얻어 응급의료를 시행한다.

해설 **(응급의료법 시행규칙 제3조 제3항)** 응급의료종사자가 의사결정능력이 없는 응급환자의 법정대리인으로부터 응급의료에 대한 동의를 얻지 못하였으나 응급환자에게 반드시 응급의료가 필요하다고 판단되는 때에는 의료인 1명 이상의 동의를 얻어 응급의료를 할 수 있다.

14 환자 김씨가 교통사고를 당해 의식불명 상태로 응급실에 실려 왔다. 보호자가 없는 상태에서 택시기사가 따라왔을 때, 다음 중 「응급의료에 관한 법률」상 응급의료종사자가 할 수 있는 방법으로 가장 올바른 것은?

① 동행한 택시기사에게 설명하고 그 동의를 받은 후 응급의료를 할 수 있다.

② 동행한 택시기사에게 설명한 후 응급처치를 하고 의사의 의학적 판단에 따라 응급진료를 할 수 있다.

③ 법정대리인이 동행하지 않아 응급의료를 할 수 없다.

④ 응급환자에게 반드시 응급의료가 필요하다고 판단되는 때에는 의료인 2명 이상의 동의를 얻어 응급의료를 할 수 있다.

Answer 12 ① 13 ④ 14 ②

해설 (응급의료법 제9조 제2항) 응급의료종사자는 응급환자가 의사결정능력이 없는 경우 법정대리인이 동행하였을 때에는 그 법정대리인에게 응급의료에 관하여 설명하고 그 동의를 받아야 하며, 법정대리인이 동행하지 아니한 경우에는 동행한 사람에게 설명한 후 응급처치를 하고 의사의 의학적 판단에 따라 응급진료를 할 수 있다.
(응급의료법 시행규칙 제3조 제3항) 응급의료종사자가 의사결정능력이 없는 응급환자의 법정대리인으로부터 제1항에 따른 동의를 얻지 못하였으나 응급환자에게 반드시 응급의료가 필요하다고 판단되는 때에는 의료인 1명 이상의 동의를 얻어 응급의료를 할 수 있다.

15 「응급의료에 관한 법률」 및 동법 시행규칙에서의 응급의료종사자의 권리와 의무에 대한 설명으로 가장 올바른 것은? 2015 서울 기출유사

① 응급실에 소아환자와 성인환자 2명이 동시에 내원했을 때, 응급실 의사는 의학적 판단 이전에 소아환자부터 응급의료를 실시하여야 한다.
② 응급의료종사자가 의사결정능력이 없는 응급환자의 법정대리인으로부터 응급의료에 대한 동의를 얻지 못하였으나 응급환자에게 반드시 응급의료가 필요하다고 판단되는 때에는 의료인 1명 이상의 동의를 얻어 응급의료를 할 수 있다.
③ 의료기관의 장은 응급환자의 이송에 든 비용을 환자에게 청구할 수 없다.
④ 의료인은 응급환자가 아닌 사람이 응급실을 방문하면 응급실이 아닌 의료시설에 진료를 의뢰할 수 없다.

해설 (응급의료법 시행규칙 제3조 제3항) 응급의료종사자가 의사결정능력이 없는 응급환자의 법정대리인으로부터 응급의료에 대한 동의를 얻지 못하였으나 응급환자에게 반드시 응급의료가 필요하다고 판단되는 때에는 의료인 1명 이상의 동의를 얻어 응급의료를 할 수 있다.
(응급의료법 제8조 제2항) 응급의료종사자는 응급환자가 2명 이상이면 의학적 판단에 따라 더 위급한 환자부터 응급의료를 실시하여야 한다.
(응급의료법 제11조 제3항) 의료기관의 장은 응급환자의 이송에 든 비용을 환자에게 청구할 수 있다.
(응급의료법 시행규칙 제5조) 의료기관의 장이 법 제11조 제3항의 규정에 따라 환자에게 청구할 수 있는 이송에 소요되는 비용은 당해 의료기관의 구급차를 사용한 경우에 그 구급차에 의한 이송처치료를 말한다.
(응급의료법 제7조 제1항) 의료인은 응급환자가 아닌 사람을 응급실이 아닌 의료시설에 진료를 의뢰하거나 다른 의료기관에 이송할 수 있다.

16 「응급의료에 관한 법률」상 응급환자 이송 시 이전 병원에서 함께 보내주어야 하는 의무기록에 해당하는 것을 모두 고른 것은? 2015 충남 기출유사

가. 검사기록 등 의무기록의 사본	나. 방사선 필름의 사본
다. 응급환자 진료의뢰서	라. 응급의료에 관한 설명·동의서

① 가, 나, 다　　② 가, 다
③ 나, 라　　④ 가 나, 다, 라

해설 (응급의료법 시행규칙 제4조 제3항) 응급환자를 이송하는 경우에 제공하여야 하는 의무기록은 다음 각 호와 같다.
1. 별지 제2호서식의 응급환자진료의뢰서
2. 검사기록 등 의무기록과 방사선 필름의 사본 그 밖에 응급환자의 진료에 필요하다고 판단되는 자료

Answer 15 ② 16 ①

17 아래 내용은 「응급의료에 관한 법률」상 응급환자에 대한 설명이다. 다음 중 올바른 설명을 모두 고른 것은?

가. 응급의료종사자는 정당한 사유가 없으면 응급환자에 대한 응급의료를 중단해서는 아니 된다.
나. 의료기관의 장은 응급환자를 이송할 때에는 응급환자를 이송받는 의료기관에 진료에 필요한 의무기록을 제공하여야 한다.
다. 의료인은 해당 의료기관의 능력으로는 응급환자에 대하여 적절한 응급의료를 할 수 없다고 판단한 경우에는 지체없이 그 환자를 적절한 응급의료가 가능한 다른 의료기관으로 이송하여야 한다.
라. 의료인은 이송받는 의료기관에 대한 연락이나 준비를 할 수 없는 경우에는 응급의료지원센터나 119 구급상황관리센터를 통해 이송받을 수 있는 의료기관을 확인하고 적절한 이송수단을 알선하거나 제공하여야 한다.

① 가, 나, 다
② 가, 다
③ 나, 라
④ 가 나, 다, 라

해설 가. **(응급의료법 제10조)** 응급의료종사자는 정당한 사유가 없으면 응급환자에 대한 응급의료를 중단하여서는 아니 된다.

나, 다. **(응급의료법 제11조)**

① 의료인은 해당 의료기관의 능력으로는 응급환자에 대하여 적절한 응급의료를 할 수 없다고 판단한 경우에는 지체 없이 그 환자를 적절한 응급의료가 가능한 다른 의료기관으로 이송하여야 한다.

② 의료기관의 장은 제1항에 따라 응급환자를 이송할 때에는 응급환자의 안전한 이송에 필요한 의료기구와 인력을 제공하여야 하며, 응급환자를 이송받는 의료기관에 진료에 필요한 의무기록을 제공하여야 한다.

라. **(응급의료법 시행규칙 제4조 제2항)** 의료인은 이송받는 의료기관에 대한 연락이나 준비를 할 수 없는 경우에는 응급의료지원센터나 「119구조 · 구급에 관한 법률」에 따른 119구급상황관리센터를 통하여 이송받을 수 있는 의료기관을 확인하고 적절한 이송수단을 알선하거나 제공하여야 한다.

18 「응급의료에 관한 법률」상 응급환자 이송에 대한 설명으로 옳지 않은 것은? 2022 전남, 2024 경기 기출유사

① 의료기관의 장은 당해 의료기관의 구급차를 사용한 경우에 그 구급차에 의한 이송처치료를 환자에게 청구할 수 없다.

② 의료인은 해당 의료기관의 능력으로는 응급환자에 대하여 적절한 응급의료를 할 수 없다고 판단한 경우에는 지체 없이 그 환자를 적절한 응급의료가 가능한 다른 의료기관으로 이송하여야 한다.

③ 의료기관의 장은 응급환자를 이송할 때에는 응급환자의 안전한 이송에 필요한 의료기구와 인력을 제공하여야 한다.

④ 응급환자를 이송하는 경우에 검사 기록 등 의무기록과 방사선 필름의 사본 그 밖에 응급환자의 진료에 필요하다고 판단되는 자료를 제공하여야 한다.

해설 **(응급의료법 제11조 제3항 : 응급환자의 이송)** 의료기관의 장은 이송에 든 비용을 환자에게 청구할 수 있다.
(응급의료법 시행규칙 제5조 : 이송비용의 청구) 의료기관의 장이 법 제11조 제3항의 규정에 따라 환자에게 청구할 수 있는 이송에 소요되는 비용은 당해 의료기관의 구급차를 사용한 경우에 그 구급차에 의한 이송처치료를 말한다.

Answer 17 ④ 18 ①

(응급의료법 제11조 : 응급환자의 이송)
① 의료인은 해당 의료기관의 능력으로는 응급환자에 대하여 적절한 응급의료를 할 수 없다고 판단한 경우에는 지체 없이 그 환자를 적절한 응급의료가 가능한 다른 의료기관으로 이송하여야 한다.
② 의료기관의 장은 제1항에 따라 응급환자를 이송할 때에는 응급환자의 안전한 이송에 필요한 의료기구와 인력을 제공하여야 하며, 응급환자를 이송받는 의료기관에 진료에 필요한 의무기록을 제공하여야 한다.
④ 응급환자의 이송절차, 의무기록의 이송 및 비용의 청구 등에 필요한 사항은 보건복지부령으로 정한다.
(응급의료법 시행규칙 제4조 제3항 : 응급환자의 이송절차 및 의무기록의 이송) 제1항과 제2항에 따라 응급환자를 이송하는 경우에 제공하여야 하는 의무기록은 다음 각 호와 같다.
1. 별지 제2호 서식의 응급환자진료의뢰서
2. 검사기록 등 의무기록과 방사선 필름의 사본 그 밖에 응급환자의 진료에 필요하다고 판단되는 자료

19 「응급의료에 관한 법률」상 누구든지 폭행, 협박, 위계, 위력, 그 밖의 방법으로 응급의료 등을 방해하거나 의료기관 등의 응급의료를 위한 의료용 시설·기재·의약품 또는 그 밖의 기물을 파괴·손상하거나 점거하여서는 아니 된다. 다음 중 응급의료를 방해해서는 안 되는 대상이 되는 사람을 모두 고른 것은?

가. 간호조무사의 응급환자에 대한 응급처치
나. 의료기사의 응급환자에 대한 응급처치
다. 의사의 응급환자에 대한 응급처치 또는 진료
라. 구급차등의 응급환자에 대한 구조·이송

① 가, 나, 다
② 가, 다
③ 나, 라
④ 가, 나, 다, 라

해설 **(응급의료법 제12조 제1항 : 응급의료 등의 방해 금지)** 누구든지 응급의료종사자(의료기사와 「간호법」 제 6조에 따른 간호조무사 포함)와 구급차등의 응급환자에 대한 구조·이송·응급처치 또는 진료를 폭행, 협박, 위계, 위력, 그 밖의 방법으로 방해하거나 의료기관 등의 응급의료를 위한 의료용 시설·기재·의약품 또는 그 밖의 기물을 파괴·손상하거나 점거하여서는 아니 된다. 〈개정 2024.9.20.〉

20 「응급의료에 관한 법률」상 응급의료를 방해하거나 의료용 시설 등을 파괴·손상 또는 점거한 사실을 알게 된 응급의료기관의 장 또는 응급의료기관 개설자가 이를 즉시 신고하고, 통보해야 할 사람이 올바르게 순서대로 나열된 것은?

① 신고 → 보건복지부장관, 통보 → 시·도지사 또는 시장·군수·구청장
② 신고 → 수사기관, 통보 → 보건복지부장관
③ 신고 → 수사기관, 통보 → 시·도지사 또는 시장·군수·구청장
④ 신고 → 행정안전부장관, 통보 → 시·도지사 또는 시장·군수·구청장

해설 **(응급의료법 제12조 제2항)** 응급의료기관의 장 또는 응급의료기관 개설자는 제1항을 위반하여 응급의료를 방해하거나 의료용 시설 등을 파괴·손상 또는 점거한 사실을 알게 된 경우에는 수사기관에 즉시 신고하여야 하고, 이후 특별시장·광역시장·특별자치시장·도지사·특별자치도지사(이하 "시·도지사"라 한다) 또는 시장·군수·구청장(자치구의 구청장을 말한다)에게 통보하여야 한다. 〈신설 2023.8.8.〉

Answer 19 ④ 20 ③

21 「응급의료에 관한 법률」상 응급의료기본계획에 포함되어야 할 내용에는 국민의 안전한 생활환경 조성을 위한 사항, 응급의료의 효과적인 제공을 위한 사항, 기본계획의 효과적 달성을 위한 사항 등 3가지로 구분할 수 있다. 다음 중 국민의 안전한 생활환경 조성을 위한 사항에 해당하는 것은?

① 민간 이송자원의 육성 및 이송체계의 개선 계획
② 응급의료의 질적 수준 개선을 위한 계획
③ 응급의료의 평등한 수혜를 위한 계획
④ 응급의료재정의 조달 및 운용

해설 **(응급의료법 제13조의2 제2항 : 응급의료기본계획 및 연차별 시행계획)** 기본계획은 「공공보건의료에 관한 법률」 제4조에 따른 공공보건의료 기본계획과 연계하여 수립하여야 하며, 다음 각 호의 사항을 포함하여야 한다. 〈개정 2025.4.1.〉

1. 국민의 안전한 생활환경 조성을 위한 다음 각 목의 사항
   가. 국민에 대한 응급처치 및 응급의료 교육·홍보 계획
   나. 생활환경 속의 응급의료 인프라 확충 계획
   다. 응급의료의 평등한 수혜를 위한 계획
   라. 응급의료 취약지역에 대한 응급의료 강화 및 대응 계획
2. 응급의료의 효과적인 제공을 위한 다음 각 목의 사항
   가. 민간 이송자원의 육성 및 이송체계의 개선 계획
   나. 응급의료기관에 대한 평가·지원 및 육성 계획
   다. 응급의료 인력의 공급 및 육성 계획
   라. 응급의료정보통신체계의 구축·운영 계획
   마. 응급의료의 질적 수준 개선을 위한 계획
   바. 재난 등으로 다수의 환자 발생 시 응급의료 대비·대응 계획
3. 기본계획의 효과적 달성을 위한 다음 각 목의 사항
   가. 기본계획의 달성목표 및 그 추진방향
   나. 응급의료제도 및 운영체계에 대한 평가 및 개선방향
   다. 응급의료재정의 조달 및 운용
   라. 기본계획 시행을 위한 중앙행정기관의 협조 사항

[시행일 : 2026.4.2.]

22 「응급의료에 관한 법률」상 국가 및 지방자치단체의 책임에 대한 설명으로 가장 올바르지 못한 것은?

① 보건복지부장관은 중앙응급의료위원회의 심의를 거쳐 응급의료기본계획을 5년마다 수립하여야 한다.
② 시·도지사는 기본계획에 따라 5년마다 지역응급의료시행계획을 수립하여 시행하여야 한다.
③ 중앙응급의료위원회의 위원장은 보건복지부장관이 되고 부위원장은 위원 중 위원장이 지명한다.
④ 여객자동차운송사업용 자동차의 운전자는 구조 및 응급처치 교육 대상자이지만, 화물자동차 운전자는 구조 및 응급처치 교육 대상자가 아니다.

해설 **(응급의료법 제13조의3 제1항)** 시·도지사는 기본계획에 따라 매년 지역응급의료시행계획을 수립하여 시행하여야 한다.
① **(응급의료법 제13조의2 제1항)** 보건복지부장관은 중앙응급의료위원회의 심의를 거쳐 응급의료기본계획을 5년마다 수립하여야 한다.

Answer 21 ③ 22 ②

③ **(응급의료법 제13조의5 제3항)** 중앙위원회의 위원장은 보건복지부장관이 되고 부위원장은 위원 중 위원장이 지명하며 위원은 당연직 위원과 위촉 위원으로 한다.

④ **(응급의료법 제14조 제1항)** 보건복지부장관 또는 시·도지사는 응급의료종사자가 아닌 사람 중에서 다음 각 호의 어느 하나에 해당하는 사람에게 구조 및 응급처치에 관한 교육을 받도록 명할 수 있다.

2. 「여객자동차 운수사업법」에 따른 여객자동차운송사업용 자동차의 운전자

23 **「응급의료에 관한 법률」상 지역응급의료시행계획에 반드시 포함되어야 할 사항에 해당하지 않는 것은?**

① 민간 이송자원의 육성 및 이송체계의 개선 계획

② 응급의료정책 추진을 위한 지역 내 응급의료기관 간 협력체계 구축

③ 응급환자 발생 현황, 응급의료 제공 현황 등 지역응급의료 현황

④ 지역 내 응급의료 자원조사 등을 통한 지역응급의료 이송체계 마련

해설 **(응급의료법 제13조의3 제2항 : 지역응급의료시행계획)** 지역응급의료시행계획은 제13조의2에 따른 기본계획의 지역 내 시행을 위하여 각 시·도의 상황에 맞게 수립하되, 다음 각 호의 사항을 포함하여야 한다. 〈신설 2021.12.21.〉

1. 응급환자 발생 현황, 응급의료 제공 현황 등 지역응급의료 현황
2. 지역 내 응급의료 자원조사 등을 통한 지역응급의료 이송체계 마련
3. 응급의료의 효과적 제공을 위한 지역응급의료 주요 사업 추진계획 수립 및 실적 관리
4. 응급의료정책 추진을 위한 인력·조직 등의 기반 마련 및 지역 내 응급의료기관 간 협력체계 구축
5. 그 밖에 시·도지사가 기본계획의 시행 및 응급의료 발전을 위하여 필요하다고 인정하는 사항

24 **「응급의료에 관한 법률」상 보건복지부장관이 응급의료기본계획의 수립·시행을 위하여 요청할 수 있는 자료에 해당하지 않는 것은?**

① 개인별 및 세대별 주민등록표

② 구조·구급활동상황일지

③ 의료급여비용 심사청구 자료

④ 지역응급의료기관의 시설·장비·인력 현황

해설 **(응급의료법 시행령 제5조의2 : 자료의 범위 등)**

① 법 제13조의4 제1항에 따라 보건복지부장관은 응급의료기본계획의 수립·시행을 위하여 응급환자에 관한 다음 각 호의 자료를 요청할 수 있다. 이 경우 요청일부터 과거 3년간의 자료에 한정한다.

1. 「국민건강보험법」에 따른 가입자·피부양자에 대한 건강보험 관련 자료 및 요양급여비용 심사청구 자료
2. 「의료급여법」에 따른 의료급여비용 심사청구 자료
3. 「산업재해보상보험법」에 따른 보험급여 청구 및 결정 자료
4. 「자동차손해배상 보장법」에 따른 자동차보험진료수가 청구 자료
5. 「119구조·구급에 관한 법률」에 따른 구조·구급활동상황일지
6. 「주민등록법」에 따른 개인별 및 세대별 주민등록표
7. 「장애인복지법」에 따른 장애인 등록 자료
8. 「교통안전법」에 따른 교통사고조사와 관련된 자료·통계 또는 정보

② 법 제13조의4 제1항에 따라 시·도지사가 지역응급의료시행계획의 수립·시행을 위하여 요청할 수 있는 자료의 범위는 다음 각 호와 같다. 〈개정 2024.10.8.〉

1. 법 제25조 제1항에 따라 설치된 중앙응급의료센터가 같은 조 제1항 제1호 및 제5호부터 제10호까지에 따라 수행한 업무에 관한 자료

Answer 23 ① 24 ④

2. 관할지역 내 소재하는 다음 각 목의 기관의 시설·장비·인력 현황 및 수행한 업무에 관한 통계 자료
   가. 법 제26조 제1항에 따라 지정된 권역응급의료센터
   나. 법 제29조 제1항에 따라 지정된 전문응급의료센터
   다. 법 제30조 제1항에 따라 지정된 지역응급의료센터
   라. 법 제31조 제1항에 따라 지정된 지역응급의료기관
3. 지역별 응급의료지원센터가 수행한 업무에 관한 자료

25 「응급의료에 관한 법률」상 중앙응급의료위원회에 대한 설명으로 가장 올바르지 못한 것은?

2017 서울 기출유사

① 교육부차관은 당연직 위원이다.
② 응급의료에 관한 학식과 경험이 풍부한 사람은 4명을 위촉한다.
③ 위원장은 보건복지부장관이 되고 부위원장은 위원 중 위원장이 지명한다.
④ 위원장 1명과 부위원장 1명을 포함한 15명 이내의 위원으로 구성한다.

해설 **(응급의료법 제13조의5 : 중앙응급의료위원회)**
① 응급의료에 관한 주요 시책을 심의하기 위하여 보건복지부에 중앙응급의료위원회("중앙위원회")를 둔다.
② 중앙위원회는 위원장 1명과 부위원장 1명을 포함한 15명 이내의 위원으로 구성한다.
③ 중앙위원회의 위원장은 보건복지부장관이 되고 부위원장은 위원 중 위원장이 지명하며 위원은 당연직 위원과 위촉 위원으로 한다.
④ 당연직 위원은 다음 각 호의 사람으로 한다. 〈개정 2025.10.1.〉
   1. 교육부차관
   2. 국토교통부차관
   3. 기획예산처차관
   4. 소방청장
   5. 제25조에 따른 중앙응급의료센터의 장
⑤ 위촉 위원은 다음 각 호의 사람으로서 위원장이 위촉한다.
   1. 「비영리민간단체 지원법」 제2조에 따른 비영리민간단체를 대표하는 사람 3명
   2. 응급의료에 관한 학식과 경험이 풍부한 사람 3명
   3. 제2조 제5호에 따른 응급의료기관을 대표하는 사람 1명
   4. 보건의료 관련 업무를 담당하는 지방공무원으로서 특별시·광역시를 대표하는 사람 1명
   5. 보건의료 관련 업무를 담당하는 지방공무원으로서 도(특별자치도를 포함한다)를 대표하는 사람 1명

[시행일 : 2026.1.2.]

26 「응급의료에 관한 법률」상 응급의료에 관한 주요 시책을 심의하기 위하여 보건복지부에 중앙응급의료위원회를 둔다. 중앙응급의료위원회의 당연직 위원을 〈보기〉에서 모두 고른 것은?

2022 서울, 2024 전남 기출유사

보기

ㄱ. 소방청장　　ㄴ. 국토교통부차관
ㄷ. 교육부차관　　ㄹ. 기획예산처차관

① ㄱ, ㄴ　　② ㄷ, ㄹ
③ ㄱ, ㄴ, ㄹ　　④ ㄱ, ㄴ, ㄷ, ㄹ

해설 25번 문제 해설 참조

Answer 25 ②　26 ④

27 「응급의료에 관한 법률」상 중앙응급의료위원회에 대한 설명으로 올바르지 못한 것은?

2020 인천, 2021 광주 기출유사

① 응급의료에 관한 주요 시책을 심의하기 위하여 보건복지부에 둔다.

② 위원은 위원장 1명과 부위원장 1명을 포함한 15명 이내로 구성한다.

③ 위원장은 보건복지부장관이다.

④ 위촉위원의 임기는 2년으로 한다.

해설 **(응급의료법 시행령 제6조 제1항 : 중앙응급의료위원회)** 법 제13조의5 제5항에 따른 위촉 위원의 임기는 3년으로 한다.

28 「응급의료법」상 중앙응급의료위원회의 심의사항으로 옳은 것은? 2025 충청 기출유사

① 응급의료기본계획 및 연차별 시행계획의 수립 및 변경

② 응급의료를 위한 지방 재정의 사용

③ 중증응급환자를 위한 지역 이송체계 마련 및 주요 이송곤란 사례 검토 등을 통한 통합이송체계 개선

④ 지역응급의료 자원 조사

해설 **(응급의료법 제13조의5 제6항 : 중앙응급의료위원회)** 중앙위원회는 다음 각 호의 사항을 심의한다.

1. 제13조의2에 따른 응급의료기본계획 및 연차별 시행계획의 수립 및 변경
2. 「국가재정법」 제74조에 따라 응급의료기금의 기금운용심의회에서 심의하여야 할 사항
3. 응급의료에 관련한 정책 및 사업에 대한 조정
4. 응급의료에 관련한 정책 및 사업의 평가 결과
5. 지역응급의료시행계획 및 특별시·광역시·도·특별자치도 ("시·도")의 응급의료에 관련한 사업의 평가 결과
6. 응급의료의 중기·장기 발전방향 및 제도개선에 관한 사항
7. 그 밖에 응급의료에 관해 보건복지부장관이 부의하는 사항

29 「응급의료에 관한 법률」상 시·도 응급의료위원회의 해당 시·도의 응급의료에 관한 심의사항에 해당하지 않는 것은?

① 응급의료를 위한 지방 재정의 사용

② 응급의료에 관련한 정책 및 사업의 평가 결과

③ 중증응급환자를 위한 주요 이송곤란 사례 검토 등을 통한 이송체계 개선

④ 지역응급의료서비스 품질 관리 실태 및 개선 필요 사항

해설 **(응급의료법 제13조의6 제2항 : 시·도응급의료위원회)** 시·도위원회는 해당 시·도의 응급의료에 관한 다음 각 호의 사항을 심의한다. 〈개정 2021.12.21.〉

1. 제13조의3 제1항에 따른 지역응급의료시행계획의 수립 및 변경
2. 지역응급의료 자원조사
3. 중증응급환자를 위한 지역 이송체계 마련 및 주요 이송곤란 사례 검토 등을 통한 이송체계 개선
4. 응급의료를 위한 지방 재정의 사용
5. 응급의료 시책 및 사업의 조정
6. 응급의료기관등에 대한 평가 결과의 활용
7. 지역응급의료서비스 품질 관리 실태 및 개선 필요 사항
8. 그 밖에 응급의료에 관하여 시·도지사가 부의하는 사항

Answer 27 ④ 28 ① 29 ②

30 「응급의료에 관한 법률」상 보건복지부장관은 응급의료 정책 수립에 필요한 기초 자료로 활용하기 위하여 응급의료 실태조사를 실시하고, 그 결과를 공표하여야 한다. 다음 중 응급의료 실태조사 실시 주기로 올바른 것은?

① 1년　　② 3년
③ 5년　　④ 10년

해설 (응급의료에 관한 법률 제13조의7 제1항 : 응급의료 실태조사) 보건복지부장관은 응급의료 정책 수립에 필요한 기초 자료로 활용하기 위하여 5년마다 응급의료 실태조사를 실시하고, 그 결과를 공표하여야 한다.
[본조신설 2025.4.1.] [시행일 : 2026.4.2.]

31 응급의료체계의 구축과 운영 및 관리를 위하여 「응급의료에 관한 법률」상 국가 및 지방자치단체의 책임에 해당하지 않는 것은? 2018 서울 기출유사

① 응급의료의 제공
② 응급의료정보통신망의 구축
③ 응급의료기본계획 및 연차별 시행계획의 수립
④ 응급의료종사자의 양성 기관의 설립·운영

해설 **응급의료에 관한 법률 제4장 국가 및 지방자치단체의 책임**
(응급의료법 제13조 : 응급의료의 제공)
(응급의료법 제13조의2 : 응급의료기본계획 및 연차별 시행계획)
(응급의료법 제13조의3 : 지역응급의료시행계획)
(응급의료법 제13조의4 : 응급의료계획에 대한 협조)
(응급의료법 제14조 : 구조 및 응급처치에 관한 교육)
(응급의료법 제15조 : 응급의료정보통신망의 구축)
(응급의료법 제16조 : 재정 지원)
(응급의료법 제17조 : 응급의료기관등에 대한 평가)

32 응급의료종사자가 아닌 사람으로 응급처치교육을 받아야 하는 사람은? 2015 전남 기출유사

가. 구급차등의 운전자	나. 간호조무사
다. 보건교사	라. 보건소 직원

① 가, 나, 다　　② 가, 다
③ 나, 라　　④ 가, 나, 다, 라

Answer 30 ③　31 ④　32 ②

해설 **(응급의료법 제14조 제1항 : 구조 및 응급처치에 관한 교육)** 보건복지부장관 또는 시·도지사는 응급의료종사자가 아닌 사람 중에서 다음 각 호의 어느 하나에 해당하는 사람에게 구조 및 응급처치에 관한 교육을 받도록 명할 수 있다. 이 경우 교육을 받도록 명받은 사람은 정당한 사유가 없으면 이에 따라야 한다. 〈개정 2021.12.21.〉

1. 구급차 등의 운전자

1의2. 제47조의2 제1항 각 호의 어느 하나에 해당하는 시설 등에서 의료·구호 또는 안전에 관한 업무에 종사하는 사람

2. 여객자동차운송사업용 자동차의 운전자
3. 보건교사
4. 도로교통안전업무에 종사하는 사람으로서 「도로교통법」에 규정된 경찰공무원등
5. 「산업안전보건법」에 따른 안전보건교육의 대상자
6. 체육시설에서 의료·구호 또는 안전에 관한 업무에 종사하는 사람
7. 「유선 및 도선 사업법」에 따른 인명구조요원
8. 관광사업에 종사하는 사람 중 의료·구호 또는 안전에 관한 업무에 종사하는 사람
9. 항공종사자 또는 객실승무원 중 의료·구호 또는 안전에 관한 업무에 종사하는 사람
10. 철도종사자 중 의료·구호 또는 안전에 관한 업무 종사하는 사람
11. 선원 중 의료·구호 또는 안전에 관한 업무에 종사하는 사람
12. 소방안전관리자 중 대통령령으로 정하는 사람
13. 「국민체육진흥법」에 따른 체육지도자
14. 「유아교육법」에 따른 교사
15. 「영유아보육법」에 따른 보육교사

(응급의료법 제47조의2 제1항 : 심폐소생을 위한 응급장비의 구비 등의 의무) 다음 각 호의 어느 하나에 해당하는 시설 등의 소유자·점유자 또는 관리자는 자동심장충격기 등 심폐소생술을 할 수 있는 응급장비를 갖추어야 한다. 〈개정 2023.8.16.〉

1. 「공공보건의료에 관한 법률」 제2조 제3호에 따른 공공보건의료기관
2. 「119구조·구급에 관한 법률」 제10조에 따른 구급대와 「의료법」 제3조에 따른 의료기관에서 운용 중인 구급차
3. 「항공안전법」 제2조 제1호에 따른 항공기 중 항공운송사업에 사용되는 여객 항공기 및 「공항시설법」 제2조 제3호에 따른 공항
4. 「철도산업발전 기본법」 제3조 제4호에 따른 철도차량 중 객차
5. 「선박법」 제1조의2 제1항 제1호 및 제2호에 따른 선박 중 총톤수 20톤 이상인 선박
6. 대통령령으로 정하는 규모 이상의 「건축법」 제2조 제2항 제2호에 따른 공동주택

6의2. 「산업안전보건법」 제18조에 따라 보건관리자를 두어야 하는 사업장 중 상시근로자가 300명 이상인 사업장

6의3. 「관광진흥법」 제52조에 따라 지정된 관광지 및 관광단지 중 실제 운영 중인 관광지 및 관광단지에 소재하는 대통령령으로 정하는 시설

7. 그 밖에 대통령령으로 정하는 다중이용시설

(공공보건의료법 제2조 제3호) "공공보건의료기관"이란 국가나 지방자치단체 또는 대통령령으로 정하는 공공단체가 공공보건의료의 제공을 주요한 목적으로 하여 설립·운영하는 보건의료기관을 말한다. 〈개정 2022.6.10.〉

(공공보건의료법 시행령 제2조 : 공공단체의 범위) 「공공보건의료에 관한 법률」 제2조 제3호에서 "대통령령으로 정하는 공공단체"란 다음 각 호의 기관 등을 말한다.

1. 「국립대학병원 설치법」에 따른 국립대학병원
2. 「국립대학치과병원 설치법」에 따른 국립대학치과병원
3. 「국립중앙의료원의 설립 및 운영에 관한 법률」에 따른 국립중앙의료원
4. 「국민건강보험법」 제13조에 따른 국민건강보험공단
5. 「대한적십자사 조직법」에 따른 대한적십자사
6. 「방사선 및 방사성동위원소 이용진흥법」 제13조의2에 따른 한국원자력의학원
7. 「산업재해보상보험법」 제10조에 따른 근로복지공단
8. 「서울대학교병원 설치법」에 따른 서울대학교병원
9. 「서울대학교치과병원 설치법」에 따른 서울대학교치과병원
10. 「지방의료원의 설립 및 운영에 관한 법률」에 따른 지방의료원
11. 「암관리법」 제27조에 따른 국립암센터
12. 「한국보훈복지의료공단법」에 따른 한국보훈복지의료공단

3

33 보건복지부장관은 응급처치 요령 등의 교육·홍보를 위한 계획을 매년 수립하고 실시하여야 한다. 이러한 경우 보건복지부장관은 다음 중 누구와 협의하여야 하는가? 2015 대구 기출유사

① 교육부장관
② 소방청장
③ 시·도지사
④ 시장·군수·구청장

해설 (응급의료법 제14조 제2항) 보건복지부장관 및 시·도지사는 대통령령으로 정하는 바에 따라 제4조 제1항에 따른 응급처치 요령 등의 교육·홍보를 위한 계획을 매년 수립하고 실시해야 한다. 이 경우 보건복지부장관은 교육·홍보 계획의 수립 시 소방청장과 협의하여야 한다.

34 「응급의료에 관한 법률」상 재해 등으로 환자가 여러 명 발생한 경우에는 응급의료기관 및 관계기관에 대한 지휘체계를 확립하고 그 사상자의 규모, 피해지역의 범위, 사고의 종류 및 추가적인 사고발생의 위험도 등을 고려하여 신속하고 적절한 인명구조 및 응급처치가 될 수 있도록 해야 하는 사람은?

① 보건복지부장관 또는 시·도지사
② 보건복지부장관, 질병관리청장
③ 시·도지사 또는 시장·군수·구청장
④ 질병관리청장 또는 시·도지사

해설 (응급의료법 시행령 제9조 제1항 : 다수의 환자발생에 대한 인명구조 및 응급처치) 보건복지부장관 또는 시·도지사는 재해 등으로 환자가 여러 명 발생한 경우에는 법 제18조에 따라 응급의료기관 및 관계기관에 대한 지휘체계를 확립하고 그 사상자의 규모, 피해지역의 범위, 사고의 종류 및 추가적인 사고발생의 위험도 등을 고려하여 신속하고 적절한 인명구조 및 응급처치가 될 수 있도록 해야 한다. 〈개정 2021.1.5.〉

(응급의료에 관한 법률 제18조 제1항 : 환자가 여러 명 발생한 경우의 조치) 보건복지부장관, 시·도지사 또는 시장·군수·구청장은 재해 등으로 환자가 여러 명 발생한 경우에는 응급의료종사자에게 응급의료 업무에 종사할 것을 명하거나, 의료기관의 장 또는 구급차등을 운용하는 자에게 의료시설을 제공하거나 응급환자 이송 등의 업무에 종사할 것을 명할 수 있으며, 중앙행정기관의 장 또는 관계 기관의 장에게 협조를 요청할 수 있다. 〈개정 2023.8.8.〉

(응급의료에 관한 법률 시행령 제9조 제2항) 시·도지사 또는 시장·군수·구청장(자치구 구청장)은 다수의 환자가 발생한 사실을 알게 되거나 보고를 받은 때에는 지체 없이 보건복지부장관에게 이를 통보해야 한다. 〈개정 2023.11.16.〉

(응급의료에 관한 법률 시행령 제9조 제3항) 시·도지사 또는 시장·군수·구청장은 다수의 환자가 발생한 때에는 사고 발생일부터 사고수습 종료일까지 매일 1일 활동상황을 보건복지부장관에게 통보해야 하며, 사고수습이 종료된 경우에는 지체 없이 활동상황을 종합하여 통보해야 한다. 〈개정 2023.11.16.〉

35 「응급의료에 관한 법률 시행령」상 보건복지부장관은 응급의료기금의 관리·운용에 관한 사항 중 미수금의 대지급 업무를 누구에게 위탁하는가? 2016 서울 기출유사

① 건강보험심사평가원
② 국민건강보험공단
③ 보건복지부
④ 지방자치단체

해설 (응급의료법 시행령 제12조 제1항) 보건복지부장관은 법 제19조 제2항에 따라 기금의 관리·운용에 관한 사항 중 미수금의 대지급 업무를 「국민건강보험법」 제62조에 따른 건강보험심사평가원("심사평가원")에 위탁하여 한다.

Answer 33 ② 34 ① 35 ①

36 응급의료기금을 조성하는 재원에 해당하지 않는 것은? 2015 대전, 2020 울산 기출유사

① 국민건강증진법상 과징금
② 기관·단체 출연금과 기부금
③ 기금운용수익금
④ 정부출연금

해설 (응급의료법 제20조 제1항) 기금은 다음 각 호의 재원으로 조성한다.

1. 「국민건강보험법」에 따른 요양기관의 업무정지를 갈음하여 보건복지부장관이 요양기관으로부터 과징금으로 징수하는 금액 중 「국민건강보험법」에 따라 지원하는 금액
2. 응급의료와 관련되는 기관 및 단체의 출연금 및 기부금
3. 정부의 출연금
4. 그 밖에 기금을 운용하여 생기는 수익금

37 「응급의료에 관한 법률」상 응급의료기금을 조성하는 재원 중 하나인 정부의 출연금으로 「도로교통법」에 따른 범칙금과 시·도경찰청장이 부과·징수하는 것에 한하는 과태료는 해당 연도의 예상수입액의 몇 %를 회계연도의 세출예산에 계상하여야 하는가?

① 5%
② 10%
③ 20%
④ 30%

해설 (응급의료법 제20조 제2항) 정부는 제1항 제3호의 정부출연금으로 다음 각 호의 해당 연도 예상수입액의 100분의 20에 해당하는 금액을 매 회계연도의 세출예산에 계상하여야 한다. 〈개정 2020.12.22.〉

1. 「도로교통법」 제160조 제2항 및 제3항에 따른 과태료(같은 법 제161조 제1항 제1호에 따라 시·도경찰청장이 부과·징수하는 것에 한한다)
2. 「도로교통법」 제162조 제3항에 따른 범칙금

[법률 제9305호(2008.12.31.) 부칙 제3항의 규정에 의하여 이 조 제2항 제1호는 2027년 12월 31일까지 유효함]

38 「응급의료에 관한 법률」상 응급의료기금의 사용 용도로 올바른 것은? 2009 서울, 2022 광주 기출유사

① 응급환자에 대한 식량 지원
② 응급환자 진료비 중 미수금 대지급
③ 재해발생지역 통신망 복구
④ 취약지 종합병원의 증축 지원

해설 (응급의료법 제21조 : 기금의 사용) 기금은 다음 각 호의 용도로 사용한다.

1. 응급환자의 진료비 중 미수금의 대지급
2. 응급의료기관등의 육성·발전과 의료기관의 응급환자 진료를 위한 시설 등의 설치에 필요한 자금의 융자 또는 지원
3. 응급의료 제공체계의 원활한 운영을 위한 보조사업
4. 대통령령으로 정하는 재해 등이 발생하였을 때의 의료 지원
5. 구조 및 응급처치 요령 등 응급의료에 관한 교육·홍보 사업
6. 응급의료의 원활한 제공을 위한 자동심장충격기 등 응급장비의 구비 지원
7. 응급의료를 위한 조사·연구 사업
8. 기본계획 및 지역응급의료시행계획의 시행 지원
9. 응급의료종사자의 양성 등 지원

Answer 36 ① 37 ③ 38 ②

39 **응급의료비 미수금 대지급에 관한 설명으로 가장 올바르지 못한 것은?** 2017 울산 기출유사

① 기금관리기관의 장은 대지급금을 구상하였으나 상환받기가 불가능하거나 소멸시효가 완성된 대지급금을 결손으로 처리할 수 있다.

② 다른 법령에 의하여 응급의료비용 전액을 지급받는 응급환자는 미수금 대지급 대상에서 제외된다.

③ 응급의료비용을 부담할 능력이 있는 자는 미수금 대지급 대상에서 제외된다.

④ 의료기관등이 청구할 수 있는 대지급청구금은 응급의료의 제공에 따른 총비용으로 한다.

해설 **[응급의료비 미수금 대지급청구 심사기준 제5조 : 대지급청구금의 대상]** 「응급의료에 관한 법률 시행령」 제18조에 따라 의료기관등이 청구할 수 있는 대지급청구금은 응급의료의 제공에 따른 총비용에서 다음 각 호에 해당하는 비용을 공제한 금액을 말한다.

1. 국민건강보험법령에 의하여 보험자가 부담하는 요양급여비용
2. 의료급여법령에 의하여 보장기관이 부담하는 의료급여비용
3. 기타 다른 법령에 의한 부담의무자가 부담하는 비용

(응급의료법 제22조 제7항 : 미수금의 대지급) 기금관리기관의 장은 대지급금을 구상하였으나 상환받기가 불가능하거나 소멸시효가 완성된 대지급금을 결손으로 처리할 수 있다.

(응급의료법 시행령 제18조 : 미수금 대지급의 대상) 법 제22조에 따른 미수금 대지급의 대상은 다음 각 호의 어느 하나에 해당하지 아니하는 응급환자로 한다.

1. 다른 법령에 의하여 응급의료행위에 대한 비용("응급의료비용") 전액을 지급받는 자
2. 다른 법령에 의하여 응급의료비용의 일부를 지급받는 자로서 그 나머지 응급의료비용을 부담할 능력이 있는 자

40 **「응급의료에 관한 법률 시행령」상 〈보기〉의 (가)에 들어갈 내용으로 가장 옳은 것은?**

2017 충북, 2025 서울 기출유사

> 의료기관과 구급차등을 운용하는 자가 미수금의 대지급을 받으려는 경우에는 (가)에게 미수금의 대지급 청구를 하여야 한다.

① 국민건강보험공단이사장 ② 건강보험심사평가원장

③ 보건복지부장관 ④ 질병관리청장

해설 **(응급의료법 시행령 제20조 제1항 : 미수금 대지급의 청구 및 심사 절차)** 의료기관과 구급차등을 운용하는 자가 법 제22조 제1항에 따라 미수금의 대지급을 받으려는 경우에는 보건복지부령으로 정하는 바에 따라 심사평가원장에게 미수금의 대지급 청구를 하여야 한다.

Answer 39 ④ 40 ②

41 「응급의료에 관한 법률」상 응급의료비 미수금의 대지급 절차로 올바른 것은?

① 응급의료 제공 → 대지급금 청구 → 미수금 발생 → 대지급금 심사·지급 → 대지급금 상환 → 대지급금 상환통보
② 응급의료 제공 → 대지급금 청구 → 대지급금 심사·지급 → 미수금 발생 → 대지급금 상환통보 → 대지급금 상환
③ 응급의료 제공 → 미수금 발생 → 대지급금 청구 → 대지급금 심사·지급 → 대지급금 상환통보 → 대지급금 상환
④ 응급의료 제공 → 미수금 발생 → 대지급금 심사·지급 → 대지급금 청구 → 대지급금 상환 → 대지급금 상환통보

해설 **(응급의료법 시행령 제20조 : 미수금 대지급의 청구 및 심사 절차)**

① 의료기관과 구급차등을 운용하는 자가 미수금의 대지급을 받으려는 경우에는 보건복지부령으로 정하는 바에 따라 심사평가원장에게 미수금의 대지급 청구를 하여야 한다.
② 미수금의 대지급 청구는 진료종료일 또는 이송종료일부터 3년 이내에 하여야 한다.
③ 심사평가원장은 제1항에 따른 의료기관등의 미수금 대지급 청구에 대하여 그 내용을 심사한 후 대지급금을 지급하여야 한다.
④ 미수금 대지급 청구의 심사에 관하여 필요한 사항은 보건복지부령으로 정한다.

3

42 아래 내용은 응급의료비 미수금 대지급금에 대한 설명이다. 다음 중 올바르게 설명된 것을 모두 고른다면?

가. 대지급금에 대한 구상의 권리는 그 대지급금을 청구할 수 있는 날부터 3년 동안 행사하지 아니하면 소멸시효가 완성된다.
나. 심사평가원장은 미수금을 대지급한 경우에는 지체없이 그 대지급금 전액에 대하여 응급환자 본인과 그 배우자, 응급환자의 1촌의 직계혈족 및 그 배우자 또는 다른 법령에 의한 진료비 부담 상환의무자에게 일정한 기간을 정하여 이를 납부하도록 청구하여야 한다.
다. 심사평가원장은 상환이 불가능한 대지급금을 결손처분하려는 경우에는 지방자치단체, 세무서, 그 밖의 관계기관에 대하여 그 상환의무자의 행방 또는 재산의 유무를 조사·확인해야 한다.
라. 의료기관과 구급차등을 운용하는 자가 미수금의 대지급을 받으려는 경우 심사평가원장에게 미수금의 대지급 청구는 진료종료일 또는 이송종료일부터 1년 이내에 하여야 한다.

① 가, 나, 다　　② 가, 다
③ 나, 라　　④ 가, 나, 다, 라

해설 라. **(응급의료법 시행령 제20조 제2항)** 의료기관과 구급차등을 운용하는 자가 미수금의 대지급을 받으려는 경우에는 심사평가원장에게 미수금의 대지급 청구는 진료종료일 또는 이송종료일부터 3년 이내에 하여야 한다.
가. **(응급의료법 제22조의3 제1항)** 대지급금에 대한 구상의 권리는 그 대지급금을 청구할 수 있는 날부터 3년 동안 행사하지 아니하면 소멸시효가 완성된다.
나. **(응급의료법 시행령 제21조)** 심사평가원장은 법 제22조 제2항에 따라 미수금을 대지급한 경우에는 지체 없이 그 대지급금 전액에 대하여 법 제22조 제4항에 따라 다음 각 호의 어느 하나에 해당하는 사람(이하 "상환의무자"라 한다)에게 일정한 기간을 정하여 이를 납부하도록 청구해야 한다. 이 경우 상환의무자의 신청에 따라 48개월의 범위에서 분할하여 납부하게 할 수 있다. 〈개정 2025.7.29.〉

Answer 41 ③ 42 ①

1. 응급환자 본인과 그 배우자
2. 응급환자의 1촌의 직계혈족 및 그 배우자
3. 다른 법령에 따른 진료비부담 의무자

다. **(응급의료법 시행령 제23조 제2항)** 심사평가원장은 상환이 불가능한 대지급금을 결손처분하려는 경우에는 지방자치단체, 세무서, 그 밖의 관계기관에 대하여 그 상환의무자의 행방 또는 재산의 유무를 조사·확인하여야 한다. 다만, 체납액이 10만원 미만인 경우에는 그렇지 않다. 〈개정 2022.12.20.〉

43 「응급의료에 관한 법률」상 응급의료수가의 기준을 정하는 사람은?

① 건강보험심사평가원 ② 보건복지부장관
③ 중앙응급의료위원회 ④ 중앙응급의료센터의 장

해설 **(응급의료법 제23조 : 응급의료수가의 지급기준)**
① 응급의료수가의 지급기준은 보건복지부장관이 정한다.
② 보건복지부장관은 제1항에 따른 응급의료수가의 지급기준을 정할 때 제17조에 따른 응급의료기관에 대한 평가 결과를 반영하여 응급의료수가에 차등을 둘 수 있다.

44 「응급의료에 관한 법률」상 보건복지부장관이 응급의료에 관한 업무를 수행하게 하기 위해 설치한 중앙응급의료센터의 업무에 해당하는 것을 모두 고른 것은? 2023 경기 기출유사

가. 국내외 재난등 발생 시 응급의료 관련 업무의 조정, 관련 정보의 수집·제공 및 응급환자 현황 파악과 추적 관리
나. 응급의료분야 의료취약지 관리 업무
다. 응급의료정보통신망의 구축 및 관리·운영과 그에 따른 업무
라. 응급환자 이송체계 운영 및 관리에 관한 지원

① 가, 나, 다 ② 가, 다
③ 나, 라 ④ 가, 나, 다, 라

해설 **(응급의료법 제25조 제1항 : 중앙응급의료센터)** 보건복지부장관은 응급의료에 관한 다음 각 호의 업무를 수행하게 하기 위하여 중앙응급의료센터를 설치·운영할 수 있다. 〈개정 2025.3.18.〉
1. 응급의료기관등에 대한 평가 및 질을 향상시키는 활동에 대한 지원
2. 응급의료종사자에 대한 교육훈련
3. 응급의료기관등 간의 업무조정 및 지원, 관련 정보의 수집·제공 및 응급환자 현황 파악과 추적 관리
4. 응급의료 관련 연구
5. 국내외 재난 등의 발생 시 응급의료 관련 업무의 조정, 관련 정보의 수집·제공 및 응급환자 현황 파악과 추적 관리
6. 응급의료정보통신망의 구축 및 관리·운영과 그에 따른 업무
7. 제15조의2에 따른 응급의료 관련 조사·통계사업에 관한 업무
8. 응급처치 관련 교육 및 응급장비 관리에 관한 지원
9. 응급환자 이송체계 운영 및 관리에 관한 지원
10. 응급의료분야 의료취약지 관리 업무
11. 그 밖에 보건복지부장관이 정하는 응급의료 관련 업무

Answer 43 ② 44 ④

45 「응급의료에 관한 법률」상 응급의료지원센터의 업무에 해당하지 않는 것은? 2016 울산 기출유사

① 응급의료기관등에 대한 평가를 위한 자료수집체계의 수립·운영
② 응급의료기관등에 대한 평가 지원
③ 응급의료정보통신망의 구축 및 관리·운영과 그에 따른 업무
④ 지역 내 응급의료의 질 향상 활동에 관한 지원

해설 (응급의료법 제27조 제2항) 응급의료지원센터의 업무는 다음 각 호와 같다.
1. 삭제 〈2012.3.21.〉
2. 삭제 〈2012.3.21.〉
3. 응급의료에 관한 각종 정보의 관리 및 제공
4. 삭제 〈2015.1.28.〉
5. 지역 내 응급의료종사자에 대한 교육훈련
6. 지역 내 응급의료기관 간 업무조정 및 지원
7. 지역 내 응급의료의 질 향상 활동에 관한 지원
8. 지역 내 재난 등의 발생 시 응급의료 관련 업무의 조정 및 지원
9. 그 밖에 보건복지부령으로 정하는 응급의료 관련 업무

(응급의료법 시행규칙 제14조) 법 제27조 제2항 제9호에 따른 응급의료지원센터의 응급의료 관련 업무는 다음 각 호와 같다.
1. 응급의료기관등에 대한 평가를 위한 자료수집체계의 수립·운영
2. 응급의료기관등에 대한 평가 지원
3. 응급의료에 관한 실태조사 그 밖에 응급의료의 발전을 위하여 보건복지부장관이 부여하는 업무

3

46 「응급의료에 관한 법률」상 보건복지부장관은 중앙응급의료센터의 운영에 관한 업무를 다음 중 어디에 위탁할 수 있는가?

① 권역응급의료센터
② 국립암센터
③ 국립중앙의료원
④ 상급종합병원 또는 300병상 초과 종합병원

해설 (응급의료법 시행령 제23조의2 : 중앙응급의료센터 운영의 위탁) 보건복지부장관은 법 제25조 제2항에 따라 같은 조 제1항에 따른 중앙응급의료센터의 운영에 관한 업무를 「국립중앙의료원의 설립 및 운영에 관한 법률」에 따른 국립중앙의료원에 위탁한다.
[본조신설 2022.12.20.]

47 「응급의료에 관한 법률」상 권역응급의료센터로 지정할 수 있는 의료기관의 요건으로 올바른 것은?

2017 부산, 2020 강원, 2021 부산, 2024 충청 기출유사

① 상급종합병원
② 상급종합병원 또는 300병상 초과 종합병원
③ 상급종합병원 또는 500병상 초과 종합병원
④ 종합병원

해설 (응급의료법 제26조 제1항) 보건복지부장관은 응급의료에 관한 다음 각 호의 업무를 수행하게 하기 위하여 「의료법」 제3조의4에 따른 상급종합병원 또는 300병상을 초과하는 종합병원 중에서 권역응급의료센터를 지정할 수 있다.

Answer 45 ③ 46 ③ 47 ②

1. 중증응급환자 중심의 진료
2. 재난 대비 및 대응 등을 위한 거점병원으로서 보건복지부령으로 정하는 업무
3. 권역 내에 있는 응급의료종사자에 대한 교육·훈련
4. 권역 내 다른 의료기관에서 제11조에 따라 이송되는 중증응급환자에 대한 수용
5. 그 밖에 보건복지부장관이 정하는 권역 내 응급의료 관련 업무

48 「응급의료에 관한 법률」상 권역응급의료센터 지정 요건으로 옳지 않은 것은? 2025 전북 기출유사

① 권역 내 다른 의료기관에서 이송되는 중증응급환자를 수용할 수 있는 병원
② 재난 대비 및 대응을 위한 거점병원으로서의 업무를 수행할 수 있는 병원
③ 중증응급환자 중심의 진료를 수행할 수 있는 병원
④ 300병상을 초과하는 전문병원으로 권역 내 응급의료종사자를 교육할 수 있는 병원

해설 **(응급의료법 제26조 제1항 : 권역응급의료센터의 지정)** 47번 문제 해설 참조

49 「응급의료에 관한 법률」상 중증응급환자 중심의 진료, 재난 대비 및 대응 등을 위한 거점병원으로서의 업무, 다른 의료기관에서 이송되는 중증응급환자에 대한 수용 등의 업무를 수행하기 위하여 보건복지부장관이 상급종합병원 또는 300병상을 초과하는 종합병원 중에서 지정할 수 있는 응급의료기관은?

2017 강원·전북, 2021 서울 기출유사

① 권역응급의료센터 ② 전문응급의료센터
③ 중앙응급의료센터 ④ 지역응급의료센터

해설 47번 문제 해설 참조

50 「응급의료에 관한 법률」상 보건복지부장관이 소아환자, 화상환자 및 독극물중독환자 등에 대한 응급의료를 위하여 분야별로 지정할 수 있는 응급의료기관은? 2016 전남 기출유사

① 권역응급의료센터 ② 전문응급의료센터
③ 중앙응급의료센터 ④ 지역응급의료기관

해설 **(응급의료법 제29조 제1항)** 보건복지부장관은 소아환자, 화상환자 및 독극물중독환자 등에 대한 응급의료를 위하여 권역응급의료센터, 지역응급의료센터 중에서 분야별로 전문응급의료센터를 지정할 수 있다. 〈개정 2021. 12.21.〉

51 「응급의료에 관한 법률」상 전문응급의료센터는 일정한 대상자에 대한 응급의료를 위하여 지정된 응급의료기관이다. 다음 중 해당 대상자에 포함되지 않는 환자는?

① 노인환자 ② 독극물중독환자
③ 소아환자 ④ 화상환자

해설 50번 문제 해설 참조

Answer 48 ④ 49 ① 50 ② 51 ①

52 아래 내용 중 「응급의료에 관한 법률」상 전문응급의료센터로 지정될 수 있는 곳을 모두 고른 것은?

가. 권역응급의료센터	나. 중앙응급의료센터
다. 지역응급의료센터	라. 응급의료지원센터

① 가, 나, 다　　② 가, 다
③ 나, 라　　④ 가, 나, 다, 라

해설 50번 문제 해설 참조

53 「응급의료에 관한 법률」상 시·도지사가 지역응급의료센터로 지정할 수 있는 의료기관은?

2022 전남 기출유사

① 병원　　② 보건의료원
③ 병원　　④ 종합병원

해설 **(응급의료법 제30조 제1항 : 지역응급의료센터의 지정)** 시·도지사는 응급의료에 관한 다음 각 호의 업무를 수행하게 하기 위하여 「의료법」 제3조의3에 따른 종합병원 중에서 지역응급의료센터를 지정할 수 있다.
1. 응급환자의 진료
2. 제11조에 따라 응급환자에 대하여 적절한 응급의료를 할 수 없다고 판단한 경우 신속한 이송

54 「응급의료에 관한 법률」상 응급의료기관 중에서 시·도지사가 지정하는 응급의료기관에 해당하는 것은? 2016 충남, 2020 부산 기출유사

① 권역응급의료센터　　② 전문응급의료센터
③ 지역응급의료기관　　④ 지역응급의료센터

해설 **(응급의료법 제30조 제1항)** 53번 문제 해설 참조
(응급의료법 제26조 제1항) 보건복지부장관은 응급의료에 관한 다음 각 호의 업무를 수행하게 하기 위하여 상급종합병원 또는 300병상을 초과하는 종합병원 중에서 권역응급의료센터를 지정할 수 있다.
(응급의료법 제29조 제1항) 보건복지부장관은 소아환자, 화상환자 및 독극물중독환자 등에 대한 응급의료를 위하여 권역응급의료센터, 지역응급의료센터 중에서 분야별로 전문응급의료센터를 지정할 수 있다. 〈개정 2021.12.21.〉
(응급의료법 제31조 제1항) 시장·군수·구청장은 응급의료에 관한 다음 각 호의 업무를 수행하게 하기 위하여 종합병원 중에서 지역응급의료기관을 지정할 수 있다. 다만, 시·군의 경우에는 「의료법」 제3조 제2항 제3호 가목의 병원 중에서 지정할 수 있다.

55 「응급의료에 관한 법률」상 시·도지사는 지역응급의료센터를 지정하려는 경우에는 주민의 접근시간을 고려하여 적정한 분포가 이루어지도록 기준에 따라 지정해야 한다. 다음 중 특별시, 광역시 및 특별자치시에 지역응급의료센터를 지정하려는 경우에 지정기준으로 가장 올바른 것은?

① 인구 500만명당 1개소　　② 인구 300만명당 1개소
③ 인구 100만명당 1개소　　④ 인구 50만명당 1개소

Answer 52 ②　53 ④　54 ④　55 ③

해설 (응급의료법 시행규칙 제17조 제1항) 시·도지사는 법 제30조에 따라 지역응급의료센터를 지정하려는 경우에는 주민의 접근시간을 고려하여 적정한 분포가 이루어지도록 다음 각 호의 기준에 따라 지정해야 한다. 다만, 주민의 생활권, 의료자원의 분포 등 불가피한 사유로 기준을 초과하여 지역응급의료센터를 지정할 필요가 있는 경우에는 시·도응급의료위원회의 심의를 거쳐 이를 지정할 수 있다. 〈개정 2020.12.16.〉

1. 특별시, 광역시 및 특별자치시 : 인구 100만명당 1개소
2. 도 및 특별자치도 : 인구 50만명당 1개소

56 「응급의료에 관한 법률」상 권역외상센터의 지정에 관한 설명으로 올바르지 못한 것은?

① 권역외상센터는 외상환자에 대한 효과적인 응급의료 제공을 위해 외상환자 전용 중환자병상 및 일반병상, 전용 수술실 및 치료실, 전용 영상진단장비 및 치료장비, 전담 전문의 등의 요건을 갖추어야 한다.

② 보건복지부장관은 권역외상센터로 지정을 받으려는 자가 요건과 지정기준 일부를 충족하지 못한 경우에는 일정기간 내에 그 요건과 지정기준을 충족할 것을 조건으로 지정할 수 있다.

③ 보건복지부장관은 권역외상센터를 지정하려는 경우에는 주민의 생활권, 외상환자의 발생 수 등을 고려하여 시·도별로 1개소를 지정하는 것을 원칙으로 한다.

④ 보건복지부장관은 외상환자의 응급의료에 관한 업무를 수행하게 하기 위해 권역응급의료센터, 전문응급의료센터 및 지역응급의료센터 중 권역외상센터를 지정할 수 있다.

해설 (응급의료법 시행규칙 제17조의2 제1항 : 권역외상센터의 요건 및 지정기준 등) 보건복지부장관은 법 제30조의2에 따라 권역외상센터를 지정하려는 경우에는 시·도별로 1개소를 지정하는 것을 원칙으로 하되, 주민의 생활권, 외상환자의 발생 수 등을 고려하여 추가로 지정할 수 있다. 〈개정 2021.7.7.〉

(응급의료법 시행규칙 제17조의2 제4항) 보건복지부장관은 권역외상센터로 지정을 받으려는 자가 별표 7의2의 요건과 지정기준 일부를 충족하지 못한 경우에는 일정기간 내에 그 요건과 지정기준을 충족할 것을 조건으로 지정할 수 있다. 〈신설 2021.8.10.〉

(응급의료법 제30조의2 : 권역외상센터의 지정)

① 보건복지부장관은 외상환자의 응급의료에 관한 다음 각 호의 업무를 수행하게 하기 위하여 권역응급의료센터, 전문응급의료센터 및 지역응급의료센터 중 권역외상센터를 지정할 수 있다. 〈개정 2021.12.21.〉
   1. 외상환자의 진료
   2. 외상의료에 관한 연구 및 외상의료표준의 개발
   3. 외상의료를 제공하는 의료인의 교육훈련
   4. 대형 재해 등의 발생 시 응급의료 지원
   5. 그 밖에 보건복지부장관이 정하는 외상의료 관련 업무

② 권역외상센터는 외상환자에 대한 효과적인 응급의료 제공을 위하여 다음 각 호의 요건을 갖추어야 한다. 이 경우 각 호에 따른 구체적인 요건은 보건복지부령으로 정한다.
   1. 외상환자 전용 중환자 병상 및 일반 병상
   2. 외상환자 전용 수술실 및 치료실
   3. 외상환자 전담 전문의
   4. 외상환자 전용 영상진단장비 및 치료장비
   5. 그 밖에 외상환자 진료에 필요한 인력·시설·장비

57 「응급의료에 관한 법률」상 시·도지사가 지정하는 응급의료기관에 해당하는 것은?

① 권역외상센터 ② 권역응급의료센터
③ 중앙응급의료센터 ④ 지역외상센터

Answer 56 ③ 57 ④

해설 **(응급의료법 제30조의3 제1항)** 시·도지사는 관할 지역의 주민에게 적정한 외상의료를 제공하기 위하여 응급의료기관 중 지역외상센터를 지정할 수 있다.

〈참고〉

1. 보건복지부장관이 지정하는 응급의료기관
   1) 중앙응급의료센터 : 설치·운영(응급의료에 관한 법률 제25조)
   2) 권역응급의료센터 : 상급종합병원, 300병상 초과 종합병원 중 지정(응급의료에 관한 법률 제26조)
   3) 응급의료지원센터 : 지역별로 설치·운영(응급의료에 관한 법률 제27조)
   4) 전문응급의료센터 : 권역응급의료센터, 지역응급의료센터 중에서 분야별 지정(응급의료에 관한 법률 제29조)
   5) 권역외상센터 : 권역응급의료센터, 전문응급의료센터 및 지역응급의료센터 중 지정(응급의료에 관한 법률 제30조의2)
2. 시·도지사가 지정하는 응급의료기관
   1) 지역응급의료센터 : 종합병원 중 지정(응급의료에 관한 법률 제30조)
   2) 지역외상센터 : 응급의료기관 중 지정(응급의료에 관한 법률 제30조의3)
3. 시장·군수·구청장이 지정하는 응급의료기관
   1) 지역응급의료기관 : 종합병원 중, 시·군은 병원 중 지정(응급의료에 관한 법률 제31조)

3

58 아래 내용은 「응급의료에 관한 법률」상 정신질환자응급의료센터의 지정에 대한 설명이다. 다음 중 올바르게 설명한 것을 모두 고른 것은?

가. 보건복지부장관은 정신질환자에 대한 응급의료를 위하여 응급의료기관 중 정신질환자응급의료센터를 지정할 수 있다.
나. 정신질환자응급의료센터는 응급입원환자 2명 이상을 수용할 수 있는 응급전용 입원실과 1개 이상의 응급전용 보호실(자해 및 폭행 예방 안전장치를 갖춘)을 모두 갖추어야 한다.
다. 정신질환자응급의료센터로 지정을 받으려는 응급의료기관의 장은 정신질환자응급의료센터 지정신청서를 관할 시·도지사를 거쳐 보건복지부장관에게 제출해야 한다.
라. 정신질환자응급의료센터에는 정신건강의학과전문의 또는 정신건강의학과전공의 1명 이상이 항상 근무하고 있어야 하며, 간호사는 응급입원환자 4명당 1명을 둔다.

① 가, 나, 다 ② 가, 다
③ 나, 라 ④ 가, 나, 다, 라

해설 **(응급의료법 제30조의5 제1항)** 보건복지부장관은 정신질환자에 대한 응급의료를 위하여 응급의료기관 중 정신질환자응급의료센터를 지정할 수 있다.
(응급의료법 시행규칙 제17조의3 제2항) 정신질환자응급의료센터의 지정을 받으려는 응급의료기관의 장은 정신질환자응급의료센터 지정신청서에 다음 각 호의 서류를 첨부해 관할 시·도지사를 거쳐 보건복지부장관에게 제출해야 한다.
1. 응급의료시설의 도면 1부
2. 응급의료 시설·인력 및 장비 등의 현황 및 운영계획서 1부

(응급의료법 시행규칙 제17조의3 [별표 7의3] : 정신질환자응급의료센터의 지정 기준) 〈신설 2020.2.28.〉
1. 시설 기준
   가. 응급전용 입원실 : 「정신건강증진 및 정신질환자 복지서비스 지원에 관한 법률」 제50조에 따라 입원하는 환자(응급실에서 진료를 받은 후 입원하는 환자로 한정하며, 이하 "응급입원환자"라 한다) 2명 이상을 수용할 수 있을 것
   나. 응급전용 보호실 : 1개 이상. 이 경우 자해 및 폭행 등을 예방할 수 있는 안전장치를 갖추어야 한다.

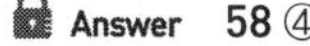

Answer 58 ④

2. 인력 기준

가. 정신건강의학과전문의 : 최소 2명을 두고, 응급입원환자가 30명을 초과하는 때에는 응급입원환자 15명당 1명을 두되, 그 끝수에는 1명을 추가한다. 이 경우 정신건강의학과전공의 1명은 정신건강의학과전문의 0.5명으로 본다.

나. 간호사 : 응급입원환자 4명당 1명을 두되, 그 끝수에는 1명을 추가한다.

*비고

1. 정신질환자응급의료센터에는 정신건강의학과전문의 또는 정신건강의학과전공의 1명 이상이 항상 근무하고 있어야 한다.
2. 정신질환자응급의료센터의 인력은 「정신건강증진 및 정신질환자 복지서비스 지원에 관한 법률 시행규칙」 별표 4에서 입원환자 수에 따라 두는 인력에 포함될 수 있다.

59 「응급의료에 관한 법률」상 시·도지사가 지정하는 응급의료기관을 모두 고른 것은?

2015 충남, 2024 강원 기출유사

가. 권역응급의료센터　나. 지역응급의료센터　다. 지역응급의료기관　라. 지역외상센터

① 가, 나, 다　② 가, 다

③ 나, 라　④ 가, 나, 다, 라

해설 **(응급의료법 제30조 제1항)** 시·도지사는 응급의료에 관한 다음 각 호의 업무를 수행하게 하기 위하여 종합병원 중에서 지역응급의료센터를 지정할 수 있다. 〈개정 2021.12.21.〉

(응급의료법 제30조의3 제1항) 시·도지사는 관할 지역의 주민에게 적정한 외상의료를 제공하기 위하여 응급의료기관 중 지역외상센터를 지정할 수 있다.

60 아래 내용은 「응급의료에 관한 법률」상 응급의료기관의 운영 및 재지정 방법에 대한 설명이다. 다음 중 올바르게 설명한 것을 모두 고른 것은?

가. 보건복지부장관 및 시·도지사, 시장·군수·구청장은 3년마다 해당 지정권자가 지정한 모든 응급의료기관을 대상으로 재지정하거나 지정을 취소할 수 있다.

나. 보건복지부장관 및 시·도지사, 시장·군수·구청장은 응급의료기관을 재지정하려는 경우에는 재지정 예정일 6개월 전에 응급의료기관 재지정 계획을 공고하여야 한다.

다. 응급의료기관 재지정 계획에 따른 심사 및 결정은 권역응급의료센터, 지역응급의료센터, 지역응급의료기관의 순서로 실시한다.

라. 응급의료기관은 응급환자를 24시간 진료할 수 있도록 응급의료기관의 지정기준에 따라 어떠한 예외도 없이 반드시 시설, 인력 및 장비 등을 유지하여 운영하여야 한다.

① 가, 나, 다　② 가, 다

③ 나, 라　④ 가, 나, 다, 라

Answer 59 ③ 60 ①

해설 **(응급의료법 제31조의2 제4항)** 제1항에도 불구하고 자연재해, 감염병 유행 등 「재난 및 안전관리 기본법」 제3조 제1호에 따른 재난 및 이에 준하는 상황으로 인하여 응급의료기관의 지정기준에 따라 시설, 인력 및 장비 등을 유지하여 운영하기 어려운 경우에는 보건복지부장관이 정하는 절차에 따라 그 예외를 인정할 수 있다. 〈신설 2021.3.23.〉

(응급의료법 제31조의2 제1항) 응급의료기관은 응급환자를 24시간 진료할 수 있도록 응급의료기관 지정기준에 따라 시설, 인력 및 장비 등을 유지해 운영해야 한다.

(응급의료법 제31조의3 제1항 : 응급의료기관의 재지정) 보건복지부장관 및 시·도지사, 시장·군수·구청장은 3년마다 해당 지정권자가 지정한 모든 응급의료기관을 대상으로 다음 각 호의 사항을 반영하여 재지정하거나 지정을 취소할 수 있다. 다만, 제1호를 충족하지 못한 경우에는 지정을 취소하여야 한다.

1. 제31조의2에 따른 지정기준의 준수
2. 제17조에 따른 응급의료기관의 평가 결과
3. 그 밖에 보건복지부령으로 정하는 사항

(응급의료법 시행규칙 제18조의2 제6항) 법 제31조의3 제1항 제3호에서 "보건복지부령으로 정하는 사항"이란 응급의료기관이 거짓이나 그 밖의 부정한 방법으로 법 제17조에 따른 평가를 방해하는 행위를 하였는지에 관한 사항을 말한다.

(응급의료법 시행규칙 제18조의2 제1항) 보건복지부장관 및 시·도지사, 시장·군수·구청장은 응급의료기관을 재지정하려는 경우에는 재지정 예정일 6개월 전에 다음 각 호의 사항을 포함하여 응급의료기관 재지정 계획을 공고하여야 한다.

1. 재지정 대상 응급의료기관
2. 재지정 신청 절차
3. 재지정 심사의 기준 및 절차
4. 그 밖에 재지정에 필요한 사항

(응급의료법 시행규칙 제18조의2 제3항) 제1항의 응급의료기관 재지정 계획에 따른 심사 및 결정은 권역응급의료센터, 지역응급의료센터, 지역응급의료기관의 순서로 실시한다. 〈개정 2023.2.24.〉

3

61 「응급의료에 관한 법률」상 환자의 중증도 분류 및 감염병 의심환자 등의 선별에 관한 설명으로 가장 올바르지 못한 것은?

① 구급차등의 운용자는 응급환자 등에 대한 신속하고 적절한 이송·진료와 응급실의 감염예방을 위하여 응급환자 등의 중증도를 분류하고 감염병 의심환자 등을 선별하여야 한다.

② 구급차등의 운용자는 환자의 이송 시 응급환자의 중증도와 전반적인 환자의 상태, 지역응급의료 이송체계 등을 종합적으로 고려하여 이송하여야 한다.

③ 권역응급의료센터의 장은 중증응급환자 중심의 진료를 위하여 응급환자 등의 중증도 분류 결과 경증에 해당하는 응급환자를 다른 응급의료기관에 이송할 수 없다.

④ 응급의료기관의 장은 선별된 감염병 의심환자 등을 격리 진료할 수 있도록 시설 등을 확보하여야 한다.

해설 **(응급의료법 제31조의4 : 환자의 중증도 분류 및 감염병 의심환자 등의 선별)**

① 응급의료기관의 장 및 구급차등의 운용자는 응급환자 등에 대한 신속하고 적절한 이송·진료와 응급실의 감염예방을 위하여 보건복지부령으로 정하는 바에 따라 응급환자 등의 중증도를 분류하고 감염병 의심환자 등을 선별하여야 한다.

Answer 61 ③

② 응급의료기관의 장은 제1항에 따라 선별된 감염병 의심환자 등을 격리 진료할 수 있도록 시설 등을 확보하여야 한다.
③ 구급차등의 운용자는 환자의 이송 시 응급환자의 중증도와 전반적인 환자의 상태, 제13조의3 제2항 제2호에 따라 마련된 지역응급의료 이송체계 등을 종합적으로 고려하여 이송하여야 한다. 〈신설 2021.12.21.〉
④ 제26조에 따라 지정된 권역응급의료센터의 장은 중증응급환자 중심의 진료를 위하여 제1항에 따른 응급환자 등의 중증도 분류 결과 경증에 해당하는 응급환자를 다른 응급의료기관에 이송할 수 있다. 이 경우 관련 절차는 제7조 제2항을 준용한다. 〈신설 2021.12.21.〉
⑤ 제1항의 분류·선별기준 및 제2항의 격리 시설 기준 등에 관한 사항은 보건복지부령으로 정한다. 〈개정 2021.12.21.〉

62 「응급의료에 관한 법률」상 응급의료기관의 장 및 구급차등의 운용자는 응급환자 등에 대한 신속하고 적절한 이송·진료와 응급실의 감염예방을 위하여 응급환자 등의 중증도를 분류하고 감염병 의심환자 등을 선별하여야 하며, 응급의료기관의 장은 응급실의 입구에 환자분류소를 설치하여야 한다. 다음 중 응급환자 등의 중증도를 분류하고, 감염병 의심환자 등을 선별할 수 없는 사람은?

① 보건복지부장관이 정하는 교육을 이수한 간호사
② 보건복지부장관이 정하는 교육을 이수한 구급차 운용자
③ 보건복지부장관이 정하는 교육을 이수한 의사
④ 보건복지부장관이 정하는 교육을 이수한 1급 응급구조사

해설 **(응급의료법 시행규칙 제18조의3 제1항 : 응급환자의 중증도 분류 등)** 응급의료기관의 장은 법 제31조의4 제1항에 따라 응급실의 입구에 환자분류소를 설치하여 보건복지부장관이 정하는 교육을 이수한 의사, 간호사 또는 1급 응급구조사가 응급환자 등의 중증도를 분류하고, 감염병 의심환자 등을 선별하도록 해야 한다. 〈개정 2020.12.16.〉

63 「응급의료에 관한 법률」상 응급실 출입 제한에 관한 설명으로 가장 올바르지 못한 것은?

① 소아·장애인·주취자 또는 정신질환자의 진료 보조를 위하여 필요한 경우에는 응급실 출입을 허용할 수 있는 환자의 보호자를 2명으로 할 수 있다.
② 응급실 환자의 보호자 중 발열·기침 등 감염병의 의심 증상이 있는 사람은 응급실에 출입하여서는 아니 된다.
③ 응급의료기관의 장은 응급실에 출입하는 사람의 성명, 환자와의 관계, 입실·퇴실일시, 연락처, 발열·기침 여부 등을 기록·관리하고, 3년간 보존하여야 한다.
④ 응급의료기관의 장이 응급실 출입을 허용할 수 있는 환자의 보호자는 1명으로 한다.

해설 **(응급의료법 시행규칙 제18조의4 제4항)** 응급의료기관의 장은 제1항에 따라 응급실에 출입하는 사람의 성명, 환자와의 관계, 입실·퇴실 일시, 연락처, 발열·기침 여부 등을 기록(전자문서로 된 기록을 포함한다)·관리하고, 1년간 보존하여야 한다.

Answer 62 ② 63 ③

(응급의료법 시행규칙 제18조의4 : 응급실 출입 제한)

① 법 제31조의5 제1항 제3호에 따라 응급의료기관의 장이 응급실 출입을 허용할 수 있는 환자의 보호자는 1명으로 한다. 다만, 다음 각 호의 경우에는 2명으로 할 수 있다.

1. 소아, 장애인, 술 취한 사람 또는 정신질환자의 진료 보조를 위하여 필요한 경우
2. 그 밖에 진료 보조를 위하여 응급의료기관의 장이 필요하다고 인정하는 경우

② 응급실 환자의 보호자로서 다음 각 호의 어느 하나에 해당하는 사람은 응급실에 출입하여서는 아니 된다.

1. 발열·기침 등 감염병의 의심 증상이 있는 사람
2. 응급의료종사자에게 위해를 끼치거나 끼칠 위험이 있는 사람
3. 술 취한 사람, 폭력행위자 등 다른 환자의 진료에 방해가 될 수 있는 사람
4. 그 밖에 응급의료기관의 장이 응급환자의 신속한 진료와 응급실 감염예방 등을 위하여 출입을 제한할 필요가 있다고 인정하는 사람

③ 응급의료기관의 장은 응급실에 출입하는 사람에게 출입증을 교부하여야 한다.

⑤ 응급의료기관의 장은 응급실 출입 제한에 관한 세부 사항을 응급실 입구 등에 게시하여야 한다.

3

64 「응급의료에 관한 법률」상 응급실 출입 제한에 대한 설명으로 가장 올바르지 못한 것은?

① 보건복지부장관 및 질병관리청장은 응급의료기관에 대한 평가, 응급의료기관의 재지정 심사 등을 위하여 응급의료기관에 대한 지도·감독이 필요하다고 인정하는 경우 소속 공무원 및 관계 전문가로 하여금 응급실을 출입하도록 할 수 있다.

② 소아, 장애인, 술 취한 사람 또는 정신질환자의 진료 보조를 위하여 필요한 경우, 응급의료기관의 장이 응급실 출입을 허용할 수 있는 환자의 보호자는 2명으로 할 수 있다.

③ 응급의료기관의 장은 응급실에 출입하는 사람의 성명 등을 기록·관리하여야 한다.

④ 응급실 환자의 보호자로서 응급의료종사자에게 위해를 끼치거나 끼칠 위험이 있는 사람은 응급실에 출입하여서는 아니 된다.

해설 (응급의료법 제31조의5 : 응급실 출입 제한)

① 응급환자의 신속한 진료와 응급실 감염예방 등을 위하여 다음 각 호의 어느 하나에 해당하는 사람 외에는 응급실에 출입하여서는 아니 된다.

1. 응급실 환자
2. 응급의료종사자(이에 준하는 사람을 포함한다)
3. 응급실 환자의 보호자로서 진료의 보조에 필요한 사람

② 응급의료기관의 장은 제1항에 따라 응급실 출입이 제한된 사람이 응급실에 출입할 수 없도록 관리하여야 하고, 응급실에 출입하는 사람의 성명 등을 기록·관리하여야 한다.

③ 제1항의 응급실 출입기준 및 제2항의 출입자의 명단 기록·관리에 필요한 사항은 보건복지부령으로 정한다.

④ 제1항에도 불구하고 보건복지부장관, 시·도지사 또는 시장·군수·구청장은 제17조에 따른 응급의료기관 평가, 제31조의3에 따른 재지정 심사 등을 위하여 응급의료기관에 대한 지도·감독이 필요하다고 인정하는 경우 소속 공무원 및 관계 전문가로 하여금 응급실을 출입하도록 할 수 있다. 〈신설 2021.12.21.〉

⑤ 제4항에 따라 응급실을 출입하는 자는 그 권한을 표시하는 증표를 지니고 이를 관계인에게 보여주어야 한다. 〈신설 2021.12.21.〉

Answer 64 ①

65 아래 내용은 「응급의료에 관한 법률」상 비상진료체계에 대한 설명이다. 다음 중 올바르게 설명한 것을 모두 고른 것은?

가. 응급의료기관은 공휴일과 야간에 당직응급의료종사자를 두고 응급환자를 언제든지 진료할 비상진료체계를 갖추어야 한다.
나. 응급의료기관의 장은 당직응급의료종사자로서 지정기준에 따른 인력기준을 유지하는 것과는 별도로 당직전문의 또는 당직전문의를 갈음할 수 있는 당직의사를 두어야 한다.
다. 권역응급의료센터의 장은 내과·외과·산부인과·소아청소년과·정형외과·신경외과·흉부외과·마취통증의학과·신경과 및 영상의학과 전문의 각 1명 이상의 당직전문의를 두어야 한다.
라. 권역응급의료센터가 아닌 응급의료기관이 해당 진료과목을 설치·운영하지 않는 경우에는 별도로 그 진료과목의 당직전문의를 두어야 한다.

① 가, 나, 다　　② 가, 다
③ 나, 라　　④ 가, 나, 다, 라

해설 가. **(응급의료법 제32조 제1항)** 응급의료기관은 공휴일과 야간에 당직응급의료종사자를 두고 응급환자를 언제든지 진료할 "비상진료체계"를 갖추어야 한다.
나. **(응급의료법 제32조 제3항)** 응급의료기관의 장은 당직응급의료종사자로서 제31조의2에 따른 인력기준을 유지하는 것과는 별도로 보건복지부령으로 정하는 바에 따라 당직전문의 또는 당직전문의를 갈음할 수 있는 당직의사(이하 "당직전문의등"이라 한다)를 두어야 한다.
다. **(응급의료법 시행규칙 제19조 제1항)** 법 제32조 제3항에 따라 응급의료기관의 장은 다음 각 호의 구분에 따른 당직전문의를 두어야 한다. 다만, 권역응급의료센터가 아닌 응급의료기관이 해당 진료과목을 설치·운영하지 않는 경우에는 그 진료과목의 당직전문의를 두지 않을 수 있다. 〈개정 2022.11.22.〉
1. 권역응급의료센터 : 내과·외과·산부인과·소아청소년과·정형외과·신경외과·심장혈관흉부외과·마취통증의학과·신경과 및 영상의학과 전문의 각 1명 이상
2. 지역응급의료센터 : 내과·외과·산부인과·소아청소년과 및 마취통증의학과 전문의 각 1명 이상
3. 지역응급의료기관 : 내과계열 및 외과계열 전문의 각 1명 이상

라. **(응급의료법 시행규칙 제19조 제1항)** 법 제32조 제3항에 따라 응급의료기관의 장은 다음 각 호의 구분에 따른 당직전문의를 두어야 한다. 다만, 권역응급의료센터가 아닌 응급의료기관이 해당 진료과목을 설치·운영하지 않는 경우에는 그 진료과목의 당직전문의를 두지 않을 수 있다. 〈개정 2022.11.22.〉

66 「응급의료에 관한 법률」상 응급의료기관이 확보해야 하는 예비병상의 수는?

2015 인천, 2021 경북·부산, 2025 인천 기출유사

① 허가받은 병상 수의 100분의 1 이상, 병·의원은 1병상 이상
② 허가받은 병상 수의 100분의 1 이상, 병·의원은 2병상 이상
③ 허가받은 병상 수의 100분의 5 이상, 병·의원은 1병상 이상
④ 허가받은 병상 수의 100분의 5 이상, 병·의원은 2병상 이상

해설 **(응급의료법 시행규칙 제20조 제1항)** 응급의료기관이 확보하여야 하는 예비병상의 수는 「의료법」에 따라 허가받은 병상 수의 100분의 1 이상(병·의원의 경우에는 1병상 이상)으로 한다.

Answer 65 ① 66 ①

67 「응급의료에 관한 법률」상 허가병상수 375병상인 응급의료기관인 부산 P종합병원에 두어야 하는 최소 예비병상수에 해당하는 것은? 2022 부산 기출유사

① 1병상 ② 2병상
③ 3병상 ④ 4병상

해설 (응급의료법 시행규칙 제20조 제1항) 66번 문제 해설 참조
허가병상수(375) × 1/100 = 3.75 : 예비병상수는 3.75병상 이상

68 「응급의료에 관한 법률」상 응급의료기관의 예비병상 확보 및 유지에 관한 설명 내용으로 가장 올바른 것은?

① 매일 오후 10시 이후에 예비병상은 먼저 도착한 순서대로 사용한다.
② 예비병상 수는 허가받은 병상 수의 100분의 5 이상이다.
③ 응급실을 전담하는 의사가 입원을 의뢰한 응급환자에 한하여 예비병상을 사용한다.
④ 종합병원을 제외한 병원 및 의원은 예비병상을 확보할 필요가 없다.

해설 (응급의료법 시행규칙 제20조 제2항) 응급의료기관은 응급실을 전담하는 의사가 입원을 의뢰한 응급환자에 한하여 제1항의 규정에 의한 예비병상을 사용하게 하여야 한다. 다만, 최근의 응급환자발생상황과 다음 날의 예비병상 확보가능성 등을 고려하여 매일 오후 10시 이후에는 응급실에 있는 응급환자 중 입원 등의 필요성이 더 많이 요구되는 환자의 순으로 예비병상을 사용하도록 할 수 있다. 〈개정 2021.7.7.〉

69 응급의료에 관한 법령상 응급의료기관 등에 관한 설명으로 옳지 않은 것은? 2024 서울 기출유사

① 권역응급의료센터 및 지역응급의료센터의 장은 24시간을 초과하여 응급실에 체류하는 환자의 비율을 연 100분의 10 미만으로 유지하여야 한다.
② 응급의료기관 및 권력외상센터, 지역외상센터가 응급의료에 관한 법률에 따른 명령을 위반한 경우에는 보건복지부장관, 시·도지사 또는 시장·군수·구청장 중 해당 지정권자가 그 지정을 취소할 수 있다.
③ 시장·군수·구청장은 응급환자의 진료를 수행하게 하기 위하여 종합병원 중에서 지역응급의료기관을 지정할 수 있다.
④ 응급의료기관은 응급환자를 위한 예비병상을 확보하여야 하며 예비병상을 응급환자가 아닌 사람이 사용하게 하여서는 아니 된다.

해설 (응급의료법 제33조의2 제2항 : 응급실 체류 제한) 권역응급의료센터 및 지역응급의료센터의 장은 24시간을 초과하여 응급실에 체류하는 환자의 비율을 보건복지부령으로 정하는 기준 미만으로 유지하여야 한다.
(응급의료법 시행규칙 제20조의2 : 응급실 체류 제한) 법 제33조의2 제2항에서 "보건복지부령으로 정하는 기준"이란 연 100분의 5를 말한다.
(응급의료법 제31조 제1항 : 지역응급의료기관의 지정) 시장·군수·구청장은 응급의료에 관한 다음 각 호의 업무를 수행하게 하기 위하여 종합병원 중에서 지역응급의료기관을 지정할 수 있다. 다만, 시·군의 경우에는 「의료법」 제3조 제2항 제3호 가목의 병원 중에서 지정할 수 있다.

Answer 67 ④ 68 ③ 69 ①

1. 응급환자의 진료
2. 제11조에 따라 응급환자에 대하여 적절한 응급의료를 할 수 없다고 판단한 경우 신속한 이송
(응급의료법 제33조 제1항 : 예비병상의 확보) 응급의료기관은 응급환자를 위한 예비병상을 확보하여야 하며 예비병상을 응급환자가 아닌 사람이 사용하게 하여서는 아니 된다.
(응급의료법 제35조 제1항 : 응급의료기관의 지정 취소 등) 응급의료기관 및 권역외상센터, 지역외상센터가 다음 각 호의 어느 하나에 해당하는 경우에는 보건복지부장관 시·도지사 또는 시장·군수·구청장 중 해당 지정권자가 그 지정을 취소할 수 있다.
1. 지정기준에 미달한 경우
2. 이 법에 따른 업무를 수행하지 아니한 경우
3. 이 법 또는 이 법에 따른 처분이나 명령을 위반한 경우

70 「응급의료에 관한 법률」상 응급실 과밀화 해소 및 소아환자에 대한 의료 공백 방지를 위하여 의료기관 중에서 야간 또는 휴일에 소아환자를 진료하는 야간·휴일 소아 진료기관을 지정할 수 있는 사람을 아래 〈보기〉 중 모두 고른 것은?

보기

가. 보건복지부장관　　나. 시·도지사　　다. 시장·군수·구청장　　라. 행정안전부장관

① 가,나,다　　② 가, 나
③ 가, 다　　④ 가, 나, 다, 라

해설 **(응급의료법 제34조의2 : 야간·휴일 소아 진료기관의 지정)**
① 보건복지부장관 또는 시·도지사는 응급실 과밀화 해소 및 소아환자에 대한 의료 공백 방지를 위하여 「의료법」 제3조에 따른 의료기관 중에서 야간 또는 휴일에 소아환자를 진료하는 야간·휴일 소아 진료기관을 지정할 수 있다.
② 보건복지부장관, 시·도지사 또는 시장·군수·구청장은 야간·휴일 소아 진료기관에 대한 행정적·재정적 지원을 할 수 있다.
③ 야간·휴일 소아 진료기관의 지정 기준·방법·절차 및 업무 등에 관하여 필요한 사항은 보건복지부령으로 정한다.
[본조신설 2024.1.30.]

71 「응급의료에 관한 법률」상 응급의료기관의 지정 취소 등에 대한 설명으로 가장 올바르지 못한 것은?

① 보건복지부장관 시·도지사 또는 시장·군수·구청장 중 해당 지정권자는 응급의료기관 및 권역외상센터, 지역외상센터의 지정을 취소할 수 있다.
② 보건복지부장관, 시·도지사 또는 시장·군수·구청장은 응급의료기관 및 권역외상센터, 지역외상센터에 대하여 일정한 기간을 정하여 위반한 사항을 시정하도록 명하여야 한다.
③ 보건복지부장관, 시·도지사 또는 시장·군수·구청장은 시정명령을 한 경우 명령의 성실한 이행을 위하여 명령이 이행될 때까지 응급의료기관 및 권역외상센터, 지역외상센터에 대하여 재정 지원의 전부 또는 일부를 중단할 수 있다
④ 보건복지부장관, 시·도지사 또는 시장·군수·구청장은 시정명령을 이행하지 아니한 경우 일정한 기간을 정하여 응급의료수가를 차감할 수 있다.

해설 **(응급의료법 제35조 : 응급의료기관의 지정 취소 등)**

Answer　70 ②　71 ④

① 응급의료기관 및 권역외상센터, 지역외상센터가 다음 각 호의 어느 하나에 해당하는 경우에는 보건복지부장관 시·도지사 또는 시장·군수·구청장 중 해당 지정권자가 그 지정을 취소할 수 있다.
1. 지정기준에 미달한 경우
2. 이 법에 따른 업무를 수행하지 아니한 경우
3. 이 법 또는 이 법에 따른 처분이나 명령을 위반한 경우

② 보건복지부장관, 시·도지사 또는 시장·군수·구청장은 응급의료기관 및 권역외상센터, 지역외상센터가 제1항 각 호의 어느 하나에 해당하는 경우에는 일정한 기간을 정하여 위반한 사항을 시정하도록 명하여야 한다.

③ 보건복지부장관, 시·도지사 또는 시장·군수·구청장은 제2항의 시정명령을 한 경우 명령의 성실한 이행을 위하여 명령이 이행될 때까지 제16조 제1항, 제17조 제4항 및 제30조의4에 따른 재정 지원의 전부 또는 일부를 중단할 수 있다.

④ 보건복지부장관은 응급의료기관 및 권역외상센터, 지역외상센터가 제2항에 따른 시정명령을 이행하지 아니한 경우 일정한 기간을 정하여 제23조에 따른 응급의료수가를 차감할 수 있다.

3

72 「응급의료에 관한 법률」상 2급 응급구조사가 1급 응급구조사가 되기 위해 필요한 최소한의 경력기간으로 올바른 것은? 2016 부산 기출유사

① 1년 ② 3년
③ 5년 ④ 10년

해설 **(응급의료법 제36조 제2항)** 1급 응급구조사가 되려는 사람은 다음 각 호의 어느 하나에 해당하는 사람으로서 보건복지부장관이 실시하는 시험에 합격한 후 보건복지부장관의 자격인정을 받아야 한다. 〈개정 2024.1.30.〉
1. 제36조의4 제1항에 따라 지정받은 대학 또는 전문대학에서 응급구조학을 전공하고 졸업한 사람
2. 보건복지부장관이 정하여 고시하는 기준에 해당하는 외국의 응급구조사 자격인정을 받은 사람
3. 2급 응급구조사로서 응급구조사의 업무에 3년 이상 종사한 사람

[시행일 2026.1.31.]

(응급의료법 제36조의4 : 응급구조사 양성대학 등 지정)

① 보건복지부장관은 1급 응급구조사의 적절한 수급 및 양성을 위하여 응급구조학과를 개설한 대학 또는 전문대학을 1급 응급구조사 양성대학으로 지정할 수 있다.

② 보건복지부장관은 2급 응급구조사의 적절한 수급 및 양성을 위하여 관련 양성과정을 개설한 기관을 2급 응급구조사 양성기관으로 지정할 수 있다.

[본조신설 2024.1.30.] [시행일 : 2026.1.31.]

73 「응급의료에 관한 법률」상 1급 응급구조사의 자격요건에 해당하지 않는 것은? 2016 전북 기출유사

① 대학 또는 전문대학에서 응급구조학을 전공하고 졸업한 사람
② 보건복지부장관이 정하여 고시하는 기준에 해당하는 외국의 응급구조사 자격인정을 받은 사람
③ 응급구조사 양성기관에서 양성과정을 마친 사람
④ 2급 응급구조사로서 응급구조사의 업무에 3년 이상 종사한 사람

Answer 72 ② 73 ③

해설 **(응급의료법 제36조 제3항)** 2급 응급구조사가 되려는 사람은 다음 각 호의 어느 하나에 해당하는 사람으로서 보건복지부장관이 실시하는 시험에 합격한 후 보건복지부장관의 자격인정을 받아야 한다. 〈개정 2024.1.30.〉

1. 제36조의4 제2항에 따라 지정받은 양성기관에서 대통령령으로 정하는 양성과정을 마친 사람
2. 보건복지부장관이 정하여 고시하는 기준에 해당하는 외국의 응급구조사 자격인정을 받은 사람

[시행일 2026.1.31.] 제36조 제2항 제1호

(응급의료법 제36조 제2항) 72번 문제 해설 참조

(응급의료법 제36조의4 : 응급구조사 양성대학 등 지정) 72번 문제 해설 참조

74 아래 내용은 「응급의료에 관한 법률」의 내용이다. 다음 중 (가), (나)에 들어갈 올바른 내용은?

> 응급구조사는 (가)(으)로 정하는 바에 따라 최초로 자격을 받은 후부터 (나)마다 그 실태와 취업상황을 보건복지부장관에게 신고하여야 한다.

① 가 : 대통령령, 나 : 2년
② 가 : 대통령령, 나 : 3년
③ 가 : 보건복지부령, 나 : 2년
④ 가 : 보건복지부령, 나 : 3년

해설 **(응급의료법 제36조의3 제1항)** 응급구조사는 대통령령으로 정하는 바에 따라 최초로 자격을 받은 후부터 3년마다 그 실태와 취업상황을 보건복지부장관에게 신고하여야 한다.

75 「응급의료에 관한 법률」상 응급구조사가 될 수 없는 사람은? 2015 부산 기출유사

① 낙태죄로 징역형을 선고받고 집행이 끝나지 않은 사람
② 뇌성마비로 장애등급 판정을 받은 사람
③ 정신병력이 있으나 전문의가 적합하다고 인정한 사람
④ 파산선고를 받고 파산자로 있는 사람

해설 **(응급의료법 제37조 : 결격사유)** 다음 각 호의 어느 하나에 해당하는 사람은 응급구조사가 될 수 없다. 〈개정 2020.4.7.〉

1. 「정신건강증진 및 정신질환자 복지서비스 지원에 관한 법률」에 따른 정신질환자. 다만, 전문의가 응급구조사로서 적합하다고 인정하는 사람은 그러하지 아니하다.
2. 마약·대마 또는 향정신성의약품 중독자
3. 피성년후견인·피한정후견인
4. 다음 각 목의 어느 하나에 해당하는 법률을 위반하여 금고 이상의 실형을 선고받고 그 집행이 끝나지 아니하거나 면제되지 아니한 사람
   가. 이 법
   나. 「형법」 제233조(허위진단서등의 작성), 제234조(위조사문서등의 행사), 제268조((업무상과실·중과실 치사상 중에서 의료과실만 해당), 제269조(낙태), 제270조(의사 등의 낙태, 부동의낙태) 제1항부터 제3항까지, 제317조(업무상비밀누설) 제1항
   다. 「보건범죄 단속에 관한 특별조치법」, 「지역보건법」, 「국민건강증진법」, 「후천성면역결핍증 예방법」, 「의료법」, 「의료기사 등에 관한 법률」, 「시체 해부 및 보존 등에 관한 법률」, 「혈액관리법」, 「마약류 관리에 관한 법률」, 「모자보건법」, 「국민건강보험법」

Answer 74 ② 75 ①

76 「응급의료에 관한 법률」상 응급구조사시험에서 부정행위를 하여 수험이 정지되거나 합격이 무효로 된 사람에 대해 다음 중 응급구조사시험 응시제한 규정으로 가장 올바른 것은?

① 그 다음에 치러지는 응급구조사시험 응시를 2회의 범위에서 제한할 수 있다.
② 그 다음에 치러지는 응급구조사시험 응시를 3회의 범위에서 제한할 수 있다.
③ 그 처분이 있은 날부터 2년간 응급구조사시험에 응시할 수 없다.
④ 그 처분이 있은 날부터 3년간 응급구조사시험에 응시할 수 없다.

해설 (응급의료법 제38조 : 부정행위에 대한 제재)

① 부정한 방법으로 응급구조사시험에 응시한 사람 또는 응급구조사시험에서 부정행위를 한 사람에 대하여는 그 수험을 정지시키거나 합격을 무효로 한다.

② 보건복지부장관은 제1항에 따라 수험이 정지되거나 합격이 무효로 된 사람에 대하여 처분의 사유와 위반 정도 등을 고려하여 대통령령으로 정하는 바에 따라 그 다음에 치러지는 응급구조사시험 응시를 3회의 범위에서 제한할 수 있다. 〈개정 2020.12.29.〉

3

77 「응급의료에 관한 법률」상 응급구조사시험에서 부정행위를 하여 그 다음에 치러지는 응급구조사시험 응시를 3회 동안 제한받는 위반행위에 해당하는 것은?

① 본인이 대리시험을 치르거나 다른 사람으로 하여금 대리시험을 치르게 하는 행위
② 본인이 작성한 답안지를 다른 사람과 교환하는 행위
③ 시험 중에 허용되지 않는 전자장비·통신기기 등을 사용하여 시험답안을 전송하는 행위
④ 응시원서를 허위로 작성하여 제출하는 행위

해설 (응급의료법 시행령 제26조의4 [별표 1] : 응급구조사시험의 응시제한 기준) 〈신설 2021.12.28.〉

위반행위	응시제한 횟수
1. 시험 중에 대화·손동작 또는 소리 등으로 서로 의사소통을 하는 행위 2. 시험 중에 허용되지 않는 자료를 가지고 있거나 해당 자료를 이용하는 행위 3. 응시원서를 허위로 작성하여 제출하는 행위	1회
4. 시험 중에 다른 사람의 답안지 또는 문제지를 엿보고 본인의 답안지를 작성하는 행위 5. 시험 중에 다른 사람을 위해 시험답안 등을 알려주거나 엿보게 하는 행위 6. 다른 사람의 도움을 받아 답안지를 작성하거나 다른 사람의 답안지 작성에 도움을 주는 행위 7. 본인이 작성한 답안지를 다른 사람과 교환하는 행위 8. 시험 중에 허용되지 않는 전자장비·통신기기 또는 전자계산기 등을 사용하여 시험답안을 전송하거나 작성하는 행위 9. 시험 중에 시험 관련 교재 또는 요약자료 등 시험과 관련된 물건을 다른 사람과 주고받는 행위 10. 법 제36조의2 제1항에 따른 응급구조사 자격증 교부를 위한 구비서류를 허위로 작성하여 제출하는 행위	2회
11. 본인이 대리시험을 치르거나 다른 사람으로 하여금 대리시험을 치르게 하는 행위 12. 시험 전에 시험문제 또는 시험답안을 다른 사람에게 알려주는 행위 13. 시험 전에 시험문제 또는 시험답안을 알고 시험을 치르는 행위	3회

Answer 76 ② 77 ①

78 「응급의료에 관한 법률」상 구급차를 운용하는 응급구조사의 준수사항으로 올바른 것은?

2015 충남 기출유사

① 구급차의 무선장비는 일주일에 한 번 점검한다.

② 구급차의 무선장비는 출동할 때만 개방하고, 귀환할 때는 끈다.

③ 응급환자를 구급차에 탑승시킨 이후에는 가급적 경보기를 울리지 아니하고 이동해야 한다.

④ 환자의 응급처치에 사용한 의료용 소모품이나 비품은 3일에 한 번 보충하여야 한다.

해설 **(응급의료법 시행규칙 제32조 [별표 13] : 응급구조사의 준수사항)**

1. 구급차 내의 장비는 항상 사용할 수 있도록 점검하여야 하며, 장비에 이상이 있을 때에는 지체없이 정비하거나 교체하여야 한다.
2. 환자의 응급처치에 사용한 의료용 소모품이나 비품은 소속기관으로 귀환하는 즉시 보충하여야 하며, 유효기간이 지난 의약품 등이 보관되지 아니하도록 하여야 한다.
3. 구급차의 무선장비는 매일 점검하여 통화가 가능한 상태로 유지하여야 하며, 출동할 때부터 귀환할 때까지 무선을 개방하여야 한다.
4. 응급환자를 구급차에 탑승시킨 이후에는 가급적 경보기를 울리지 아니하고 이동하여야 한다.
5. 응급구조사는 구급차 탑승시 응급구조사의 신분을 알 수 있도록 소속, 성명, 해당자격 등을 기재한 표식을 상의 가슴에 부착하여야 한다.

79 「응급의료에 관한 법률」상 응급구조사의 업무에 대한 설명으로 올바른 것을 모두 고른 것은?

가. 응급구조사는 의사로부터 구체적인 지시를 받지 아니하고는 응급처치를 하여서는 아니 된다.
나. 응급구조사가 의사의 지시를 받지 아니하고 심폐소생술의 시행을 위한 기도유지, 기도삽관, 정맥로의 확보, 인공호흡기를 이용한 호흡의 유지와 같은 응급처치를 할 수 있다.
다. 응급구조사는 「의료법」 제27조의 무면허 의료행위 금지 규정에도 불구하고 보건복지부령으로 정하는 범위에서 현장에 있거나 이송 중이거나 의료기관 안에 있을 때에는 응급처치의 업무에 종사할 수 있다.
라. 보건복지부장관은 매년 응급구조사 업무범위의 적절성에 대한 조사를 실시하고, 응급구조사 업무범위 조정을 위하여 필요한 조치를 할 수 있다.

① 가, 나, 다　　② 가, 다

③ 나, 라　　④ 가, 나, 다, 라

해설 나. **(응급의료법 시행규칙 제34조 : 경미한 응급처치)** 법 제42조 단서의 규정에 따라 응급구조사가 의사의 지시를 받지 아니하고 행할 수 있는 응급처치의 범위는 제33조의 규정에 의한 2급 응급구조사의 업무범위와 같다.
(응급의료법 시행규칙 제33조 [별표 14] : 응급구조사의 업무범위)

1. 1급 응급구조사의 업무범위
   가. 심폐소생술의 시행을 위한 기도유지(기도기(airway)의 삽입, 기도삽관(intubation), 후두마스크 삽관 등을 포함한다)
   나. 정맥로의 확보
   다. 인공호흡기를 이용한 호흡의 유지
   라. 약물투여 : 저혈당성 혼수 시 포도당의 주입, 흉통 시 니트로글리세린의 혀아래(설하) 투여, 쇼크 시 일정량의 수액투여, 천식발작 시 기관지확장제 흡입
   마. 제2호의 규정에 의한 2급 응급구조사의 업무
2. 2급 응급구조사의 업무범위
   가. 구강 내 이물질의 제거
   나. 기도기(airway)를 이용한 기도유지

Answer 78 ③ 79 ②

다. 기본 심폐소생술
라. 산소투여
마. 부목·척추고정기·공기 등을 이용한 사지 및 척추 등의 고정
바. 외부출혈의 지혈 및 창상의 응급처치
사. 심박·체온 및 혈압 등의 측정
아. 쇼크방지용 하의 등을 이용한 혈압의 유지
자. 자동심장충격기를 이용한 규칙적 심박동의 유도
차. 흉통시 니트로글리세린의 혀아래(설하) 투여 및 천식발작 시 기관지확장제 흡입(환자가 해당 약물을 휴대하고 있는 경우에 한함)

라. **(응급의료법 제41조 제2항 : 응급구조사의 업무)** 보건복지부장관은 5년마다 제1항에 따른 응급구조사 업무범위의 적절성에 대한 조사를 실시하고, 중앙위원회의 심의를 거쳐 응급구조사 업무범위 조정을 위하여 필요한 조치를 할 수 있다.

가. **(응급의료법 제42조 : 업무의 제한)** 응급구조사는 의사로부터 구체적인 지시를 받지 아니하고는 제41조에 따른 응급처치를 하여서는 아니 된다. 다만, 보건복지부령으로 정하는 응급처치를 하는 경우와 급박한 상황에서 통신의 불능 등으로 의사의 지시를 받을 수 없는 경우에는 그러하지 아니하다.

다. **(응급의료법 제41조 제1항 : 응급구조사의 업무)** 응급구조사는 응급환자가 발생한 현장에서 응급환자에 대하여 상담·구조 및 이송 업무를 수행하며, 「의료법」 제27조의 무면허 의료행위 금지 규정에도 불구하고 보건복지부령으로 정하는 범위에서 현장에 있거나 이송 중이거나 의료기관 안에 있을 때에는 응급처치의 업무에 종사할 수 있다.

3

80 「응급의료에 관한 법률」상 응급구조사의 보수교육에 대한 설명으로 가장 올바른 것은?

① 군복무 중인 응급구조사에 대해서는 해당 연도의 보수교육을 면제한다.

② 보수교육의 방법은 대면교육으로만 실시한다.

③ 보수교육의 시간은 매년 4시간 이상으로 한다.

④ 2년 이상 3년 미만 응급구조사의 업무에 종사하지 아니하다가 다시 그 업무에 종사하는 사람의 그 연도의 보수교육 시간은 10시간 이상으로 한다.

해설 **(응급의료법 시행규칙 제35조 제3항 : 응급구조사의 보수교육)** 다음 각 호의 어느 하나에 해당하는 응급구조사에 대해서는 해당 연도의 보수교육을 면제한다. 〈개정 2024.10.4.〉
1. 군복무 중인 사람(군에서 해당 업무에 종사하고 있는 사람은 제외)
2. 해당 연도에 응급구조사 자격을 취득한 사람
3. 응급구조학 관련 대학원에 재학하고 있는 등 해당 연도에 보수교육을 받을 필요가 없다고 보건복지부장관이 인정하는 요건을 갖춘 사람

(응급의료법 시행규칙 제35조 제1항 : 응급구조사의 보수교육) 법 제43조 제1항에 따른 응급구조사 보수교육은 다음 각 호의 구분에 따라 실시한다. 〈개정 2024.10.4.〉
1. 보수교육의 내용 : 다음 각 목의 사항
   가. 직업윤리
   나. 업무 전문성 향상 및 업무 개선
   다. 의료 관계 법령의 준수
   라. 그 밖에 가목부터 다목까지의 사항에 준하는 것으로서 보건복지부장관이 보수교육에 특히 필요하다고 인정하여 정하는 사항
2. 보수교육의 대상 : 응급구조사 자격을 가지고 해당 자격과 관련된 업무에 종사하고 있는 사람
3. 보수교육의 방법 : 대면교육 또는 정보통신망을 활용한 온라인 교육
4. 보수교육의 시간 : 매년 8시간 이상. 다만, 1년 이상 응급구조사의 업무에 종사하지 않다가 다시 그 업무에 종사하는 사람의 경우 그 종사하려는 연도의 교육시간에 관하여는 다음 각 목의 구분에 따른다.
   가. 1년 이상 2년 미만 그 업무에 종사하지 않은 사람 : 12시간 이상
   나. 2년 이상 3년 미만 그 업무에 종사하지 않은 사람 : 16시간 이상
   다. 3년 이상 그 업무에 종사하지 않은 사람 : 20시간 이상

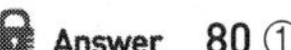
Answer 80 ①

81 「응급의료에 관한 법률」에 의해 구급차 등의 운용자가 될 수 없는 자는? 2025 경기 기출유사

① 국가 또는 지방자치단체

② 응급환자의 이송을 목적사업으로 하여 보건복지부장관의 설립허가를 받은 영리법인

③ 응급환자이송업의 허가를 받은 자

④ 「의료법」 제3조에 따른 의료기관

해설 (응급의료법 제44조 제1항 : 구급차 등의 운용자) 다음 각 호의 어느 하나에 해당하는 자 외에는 구급차 등을 운용할 수 없다.

1. 국가 또는 지방자치단체
2. 「의료법」 제3조에 따른 의료기관
3. 다른 법령에 따라 구급차등을 둘 수 있는 자
4. 이 법에 따라 응급환자이송업의 허가를 받은 자
5. 응급환자의 이송을 목적사업으로 하여 보건복지부장관의 설립허가를 받은 비영리법인

82 「응급의료에 관한 법률」상 아래 내용은 구급차등의 운용 규정이다. 괄호 (A), (B), (C) 안에 들어갈 내용이 순서대로 올바르게 나열된 것은? 2022 충남 기출유사

> (A)이(가) 구급차등을 운용하고자 할 때에는 해당 구급차등을 관계법령에 따라 등록한 후 지체없이 (B)으로 정하는 바에 따라 (C)에게 통보하여야 한다.

	(A)	(B)	(C)
①	국가 또는 지방자치단체	대통령령	시·도지사
②	국가 또는 지방자치단체	보건복지부령	시장·군수·구청장
③	의료기관	대통령령	시·도지사
④	의료기관	보건복지부령	시장·군수·구청장

해설 (응급의료법 제44조의2 : 구급차등의 운용신고 등)

① 제44조 제1항 제1호의 국가 또는 지방자치단체가 구급차등을 운용하고자 할 때에는 해당 구급차등을 관계 법령에 따라 등록한 후 지체 없이 보건복지부령으로 정하는 바에 따라 시장·군수·구청장에게 통보하여야 한다. 그 통보 후 보건복지부령 으로 정하는 중요 사항을 변경할 때에도 같다.

② 제44조 제1항 제2호부터 제5호까지에 해당하는 자가 구급차 등을 운용하고자 할 때에는 해당 구급차등을 관계 법령에 따라 등록한 후 지체 없이 보건복지부령으로 정하는 바에 따라 시장·군수·구청장에게 신고하여야 한다. 그 신고 후 보건복지부령으로 정하는 중요 사항을 변경할 때에도 같다.

Answer 81 ② 82 ②

83 「응급의료에 관한 법률」상 구급차등의 운용에 관한 설명으로 가장 올바르지 못한 것은?

① 구급차등의 운용을 통보 또는 신고하려는 자는 관계 법령에 따라 구급차등을 등록한 후(응급환자이송업의 경우에는 이송업의 허가를 받은 후) 10일 이내에 구급차등 운용 통보(신고)서를 시장·군수·구청장에게 제출해야 한다.

② 의료기관은 구급차등의 운용을 응급환자이송업의 허가를 받은 이송업자 또는 응급환자의 이송을 목적사업으로 하여 보건복지부장관의 설립허가를 받은 비영리법인에게 위탁할 수 있다.

③ 의료기관의 구급차등 운용자는 자기 명의로 다른 사람에게 구급차등을 운용하게 할 수 있다.

④ 의료기관이 구급차등을 운용하고자 할 때에는 해당 구급차 등을 관계 법령에 따라 등록한 후 지체 없이 보건복지부령으로 정하는 바에 따라 시장·군수·구청장에게 신고하여야 한다.

해설 **(응급의료법 제44조의4 : 구급차등의 운용자의 명의이용 금지)** 제44조 제1항 제2호부터 제5호까지의 구급차등 운용자는 자기 명의로 다른 사람에게 구급차등을 운용하게 할 수 없다.
[본조신설 2021.3.23.]

(응급의료법 제44조 : 구급차등의 운용자)

① 다음 각 호의 어느 하나에 해당하는 자 외에는 구급차등을 운용할 수 없다.
1. 국가 또는 지방자치단체
2. 「의료법」 제3조에 따른 의료기관
3. 다른 법령에 따라 구급차등을 둘 수 있는 자
4. 이 법에 따라 응급환자이송업("이송업")의 허가를 받은 자
5. 응급환자의 이송을 목적사업으로 하여 보건복지부장관의 설립허가를 받은 비영리법인

② 의료기관은 구급차등의 운용을 제1항 제4호에 따른 이송업의 허가를 받은 자("이송업자") 또는 제1항 제5호에 따른 비영리법인에 위탁할 수 있다.

(응급의료법 시행규칙 제36조의2 제1항 : 구급차등 운용의 통보 또는 신고 절차 등) 구급차등의 운용을 통보 또는 신고하려는 자는 관계 법령에 따라 구급차등을 등록한 후(응급환자이송업의 경우에는 이송업의 허가를 받은 후) 10일 이내에 구급차등 운용 통보(신고)서를 다음 각 호의 구분에 따라 시장·군수·구청장에게 제출해야 한다.

1. 자동차의 경우 : 사용본거지를 관할하는 시장·군수·구청장. 이 경우 응급환자이송업 허가증(응급환자이송업의 경우에 한정)을 첨부해야 한다.
2. 선박 또는 항공기의 경우 : 등록지를 관할하는 시장·군수·구청장. 이 경우 항공기 등록증명서(항공기의 경우에 한정)를 첨부해야 한다.

84 「응급의료에 관한 법률 시행규칙」상 특수구급차에 갖추어야 하는 의약품이 아닌 것은? 2025 경기 기출유사

① 니트로글리세린(설하용)

② 에피네프린(심폐소생술 사용용도로 한정한다.)

③ 주사용 항경련제

④ 주사용 항히스타민제

해설 **(응급의료법 시행규칙 제38조 [별표 16] : 구급차등에 갖추어야 하는 의료장비·구급의약품 및 통신장비의 기준)**

1. 특수구급차
   가. 환자평가용 의료장비
      • 신체검진
         가) 환자감시장치(환자의 심전도, 혈중산소포화도, 혈압, 맥박, 호흡 등의 측정이 가능하고 모니터로 그 상태를 볼 수 있는 장치)
         나) 혈당측정기
         다) 체온계(쉽게 깨질 수 있는 유리 등의 재질로 되지 않은 것)

Answer 83 ③ 84 ③

라) 청진기
마) 휴대용 혈압계
바) 휴대용 산소포화농도 측정기
나. 응급처치용 의료장비
1) 기도 확보 유지
가) 후두경 등 기도삽관장치(기도삽관튜브 등 포함)
나) 기도확보장치(구인두기도기, 비인두기도기 등)
2) 호흡 유지
가) 의료용 분무기(기관제 확장제 투여용)
나) 휴대용 간이인공호흡기(자동식)
다) 성인용·소아용 산소 마스크(안면용·비재호흡·백밸브)
라) 의료용 산소발생기 및 산소공급장치
마) 전동식 의료용 흡인기(흡인튜브 등 포함)
3) 심장 박동 회복 : 자동심장충격기
4) 순환 유지 : 정맥주사세트
5) 외상 처치
가) 부목(철부목, 공기 또는 진공부목 등) 및 기타 고정 장치(경추·척추보호대 등)
나) 외상처치에 필요한 기본 장비(압박붕대, 일반거즈, 반창고, 지혈대, 라텍스장갑, 비닐장갑, 가위 등)
다. 구급의약품
1) 의약품
가) 비닐 팩에 포장된 수액제제(생리식염수, 5%포도당용액, 하트만용액 등)
나) 에피네프린(심폐소생술 사용용도로 한정한다)
다) 아미오다론(심폐소생술 사용용도로 한정한다)
라) 주사용 비마약성진통제
마) 주사용 항히스타민제
바) 니트로글리세린(설하용)
사) 흡입용 기관지 확장제
2) 소독제
가) 생리식염수(상처세척용)
나) 알콜(에탄올) 또는 과산화수소수
다) 포비돈액
라. 통신장비 : 다음의 어느 하나의 장비를 갖추어야 한다. 다만, 「119구조·구급에 관한 법률」에 따른 119구조대 및 119구급대의 구급차에 대해서는 소방관계 법령에서 따로 정할 수 있다.
가) 법 제15조에 따라 구축한 응급의료정보통신망
나) 「전파법」에 따라 할당받은 주파수를 사용하는 기간 통신서비스의 이용에 필요한 무선단말기기

85 「응급의료에 관한 법률」상 구급차에 갖추어야 하는 의료장비에 해당하지 않는 것은?

2015 충북 기출유사

① 비닐 팩에 포장된 수액제제
② 산소호흡기 및 흡인기
③ 외상처치에 필요한 기본 장비
④ 후두경 등 기도삽관장치

해설 (응급의료법 시행규칙 제38조 [별표 16] : 구급차등에 갖추어야 하는 의료장비·구급의약품 및 통신장비의 기준)

2. 일반 구급차
가. 환자평가용 의료장비
• 신체검진
가) 체온계(쉽게 깨질 수 있는 유리 등의 재질로 되지 않은 것)
나) 청진기
다) 휴대용 혈압계
라) 휴대용 산소포화농도측정기

Answer 85 ①

나. 응급처치용 의료장비
  1) 기도 확보 유지 : 기도확보장치(구인두기도기, 비인두기도기 등)
  2) 호흡 유지
    가) 성인용·소아용 산소 마스크(안면용·비재호흡·백밸브)
    나) 의료용 산소발생기 및 산소공급장치
    다) 전동식 의료용 흡인기(흡인튜브 등 포함)
  3) 순환 유지 : 정맥주사세트
  4) 외상 처치 : 외상처치에 필요한 기본 장비(압박붕대, 일반거즈, 반창고, 지혈대, 라텍스장갑, 비닐장갑, 가위) 등
다. 구급의약품
  1) 의약품
    가) 비닐 팩에 포장된 수액제제(생리식염수, 5%포도당용액, 하트만용액 등)
    나) 에피네프린(심폐소생술 사용용도로 한정한다)
    다) 아미오다론(심폐소생술 사용용도로 한정한다)
  2) 소독제
    가) 생리식염수(상처세척용)
    나) 알코올(에탄올) 또는 과산화수소수
    다) 포비돈액

3

86 「응급의료에 관한 법률」상 구급차등에 갖추어야 하는 장비등의 관리기준에 대한 설명으로 가장 올바르지 못한 것은?

① 감염예방을 위하여 구급차등은 주 1회 이상 소독하고, 구급차등에 갖추어진 의료장비도 사용 후 소독하여야 한다.

② 구급차등의 연료는 최대주입량의 2분의 1 이상인 상태로 유지되어야 하는 등 차량 자체는 항상 사용 가능한 상태로 유지되어야 하며 정기점검 등이 이루어져야 한다.

③ 구급차등의 운행기록을 기재하는 구급차등 운행기록 대장을 비치·작성하고 구급차등 운용자는 이를 3년간 보관하여야 한다.

④ 구급차등의 통신장비는 응급의료지원센터 및 응급의료기관과 항상 교신이 이루어 질 수 있도록 관리되어야 한다.

해설 **(응급의료법 시행규칙 제38조 제5항 : 구급차 등의 장비 및 관리 등)** 법 제47조 제3항에 따라 구급차등에 갖추어야 하는 의료장비·구급의약품·통신장비 등의 관리 및 필요한 조치와 구급차등에 관한 관리기준은 별표 17과 같다. 〈개정 2021.9.24.〉

(응급의료법 시행규칙 [별표 17] : 구급차등에 갖추어야 하는 장비 등의 관리기준) 〈개정 2021.9.24.〉

1. 감염예방을 위하여 구급차등은 주 1회 이상 소독하고, 구급차등에 갖추어진 의료장비도 사용 후 소독하여야 하는 등 청결하게 관리되어야 한다.
2. 감염관리를 위한 소독약제, 감염관리방법 등 기타 세부 사항은 보건복지부장관이 정하는 방법에 따른다.
3. 구급차등의 의료장비, 구급의약품, 통신장비, 구급차 운행기록장치 및 영상기록장치, 구급차 요금미터장치 및 영상정보처리기기가 항상 사용 가능한 상태로 유지되어야 한다.
4. 구급차등의 의료장비 및 구급의약품은 적정한 온도와 습도 등을 유지하여 보건위생상 위해가 없고 효능이 떨어지지 않도록 관리되어야 한다.
5. 구급차등의 연료는 최대주입량의 4분의 1 이상인 상태로 유지되어야 하는 등 차량 자체는 항상 사용 가능한 상태로 유지되어야 하며 정기점검 등이 이루어져야 한다.

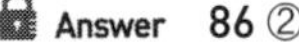

6. 사고를 대비한 책임보험 및 종합보험에 가입되어 있어야 하고, 비상등, 신호탄, 소화기 및 보온포가 준비되어야 한다.
7. 구급차등의 통신장비는 응급의료지원센터 및 응급의료기관과 항상 교신이 이루어 질 수 있도록 관리되어야 한다.
8. 구급차는 「구급차의 기준 및 응급환자이송업의 시설 등 기준에 관한 규칙」에서 정하는 사항에 따라 관리·운영되어야 한다.
9. 구급차등의 내부에 환자 또는 그 보호자가 잘 볼 수 있도록 해당 구급차등의 이송처치료의 금액을 나타내는 표를 부착하여야 하고, 환자를 이송하는 경우에는 환자 또는 그 보호자에게 구급차의 이송요금에 관한 사항을 알려야 한다.
10. 구급차 요금미터장치가 장착된 구급차의 내부에는 신용카드 결제기를 설치하여야 하고, 환자를 이송하는 경우에는 요금미터장치를 사용하여 운행하여야 하며, 환자 또는 그 보호자가 신용카드 결제를 요구하면 응하여야 한다.
11. 구급차등의 운행기록을 기재하는 구급차등 운행기록 대장을 비치·작성하고 구급차등 운용자는 이를 3년간 보관하여야 한다.

87 「응급의료에 관한 법률」상 자동제세동기(자동심장충격기) 등 심폐소생술을 할 수 있는 응급장비를 갖추어야 하는 의무가 있는 시설 기준에 해당하는 것은? 2017 서울 기출유사

① 「선박법」에 따른 총톤수 10톤 이상인 선박
② 전년도 일일 평균이용객수가 2,000명 이상인 여객자동차터미널 대합실
③ 전문체육시설 중 총 관람석 수가 5,000석 이상인 운동장 및 종합운동장
④ 300세대 이상의 「건축법」에 따른 공동주택

해설 **(응급의료법 제47조의2 제1항 : 심폐소생을 위한 응급장비의 구비 등의 의무)** 다음 각 호의 어느 하나에 해당하는 시설 등의 소유자·점유자 또는 관리자는 자동심장충격기 등 심폐소생술을 할 수 있는 응급장비를 갖추어야 한다. 〈개정 2023.8.16.〉

1. 「공공보건의료에 관한 법률」에 따른 공공보건의료기관
2. 「119구조·구급에 관한 법률」에 따른 구급대와 의료기관에서 운용 중인 구급차
3. 「항공안전법」에 따른 항공기 중 항공운송사업에 사용되는 여객 항공기 및 공항
4. 「철도산업발전 기본법」에 따른 철도차량 중 객차
5. 「선박법」에 따른 선박 중 총톤수 20톤 이상인 선박
6. 대통령령으로 정하는 규모 이상의 「건축법」에 따른 공동주택

6의2. 「산업안전보건법」 제18조에 따라 보건관리자를 두어야 하는 사업장 중 상시근로자가 300명 이상인 사업장
6의3. 「관광진흥법」 제52조에 따라 지정된 관광지 및 관광단지 중 실제 운영 중인 관광지 및 관광단지에 소재하는 대통령령으로 정하는 시설

7. 그 밖에 대통령령으로 정하는 다중이용시설

(응급의료법 시행령 제26조의5 : 응급장비의 구비의무가 있는 공동주택 등)
① 법 제47조의2 제1항 제6호에서 "대통령령으로 정하는 규모"란 500세대를 말한다.
② 법 제47조의2 제1항 제6호의3에서 "대통령령으로 정하는 시설"이란 「관광진흥법 시행령」 제46조 제1항에 따른 관광지 및 관광단지 조성계획에 따라 공공편익시설지구에 설치한 관리사무소 및 안내시설을 말한다. 〈신설 2024.2.6.〉
③ 법 제47조의2 제1항 제7호에서 "대통령령으로 정하는 다중이용시설"이란 다음 각 호의 시설을 말한다. 〈개정 2024.2.6.〉
1. 철도역사(광역철도 및 도시철도 구간에 있는 철도역사는 제외)의 대합실 중 연면적이 2천제곱미터 이상이거나 전년도 일일 평균이용객수가 1만명 이상인 대합실

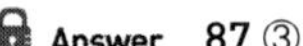
Answer 87 ③

2. 「여객자동차 운수사업법」에 따른 여객자동차터미널의 대합실 중 연면적이 2천제곱미터 이상이거나 전년도 일일 평균이용객수가 3천명 이상인 대합실
3. 「항만법」에 따른 대합실 중 연면적이 2천제곱미터 이상이거나 전년도 일일 평균이용객수가 1천명 이상인 대합실
4. 카지노 시설 중 영업장의 전용면적이 2천제곱미터 이상인 카지노 시설
5. 「한국마사회법」에 따른 경마장
6. 「경륜 · 경정법」에 따른 경주장
7. 「형의 집행 및 수용자의 처우에 관한 법률」 제11조에 따른 교도소, 소년교도소 및 구치소, 「출입국관리법」 제2조 제13호에 따른 외국인보호소, 「보호소년 등의 처우에 관한 법률」에 따른 소년원
8. 「체육시설의 설치 · 이용에 관한 법률」 제5조에 따른 전문체육시설 중 총 관람석 수가 5천석 이상인 운동장 및 종합운동장
9. 중앙행정기관의 청사 중 보건복지부장관이 정하는 청사
10. 시 · 도의 청사 중 보건복지부장관이 정하는 청사

3

88 「응급의료에 관한 법률」상 응급구조사의 탑승의무에 관한 설명으로 가장 올바른 것은?

가. 의사가 탑승한 경우 응급구조사는 탑승하지 아니할 수 있다.
나. 응급구조사 1인 이상이 포함된 2인 이상의 인원이 탑승하여야 한다.
다. 구급차등이 출동할 때는 응급구조사를 탑승시켜야 한다.
라. 간호사가 탑승한 경우에는 응급구조사는 반드시 탑승하여야 한다.

① 가, 나, 다　　② 가, 다
③ 나, 라　　④ 가, 나, 다, 라

해설 라. **(응급의료법 제48조 : 응급구조사 등의 탑승의무)** 구급차등의 운용자는 구급차등이 출동할 때에는 보건복지부령으로 정하는 바에 따라 응급구조사를 탑승시켜야 한다. 다만, 의사나 간호사가 탑승한 경우는 제외한다.
(응급의료법 시행규칙 제39조 : 응급구조사의 배치) 구급차등의 운용자는 응급환자를 이송하거나 이송하기 위하여 출동하는 때에는 법 제48조의 규정에 따라 그 구급차등에 응급구조사 1인 이상이 포함된 2인 이상의 인원이 항상 탑승하도록 하여야 한다. 다만, 의료법에 의한 의사 또는 간호사가 탑승한 경우에는 응급구조사가 탑승하지 아니할 수 있다.

89 「응급의료에 관한 법률」상 구급차등의 운용자와 의료기관의 장은 응급구조사의 출동사항, 응급환자의 중증도 분류 결과와 응급처치의 내용에 관한 기록을 다음 중 얼마 동안 보존하여야 하는가?

① 1년　　② 3년
③ 5년　　④ 10년

해설 **(응급의료법 시행규칙 제40조 제3항 : 출동 및 처치기록의 내용 및 방법)** 구급차등의 운용자와 의료기관의 장은 제2항에 따라 응급구조사등이 작성하여 제출한 출동사항, 응급환자의 중증도 분류 결과와 응급처치의 내용에 관한 기록을 3년간 보존해야 한다. 〈개정 2023.2.24.〉

Answer 88 ① 89 ②

90 「응급의료에 관한 법률」상 응급환자 이송업의 허가에 관한 설명으로 가장 올바르지 못한 것은?

① 이송업을 하려는 자는 보건복지부와 국토교통부의 공동부령으로 정하는 시설 등을 갖추어 관할 시·도지사의 허가를 받아야 한다.

② 이송업을 하려는 자는 둘 이상의 시·도에서 영업을 하려는 경우에는 해당 시·도별로 시·도지사의 허가를 받아야 한다

③ 이송업자가 대통령령으로 정하는 중요한 사항을 변경하려는 경우에는 관할 시·도지사의 변경허가를 받아야 하며, 시·도지사는 변경 허가의 신청을 받은 날부터 15일 이내에 변경허가 여부를 신청인에게 통지하여야 한다.

④ 시·도지사는 정한 기간 내에 변경허가 여부 또는 민원 처리 관련 법령에 따른 처리기간의 연장 여부를 신청인에게 통지하지 아니하면 그 기간이 끝난 날에 변경허가를 한 것으로 본다.

해설 (응급의료법 제51조 : 이송업의 허가 등)

① 이송업을 하려는 자는 보건복지부와 국토교통부의 공동부령으로 정하는 시설 등을 갖추어 관할 시·도지사의 허가를 받아야 한다. 이 경우 둘 이상의 시·도에서 영업을 하려는 경우에는 해당 시·도별로 시·도지사의 허가를 받아야 한다.

② 시·도지사는 제1항에 따라 허가를 하는 경우에는 시설의 규모 등을 고려하여 영업지역을 제한하여 허가할 수 있다.

③ 이송업자가 대통령령으로 정하는 중요한 사항을 변경하려는 경우에는 관할 시·도지사의 변경허가를 받아야 한다.

④ 시·도지사는 제3항에 따른 변경허가의 신청을 받은 날부터 15일 이내에 변경허가 여부를 신청인에게 통지하여야 한다.

⑤ 시·도지사는 제4항에서 정한 기간 내에 변경허가 여부 또는 민원 처리 관련 법령에 따른 처리기간의 연장 여부를 신청인에게 통지하지 아니하면 그 기간(민원 처리 관련 법령에 따라 처리기간이 연장 또는 재연장된 경우에는 해당 처리기간을 말한다)이 끝난 날의 다음 날에 변경허가를 한 것으로 본다.

⑥ 이송업자가 제3항의 사항 외에 대통령령으로 정하는 사항을 변경하려는 경우에는 관할 시·도지사에게 신고하여야 한다. 이 경우 관할 시·도지사는 그 내용을 검토하여 이 법에 적합하면 신고를 수리하여야 한다. 〈개정 2020. 12.29.〉

91 아래 내용은 「응급의료에 관한 법률」상 응급환자 이송업자에 관한 설명이다. 다음 중 올바르게 설명한 것을 모두 고른 것은?

가. 구급차등의 운용자는 관할 시·도에 소재하는 응급의료기관에 근무하는 전문의 중에서 2인 이상을 지도의사로 선임 또는 위촉하여야 한다.

나. 구급차등의 운용자는 응급환자를 이송하기 위하여 구급차등을 사용하는 경우 상담·구조·이송 및 응급처치를 지도받기 위하여 지도의사를 두거나 응급의료지원센터 또는 응급의료기관의 의사를 지도의사로 위촉하여야 한다.

다. 응급환자 이송업자가 휴업·폐업·재개업의 신고를 하고자 하는 때에는 휴업·폐업 또는 재개업한 날부터 30일 이내에 응급환자 이송업의 휴업·폐업·재개업신고서에 응급환자 이송업 허가증을 첨부(재개업의 경우 제외)하여 시·도지사에게 제출하여야 한다.

라. 응급환자 이송업자의 지위를 승계한 자는 60일 이내에 보건복지부령으로 정하는 바에 따라 관할 시·도지사에게 신고하여야 한다.

① 가, 나, 다　　② 가, 다

③ 나, 라　　④ 가, 나, 다, 라

Answer 90 ④ 91 ③

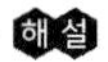 가. **(응급의료법 시행규칙 제42조 제1항)** 구급차등의 운용자(법 제44조 제1항 제2호에 따른 의료기관을 제외)는 관할 시·도에 소재하는 응급의료기관에 근무하는 전문의 중에서 1인 이상을 지도의사로 선임 또는 위촉하여야 한다.

나. **(응급의료법 제52조 제1항)** 구급차등의 운용자(제44조 제1항 제2호에 따른 의료기관을 제외한다)는 응급환자를 이송하기 위하여 구급차등을 사용하는 경우 상담·구조·이송 및 응급처치를 지도받기 위하여 지도의사를 두거나 응급의료지원센터 또는 응급의료기관의 의사를 지도의사로 위촉하여야 한다.

다. **(응급의료법 시행규칙 제43조)** 응급환자이송업자가 휴업·폐업·재개업의 신고를 하고자 하는 때에는 휴업·폐업 또는 재개업한 날부터 14일 이내에 별지 제22호서식의 응급환자이송업의 휴업·폐업·재개업신고서에 응급환자이송업허가증을 첨부(재개업의 경우 제외)하여 시·도지사에게 제출하여야 한다.

라. **(응급의료법 제54조 제3항)** 이송업자의 지위를 승계한 자는 60일 이내에 보건복지부령으로 정하는 바에 따라 관할 시·도지사에게 신고하여야 한다.

92 **「응급의료에 관한 법률」상 대통령령으로 정하는 대규모 행사를 개최하려는 자는 응급환자의 발생 시 신속하고 적절한 응급의료를 제공하기 위하여 보건복지부령으로 정하는 바에 따라 응급의료 인력 및 응급이송수단 등을 확보하여야 한다. 다음 중 대통령령으로 정하는 대규모 행사와 행사 개최자가 확보해야 하는 응급의료 인력이 가장 올바르게 짝지어진 것은?**

① 행사기간 중 순간 최대 관람객 1천명 이상이 예상되는 행사 – 응급구조사, 간호사 1명
② 행사기간 평균 관람객 1천명 이상이 예상되는 행사 – 의사, 간호사 3명
③ 행사기간 중 순간 최대 관람객 1만명 이상이 예상되는 행사 – 응급구조사, 간호사 2명
④ 행사기간 평균 관람객 1만명 이상이 예상되는 행사 – 의사, 간호사 2명

해설 **(응급의료법 시행령 제27조의3 : 대규모 행사의 범위)** 법 제54조의3에서 "대통령령으로 정하는 대규모 행사"란 행사기간 중 순간 최대 관람객이 1천명 이상이 될 것으로 예상되는 행사를 말한다. 다만, 「공연법」 제11조 제2항에 따라 재해대처계획의 신고가 수리된 행사는 제외한다. [본조신설 2021.12.28.]

(응급의료법 시행규칙 제44조의2 : 대규모 행사에서의 응급의료 인력 등 확보 의무) 법 제54조의3 및 영 제27조의3에 따른 대규모 행사를 개최하려는 자는 다음 각 호의 응급의료 인력과 응급이송수단을 확보해야 한다.

1. 응급의료 인력 : 응급구조사, 의사 또는 간호사 1명
2. 응급이송수단 : 구급차등 1대 [본조신설 2021.12.29.]

(응급의료법 제54조의3 : 대규모 행사에서의 응급의료 인력 등 확보 의무) 대통령령으로 정하는 대규모 행사를 개최하려는 자는 응급환자의 발생 시 신속하고 적절한 응급의료를 제공하기 위하여 보건복지부령으로 정하는 바에 따라 응급의료 인력 및 응급이송수단 등을 확보하여야 한다. [본조신설 2020.12.29.]

93 **「응급의료에 관한 법률」상 응급의료종사자의 면허취소 또는 자격정지 사유에 해당하지 않는 것은?**

① 구급차등을 운용하는 자가 이송처치료를 과다하게 징수한 경우
② 응급구조사가 직무상 알게 된 비밀을 누설하거나 공개한 경우
③ 응급의료종사자가 응급환자에게 설명·동의 의무를 위반한 경우
④ 응급의료종사자가 정당한 사유 없이 응급의료를 거부하거나 기피한 경우

Answer 92 ① 93 ③

3

해설 **(응급의료법 제55조 제1항)** 보건복지부장관은 응급의료종사자가 다음 각 호의 어느 하나에 해당하는 경우에는 그 면허 또는 자격을 취소하거나 6개월 이내의 기간을 정하여 그 면허 또는 자격을 정지시킬 수 있다. 〈개정 2020.4.7.〉

1. 제6조 제2항, 제8조, 제18조 제2항, 제39조, 제40조 또는 제49조 제1항을 위반한 경우
2. 제24조 제1항에 따른 이송처치료를 과다하게 징수하거나 같은 조 제2항을 위반하여 이송처치료 외에 별도의 비용을 징수한 때
3. 제32조 제2항을 위반하여 응급환자에게 중대한 불이익을 끼친 경우

3의2. 제36조의2 제3항 또는 제5항을 위반하여 다른 사람에게 자기의 성명을 사용하여 제41조에 따른 응급구조사의 업무를 수행하게 하거나 응급구조사 자격증을 다른 사람에게 빌려준 경우

4. 제37조의 결격사유에 해당하게 된 경우
5. 제42조를 위반하여 의사로부터 구체적인 지시를 받지 아니하고 응급처치를 한 경우
6. 제43조 제1항에 따른 보수교육을 받지 아니한 경우
7. 그 밖에 이 법 또는 이 법에 따른 명령을 위반한 경우

(응급의료법 제6조 제2항) 응급의료종사자는 업무 중에 응급의료를 요청받거나 응급환자를 발견하면 즉시 응급의료를 하여야 하며 정당한 사유 없이 이를 거부하거나 기피하지 못한다.

(응급의료법 제8조 : 응급환자에 대한 우선 응급의료 등)

(응급의료법 제18조 : 환자가 여러 명 발생한 경우의 조치)

① 보건복지부장관, 시·도지사 또는 시장·군수·구청장은 재해 등으로 환자가 여러 명 발생한 경우에는 응급의료종사자에게 응급의료 업무에 종사할 것을 명하거나, 의료기관의 장 또는 구급차등을 운용하는 자에게 의료시설을 제공하거나 응급환자 이송 등의 업무에 종사할 것을 명할 수 있으며, 중앙행정기관의 장 또는 관계 기관의 장에게 협조를 요청할 수 있다. 〈개정 2023.8.8.〉

② 응급의료종사자, 의료기관의 장 및 구급차등을 운용하는 자는 정당한 사유가 없으면 제1항에 따른 명령을 거부할 수 없다.

(응급의료법 제39조 : 응급구조사의 준수 사항)

(응급의료법 제40조) 응급구조사는 직무상 알게 된 비밀을 누설하거나 공개하여서는 아니 된다.

(응급의료법 제49조 제1항) 응급구조사가 출동한 때에는 보건복지부령으로 정하는 바에 따라 지체 없이 출동 사항, 제31조의4에 따른 응급환자의 중증도 분류 결과, 처치 내용 등을 기록하고 이를 소속 구급차등의 운용자와 해당 응급환자의 진료의사에게 제출하여야 한다. 다만, 응급구조사를 갈음하여 의사나 간호사가 탑승한 경우에는 탑승한 의사(간호사만 탑승한 경우에는 탑승 간호사)가 출동 및 처치 기록과 관련한 응급구조사의 임무를 수행하여야 한다. 〈개정 2021.12.21.〉

94 「응급의료에 관한 법률」상 보건복지부장관, 시·도지사 또는 시장·군수·구청장이 의료기관이나 이송업자 또는 구급차등을 운용하는 자에게 의료기관등의 개설 또는 영업에 관한 허가취소 또는 6개월간의 업무정지를 명할 수 있는 사유에 해당하지 않는 것은?

① 구급차등에 응급환자에게 응급처치를 할 수 있도록 구비된 구급의약품의 적정상태를 유지하기 위하여 필요한 조치를 시행하지 않은 경우

② 의료기관의 구급차등 운용자가 자기 명의로 다른 사람에게 구급차등을 운용하게 한 경우

③ 응급구조사가 다른 사람에게 자기의 성명을 사용하여 응급구조사의 업무를 수행하게 하거나 응급구조사 자격증을 다른 사람에게 빌려준 경우

④ 응급의료기관이 응급환자를 위한 예비병상을 응급환자가 아닌 사람에게 사용하게 한 경우

Answer 94 ③

해설 (응급의료법 제55조 제3항 : 응급의료종사자의 면허 · 자격정지 등) 보건복지부장관, 시 · 도지사 또는 시장 · 군수 · 구청장은 의료기관이나 이송업자 또는 구급차등을 운용하는 자가 다음 각 호의 어느 하나에 해당하는 경우에는 의료기관 등의 개설 또는 영업에 관한 허가를 취소(신고대상인 경우에는 폐쇄를 말한다.)하거나 6개월 이내의 기간을 정하여 그 업무의 정지를 명할 수 있다. 〈개정 2021.3.23.〉

1. 제18조 제2항, 제28조 제3항, 제32조 제1항, 제33조 제1항, 제35조의2 제1항, 제44조 제3항, 제44조의2 제2항, 제44조의4(구급차등의 운용자의 명의이용 금지), 제45조 제1항, 제46조의2, 제47조 제1항 · 제2항, 제48조, 제49조 제3항 · 제4항, 제51조 제3항부터 제5항까지, 제52조 제1항, 제53조, 제54조 제3항, 제54조의2 또는 제59조를 위반한 경우
2. 제22조 제1항에 따른 미수금의 대지급을 부정하게 청구한 경우
3. 제24조 제1항에 따른 이송처치료를 과다하게 징수하거나 같은 조 제2항을 위반하여 이송처치료 외에 별도의 비용을 징수한 때
4. 제34조에 따라 당직의료기관으로 지정받은 자가 응급의료를 하지 아니한 경우
5. 제50조 제1항에 따른 시정명령 · 정지명령 등 필요한 조치를 따르지 아니한 경우
6. 그 밖에 이 법 또는 이 법에 따른 명령을 위반한 경우

(응급의료법 제33조 제1항 : 예비병상의 확보) 응급의료기관은 응급환자를 위한 예비병상을 확보하여야 하며, 예비병상을 응급환자가 아닌 사람이 사용하게 하여서는 아니 된다.

(응급의료법 제44조의4 : 구급차등의 운용자의 명의이용 금지) 제44조 제1항 제2호부터 제5호까지의 구급차등 운용자는 자기 명의로 다른 사람에게 구급차등을 운용하게 할 수 없다.

[본조신설 2021.3.23.]

(응급의료법 제47조 제1항 : 구급차등의 장비) 구급차등에는 응급환자에게 응급처치를 할 수 있도록 의료장비 및 구급의약품 등을 갖추어야 하며, 구급차등이 속한 기관 · 의료기관 및 응급의료지원센터와 통화할 수 있는 통신장비를 갖추어야 한다. 이 경우 구급의약품의 적정상태를 유지하기 위하여 필요한 조치를 시행하여야 한다. 〈개정 2021.3.23.〉

(응급의료법 제55조 제1항 : 응급의료종사자의 면허 · 자격정지 등) 보건복지부장관은 응급의료종사자가 다음 각 호의 어느 하나에 해당하는 경우에는 그 면허 또는 자격을 취소하거나 6개월 이내의 기간을 정하여 그 면허 또는 자격을 정지시킬 수 있다. 〈개정 2020.4.7.〉

3의2. 제36조의2 제3항 또는 제5항을 위반하여 다른 사람에게 자기의 성명을 사용하여 제41조에 따른 응급구조사의 업무를 수행하게 하거나 응급구조사 자격증을 다른 사람에게 빌려준 경우

3

95 「응급의료에 관한 법률」상 보건복지부장관, 시 · 도지사 또는 시장 · 군수 · 구청장이 청문을 실시하여야 하는 사유에 해당하지 않는 것은?

① 미수금 대지급금의 결손처분
② 의료기관 등의 영업허가 취소
③ 응급의료종사자의 면허자격 취소
④ 지역응급의료센터의 지정취소

해설 **(응급의료법 제56조 : 청문)** 보건복지부장관, 시 · 도지사 또는 시장 · 군수 · 구청장은 다음 각 호의 어느 하나에 해당하는 처분을 하려면 청문을 하여야 한다.

1. 제35조 제1항에 따른 응급의료기관의 지정의 취소
2. 제55조 제1항에 따른 응급의료종사자의 면허 또는 자격의 취소
3. 제55조 제3항에 따른 의료기관 등의 개설 또는 영업에 관한 허가의 취소 및 폐쇄 명령

Answer 95 ①

96 「응급의료에 관한 법률」상 응급구조사, 구급차, 중앙응급의료센터 · 권역응급의료센터 · 권역외상센터 · 전문응급의료센터 · 지역응급의료센터 · 지역외상센터 · 지역응급의료기관 또는 응급의료지원센터가 아니면 각각의 명칭 또는 이와 유사한 명칭을 사용하지 못한다. 다음 중 응급환자 진료와 관련된 명칭이나 표현을 사용하거나 외부에 표기해서는 안되는 의료기관에 해당하는 것은?

① 보건복지부령으로 정하는 시설 · 인력 등을 갖추어 시장 · 군수 · 구청장에게 신고한 의료기관

② 「응급의료에 관한 법률」에 따라 지정받은 응급의료기관

③ 요양병원

④ 종합병원

해설 (응급의료법 제59조 : 유사명칭 사용 금지)

① 이 법에 따른 응급구조사, 구급차, 중앙응급의료센터 · 권역응급의료센터 · 권역외상센터 · 전문응급의료센터 · 지역응급의료센터 · 지역외상센터 · 지역응급의료기관 또는 응급의료지원센터가 아니면 각각의 명칭 또는 이와 유사한 명칭을 사용하지 못한다.

② 다음 각 호 외의 의료기관은 응급환자 진료와 관련된 명칭이나 표현을 사용하거나 외부에 표기하여서는 아니 된다. 〈개정 2020.12.29.〉

1. 이 법에 따라 지정받은 응급의료기관
2. 제35조의2 제1항에 따라 신고한 의료기관
3. 종합병원

97 「응급의료에 관한 법률」상 1년 이하의 징역 또는 1천만원 이하의 벌금에 해당하는 경우는?

2015 인천 기출유사

① 응급의료를 방해하거나 시설 등을 파괴 · 손상한 경우

② 응급의료 종사 명령을 거부한 경우

③ 응급환자에 대한 응급의료를 거부한 경우

④ 직무상 비밀 준수 의무를 위반한 경우

해설 (응급의료법 제60조 : 벌칙)

① 의료기관의 응급실에서 응급의료종사자(의료기사와 「간호법」 제6조에 따른 간호조무사 포함)를 폭행하여 상해에 이르게 한 사람은 10년 이하의 징역 또는 1천만원 이상 1억원 이하의 벌금에 처하고, 중상해에 이르게 한 사람은 3년 이상의 유기징역에 처하며, 사망에 이르게 한 사람은 무기 또는 5년 이상의 징역에 처한다. 〈개정 2024.9.20.〉

② 다음 각 호의 어느 하나에 해당하는 자는 5년 이하의 징역 또는 5천만원 이하의 벌금에 처한다. 〈개정 2023.8.8.〉

1. 제12조 제1항을 위반하여 응급의료를 방해하거나 의료용 시설 등을 파괴 · 손상 또는 점거한 사람
2. 응급구조사의 자격인정을 받지 못하고 응급구조사를 사칭하여 응급구조사 업무를 한 사람
3. 이송업 허가를 받지 아니하고 이송업을 한 자

③ 다음 각 호의 어느 하나에 해당하는 사람은 3년 이하의 징역 또는 3천만원 이하의 벌금에 처한다. 〈개정 2020.4.7.〉

1. 응급의료를 거부 또는 기피한 응급의료종사자

1의2. 다른 사람에게 자기의 성명을 사용하여 응급구조사의 업무를 수행하게 한 자

1의3. 다른 사람에게 자격증을 빌려주거나 빌린 자

1의4. 자격증을 빌려주거나 빌리는 것을 알선한 자

2. 비밀 준수 의무를 위반한 사람. 다만, 고소가 있어야 공소를 제기할 수 있다.

3. 의사로부터 구체적인 지시를 받지 아니하고 응급처치를 한 응급구조사

Answer 96 ③ 97 ②

④ 다음 각 호의 어느 하나에 해당하는 자는 1년 이하의 징역 또는 1천만원 이하의 벌금에 처한다. 〈개정 2021.3.23.〉
1. 제18조 제2항을 위반한 응급의료종사자, 의료기관의 장 및 구급차등을 운용하는 자
2. 제44조 제1항을 위반하여 구급차등을 운용한 자
3. 제44조의4를 위반하여 자기 명의로 다른 사람에게 구급차등을 운용하게 한 자
4. 제45조 제1항을 위반하여 구급차등을 다른 용도에 사용한 자

(응급의료법 제18조 : 환자가 여러 명 발생한 경우의 조치)
① 보건복지부장관, 시·도지사 또는 시장·군수·구청장은 재해 등으로 환자가 여러 명 발생한 경우에는 응급의료종사자에게 응급의료 업무에 종사할 것을 명하거나, 의료기관의 장 또는 구급차등을 운용하는 자에게 의료시설을 제공하거나 응급환자 이송 등의 업무에 종사할 것을 명할 수 있으며, 중앙행정기관의 장 또는 관계 기관의 장에게 협조를 요청할 수 있다. 〈개정 2023.8.8.〉
② 응급의료종사자, 의료기관의 장 및 구급차등을 운용하는 자는 정당한 사유가 없으면 제1항에 따른 명령을 거부할 수 없다.

98 환자 보호자 P씨는 S병원 응급실에서 행패를 부리고 기물을 파손하였다. 다음 중 「응급의료에 관한 법률」상 해당하는 벌칙은? 2015 전북 기출유사

① 10년 이하의 징역 또는 1천만원 이상 1억원 이하의 벌금
② 5년 이하의 징역 또는 5천만원 이하의 벌금
③ 3년 이하의 징역 또는 3천만원 이하의 벌금
④ 1년 이하의 징역 또는 1천만원 이하의 벌금

해설 **(응급의료법 제60조 제2항)** 97번 문제 해설 참조

99 「응급의료에 관한 법률」상 1년 이하의 징역 또는 1천만원 이하의 벌금에 해당하는 경우가 아닌 것은?

① 건설공사 현장에서 경상을 입은 사람을 의료기관에 안내하는 용도로 구급차등을 사용한 사람
② 시장·군수·구청장이 재해 등으로 환자가 여러 명 발생하여 응급의료종사자에게 응급의료 업무에 종사할 것을 명하였으나 이를 거부한 응급의료종사자
③ 의료기관 응급실에서 응급의료종사자 중 한 명인 간호조무사를 폭행해 상해에 이르게 한 사람
④ 응급환자이송업의 허가를 받지 않은 사람이 구급차등을 운용한 경우

해설 **(응급의료법 제60조 제4항 : 벌칙)** 다음 각 호의 어느 하나에 해당하는 자는 1년 이하의 징역 또는 1천만원 이하의 벌금에 처한다. 〈개정 2021.3.23.〉
1. 제18조 제2항을 위반한 응급의료종사자, 의료기관의 장 및 구급차등을 운용하는 자
2. 제44조 제1항을 위반하여 구급차등을 운용한 자
3. 제44조의4를 위반하여 자기 명의로 다른 사람에게 구급차등을 운용하게 한 자
4. 제45조 제1항을 위반하여 구급차등을 다른 용도에 사용한 자

(응급의료법 제18조 : 환자가 여러 명 발생한 경우의 조치)
① 보건복지부장관, 시·도지사 또는 시장·군수·구청장은 재해 등으로 환자가 여러 명 발생한 경우에는 응급의료종사자에게 응급의료 업무에 종사할 것을 명하거나, 의료기관의 장 또는 구급차등을 운용하는 자에게 의료시설을 제공하거나 응급환자 이송 등의 업무에 종사할 것을 명할 수 있으며, 중앙행정기관의 장 또는 관계 기관의 장에게 협조를 요청할 수 있다. 〈개정 2023.8.8.〉
② 응급의료종사자, 의료기관의 장 및 구급차등을 운용하는 자는 정당한 사유가 없으면 제1항에 따른 명령을 거부할 수 없다.

Answer 98 ② 99 ③

(응급의료법 제44조 제1항 : 구급차등의 운용자) 다음 각 호의 어느 하나에 해당하는 자 외에는 구급차등을 운용할 수 없다.

1. 국가 또는 지방자치단체
2. 「의료법」 제3조에 따른 의료기관
3. 다른 법령에 따라 구급차등을 둘 수 있는 자
4. 이 법에 따라 응급환자이송업의 허가를 받은 자
5. 응급환자의 이송을 목적사업으로 하여 보건복지부장관의 설립허가를 받은 비영리법인

(응급의료법 제45조 제1항 : 다른 용도에의 사용 금지) 구급차등은 다음 각 호의 용도 외에는 사용할 수 없다.

1. 응급환자 이송
2. 응급의료를 위한 혈액, 진단용 검사대상물 및 진료용 장비 등의 운반
3. 응급의료를 위한 응급의료종사자의 운송
4. 사고 등으로 현장에서 사망하거나 진료를 받다가 사망한 사람을 의료기관 등에 이송
5. 그 밖에 보건복지부령으로 정하는 용도

(응급의료법 시행규칙 제37조 : 구급차등의 용도) 법 제45조 제1항 제5호에서 "보건복지부령으로 정하는 용도"란 다음 각 호의 용도를 말한다.

1. 「지역보건법」 제2조 제1호에 따른 지역보건의료기관에서 행하는 보건사업의 수행에 필요한 업무
2. 구급차등의 이용이 불가피한 척추장애환자 또는 거동이 불편한 환자의 이송
3. 다수인이 모이는 행사 등에서 발생되는 응급환자 이송을 위한 대기

(응급의료법 제60조 제1항 : 벌칙) 「의료법」 제3조에 따른 의료기관의 응급실에서 응급의료종사자(의료기사와 간호조무사 포함)를 폭행하여 상해에 이르게 한 사람은 10년 이하의 징역 또는 1천만원 이상 1억원 이하의 벌금에 처하고, 중상해에 이르게 한 사람은 3년 이상의 유기징역에 처하며, 사망에 이르게 한 사람은 무기 또는 5년 이상의 징역에 처한다.

의료관계법규

04

감염병의 예방 및 관리에 관한 법률 (약칭 : 감염병예방법)

04 감염병의 예방 및 관리에 관한 법률

01 다음 중 「감염병의 예방 및 관리에 관한 법률」의 목적에 해당하는 것은? 2020 충남 기출유사

① 공공보건의료의 기본적인 사항을 정하여 국민에게 양질의 공공보건의료를 효과적으로 제공함으로써 국민보건의 향상에 이바지함을 목적으로 한다.

② 국민 건강에 위해가 되는 감염병의 발생과 유행을 방지하고, 그 예방 및 관리를 위하여 필요한 사항을 규정함으로써 국민 건강의 증진 및 유지에 이바지함을 목적으로 한다.

③ 국민의료에 필요한 사항을 규정함으로써 국민의 건강을 보호하고 증진하는 데에 있다.

④ 우리나라로 들어오거나 외국으로 나가는 운송수단, 사람 및 화물을 검역하는 절차와 감염병을 예방하기 위한 조치에 관한 사항을 규정하여 국내외로 감염병이 번지는 것을 방지함으로써 국민의 건강을 유지·보호하는 것을 목적으로 한다.

해설 **(감염병의 예방 및 관리에 관한 법률 제1조)** 이 법은 국민 건강에 위해가 되는 감염병의 발생과 유행을 방지하고, 그 예방 및 관리를 위하여 필요한 사항을 규정함으로써 국민 건강의 증진 및 유지에 이바지함을 목적으로 한다.

① **(공공보건의료에 관한 법률 제1조)** 공공보건의료의 기본적인 사항을 정하여 국민에게 양질의 공공보건의료를 효과적으로 제공함으로써 국민보건의 향상에 이바지함을 목적으로 한다.

③ **(의료법 제1조)** 모든 국민이 수준 높은 의료 혜택을 받을 수 있도록 국민의료에 필요한 사항을 규정함으로써 국민의 건강을 보호하고 증진하는 데에 목적이 있다.

④ **(검역법 제1조)** 우리나라로 들어오거나 외국으로 나가는 사람, 운송수단 및 화물을 검역하는 절차와 감염병을 예방하기 위한 조치에 관한 사항을 규정하여 국내외로 감염병이 번지는 것을 방지함으로써 국민의 건강을 유지·보호하는 것을 목적으로 한다.

02 「감염병의 예방 및 관리에 관한 법률」상 갑작스러운 국내 유입 또는 유행이 예견되어 긴급한 예방·관리가 필요하여 질병관리청장이 보건복지부장관과 협의하여 지정하는 감염병이 아닌 것은?

① 관리대상 해외 신종감염병　② 제1급감염병 및 제2급감염병

③ 제3급감염병　④ 제4급감염병

해설 **(감염병예방법 제2조 제5호)** "제4급감염병"이란 제1급감염병부터 제3급감염병까지의 감염병 외에 유행 여부를 조사하기 위하여 표본감시 활동이 필요한 감염병을 말한다. 다만, 질병관리청장이 지정하는 감염병을 포함한다. 〈개정 2023.8.8.〉

① **(감염병예방법 제2조 제20호)** "관리대상 해외 신종감염병"이란 기존 감염병의 변이 및 변종 또는 기존에 알려지지 아니한 새로운 병원체에 의해 발생하여 국제적으로 보건문제를 야기하고 국내 유입에 대비하여야 하는 감염병으로서 질병관리청장이 보건복지부장관과 협의하여 지정하는 것을 말한다.

Answer 01 ② 02 ④

② **(감염병예방법 제2조 제2호)** "제1급감염병"이란 생물테러감염병 또는 치명률이 높거나 집단 발생의 우려가 커서 발생 또는 유행 즉시 신고하여야 하고, 음압격리와 같은 높은 수준의 격리가 필요한 감염병으로서 감염병을 말한다. 다만, 갑작스러운 국내 유입 또는 유행이 예견되어 긴급한 예방·관리가 필요하여 질병관리청장이 보건복지부장관과 협의하여 지정하는 감염병을 포함한다.
[질병관리청장이 지정하는 감염병의 종류 고시(질병관리청고시 제2025-10호) 제1호] 〈개정 2025.9.8.〉
가. 니파바이러스감염증
(감염병예방법 제2조 제3호) "제2급감염병"이란 전파가능성을 고려하여 발생 또는 유행 시 24시간 이내에 신고하여야 하고, 격리가 필요한 감염병을 말한다. 다만, 갑작스러운 국내 유입 또는 유행이 예견되어 긴급한 예방·관리가 필요하여 질병관리청장이 보건복지부장관과 협의하여 지정하는 감염병을 포함한다.
③ **(감염병예방법 제2조 제4호)** "제3급감염병"이란 그 발생을 계속 감시할 필요가 있어 발생 또는 유행 시 24시간 이내에 신고하여야 하는 감염병을 말한다. 다만, 갑작스러운 국내 유입 또는 유행이 예견되어 긴급한 예방·관리가 필요하여 질병관리청장이 보건복지부장관과 협의하여 지정하는 감염병을 포함한다.
[질병관리청장이 지정하는 감염병의 종류 고시(질병관리청고시 제2025-10호) 제2호] 〈개정 2025.9.8.〉
가. 엠폭스(MPOX)

03 아래 내용은 「감염병의 예방 및 관리에 관한 법률」상 감염병의 종류별 내용을 설명한 것이다. 다음 중 올바르게 설명한 것을 모두 고른 것은?

가. "생물테러감염병"이란 고의 또는 테러 등을 목적으로 이용된 병원체에 의해 발생된 감염병 중 질병관리청장이 고시하는 감염병을 말한다.
나. "세계보건기구 감시대상 감염병"이란 기존 감염병의 변이 및 변종 또는 기존에 알려지지 아니한 새로운 병원체에 의해 발생하여 국제적으로 보건문제를 야기하고 국내 유입에 대비하여야 하는 감염병으로서 질병관리청장이 고시하는 감염병을 말한다.
다. "의료관련감염병"이란 환자나 임산부 등이 의료행위를 적용받는 과정에서 발생한 감염병으로서 감시활동이 필요하여 질병관리청장이 고시하는 감염병을 말한다.
라. "인수공통감염병"이란 동물과 사람 간에 서로 전파되는 병원체에 의하여 발생되는 감염병 중 보건복지부장관이 고시하는 감염병을 말한다.

① 가, 나, 다
② 가, 다
③ 나, 라
④ 가, 나, 다, 라

해설 나. **(감염병예방법 제2조 제8호)** "세계보건기구 감시대상 감염병"이란 세계보건기구가 국제공중보건의 비상사태에 대비하기 위하여 감시대상으로 정한 질환으로서 질병관리청장이 고시하는 감염병을 말한다.
(감염병예방법 제2조 제20호) "관리대상 해외 신종감염병"이란 기존 감염병의 변이 및 변종 또는 기존에 알려지지 아니한 새로운 병원체에 의해 발생하여 국제적으로 보건문제를 야기하고 국내 유입에 대비하여야 하는 감염병으로서 질병관리청장이 보건복지부장관과 협의하여 지정하는 것을 말한다.
라. **(감염병예방법 제2조 제11호)** "인수공통감염병"이란 동물과 사람 간에 서로 전파되는 병원체에 의하여 발생되는 감염병 중 질병관리청장이 고시하는 감염병을 말한다.

04 「감염병의 예방 및 관리에 관한 법률」상 질병관리청장이 고시하는 감염병이 아닌 것은?

① 관리대상 해외 신종감염병
② 기생충감염병
③ 세계보건기구 감시대상 감염병
④ 인수공통감염병

Answer 03 ② 04 ①

해설 (감염병예방법 제2조 제20호) "관리대상 해외 신종감염병"이란 기존 감염병의 변이 및 변종 또는 기존에 알려지지 아니한 새로운 병원체에 의해 발생하여 국제적으로 보건문제를 야기하고 국내 유입에 대비하여야 하는 감염병으로서 질병관리청장이 보건복지부장관과 협의하여 지정하는 것을 말한다.

② (감염병예방법 제2조 제6호) "기생충감염병"이란 기생충에 감염되어 발생하는 감염병 중 질병관리청장이 고시하는 감염병을 말한다.

③ (감염병예방법 제2조 제8호) "세계보건기구 감시대상 감염병"이란 세계보건기구가 국제공중보건의 비상사태에 대비하기 위하여 감시대상으로 정한 질환으로서 질병관리청장이 고시하는 감염병을 말한다.

④ (감염병예방법 제2조 제11호) "인수공통감염병"이란 동물과 사람 간에 서로 전파되는 병원체에 의하여 발생되는 감염병 중 질병관리청장이 고시하는 감염병을 말한다.

05 「감염병의 예방 및 관리에 관한 법률」에 따른 제1급감염병에 대한 설명으로 옳은 것은? 2025 경북 기출유사

① 그 발생을 계속 감시할 필요가 있어 발생 또는 유행 시 24시간 이내에 신고하여야 하는 감염병

② 생물테러감염병 또는 치명률이 높거나 집단 발생의 우려가 커서 발생 또는 유행 즉시 신고하여야 하고, 음압격리와 같은 높은 수준의 격리가 필요한 감염병

③ 유행 여부를 조사하기 위하여 표본감시 활동이 필요한 감염병

④ 전파가능성을 고려하여 발생 또는 유행 시 24시간 이내에 신고하여야 하고, 격리가 필요한 감염병

해설 (감염병예방법 제2조 제2호) "제1급감염병"이란 생물테러감염병 또는 치명률이 높거나 집단 발생의 우려가 커서 발생 또는 유행 즉시 신고하여야 하고, 음압격리와 같은 높은 수준의 격리가 필요한 감염병을 말한다.
(감염병예방법 제2조 제3호) "제2급감염병"이란 전파가능성을 고려하여 발생 또는 유행 시 24시간 이내에 신고하여야 하고, 격리가 필요한 감염병을 말한다.
(감염병예방법 제2조 제4호) "제3급감염병"이란 그 발생을 계속 감시할 필요가 있어 발생 또는 유행 시 24시간 이내에 신고하여야 하는 감염병을 말한다.
(감염병예방법 제2조 제5호) "제4급감염병"이란 제1급감염병부터 제3급감염병까지의 감염병 외에 유행 여부를 조사하기 위하여 표본감시 활동이 필요한 감염병을 말한다.

06 「감염병 예방 및 관리에 관한 법률」상 감염병의 종류를 설명한 것이다. 제1급~제4급의 순서대로 올바르게 나열한 것은? 2025 전북 기출유사

가. 발생을 계속 감시할 필요가 있어 발생 또는 유행 시 24시간 이내에 신고하여야 하는 감염병
나. 유행 여부를 조사하기 위하여 표본감시 활동이 필요한 감염병
다. 전파가능성을 고려하여 발생 또는 유행 시 24시간 이내에 신고하여야 하고 격리가 필요한 감염병
라. 치명률이 높거나 집단 발생의 우려가 커서 발생 또는 유행 즉시 신고하여야 하고 음압격리와 같은 높은 수준의 격리가 필요한 감염병

① 가 - 나 - 다 - 라
② 나 - 다 - 라 - 가
③ 라 - 가 - 나 - 다
④ 라 - 다 - 가 - 나

해설 (감염병예방법 제2조 : 정의) 5번 문제 해설 참조

Answer 05 ② 06 ④

07 「감염병의 예방 및 관리에 관한 법률」상 고의 또는 테러 등을 목적으로 이용된 병원체에 의하여 발생된 감염병이 아닌 것은?

① 마버그열
② 라싸열
③ 에볼라바이러스병
④ 웨스트나일열

해설 ④ 웨스트나일열 – 제3급감염병

(감염병예방법 제2조 제2호) "제1급감염병"이란 생물테러감염병 또는 치명률이 높거나 집단 발생의 우려가 커서 발생 또는 유행 즉시 신고하여야 하고, 음압격리와 같은 높은 수준의 격리가 필요한 감염병으로서 다음 각 목의 감염병 17개

– 에볼라바이러스병, 마버그열, 라싸열, 크리미안콩고출혈열, 남아메리카출혈열, 리프트밸리열, 두창, 페스트, 탄저, 보툴리눔독소증, 야토병, 신종감염병증후군, 중증급성호흡기증후군(SARS), 중동호흡기증후군(MERS), 동물인플루엔자 인체감염증, 신종인플루엔자, 디프테리아

(감염병예방법 제2조 제9호) "생물테러감염병"이란 고의 또는 테러 등을 목적으로 이용된 병원체에 의하여 발생된 감염병 중 질병관리청장이 고시하는 감염병을 말한다.

08 「감염병의 예방 및 관리에 관한 법률」상 생물테러감염병 또는 치명률이 높거나 집단발생의 우려가 커서 발생 또는 유행 즉시 신고하여야 하고, 음압격리와 같은 높은 수준의 격리가 필요한 감염병을 모두 고른 것은?

2023 경북·전북, 2025 충청 기출유사

가. 보툴리눔독소증	나. 신종감염병증후군
다. 엠폭스(MPOX)	라. 중동호흡기증후군
마. 지카바이러스감염증	바. 코로나바이러스감염증–19

① 가, 나, 라
② 가, 마, 바
③ 나, 다, 라
④ 다, 마, 바

해설 (감염병예방법 제2조 제2호) : 7번 문제 해설 참조

09 「감염병의 예방 및 관리에 관한 법률」상 제1급감염병에 대한 설명으로 틀린 것은?

2024 경기 기출유사

① 야토병은 제1급감염병이다.
② 보툴리눔독소증은 제1급감염병이다.
③ 제1급감염병은 음압격리가 필요하다.
④ 발생 유행 방지를 위해 24시간 격리해야 한다.

해설 (감염병예방법 제2조 제2호 : 정의) : 7번 문제 해설 참조

(감염병예방법 제2조 제3호) "제2급감염병"이란 전파가능성을 고려하여 발생 또는 유행 시 24시간 이내에 신고하여야 하고, 격리가 필요한 다음 각 목의 감염병을 말한다. 다만, 갑작스러운 국내 유입 또는 유행이 예견되어 긴급한 예방·관리가 필요하여 질병관리청장이 보건복지부장관과 협의하여 지정하는 감염병을 포함한다.

Answer 07 ④ 08 ① 09 ④

10 「감염병의 예방 및 관리에 관한 법률」상 감염병에 대한 설명으로 가장 올바른 것은?

① 제1급감염병 – 치명률이 높거나 집단 발생의 우려가 커서 발생 또는 유행 즉시 신고하여야 하는 감염병 – 두창, 페스트, 보툴리눔독소증, 신종인플루엔자

② 제2급감염병 – 전파가능성을 고려하여 발생 또는 유행 시 24시간 이내에 신고하여야 하고, 격리가 필요한 감염병 – 디프테리아, 일본뇌염, 백일해

③ 제3급감염병 – 그 발생을 계속 감시할 필요가 있어 발생 또는 유행 시 24시간 이내에 신고하여야 하는 감염병 – 결핵, 성홍열, 공수병

④ 제4급감염병 – 유행 여부를 조사하기 위해 표본감시 활동이 필요한 감염병 – 인플루엔자, 장흡충증, 쯔쯔가무시증

해설 **(감염병예방법 제2조 제2호 : "제1급감염병" 18개)** : 7번 문제 해설 참조
② 디프테리아(1급), 일본뇌염(3급), 백일해(2급)
③ 결핵(2급), 성홍열(2급), 공수병(3급)
④ 인플루엔자(4급), 장흡충증(4급), 쯔쯔가무시증(3급)

11 「감염병의 예방 및 관리에 관한 법률」상 제1급 – 제2급 – 제3급 – 제4급감염병 순서대로 올바르게 나열된 것은? 2020 전남 기출유사

① 결핵 – 유행성이하선염병 – 황열 – 뎅기열

② 야토병 – 백일해 – 진드기매개뇌염 – 사람유두종바이러스 감염증

③ 콜레라 – 수두 – 발진열 – 매독

④ A형간염 – 디프테리아 – 큐열 – 신종감염병증후군

해설 야토병(1급) – 백일해(2급) – 진드기매개뇌염(3급) – 사람유두종바이러스(4급)
① 결핵(2급) – 유행성이하선염병(2급) – 황열(3급) – 뎅기열(3급)
③ 콜레라(2급) – 수두(2급) – 발진열(3급) – 매독(3급)
④ A형간염(2급) – 디프테리아(1급) – 큐열(3급) – 신종감염병증후군(1급)

(감염병예방법 제2조 제2호 : "제1급감염병" 18개)
– 에볼라바이러스병, 마버그열, 라싸열, 크리미안콩고출혈열, 남아메리카출혈열, 리프트밸리열, 두창, 페스트, 탄저, 보툴리눔독소증, 야토병, 신종감염병증후군, 중증급성호흡기증후군(SARS), 중동호흡기증후군(MERS), 동물인플루엔자 인체감염증, 신종인플루엔자, 디프테리아, 니파바이러스감염증

(감염병예방법 제2조 제3호 : "제2급감염병" 21개) 〈개정 2023.6.13.〉
– 결핵, 수두, 홍역, 콜레라, 장티푸스, 파라티푸스, 세균성이질, 장출혈성대장균감염증, A형간염, 백일해, 유행성이하선염, 풍진, 폴리오, 수막구균 감염증, b형헤모필루스인플루엔자, 폐렴구균 감염증, 한센병, 성홍열, 반코마이신내성황색포도알균(VRSA) 감염증, 카바페넴내성장내세균목(CRE) 감염증, E형간염

(감염병예방법 제2조 제4호 : "제3급감염병" 28개) 〈개정 2023.8.8.〉
– 파상풍, B형간염, 일본뇌염, C형간염, 말라리아, 레지오넬라증, 비브리오패혈증, 발진티푸스, 발진열, 쯔쯔가무시증, 렙토스피라증, 브루셀라증, 공수병, 신증후군출혈열, 후천성면역결핍증(AIDS), 크로이츠펠트–야콥병(CJD) 및 변종크로이츠펠트–야콥병(vCJD), 황열, 뎅기열, 큐열, 웨스트나일열, 라임병, 진드기매개뇌염, 유비저, 치쿤구니야열, 중증열성혈소판 감소증후군(SFTS), 지카바이러스 감염증, 매독, 엠폭스

(감염병예방법 제2조 제5호 : "제4급감염병" 23개) 〈개정 2023.8.8.〉
– 인플루엔자, 회충증, 편충증, 요충증, 간흡충증, 폐흡충증, 장흡충증, 수족구병, 임질, 클라미디아감염증, 연성하감, 성기단순포진, 첨규콘딜롬, 반코마이신내성장알균(VRE) 감염증, 메티실린내성황색포도알균(MRSA) 감염증, 다제내성녹농균(MRPA) 감염증, 다제내성아시네토박터바우마니균(MRAB) 감염증, 장관감염증, 급성호흡기감염증, 해외유입기생충감염증, 엔테로바이러스감염증, 사람유두종바이러스 감염증, 코로나바이러스감염증–19

Answer 10 ① 11 ②

12 「감염병의 예방 및 관리에 관한 법률」상 제2급감염병의 정의로 가장 올바른 것은?

① 그 발생을 계속 감시할 필요가 있어 발생 또는 유행 시 24시간 이내에 신고해야 하는 감염병
② 유행 여부를 조사하기 위하여 표본감시 활동이 필요한 다음 각 목의 감염병
③ 전파가능성을 고려해 발생 또는 유행 시 24시간 이내에 신고해야 하고, 격리가 필요한 감염병
④ 치명률이 높거나 집단 발생의 우려가 커서 발생 또는 유행 즉시 신고하여야 하고, 음압격리와 같은 높은 수준의 격리가 필요한 감염병

해설 **(감염병예방법 제2조 제3호)** "제2급감염병"이란 전파가능성을 고려하여 발생 또는 유행 시 24시간 이내에 신고하여야 하고, 격리가 필요한 감염병을 말한다. 다만, 갑작스러운 국내 유입 또는 유행이 예견되어 긴급한 예방·관리가 필요하여 질병관리청장이 보건복지부장관과 협의하여 지정하는 감염병을 포함한다.

(감염병예방법 제2조 제4호) "제3급감염병"이란 그 발생을 계속 감시할 필요가 있어 발생 또는 유행 시 24시간 이내에 신고하여야 하는 감염병을 말한다. 다만, 갑작스러운 국내 유입 또는 유행이 예견되어 긴급한 예방·관리가 필요하여 질병관리청장이 보건복지부장관과 협의하여 지정하는 감염병을 포함한다.

(감염병예방법 제2조 제5호) "제4급감염병"이란 제1급감염병부터 제3급감염병까지의 감염병 외에 유행 여부를 조사하기 위하여 표본감시 활동이 필요한 감염병을 말한다. 다만, 질병관리청장이 지정하는 감염병을 포함한다. 〈개정 2023.8.8.〉

(감염병예방법 제2조 제2호) "제1급감염병"이란 생물테러감염병 또는 치명률이 높거나 집단발생의 우려가 커서 발생 또는 유행 즉시 신고하여야 하고, 음압격리와 같은 높은 수준의 격리가 필요한 감염병을 말한다. 다만, 갑작스러운 국내 유입 또는 유행이 예견되어 긴급한 예방·관리가 필요하여 질병관리청장이 보건복지부장관과 협의하여 지정하는 감염병을 포함한다.

4

13 「감염병의 예방 및 관리에 관한 법률」상 전파가능성을 고려하여 발생 또는 유행 시 24시간 이내에 신고하여야 하고, 격리가 필요한 감염병을 〈보기〉에서 모두 고른 것은? 2022·2025 서울 기출유사

보기			
ㄱ. 결핵	ㄴ. 수두	ㄷ. 말라리아	ㄹ. 신종인플루엔자

① ㄱ, ㄴ
② ㄱ, ㄹ
③ ㄴ, ㄷ
④ ㄴ, ㄹ

해설 **(감염병의 예방 및 관리에 관한 법률 제2조 제3호 : 정의)** 〈개정 2023.6.13.〉
"제2급감염병"이란 전파가능성을 고려하여 발생 또는 유행 시 24시간 이내에 신고하여야 하고, 격리가 필요한 다음 각 목의 감염병을 말한다. 다만, 갑작스러운 국내 유입 또는 유행이 예견되어 긴급한 예방·관리가 필요하여 질병관리청장이 보건복지부장관과 협의하여 지정하는 감염병을 포함한다.
– 결핵, 수두, 홍역, 콜레라, 장티푸스, 파라티푸스, 세균성이질, 장출혈성대장균감염증, A형간염, 백일해, 유행성이하선염, 풍진, 폴리오, 수막구균 감염증, b형헤모필루스인플루엔자, 폐렴구균 감염증, 한센병, 성홍열, 반코마이신내성황색포도알균(VRSA) 감염증, 카바페넴내성장내세균목CRE) 감염증, E형간염

Answer 12 ③ 13 ①

14 「감염병의 예방 및 관리에 관한 법률」상 B형간염은 다음 중 어디에 해당되는가?

① 그 발생을 계속 감시할 필요가 있어 발생 또는 유행 시 24시간 이내에 신고해야 하는 감염병
② 유행 여부를 조사하기 위하여 표본감시 활동이 필요한 감염병
③ 전파가능성을 고려해 발생 또는 유행 시 24시간 이내에 신고해야 하고, 격리가 필요한 감염병
④ 치명률이 높거나 집단 발생의 우려가 커서 발생 또는 유행 즉시 신고하여야 하고, 음압격리와 같은 높은 수준의 격리가 필요한 감염병

해설 **(감염병예방법 제2조 제4호)** "제3급감염병"이란 그 발생을 계속 감시할 필요가 있어 발생 또는 유행 시 24시간 이내에 신고하여야 하는 다음 각 목의 감염병을 말한다. 〈개정 2023.8.8.〉

- 파상풍, B형간염, 일본뇌염, C형간염, 말라리아, 레지오넬라증, 비브리오패혈증, 발진티푸스, 발진열, 쯔쯔가무시증, 렙토스피라증, 브루셀라증, 공수병, 신증후군출혈열, 후천성면역결핍증(AIDS), 크로이츠펠트-야콥병(CJD) 및 변종크로이츠펠트-야콥병(vCJD), 황열, 뎅기열, 큐열, 웨스트나일열, 라임병, 진드기매개뇌염, 유비저, 치쿤구니야열, 중증열성혈소판감소증후군(SFTS), 지카바이러스 감염증, 매독, 엠폭스

15 「감염병의 예방 및 관리에 관한 법률」상 그 발생을 계속 감시할 필요가 있어 발생 또는 유행 시 24시간 이내에 신고하여야 하는 감염병은? 2024 충청 기출유사

① 기생충감염병
② 인수공통감염병
③ 제2급감염병
④ 제3급감염병

해설 **(감염병예방법 제2조 제4호)** 14번 문제 해설 참조

16 「감염병의 예방 및 관리에 관한 법률」상 제4급감염병에 해당하는 감염병은? 2024 서울 기출유사

① 뎅기열
② 엠폭스(MPOX)
③ 지카바이러스 감염증
④ 코로나바이러스 감염증-19

해설 **(감염병의 예방법 제2조 제5호)** "제4급감염병"이란 제1급감염병부터 제3급감염병까지의 감염병 외에 유행 여부를 조사하기 위하여 표본감시 활동이 필요한 다음 각 목의 감염병을 말한다. 다만, 질병관리청장이 지정하는 감염병을 포함한다.

- 인플루엔자, 회충증, 편충증, 요충증, 간흡충증, 폐흡충증, 장흡충증, 수족구병, 임질, 클라미디아감염증,. 연성하감, 성기단순포진, 첨규콘딜롬, 반코마이신내성장알균(VRE) 감염증, 메티실린내성황색포도알균(MRSA) 감염증, 다제내성녹농균(MRPA) 감염증, 다제내성아시네토박터바우마니균(MRAB) 감염증, 장관감염증, 급성호흡기감염증, 해외유입기생충감염증, 엔테로바이러스감염증, 사람유두종바이러스 감염증, 코로나바이러스감염증-19

(질병관리청장이 지정하는 감염병의 종류 고시 : 질병관리청고시 제2025-10) 〈개정 2025.9.8.〉

2. 「감염병의 예방 및 관리에 관한 법률」 제2조 제5호 각 목 외의 부분 단서에 따라 질병관리청장이 지정하는 감염병의 종류는 다음과 같다.
   가. 코로나바이러스감염증-19

Answer 14 ① 15 ④ 16 ④

17 「감염병의 예방 및 관리에 관한 법률」상 인수공통감염병으로만 나열된 것은?

2014·2017 서울, 2021 광주 기출유사

① 장출혈성대장균감염증, 탄저, 브루셀라증, 일본뇌염, 동물인플루엔자 인체감염증, 결핵
② 중증급성호흡기증후군, 공수병, 중동호흡기증후군, 브루셀라증, 페스트, 레지오넬라증
③ 큐열, 변종 크로이츠펠트-야콥병, 일본뇌염, 보툴리눔독소증, 사람유두종바이러스감염증
④ 탄저, 장출혈성대장균감염증, 페스트, 후천성면역결핍증, b형헤모필루스인플루엔자, 결핵

해설 [질병관리청장이 지정하는 감염병의 종류 고시(질병관리청고시 제2025-10호)] 〈개정 2025.9.8.〉
(질병관리청장이 지정하는 감염병 제7호 : "인수공통감염병" 14개)
- 장출혈성대장균감염증, 일본뇌염, 브루셀라증, 탄저, 공수병, 동물인플루엔자 인체감염증, 중증급성호흡기증후군(SARS), 변종크로이츠펠트-야콥병(vCJD), 큐열, 결핵, 중증열성혈소판감소증후군(SFTS), 장관감염증(살모넬라균 감염증, 캄필로박터균 감염증), 니파바이러스감염증

18 「감염병의 예방 및 관리에 관한 법률」상 인수공통감염병이 아닌 것은? 2016 경북 기출유사

① SARS
② 큐열
③ vCJD
④ 장티푸스

해설 17번 문제 해설 참조

4

19 「감염병의 예방 및 관리에 관한 법률」상 질병관리청장이 지정하는 "성매개감염병"만을 모두 고른다면?

가. 성기단순포진	나. 임질	다. 첨규콘딜롬	라. AIDS

① 가, 나, 다
② 가, 다
③ 나, 라
④ 가, 나, 다, 라

해설 [질병관리청장이 지정하는 감염병의 종류 고시(질병관리청고시 제2025-10호)] 〈개정 2025.9.8.〉
(질병관리청장이 지정하는 감염병 제6호 : "성매개감염병" 7개)
- 매독, 임질, 클라미디아감염증, 연성하감, 성기단순포진, 첨규콘딜롬, 사람유두종바이러스 감염증
"성매개감염병"이란 성 접촉을 통하여 전파되는 감염병 중 질병관리청장이 고시하는 감염병을 말한다. AIDS도 성매개 감염병이긴 하지만, 「후천성면역결핍증 예방법」에서 따로 관리하고 있고, 「감염병의 예방 및 관리에 관한 법률」에서는 제3급감염병으로 분류된다.

20 「감염병의 예방 및 관리에 관한 법률」상 다음의 "성매개감염병" 중 제3급감염병에 해당하는 것은?

① 매독
② 사람유두종바이러스 감염증
③ 임질
④ 클라미디아

해설 (감염병예방법 제2조 제4호 : "제3급감염병" 28개) 〈개정 2023.8.8.〉
- 파상풍, B형간염, 일본뇌염, C형간염, 말라리아, 레지오넬라증, 비브리오패혈증, 발진티푸스, 발진열, 쯔쯔가무시증, 렙토스피라증, 브루셀라증, 공수병, 신증후군출혈열, 후천성면역결핍증(AIDS), 크로이츠펠트-야콥병(CJD) 및 변종크로이츠펠트-야콥병(vCJD), 황열, 뎅기열, 큐열, 웨스트나일열, 라임병, 진드기매개뇌염, 유비저, 치쿤구니야열, 중증열성혈소판감소증후군(SFTS), 지카바이러스 감염증, 매독, 엠폭스

Answer 17 ① 18 ④ 19 ① 20 ①

(감염병예방법 제2조 제5호 : "제4급감염병" 23개) 〈개정 2023.8.8.〉

– 인플루엔자, 회충증, 편충증, 요충증, 간흡충증, 폐흡충증, 장흡충증, 수족구병, 임질, 클라미디아감염증, 연성하감, 성기단순포진, 첨규콘딜롬, 반코마이신내성장알균(VRE) 감염증, 메티실린내성황색포도알균(MRSA) 감염증, 다제내성녹농균(MRPA) 감염증, 다제내성아시네토박터바우마니균(MRAB)감염증, 장관감염증, 급성호흡 기 감염증, 해외유입기생충감염증, 엔테로바이러스감염증, 사람유두종바이러스 감염증, 코로나바이러스감염증–19

[질병관리청장이 지정하는 감염병의 종류 고시(질병관리청고시 제2025–10호)] 〈개정 2025.9.8.〉

(질병관리청장이 지정하는 감염병 제6호 : "성매개감염병" 7개)

– 매독, 임질, 클라미디아감염증, 연성하감, 성기단순포진, 첨규콘딜롬, 사람유두종바이러스 감염증

21 「감염병의 예방 및 관리에 관한 법률」상 감염병의 종류와 질병이 서로 올바르게 짝지어진 것은?

① 기생충감염병 – 장흡충증, 페스트
② 생물테러감염병 – 콜레라, 두창
③ 성매개감염병 – 연성하감, 첨규콘딜롬
④ 인수공통감염병 – 에볼라바이러스병, 결핵

해설 **[질병관리청장이 지정하는 감염병의 종류 고시(질병관리청고시 제2025–10호)]** 〈개정 2025.9.8.〉

1. 「감염병의 예방 및 관리에 관한 법률」 제2조 제2호(제1급감염병) 각 목 외의 부분 단서에 따른 감염병의 종류
   – 니파바이러스감염증
2. 「감염병의 예방 및 관리에 관한 법률」 제2조 제4호(제3급감염병) 각 목 외의 부분 단서에 따른 감염병의 종류
   – 엠폭스(MPOX)
3. 「감염병의 예방 및 관리에 관한 법률」 제2조 제5호(제4급감염병) 각 목 외의 부분 단서에 따른 감염병의 종류
   – 코로나바이러스감염증–19
4. 「감염병의 예방 및 관리에 관한 법률」 제2조 제6호에 따른 감염병의 종류 : 기생충감염병(7개)
   – 회충증, 편충증, 요충증, 간흡충증, 폐흡충증, 장흡충증, 해외유입기생충감염증
5. 「감염병의 예방 및 관리에 관한 법률」 제2조 제8호에 따른 감염병의 종류 : 세계보건기구 감시대상 감염병(9개)
   – 두창, 폴리오, 신종인플루엔자, 중증급성호흡기증후군(SARS), 콜레라, 폐렴형페스트, 황열, 바이러스성출혈열, 웨스트나일열
6. 「감염병의 예방 및 관리에 관한 법률」 제2조 제9호에 따른 감염병의 종류 : 생물테러감염병(8개)
   – 탄저, 보툴리눔독소증, 페스트, 마버그열, 에볼라바이러스병, 라싸열, 두창, 야토병
7. 「감염병의 예방 및 관리에 관한 법률」 제2조 제10호에 따른 감염병의 종류 : 성매개감염병(7개)
   – 매독, 임질, 클라미디아감염증, 연성하감, 성기단순포진, 첨규콘딜롬, 사람유두종바이러스 감염증
8. 「감염병의 예방 및 관리에 관한 법률」 제2조 제11호에 따른 감염병의 종류 : 인수공통감염병(14개)
   – 장출혈성대장균감염증, 일본뇌염, 브루셀라증, 탄저, 공수병, 동물인플루엔자인체감염증, 중증급성호흡기증후군(SARS), 변종크로이츠펠트–야콥병(vCJD), 큐열, 결핵, 중증열성혈소판감소증후군(SFTS), 장관감염증(살모넬라균감염증, 캄필로박터균감염증), 니파바이러스감염증
9. 「감염병의 예방 및 관리에 관한 법률」 제2조 제12호에 따른 감염병의 종류 : 의료관련감염병(6개)
   – 반코마이신내성황색포도알균(VRSA)감염증, 반코마이신내성장알균(VRE)감염증, 메티실린내성황색포도알균(MRSA)감염증, 다제내성녹농균(MRPA)감염증, 다제내성아시네토박터바우마니균(MRAB)감염증, 카바페넴내성장내세균목(CRE)감염증
10. 「감염병의 예방 및 관리에 관한 법률」 제41조 제1항에 따른 감염병관리기관, 감염병전문병원 및 감염병관리시설을 갖춘 의료기관에서 입원치료를 받아야 하는 감염병의 종류(6개)
    – 결핵, 홍역, 콜레라, 폴리오, 수막구균감염증, 성홍열
    * 삭제된 감염병(장티푸스, 파라티푸스, 세균성이질, 장출혈성대장균감염증, A형간염)
11. 「감염병의 예방 및 관리에 관한 법률」 제42조 제1항 제4호에 따라 제3급감염병 중 질병관리청장이 정하는 감염병의 종류
    – 엠폭스(MPOX)

① 장흡충증(기생충감염병), 페스트(생물테러감염병)
② 콜레라(세계보건기구 감시대상 감염병), 두창(생물테러감염병)
④ 에볼라바이러스병(생물테러감염병), 결핵(인수공통감염병)

Answer 21 ③

22 「감염병의 예방 및 관리에 관한 법률」상 "감염병관리기관, 감염병전문병원 및 감염병관리시설을 갖춘 의료기관에서 입원치료를 받아야 하는 질병관리청장이 지정하는 감염병의 종류에 해당하지 않는 것은?

① 결핵 ② 성홍열
③ 수막구균감염증 ④ E형간염

해설 [질병관리청장이 지정하는 감염병의 종류 고시(질병관리청고시 제2025-10호)] 〈개정 2025.9.8.〉
(질병관리청장이 지정하는 감염병의 종류 제6개 : "감염병관리기관, 감염병전문병원 및 감염병관리시설을 갖춘 의료기관에서 입원치료를 받아야 하는 감염병 10개)
- 결핵, 홍역, 콜레라, 폴리오, 수막구균감염증, 성홍열

23 아래 내용은 「감염병의 예방 및 관리에 관한 법률」상 세계보건기구 감시대상 감염병이다. 다음 중 급별 감염병 분류가 올바르지 못한 것은?

> 두창, 폴리오, 신종인플루엔자, 중증급성호흡기증후군(SARS), 콜레라, 웨스트나일열, 황열, 폐렴형페스트, 바이러스성출혈열

① 두창, 신종인플루엔자, 중증급성호흡기증후군, 페스트 – 제1급감염병
② 폴리오, 콜레라 – 제2급감염병
③ 황열, 웨스트나일열 – 제3급감염병
④ 에볼라바이러스, 크리미안콩고출혈열, 신증후군출혈열 – 제1급감염병

해설 신증후군출혈열은 제3급감염병이다.
(감염병예방법 제2조 제2호 : "제1급감염병" 18개)
- 에볼라바이러스병, 마버그열, 라싸열, 크리미안콩고출혈열, 남아메리카출혈열, 리프트밸리열, 두창, 페스트, 탄저, 보툴리눔독소증, 야토병, 신종감염병증후군, 중증급성호흡기증후군(SARS), 중동호흡기증후군(MERS), 동물인플루엔자 인체감염증, 신종인플루엔자, 디프테리아, 니파바이러스감염증

[질병관리청장이 지정하는 감염병의 종류 고시(질병관리청고시 제2025-10호)] 〈개정 2025.9.8.〉
(질병관리청장이 지정하는 감염병의 종류 제4호 : "세계보건기구 감시대상 감염병" 9개)
- 두창, 폴리오, 신종인플루엔자, 중증급성호흡기증후군(SARS), 콜레라, 폐렴형 페스트, 황열, 바이러스성출혈열, 웨스트나일열

24 「감염병의 예방 및 관리에 관한 법률」상 감염병이 의심이 되나 아직 환자로 확인되기 이전 단계에 있는 사람을 무엇이라고 하는가?

① 감염병병원체보유자 ② 감염병보균자
③ 감염병의사환자 ④ 감염병환자

해설 (감염병예방법 제2조 제14호) "감염병의사환자"란 감염병 병원체가 인체에 침입한 것으로 의심이 되나 감염병환자로 확인되기 전 단계에 있는 사람을 말한다.

Answer 22 ④ 23 ④ 24 ③

25 아래 내용은 「감염병의 예방 및 관리에 관한 법률」상 감염병과 관련된 용어에 대한 정의이다. 다음 중 올바르게 설명한 것을 모두 고른 것은?

가. "감시"란 감염병 중 감염병환자의 발생빈도가 높아 전수조사가 어렵고 중증도가 비교적 낮은 감염병의 발생에 대하여 감시기관을 지정하여 정기적이고 지속적인 의과학적 감시를 실시하는 것을 말한다.
나. "고위험병원체"란 생물테러의 목적으로 이용되거나 사고 등에 의해 외부에 유출될 경우 국민 건강에 심각한 위험을 초래할 수 있는 감염병병원체로서 보건복지부령으로 정하는 것을 말한다.
다. "표본감시"란 감염병 발생과 관련된 자료, 감염병병원체·매개체에 대한 자료를 체계적이고 지속적으로 수집, 분석 및 해석하고 그 결과를 제때에 필요한 사람에게 배포하여 감염병 예방 및 관리에 사용하도록 하는 일체의 과정을 말한다.
라. "예방접종 후 이상반응"이란 예방접종 후 그 접종으로 인해 발생할 수 있는 모든 증상 또는 질병으로서 해당 예방접종과 시간적 관련성이 있는 것을 말한다.

① 가, 나, 다　　② 가, 다
③ 나, 라　　④ 가, 나, 다, 라

해설 가. **(감염병예방법 제2조 제16호)** "감시"란 감염병 발생과 관련된 자료, 감염병병원체·매개체에 대한 자료를 체계적이고 지속적으로 수집, 분석 및 해석하고 그 결과를 제때에 필요한 사람에게 배포하여 감염병 예방 및 관리에 사용하도록 하는 일체의 과정을 말한다.

다. **(감염병예방법 제2조 제16의2호)** "표본감시"란 감염병 중 감염병환자의 발생빈도가 높아 전수조사가 어렵고 중증도가 비교적 낮은 감염병의 발생에 대하여 감시기관을 지정하여 정기적이고 지속적인 의과학적 감시를 실시하는 것을 말한다.

(감염병예방법 제2조 제17호) "역학조사"란 감염병환자 등이 발생한 경우 감염병의 차단과 확산방지 등을 위하여 감염병환자 등의 발생 규모를 파악하고 감염원을 추적하는 등의 활동과 감염병 예방접종 후 이상반응 사례가 발생한 경우나 감염병 여부가 불분명하나 그 발병원인을 조사할 필요가 있는 사례가 발생한 경우 그 원인을 규명하기 위하여 하는 활동을 말한다.

(감염병예방법 제2조 제18호) "예방접종 후 이상반응"이란 예방접종 후 그 접종으로 인해 발생할 수 있는 모든 증상 또는 질병으로서 해당 예방접종과 시간적 관련성이 있는 것을 말한다.

(감염병예방법 제2조 제19호) "고위험병원체"란 생물테러의 목적으로 이용되거나 사고 등에 의하여 외부에 유출될 경우 국민 건강에 심각한 위험을 초래할 수 있는 감염병병원체로서 보건복지부령으로 정하는 것을 말한다.

(감염병예방법 제2조 제20호) "관리대상 해외 신종감염병"이란 기존 감염병의 변이 및 변종 또는 기존에 알려지지 아니한 새로운 병원체에 의해 발생하여 국제적으로 보건문제를 야기하고 국내 유입에 대비하여야 하는 감염병으로서 질병관리청장이 보건복지부장관과 협의하여 지정하는 것을 말한다.

(감염병예방법 제2조 제21호) "의료·방역 물품"이란 「약사법」 제2조에 따른 의약품·의약외품, 「의료기기법」 제2조에 따른 의료기기 등 의료 및 방역에 필요한 물품 및 장비로서 질병관리청장이 지정하는 것을 말한다.

Answer 25 ③

26 「감염병의 예방 및 관리에 관한 법률」상 아래에 해당하는 용어의 정의는? 2025 충청 기출유사

> 감염병환자등이 발생한 경우 감염병의 차단과 확산 방지 등을 위하여 감염병환자등의 발생 규모를 파악하고 감염원을 추적하는 등의 활동과 감염병 예방접종 후 이상반응 사례가 발생한 경우나 감염병 여부가 불분명하나 그 발병원인을 조사할 필요가 있는 사례가 발생한 경우 그 원인을 규명하기 위하여 하는 활동

① 감시
② 실태조사
③ 역학조사
④ 표본감시

해설 **(감염병예방법 제2조 제17호)** 25번 문제 해설 참조

27 「감염병의 예방 및 관리에 관한 법률」상 '감염병의심자'에 대한 설명으로 옳지 않은 것은?

2021 인천, 2025 전남 기출 유사

① 감염병병원체가 인체에 침입한 것으로 의심이 되나 감염병환자로 확인되기 전 단계에 있는 사람
② 감염병병원체 등 위험요인에 노출되어 감염이 우려되는 사람
③ 감염병환자, 감염병의사환자 및 병원체보유자와 접촉하거나 접촉이 의심되는 사람
④ 검역관리지역 또는 중점검역관리지역에 체류하거나 그 지역을 방문한 사람으로 감염이 우려되는 사람

해설 **(감염병예방법 제2조 제15의2호 : 정의)** "감염병의심자"란 다음 각 목의 어느 하나에 해당하는 사람을 말한다.

가. 감염병환자, 감염병의사환자 및 병원체보유자("감염병환자등")와 접촉하거나 접촉이 의심되는 사람("접촉자")
나. 「검역법」 제2조 제7호 및 제8호에 따른 검역관리지역 또는 중점검역관리지역에 체류하거나 그 지역을 경유한 사람으로서 감염이 우려되는 사람
다. 감염병병원체 등 위험요인에 노출되어 감염이 우려되는 사람

(감염병예방법 제2조 제14호 : 정의) "감염병의사환자"란 감염병병원체가 인체에 침입한 것으로 의심이 되나 감염병환자로 확인되기 전 단계에 있는 사람을 말한다.

28 「감염병의 예방 및 관리에 관한 법률」상 "감염병의사환자"에 해당하는 사람은? 2023 경기, 2024 인천 기출유사

① 감염병의 병원체가 인체에 침입하여 증상을 나타내는 사람으로서 감염병 병원체 확인기관의 실험실 검사를 통하여 확인된 사람
② 감염병병원체가 인체에 침입한 것으로 의심이 되나 감염병환자로 확인되기 전 단계에 있는 사람
③ 감염병환자 등과 접촉하거나 접촉이 의심되는 사람
④ 임상적인 증상은 없으나 감염병병원체를 보유하고 있는 사람

해설 **(감염병예방법 제2조 제13호)** "감염병 환자"란 감염병의 병원체가 인체에 침입하여 증상을 나타내는 사람으로서 의사, 치과의사 또는 한의사의 진단이나 감염병 병원체 확인기관의 실험실 검사를 통하여 확인된 사람을 말한다.
(감염병예방법 제2조 제14호) "감염병 의사환자"란 감염병 병원체가 인체에 침입한 것으로 의심이 되나 감염병 환자로 확인되기 전 단계에 있는 사람을 말한다.

Answer 26 ③ 27 ① 28 ②

(감염병예방법 제2조 제15호) "병원체 보유자"란 임상적인 증상은 없으나 감염병 병원체를 보유하고 있는 사람을 말한다.
(감염병예방법 제2조 제15의2호) "감염병 의심자"란 다음 각 목의 어느 하나에 해당하는 사람을 말한다.
가. 감염병 환자, 감염병 의사환자 및 병원체 보유자("감염병 환자등")와 접촉하거나 접촉이 의심되는 사람(이하 "접촉자")
나. 「검역법」에 따른 검역관리지역 또는 중점검역관리지역에 체류하거나 그 지역을 경유한 사람으로서 감염이 우려되는 사람
다. 감염병 병원체등 위험요인에 노출되어 감염이 우려되는 사람

29 「감염병의 예방 및 관리에 관한 법률」상 용어의 정의로 가장 올바르지 못한 것은? 2025 충청 기출유사

① 감염병의심자 : 검역관리지역 또는 중점검역관리지역에 체류하거나 그 지역을 경유한 사람으로서 감염이 우려되는 사람
② 감염병환자 : 감염병의 병원체가 인체에 침입하여 증상을 나타내는 사람으로서 진단기준에 따른 의사, 치과의사 또는 한의사의 진단이나 감염병 병원체 확인기관의 실험실 검사를 통하여 확인된 사람
③ 병원체보유자 : 감염병 병원체를 보유하고 있으면서 임상적인 증상이 있는 사람
④ 제2급감염병 : 전파가능성을 고려하여 발생 또는 유행 시 24시간 이내에 신고하여야 하고, 격리가 필요한 감염병

해설 **(감염병예방법 제2조 제15호)** 28번 문제 해설 참조

30 「감염병의 예방 및 관리에 관한 법률」상 국가 및 지방자치단체가 감염병의 예방 및 관리를 위하여 수행하여야 할 사업을 모두 고른 것은? 2013 전남, 2024 부산 기출유사

가. 감염병 예방 및 관리를 위한 정보시스템의 구축 및 운영
나. 국민건강의 보호·증진을 위하여 필요한 법적·제도적 장치의 마련과 이에 필요한 재원 확보
다. 기후변화, 저출산·고령화 등 인구변동 요인에 따른 감염병 발생조사·연구 및 예방대책 수립
라. 한센병의 예방 및 진료 업무를 수행하는 법인 또는 단체에 대한 지원
마. 해외 신종감염병의 국내 유입에 대비한 계획 준비, 교육 및 훈련

① 가, 나, 다, 라, 마
② 가, 다, 라
③ 가, 다, 라, 마
④ 나, 마

해설 **(감염병예방법 제4조 제2항 : 국가 및 지방자치단체의 책무)** 국가 및 지방자치단체는 감염병의 예방 및 관리를 위하여 다음 각 호의 사업을 수행하여야 한다. 〈개정 2020.12.15.〉
1. 감염병의 예방 및 방역대책
2. 감염병환자등의 진료 및 보호
3. 감염병 예방을 위한 예방접종계획의 수립 및 시행
4. 감염병에 관한 교육 및 홍보
5. 감염병에 관한 정보의 수집·분석 및 제공
6. 감염병에 관한 조사·연구

Answer 29 ③ 30 ③

7. 감염병병원체(감염병병원체 확인을 위한 혈액, 체액 및 조직 등 검체를 포함) 수집·검사·보존·관리 및 약제내성 감시
8. 감염병 예방 및 관리 등을 위한 전문인력의 양성
8의2. 감염병 예방 및 관리 등의 업무를 수행한 전문인력의 보호
9. 감염병 관리정보 교류 등을 위한 국제협력
10. 감염병의 치료 및 예방을 위한 의료·방역 물품의 비축
11. 감염병 예방 및 관리사업의 평가
12. 기후변화, 저출산·고령화 등 인구변동 요인에 따른 감염병 발생조사·연구 및 예방대책 수립
13. 한센병의 예방 및 진료 업무를 수행하는 법인 또는 단체 에 대한 지원
14. 감염병 예방 및 관리를 위한 정보시스템의 구축 및 운영
15. 해외 신종감염병의 국내 유입에 대비한 계획 준비, 교육 및 훈련
16. 해외 신종감염병 발생 동향의 지속적 파악, 위험성 평가 및 관리대상 해외 신종감염병의 지정
17. 관리대상 해외 신종감염병에 대한 병원체 등 정보 수집, 특성 분석, 연구를 통한 예방과 대응체계 마련, 보고서 발간 및 지침(매뉴얼을 포함한다) 고시

31 **「감염병의 예방 및 관리에 관한 법률」에 따른 국가 및 지방자치단체의 책무 중 감염병의 예방 및 관리를 위한 사업 수행 내역으로 옳은 것을 모두 고르면?** 2025 경북 기출유사

㉠ 감염병의 예방 및 방역대책
㉡ 감염병 예방·관리의 기본목표 및 추진방향
㉢ 감염병 예방을 위한 예방접종계획의 수립 및 시행
㉣ 감염병환자 등의 진료 및 보호

① ㉠, ㉡, ㉣　　② ㉠, ㉢
③ ㉠, ㉢, ㉣　　④ ㉠, ㉣

해설 **(감염병예방법 제4조 제2항 : 국가 및 지방자치단체의 책무)** 30번 문제 해설 참조

32 **「감염병의 예방 및 관리에 관한 법률」상 감염병 환자의 진단·관리·치료와 관련해, 의료인 및 의료기관의 장에게 협조 행정명령을 내릴 수 있는 사람을 모두 고른다면?**

가. 질병관리청장　　나. 지방자치단체의 장
다. 보건복지부장관　　라. 보건소장

① 가, 나, 다　　② 가, 다
③ 나, 라　　④ 가, 나, 다, 라

해설 **(감염병예방법 제5조 제2항 : 의료인 등의 책무와 권리)** 「의료법」에 따른 의료인 및 의료기관의 장 등은 감염병 환자의 진단·관리·치료 등에 최선을 다하여야 하며, 보건복지부장관, 질병관리청장 또는 지방자치단체의 장의 행정명령에 적극 협조하여야 한다. 〈개정 2020.8.11.〉

Answer　31 ③　32 ①

4

33 **「감염병의 예방 및 관리에 관한 법률」상 국민의 권리와 의무에 대한 설명으로 가장 올바르지 못한 것은?** 2017 서울 기출유사

① 국민은 감염병 발생 상황, 감염병 예방 및 관리 등에 관한 정보와 대응방법을 알 권리가 있고, 국가와 지방자치단체는 신속하게 정보를 공개하여야 한다.

② 국민은 감염병으로 격리 및 치료 등을 받은 경우 이로 인한 피해를 보상받을 수 있다.

③ 국민은 의료기관에서 감염병에 대한 진단 및 치료를 받을 권리가 있고, 이에 소요되는 비용을 부담하여야 한다.

④ 국민은 치료 및 격리조치 등 국가와 지방자치단체의 감염병 예방 및 관리를 위한 활동에 적극 협조하여야 한다.

해설 **(감염병예방법 제6조 제3항 : 국민의 권리와 의무)** 국민은 의료기관에서 이 법에 따른 감염병에 대한 진단 및 치료를 받을 권리가 있고, 국가와 지방자치단체는 이에 소요되는 비용을 부담하여야 한다.
(감염병예방법 제6조 제1항 : 국민의 권리와 의무) 국민은 감염병으로 격리 및 치료 등을 받은 경우 이로 인한 피해를 보상받을 수 있다.
(감염병예방법 제6조 제2항 : 국민의 권리와 의무) 국민은 감염병 발생 상황, 감염병 예방 및 관리 등에 관한 정보와 대응방법을 알 권리가 있고, 국가와 지방자치단체는 신속하게 정보를 공개하여야 한다.
(감염병예방법 제6조 제4항 : 국민의 권리와 의무) 국민은 치료 및 격리조치 등 국가와 지방자치단체의 감염병 예방 및 관리를 위한 활동에 적극 협조하여야 한다.

34 **「감염병의 예방 및 관리에 관한 법률」에서 국민의 권리와 의무로 옳은 것은?** 2024 경북 기출유사

① 치료 및 격리조치 등 국가와 지방자치단체의 감염병 예방 및 관리, 역학조사에 적극 협조하여야한다.

② 보건복지부장관 질병관리청장 또는 지방자치단체의 장의 행정명령에 적극 협조하여야 한다.

③ 감염병의 발생 감시와 예방 관리 및 역학조사업무에 적극 협조하여야 한다.

④ 치료 및 격리조치 등 국가와 지방자치단체의 감염병 예방 및 관리를 위한 활동에 적극 협조하여야 한다.

해설 **(감염병예방법 제6조 제4항 : 국민의 권리와 의무)** 국민은 치료 및 격리조치 등 국가와 지방자치단체의 감염병 예방 및 관리를 위한 활동에 적극 협조하여야 한다.
(감염병예방법 제5조 : 의료인 등의 책무와 권리)
② 「의료법」에 따른 의료인 및 의료기관의 장 등은 감염병 환자의 진단 · 관리 · 치료 등에 최선을 다하여야 하며, 보건복지부장관, 질병관리청장 또는 지방자치단체의 장의 행정명령에 적극 협조하여야 한다.
③ 「의료법」에 따른 의료인 및 의료기관의 장 등은 국가와 지방자치단체가 수행하는 감염병의 발생 감시와 예방 · 관리 및 역학조사 업무에 적극 협조하여야 한다.

Answer 33 ③ 34 ④

35 「감염병의 예방 및 관리에 관한 법률」상 감염병 예방 및 관리 기본계획의 내용에 해당하지 않는 것은?

2017 대전 · 충남 기출유사

① 감염병 통계 및 정보통신기술 등을 활용한 감염병 정보의 관리 방안

② 예방·치료 의료·방역 물품의 사전 비축 방안

③ 의료기관 종별 감염병 위기대응역량의 강화 방안

④ 주요 감염병의 예방·관리에 관한 사업계획 및 추진방법

해설 **(감염병예방법 제7조 제2항 : 감염병 예방 및 관리 계획의 수립 등)** 기본계획에는 다음 각 호의 사항이 포함되어야 한다. 〈개정 2021.3.9.〉

1. 감염병 예방·관리의 기본목표 및 추진방향
2. 주요 감염병의 예방·관리에 관한 사업계획 및 추진방법

2의2. 감염병 대비 의료·방역 물품의 비축 및 관리에 관한 사항

3. 감염병 전문인력의 양성 방안

3의2. 「의료법」 제3조 제2항 각 호에 따른 의료기관 종별 감염병 위기대응역량의 강화 방안

4. 감염병 통계 및 정보통신기술 등을 활용한 감염병 정보의 관리 방안
5. 감염병 관련 정보의 의료기관 간 공유 방안
6. 그 밖에 감염병의 예방 및 관리에 필요한 사항

4

36 「감염병의 예방 및 관리에 관한 법률」상 감염병 예방 및 관리 계획의 수립에 대한 설명으로 가장 올바르지 못한 것은?

① 질병관리청장은 보건복지부장관과 협의하여 감염병의 예방 및 관리에 관한 기본계획을 3년마다 수립·시행하여야 한다.

② 특별시장·광역시장·특별자치시장·도지사·특별자치도지사와 시장·군수·구청장은 기본계획에 따라 시행계획을 수립·시행하여야 한다.

③ 질병관리청장, 시·도지사 또는 시장·군수·구청장은 기본계획이나 시행계획의 수립·시행에 필요한 자료의 제공 등을 관계 행정기관 또는 단체에 요청할 수 있다.

④ 질병관리청장 및 시·도지사는 기본계획 및 시행계획의 시행과 국제협력 등의 업무를 지원하기 위하여 민간전문가로 구성된 감염병관리사업지원기구를 둘 수 있다.

해설 **(감염병예방법 제7조 제1항 : 감염병 예방 및 관리 계획의 수립 등)** 질병관리청장은 보건복지부장관과 협의하여 감염병의 예방 및 관리에 관한 기본계획을 5년마다 수립·시행하여야 한다. 〈개정 2020.8.11.〉

(감염병예방법 제7조 제3항) 특별시장·광역시장·특별자치시장·도지사·특별자치도지사(이하 "시·도지사"라 한다)와 시장·군수·구청장(자치구의 구청장을 말한다. 이하 같다)은 기본계획에 따라 시행계획을 수립·시행하여야 한다. 〈개정 2023.6.13.〉

Answer 35 ② 36 ①

37 **아래 내용은 「감염병의 예방 및 관리에 관한 법률」상 감염병관리사업지원기구의 설치 및 운영에 대한 설명이다. 다음 중 올바르게 설명한 것을 모두 고른다면?**

가. 질병관리청에 중앙감염병사업지원기구를, 특별시·광역시·도·특별자치도에 질병관리청장이 정하는 바에 따라 시·도 감염병사업지원기구를 둔다.
나. 중앙감염병사업지원기구는 매 반기별로 질병관리청장이 정하는 바에 따라 그 활동현황 등을 질병관리청장에게 보고하여야 한다.
다. 중앙감염병사업지원기구의 구성원으로 "역학조사 및 방역 분야 등에 관한 전문지식과 경험이 풍부한 사람" 중에서 질병관리청장이 위촉할 수 있다.
라. 중앙감염병사업지원기구의 구성원으로 "「고등교육법」에 따른 대학 또는 민간기관의 감염병 관련 분야에서 근무한 사람" 중에서 질병관리청장이 위촉할 수 있다.

① 가, 나, 다　　② 가, 다
③ 나, 라　　④ 가, 나, 다, 라

해설 라. **(감염병예방법 시행령 제1조의2 제2항 : 감염병관리사업지원기구의 설치·운영 등)** 중앙감염병사업지원기구의 구성원은 다음 각 호의 어느 하나에 해당하는 사람 중에서 질병관리청장이 위촉한다. 〈개정 2020.9.11.〉

1. 「의료법」 제2조 제1호에 따른 의료인으로서 감염병 관련 분야에서 근무한 사람
2. 「고등교육법」에 따른 대학 또는 「공공기관의 운영에 관한 법률」에 따른 공공기관의 감염병 관련 분야에서 근무한 사람
3. 감염병 예방 및 관리에 관한 전문지식과 경험이 풍부한 사람
4. 역학조사 및 방역 분야 등에 관한 전문지식과 경험이 풍부한 사람
5. 그 밖에 질병관리청장이 감염병관리사업의 지원에 필요하다고 인정하는 사람

38 **「감염병의 예방 및 관리에 관한 법률」상 중앙감염병사업지원기구가 질병관리청장이 정하는 바에 따라 그 활동현황을 질병관리청장에게 정기적으로 보고해야 하는 주기는?**

① 매 년별　　② 매 반기별
③ 매 분기별　　④ 매 월별

해설 **(감염병예방법 시행령 제1조의2 제4항 : 감염병관리사업지원기구의 설치·운영 등)** 중앙감염병사업지원기구는 매 반기별로 질병관리청장이 정하는 바에 따라 그 활동현황 등을 질병관리청장에게 보고하여야 한다. 〈개정 2020.9.11.〉

39 **「감염병의 예방 및 관리에 관한 법률」상 중앙감염병병원의 지정기준 중 시설기준에 관한 설명으로 가장 올바르지 못한 것은?** 2020 울산 기출유사

① 음압격리병동은 병원 내 다른 구역과 물리적으로 구분하여 설치한다.
② 일반음압격리병상은 감염병환자등의 진료 및 치료를 목적으로 100개 이상 설치한다.
③ 중환자음압격리병상은 병상당 20제곱미터 이상의 면적을 확보한다.
④ 중환자음압격리병상은 중한 감염병환자등의 진료 및 치료를 목적으로 일반음압격리병상 개수의 100분의 20 이상 설치한다.

Answer 37 ① 38 ② 39 ②

해설 **(감염병예방법 시행령 제1조의3 : 감염병전문병원의 지정 등) [별표 1]** 〈개정 2020.9.11.〉

중앙감염병병원 지정기준(제1조의3 제2항 관련)

1. 시설기준
   가. 음압격리병동
      1) 음압격리병동은 병원 내 다른 구역과 물리적으로 구분하여 설치한다.
      2) 음압격리병동에서는 감염병환자등, 오염사체, 오염폐기물 등이 이동하는 오염동선을 일반동선과 분리하여 설치한다.
      3) 음압격리병동에서 공기나 배수 등을 통하여 병원 내 다른 구역 및 건물외부로 감염병이 전파되지 않도록 적절한 설비를 설치한다.
      4) 음압격리병동에는 다음의 구분에 따라 음압격리병상을 설치한다.
         가) 일반음압격리병상은 감염병환자등의 진료 및 치료를 목적으로 80개 이상 설치한다.
         나) 중환자음압격리병상은 중한 감염병환자등의 진료 및 치료를 목적으로 일반음압격리병상 개수의 100분의 20 이상 설치한다.
         다) 고도음압격리병상은 원인불명, 신종감염병 등 감염위험도가 높은 감염병환자등의 진료 및 치료를 목적으로 4개 이상 설치한다.
   나. 음압격리병상
      1) 일반음압격리병상은 병상당 18제곱미터 이상의 면적을 확보한다.
      2) 중환자음압격리병상은 병상당 20제곱미터 이상의 면적을 확보한다.
      3) 고도음압격리병상은 일반음압격리병상 및 중환자음압격리병상이 있는 구역과 구분하여 독립적으로 설치하고 병상당 25제곱미터 이상의 면적을 확보한다.
   다. 그 밖의 시설
      1) 음압설비를 갖춘 수술실을 2개 이상 설치한다.
      2) 고도음압격리병상과 같은 구역에 생물안전 3등급(Bio-Safety Level, BSL 3) 이상의 검사실을 설치한다.
2. 인력기준
   가. 의사 : 다음의 전문의를 각각 포함하여 10명 이상의 전문의를 둔다.
      1) 감염병 관련 분야 전문의 6명 이상
      2) 체외막산소공급기를 다룰 수 있는 전문의 2명 이상
   나. 간호사 : 21명 이상의 간호사를 둔다.
3. 장비기준 : 다음 각 목의 장비를 각각 1개 이상 갖추어야 한다.
   가. 체외순환장치
   나. 인공호흡기
   다. 체외막산소공급기
   라. 이동용 영상촬영장치
   마. 컴퓨터 단층촬영
   바. 미생물 및 바이러스 등 검사장비

40 **「감염병의 예방 및 관리에 관한 법률」상 중앙감염병병원의 지정기준 중 운영기준에 관한 설명으로 가장 올바른 것은?**

① 감염병 위기 시 질병관리청의 위기대응 매뉴얼에 따라 병상 및 대응인력을 신속히 확충하여 대응한다.

② 그 밖에 질병관리청장이 감염병의 예방 및 관리 등을 위하여 특히 필요하다고 인정하여 고시하는 절차 및 방법에 따라 운영한다.

③ 전문의 2명으로 구성된 당직체계를 24시간 운영한다.

④ 전체 음압격리병상 중 질병관리청장이 정하여 고시하는 병상 수 이상을 감염병 대비를 위한 준비병상으로 운영하여, 감염병환자등이 발생한 경우 지체없이 진료·치료가 가능토록 한다.

Answer 40 ③

4

해설 **(감염병예방법 시행령 제1조의3 : 감염병전문병원의 지정 등) [별표 1]** 〈개정 2020.9.11.〉
중앙감염병병원 지정기준(제1조의3 제2항 관련)

4. 운영기준
   가. 원인불명, 신종감염병, 감염병환자등 또는 감염병병원체 등의 오염원 등으로부터 다른 환자, 보호자 및 근무자 등에게 전파되지 않도록 관련 시설·인력·장비 등을 설치·운영한다.
   나. 전체 음압격리병상 중 보건복지부장관이 정하여 고시하는 병상 수 이상을 감염병 대비를 위한 준비병상으로 운영하여, 감염병환자등이 발생한 경우 지체 없이 진료·치료가 가능하도록 한다.
   다. 감염병 위기 시 위기대응 매뉴얼에 따라 병상 및 대응인력을 신속히 확충하되, 보건복지부 및 질병관리청과 긴밀히 협력하여 대응한다.
   라. 전문의 2명으로 구성된 당직체계를 24시간 운영한다.
   마. 그 밖에 보건복지부장관이 감염병의 예방 및 관리 등을 위하여 특히 필요하다고 인정하여 고시하는 절차 및 방법에 따라 운영한다.

41 「감염병의 예방 및 관리에 관한 법률」상 중앙감염병병원에 대한 설명으로 가장 옳은 것은?

2025 서울 기출유사

① 중앙감염병병원은 매년 업무추진현황 등을 보건복지부장관에게 보고하여야 한다.
② 중앙감염병병원으로 지정받을 수 있는 의료기관은 국립중앙의료원이다.
③ 1병실에는 2병상만을 둔다. 다만, 감염병 유행 등으로 병원의 수용 가능 인원을 초과하는 경우에는 예외를 둘 수 있다.
④ 평시에 전체 격리병실의 10% 이상을 대기상태로 운영하여 감염병환자등이 발생할 경우 지체 없이 진료 및 치료가 가능하도록 한다.

해설 **(감염병예방법 시행령 제1조의3 제1항 : 감염병전문병원의 지정 등)** 법 제8조의2 제1항에 따른 감염병 전문병원(이하 "중앙감염병병원"이라 한다)으로 지정받을 수 있는 의료기관(「의료법」 제3조에 따른 의료기관을 말한다.)은 「의료법」 제3조의3 또는 제3조의4에 따른 종합병원 또는 상급 종합병원으로서 보건복지부장관이 정하여 고시하는 의료기관으로 한다.
(감염병예방법 시행령 제1조의3 제5항) 중앙감염병병원은 매 분기별로 보건복지부장관이 정하는 바에 따라 그 업무추진현황 등을 보건복지부장관에게 보고하여야 한다.

[감염병전문병원 지정 의료기관 등 : 보건복지부고시 제2020-140호]
제2조(중앙감염병병원의 지정) 중앙감염병병원으로 지정받을 수 있는 의료기관은 「국립중앙의료원의 설립 및 운영에 관한 법률」에 따른 국립중앙의료원으로 한다.
제5조(운영 시 준수사항)
① 1병실에는 1병상만을 둔다. 다만, 감염병 유행 등으로 병원의 수용 가능 인원을 초과하는 경우에는 예외를 둘 수 있다.
② 평시에 전체 격리병실의 20% 이상을 대기상태로 운영하여 감염병환자등이 발생할 경우 지체 없이 진료 및 치료가 가능하도록 한다.
③ 시설·설비의 구조와 성능이 상시 유지될 수 있도록 정기적인 점검과 관리를 하여야 한다.
④ 중앙감염병병원의 장은 보건복지부장관과 협의하여 감염병 위기 시 발생할 수 있는 고위험 감염성 폐기물의 안전한 처리 및 관리 방안을 마련하여야 한다.
⑤ 감염병병원의 장은 제3조 제1호부터 제6호까지의 기능을 수행하기 위하여 필요한 인력을 채용하여야 한다.

Answer 41 ②

42 「감염병의 예방 및 관리에 관한 법률」상 감염병전문병원으로 지정받을 수 있는 곳은? 2020 부산 기출유사

가. 감염병관리기관	나. 격리소
다. 상급종합병원	라. 종합병원

① 가,나
② 가, 라
③ 가, 나, 라
④ 다, 라

해설 (감염병예방법 시행령 제1조의3 제1항 : 감염병전문병원의 지정 등) 법 제8조의2 제1항에 따른 감염병전문병원(이하 "중앙감염병병원"이라 한다)으로 지정받을 수 있는 의료기관(「의료법」 제3조에 따른 의료기관을 말한다.)은 「의료법」제3조의3 또는 제3조의4에 따른 종합병원 또는 상급종합병원으로서 보건복지부장관이 정하여 고시하는 의료기관으로 한다.
[감염병전문병원 지정 의료기관 등(보건복지부고시 제2020-140호)]
제2조(중앙감염병병원의 지정) 중앙감염병병원으로 지정받을 수 있는 의료기관은 「국립중앙의료원의 설립 및 운영에 관한 법률」에 따른 국립중앙의료원으로 한다.

43 「감염병의 예방 및 관리에 관한 법률」상 권역별 감염병병원의 지정기준 중 시설기준에 관한 설명으로 가장 올바르지 못한 것은? 2020 대구 기출유사

① 음압격리병동에서는 감염병환자등, 오염사체, 오염폐기물 등이 이동하는 오염동선을 일반동선과 분리하여 설치한다.
② 음압설비를 갖춘 수술실을 2개 이상 설치한다.
③ 일반음압격리병상은 감염병환자등의 진료 및 치료를 목적으로 30개 이상 설치한다.
④ 중환자음압격리병상은 중한 감염병환자등의 진료 및 치료를 목적으로 일반음압격리병상 개수의 30% 이상 설치한다.

해설 (감염병예방법 시행령 제1조의4 : 권역별 감염병전문병원의 지정)
[별표 1의2] 권역별 감염병병원의 지정기준(제1조의4 제2항 관련) 〈개정 2020.9.11.〉
1. 시설기준
  가. 음압격리병동
    1) 음압격리병동은 병원 내 다른 구역과 물리적으로 구분하여 설치한다.
    2) 음압격리병동에서는 감염병환자등, 오염사체, 오염폐기물 등이 이동하는 오염 동선을 일반동선과 분리하여 설치한다.
    3) 음압격리병동에서 공기나 배수 등을 통해 병원 내 다른 구역 및 건물외부로 감염병이 전파되지 않도록 적절한 설비를 설치한다.
    4) 음압격리병동은 다음의 구분에 따라 음압격리병상을 설치한다.
      가) 일반음압격리병상은 감염병환자등의 진료 및 치료를 목적으로 30개 이상 설치한다. 다만, 감염병 전문인력의 수, 주민의 생활권, 주민의 수, 감염병환자 수 등을 고려하여 질병관리청장이 인정하는 경우 이를 조정할 수 있다.
      나) 중환자음압격리병상은 중한 감염병환자등의 진료 및 치료를 목적으로 일반 음압격리병상 개수의 100분의 20 이상 설치한다.
  나. 음압격리병상
    1) 일반음압격리병상은 병상당 18제곱미터 이상의 면적을 확보한다.
    2) 중환자음압격리병상은 병상당 20제곱미터 이상의 면적을 확보한다.
  다. 그 밖의 시설 : 음압설비를 갖춘 수술실을 2개 이상 설치한다.

Answer 42 ④ 43 ④

2. 인력기준
   가. 의사 : 다음의 전문의를 각각 포함하여 4명 이상의 전문의를 둔다.
      1) 감염병 관련 분야 전문의 2명 이상
      2) 체외막산소공급기를 다룰 수 있는 전문의 또는 중환자 관련 분야 전문의 1명 이상
   나. 간호사 : 8명 이상의 간호사를 둔다.
3. 장비기준 : 다음 각 목의 장비를 각각 1개 이상 갖추어야 한다.
   가. 체외순환장치
   나. 인공호흡기
   다. 체외막산소공급기
   라. 이동용 영상촬영장치
   마. 컴퓨터 단층촬영
   바. 미생물 및 바이러스 등 검사장비

44 「감염병의 예방 및 관리에 관한 법률」상 권역별 감염병병원의 지정기준 중 운영기준에 관한 설명으로 가장 올바른 것은?

① 감염병 위기 시 질병관리청의 위기대응 매뉴얼에 따라 병상 및 대응인력을 신속히 확충하여 대응한다.

② 그 밖에 보건복지부장관이 감염병의 예방 및 관리 등을 위해 특히 필요하다고 인정하여 고시하는 절차 및 방법에 따라 운영한다.

③ 전문의 2명으로 구성된 당직체계를 24시간 운영한다.

④ 전체 음압격리병상 중 질병관리청장이 정하여 고시하는 병상 수 이상을 감염병 대비를 위한 준비병상으로 운영하여, 감염병환자등이 발생한 경우 지체없이 진료·치료가 가능토록 한다.

해설 **(감염병예방법 시행령 제1조의4 : 권역별 감염병전문병원의 지정)**
[별표 1의2] 권역별 감염병병원의 지정기준(제1조의4 제2항 관련) 〈개정 2020.9.11.〉

4. 운영기준
   가. 원인불명, 신종감염병, 감염병환자등 또는 감염병병원체 등의 오염원 등으로부터 다른 환자, 보호자 및 근무자 등에게 전파되지 않도록 관련 시설·인력·장비 등을 설치·운영한다.
   나. 전체 음압격리병상 중 질병관리청장이 정하여 고시하는 병상 수 이상을 감염병 대비를 위한 준비병상으로 운영하여, 감염병환자등이 발생한 경우 지체 없이 진료·치료가 가능하도록 한다.
   다. 감염병 위기 시 위기대응 매뉴얼에 따라 병상 및 대응인력을 신속히 확충하되, 보건복지부 및 질병관리청과 긴밀히 협력하여 대응한다.
   라. 전문의 1명으로 구성된 당직체계를 24시간 운영한다.
   마. 그 밖에 질병관리청장이 감염병의 예방 및 관리 등을 위하여 특히 필요하다고 인정하여 고시하는 절차 및 방법에 따라 운영한다.

45 「감염병의 예방 및 관리에 관한 법률」상 권역별 감염병병원의 최소 음압격리병상의 규모로 가장 올바른 것은? 2017 전북 기출유사

① 35병상　　② 36병상

③ 40병상　　④ 46병상

Answer 44 ④　45 ②

해설 (감염병예방법 시행규칙 제5조의3 : 권역별 감염병전문병원의 병상규모) 법 제8조의2 제2항에서 "보건복지부령으로 정하는 일정규모 이상의 병상"이란 36병상 이상의 병상을 말한다.
(감염병예방법 제8조의2 제2항 : 감염병병원) 국가는 감염병환자의 진료 및 치료 등을 위하여 권역별로 보건복지부령으로 정하는 일정규모 이상의 병상(음압병상 및 격리병상을 포함)을 갖춘 권역별 감염병전문병원을 설립하거나 지정하여 운영한다. 이 경우 인구 규모, 지리적 접근성 등을 고려하여 권역을 설정하여야 한다. 〈개정 2023.8.16.〉

46 보건복지부장관은 내성균 발생 예방 및 확산 방지 등을 위하여 감염병관리위원회의 심의를 거쳐 내성균 관리대책을 몇 년마다 수립·추진하여야 하는가? 2024 충청, 2025 인천 기출유사

① 1년 ② 3년
③ 5년 ④ 10년

해설 (감염병예방법 제8조의3 제1항) 보건복지부장관은 내성균 발생 예방 및 확산 방지 등을 위하여 감염병관리위원회의 심의를 거쳐 내성균 관리대책을 5년마다 수립·추진하여야 한다.

47 「감염병의 예방 및 관리에 관한 법률」상 질병관리청장의 업무에 해당하지 않는 것은? 2025 경기 기출유사

① 감염병 표본감시기관 지정 ② 내성균 관리대책 수립·추진
③ 상시 긴급상황실 설치·운영 ④ 예방접종주간 설정

해설 (감염병예방법 제8조의3 제1항 : 내성균 관리대책) 보건복지부장관은 내성균 발생 예방 및 확산 방지 등을 위하여 제9조에 따른 감염병관리위원회의 심의를 거쳐 내성균 관리대책을 5년마다 수립·추진하여야 한다.
(감염병예방법 제8조의5 제1항 : 긴급상황실) 질병관리청장은 감염병 정보의 수집·전파, 상황관리, 감염병이 유입되거나 유행하는 긴급한 경우의 초동조치 및 지휘 등의 업무를 수행하기 위하여 상시 긴급상황실을 설치·운영하여야 한다.
(감염병예방법 제16조 제1항 : 감염병 표본감시 등) 질병관리청장은 감염병의 표본감시를 위하여 질병의 특성과 지역을 고려하여 「보건의료기본법」에 따른 보건의료기관이나 그 밖의 기관 또는 단체를 감염병 표본감시기관으로 지정할 수 있다.
(감염병예방법 제32조 제1항 : 예방접종의 실시주간 및 실시기준 등) 질병관리청장은 국민의 예방접종에 대한 관심을 높여 감염병에 대한 예방접종을 활성화하기 위하여 예방접종주간을 설정할 수 있다.

48 「감염병의 예방 및 관리에 관한 법률」상 내성균 관리대책에 포함되어야 하는 사항이 아닌 것은?

① 감시체계 강화에 관한 사항
② 내성균 확산 방지를 위한 사항
③ 정책목표 및 방향
④ 예방접종 피해에 대한 국가보상에 관한 사항

해설 (감염병예방법 제8조의3 제2항) 내성균 관리대책에는 정책목표 및 방향, 진료환경 개선 등 내성균 확산 방지를 위한 사항 및 감시체계 강화에 관한 사항, 그 밖에 내성균 관리대책에 필요하다고 인정되는 사항이 포함되어야 한다.

Answer 46 ③ 47 ② 48 ④

49 「감염병의 예방 및 관리에 관한 법률」상 감염병 정보의 수집·전파, 상황관리, 감염병이 유입되거나 유행하는 긴급한 경우의 초동조치 및 지휘 등의 업무를 수행하기 위하여 상시 긴급상황실을 설치·운영하여야 하는 사람은? 2020충남 기출유사

① 대통령 ② 보건복지부장관
③ 질병관리청장 ④ 특별자치도지사 또는 시장·군수·구청장

해설 (감염병예방법 제8조의5 제1항) 질병관리청장은 감염병 정보의 수집·전파, 상황관리, 감염병이 유입되거나 유행하는 긴급한 경우의 초동조치 및 지휘 등의 업무를 수행하기 위하여 상시 긴급상황실을 설치·운영하여야 한다. 〈개정 2020.8.11.〉

50 「감염병의 예방 및 관리에 관한 법률」상 감염병관리위원회를 설치해야 하는 곳은? 2021 전북 기출유사

① 보건복지부 ② 시·도
③ 시·군·구 ④ 질병관리청

해설 (감염병예방법 제9조 제1항 : 감염병관리위원회) 감염병의 예방 및 관리에 관한 주요 시책을 심의하기 위하여 질병관리청에 감염병관리위원회를 둔다. 〈개정 2020.8.11.〉

51 「감염병의 예방 및 관리에 관한 법률」상 감염병관리위원회의 심의사항에 해당하지 않는 것은? 2017 전남 기출유사

① 감염병 관련 정보의 의료기관 간 공유 방안
② 예방접종 등으로 인한 피해에 대한 국가보상에 관한 사항
③ 필수예방접종 및 임시예방접종에 사용되는 의약품의 사전 비축 및 장기 구매에 관한 사항
④ 필수예방접종 약품등의 공급의 우선순위 등 분배기준, 그 밖에 필요한 사항의 결정

해설 (감염병예방법 제9조 제2항) 위원회는 다음 각 호의 사항을 심의한다. 〈개정 2022.6.10.〉

1. 기본계획의 수립
2. 감염병 관련 의료 제공
3. 감염병에 관한 조사 및 연구
4. 감염병의 예방·관리 등에 관한 지식 보급 및 감염병환자등의 인권 증진
5. 제20조에 따른 해부명령에 관한 사항
6. 제32조 제3항에 따른 예방접종의 실시기준과 방법에 관한 사항

6의2. 제33조의2 제1항에 따라 제24조의 필수예방접종 및 제25조의 임시예방접종에 사용되는 의약품(이하 "필수예방접종약품등"이라 한다)의 사전 비축 및 장기 구매에 관한 사항
6의3. 제33조의2 제2항에 따른 필수예방접종약품등의 공급의 우선순위 등 분배기준, 그 밖에 필요한 사항의 결정

7. 제34조에 따른 감염병 위기관리대책의 수립 및 시행
8. 제40조 제1항 및 제2항에 따른 예방·치료 의료·방역 물품의 사전 비축, 장기 구매 및 생산에 관한 사항

8의2. 제40조의2에 따른 의료·방역 물품(「약사법」에 따른 의약품 및 「의료기기법」에 따른 의료기기로 한정한다) 공급의 우선순위 등 분배기준, 그 밖에 필요한 사항의 결정
8의3. 제40조의6에 따른 개발 중인 백신 또는 의약품의 구매 및 공급에 필요한 계약에 관한 사항

9. 제71조에 따른 예방접종 등으로 인한 피해에 대한 국가보상에 관한 사항
10. 내성균 관리대책에 관한 사항
11. 그 밖에 감염병 예방 및 관리에 관한 사항으로서 위원장이 위원회의 회의에 부치는 사항

①은 감염병 예방 및 관리 기본계획의 내용이다(감염병예방법 제7조 제2항).

Answer 49 ③ 50 ④ 51 ①

52 「감염병의 예방 및 관리에 관한 법률」상 감염병관리위원회에 대한 설명으로 가장 올바른 것은?

① 위원장 1명과 부위원장 1명을 포함하여 12명 이내의 위원으로 구성한다.

② 위원장은 보건복지부차관이 되고, 부위원장은 위원 중에서 위원장이 지명한다.

③ 위원회 위원은 위촉위원으로만 구성되고, 위촉위원의 임기는 2년으로 한다.

④ 위원회의 업무를 효율적으로 수행하기 위하여 위원회의 위원과 외부 전문가로 구성되는 분야별 전문위원회를 둘 수 있다.

해설 **(감염병예방법 제10조 제3항)** 위원회의 업무를 효율적으로 수행하기 위하여 위원회의 위원과 외부 전문가로 구성되는 분야별 전문위원회를 둘 수 있다.

① **(감염병예방법 제10조 제1항)** 위원회는 위원장 1명과 부위원장 1명을 포함하여 30명 이내의 위원으로 구성한다.

② **(감염병예방법 제10조 제2항)** 위원장은 질병관리청장이 되고, 부위원장은 위원 중에서 위원장이 지명하며, 위원은 위원장이 임명하거나 위촉하는 사람으로 한다. 이 경우 공무원이 아닌 위원이 전체 위원의 과반수가 되도록 하여야 한다. 〈개정 2021.1.12.〉

③ **(감염병예방법 시행령 제2조 제3항)** 위원회 위원 중 위촉위원의 임기는 2년으로 한다.

53 「감염병의 예방 및 관리에 관한 법률」상 감염병관리위원회에 두는 분야별 전문위원회가 아닌 것은?

2017 울산 기출유사

① 감염병 위기관리 전문위원회　　② 검역 전문위원회

③ 예방접종약품 계획생산 전문위원회　　④ 인수공통감염 전문위원회

해설 **(감염병예방법 시행령 제7조 제1항)** 법 제10조 제3항에 따라 위원회에 다음 각 호의 분야별 전문위원회를 둔다. 〈개정 2022.10.4.〉

1. 예방접종 전문위원회
2. 예방접종피해보상 전문위원회
3. 후천성면역결핍증 전문위원회
4. 결핵 전문위원회
5. 역학조사 전문위원회
6. 인수공통감염 전문위원회

6의2. 의료관련감염 전문위원회

7. 감염병 위기관리 전문위원회

7의2. 감염병 진단분석 전문위원회

8. 감염병 연구기획 전문위원회
9. 항생제 내성 전문위원회
10. 검역 전문위원회

54 「감염병의 예방 및 관리에 관한 법률」상 의료기관에 소속되지 않은 의사가 감염병환자등을 진단한 경우 어디에 신고하여야 하는가? 2015 광주 기출유사

① 관할 보건소장에게 신고　　② 보건복지부장관에게 신고

③ 시장·군수·구청장에게 신고　　④ 질병관리청장에게 신고

해설 **(감염병예방법 제11조 제1항)** 의사, 치과의사 또는 한의사는 다음 각 호의 어느 하나에 해당하는 사실(제16조 제6항에 따라 표본감시 대상이 되는 제4급감염병으로 인한 경우는 제외)이 있으면 소속 의료기관의 장에게 보고하여야 하고, 해당 환자와 그 동거인에게 질병관리청장이 정하는 감염 방지 방법 등을 지도하여야 한다. 다만, 의료기관에 소속되지 아니한 의사, 치과의사 또는 한의사는 그 사실을 관할 보건소장에게 신고해야 한다. 〈개정 2020.8.11.〉

1. 감염병환자등을 진단하거나 그 사체를 검안한 경우
2. 예방접종 후 이상반응자를 진단하거나 그 사체를 검안한 경우
3. 감염병환자등이 제1급감염병부터 제3급감염병까지에 해당하는 감염병으로 사망한 경우
4. 감염병환자로 의심되는 사람이 감염병병원체 검사를 거부하는 경우

Answer 52 ④ 53 ③ 54 ①

55 「감염병의 예방 및 관리에 관한 법률」상 의사가 의료기관장에게 보고하지 않아도 되는 것은?

2021 제주 기출유사

① 제1급감염병 환자를 진단한 경우
② 제2급감염병 예방접종 후 이상반응자를 진단한 경우
③ 제3급감염병 환자로 의심되는 사람이 감염병병원체 검사를 거부하는 경우
④ 환자가 제4급감염병에 해당하는 감염병으로 사망한 경우

해설 (감염병예방법 제11조 제1항) 54번 문제 해설 참조

56 「감염병의 예방 및 관리에 관한 법률」상 담당의사의 보고 또는 신고 사유를 모두 고른 것은?

2020 부산 기출유사

가. 예방접종 후 이상반응자를 진단한 경우
나. 예방접종 후 이상반응자의 사체를 검안한 경우
다. 환자가 제1급감염병으로 사망한 경우
라. 환자가 제3급감염병으로 사망한 경우

① 가, 나, 다
② 가, 다
③ 나, 라
④ 가, 나, 다, 라

해설 (감염병예방법 제11조 제1항 : 의사 등의 신고) 54번 문제 해설 참조

57 「감염병의 예방 및 관리에 관한 법률」상 의료기관에 소속된 의사가 예방접종 후 이상반응자를 진단한 경우 보고해야 하는 대상으로 가장 옳은 것은? (단, 제4급감염병으로 인한 경우는 제외한다.)

2024 서울 기출유사

① 소속 의료기관의 장
② 관할 보건소장
③ 시장·군수·구청장
④ 질병관리청장

해설 (감염병의 예방 및 관리에 관한 법률 제11조 제1항 : 의사 등의 신고) 54번 문제 해설 참조

58 「감염병의 예방 및 관리에 관한 법률」상 신고 및 보고에 대한 설명으로 가장 올바르지 못한 것은?

2017 충남 기출유사

① 감염병 표본감시기관은 질병관리청장 또는 관할 보건소장에게 신고하여야 한다.
② 소속 부대장은 질병관리청장 또는 관할 보건소장에게 지체없이 신고하여야 한다.
③ 의료기관에 소속되지 아니한 의사 또는 한의사는 관할 보건소장에게 신고하여야 한다.
④ 의료기관의 장 및 감염병병원체 확인기관의 장은 질병관리청장 또는 관할 보건소장에게 신고하여야 한다.

Answer 55 ④ 56 ④ 57 ① 58 ②

해설 **(감염병예방법 제11조 제4항)** 육군, 해군, 공군 또는 국방부 직할 부대에 소속된 군의관은 제1항 각 호의 어느 하나에 해당하는 사실(제16조 제6항에 따라 표본감시 대상이 되는 제4급감염병으로 인한 경우는 제외)이 있으면 소속 부대장에게 보고하여야 하고, 보고를 받은 소속 부대장은 제1급감염병의 경우에는 즉시, 제2급감염병 및 제3급감염병의 경우에는 24시간 이내에 관할 보건소장에게 신고하여야 한다.

(감염병예방법 제11조 제1항) 의사, 치과의사 또는 한의사는 다음 각 호의 어느 하나에 해당하는 사실(제16조 제6항에 따라 표본감시 대상이 되는 제4급감염병으로 인한 경우는 제외)이 있으면 소속 의료기관의 장에게 보고하여야 하고, 해당 환자와 그 동거인에게 질병관리청장이 정하는 감염 방지 방법 등을 지도하여야 한다. 다만, 의료기관에 소속되지 아니한 의사, 치과의사 또는 한의사는 그 사실을 관할 보건소장에게 신고하여야 한다. 〈개정 2020.8.11.〉

1. 감염병환자등을 진단하거나 그 사체를 검안한 경우
2. 예방접종 후 이상반응자를 진단하거나 그 사체를 검안한 경우
3. 감염병환자등이 제1급감염병부터 제3급감염병까지에 해당하는 감염병으로 사망한 경우
4. 감염병환자로 의심되는 사람이 감염병병원체 검사를 거부하는 경우

(감염병예방법 제11조 제2항) 제16조의2에 따른 감염병병원체 확인기관의 소속 직원은 실험실 검사 등을 통하여 보건복지부령으로 정하는 감염병환자등을 발견한 경우 그 사실을 그 기관의 장에게 보고하여야 한다. 〈개정 2020.3.4.〉

(감염병예방법 제11조 제3항) 제1항 및 제2항에 따라 보고를 받은 의료기관의 장 및 제16조의2에 따른 감염병병원체 확인기관의 장은 제1급감염병의 경우에는 즉시, 제2급감염병 및 제3급감염병의 경우에는 24시간 이내에, 제4급감염병의 경우에는 7일 이내에 질병관리청장 또는 관할 보건소장에게 신고하여야 한다. 〈개정 2020.8.11.〉

(감염병예방법 제11조 제5항) 제16조 제1항에 따른 감염병 표본감시기관은 제16조 제6항에 따라 표본감시 대상이 되는 제4급감염병으로 인하여 제1항 제1호 또는 제3호에 해당하는 사실이 있으면 보건복지부령으로 정하는 바에 따라 질병관리청장 또는 관할 보건소장에게 신고하여야 한다. 〈개정 2020.8.11.〉

4

59 「감염병의 예방 및 관리에 관한 법률」상 감염병 환자등을 발견할 경우 즉시 신고해야 하는 감염병에 해당하는 것은? 2017 충남 기출유사

① 디프테리아　　② 수족구병
③ 신증후군출혈열　　④ A형간염

해설 **(감염병예방법 제11조 제3항)** 보고를 받은 의료기관의 장 및 감염병병원체 확인기관의 장은 제1급감염병의 경우에는 즉시, 제2급감염병 및 제3급감염병의 경우에는 24시간 이내에, 제4급감염병의 경우에는 7일 이내에 질병관리청장 또는 관할 보건소장에게 신고하여야 한다. 〈개정 2020.8.11.〉

(감염병예방법 제2조 제2호 : "제1급감염병" 17개) : 에볼라바이러스병, 마버그열, 라싸열, 크리미안콩고출혈열, 남아메리카출혈열, 리프트밸리열, 두창, 페스트, 탄저, 보툴리눔독소증, 야토병, 신종감염병증후군, 중증급성호흡기증후군(SARS), 중동호흡기증후군(MERS), 동물인플루엔자 인체감염증, 신종인플루엔자, 디프테리아

② 수족구병(4급), ③ 신증후군출혈열(3급), ④ A형간염(2급)

60 아래 내용 중 「감염병의 예방 및 관리에 관한 법률」상 질병관리청장 또는 관할 보건소장에게 즉시 신고해야 하는 감염병은 다음 중 모두 몇 개인가? 2016 충북 기출유사

> 두창, 디프테리아, 라싸열, 마버그열, 매독, 보툴리눔독소증, 야토병, 에볼라바이러스병, 인플루엔자, 일본뇌염, 임질, 장티푸스, 콜레라, 탄저, 파라티푸스, 파상풍, 페스트, 홍역, 회충증, 후천성면역결핍증

① 7개　　② 8개
③ 9개　　④ 10개

Answer 59 ①　60 ③

해설 **(감염병예방법 제11조 제3항)** 보고를 받은 의료기관의 장 및 감염병병원체 확인기관의 장은 제1급감염병의 경우에는 즉시, 제2급감염병 및 제3급감염병의 경우에는 24시간 이내에, 제4급감염병의 경우에는 7일 이내에 질병관리청장 또는 관할 보건소장에게 신고하여야 한다. 〈개정 2020.8.11.〉

(감염병예방법 제2조 제2호 : "제1급감염병" 17개) : 에볼라바이러스병, 마버그열, 라싸열, 크리미안콩고출혈열, 남아메리카출혈열, 리프트밸리열, 두창, 페스트, 탄저, 보툴리눔독소증, 야토병, 신종감염병증후군, 중증급성호흡기증후군(SARS), 중동호흡기증후군(MERS), 동물인플루엔자 인체감염증, 신종인플루엔자, 디프테리아

* 24시간 이내 신고 – 제2급감염병(홍역, 콜레라, 장티푸스, 파라티푸스) 및 제3급감염병(파상풍, 일본뇌염, 후천성면역결핍증)
* 7일 이내 신고 – 제4급감염병(인플루엔자, 매독, 회충증, 임질)

61 **「감염병의 예방 및 관리에 관한 법률」상 감염병과 그 신고주기가 올바르게 연결된 것은?**

2015 서울, 2016 경북 기출유사

① 반코마이신내성장알균(VRE) 감염증 – 24시간 이내
② 수막구균성수막염 – 즉시
③ 인플루엔자 – 즉시
④ 폐흡충증 – 7일 이내

해설 **(감염병예방법 제11조 제3항 : 의사 등의 신고)** 보고를 받은 의료기관의 장 및 감염병병원체 확인기관의 장은 제1급감염병의 경우에는 즉시, 제2급감염병 및 제3급감염병의 경우에는 24시간 이내에, 제4급감염병의 경우에는 7일 이내에 질병관리청장 또는 관할 보건소장에게 신고하여야 한다. 〈개정 2020.8.11.〉

* 반코마이신내성장알균 감염증(4급), 수막구균성수막염(2급), 인플루엔자(4급), 폐흡충증(4급)

62 **「감염병의 예방 및 관리에 관한 법률」상 감염병 표본감시기관이 질병관리청장 또는 관할 보건소장에게 그 발견을 신고하여야 하는 표본감시대상 감염병이 아닌 것?** 2017 전북 기출유사

① 간흡충증　② 사람유두종바이러스 감염증
③ 인플루엔자　④ 홍역

해설 **(감염병예방법 제11조 제5항)** 제16조 제1항에 따른 감염병 표본감시기관은 제16조 제6항에 따라 표본감시 대상이 되는 제4급감염병으로 인하여 제1항 제1호 또는 제3호에 해당하는 사실이 있으면 보건복지부령으로 정하는 바에 따라 질병관리청장 또는 관할 보건소장에게 신고하여야 한다. 〈개정 2020.8.11.〉

(감염병예방법 제16조 제1항) 질병관리청장은 감염병의 표본감시를 위하여 질병의 특성과 지역을 고려하여 「보건의료기본법」에 따른 보건의료기관이나 그 밖의 기관 또는 단체를 감염병 표본감시기관으로 지정할 수 있다. 〈개정 2020.8.11.〉

(감염병예방법 제2조 제5호 : "제4급감염병" 22개) 〈개정 2023.8.8.〉

– 인플루엔자, 회충증, 편충증, 요충증, 간흡충증, 폐흡충증, 장흡충증, 수족구병, 임질, 클라미디아감염증, 연성하감, 성기단순포진, 첨규콘딜롬, 반코마이신내성장알균(VRE) 감염증, 메티실린내성황색포도알균(MRSA) 감염증, 다제내성녹농균(MRPA) 감염증, 다제내성아시네토박터바우마니균(MRAB) 감염증, 장관감염증, 급성호흡기감염증, 해외유입기생충감염증, 엔테로바이러스감염증, 사람유두종바이러스 감염증

④ 홍역은 제2급감염병

Answer 61 ④　62 ④

63 **H 내과의원 원장인 의사 K씨는 60세 남성 박씨를 쯔쯔가무시증으로 진단하였다. 이때 의사 K씨는 「감염병의 예방 및 관리에 관한 법률」상 감염병 발생 신고서를 다음 중 누구에게 언제까지 정보시스템을 이용하여 제출하여야 하는가?**

① 즉시 질병관리청장 또는 의료기관의 소재지 관할 보건소장

② 24시간 이내에 의료기관의 소재지 관할 보건소장

③ 24시간 이내에 질병관리청장 또는 감염병환자의 소재지 관할 보건소장

④ 7일 이내에 감염병환자의 소재지 관할 보건소장

해설 쯔쯔가무시증은 제3급감염병이다.

(감염병예방법 제11조 제3항) 보고를 받은 의료기관의 장 및 감염병병원체 확인기관의 장은 제1급감염병의 경우에는 즉시, 제2급감염병 및 제3급감염병의 경우에는 24시간 이내에, 제4급감염병의 경우에는 7일 이내에 질병관리청장 또는 관할 보건소장에게 신고하여야 한다. 〈개정 2020.8.11.〉

(감염병예방법 시행규칙 제6조 제1항) 법 제11조 제1항 각 호 외의 부분 단서, 제3항 및 제4항에 따라 같은 조 제1항 제1호, 제3호 및 제4호에 해당하는 사실을 신고하려는 의사, 치과의사, 한의사, 의료기관의 장 또는 소속 부대장은 별지 제1호의3 서식의 감염병 발생·사망(검안) 신고서(전자문서로 된 신고서를 포함한다)를 질병관리청장에게 정보시스템을 이용하여 제출하거나 감염병환자, 감염병의사환자 또는 병원체보유자(이하 "감염병환자등"이라 한다) 또는 신고인의 소재지를 관할하는 보건소장에게 정보시스템 또는 팩스를 이용하여 제출해야 한다. 다만, 제1급감염병의 경우에는 신고서를 제출하기 전에 질병관리청장 또는 관할 보건소장에게 구두, 전화 등의 방법으로 알려야 한다. 〈개정 2023.7.13.〉

(감염병예방법 제11조 제1항) 의사, 치과의사 또는 한의사는 다음 각 호의 어느 하나에 해당하는 사실(제16조 제6항에 따라 표본감시 대상이 되는 제4급감염병으로 인한 경우는 제외한다)이 있으면 소속 의료기관의 장에게 보고하여야 하고, 해당 환자와 그 동거인에게 질병관리청장이 정하는 감염 방지 방법 등을 지도하여야 한다. 다만, 의료기관에 소속되지 아니한 의사, 치과의사 또는 한의사는 그 사실을 관할 보건소장에게 신고하여야 한다. 〈개정 2020.8.11.〉

1. 감염병환자등을 진단하거나 그 사체를 검안한 경우
2. 예방접종 후 이상반응자를 진단하거나 그 사체를 검안한 경우
3. 감염병환자등이 제1급감염병부터 제3급감염병까지에 해당하는 감염병으로 사망한 경우
4. 감염병환자로 의심되는 사람이 감염병병원체 검사를 거부하는 경우

64 **전북특별자치도에서 개인내과병원을 운영하는 내과의사 박씨는 진료 중 한 환자에게서 심각한 발열과 호흡곤란 등의 증상을 발견했으며, 이후 검사를 통해 해당 환자가 신종인플루엔자 환자임을 진단하였다. 이 경우 「감염병의 예방 및 관리에 관한 법률」상 내과의사 박씨가 반드시 이행해야 할 조치로 옳은 것은?** 2025 전북 기출유사

① 감염병병원체 검사를 완료한 후 신고 여부를 결정한다.

② 관할 보건소장에게 즉시 신고한다.

③ 전북특별자치도지사에게 통지하고 환자와 관련된 기록을 제출한다.

④ 환자의 보호자에게 통지한 후 7일 이내에 보건소에 신고한다.

해설 신종인플루엔자는 제1급감염병이다.

(감염병예방법 제11조 제1항·제3항 : 의사 등의 신고) 63번 문제 해설 참조

Answer 63 ③ 64 ②

65 **고양시에 소재하고 있는 L 내과의원을 개설하고 있는 원장 L씨는 포천시에 살고 있는 45세의 남성환자 K씨를 E형간염으로 진단하였다. 다음 중 「감염병의 예방 및 관리에 관한 법률」상 원장 L씨가 취해야 할 조치로 가장 올바른 것은?**

① 즉시 질병관리청장 또는 고양시 보건소장에게 신고하여야 한다.
② 즉시 질병관리청장 또는 포천시 보건소장에게 신고하여야 한다.
③ 24시간 이내에 질병관리청장 또는 포천시 보건소장에게 신고하여야 한다.
④ 7일 이내에 질병관리청장 또는 고양시 보건소장에게 신고하여야 한다.

해설 E형간염은 제2급감염병이다.
(감염병예방법 제11조 제3항 : 의사 등의 신고) 63번 문제 해설 참조

66 **「감염병의 예방 및 관리에 관한 법률」상 제1급감염병으로 사망한 사체를 검안하였을 때, 의료기관의 장이 취해야 할 조치로 가장 올바른 것은?**

① 즉시 질병관리청장 또는 사체 소재지를 관할하는 보건소장에게 신고하여야 한다.
② 즉시 사체 소재지를 관할하는 시장·군수·구청장 또는 보건소장에게 신고하여야 한다.
③ 7일 이내에 질병관리청장 또는 의료기관 소재지를 관할하는 보건소장에게 신고해야 한다.
④ 7일 이내에 의료기관 소재지를 관할하는 시장·군수·구청장에게 신고하여야 한다.

해설 63번 문제 해설 참조

67 **「감염병의 예방 및 관리에 관한 법률」상 감염병 등의 신고에 관한 설명내용으로 가장 올바르지 못한 것은?** 2014 경북 기출유사

① 보고를 받은 의료기관의 장은 제1급감염병의 경우에는 즉시, 제2급감염병 및 제3급감염병의 경우에는 24시간 이내에, 제4급감염병의 경우에는 7일 이내에 질병관리청장 또는 관할 보건소장에게 신고하여야 한다.
② 육군에 소속된 군의관이 감염병환자를 진단한 경우 국방부장관에게 신고한다.
③ 의사는 감염병 환자를 진단한 경우 소속 의료기관의 장에게 보고한다.
④ 의사는 예방접종 후 이상반응자를 진단한 경우 소속 의료기관의 장에게 보고한다.

해설 **(감염병예방법 제11조 제4항)** 육군, 해군, 공군 또는 국방부 직할 부대에 소속된 군의관은 제1항 각 호의 어느 하나에 해당하는 사실(제16조 제6항에 따라 표본감시 대상이 되는 제4급감염병으로 인한 경우는 제외)이 있으면 소속 부대장에게 보고하여야 하고, 보고를 받은 소속 부대장은 제1급감염병의 경우에는 즉시, 제2급감염병 및 제3급감염병의 경우에는 24시간 이내에 관할 보건소장에게 신고하여야 한다.
(감염병예방법 제11조 제1항) 의사, 치과의사 또는 한의사는 다음 각 호의 어느 하나에 해당하는 사실(제16조 제6항에 따라 표본감시 대상이 되는 제4급감염병으로 인한 경우는 제외)이 있으면 소속 의료기관의 장에게 보고하여야 하고, 해당 환자와 그 동거인에게 질병관리청장이 정하는 감염 방지 방법 등을 지도하여야 한다. 다만, 의료기관에 소속되지 아니한 의사, 치과의사 또는 한의사는 그 사실을 관할 보건소장에게 신고하여야 한다. 〈개정 2020.8.11.〉
1. 감염병환자등을 진단하거나 그 사체를 검안한 경우
2. 예방접종 후 이상반응자를 진단하거나 그 사체를 검안한 경우

Answer 65 ③ 66 ① 67 ②

3. 감염병환자등이 제1급감염병부터 제3급감염병까지에 해당하는 감염병으로 사망한 경우
4. 감염병환자로 의심되는 사람이 감염병병원체 검사를 거부하는 경우
(감염병예방법 제11조 제3항) 제1항 및 제2항에 따라 보고를 받은 의료기관의 장 및 제16조의2에 따른 감염병병원체 확인기관의 장은 제1급감염병의 경우에는 즉시, 제2급감염병 및 제3급감염병의 경우에는 24시간 이내에, 제4급감염병의 경우에는 7일 이내에 질병관리청장 또는 관할 보건소장에게 신고하여야 한다. 〈개정 2020.8.11.〉

68 「감염병의 예방 및 관리에 관한 법률」상 의료기관의 장이 7일 이내에 질병관리청장 또는 관할 보건소장에게 신고하여야 하는 감염병은? 2012 서울 기출유사

① 두창 ② 디프테리아
③ 장흡충증 ④ 파라티푸스

해설 **(감염병예방법 제11조 제3항)** 제1항 및 제2항에 따라 보고를 받은 의료기관의 장 및 제16조의2에 따른 감염병병원체 확인기관의 장은 제1급감염병의 경우에는 즉시, 제2급감염병 및 제3급감염병의 경우에는 24시간 이내에, 제4급감염병의 경우에는 7일 이내에 질병관리청장 또는 관할 보건소장에게 신고하여야 한다. 〈개정 2020.8.11.〉
① 두창(1급), ② 디프테리아(1급), ③ 장흡충증(4급), ④ 파라티푸스(2급)

69 제1급감염병으로 인한 사망자가 육·해·공군 소속부대에서 발생한 경우의 조치로 가장 올바른 것은?

① 소속 군의관은 24시간 이내에 소속 부대장에게 보고하여야 한다.
② 소속 군의관으로부터 보고를 받은 소속 부대장은 즉시 관할 보건소장에게 신고해야 한다.
③ 소속 군의관은 특별자치도지사 또는 시장·군수·구청장에게 보고하여야 한다.
④ 소속 군의관으로부터 보고를 받은 소속 부대장은 7일 이내에 관할 보건소장에게 신고해야 한다.

해설 67번 문제 해설 참조

70 S 종합병원 의사 K씨는 아이에게 MMR 예방접종 후 (　　)일이 지난 뒤 혈소판감소성 자반증이 발생한 경우 신고하여야 하는 이상반응자라고 진단하게 된다. 다음 중 「감염병의 예방 및 관리에 관한 법률」상 (　　) 안의 일자와 신고서를 누구에게 제출하여야 하는지 올바르게 연결된 것은?

① 즉시 – 질병관리청장 또는 의료기관의 소재지 관할 시·도지사
② 24시간 이내 – 질병관리청장 또는 이상반응자의 소재지 관할 보건소장
③ 7~30일 이내 – 질병관리청장 또는 이상반응자의 소재지 관할 보건소장
④ 7~30일 이내 – 의료기관의 소재지 관할 시장·군수·구청장 또는 보건소장

해설 **(감염병예방법 시행규칙 제7조 제1항)** 법 제11조 제1항 각 호 외의 부분 단서, 제3항 및 제4항에 따라 같은 조 제1항 제2호에 해당하는 사실을 신고하려는 의사, 치과의사, 한의사, 의료기관의 장 또는 소속 부대장은 별지 제2호 서식의 예방접종 후 이상반응 발생신고서(전자문서로 된 신고서 포함)를 질병관리청장에게 정보시스템을 이용하여 제출하거나 이상반응자의 소재지를 관할하는 보건소장에게 정보시스템 또는 팩스를 이용하여 제출해야 한다. 〈개정 2020.9.11.〉
(감염병예방법 시행규칙 제7조 제2항) 법 제11조 제1항부터 제5항까지의 규정에 따라 신고하여야 하는 예방접종 후 이상반응자의 범위는 별표 3과 같다.

Answer 68 ③ 69 ② 70 ③

■ 감염병의 예방 및 관리에 관한 법률 시행규칙 [별표 3] 〈개정 2023.9.22.〉

신고하여야 하는 예방접종 후 이상반응자의 범위(제7조 제2항 관련)

신고하여야 하는 예방접종 후 이상반응자의 범위는 다음 표의 분류에 따라 이상반응이 발생한 자를 말한다.

예방접종 종류	이상반응의 범위	예방접종 후 이상반응이 나타날 때까지의 시간
디프테리아, 파상풍, 백일해 (DTaP, Tdap) 디프테리아, 파상풍 (Td) 디프테리아, 파상풍, 백일해, 폴리오 (DTaP-IPV) 디프테리아, 파상풍, 백일해, 폴리오, b형 헤모필루스 인플루엔자 (DTaP-IPV/Hib)	1. 아나필락시스	24시간 이내
	2. 뇌염, 뇌증	7일 이내
	3. 위팔신경총 말초신경병증	28일 이내
	4. 국소 이상반응	7일 이내
	5. 그 밖에 접종과 연관성이 있는 것으로 의심되는 이상반응	기한 없음
	6. 제1호부터 제5호까지의 이상반응으로 인한 후유증	기한 없음
폴리오 (IPV)	1. 아나필락시스	24시간 이내
	2. 국소 이상반응	7일 이내
	3. 그 밖에 접종과 연관성이 있는 것으로 의심되는 이상반응	기한 없음
	4. 제1호부터 제3호까지의 이상반응으로 인한 후유증	기한 없음
홍역, 유행성이하선염, 풍진 (MMR)	1. 아나필락시스	24시간 이내
	2. 뇌염, 뇌증	21일 이내
	3. 혈소판 감소성 자반증	7~30일
	4. 만성 관절염	42일 이내
	5. 국소 이상반응	7일 이내
	6. 그 밖에 접종과 연관성이 있는 것으로 의심되는 이상반응	기한 없음
	7. 제1호부터 제6호까지의 이상반응으로 인한 후유증	기한 없음
결핵 (BCG)	1. 림프절 부기(지름 1.5cm 이상)	1년 이내
	2. 골염, 골수염	6개월 이내
	3. 전신 파종성 비씨지 감염증	6개월 이내
	4. 국소 이상반응	6개월 이내
	5. 그 밖에 접종과 연관성이 있는 것으로 의심되는 이상반응	기한 없음
	6. 제1호부터 제5호까지의 이상반응으로 인한 후유증	기한 없음
B형간염 (HepB)	1. 아나필락시스	24시간 이내
	2. 국소 이상반응	7일 이내
	3. 그 밖에 접종과 연관성이 있는 것으로 의심되는 이상반응	기한 없음
	4. 제1호부터 제3호까지의 이상반응으로 인한 후유증	기한 없음
수두 (VAR)	1. 아나필락시스	24시간 이내
	2. 뇌염, 뇌증	7일 이내
	3. 국소 이상반응	7일 이내
	4. 그 밖에 접종과 연관성이 있는 것으로 의심되는 이상반응	기한 없음
	5. 제1호부터 제4호까지의 이상반응으로 인한 후유증	기한 없음

일본뇌염 (IJEV, LJEV)	1. 아나필락시스	24시간 이내
	2. 뇌염, 뇌증	7일 이내
	3. 국소 이상반응	7일 이내
	4. 그 밖에 접종과 연관성이 있는 것으로 의심되는 이상반응	기한 없음
	5. 제1호부터 제4호까지의 이상반응으로 인한 후유증	기한 없음
b형 헤모필루스 인플루엔자 (Hib)	1. 아나필락시스	24시간 이내
	2. 국소 이상반응	7일 이내
	3. 그 밖에 접종과 연관성이 있는 것으로 의심되는 이상반응	기한 없음
	4. 제1호부터 제3호까지의 이상반응으로 인한 후유증	기한 없음
폐렴구균 (PCV, PPSV)	1. 아나필락시스	24시간 이내
	2. 국소 이상반응	7일 이내
	3. 그 밖에 접종과 연관성이 있는 것으로 의심되는 이상반응	기한 없음
	4. 제1호부터 제3호까지의 이상반응으로 인한 후유증	기한 없음
인플루엔자 (Flu)	1. 아나필락시스	24시간 이내
	2. 위팔신경총 말초신경병증	28일 이내
	3. 국소 이상반응	7일 이내
	4. 그 밖에 접종과 연관성이 있는 것으로 의심되는 이상반응	기한 없음
	5. 제1호부터 제4호로 인한 후유증	기한 없음
A형간염 (HepA)	1. 아나필락시스	24시간 이내
	2. 국소 이상반응	7일 이내
	3. 그 밖에 접종과 연관성이 있는 것으로 의심되는 이상반응	기한 없음
	4. 제1호부터 제3호로 인한 후유증	기한 없음
사람유두종 바이러스감염증 (HPV)	1. 아나필락시스	24시간 이내
	2. 국소 이상반응	7일 이내
	3. 그 밖에 접종과 연관성이 있는 것으로 의심되는 이상반응	기한 없음
	4. 제1호부터 제3호로 인한 후유증	기한 없음
그룹 A형 로타바이러스 감염증	1. 아나필락시스	24시간 이내
	2. 장중첩증	21일 이내
	3. 그 밖에 접종과 연관성이 있는 것으로 의심되는 이상반응	기한 없음
	4. 제1호부터 제3호로 인한 후유증	기한 없음
법 제24조 제1항 제18호에 따라 질병관리청장이 지정한 감염병	감염병의 특성에 따라 질병관리청장이 고시한 이상반응	감염병의 특성에 따라 질병관리청장이 고시한 시간
법 제25조 제1항에 따라 임시예방접종을 하는 감염병	감염병의 특성에 따라 질병관리청장이 고시한 이상반응	감염병의 특성에 따라 질병관리청장이 고시한 시간

(감염병예방법 제11조 제1항) 의사, 치과의사 또는 한의사는 다음 각 호의 어느 하나에 해당하는 사실(제16조 제6항에 따라 표본감시 대상이 되는 제4급감염병으로 인한 경우는 제외)이 있으면 소속 의료기관의 장에게 보고하여야 하고, 해당 환자와 그 동거인에게 질병관리청장이 정하는 감염 방지 방법 등을 지도하여야 한다. 다만, 의료기관에 소속되지 아니한 의사, 치과의사 또는 한의사는 그 사실을 관할 보건소장에게 신고하여야 한다. 〈개정 2020.8.11.〉

1. 감염병환자등을 진단하거나 그 사체를 검안한 경우
2. 예방접종 후 이상반응자를 진단하거나 그 사체를 검안한 경우
3. 감염병환자등이 제1급감염병부터 제3급감염병까지에 해당하는 감염병으로 사망한 경우
4. 감염병환자로 의심되는 사람이 감염병병원체 검사를 거부하는 경우

4

71 「감염병의 예방 및 관리에 관한 법률」상 감염병이나 그 의사증으로 사망자가 있을 때 세대주 등 그 밖의 신고의무자가 관할 보건소장에게 신고하여야 하는 대상 감염병에 해당하지 않는 것은?

① 제1급감염병 ② 제2급감염병
③ 제3급감염병 ④ 제4급감염병

해설 **(감염병예방법 제12조 제1항 : 그 밖의 신고의무자)** 다음 각 호의 어느 하나에 해당하는 사람은 제1급감염병부터 제3급감염병까지에 해당하는 감염병 중 보건복지부령으로 정하는 감염병이 발생한 경우에는 의사, 치과의사 또는 한의사의 진단이나 검안을 요구하거나 해당 주소지를 관할하는 보건소장에게 신고하여야 한다. 〈개정 2020.12.15.〉

1. 일반가정에서는 세대를 같이하는 세대주. 다만, 세대주가 부재 중인 경우에는 그 세대원
2. 학교, 사회복지시설, 병원, 관공서, 회사, 공연장, 예배장소, 선박·항공기·열차 등 운송수단, 각종 사무소·사업소, 음식점, 숙박업소 또는 그 밖에 여러 사람이 모이는 장소로서 보건복지부령으로 정하는 장소의 관리인, 경영자 또는 대표자
3. 「약사법」에 따른 약사·한약사 및 약국개설자

(감염병예방법 제12조 제2항) 제1항에 따른 신고의무자가 아니더라도 감염병환자등 또는 감염병으로 인한 사망자로 의심되는 사람을 발견하면 보건소장에게 알려야 한다.

72 「감염병의 예방 및 관리에 관한 법률」상 학교장이 보건소장에게 신고할 의무가 있는 것을 모두 고른 것은? 2012 경북 기출유사

가. 결핵	나. 수두
다. 유행성이하선염	라. 장티푸스
마. 파라티푸스	바. 홍역

① 가, 나, 다, 라 ② 가, 라, 마, 바
③ 나, 다, 라, 마 ④ 다, 라, 마, 바

해설 **(감염병예방법 시행규칙 제8조 제1항)** 법 제12조 제1항 각 호 외의 부분 중에서 "보건복지부령으로 정하는 감염병"이란 다음 각 호의 감염병을 말한다.

1. 결핵
2. 홍역
3. 콜레라
4. 장티푸스
5. 파라티푸스
6. 세균성이질
7. 장출혈성대장균감염증
8. A형간염

(감염병예방법 제12조 제1항 : 그 밖의 신고의무자) 다음 각 호의 어느 하나에 해당하는 사람은 제1급감염병부터 제3급감염병까지에 해당하는 감염병 중 보건복지부령으로 정하는 감염병이 발생한 경우에는 의사, 치과의사 또는 한의사의 진단이나 검안을 요구하거나 해당 주소지를 관할하는 보건소장에게 신고하여야 한다. 〈개정 2020.12.15.〉

1. 일반가정에서는 세대를 같이하는 세대주. 다만, 세대주가 부재 중인 경우에는 그 세대원
2. 학교, 사회복지시설, 병원, 관공서, 회사, 공연장, 예배장소, 선박·항공기·열차 등 운송수단, 각종 사무소·사업소, 음식점, 숙박업소 또는 그 밖에 여러 사람이 모이는 장소로서 보건복지부령으로 정하는 장소의 관리인, 경영자 또는 대표자
3. 「약사법」에 따른 약사·한약사 및 약국개설자

Answer 71 ④ 72 ②

73 아래 내용은 「감염병의 예방 및 관리에 관한 법률」상 제12조 제1항 "그 밖의 신고의무자"에 대한 내용이다. 다음 중 밑줄 친 "보건복지부령으로 정하는 장소"에 해당하지 않는 것은?

> 다음 각 호의 어느 하나에 해당하는 사람은 제1급감염병부터 제3급감염병까지에 해당하는 감염병 중 보건복지부령으로 정하는 감염병이 발생한 경우에는 의사, 치과의사 또는 한의사의 진단이나 검안을 요구하거나 해당 주소지를 관할하는 보건소장에게 신고하여야 한다.
> 1. 일반가정에서는 세대를 같이하는 세대주. 다만, 세대주가 부재 중인 경우에는 그 세대원
> 2. 학교, 사회복지시설, 병원, 관공서, 회사, 공연장, 예배장소, 선박·항공기·열차 등 운송수단, 각종 사무소·사업소, 음식점, 숙박업소 또는 그 밖에 여러 사람이 모이는 장소로서 보건복지부령으로 정하는 장소의 관리인, 경영자 또는 대표자
> 3. 「약사법」에 따른 약사·한약사 및 약국개설자

① 「공중위생관리법」에 따른 목욕장업소

② 「공중위생관리법」에 따른 미용업소

③ 「모자보건법」에 따른 산후조리원

④ 「체육시설의 설치·이용에 관한 법률」에 따른 체력단련장

해설 **(감염병예방법 시행규칙 제8조 제2항)** 법 제12조 제1항 제2호에서 "보건복지부령으로 정하는 장소"란 다음 각 호의 장소를 말한다. 〈개정 2021.5.24.〉

1. 「모자보건법」 제2조 제10호에 따른 산후조리원
2. 「공중위생관리법」 제2조에 따른 목욕장업소, 이용업소, 미용업소

4

74 「감염병의 예방 및 관리에 관한 법률」상 일반가정에서 세대를 같이 하는 가족에게 제1급감염병이 발생한 경우 세대주가 주소지 관할 보건소장에게 신고해야 하는 사항은? 2025 경북 기출유사

① 감염병 환자의 직업　② 감염병 환자의 학력

③ 신고인의 직업　④ 신고인의 학력

해설 **(감염병예방법 시행규칙 제9조 : 그 밖의 신고의무자의 신고)** 법 제12조 제1항 및 제2항에 따라 그 밖의 신고의무자는 다음 각 호의 사항을 서면, 구두, 전보, 전화 또는 컴퓨터통신의 방법으로 보건소장에게 지체 없이 신고하거나 알려야 한다.

1. 신고인의 성명, 주소와 감염병환자등 또는 사망자와의 관계
2. 감염병환자등 또는 사망자의 성명, 주소 및 직업
3. 감염병환자등 또는 사망자의 주요 증상 및 발병일

(감염병예방법 제12조 제1항 : 그 밖의 신고의무자) 72번 문제 해설 참조

Answer 73 ④ 74 ①

75 **아래 내용은 「감염병의 예방 및 관리에 관한 법률」상 감염병 발생의 신고를 받은 보건소장 등의 보고 방법 및 절차에 대한 설명내용이다. 다음중 올바르게 설명한 것을 모두 고른 것은?**

> 가. 감염병 발생 신고를 받은 보건소장은 그 내용을 관할 특별자치시장·특별자치도지사 또는 시장·군수·구청장에게 보고하여야 한다.
> 나. 보건소장으로부터 보고를 받은 특별자치시장·특별자치도지사는 질병관리청장에게, 시장·군수·구청장은 질병관리청장 및 시·도지사에게 이를 각각 보고하여야 한다.
> 다. 보건소장으로부터 보고를 받은 특별자치도지사 또는 시장·군수·구청장은 해당 신고서 또는 발생보고서를 질병관리청장 및 특별시장·광역시장·도지사("시·도지사")에게 정보시스템을 이용하여 각각 제출해야 한다.
> 라. 질병관리청장, 시·도지사 또는 시장·군수·구청장은 감염병병원체 검사를 거부하는 감염병환자로 의심되는 모든 사람에 대하여 감염병병원체 검사를 하게 할 수 있다.

① 가, 나, 다　　② 가, 다
③ 나, 라　　④ 가, 나, 다, 라

해설 라. **(감염병예방법 제13조 제2항)** 제1항에 따라 보고를 받은 질병관리청장, 시·도지사 또는 시장·군수·구청장은 제11조 제1항 제4호에 해당하는 사람(제1급감염병 환자로 의심되는 경우에 한정한다)에 대하여 감염병병원체 검사를 하게 할 수 있다. 〈개정 2020.8.11.〉
(감염병예방법 제13조 제1항) 제11조 및 제12조에 따라 신고를 받은 보건소장은 그 내용을 관할 특별자치시장·특별자치도지사 또는 시장·군수·구청장에게 보고하여야 하며, 보고를 받은 특별자치시장·특별자치도지사는 질병관리청장에게, 시장·군수·구청장은 질병관리청장 및 시·도지사에게 이를 각각 보고하여야 한다. 〈개정 2023.6.13.〉

76 **「감염병의 예방 및 관리에 관한 법률」상 감염병 발생 신고를 받은 보건소장은 그 내용을 관할 특별자치시장·특별자치도지사 또는 시장·군수·구청장에게 보고하여야 하며, 보고를 받은 특별자치시장·특별자치도지사 또는 시장·군수·구청장은 이를 질병관리청장 및 시·도지사에게 각각 보고하여야 한다. 다음 중 보고 시기에 대한 설명으로 가장 올바르지 못한 것은?**

① 제1급감염병의 발생, 사망, 병원체 검사결과의 보고 – 신고받은 후 즉시
② 제2급감염병·제3급감염병의 발생, 사망 및 병원체 검사결과의 보고 – 신고받은 후 24시간 이내
③ 제4급감염병의 발생 및 사망의 보고 – 신고받은 후 7일 이내
④ 예방접종 후 이상반응의 보고 – 신고받은 후 7일 이내

해설 **(감염병예방법 시행규칙 제10조 : 보건소장 등의 보고)** 법 제13조 제1항에 따라 보고하려는 보건소장은 다음 각 호의 구분에 따른 시기에 감염병 발생·사망(검안) 신고서, 병원체 검사결과 신고서(전자문서로 된 신고서를 포함한다) 또는 예방접종 후 이상반응 발생보고서(전자문서로 된 보고서를 포함한다) 를 특별자치시장·특별자치도지사(관할 구역 안에 지방자치단체인 시·군이 있는 특별자치도의 도지사는 제외한다. 이하 이 조에서 같다) 또는 시장·군수·구청장(자치구의 구청장)에게 정보시스템을 이용하여 제출해야 하고, 보고를 받은 특별자치시장·특별자치도지사 또는 시장·군수·구청장은 해당 신고서 또는 발생보고서를 질병관리청장 및 특별시장·광역시장·도지사에게 정보시스템을 이용하여 각각 제출해야 한다. 〈개정 2023.9.22.〉
1. 제1급감염병의 발생, 사망, 병원체 검사결과의 보고 : 신고를 받은 후 즉시
2. 제2급감염병 및 제3급감염병의 발생, 사망 및 병원체 검사결과의 보고 : 신고를 받은 후 24시간 이내
3. 제4급감염병의 발생 및 사망의 보고 : 신고를 받은 후 7일 이내
4. 예방접종 후 이상반응의 보고 : 신고를 받은 후 즉시

Answer 75 ①　76 ④

77 「감염병의 예방 및 관리에 관한 법률」상 인수공통감염병 발생 시 질병관리청장에게 통보하여야 하는 감염병으로 옳은 것은? 2017 울산, 2022 대전, 2024 서울 기출유사

① 결핵, 장출혈성대장균감염증, 동물인플루엔자, 탄저
② 고병원성조류인플루엔자, 광견병, 동물인플루엔자, 탄저
③ 일본뇌염, 브루셀라증, 광견병, 탄저
④ 탄저, 중증급성호흡기증후군, 고병원성조류인플루엔자, 광견병

해설 **(감염병예방법 제14조 제1항 : 인수공통감염병의 통보)** 「가축전염병예방법」 제11조 제1항 제2호에 따라 신고를 받은 국립가축방역기관장, 신고대상 가축의 소재지를 관할하는 시장·군수·구청장 또는 시·도 가축방역기관의 장은 같은 법에 따른 가축전염병 중 다음 각 호의 어느 하나에 해당하는 감염병의 경우에는 즉시 질병관리청장에게 통보하여야 한다. 〈개정 2020.8.11.〉

1. 탄저
2. 고병원성조류인플루엔자
3. 광견병
4. 그 밖에 대통령령으로 정하는 인수공통감염병

(감염병예방법 시행령 제9조) 법 제14조 제1항 제4호에서 "대통령령으로 정하는 인수공통감염병"이란 동물인플루엔자를 말한다.

4

78 「감염병의 예방 및 관리에 관한 법률」상 고병원성조류인플루엔자 가축전염병이 발생한 경우에 그 가축의 소재지를 관할하는 시장·군수·구청장은 즉시 누구에게 통보해야 하는가? 2023 전북 기출유사

① 가축위생방역지원본부장
② 농림축산식품부장관
③ 보건복지부장관
④ 질병관리청장

해설 **(감염병예방법 제14조 제1항 : 인수공통감염병의 통보)** : 77번 문제 해설 참조

79 「감염병의 예방 및 관리에 관한 법률」상 신고 및 보고에 대한 설명으로 가장 올바르지 못한 것은?

① 감염병병원체 확인기관의 소속 직원은 실험실 검사 등을 통하여 감염병환자등을 발견한 경우 그 사실을 감염병병원체 확인기관의 장에게 보고하여야 한다.
② 감염병 표본감시기관은 신고사유 사실이 있으면 보건복지부령으로 정하는 바에 따라 질병관리청장 또는 관할 보건소장에게 신고하여야 한다.
③ 그 밖의 신고의무자는 서면, 구두, 전보, 전화 또는 컴퓨터통신의 방법으로 보건소장에게 신고하거나 알려야 한다.
④ 보건소장은 예방접종 후 이상반응자의 명부를 반드시 작성하고 이를 3년간 보관하여야 한다.

해설 **(감염병예방법 시행규칙 제12조 제1항·제2항)** 보건소장은 법 제15조에 따라 감염병환자등의 명부를 작성하고 이를 3년간 보관해야 한다. 보건소장은 법 제15조에 따라 예방접종 후 이상반응자의 명부를 작성하고 이를 10년간 보관하여야 한다.

① **(감염병예방법 제11조 제2항)** 제16조의2에 따른 감염병병원체 확인기관의 소속 직원은 실험실 검사 등을 통하여 보건복지부령으로 정하는 감염병환자등을 발견한 경우 그 사실을 그 기관의 장에게 보고하여야 한다. 〈개정 2020.3.4.〉

Answer 77 ② 78 ④ 79 ④

② (감염병예방법 제11조 제5항) 제16조 제1항에 따른 감염병 표본감시기관은 제16조 제6항에 따라 표본감시 대상이 되는 제4급감염병으로 인하여 제1항 제1호 또는 제3호에 해당하는 사실이 있으면 보건복지부령으로 정하는 바에 따라 질병관리청장 또는 관할 보건소장에게 신고하여야 한다. 〈개정 2020.8.11.〉

③ (감염병예방법 시행규칙 제9조) 법 제12조 제1항 및 제2항에 따라 그 밖의 신고의무자는 서면, 구두, 전보, 전화 또는 컴퓨터통신의 방법으로 보건소장에게 지체 없이 신고하거나 알려야 한다.

80 「감염병의 예방 및 관리에 관한 법률」상 표본감시대상 감염병이 아닌 것은? 2016 울산 기출유사

① 간흡충증 ② 수족구병

③ 인플루엔자 ④ 일본뇌염

해설 **(감염병예방법 제16조 제1항)** 질병관리청장은 감염병의 표본감시를 위하여 질병의 특성과 지역을 고려하여 「보건의료기본법」에 따른 보건의료기관이나 그 밖의 기관 또는 단체를 감염병 표본감시기관으로 지정할 수 있다. 〈개정 2020.8.11.〉

(감염병예방법 제16조 제6항) 제1항에 따른 표본감시의 대상이 되는 감염병은 제4급감염병으로 하고, 표본감시기관의 지정 및 지정취소의 사유 등에 관하여 필요한 사항은 보건복지부령으로 정한다.

(감염병예방법 제2조 제5호 : "제4급감염병" 22개) 〈개정 2023.8.8.〉

- 인플루엔자, 회충증, 편충증, 요충증, 간흡충증, 폐흡충증, 장흡충증, 수족구병, 임질, 클라미디아감염증, 연성하감, 성기단순포진, 첨규콘딜롬, 반코마이신내성장알균(VRE) 감염 증, 메티실린내성황색포도알균(MRSA) 감염증, 다제내성녹농균(MRPA) 감염증, 다제내성아시네토박터바우마니균(MRAB) 감염증, 장관감염증, 급성호흡기감염증, 해외유입기생충감염증, 엔테로바이러스감염증, 사람유두종바이러스 감염증

81 아래 내용은 「감염병의 예방 및 관리에 관한 법률」상 질병관리청장이 표본감시기관의 지정을 취소할 수 있는 경우에 대한 설명이다. 다음 중 표본감시기관의 지정을 취소할 수 있는 사유에 해당하는 경우를 모두 고른다면?

가. 감염병 표본감시 업무를 게을리하는 경우
나. 신고 실적이 없는 등 질병관리청장이 표본감시기관으로서 표본감시 업무를 계속하여 수행할 수 없다고 인정하는 경우
다. 질병관리청장, 시·도지사 또는 시장·군수·구청장의 감염병의 표본감시와 관련한 필요한 자료의 제출 요구 또는 협조요청에 따르지 아니한 경우
라. 폐업 등으로 감염병 표본감시 업무를 수행할 수 없는 경우

① 가, 나, 다 ② 가, 다

③ 나, 라 ④ 가, 나, 다, 라

해설 **(감염병예방법 제16조 제5항)** 질병관리청장은 표본감시기관이 다음 각 호의 어느 하나에 해당하는 경우에는 그 지정을 취소할 수 있다. 〈개정 2020.8.11.〉

1. 제2항에 따른 자료 제출 요구 또는 협조 요청에 따르지 아니하는 경우
2. 폐업 등으로 감염병 표본감시 업무를 수행할 수 없는 경우
3. 그 밖에 감염병 표본감시 업무를 게을리하는 등 보건복지부령으로 정하는 경우

(감염병예방법 시행규칙 제14조 제3항) 질병관리청장은 법 제16조 제5항에 따라 표본감시기관이 다음 각 호의 어느 하나에 해당하는 경우에는 그 지정을 취소할 수 있다. 〈개정 2023.7.13.〉

1. 표본감시 업무를 게을리하는 경우
2. 그 밖에 법 제11조 제5항에 따른 신고 실적이 없는 등 질병관리청장이 표본감시기관으로서 표본감시 업무를 계속하여 수행할 수 없다고 인정하는 경우
3. 삭제 〈2020.6.4.〉

Answer 80 ④ 81 ④

82 「감염병의 예방 및 관리에 관한 법률」상 질병관리청장이 감염병이 발생하거나 유행할 가능성이 있어 관련 정보를 확보할 긴급한 필요가 있다고 인정하는 경우 공공기관에게 정보 제공을 요구할 수 있는 곳은? 2024 경기 기출유사

① 심사평가원
② 보건의료원
③ 국민건강보험공단
④ 표본감시기관 지정된 의료기관

해설 **(감염병예방법 제16조 제7항 : 감염병 표본감시 등)** 질병관리청장은 감염병이 발생하거나 유행할 가능성이 있어 관련 정보를 확보할 긴급한 필요가 있다고 인정하는 경우 「공공기관의 운영에 관한 법률」에 따른 공공기관 중 대통령령으로 정하는 공공기관의 장에게 정보 제공을 요구할 수 있다. 이 경우 정보 제공을 요구받은 기관의 장은 정당한 사유가 없는 한 이에 따라야 한다.

(감염병예방법 시행령 제10조 : 공공기관) 법 제16조 제7항 전단에서 "대통령령으로 정하는 공공기관"이란 「국민건강보험법」에 따른 건강보험심사평가원 및 국민건강보험공단을 말한다.

83 「감염병의 예방 및 관리에 관한 법률」상 인플루엔자 표본감시기관으로 지정 가능한 기관을 모두 고른 것은? 2016 대구 기출유사

가. 가정의학과가 있는 병원	나. 내과의원
다. 보건의료원	라. 보건환경연구원

① 가, 나, 다
② 가, 다
③ 나, 라
④ 가, 나, 다, 라

해설 **(감염병예방법 시행규칙 제14조 제1항)** 법 제16조 제1항에 따라 질병관리청장은 표본감시 대상 감염병별로 다음 각 호의 구분에 따른 기관·시설·단체 또는 법인 중에서 특별시장·광역시장·특별자치시장·도지사·특별자치도지사(이하 "시·도지사"라 한다)의 추천을 받아 감염병 표본감시기관을 지정할 수 있다. 〈개정 2023.9.22.〉

1. 인플루엔자 : 다음 각 목의 기관·시설·단체 또는 법인
   가. 「지역보건법」 제10조에 따른 보건소 중 보건의료원
   나. 법 제16조의2 제1항 제3호·제5호 및 제9호에 따른 기관
   다. 의료기관 중 소아과·내과·가정의학과·이비인후과 진료과목이 있는 의료기관
2. 제4급감염병 중 기생충감염병에 해당하는 감염병 : 다음 각 목의 기관·시설·단체 또는 법인
   가. 「지역보건법」 제10조에 따른 보건소
   나. 법 제16조의2 제1항 제3호·제5호 및 제9호에 따른 기관
   다. 의료기관 중 의원·병원 및 종합병원
   라. 기생충감염병에 관한 연구 및 학술발표 등을 목적으로 결성된 학회
   마. 기생충감염병의 예방 및 관리를 목적으로 설립된 비영리법인
3. 제4급감염병(인플루엔자 및 기생충감염병은 제외) : 다음 각 목의 기관·시설·단체 또는 법인
   가. 「지역보건법」 제10조에 따른 보건소
   나. 법 제16조의2 제1항 제3호·제5호 및 제9호에 따른 기관
   다. 의료기관 중 의원·병원 및 종합병원
   라. 제4급감염병에 관한 연구 및 학술발표 등을 목적으로 결성된 학회

Answer 82 ③ 83 ④

(감염병예방법 제16조의2 제1항) 다음 각 호의 감염병병원체 확인기관은 실험실 검사 등을 통하여 감염병병원체를 확인할 수 있다. 〈개정 2023.5.19.〉

1. 질병관리청
2. 질병대응센터
3. 「보건환경연구원법」 제2조에 따른 보건환경연구원
4. 「지역보건법」 제10조에 따른 보건소
5. 「의료법」 제3조에 따른 의료기관 중 진단검사의학과 전문의가 상근(常勤)하는 기관
6. 「고등교육법」 제4조에 따라 설립된 의과대학 중 진단검사의학과가 개설된 의과대학
7. 「결핵예방법」 제21조에 따라 설립된 대한결핵협회(결핵환자의 병원체를 확인하는 경우만 해당한다)
8. 「민법」 제32조에 따라 한센병환자 등의 치료·재활을 지원할 목적으로 설립된 기관(한센병환자의 병원체를 확인하는 경우만 해당한다)
9. 인체에서 채취한 검사물에 대한 검사를 국가, 지방자치단체, 의료기관 등으로부터 위탁받아 처리하는 기관 중 진단검사의학과 전문의가 상근하는 기관

84 **「감염병의 예방 및 관리에 관한 법률」상 실험실 검사 등을 통하여 감염병병원체를 확인할 수 있는 기관에 해당하지 않는 것은?** 2021 부산, 2022 서울, 2024 강원·충청 기출유사

① 질병관리청

② 보건소

③ 「의료법」에 따른 의료기관 중 진단검사의학과 전문의가 상근 또는 비상근하는 기관

④ 질병대응센터

해설 **(감염병예방법 제16조의2 제1항 : 감염병병원체 확인기관)** 다음 각 호의 감염병병원체 확인기관은 실험실 검사 등을 통하여 감염병병원체를 확인할 수 있다. 〈개정 2023.5.19.〉

1. 질병관리청
2. 질병대응센터
3. 「보건환경연구원법」 제2조에 따른 보건환경연구원
4. 「지역보건법」 제10조에 따른 보건소
5. 「의료법」 제3조에 따른 의료기관 중 진단검사의학과 전문의가 상근하는 기관
6. 「고등교육법」 제4조에 따라 설립된 의과대학 중 진단검사의학과가 개설된 의과대학
7. 「결핵예방법」 제21조에 따라 설립된 대한결핵협회(결핵환자의 병원체를 확인하는 경우만 해당한다)
8. 「민법」 제32조에 따라 한센병환자 등의 치료·재활을 지원할 목적으로 설립된 기관(한센병환자의 병원체를 확인하는 경우만 해당한다)
9. 인체에서 채취한 검사물에 대한 검사를 국가, 지방자치단체, 의료기관 등으로부터 위탁받아 처리하는 기관 중 진단검사의학과 전문의가 상근하는 기관

85 **「감염병의 예방 및 관리에 관한 법률」상 감염병의 예방 및 관리에 관한 정책을 효과적으로 수립·시행하기 위하여 실태조사를 실시해야 하는 사람을 아래에서 모두 고른다면?**

가. 질병관리청장	나. 시·도지사
다. 시장·군수·구청장	라. 보건소장

① 가, 나, 다　② 가, 다

③ 나, 라　④ 가, 나, 다, 라

Answer 84 ③ 85 ①

해설 **(감염병예방법 제17조 제1항 : 실태조사)** 질병관리청장, 시·도지사 및 시장·군수·구청장은 감염병의 예방 및 관리에 관한 정책을 효과적으로 수립·시행하기 위하여 실태조사를 실시하고, 그 결과를 공표하여야 한다. 〈개정 2024.1.30.〉

1. 감염병 및 내성균 발생 등에 대한 실태조사 : 질병관리청장 또는 시·도지사
2. 의료기관의 감염관리 현황에 대한 실태조사 : 질병관리청장, 시·도지사 또는 시장·군수·구청장

86 「감염병의 예방 및 관리에 관한 법률」상 감염병 실태조사에 포함되어야 할 사항에 해당하지 않는 것은?

2015 경북 기출유사

① 감염병에 대한 각종 문헌 및 자료 등의 조사

② 감염병의 진료 및 연구와 관련된 인력·시설 및 장비

③ 감염병환자등의 발병일 및 발병 장소

④ 감염병환자등의 연령별·성별·지역별 분포

해설 **(감염병예방법 시행규칙 제15조 제1항 : 실태조사의 방법 및 절차 등)** 법 제17조 제1항에 따른 실태조사에 포함되어야 할 사항은 다음 각 호와 같다. 〈개정 2025.6.2.〉

1. 감염병 실태조사
   가. 감염병환자등의 연령별·성별·지역별 분포 등에 관한 사항
   나. 감염병환자등의 임상적 증상 및 경과 등에 관한 사항
   다. 감염병환자등의 진단·검사·처방 등 진료정보에 관한 사항
   라. 감염병의 진료 및 연구와 관련된 인력·시설 및 장비 등에 관한 사항
   마. 감염병에 대한 각종 문헌 및 자료 등의 조사에 관한 사항
   바. 그 밖에 감염병의 관리를 위하여 질병관리청장이 특히 필요하다고 인정하는 사항
2. 내성균 실태조사
   가. 항생제 사용 실태에 관한 사항
   나. 내성균의 유형 및 발생경로 등에 관한 사항
   다. 내성균의 연구와 관련된 인력·시설 및 장비 등에 관한 사항
   라. 내성균에 대한 각종 문헌 및 자료 등의 조사에 관한 사항
   마. 그 밖에 내성균의 관리를 위하여 질병관리청장이 특히 필요하다고 인정하는 사항
3. 의료기관 감염관리 실태조사
   가. 「의료법」 제47조에 따라 의료기관에 두는 감염관리위원회와 감염관리실의 설치·운영 등에 관한 사항
   나. 의료기관의 감염관리 인력·장비 및 시설 등에 관한 사항
   다. 의료기관의 감염관리체계에 관한 사항
   라. 의료기관의 감염관리 교육 및 감염예방에 관한 사항
   마. 그 밖에 의료기관의 감염관리에 관하여 질병관리청장이 특히 필요하다고 인정하는 사항

87 「감염병의 예방 및 관리에 관한 법률」상 내성균 실태조사의 실시주기로 올바른 것은?

① 1년　　② 2년

③ 3년　　④ 5년

해설 **(감염병예방법 시행규칙 제15조 제2항)** 실태조사의 실시 주기는 다음 각 호의 구분에 따른다. 〈개정 2025.6.2.〉

1. 감염병 실태조사 : 3년
2. 내성균 실태조사 : 매년
3. 의료기관의 감염관리 실태조사 : 3년

Answer 86 ③　87 ①

88 「감염병의 예방 및 관리에 관한 법률」상 감염병의 예방 및 관리에 관한 정책을 효과적으로 수립·시행하기 위하여 실태조사를 실시해야 하는 사람을 아래에서 모두 고른다면? 2025 인천 기출유사

가. 질병관리청장	나. 시·도지사
다. 시장·군수·구청장	라. 보건소장

① 가, 나, 다　　② 가, 다
③ 나, 라　　④ 가, 나, 다, 라

해설 **(감염병예방법 제17조 제1항 : 실태조사)** 질병관리청장, 시·도지사 및 시장·군수·구청장은 감염병의 예방 및 관리에 관한 정책을 효과적으로 수립·시행하기 위하여 실태조사를 실시하고, 그 결과를 공표하여야 한다. 〈개정 2024.1.30.〉
1. 감염병 및 내성균 발생 등에 대한 실태조사 : 질병관리청장 또는 시·도지사
2. 의료기관의 감염관리 현황에 대한 실태조사 : 질병관리청장, 시·도지사 또는 시장·군수·구청장

89 「감염병의 예방 및 관리에 관한 법률」상 실태조사의 방법이 아닌 것은?

① 감염병환자등 또는 내성균과 관련된 환자에 대한 전수조사
② 국민건강보험 및 의료급여 청구 명세 등에 대한 자료조사
③ 의료기관의 진료기록부 등에 대한 자료조사
④ 일반 국민에 대한 표본 설문조사 및 검체 검사

해설 **(감염병예방법 시행규칙 제15조 제4항)** 실태조사의 방법은 다음 각 호와 같다. 〈개정 2025.6.2.〉
1. 감염병환자등 또는 내성균과 관련된 환자에 대한 설문조사 및 검체 검사
2. 의료기관의 진료기록부 등에 대한 자료조사
3. 국민건강보험 및 의료급여 청구 명세 등에 대한 자료조사
4. 일반 국민에 대한 표본 설문조사 및 검체 검사

90 「감염병의 예방 및 관리에 관한 법률」상 감염병이 발생하여 유행할 우려가 있거나, 감염병 여부가 불분명하나 발병원인을 조사할 필요가 있다고 인정할 때 지체없이 역학조사를 실시하여야 하는 사람이 아닌 것은? 2023 서울 기출유사

① 시·도지사　　② 시장·군수·구청장
③ 진단검사의학과가 개설된 의료기관의 장　　④ 질병관리청장

해설 **(감염병예방법 제18조 제1항 : 역학조사)** 질병관리청장, 시·도지사 또는 시장·군수·구청장은 감염병이 발생하여 유행할 우려가 있거나, 감염병 여부가 불분명하나 발병원인을 조사할 필요가 있다고 인정하면 지체 없이 역학조사를 하여야 하고, 그 결과에 관한 정보를 필요한 범위 에서 해당 의료기관에 제공하여야 한다. 다만, 지역확산 방지 등을 위하여 필요한 경우 다른 의료기관에 제공하여야 한다. 〈개정 2020.8.11.〉

Answer 88 ① 89 ① 90 ③

91 「감염병의 예방 및 관리에 관한 법률」상 질병관리청장, 시·도지사 또는 시장·군수·구청장이 실시하는 역학조사에서 누구든지 해서는 안 되는 행위가 아닌 것은?

① 거짓으로 진술하거나 거짓 자료를 제출하는 행위
② 고의적으로 사실을 누락·은폐하는 행위
③ 역학조사 결과에 대한 정보를 필요한 범위에서 의료기관에 제공하는 행위
④ 정당한 사유 없이 역학조사를 거부·방해 또는 회피하는 행위

해설 **(감염병예방법 제18조 제3항 : 역학조사)** 누구든지 질병관리청장, 시·도지사 또는 시장·군수·구청장이 실시하는 역학조사에서 다음 각 호의 행위를 하여서는 아니 된다. 〈개정 2020.8.11.〉
1. 정당한 사유 없이 역학조사를 거부·방해 또는 회피하는 행위
2. 거짓으로 진술하거나 거짓 자료를 제출하는 행위
3. 고의적으로 사실을 누락·은폐하는 행위

92 「감염병의 예방 및 관리에 관한 법률」상 감염병이 발생하여 유행할 우려가 있다고 인정되는 경우 실시되는 역학조사에 포함되어야 하는 내용은? 2017 전북, 2018 서울, 2024 부산 기출유사

① 감염병 환자 및 감염병의심자의 인적사항
② 감염병 환자의 과거질병이력
③ 감염병의 치료제에 대한 효과
④ 감염병 예방접종 후 이상반응에 대한 진료기록

해설 **(감염병예방법 시행령 제12조 제1항)** 법 제18조 제1항에 따른 역학조사에 포함되어야 하는 내용은 다음 각 호와 같다. 〈개정 2021.12.14.〉
1. 감염병환자등 및 감염병의심자의 인적 사항
2. 감염병환자등의 발병일 및 발병 장소
3. 감염병의 감염원인 및 감염경로
4. 감염병환자등 및 감염병의심자에 관한 진료기록
5. 그 밖에 감염병의 원인 규명과 관련된 사항

93 「감염병의 예방 및 관리에 관한 법률」상 예방접종 후 이상반응 사례 발생 시 역학조사의 내용에 포함되지 않는 것은?

① 예방접종기관, 접종일시 및 접종내용
② 예방접종약품의 계획 생산에 관한 사항
③ 예방접종 후 이상반응의 원인 규명과 관련된 사항
④ 예방접종 후 이상반응자의 인적 사항

해설 **(감염병예방법 시행령 제12조 제2항)** 법 제29조에 따른 역학조사에 포함되어야 하는 내용은 다음 각 호와 같다.
1. 예방접종 후 이상반응자의 인적 사항
2. 예방접종기관, 접종일시 및 접종내용
3. 예방접종 후 이상반응에 관한 진료기록
4. 예방접종약에 관한 사항
5. 그 밖에 예방접종 후 이상반응의 원인 규명과 관련된 사항

Answer 91 ③ 92 ① 93 ②

94 「감염병의 예방 및 관리에 관한 법률」상 감염병 발생 및 유행 여부 또는 예방접종 후 이상반응에 관한 조사가 긴급히 필요한 경우 역학조사의 실시권자는? 2017 대전 기출유사

① 보건소장
② 시·도지사
③ 시장·군수·구청장
④ 질병관리청장

해설 (감염병예방법 시행령 제13조 : 역학조사의 시기) 법 제18조 제1항 및 제29조에 따른 역학조사는 다음 각 호의 구분에 따라 해당 사유가 발생하면 실시한다. 〈개정 2020.9.11.〉

1. 질병관리청장이 역학조사를 하여야 하는 경우
   가. 둘 이상의 시·도에서 역학조사가 동시에 필요한 경우
   나. 감염병 발생 및 유행 여부 또는 예방접종 후 이상반응에 관한 조사가 긴급히 필요한 경우
   다. 시·도지사의 역학조사가 불충분하였거나 불가능하다고 판단되는 경우
2. 시·도지사 또는 시장·군수·구청장(자치구의 구청장)이 역학조사를 하여야 하는 경우
   가. 관할 지역에서 감염병이 발생하여 유행할 우려가 있는 경우
   나. 관할 지역 밖에서 감염병이 발생하여 유행할 우려가 있는 경우로서 그 감염병이 관할구역과 역학적 연관성이 있다고 의심되는 경우
   다. 관할 지역에서 예방접종 후 이상반응 사례가 발생하여 그 원인 규명을 위한 조사가 필요한 경우

95 「감염병의 예방 및 관리에 관한 법률」상 시·도지사가 역학조사를 실시하여야 하는 사유에 해당하는 것은? 2011 경북 기출유사

① 감염병 발생 및 유행 여부 또는 예방접종 후 이상반응에 관한 조사가 긴급히 필요한 경우
② 관할지역 밖의 감염병이 관할구역과 역학적 연관성이 있다고 의심되는 경우
③ 시·도의 역학조사가 불충분하였거나 불가능하다고 판단되는 경우
④ 2 이상의 시·도에서 역학조사가 동시에 필요한 경우

해설 (감염병예방법 시행령 제13조 : 역학조사의 시기) 94번 문제 해설 참조

96 「감염병의 예방 및 관리에 관한 법률」상 둘 이상의 시·도에서 감염병이 발생하여 역학조사를 동시에 실시하여야 하는 사람은? 2015 전북 기출유사

① 보건복지부장관
② 시·도지사
③ 시장·군수·구청장
④ 질병관리청장

해설 (감염병예방법 시행령 제13조 : 역학조사의 시기) 94번 문제 해설 참조

97 「감염병의 예방 및 관리에 관한 법률」상 역학조사의 방법에 해당하지 않는 것은?

① 감염병 매개 곤충 및 동물의 검체 채취 및 시험
② 감염병환자등 또는 내성균과 관련된 환자에 대한 설문조사 및 검체 검사
③ 진료기록부 등의 조사 및 의사면접
④ 환경검체 채취 및 시험

Answer 94 ④ 95 ② 96 ④ 97 ②

해설 (감염병예방법 시행령 제14조 [별표 1의3] : 역학조사의 방법) 〈개정 2025.9.16.〉

1. 법 제18조 제1항에 따른 역학조사의 방법
   가. 설문조사 및 면접조사
   나. 인체검체 채취 및 시험
   다. 환경검체 채취 및 시험
   라. 감염병 매개 곤충 및 동물의 검체 채취 및 시험
   마. 진료기록부 등의 조사 및 의사 면접

98 **「감염병의 예방 및 관리에 관한 법률」 및 관계 법령에서 역학조사반에 대한 설명 내용으로 가장 올바르지 못한 것은?** 2016 서울, 2017 광주 기출유사

① 방역관은 감염병의 국내 유입 또는 유행이 예견되어 긴급한 대처가 필요한 경우 통행을 제한할 수 있다.

② 질병관리청 소속 방역관은 감염병 관련 분야의 경험이 풍부한 4급 이상 공무원 중에서 임명한다.

③ 시·군·구 소속 방역관은 감염병 관련 분야의 경험이 풍부한 5급 이상 공무원 중에서 임명할 수 있다.

④ 중앙역학조사반은 30명 이내, 시·도역학조사반은 각각 20명 이내로 구성한다.

해설 **(감염병예방법 시행령 제15조 제2항)** 중앙역학조사반은 30명 이상, 시·도역학조사반 및 시·군·구역학조사반은 각각 10명 이상의 반원으로 구성한다. 〈개정 2021.12.14.〉

① **(감염병예방법 제60조 제3항)** 방역관은 감염병의 국내 유입 또는 유행이 예견되어 긴급한 대처가 필요한 경우 제4조 제2항 제1호 및 제2호에 따른 업무를 수행하기 위하여 통행의 제한 및 주민의 대피, 감염병의 매개가 되는 음식물·물건 등의 폐기·소각, 의료인 등 감염병 관리인력에 대한 임무부여 및 방역물자 배치 등 감염병 발생지역의 현장에 대한 조치권한을 가진다.

② ③ **(감염병예방법 시행령 제25조 제1항)** 법 제60조 제1항에 따른 방역관은 감염병 관련 분야의 경험이 풍부한 4급 이상 공무원 중에서 임명한다. 다만, 시·군·구 소속 방역관은 감염병 관련 분야의 경험이 풍부한 5급 이상 공무원 중에서 임명할 수 있다.
(감염병예방법 제60조 제1항) 질병관리청장 및 시·도지사는 감염병 예방 및 방역에 관한 업무를 담당하는 방역관을 소속 공무원 중에서 임명한다. 다만, 감염병 예방 및 방역에 관한 업무를 처리하기 위하여 필요한 경우에는 시장·군수·구청장이 방역관을 소속 공무원 중에서 임명할 수 있다. 〈개정 2020.8.11.〉

99 **「감염병의 예방 및 관리에 관한 법률」 및 관계법령상 역학조사반의 구성 및 운영에 대한 설명으로 가장 올바른 것은?** 2016 서울 기출유사

① 보건복지부에 중앙역학조사반을 둔다.

② 시·도 역학조사반은 30명 이내의 반원으로 구성한다.

③ 역학조사에서 고의로 사실을 누락·은폐하는 경우 2년 이하의 징역 또는 3천만원 이하의 벌금에 처한다.

④ 역학조사반은 감염병 분야와 예방접종 후 이상반응 분야로 구분하여 운영한다.

Answer 98 ④ 99 ④

해설 (감염병예방법 시행령 제15조 제5항) 역학조사반은 감염병 분야와 예방접종 후 이상반응 분야로 구분하여 운영하되, 분야별 운영에 필요한 사항은 질병관리청장이 정한다. 〈개정 2021.12.14.〉

① (감염병예방법 시행령 제15조 제1항) 법 제18조 제1항 및 제29조에 따른 역학조사를 하기 위하여 질병관리청에 중앙역학조사반을 두고, 시·도에 시·도역학조사반을 두며, 시·군·구(자치구를 말한다)에 시·군·구역학조사반을 둔다. 〈개정 2020.9.11.〉

② (감염병예방법 시행령 제15조 제2항) 중앙역학조사반은 30명 이상, 시·도역학조사반 및 시·군·구역학조사반은 각각 10명 이상의 반원으로 구성한다. 〈개정 2021.12.14.〉

③ (감염병예방법 제79조) 다음 각 호의 어느 하나에 해당하는 자는 2년 이하의 징역 또는 2천만원 이하의 벌금에 처한다. 〈개정 2021.3.9.〉

1. 제18조 제3항을 위반한 자

(감염병예방법 제18조 제3항) 누구든지 질병관리청장, 시·도지사 또는 시장·군수·구청장이 실시하는 역학조사에서 다음 각 호의 행위를 하여서는 아니 된다. 〈개정 2020.8.11.〉

1. 정당한 사유 없이 역학조사를 거부·방해 또는 회피하는 행위
2. 거짓으로 진술하거나 거짓 자료를 제출하는 행위
3. 고의적으로 사실을 누락·은폐하는 행위

100 「감염병의 예방 및 관리에 관한 법률」상 중앙역학조사반에 대한 설명으로 가장 올바른 것은?

2011 서울 기출유사

① 감염병 분야와 예방접종 후 이상반응 분야를 통합·운영한다.
② 보건복지부에 중앙역학조사반을 둔다.
③ 시·군·구 역학조사반에 대한 기술지도 및 평가도 임무 중 하나이다.
④ 「의료법」에 의한 의료인도 역학조사반원으로 위촉될 수 있다.

해설 (감염병예방법 시행령 제15조 제4항) 역학조사반원은 다음 각 호의 어느 하나에 해당하는 사람 중에서 질병관리청장, 시·도지사 및 시장·군수·구청장이 각각 임명하거나 위촉한다. 〈개정 2023.8.18.〉

1. 방역, 역학조사 또는 예방접종 업무를 담당하는 공무원
2. 법 제60조의2에 따른 역학조사관 또는 수습역학조사관
3. 「농어촌 등 보건의료를 위한 특별조치법」에 따라 채용된 공중보건의사
4. 「의료법」 제2조 제1항에 따른 의료인
5. 그 밖에 감염병 등과 관련된 분야의 전문가 등으로서 질병관리청장, 시·도지사 및 시장·군수·구청장이 역학조사를 위해 필요하다고 인정하는 사람

① (감염병예방법 시행령 제15조 제5항) 역학조사반은 감염병 분야와 예방접종 후 이상반응 분야로 구분하여 운영하되, 분야별 운영에 필요한 사항은 질병관리청장이 정한다. 〈개정 2021.12.14.〉

② (감염병예방법 시행령 제15조 제1항) 법 제18조 제1항 및 제29조에 따른 역학조사를 하기 위하여 질병관리청에 중앙역학조사반을 두고, 시·도에 시·도역학조사반을 두며, 시·군·구(자치구를 말한다)에 시·군·구역학조사반을 둔다. 〈개정 2020.9.11.〉

③ (감염병예방법 시행령 제16조 제1항 제1호) 역학조사반의 임무는 다음 각 호와 같다.

1. 중앙역학조사반
   가. 역학조사 계획의 수립, 시행 및 평가
   나. 역학조사의 실시 기준 및 방법의 개발
   다. 시·도 역학조사반 및 시·군·구 역학조사반에 대한 교육·훈련
   라. 감염병에 대한 역학적인 연구
   마. 감염병의 발생·유행 사례 및 예방접종 후 이상반응의 발생 사례 수집, 분석 및 제공
   바. 시·도 역학조사반에 대한 기술지도 및 평가

Answer 100 ④

101 「감염병의 예방 및 관리에 관한 법률」상 역학조사반원이 될 수 없는 사람은? 2020 충북 기출유사

① 공중보건의사
② 방역, 역학조사를 담당하는 공무원
③ 의료인
④ 작업치료사

해설 **(감염병예방법 시행령 제15조 제4항 : 역학조사반의 구성)** 100번 문제 해설 참조

102 「감염병의 예방 및 관리에 관한 법률」상 질병관리청장은 정기적으로 역학조사에 관한 교육·훈련을 실시할 수 있다. 다음 중 교육훈련 대상에 포함되는 사람을 모두 고른 것은?

가. 방역, 역학조사 또는 예방접종 업무를 담당하는 공무원
나. 수의사 등 감염병·역학 관련 분야의 전문가
다. 「의료법」 제2조 제1항에 따른 의료인
라. 약사

① 가, 나, 다
② 가, 다
③ 나, 라
④ 가, 나, 다, 라

해설 **(감염병예방법 제18조의3 제1항 : 역학조사인력의 양성)** 질병관리청장은 제60조의2에 따른 역학조사관 또는 수습역학조사관에 대하여 정기적으로 역학조사에 관한 교육·훈련을 실시할 수 있다. 〈개정 2023.5.19.〉
(감염병예방법 제60조의2 제3항) 역학조사관은 다음 각 호의 어느 하나에 해당하는 사람으로서 제18조의3에 따른 역학조사 교육·훈련 과정을 이수한 사람 중에서 임명한다. 〈개정 2023.5.19.〉
1. 방역, 역학조사 또는 예방접종 업무를 담당하는 공무원
2. 「의료법」 제2조 제1항에 따른 의료인
3. 그 밖에 「약사법」 제2조 제2호에 따른 약사, 「수의사법」 제2조 제1호에 따른 수의사 등 감염병·역학 관련 분야의 전문가

103 「감염병의 예방 및 관리에 관한 법률」상 국가기관의 장 및 지방자치단체의 장은 소속 공무원 및 직원 등에 대하여 감염병의 예방·관리 및 위기 대응을 위한 "감염병 교육"을 연 1회 이상 실시해야 한다. 다음 중 소속 공무원 및 직원에 대한 감염병 교육시간으로 가장 올바른 것은?

① 공중보건의사 중에서 임명한 역학조사반원 - 매년 1시간
② 방역 업무를 담당하는 공무원 중에서 임명한 역학조사반원 - 매년 1시간
③ 보건진료소 소속 공무원 및 직원 - 매년 4시간
④ 「지역보건법」에 따른 지역보건의료기관 소속 공무원 및 직원 - 매년 10시간 이상

해설 **(감염병예방법 시행령 제17조 제1항 : 감염병 교육의 실시)** 법 제18조의5 제1항에 따라 감염병의 예방·관리 및 위기 대응을 위한 "감염병 교육"을 실시해야 하는 국가기관의 장 및 지방자치단체의 장은 소속 공무원 및 직원 등에게 매년 1시간 이상 감염병 교육을 실시해야 한다. 다만, 다음 각 호의 소속 공무원 및 직원에게는 해당 호에서 정하는 시간 이상 감염병 교육을 실시해야 한다.
1. 「지역보건법」에 따른 지역보건의료기관 및 「농어촌 등 보건의료를 위한 특별조치법」에 따른 보건진료소 소속 공무원 및 직원(역학조사반원은 제외) : 매년 4시간
2. 제15조 제4항 제1호부터 제3호까지 규정에 따라 임명한 역학조사반원 : 매년 10시간
[본조신설 2024.9.10.]

Answer 101 ④ 102 ④ 103 ③

4

(감염병예방법 시행령 제15조 제4항 : 역학조사반의 구성) 역학조사반원은 다음 각 호의 어느 하나에 해당하는 사람 중에서 질병관리청장, 시·도지사 및 시장·군수·구청장이 각각 임명하거나 위촉한다. 〈개정 2023.8.18.〉

1. 방역, 역학조사 또는 예방접종 업무를 담당하는 공무원
2. 법 제60조의2에 따른 역학조사관 또는 수습역학조사관
3. 「농어촌 등 보건의료를 위한 특별조치법」에 따라 채용된 공중보건의사
4. 「의료법」 제2조 제1항에 따른 의료인
5. 그 밖에 감염병 등과 관련된 분야의 전문가 등으로서 질병관리청장, 시·도지사 및 시장·군수·구청장이 역학조사를 위해 필요하다고 인정하는 사람

104 「감염병의 예방 및 관리에 관한 법률」상 종사자의 건강진단 의무규정은 다음 중 무슨 감염병을 예방하기 위한 것인가?

① 생물테러감염병 ② 성매개감염병
③ 의료관련감염병 ④ 인수공통감염병

해설 (감염병예방법 제19조 : 건강진단) 성매개감염병의 예방을 위하여 종사자의 건강진단이 필요한 직업으로 보건복지부령으로 정하는 직업에 종사하는 자와 성매개감연병에 감염되어 그 전염을 매개할 상당한 우려가 있다고 특별자치시장·특별자치도지사 또는 시장·군수·구청장이 인정한 자는 보건복지부령으로 정하는 바에 따라 성매개감염병에 관한 건강진단을 받아야 한다. 〈개정 2023.6.13.〉

105 「감염병의 예방 및 관리에 관한 법률」상 안마시술소 여성종업원의 매독검사 주기로 올바른 것은?

2015 경북 기출유사

① 1개월에 1회 ② 3개월에 1회
③ 5개월에 1회 ④ 6개월에 1회

해설 (성매개감염병 및 후천성면역결핍증 건강진단규칙 제3조) 안마시술소 여성종업원의 매독검사 주기는 3개월에 1회이다.

[별표] 성매개감염병 및 후천성면역결핍증 건강진단 대상자와 건강진단 항목 및 횟수(제3조 관련) 〈개정 2021.7.19〉

성매개감염병 및 후천성면역결핍증 건강진단 대상자	건강진단 항목 및 횟수		
	매독검사	HIV검사	그 밖의 성매개감염병 검사
1. 「청소년보호법 시행령」 제6조 제2항 제1호에 따른 영업소의 여성종업원	1회/6개월	1회/6개월	1회/6개월
2. 「식품위생법 시행령」 제22조 제1항에 따른 유흥접객원	1회/3개월	1회/6개월	1회/3개월
3. 「안마사에 관한 규칙」 제6조에 따른 안마시술소 여성종업원	1회/3개월	1회/6개월	1회/3개월
4. 특별자치도지사·시장·군수·구청장이 불특정 다수를 대상으로 성매개감염병 및 후천성면역결핍증을 감염시킬 우려가 있는 행위를 한다고 인정하는 영업장에 종사하는 사람	1회/3개월	1회/6개월	1회/3개월

Answer 104 ② 105 ②

106 「감염병의 예방 및 관리에 관한 법률」상 성매개감염병 예방을 위하여 건강진단을 받아야 하는 대상자에 관한 설명으로 가장 올바른 것은? 2015 대구 기출유사

① 「식품위생법 시행령」에 따른 유흥접객원에 대한 HIV검사는 3개월에 1회 검사한다.
② 「안마사에 관한 규칙」에 따른 안마시술소의 여성종업원에 대한 그 밖의 성매개감염병 검사는 6개월에 1회 검사한다.
③ 「청소년보호법 시행령」에 따른 영업소의 여성종업원에 대한 매독검사는 6개월에 1회 검사한다.
④ 특별자치도지사·시장·군수·구청장이 불특정 다수를 대상으로 성매개감염병을 감염시킬 우려가 있는 행위를 한다고 인정하는 영업장에 종사하는 사람에 대한 매독검사는 6개월에 1회 검사한다.

해설 105번 문제 해설 참조

107 「감염병의 예방 및 관리에 관한 법률」상 국민 건강에 중대한 위협을 미칠 우려가 있는 감염병으로 사망한 것으로 의심이 되어 시체를 해부하지 아니하고는 감염병 여부의 진단과 사망의 원인규명을 할 수 없다고 인정될 경우 그 시체의 해부명령을 내릴 수 있는 사람은?

2016 부산, 2018 울산, 2020 대전, 2021 충남 기출유사

① 경찰청장
② 관할 지방법원 판사
③ 보건복지부장관
④ 질병관리청장

해설 (감염병예방법 제20조 제1항) 질병관리청장은 국민 건강에 중대한 위협을 미칠 우려가 있는 감염병으로 사망한 것으로 의심이 되어 시체를 해부하지 아니하고는 감염병 여부의 진단과 사망의 원인규명을 할 수 없다고 인정하면 그 시체의 해부를 명할 수 있다. 〈개정 2020.8.11.〉

108 「감염병의 예방 및 관리에 관한 법률」상 크로이츠펠트-야콥병(CJD) 및 변종크로이츠펠트-야콥병(vCJD)으로 사망한 경우 해부 실시가 가능한 안전관리등급 연구시설은?

① 안전관리등급 1등급 연구시설
② 안전관리등급 2등급 연구시설
③ 안전관리등급 3등급 연구시설
④ 안전관리등급 4등급 연구시설

해설 (감염병예방법 시행규칙 제17조 제1항 : 해부시설 기준 등) 법 제20조 제5항에 따라 감염병 종류별로 갖추어야 할 시설의 기준이란 크로이츠펠트-야콥병(CJD) 및 변종크로이츠펠트-야콥병(vCJD)의 경우 「유전자변형생물체의 국가간 이동 등에 관한 법률 시행령」 제23조 제1항에 따른 안전관리등급 2등급에 해당하는 연구시설을 말한다.

(감염병예방법 제20조 : 해부명령)

① 질병관리청장은 국민 건강에 중대한 위협을 미칠 우려가 있는 감염병으로 사망한 것으로 의심이 되어 시체를 해부하지 아니하고는 감염병 여부의 진단과 사망의 원인규명을 할 수 없다고 인정하면 그 시체의 해부를 명할 수 있다. 〈개정 2020.8.11.〉
② 제1항에 따라 해부를 하려면 미리 「장사 등에 관한 법률」에 따른 연고자의 동의를 받아야 한다. 다만, 소재불명 및 연락두절 등 미리 연고자의 동의를 받기 어려운 특별한 사정이 있고 해부가 늦어질 경우 감염병 예방과 국민 건강의 보호라는 목적을 달성하기 어렵다고 판단되는 경우에는 연고자의 동의를 받지 아니하고 해부를 명할 수 있다.

Answer 106 ③ 107 ④ 108 ②

③ 질병관리청장은 감염병 전문의, 해부학, 병리학 또는 법의학을 전공한 사람을 해부를 담당하는 의사로 지정하여 해부를 하여야 한다. 〈개정 2020.8.11.〉

④ 제3항에 따른 해부는 사망자가 걸린 것으로 의심되는 감염병의 종류별로 질병관리청장이 정하여 고시한 생물학적 안전 등급을 갖춘 시설에서 실시하여야 한다. 〈개정 2020.8.11.〉

⑤ 제3항에 따른 해부를 담당하는 의사의 지정, 감염병 종류별로 갖추어야 할 시설의 기준, 해당 시체의 관리 등에 관하여 필요한 사항은 보건복지부령으로 정한다.

109 「감염병의 예방 및 관리에 관한 법률」상 감염병환자등의 시신에 대한 장사방법의 제한의 내용으로 가장 올바르지 못한 것은?

① 감염병환자등의 시신에 대한 장사방법은 매장이 원칙이다.

② 감염병환자등이 사망한 경우뿐만 아니라 사망 후 감염병병원체를 보유하였던 것으로 확인된 사람도 제한 대상에 포함된다.

③ 연고자에게 장사방법의 제한 및 절차 등에 대한 설명은 구술로 한다.

④ 질병관리청장이 감염병환자등의 시신에 대한 장사방법을 제한할 수 있다.

해설 **(감염병예방법 시행규칙 제17조의2 제2항)** 제1항에 따른 감염병환자등의 시신에 대한 장사방법은 「장사 등에 관한 법률」 제2조 제2호에 따른 화장의 방법으로 한다. 다만, 질병관리청장이 해당 감염병환자등의 시신을 화장의 방법으로 장사하는 것이 현저히 곤란하다고 인정하는 경우에는 질병관리청장이 지정하는 다른 방법으로 처리할 수 있다. 〈개정 2020.9.11.〉

② ④ **(감염병예방법 제20조의2 제1항)** 질병관리청장은 감염병환자등이 사망한 경우(사망 후 감염병병원체를 보유하였던 것으로 확인된 사람을 포함) 감염병의 차단과 확산 방지 등을 위하여 필요한 범위에서 그 시신의 장사방법 등을 제한할 수 있다. 〈개정 2020.8.11.〉

③ **(감염병예방법 시행규칙 제17조의2 제3항)** 법 제20조의2 제2항에 따른 장사방법 제한 및 절차 등에 대한 설명은 구술로 한다. 이 경우 장사의 제한방법 및 절차 등을 설명하는 관계 공무원은 그 권한을 표시하는 증표를 제시하여야 한다.

(감염병예방법 제20조의2 제2항) 질병관리청장은 제1항에 따른 제한을 하려는 경우 연고자에게 해당 조치의 필요성 및 구체적인 방법·절차 등을 미리 설명하여야 한다. 〈개정 2020.8.11.〉

110 「감염병의 예방 및 관리에 관한 법률」상 고위험병원체의 분리·이동 신고는 누구에게 하여야 하는가?

2016 충남 기출유사

① 시·도지사
② 시장·군수·구청장
③ 식품의약품안전처장
④ 질병관리청장

해설 **(감염병예방법 제21조 : 고위험병원체의 분리, 분양·이동 및 이동신고)**

(감염병예방법 제21조 제1항) 감염병환자, 식품, 동식물, 그 밖의 환경 등으로부터 고위험병원체를 분리한 자는 지체 없이 고위험병원체의 명칭, 분리된 검체명, 분리 일자 등을 질병관리청장에게 신고하여야 한다. 〈개정 2020.8.11.〉

(감염병예방법 제21조 제2항) 고위험병원체를 분양·이동받으려는 자는 사전에 고위험병원체의 명칭, 분양 및 이동계획 등을 질병관리청장에게 신고하여야 한다. 〈개정 2020.8.11.〉

(감염병예방법 제21조 제3항) 고위험병원체를 이동하려는 자는 사전에 고위험병원체의 명칭과 이동계획 등을 질병관리청장에게 신고하여야 한다. 〈개정 2020.8.11.〉

Answer 109 ① 110 ④

111 「감염병의 예방 및 관리에 관한 법률」상 고위험병원체와 관련된 행정절차를 연결한 것으로 옳은 것은?

① 고위험병원체의 반입 – 질병관리청장의 신고사항
② 고위험병원체의 분리 – 질병관리청장의 신고사항
③ 고위험병원체의 인수 – 질병관리청장의 허가사항
④ 고위험병원체의 이동 – 질병관리청장의 허가사항

해설 **(감병병예방법 제21조 제1항)** 감염병환자, 식품, 동식물, 그 밖의 환경 등으로부터 고위험병원체를 분리한 자는 지체 없이 고위험병원체의 명칭, 분리된 검체명, 분리 일자 등을 질병관리청장에게 신고하여야 한다. 〈개정 2020.8.11.〉

① **(감병병예방법 제22조 제1항)** 감염병의 진단 및 학술 연구 등을 목적으로 고위험병원체를 국내로 반입하려는 자는 다음 각 호의 요건을 갖추어 질병관리청장의 허가를 받아야 한다. 〈개정 2021.10.19.〉

1. 제23조 제1항에 따른 고위험병원체 취급시설을 설치·운영하거나 고위험병원체 취급시설을 설치·운영하고 있는 자와 고위험병원체 취급시설을 사용하는 계약을 체결할 것
2. 고위험병원체의 안전한 수송 및 비상조치 계획을 수립할 것
3. 보건복지부령으로 정하는 요건을 갖춘 고위험병원체 전담관리자를 둘 것

③ ④ **(감병병예방법 제21조 제2항)** 고위험병원체를 분양·이동받으려는 자는 사전에 고위험병원체의 명칭, 분양 및 이동계획 등을 질병관리청장에게 신고하여야 한다. 〈개정 2020.8.11.〉

4

112 아래 내용은 「감염병의 예방 및 관리에 관한 법률」상 고위험병원체 분리, 분양, 이동 및 이동 신고에 대한 설명이다. 다음 중 올바르게 설명한 것을 모두 고른 것은?

가. 고위험병원체의 분리신고를 하려는 자는 고위험병원체 분리신고서에 고위험병원체 분리경위서를 첨부하여 질병관리청장에게 제출하여야 한다.
나. 고위험병원체의 이동신고를 하려는 자는 고위험병원체 이동신고서에 "이동하는 고위험병원체의 사용계획서 및 운반계획서 등"의 서류를 첨부하여 질병관리청장에게 제출해야 한다.
다. 고위험병원체 이동 신고를 받은 질병관리청장은 신고서를 제출받은 날부터 10일 이내에 신고수리 여부를 통지해야 하며, 신고 수리시에는 고위험병원체 이동신고 확인서를 신고자에게 발급해야 한다.
라. 고위험병원체를 보유·관리하는 자는 고위험병원체 보유현황보고서를 작성해 매년 12월 31일까지 질병관리청장에게 제출해야 한다.

① 가, 나, 다 ② 가, 다
③ 나, 라 ④ 가, 나, 다, 라

해설 **(감병병예방법 시행규칙 제18조 제7항)** 법 제21조 제6항에 따라 고위험병원체를 보유·관리하는 자는 별지 제8호의3 서식의 고위험병원체 보유현황보고서(전자문서로 된 보고서 포함)를 작성하여 매년 1월 31일까지 질병관리청장에게 제출해야 한다. 〈개정 2020.9.11.〉

Answer 111 ② 112 ①

113 「감염병의 예방 및 관리에 관한 법률」상 고위험병원체의 반입 허가를 받은 자가 해당 고위험병원체를 인수하여 이동하려면 대통령령으로 정하는 바에 따라 그 인수 장소를 지정하고 이동계획을 질병관리청장에게 미리 신고하여야 한다. 다음 중 질병관리청장으로부터 고위험병원체 국내반입 허가를 받은 자가 허가를 받은 날부터 1년 이내에 인수 신고를 하지 않은 경우에 가장 올바른 것은?

① 질병관리청장에게 재신고를 하여야 한다.
② 질병관리청장의 재허가를 받아야 한다.
③ 질병관리청장은 허가를 취소할 수 있다.
④ 질병관리청장은 허가를 취소해야 한다.

해설 **(감염병예방법 제22조 제4항 : 고위험병원체의 반입 허가 등)** 질병관리청장은 제1항에 따라 허가를 받은 자가 다음 각 호 어느 하나에 해당하는 경우에는 그 허가를 취소할 수 있다. 다만, 제1호 또는 제2호에 해당하는 경우에는 그 허가를 취소해야 한다. 〈신설 2021.10.19.〉

1. 속임수나 그 밖의 부정한 방법으로 허가를 받은 경우
2. 허가를 받은 날부터 1년 이내에 제3항에 따른 인수 신고를 하지 않은 경우
3. 제1항의 요건을 충족하지 못하는 경우

(감염병예방법 제22조 제3항 : 고위험병원체의 반입 허가 등) 제1항에 따라 고위험병원체의 반입 허가를 받은 자가 해당 고위험병원체를 인수하여 이동하려면 대통령령으로 정하는 바에 따라 그 인수 장소를 지정하고 제21조 제1항에 따라 이동계획을 질병관리청장에게 미리 신고하여야 한다. 이 경우 질병관리청장은 그 내용을 검토하여 이 법에 적합하면 신고를 수리하여야 한다. 〈개정 2020.8.11.〉

114 「감염병의 예방 및 관리에 관한 법률」상 고위험병원체의 반입 허가요건에 해당하지 않는 것은?

2017 전남 기출유사

① 고위험병원체 보존관리 방법을 준수할 것
② 고위험병원체 전담관리자를 둘 것
③ 안전관리 등급별로 허가를 받거나 신고를 한 연구시설을 설치·운영할 것
④ 질병관리청장의 허가를 받을 것

해설 **(감염병예방법 제22조 제1항)** 감염병의 진단 및 학술 연구 등을 목적으로 고위험병원체를 국내로 반입하려는 자는 다음 각 호의 요건을 갖추어 질병관리청장의 허가를 받아야 한다. 〈개정 2021.10.19.〉

1. 제23조 제1항에 따른 고위험병원체 취급시설을 설치·운영하거나 고위험병원체 취급시설을 설치·운영하고 있는 자와 고위험병원체 취급시설을 사용하는 계약을 체결할 것
2. 고위험병원체의 안전한 수송 및 비상조치 계획을 수립할 것
3. 보건복지부령으로 정하는 요건을 갖춘 고위험병원체 전담관리자를 둘 것

(감염병예방법 제23조 : 고위험병원체의 안전관리 등)

① 고위험병원체를 검사, 보유, 관리 및 이동하려는 자는 그 검사, 보유, 관리 및 이동에 필요한 "고위험병원체 취급시설"을 설치·운영하거나 고위험병원체 취급시설을 설치·운영하고 있는 자와 고위험병원체 취급시설을 사용하는 계약을 체결해야 한다. 〈개정 2021.10.19.〉
② 고위험병원체 취급시설을 설치·운영하려는 자는 고위험병원체 취급시설의 안전관리 등급별로 질병관리청장의 허가를 받거나 질병관리청장에게 신고하여야 한다. 이 경우 고위험병원체 취급시설을 설치·운영하려는 자가 둘 이상인 경우에는 공동으로 허가를 받거나 신고하여야 한다. 〈개정 2021.10.19.〉
③ 제2항에 따라 허가를 받은 자는 허가받은 사항을 변경하려면 변경허가를 받아야 한다. 다만, 대통령령으로 정하는 경미한 사항을 변경하려면 변경신고를 하여야 한다.
④ 제2항에 따라 신고한 자는 신고한 사항을 변경하려면 변경신고를 하여야 한다.

Answer 113 ④ 114 ①

⑤ 제2항에 따라 허가를 받거나 신고한 자는 고위험병원체 취급시설을 폐쇄하는 경우 그 내용을 질병관리청장에게 신고하여야 한다. 〈개정 2020.8.11.〉
⑥ 질병관리청장은 제2항, 제4항 및 제5항에 따른 신고를 받은 경우 그 내용을 검토하여 이 법에 적합하면 신고를 수리하여야 한다. 〈개정 2020.8.11.〉
⑦ 제2항에 따라 허가를 받거나 신고한 자는 고위험병원체 취급시설의 안전관리 등급에 따라 대통령령으로 정하는 안전관리 준수사항을 지켜야 한다.
⑧ 질병관리청장은 고위험병원체를 검사, 보유, 관리 및 이동하는 자가 제7항에 따른 안전관리 준수사항 및 제9항에 따른 허가 및 신고 기준을 지키고 있는지 여부 등을 점검할 수 있다. 〈개정 2020.8.11.〉
⑨ 제1항부터 제5항까지의 규정에 따른 고위험병원체 취급시설의 안전관리 등급, 설치·운영 허가 및 신고의 기준과 절차, 폐쇄 신고의 기준과 절차 등에 필요한 사항은 대통령령으로 정한다.
[전문개정 2020.3.4.]

115 「감염병의 예방 및 관리에 관한 법률」상 고위험병원체의 안전관리에 대한 설명으로 가장 옳은 것은? 2022 서울 기출유사

① 고위험병원체 취급시설을 설치·운영하려는 자는 고위험병원체 취급시설의 안전관리 등급별로 질병관리청장의 허가를 받거나 질병관리청장에게 신고하여야 한다.
② 고위험병원체를 검사, 보유, 관리 및 이동하려는 자는 필요시 그 검사, 보유, 관리 및 이동에 필요한 시설을 설치·운영할 수 있다.
③ 고위험병원체 취급시설 설치·운영의 허가를 받거나 신고한 자는 고위험병원체 취급시설의 안전관리 등급에 따라 보건복지부령으로 정하는 안전관리 준수사항을 지켜야 한다.
④ 고위험병원체 취급시설의 안전관리 등급, 설치·운영 허가 및 신고의 기준과 절차, 폐쇄신고의 기준과 절차 등에 필요한 사항은 보건복지부령으로 정한다.

해설 114번 문제 해설 참조

116 「감염병의 예방 및 관리에 관한 법률」상 고위험병원체 취급시설의 내용별 안전관리 등급의 분류 및 허가 또는 신고대상에 대한 설명으로 가장 올바른 것은? 2021 제주 기출유사

① 건강한 성인에게는 감염되더라도 질병을 일으키지 않는 것으로 알려진 고위험병원체를 취급하거나 이를 이용하는 실험을 실시하는 시설 – 4등급 – 신고대상
② 사람에게 감염되어 발병하더라도 치료가 용이한 질병을 일으킬 수 있는 고위험병원체를 취급하거나 이를 이용하는 실험을 실시하는 시설 – 3등급 – 신고대상
③ 사람에게 감염되어 발병했을 경우 증세가 심각할 수 있으나 치료가능한 질병을 일으킬 수 있는 고위험병원체를 취급하거나 이를 이용하는 실험을 실시하는 시설 – 3등급 – 허가대상
④ 사람에게 감염되어 발병했을 경우 증세가 치명적이며 치료가 어려운 질병을 일으킬 수 있는 고위험병원체를 취급하거나 이를 이용하는 실험을 실시하는 시설 – 1등급 – 허가대상

Answer 115 ① 116 ③

해설 (감염병예방법 시행령 제19조의2) [별표 1의4]

고위험병원체 취급시설의 안전관리 등급의 분류 및 허가 또는 신고 대상(제19조의2 제1항 관련)

등급	고위험병원체 취급시설의 내용	허가 또는 신고여부
1등급	건강한 성인에게는 감염되더라도 질병을 일으키지 않는 것으로 알려진 고위험병원체를 취급하거나 이를 이용하는 실험을 실시하는 시설	신고
2등급	사람에게 감염되어 발병하더라도 치료가 용이한 질병을 일으킬 수 있는 고위험병원체를 취급하거나 이를 이용하는 실험을 실시하는 시설	신고
3등급	사람에게 감염되어 발병하였을 경우 증세가 심각할 수 있으나 치료가 가능한 질병을 일으킬 수 있는 고위험병원체를 취급하거나 이를 이용하는 실험을 실시하는 시설	허가
4등급	사람에게 감염되어 발병하였을 경우 증세가 치명적이며 치료가 어려운 질병을 일으킬 수 있는 고위험병원체를 취급하거나 이를 이용하는 실험을 실시하는 시설	허가

117 「감염병의 예방 및 관리에 관한 법률」상 고위험병원체 취급시설의 설치 및 운영 허가, 변경 및 폐쇄 신고에 대한 설명으로 가장 올바르지 못한 것은?

① 질병관리청장은 고위험병원체 취급시설 설치·운영 허가신청서를 제출받은 날부터 60일 이내에 허가 여부를 신청인에게 통지하여야 한다.

② 질병관리청장은 고위험병원체 취급시설 변경허가신청서를 제출받은 날부터 60일 이내에 변경허가 여부를 신청인에게 통지하여야 한다.

③ 질병관리청장은 고위험병원체 취급시설의 폐쇄신고서를 제출받은 날부터 60일 이내에 신고수리 여부를 신고인에게 통지하여야 한다.

④ 질병관리청장은 위험병원체 취급시설 변경신고서를 제출받은 날부터 60일 이내에 신고 수리 여부를 신고인에게 통지해야 한다.

해설 **(감염병예방법 시행령 제19조의5 제2항)** 질병관리청장은 제1항에 따른 폐쇄신고서를 제출받은 날부터 10일 이내에 신고수리 여부를 신고인에게 통지하여야 한다. 이 경우 신고를 수리하는 때에는 보건복지부령으로 정하는 폐쇄신고 확인서를 발급하여야 한다. 〈개정 2020.9.11.〉

118 「감염병의 예방 및 관리에 관한 법률」상 질병관리청장이 고위험병원체 취급시설의 허가를 취소하거나 취급시설의 폐쇄를 명하여야 하는 경우에 해당하는 것은?

① 고위험병원체 취급시설의 안전관리 등급별로 질병관리청장의 허가를 받거나 질병관리청장에게 신고한 사항에 대해 변경허가를 받지 아니하거나 변경신고를 하지 아니하고 허가 내용 또는 신고 내용을 변경한 경우

② 고위험병원체 취급시설의 안전관리 등급, 설치·운영 허가 및 신고의 기준과 절차, 폐쇄 신고의 기준과 절차 등에 있어서 허가 또는 신고의 기준에 미달한 경우

③ 고위험병원체 취급시설의 안전관리 등급에 따라 대통령령으로 정하는 안전관리 준수사항을 지키지 아니한 경우

④ 속임수나 그 밖의 부정한 방법으로 허가를 받거나 신고한 경우

Answer 117 ③ 118 ④

해설 **(감염병예방법 제23조의2 제1항 : 고위험병원체 취급시설의 허가취소 등)** 질병관리청장은 제23조 제2항에 따라 고위험병원체 취급시설 설치·운영의 허가를 받거나 신고를 한 자가 다음 각 호의 어느 하나에 해당하는 경우에는 그 허가를 취소하거나 고위험병원체 취급시설의 폐쇄를 명하거나 1년 이내의 기간을 정하여 그 시설의 운영을 정지하도록 명할 수 있다. 다만, 제1호에 해당하는 경우에는 허가를 취소하거나 고위험병원체 취급시설의 폐쇄를 명하여야 한다. 〈개정 2021.10.19.〉

1. 속임수나 그 밖의 부정한 방법으로 허가를 받거나 신고한 경우
2. 제23조 제3항 또는 제4항에 따른 변경허가를 받지 아니하거나 변경신고를 하지 아니하고 허가 내용 또는 신고 내용을 변경한 경우
3. 제23조 제7항에 따른 안전관리 준수사항을 지키지 아니한 경우
4. 제23조 제9항에 따른 허가 또는 신고의 기준에 미달한 경우

119 **「감염병의 예방 및 관리에 관한 법률」상 고위험병원체 취급시설의 폐쇄를 명하거나 1년 이내의 기간을 정하여 그 시설의 운영을 정지하도록 명할 수 있는 사람은?** 2025 광주 기출유사

① 보건복지부장관　　② 시·도지사
③ 시장·군수·구청장　　④ 질병관리청장

해설 **(감염병예방법 제23조의2 제1항 : 고위험병원체 취급시설의 허가취소 등)** 118번 문제 해설 참조

120 **「감염병의 예방 및 관리에 관한 법률」상 〈보기〉의 (가), (나)에 들어갈 내용으로 가장 옳은 것은?** 2025 서울 기출유사

| 보기 |

제23조의2(고위험병원체 취급시설의 허가취소 등) 고위험병원체 취급시설의 폐쇄명령을 받은 자는 보유하고 있는 고위험병원체를 (가)일 이내에 폐기하고 그 결과를 질병관리청장에게 보고하여야 한다. 다만, 질병관리청장은 본문에 따라 고위험병원체를 폐기 및 보고하여야 하는 자가 천재지변 등 부득이한 사유로 기한 내에 처리할 수 없어 기한의 연장을 요청하는 경우에는 (나)일의 범위에서 그 기한을 연장할 수 있다.

	(가)	(나)
①	60	60
②	60	90
③	90	60
④	90	90

해설 **(감염병예방법 제23조의2 제2항 : 고위험병원체 취급시설의 허가취소 등)** 제1항에 따라 허가가 취소되거나 고위험병원체 취급시설의 폐쇄명령을 받은 자는 보유하고 있는 고위험병원체를 90일 이내에 폐기하고 그 결과를 질병관리청장에게 보고하여야 한다. 다만, 질병관리청장은 본문에 따라 고위험병원체를 폐기 및 보고하여야 하는 자가 천재지변 등 부득이한 사유로 기한 내에 처리할 수 없어 기한의 연장을 요청하는 경우에는 90일의 범위에서 그 기한을 연장할 수 있다. 〈신설 2021.10.19.〉

Answer 119 ④　120 ④

121 **「감염병의 예방 및 관리에 관한 법률」상 감염병의 진단 및 학술연구 등을 목적으로 "생물테러감염병병원체"를 보유하고자 하는 자는 사전에 질병관리청장의 허가를 받아야 한다. 다만, 감염병의사환자로부터 생물테러감염병병원체를 분리한 후 보유하는 경우 등 대통령령으로 정하는 부득이한 사정으로 사전에 허가를 받을 수 없는 경우에는 보유 즉시 허가를 받아야 한다. 다음 중 "대통령령으로 정하는 부득이한 사정"의 경우에 해당하지 않는 것은?**

① 감염병환자등의 질병진단과정에서 생물테러감염병병원체가 분리되어 보유하는 경우
② 고위험병원체를 인수하는 과정에서 생물테러감염병병원체가 분리되어 보유하는 경우
③ 동물 또는 식물의 질병진단과정에서 생물테러감염병병원체가 분리되어 보유하는 경우
④ 식품 또는 토양 등 환경검체로부터 생물테러감염병병원체가 분리되어 보유하는 경우

해설 **(감염병예방법 시행령 제19조의8)** 법 제23조의3 제1항 단서에서 "대통령령으로 정하는 부득이한 사정"이란 같은 항 본문에 따른 "생물테러감염병병원체"를 분리할 의도가 없는 경우로서 다음 각 호의 어느 하나에 해당하는 경우를 말한다.
1. 감염병환자등의 질병진단과정에서 생물테러감염병병원체가 분리되어 보유하는 경우
2. 동물 또는 식물의 질병진단과정에서 생물테러감염병병원체가 분리되어 보유하는 경우
3. 식품 또는 토양 등 환경검체로부터 생물테러감염병병원체가 분리되어 보유하는 경우

[본조신설 2020.6.2.]
(감염병예방법 제23조의3 제1항) 감염병의 진단 및 학술연구 등을 목적으로 생물테러감염병을 일으키는 병원체 중 보건복지부령으로 "생물테러감염병병원체"를 보유하고자 하는 자는 사전에 질병관리청장의 허가를 받아야 한다. 다만, 감염병의사환자로부터 생물테러감염병병원체를 분리한 후 보유하는 경우 등 대통령령으로 정하는 부득이한 사정으로 사전에 허가를 받을 수 없는 경우에는 보유 즉시 허가를 받아야 한다. 〈개정 2020.8.11.〉

122 **「감염병의 예방 및 관리에 관한 법률」상 감염병의 진단 및 학술연구 등을 목적으로 생물테러감염병을 일으키는 병원체 중 보건복지부령으로 정하는 병원체(이하 "생물테러감염병병원체"라 한다)를 보유하고자 하는 자는 사전에 질병관리청장의 허가를 받아야 한다. 다음 중 보건복지부령으로 정하는 생물테러감염병병원체의 종류에 대한 설명으로 가장 올바르지 못한 것은?**

① 세균 – 야토균, 보툴리눔균
② 바이러스 – 두창 바이러스, 에볼라 바이러스
③ 세균 – 탄저균 스턴, 페스트균
④ 바이러스 – 라싸 바이러스, 마버그 바이러스

해설 **(감염병예방법 시행규칙 제20조의7 : 생물테러감염병병원체의 종류)** 법 제23조의3 제1항 본문에서 보건복지부령으로 정하는 "생물테러감염병병원체"란 별표 4에 따른 병원체를 말한다.
[본조신설 2020.6.4.]
[별표 4] 생물테러감염병병원체의 종류(제20조의7 관련)
1. 세균
   가. 페스트균(*Yersinia pestis*)
   나. 탄저균(*Bacillus anthracis*) 다만, 탄저균 중 탄저균 스턴(*Bacillus anthracis Sterne*)은 제외한다.
   다. 보툴리눔균(*Clostridium botulinum*)
   라. 야토균(*Francisella tularensis*)
2. 바이러스
   가. 에볼라 바이러스(Ebola virus)
   나. 라싸 바이러스(Lassa virus)
   다. 마버그 바이러스(Marbug virus)
   라. 두창 바이러스(Variola virus)

Answer 121 ② 122 ③

123 **아래 내용은 「감염병의 예방 및 관리에 관한 법률」상 고위험병원체를 취급할 수 있는 사람들의 기준이다. 다음 중 "보건의료 또는 생물 관련 분야의 경력이 있는 사람"에 해당되는 경력이 아닌 것은?**

1. 전문대학 이상의 대학에서 보건의료 또는 생물 관련 분야를 전공하고 졸업한 사람 또는 이와 동등한 학력을 가진 사람
2. 전문대학 이상의 대학을 졸업한 사람 또는 이와 동등 이상의 학력을 가진 사람으로서 보건의료 또는 생물 관련 분야 외의 분야를 전공하고 2년 이상의 보건의료 또는 생물 관련 분야의 경력이 있는 사람
3. 고등학교·고등기술학교를 졸업한 사람 또는 이와 동등 이상의 학력을 가진 사람으로서 4년 이상의 보건의료 또는 생물 관련 분야의 경력이 있는 사람

① 감염학, 병리학 시험 연구 경력　　② 미생물 시험·검사 및 연구 경력
③ 병원체 관리 및 연구 경력　　④ 질병 진단관리 및 연구 경력

해설 **(감염병예방법 시행규칙 제20조의9 제2항)** 법 제23조의4 제1항 제2호 및 제3호에서 "보건의료 또는 생물 관련 분야의 경력이 있는 사람"이란 각각 다음 각 호의 어느 하나에 해당하는 경력이 있는 사람을 말한다. 〈개정 2020.9.11.〉

1. 질병 진단관리 및 연구 경력
2. 병원체 관리 및 연구 경력
3. 미생물 시험·검사 및 연구 경력
4. 그 밖에 질병관리청장이 제1호부터 제3호까지의 분야와 동일하거나 유사하다고 인정하는 보건의료 또는 생물 관련 분야의 경력

[본조신설 2020.6.4.]

4

124 **「감염병의 예방 및 관리에 관한 법률」상 고위험병원체를 취급하는 사람은 고위험병원체의 안전한 취급을 위하여 매년 필요한 교육을 받아야 한다. 다음 중 교육을 받아야 하는 사람을 모두 고른 것은?**

가. 고위험병원체의 생물안전관리책임자　　나. 고위험병원체 전담관리자
다. 고위험병원체 취급시설의 설치 책임자　　라. 고위험병원체 취급시설의 운영 책임자

① 가, 나, 다　　② 가, 다
③ 나, 라　　④ 가, 나, 다, 라

해설 **(감염병예방법 시행규칙 제20조의10 제1항)** 법 제23조의5 제1항에 따라 고위험병원체의 안전한 취급을 위하여 매년 필요한 교육을 받아야 하는 사람은 다음 각 호의 어느 하나에 해당하는 사람으로 한다.

1. 고위험병원체 전담관리자
2. 고위험병원체 취급시설의 설치·운영 책임자, 고위험병원체의 전담관리자 및 생물안전관리책임자
3. 그 밖에 고위험병원체를 취급하는 사람

Answer 123 ① 124 ④

125 「감염병의 예방 및 관리에 관한 법률」상 필수예방접종 대상 감염병에 해당하지 않는 것은?

① 결핵 ② 말라리아
③ 인플루엔자 ④ 폐렴구균

해설 **(감염병예방법 제24조 제1항 : 필수예방접종)** 특별자치시장·특별자치도지사 또는 시장·군수·구청장은 다음 각 호의 질병에 대해 관할 보건소를 통해 "필수예방접종"을 실시하여야 한다. 〈개정 2023.6.13.〉

1. 디프테리아 2. 폴리오 3. 백일해
4. 홍역 5. 파상풍 6. 결핵
7. B형간염 8. 유행성이하선염 9. 풍진
10. 수두 11. 일본뇌염 12. b형헤모필루스인플루엔자
13. 폐렴구균 14. 인플루엔자 15. A형간염
16. 사람유두종바이러스 감염증 17. 그룹 A형 로타바이러스 감염증
18. 그 밖에 질병관리청장이 감염병의 예방을 위하여 필요하다고 인정하여 지정하는 감염병

[필수예방접종이 필요한 감염병 지정 등(질병관리청고시 제2023-13호)] 〈개정 2023.9.25.〉

제1조(필수예방접종이 필요한 감염병) 「감염병의 예방 및 관리에 관한 법률」 제24조 제1항 제18호에 따라 질병관리청장이 감염병의 예방을 위하여 필수예방접종이 필요하다고 인정하여 지정하는 감염병

1. 장티푸스
2. 신증후군출혈열

126 「감염병의 예방 및 관리에 관한 법률」상 필수예방접종 항목이 바르게 연결된 것은? 2025 경북 기출유사

① 결핵 – A형간염 – 인플루엔자
② 수두 – 폴리오 – 수막구균
③ 풍진 – 백일해 – C형간염
④ 홍역 – 말라리아 – 디프테리아

해설 125번 문제 해설 참조

127 「감염병의 예방 및 관리에 관한 법률」상 필수예방접종을 실시하여야 하는 사람은? 2020 대전 기출유사

① 보건복지부장관
② 시·도지사
③ 질병관리청장
④ 특별자치시장·특별자치도지사 또는 시장·군수·구청장

해설 125번 문제 해설 참조

Answer 125 ② 126 ① 127 ④

128 **아래 내용은 「감염병의 예방 및 관리에 관한 법률」상 예방접종에 관한 설명내용이다. 다음 중 올바른 것을 모두 고른 것은?**

> 가. 보건소장 및 예방접종업무를 위탁받은 의료기관의 장은 예방접종을 하기 전에 예외없이 해당 예방접종을 받으려는 사람의 예방접종 내역을 확인하여야 한다.
> 나. 질병관리청장이 감염병 예방을 위하여 특별자치시장·특별자치도지사 또는 시장·군수·구청장에게 예방접종을 실시할 것을 요청한 경우이거나, 특별자치시장·특별자치도지사 또는 시장·군수·구청장이 감염병 예방을 위하여 예방접종이 필요하다고 인정하는 경우에는 특별자치시장·특별자치도지사 또는 시장·군수·구청장은 관할 보건소를 통하여 임시예방접종을 하여야 한다.
> 다. 특별자치시장·특별자치도지사 또는 시장·군수·구청장은 필수예방접종을 사전에 알리는 경우 해당 예방접종을 받으려는 사람에게 휴대전화에 의한 문자전송, 전자메일, 전화, 우편 또는 이에 상당하는 방법으로 알려야 한다.
> 라. 특별자치시장·특별자치도지사 또는 시장·군수·구청장은 보건소를 이용하기 불편한 주민 등에 대한 예방접종업무를 의원 또는 병원급 의료기관(치과병원, 한방병원은 의사를 두어 의과 진료과목을 추가로 설치·운영하는 경우로 한정)에서 특별자치시장·특별자치도지사 또는 시장·군수·구청장이 지정하는 의료기관에 위탁할 수 있다.

① 가, 나, 다　　② 가, 다
③ 나, 라　　④ 가, 나, 다, 라

4

해설 가. **(감염병예방법 제26조의2 제1항)** 보건소장 및 제24조 제2항에 따라 예방접종업무를 위탁받은 의료기관의 장은 예방접종을 하기 전에 대통령령으로 정하는 바에 따라 예방접종을 받으려는 사람 본인 또는 법정대리인의 동의를 받아 해당 예방접종을 받으려는 사람의 예방접종 내역을 확인하여야 한다. 다만, 예방접종을 받으려는 사람 또는 법정대리인의 동의를 받지 못한 경우에는 그러하지 아니하다.

다. **(감염병예방법 시행규칙 제21조의2 제1항)** 특별자치시장·특별자치도지사(관할 구역 안에 지방자치단체인 시·군이 있는 특별자치도의 도지사는 제외한다. 이하 같다) 또는 시장·군수·구청장은 법 제24조 제3항에 따라 필수예방접종을 사전에 알리는 경우 휴대전화에 의한 문자전송, 전자메일, 전화, 우편 또는 이에 상당하는 방법으로 알려야 한다. 다만, 사전 알림에 동의한 사람에만 해당한다. 〈개정 2023.9.22.〉

(감염병예방법 시행령 제20조 제1항) 특별자치시장·특별자치도지사 또는 시장·군수·구청장은 법 제24조 제2항 및 제25조 제2항에 따라 보건소에서 시행하기 어렵거나 보건소를 이용하기 불편한 주민 등에 대한 예방접종업무를 다음 각 호에 해당하는 의료기관 중에서 특별자치시장·특별자치도지사 또는 시장·군수·구청장이 지정하는 의료기관에 위탁할 수 있다. 이 경우 특별자치시장·특별자치도지사 또는 시장·군수·구청장은 위탁한 기관을 공고하여야 한다. 〈개정 2023.8.18.〉

1. 「의료법」 제3조 제2항 제1호 가목에 따른 의원
2. 「의료법」 제3조 제2항 제3호에 따른 병원급 의료기관(치과병원 및 한방병원은 같은 법 제43조 제2항에 따라 의사를 두어 의과 진료과목을 추가로 설치·운영하는 경우로 한정)

(감염병예방법 제25조 제1항) 특별자치시장·특별자치도지사 또는 시장·군수·구청장은 다음 각 호의 어느 하나에 해당하면 관할 보건소를 통하여 "임시예방접종"을 하여야 한다. 〈개정 2023.6.13.〉

1. 질병관리청장이 감염병 예방을 위하여 특별자치시장·특별자치도지사 또는 시장·군수·구청장에게 예방접종을 실시할 것을 요청한 경우
2. 특별자치시장·특별자치도지사 또는 시장·군수·구청장이 감염병 예방을 위하여 예방접종이 필요하다고 인정하는 경우

Answer 128 ③

129 「감염병의 예방 및 관리에 관한 법률」 및 동법 시행규칙에서의 예방접종에 관한 설명 내용으로 가장 올바른 것은? 2015 서울 기출유사

① 시·도지사 또는 시장·군수·구청장은 예방접종의 효과 및 예방접종 후 이상반응에 관한 조사를 실시한다.

② 질병관리청장은 예방접종 대상자의 중복접종 등을 예방하기 위하여 일반 국민에게 구청장에게서 제출받은 예방접종에 관한 기록을 열람하게 할 수 있다.

③ 특별자치시장·특별자치도지사나 시장·군수·구청장이 아닌 자가 이 법에 따른 예방접종을 한 때에는 질병관리청장, 특별자치도지사 또는 시장·군수·구청장은 보건복지부령으로 정하는 바에 따라 해당 예방접종을 한 자로 하여금 예방접종증명서를 발급하게 할 수 있다.

④ 특별자치시장·특별자치도지사 또는 시장·군수·구청장은 관할 보건소를 통하여 폐렴구균, C형 간염 질병에 대한 필수예방접종을 실시하여야 한다.

해설 **(감염병예방법 제27조 제2항)** 특별자치시장·특별자치도지사나 시장·군수·구청장이 아닌 자가 이 법에 따른 예방접종을 한 때에는 질병관리청장, 특별자치시장·특별자치도지사 또는 시장·군수·구청장은 보건복지부령으로 정하는 바에 따라 해당 예방접종을 한 자로 하여금 예방접종증명서를 발급하게 할 수 있다. 〈개정 2023.6.13.〉

① **(감염병예방법 제29조)** 질병관리청장, 시·도지사 또는 시장·군수·구청장은 다음 각 호의 구분에 따라 조사를 실시하고, 예방접종 후 이상반응 사례가 발생하면 그 원인을 밝히기 위하여 제18조에 따라 역학조사를 하여야 한다. 〈개정 2020.8.11.〉

1. 질병관리청장 : 예방접종의 효과 및 예방접종 후 이상반응에 관한 조사
2. 시·도지사 또는 시장·군수·구청장 : 예방접종 후 이상반응에 관한 조사

② **(감염병예방법 시행규칙 제23조 제5항)** 질병관리청장은 예방접종 대상자의 중복접종 등을 예방하기 위하여 다음 각 호의 어느 하나에 해당하는 사람에게 제3항에 따라 제출받은 예방접종에 관한 기록을 열람하게 할 수 있다. 〈개정 2020.9.11.〉

1. 예방접종을 실시하는 보건소에서 예방접종을 하는 의료인
2. 예방접종을 실시하는 의료기관에서 예방접종을 하는 의료인
3. 영유아의 예방접종 여부를 확인하여야 하는 어린이집의 원장

④ **(감염병예방법 제24조 제1항)** 특별자치시장·특별자치도지사 또는 시장·군수·구청장은 다음 각 호의 질병에 대해 관할 보건소를 통해 "필수예방접종"을 실시하여야 한다. 〈개정 2023.6.13.〉

1. 디프테리아
2. 폴리오
3. 백일해
4. 홍역
5. 파상풍
6. 결핵
7. B형간염
8. 유행성이하선염
9. 풍진
10. 수두
11. 일본뇌염
12. b형헤모필루스인플루엔자
13. 폐렴구균
14. 인플루엔자
15. A형간염
16. 사람유두종바이러스 감염증
17. 그룹 A형 로타바이러스 감염증
18. 그 밖에 질병관리청장이 감염병의 예방을 위하여 필요하다고 인정하여 지정하는 감염병

130 「감염병의 예방 및 관리에 관한 법률」상 예방접종에 관한 역학조사를 실시할 때, 예방접종의 효과는 다음 중 누가 조사하여야 하는가? 2016 경북 기출유사

① 보건복지부장관
② 시·도지사
③ 시장·군수·구청장
④ 질병관리청장

Answer 129 ③ 130 ④

해설 (감염병예방법 제29조 : 예방접종에 관한 역학조사) 질병관리청장, 시·도지사 또는 시장·군수·구청장은 다음 각 호의 구분에 따라 조사를 실시하고, 예방접종 후 이상반응 사례가 발생하면 그 원인을 밝히기 위하여 제18조에 따라 역학조사를 하여야 한다. 〈개정 2020.8.11.〉

1. 질병관리청장 : 예방접종의 효과 및 예방접종 후 이상반응에 관한 조사
2. 시·도지사 또는 시장·군수·구청장 : 예방접종 후 이상반응에 관한 조사

131 「감염병의 예방 및 관리에 관한 법률」상 예방접종피해조사반에 대한 설명으로 가장 올바른 것은?

2020 부산 기출유사

① 예방접종으로 인한 질병·장애·사망의 원인 규명 및 피해 보상 등을 조사하고 제3자의 고의 또는 과실 유무를 조사하는 것을 임무로 한다.

② 예방접종피해조사반은 10명 이상의 반원으로 구성한다.

③ 질병관리청, 시·도, 시·군·구에 예방접종피해조사반을 둔다.

④ 피해조사반원은 질병관리청장이 소속 공무원이나 예방접종 및 예방접종 후 이상반응 분야의 전문가, 역학조사관, 공중보건의사, 의료인 중에서 임명하거나 위촉한다.

해설 (감염병예방법 제30조 제1항) 제71조 제1항 및 제2항에 규정된 예방접종으로 인한 질병·장애·사망의 원인 규명 및 피해 보상 등을 조사하고 제72조 제1항에 따른 제3자의 고의 또는 과실 유무를 조사하기 위하여 질병관리청에 예방접종피해조사반을 둔다. 〈개정 2020.8.11.〉

(감염병예방법 시행령 제21조 : 예방접종피해조사반의 구성 등)

① 법 제30조 제1항에 따른 예방접종피해조사반은 감염병 예방접종 후 이상반응의 발생 건수 등을 고려하여 필요한 경우 둘 이상으로 설치할 수 있다. 〈개정 2025.9.16.〉

② 피해조사반은 10명 이내의 반원으로 구성한다. 〈개정 2021.8.3.〉

③ 피해조사반원은 질병관리청장이 소속 공무원이나 다음 각 호의 어느 하나에 해당하는 사람 중에서 임명하거나 위촉한다. 〈개정 2021.8.3.〉

1. 예방접종 및 예방접종 후 이상반응 분야의 전문가
2. 「의료법」 제2조 제1항에 따른 의료인

132 「감염병의 예방 및 관리에 관한 법률」상 예방접종에 대한 설명으로 가장 올바르지 못한 것은?

2023 경기 기출유사

① 국가는 필수예방접종을 받은 사람이 그 예방접종으로 인하여 사망하였을 때에는 대통령령이 정하는 유족에 대한 일시보상금 및 장제비를 보상하여야 한다.

② 시장·군수·구청장은 예방접종의 효과 및 예방접종 후 이상반응에 관한 조사를 실시하고, 이상반응에 대한 피해보상 등을 위해 관할 보건소에 예방접종 피해조사반을 두어야 한다.

③ 질병관리청장이 감염병 예방을 위하여 특별자치도지사 또는 시장·군수·구청장에게 예방접종을 실시할 것을 요청한 경우 관할 보건소를 통하여 임시예방접종을 실시하여야 한다.

④ 특별자치도지사 또는 시장·군수·구청장은 관할 보건소를 통하여 B형 간염에 대하여 필수예방접종을 실시하여야 한다.

해설 (감염병예방법 제30조 제1항 : 예방접종피해조사반) : 131번 문제 해설 참조

Answer 131 ① 132 ②

133 「감염병의 예방 및 관리에 관한 법률」상 예방접종에 관한 설명 내용으로 가장 올바르지 못한 것은?

2016 충북 기출유사

① 특별자치시장·특별자치도지사나 시장·군수·구청장이 아닌 자가 예방접종을 하면 시·도지사 및 질병관리청장에게 보고하여야 한다.

② 특별자치시장·특별자치도지사 또는 시장·군수·구청장은 필수예방접종 및 임시예방접종을 하거나 이를 보고받은 경우에는 예방접종에 관한 기록을 작성·보관하여야 한다.

③ 특별자치시장·특별자치도지사 또는 시장·군수·구청장은 유치원의 장과 어린이집의 원장에게 영유아의 예방접종 여부를 확인하도록 요청할 수 있다.

④ 특별자치시장·특별자치도지사 또는 시장·군수·구청장은 초등학교와 중학교의 장에게 입학생의 예방접종 완료 여부에 대한 검사 기록을 제출하도록 요청할 수 있다.

해설 **(감염병예방법 제28조 제2항)** 특별자치시장·특별자치도지사나 시장·군수·구청장이 아닌 자가 이 법에 따른 예방접종을 하면 보건복지부령으로 정하는 바에 따라 특별자치시장·특별자치도지사 또는 시장·군수·구청장에게 보고하여야 한다. 〈개정 2023.6.13.〉

② **(감염병예방법 제28조 제1항)** 특별자치시장·특별자치도지사 또는 시장·군수·구청장은 필수예방접종 및 임시예방접종을 하거나, 제2항에 따라 보고를 받은 경우에는 보건복지부령으로 정하는 바에 따라 예방접종에 관한 기록을 작성·보관하여야 하고, 특별자치시장·특별자치도지사는 질병관리청장에게, 시장·군수·구청장은 질병관리청장 및 시·도지사에게 그 내용을 각각 보고하여야 한다. 〈개정 2023.6.13.〉

③ **(감염병예방법 제31조 제2항)** 특별자치시장·특별자치도지사 또는 시장·군수·구청장은 「유아교육법」에 따른 유치원의 장과 「영유아보육법」에 따른 어린이집의 원장에게 보건복지부령으로 정하는 바에 따라 영유아의 예방접종 여부를 확인하도록 요청할 수 있다. 〈개정 2023.6.13.〉

④ **(감염병예방법 제31조 제1항)** 특별자치시장·특별자치도지사 또는 시장·군수·구청장은 초등학교와 중학교의 장에게 「학교보건법」 제10조에 따른 예방접종 완료 여부에 대한 검사 기록을 제출하도록 요청할 수 있다. 〈개정 2023.6.13.〉

134 「감염병의 예방 및 관리에 관한 법률」상 초·중학교의 장에게 예방접종 완료 여부에 대한 검사 기록을 요구할 수 있는 사람은? 2016 충남 기출유사

① 보건소장

② 보건복지부장관

③ 질병관리청장

④ 특별자치시장·특별자치도지사 또는 시장·군수·구청장

해설 **(감염병예방법 제31조 제1항)** 특별자치시장·특별자치도지사 또는 시장·군수·구청장은 초등학교와 중학교의 장에게 「학교보건법」 제10조에 따른 예방접종 완료 여부에 대한 검사 기록을 제출하도록 요청할 수 있다. 〈개정 2023. 6.13.〉

135 「감염병의 예방 및 관리에 관한 법률」상 유치원의 장과 어린이집의 원장에게 영유아의 예방접종 여부를 확인하도록 요청할 수 있는 사람은? 2015 충남 기출유사

① 교육부장관

② 보건복지부장관

③ 시·도지사

④ 특별자치시장·특별자치도지사 또는 시장·군수·구청장

Answer 133 ① 134 ④ 135 ④

해설 (감염병예방법 제31조 제2항) 특별자치시장·특별자치도지사 또는 시장·군수·구청장은 「유아교육법」에 따른 유치원의 장과 「영유아보육법」에 따른 어린이집의 원장에게 보건복지부령으로 정하는 바에 따라 영유아의 예방접종 여부를 확인하도록 요청할 수 있다. 〈개정 2023.6.13.〉

136 **「감염병의 예방 및 관리에 관한 법률」상 예방접종을 끝내지 못한 영유아, 학생에 대해 예방접종을 실시하여야 하는 사람은?** 2016 전남 기출유사

① 보건소장

② 보건복지부장관

③ 질병관리청장

④ 특별자치시장·특별자치도지사 또는 시장·군수·구청장

해설 (감염병예방법 제31조 제3항) 특별자치시장·특별자치도지사 또는 시장·군수·구청장은 제1항에 따른 제출 기록 및 제2항에 따른 확인 결과를 확인하여 예방접종을 끝내지 못한 영유아, 학생 등이 있으면 그 영유아 또는 학생 등에게 예방접종을 하여야 한다. 〈개정 2023.6.13.〉

4

137 **「감염병의 예방 및 관리에 관한 법률」상 예방접종에 대한 설명으로 올바르지 못한 것은?**

① 누구든지 거짓이나 그 밖의 부정한 방법으로 예방접종을 받아서는 아니 된다.

② 예방접종의 실시기준과 방법 등에 관한 사항은 「의료법」에 따른 용법 및 용량 등을 따른다.

③ 질병관리청장은 국민의 예방접종에 대한 관심을 높여 감염병에 대한 예방접종을 활성화하기 위하여 예방접종주간을 설정할 수 있다.

④ 특별자치시장·특별자치도지사 또는 시장·군수·구청장은 「유아교육법」에 따른 유치원의 장과 「영유아보육법」에 따른 어린이집의 원장으로 하여금 영유아의 예방접종 여부를 확인하기 위하여 필수예방접종을 받은 영유아의 예방접종증명서를 확인하도록 요청할 수 있다.

해설 **(감염병예방법 시행규칙 제26조)** 법 제32조 제3항에 따른 예방접종의 실시기준과 방법 등에 관한 사항은 「약사법」 제58조 제1호에 따른 용법 및 용량 등을 따르되, 예방접종의 실시 대상·시기 및 주의사항은 영 제7조 제1항 제1호에 따른 예방접종 전문위원회의 심의를 거쳐 질병관리청장이 고시한다. 〈개정 2022.4.20.〉

(감염병예방법 시행규칙 제25조) 법 제31조 제2항에 따라 특별자치시장·특별자치도지사 또는 시장·군수·구청장은 「유아교육법」에 따른 유치원의 장과 「영유아보육법」에 따른 어린이집의 원장으로 하여금 영유아의 예방접종 여부를 확인하기 위하여 필수예방접종을 받은 영유아의 예방접종증명서를 확인하도록 요청할 수 있다. 〈개정 2023.9.22.〉

(감염병예방법 제32조 : 예방접종의 실시주간 및 실시기준 등)

① 질병관리청장은 국민의 예방접종에 대한 관심을 높여 감염병에 대한 예방접종을 활성화하기 위하여 예방접종주간을 설정할 수 있다. 〈개정 2020.8.11.〉

② 누구든지 거짓이나 그 밖의 부정한 방법으로 예방접종을 받아서는 아니 된다. 〈신설 2021.3.9.〉

③ 예방접종의 실시기준과 방법 등에 관하여 필요한 사항은 보건복지부령으로 정한다. 〈개정 2021.3.9.〉

Answer 136 ④ 137 ②

138 「감염병의 예방 및 관리에 관한 법률」상 그룹 A형 로타바이러스 감염증에 대한 예방접종의 실시대상 및 표준접종시기에 대한 설명으로 올바르지 못한 것은?

① 사람-소 재배열백신은 생후 2, 4, 6개월에 접종할 것을 권장한다.

② 사람 로타바이러스 백신은 생후 2, 4개월에 접종할 것을 권장한다.

③ 생후 15~18개월, 만 4~6세, 만 11~12세에 3회 추가 접종할 것을 권장한다.

④ 접종대상은 12세 이하 모든 영유아를 대상으로 한다.

해설 **[예방접종의 실시기준 및 방법(질병관리청고시 제2025-3호)]** 〈개정 2025.3.7.〉

(제3조 : 대상 및 표준접종시기)

① 제2조 제1호에 따른 국가예방접종 대상 및 표준접종시기는 별표 1과 같다.

② 제2조 제2호에 따른 국가가 보조하는 임시예방접종 대상 및 표준접종시기는 질병관리청장이 별도로 정할 수 있다.

[별표 1] 국가예방접종 대상 및 표준접종시기

⑦ 그룹 A형 로타바이러스 감염증

- 접종대상 : 12세 이하 모든 영유아를 대상으로 한다.
- 표준접종시기 : 사람-소 재배열백신은 생후 2, 4, 6개월, 사람 로타바이러스 백신은 생후 2개월, 4개월에 접종을 실시한다.

(감염병예방법 시행규칙 제26조 : 예방접종의 실시기준과 방법) 법 제32조 제3항에 따른 예방접종의 실시기준과 방법 등에 관한 사항은 「약사법」 제58조 제1호에 따른 용법 및 용량 등을 따르되, 예방접종의 실시 대상·시기 및 주의사항은 영 제7조 제1항 제1호에 따른 예방접종 전문위원회의 심의를 거쳐 질병관리청장이 고시한다. 〈개정 2022.4.20.〉

139 「감염병의 예방 및 관리에 관한 법률」상 사업주는 예방접종을 받은 근로자에게 유급휴가를 줄 수 있다. 이 경우 국가 및 지방자치단체는 필요한 경우 사업주에게 해당 유급휴가를 위한 비용을 지원할 수 있으며, 피보험자 등 대통령령으로 정하는 사람으로서 유급휴가를 사용하지 못하는 경우 그 비용을 지원할 수 있다. 다음 중 이에 대한 설명으로 올바르지 못한 것은?

① 비용지원 금액의 기준은 질병관리청장이 보건복지부장관과 협의하여 고시한다.

② 비용지원 대상은 상시 4명 이하의 근로자를 사용하는 사업주로 한다.

③ 유급휴가를 위한 비용지원의 범위 및 유급휴가 미사용에 따른 비용지원의 범위는 1일의 유급휴가에 상당하는 비용으로 한정한다.

④ 예방접종일 다음 날이 근무일 또는 노무제공일이 아닌 경우에는 비용을 지원하지 않는다.

해설 **(감염병예방법 시행령 제21조의2 : 예방접종 휴가 비용지원 대상 등)**

① 법 제32조의2 제1항에 따른 유급휴가를 위한 비용지원 및 같은 조 제2항에 따른 유급휴가 미사용에 따른 비용지원을 위해서는 다음 각 호의 요건을 모두 충족해야 한다.

1. 제1급감염병의 유행으로 인해 「재난 및 안전관리 기본법」 제38조 제2항에 따른 심각단계의 위기경보가 발령되었을 것
2. 제2항에 따른 사업주가 법 제25조에 따른 임시예방접종을 받은 소속 근로자에게 유급휴가를 주었거나 제3항에 해당하는 사람이 법 제25조에 따른 임시예방접종을 받고 유급휴가를 사용하지 못하였을 것

② 법 제32조의2 제1항 후단에 따른 비용지원 대상은 상시 4명 이하의 근로자를 사용하는 사업주로 한다.

③ 법 제32조의2 제2항에 따른 비용지원 대상은 다음 각 호의 어느 하나에 해당하는 사람으로 한다.

1. 「고용보험법」 제2조 제1호 가목에 따른 예술인 중 「고용보험 및 산업재해보상보험의 보험료징수 등에 관한 법률」(이하 "고용산재보험료징수법") 제48조의2 제8항 제3호에서 준용하는 고용산재보험료징수법 제21조에 따라 고용보험료의 지원을 받는 사람

Answer 138 ③ 139 ①

2. 「고용보험법」 제2조 제1호 가목에 따른 노무제공자 중 고용산재보험료징수법 제48조의3 제8항 제3호에서 준용하는 고용산재보험료징수법 제21조에 따라 고용보험료의 지원을 받는 사람

④ 제2항에 따른 유급휴가를 위한 비용지원의 범위 및 제3항에 따른 유급휴가 미사용에 따른 비용지원의 범위는 1일의 유급휴가에 상당하는 비용으로 한정한다. 다만, 예방접종일 다음 날이 근무일 또는 노무제공일이 아닌 경우에는 비용을 지원하지 않는다.

⑤ 비용지원 금액의 기준은 질병관리청장이 기획재정부장관과 협의하여 고시한다.

[본조신설 2023.8.18.]

(감염병예방법 제32조의2 : 예방접종 휴가)

① 사업주는 이 법에 따른 예방접종을 받은 근로자에게 유급휴가를 줄 수 있다. 이 경우 국가 및 지방자치단체는 필요한 경우 사업주에게 해당 유급휴가를 위한 비용을 지원할 수 있다.

② 국가 및 지방자치단체는 「고용보험법」 제2조 제1호에 따른 피보험자 등 대통령령으로 정하는 사람으로서 제1항에 따른 유급휴가를 사용하지 못하는 경우 그 비용을 지원할 수 있다.

[본조신설 2023.5.19.]

140 「감염병의 예방 및 관리에 관한 법률」상 예방접종약품의 계획생산을 할 수 있는 경우에 해당하지 않는 것은? 2015 충남 기출유사

① 시범접종에 사용할 목적으로 생산하게 하는 경우

② 예방접종약품의 가격이 급등하는 경우

③ 예방접종약품의 생산기간이 6개월 이상 걸릴 경우

④ 예방접종약품의 원료를 외국으로부터 수입하여야 하는 경우

해설 **(감염병예방법 시행규칙 제27조 제1항 : 예방접종약품의 계획 생산)** 법 제33조 제1항에 따라 질병관리청장이 의약품 제조업자로 하여금 예방접종약품을 미리 생산하게 할 수 있는 경우는 다음 각 호와 같다. 〈개정 2020.9.11.〉

1. 예방접종약품의 원료를 외국으로부터 수입하여야 하는 경우
2. 시범접종에 사용할 목적으로 생산하게 하는 경우
3. 예방접종약품의 생산기간이 6개월 이상 걸릴 경우
4. 예방접종약품의 국내 공급이 부족하다고 판단될 경우

141 「감염병의 예방 및 관리에 관한 법률 시행규칙」상 아래 상황에서 질병관리청장이 의약품 제조업자에게 미리 지급할 수 있는 비용은? 2024 인천 기출유사

> 질병관리청장은 예방접종약품의 생산기간이 7개월 이상 걸릴 경우 독감 예방접종약품

① 예방접종약품의 제조에 드는 금액의 전액

② 예방접종약품의 제조에 드는 금액의 1/2

③ 예방접종약품의 제조에 드는 금액의 2/3

④ 예방접종약품의 제조에 드는 금액의 3/4

Answer 140 ② 141 ②

해설 **(감염병예방법 시행규칙 제27조 제2항)** 질병관리청장은 법 제33조 제2항에 따라 예방접종약품의 생산에 드는 비용을 다음 각 호의 구분에 따라 의약품 제조업자에게 미리 지급할 수 있다. 〈개정 2020.9.11.〉

1. 제1항 제1호에 따른 원료의 수입에 드는 금액의 전액
2. 제1항 제2호에 따른 예방접종약품의 제조에 드는 금액의 전액
3. 제1항 제3호에 따른 예방접종약품의 제조에 드는 금액의 2분의 1

(감염병예방법 시행규칙 제27조 제1항 : 예방접종약품의 계획 생산) 법 제33조 제1항에 따라 질병관리청장이 의약품 제조업자로 하여금 예방접종약품을 미리 생산하게 할 수 있는 경우는 다음 각 호와 같다. 〈개정 2020.9.11.〉

1. 예방접종약품의 원료를 외국으로부터 수입하여야 하는 경우
2. 시범접종에 사용할 목적으로 생산하게 하는 경우
3. 예방접종약품의 생산기간이 6개월 이상 걸릴 경우
4. 예방접종약품의 국내 공급이 부족하다고 판단될 경우

142 아래 내용은 「감염병의 예방 및 관리에 관한 법률」상 필수예방접종약품에 관한 설명 내용이다. 다음 중 올바르게 설명한 것을 모두 고른 것은?

가. 질병관리청장은 필수예방접종 및 임시예방접종이 원활하게 이루어질 수 있도록 하기 위하여 필요한 필수예방접종약품등을 위원회의 심의를 거쳐 미리 비축하거나 장기 구매를 위한 계약을 미리 할 수 있다.
나. 질병관리청장은 비축한 필수예방접종약품등의 공급의 우선순위 등 분배기준, 그 밖에 필요한 사항을 위원회의 심의를 거쳐 정할 수 있다.
다. 필수예방접종 및 임시예방접종에 사용되는 "필수예방접종약품등"을 생산·수입하거나 하려는 자는 필수예방접종약품등 품목별 생산·수입 계획 보고서를 매월 10일까지 예방접종통합관리시스템을 통하여 질병관리청장에게 제출해야 한다.
라. 필수예방접종약품등을 생산·수입하는 자는 필수예방접종약품등 품목별 생산·수입 실적 보고서를 매년 말일까지 통합관리시스템을 통하여 질병관리청장에게 제출해야 한다.

① 가, 나, 다 ② 가, 다
③ 나, 라 ④ 가, 나, 다, 라

해설 라. **(감염병예방법 시행규칙 제27조의2 제2항)** 법 제33조의3에 따라 필수예방접종약품등을 생산·수입하는 자는 별지 제18호의4서식의 필수예방접종약품등 품목별 생산·수입 실적 보고서를 매 분기가 끝난 후 2주 이내에 통합관리시스템을 통하여 질병관리청장에게 제출해야 한다. 〈개정 2023.9.22.〉

(감염병예방법 제33조의2 : 필수예방접종약품등의 비축 등)

① 질병관리청장은 필수예방접종 및 임시예방접종이 원활하게 이루어질 수 있도록 하기 위하여 필요한 필수예방접종약품등을 위원회의 심의를 거쳐 미리 비축하거나 장기 구매를 위한 계약을 미리 할 수 있다. 〈개정 2020.8.11.〉
② 질병관리청장은 제1항에 따라 비축한 필수예방접종약품등의 공급의 우선순위 등 분배기준, 그 밖에 필요한 사항을 위원회의 심의를 거쳐 정할 수 있다. 〈개정 2020.8.11.〉

(감염병예방법 시행규칙 제27조의2 제1항) 법 제33조의3에 따라 필수예방접종 및 임시예방접종에 사용되는 "필수예방접종약품등"을 생산·수입하거나 하려는 자는 별지 제18호의3서식의 필수예방접종약품등 품목별 생산·수입 계획 보고서를 매월 10일(필수예방접종약품등을 생산·수입하려는 자의 경우에는 그 생산·수입하려는 날이 속하는 달의 직전 달의 10일을 말한다)까지 예방접종통합관리시스템을 통하여 질병관리청장에게 제출해야 한다. 〈개정 2023.9.22.〉

Answer 142 ①

143 「감염병의 예방 및 관리에 관한 법률」상 예방접종통합관리시스템을 구축·운영하기 위하여 수집·관리·보유할 수 있는 자료에 해당하지 않는 것은?

① 예방접종 실시 내역
② 예방접종약품의 계획생산 지원 내용
③ 예방접종 위탁 의료기관 개설 정보
④ 예방접종 피해보상 신청 내용

해설 **(감염병예방법 제33조의4 제2항)** 질병관리청장은 통합관리시스템을 구축·운영하기 위하여 다음 각 호의 자료를 수집·관리·보유할 수 있으며, 관련 기관 및 단체에 필요한 자료의 제공을 요청할 수 있다. 이 경우 자료의 제공을 요청받은 기관 및 단체는 정당한 사유가 없으면 이에 따라야 한다. 〈개정 2023.3.28.〉

1. 예방접종 대상자의 인적사항(「개인정보 보호법」 제24조에 따른 고유식별정보 등 대통령령으로 정하는 개인정보를 포함)
2. 예방접종을 받은 사람의 이름, 접종명, 접종일시 등 예방접종 실시 내역
3. 예방접종 위탁 의료기관 개설 정보, 제11조 및 제13조에 따른 예방접종 후 이상반응 신고·보고 내용, 제29조에 따른 예방접종에 관한 역학조사 내용, 제71조에 따른 예방접종 피해보상 신청 내용 등 그 밖에 예방접종업무를 하는 데에 필요한 자료로서 대통령령으로 정하는 자료

4

144 「감염병의 예방 및 관리에 관한 법률」상 질병관리청장이 관련 기관 및 단체에 요청할 수 있는 예방접종 대상자의 인적사항 자료에 해당하지 않는 것은?

① 다문화가족의 구성원인지 여부
② 소속 직장에 관한 자료
③ 소속 초·중·고 학교에 관한 자료
④ 장애아동인지 여부

해설 **(감염병예방법 시행령 제21조의4 제1항)** 법 제33조의4 제2항 제1호에 따라 질병관리청장이 관련 기관 및 단체에 요청할 수 있는 예방접종 대상자의 인적사항에 대한 자료는 다음 각 호의 구분에 따른다. 〈개정 2021.8.3.〉

1. 예방접종 대상자가 국민인 경우 : 다음 각 목의 자료
   가. 예방접종 대상자의 성명, 주민등록번호 및 주소 및 전화번호(휴대전화번호를 포함한다)
   나. 예방접종 대상자의 소속에 관한 다음의 자료
      1) 「초·중등교육법」 제2조에 따른 소속 학교에 관한 자료
      2) 「유아교육법」 제2조 제2호에 따른 소속 유치원에 관한 자료
      3) 「영유아보육법」 제2조 제3호에 따른 소속 어린이집에 관한 자료
      4) 「아동복지법」 제3조 제10호에 따른 소속 아동복지시설에 관한 자료
   다. 그 밖에 예방접종 대상자에 대한 다음의 자료
      1) 「장애인복지법」 제32조에 따라 등록된 장애인인지 여부
      2) 「다문화가족지원법」 제2조 제1호에 따른 다문화가족의 구성원인지 여부
      3) 「국민기초생활 보장법」 제2조 제2호에 따른 수급자(같은 조 제10호에 따른 차상위계층을 포함한다) 또는 수급자의 자녀인지 여부
2. 예방접종 대상자가 외국인 또는 외국국적동포인 경우 : 다음 각 목의 자료
   가. 「출입국관리법」 제31조에 따른 외국인등록에 관한 정보
   나. 「재외동포의 출입국과 법적 지위에 관한 법률」 제6조에 따른 외국국적동포의 국내거소신고에 관한 정보
3. 그 밖에 예방접종 대상자의 인적사항에 관한 정보로서 예방접종업무의 수행과 관련하여 질병관리청장이 특히 필요하다고 인정하여 고시하는 정보

Answer 143 ② 144 ②

145 「감염병의 예방 및 관리에 관한 법률」상 보건소장 등이 예방접종을 실시한 경우에 예방접종통합관리시스템에 지체없이 입력해야 하는 정보에 해당하지 않는 것은?

① 예방접종에 사용된 백신의 이름

② 예방접종을 받은 사람의 주소 또는 회사

③ 예방접종 차수

④ 예진의사 및 접종의사의 성명

해설 **(감염병예방법 시행령 제21조의5 : 예방접종 정보의 입력)** 보건소장등이 예방접종을 실시한 경우에는 법 제33조의4 제3항에 따라 같은 조 제1항에 따른 예방접종통합관리시스템에 다음 각 호의 정보를 지체없이 입력해야 한다. 〈개정 2020.6.2.〉

1. 예방접종을 받은 사람에 대한 다음 각 목의 정보
   가. 성명
   나. 주민등록번호. 다만, 예방접종을 받은 사람이 외국인이거나 외국국적동포인 경우에는 외국인등록번호 또는 국내거소신고번호를 말한다.
2. 예방접종의 내용에 대한 다음 각 목의 정보
   가. 예방접종 명칭
   나. 예방접종 차수
   다. 예방접종 연월일
   라. 예방접종에 사용된 백신의 이름
   마. 예진의사 및 접종의사의 성명

146 「감염병의 예방 및 관리에 관한 법률」상 감염병 위기관리대책을 수립·시행하여야 하는 사람은?

① 보건복지부장관
② 보건복지부장관 및 질병관리청장
③ 시장·군수·구청장
④ 질병관리청장

해설 **(감염병예방법 제34조 제1항)** 보건복지부장관 및 질병관리청장은 감염병의 확산 또는 해외 신종감염병의 국내 유입으로 인한 재난상황에 대처하기 위하여 위원회의 심의를 거쳐 "감염병 위기관리대책"을 수립·시행하여야 한다. 〈개정 2020.8.11.〉

147 「감염병의 예방 및 관리에 관한 법률」상 '감염병 위기관리대책'에 포함되지 않는 것은?

2017 서울, 2024 강원 기출유사

① 감염취약계층에 대한 유형별 보호조치 방안 및 사회복지시설의 유형별·전파상황별 대응방안

② 예방접종

③ 의료·방역 물품의 비축방안 및 조달방안

④ 해외 신종감염병 유입에 대한 대응체계 및 기관별 역할

해설 **(감염병예방법 제34조 제2항)** 감염병 위기관리대책에는 다음 각 호의 사항이 포함되어야 한다. 〈개정 2023.9.14.〉

1. 재난상황 발생 및 해외 신종감염병 유입에 대한 대응체계 및 기관별 역할
2. 재난 및 위기상황의 판단, 위기경보 결정 및 관리체계
3. 감염병위기 시 동원하여야 할 의료인 등 전문인력, 시설, 의료기관의 명부 작성

Answer 145 ② 146 ② 147 ②

4. 의료·방역 물품의 비축방안 및 조달방안
5. 재난 및 위기상황별 국민행동요령, 동원 대상 인력, 시설, 기관에 대한 교육 및 도상연습, 제1급감염병 등 긴급한 대처가 필요한 감염병에 대한 위기대응 등 실제 상황대비 훈련
5의2. 감염취약계층에 대한 유형별 보호조치 방안 및 사회복지시설의 유형별·전파상황별 대응방안
6. 그 밖에 재난상황 및 위기상황 극복을 위하여 필요하다고 보건복지부장관 및 질병관리청장이 인정하는 사항

148 「감염병의 예방 및 관리에 관한 법률」상 감염병 위기 시 정보공개에 대한 설명으로 올바른 것을 모두 고른 것은? 2025 충청 기출유사

가. 공개한 정보가 그 공개목적의 달성 등으로 공개될 필요가 없어진 때에는 지체없이 그 공개된 정보를 삭제하여야 한다.
나. 정보공개 및 삭제와 이의신청의 범위, 절차 및 방법 등에 관하여 필요한 사항은 보건복지부령으로 정한다.
다. 「재난 및 안전관리 기본법」에 따른 관심 이상의 위기경보가 발령되면 국민들의 감염병 예방을 위하여 알아야 하는 정보를 신속히 공개하여야 한다.
라. 질병관리청장, 시·도지사 및 시장·군수·구청장은 감염병 위기상황, 감염병의 특성 및 역학적 필요성을 고려하여 공개하는 정보의 범위를 결정해야 한다.

① 가, 나, 라
② 가, 다
③ 나, 라
④ 가, 나, 다, 라

해설 **(감염병예방법 제34조의2 : 감염병위기 시 정보공개)**
① 질병관리청장, 시·도지사 및 시장·군수·구청장은 국민의 건강에 위해가 되는 감염병 확산으로 인하여 「재난 및 안전관리 기본법」 제38조 제2항에 따른 주의 이상의 위기경보가 발령되면 감염병 환자의 이동경로, 이동수단, 진료의료기관 및 접촉자 현황, 감염병의 지역별·연령대별 발생 및 검사 현황 등 국민들이 감염병 예방을 위하여 알아야 하는 정보를 정보통신망 게재 또는 보도자료 배포 등의 방법으로 신속히 공개하여야 한다. 다만, 성별, 나이, 그 밖에 감염병 예방과 관계없다고 판단되는 정보로서 대통령령으로 정하는 정보는 제외하여야 한다. 〈개정 2021.3.9.〉
② 질병관리청장, 시·도지사 및 시장·군수·구청장은 제1항에 따라 공개한 정보가 그 공개목적의 달성 등으로 공개될 필요가 없어진 때에는 지체 없이 그 공개된 정보를 삭제하여야 한다. 〈신설 2020.9.29.〉
⑤ 제1항부터 제3항까지에 따른 정보공개 및 삭제와 이의신청의 범위, 절차 및 방법 등에 관하여 필요한 사항은 보건복지부령으로 정한다. 〈개정 2020.9.29.〉
(감염병예방법 시행령 제22조의2 제1항 : 감염병위기 시 공개 제외 정보) 법 제34조의2 제1항에서 "대통령령으로 정하는 정보"란 다음 각 호의 정보를 말한다.
1. 성명
2. 읍·면·동 단위 이하의 거주지 주소
3. 그 밖에 질병관리청장이 감염병별 특성을 고려해 감염병의 예방과 관계없다고 정하는 정보
(감염병예방법 시행규칙 제27조의4 제1항 : 감염병위기 시 정보공개 범위 및 절차 등) 질병관리청장, 시·도지사 및 시장·군수·구청장은 법 제34조의2 제1항에 따라 정보를 공개하는 경우에는 감염병 위기상황, 감염병의 특성 및 역학적 필요성을 고려하여 공개하는 정보의 범위를 결정해야 한다. 〈개정 2020.12.30.〉

Answer 148 ①

149 「감염병의 예방 및 관리에 관한 법률」상 감염병 위기 시 정보공개와 관련하여 아래 빈칸에 들어갈 알맞은 내용은? 2024 강원 기출유사

> 질병관리청장, 시·도지사 및 시장·군수·구청장은 감염병 확산으로 인하여 「재난 및 안전관리 기본법」에 따른 (　　) 이상의 위기경보가 발령되면 감염병환자의 이동 경로, 이동수단 등 국민들이 감염병 예방을 위하여 알아야 하는 정보를 신속히 공개하여야 한다.

① 관심　　② 경계
③ 심각　　④ 주의

해설 **(감염병예방법 제34조의2 제1항)** 148번 문제 해설 참조

150 「감염병의 예방 및 관리에 관한 법률」상 「의료법」에 따른 의료기관을 감염병관리기관으로 지정할 수 있는 사람을 모두 고른 것은?

> 가. 보건복지부장관　　나. 시·도지사
> 다. 시장·군수·구청장　　라. 질병관리청장

① 가, 나, 다　　② 가, 다
③ 나, 라　　④ 가, 나, 다, 라

해설 **(감염병예방법 제36조 제1항)** 보건복지부장관, 질병관리청장 또는 시·도지사는 보건복지부령으로 정하는 바에 따라 「의료법」 제3조에 따른 의료기관을 감염병관리기관으로 지정하여야 한다. 〈개정 2020.8.11.〉
(감염병예방법 제36조 제2항) 시장·군수·구청장은 보건복지부령으로 정하는 바에 따라 「의료법」에 따른 의료기관을 감염병관리기관으로 지정할 수 있다. 〈개정 2020.3.4.〉

151 「감염병의 예방 및 관리에 관한 법률」상 감염병 관리기관의 지정등에 대한 설명으로 가장 올바르지 못한 것은?

① 감염병관리기관이 아닌 의료기관이 감염병관리시설을 설치·운영하려면 보건복지부령으로 정하는 바에 따라 질병관리청장에게 신고하여야 한다.
② 보건복지부장관, 질병관리청장, 시·도지사 또는 시장·군수·구청장은 감염병관리시설의 설치 및 운영에 드는 비용을 감염병관리기관에 지원하여야 한다.
③ 보건복지부장관, 질병관리청장, 시·도지사 또는 시장·군수·구청장은 감염병 발생 등 긴급상황 발생 시 감염병관리기관에 진료개시 등 필요한 사항을 지시할 수 있다.
④ "감염병관리기관"으로 지정받은 의료기관의 장은 감염병을 예방하고 감염병환자등을 진료하는 "감염병관리시설"을 설치해야 하며, 보건복지부령으로 정하는 일정규모 이상의 감염병관리기관에는 감염병의 전파를 막기 위하여 전실 및 음압시설 등을 갖춘 1인 병실을 설치하여야 한다.

Answer 149 ④　150 ④　151 ①

해설 **(감염병예방법 제36조 제5항)** 감염병관리기관이 아닌 의료기관이 감염병관리시설을 설치·운영하려면 보건복지부령으로 정하는 바에 따라 특별자치시장·특별자치도지사 또는 시장·군수·구청장에게 신고하여야 한다. 이 경우 특별자치시장·특별자치도지사 또는 시장·군수·구청장은 그 내용을 검토하여 이 법에 적합하면 신고를 수리하여야 한다. 〈개정 2023.6.13.〉

(감염병예방법 제36조 제3항) 제1항 및 제2항에 따라 지정받은 "감염병관리기관"의 장은 감염병을 예방하고 감염병환자등을 진료하는 "감염병관리시설"을 설치하여야 한다. 이 경우 보건복지부령으로 정하는 일정규모 이상의 감염병관리기관에는 감염병의 전파를 막기 위하여 전실(前室) 및 음압시설(陰壓施設) 등을 갖춘 1인 병실을 보건복지부령으로 정하는 기준에 따라 설치하여야 한다. 〈개정 2020.3.4.〉

(감염병예방법 제36조 제4항) 보건복지부장관, 질병관리청장, 시·도지사 또는 시장·군수·구청장은 감염병관리시설의 설치 및 운영에 드는 비용을 감염병관리기관에 지원하여야 한다. 〈개정 2020.8.11.〉

(감염병예방법 제36조 제6항) 보건복지부장관, 질병관리청장, 시·도지사 또는 시장·군수·구청장은 감염병 발생 등 긴급상황 발생 시 감염병관리기관에 진료개시 등 필요한 사항을 지시할 수 있다. 〈개정 2020.8.11.〉

152 「감염병의 예방 및 관리에 관한 법률」상 보건복지부장관, 질병관리청장 또는 시·도지사 및 시장·군수·구청장으로부터 감염병관리기관으로 지정받을 수 있는 의료기관에 해당하는 것을 모두 고른 것은?

가. 병원	나. 요양병원
다. 종합병원	라. 한방병원

① 가, 나, 다　　② 가, 다

③ 나, 라　　④ 가, 나, 다, 라

해설 **(감염병예방법 시행규칙 제28조 제1항 : 감염병관리기관의 지정)** 법 제36조 제1항 및 제2항에 따른 감염병관리기관은 「의료법」 제3조 제2항 제3호 가목 및 바목에 따른 병원 및 종합병원 중에서 지정한다. 〈개정 2021.5.24.〉

(의료법 제3조 제2항 : 의료기관) 의료기관은 다음 각 호와 같이 구분한다. 〈개정 2020.3.4.〉

1. 의원급 의료기관 : 가. 의원 나. 치과의원 다. 한의원
2. 조산원
3. 병원급 의료기관 : 가. 병원 나. 치과병원 다. 한방병원 라. 요양병원 마. 정신병원 바. 종합병원

153 「감염병의 예방 및 관리에 관한 법률」 상 감염병관리기관의 지정에 대한 설명으로 가장 올바른 것은?

2023 서울 기출유사

① 감염병관리기관으로 지정받은 의료기관이 감염병관리시설을 설치·운영하는 경우 그 설치·운영에 드는 비용은 지정받은 의료기관이 부담한다.

② 감염병관리기관으로 지정받은 의료기관은 감염병관리시설을 설치하지 않고 기존에 있는 의료기관의 시설을 이용하여 감염병환자를 진료할 수 있다.

③ 감염병관리기관은 「의료법」에 따른 병원 및 종합병원 중에서 지정한다.

④ 감염병관리기관 지정은 행정안전부장관이 한다.

Answer　152 ②　153 ③

해설 **(감염병의 예방 및 관리에 관한 법률 시행규칙 제28조 제1항 : 감염병관리기관의 지정)** 법 제36조 제1항 및 제2항에 따른 감염병관리기관은 「의료법」 제3조 제2항 제3호 가목 및 바목에 따른 병원 및 종합병원 중에서 지정한다. 〈개정 2021.5.24.〉

(감염병의 예방 및 관리에 관한 법률 제36조 : 감염병관리기관의 지정 등)

① 보건복지부장관, 질병관리청장 또는 시·도지사는 보건복지부령으로 정하는 바에 따라 「의료법」 제3조에 따른 의료기관을 감염병관리기관으로 지정하여야 한다. 〈개정 2020.8.11.〉

② 시장·군수·구청장은 보건복지부령으로 정하는 바에 따라 「의료법」에 따른 의료기관을 감염병관리기관으로 지정할 수 있다. 〈개정 2020.3.4.〉

③ 제1항 및 제2항에 따라 지정받은 의료기관(이하 "감염병관리기관")의 장은 감염병을 예방하고 감염병환자등을 진료하는 시설(이하 "감염병관리시설")을 설치하여야 한다. 이 경우 보건복지부령으로 정하는 일정규모 이상의 감염병관리기관에는 감염병의 전파를 막기 위하여 전실(前室) 및 음압시설(陰壓施設) 등을 갖춘 1인 병실을 보건복지부령으로 정하는 기준에 따라 설치하여야 한다. 〈개정 2020.3.4.〉

④ 보건복지부장관, 질병관리청장, 시·도지사 또는 시장·군수·구청장은 감염병관리시설의 설치 및 운영에 드는 비용을 감염병관리기관에 지원하여야 한다. 〈개정 2020.8.11.〉

⑤ 감염병관리기관이 아닌 의료기관이 감염병관리시설을 설치·운영하려면 보건복지부령으로 정하는 바에 따라 특별자치시장·특별자치도지사 또는 시장·군수·구청장에게 신고하여야 한다. 이 경우 특별자치시장·특별자치도지사 또는 시장·군수·구청장은 그 내용을 검토하여 이 법에 적합하면 신고를 수리하여야 한다. 〈개정 2023.6.13.〉

⑥ 보건복지부장관, 질병관리청장, 시·도지사 또는 시장·군수·구청장은 감염병 발생 등 긴급상황 발생 시 감염병관리기관에 진료개시 등 필요한 사항을 지시할 수 있다. 〈개정 2020.8.11.〉

154 「감염병의 예방 및 관리에 관한 법률」상 감염병관리시설의 설치기준으로 가장 올바르지 못한 것은?

2017 부산 기출유사

① 격리소·요양소 : 병원에 해당하는 시설을 갖추거나 임시숙박시설 및 간이진료시설을 갖출 것

② 진료소 : 의원에 해당하는 시설을 갖추거나 「지역보건법」에 따른 보건지소일 것

③ 300개 미만의 병상을 갖춘 감염병관리기관 : 외부와 격리된 진료실 또는 격리된 병실을 1개 이상 설치할 것

④ 300개 이상의 병상을 갖춘 감염병관리기관 : 음압병실을 1개 이상 설치할 것

해설 **(감염병예방법 시행규칙 제31조 제1항)** 법 제36조 제3항 및 법 제39조에 따른 감염병관리시설, 격리소·요양소 또는 진료소의 설치 기준은 다음 각 호와 같으며, 그 밖의 세부 사항은 질병관리청장이 정한다. 〈개정 2020.10.7.〉

1. 감염병관리시설 : 다음 각 목의 구분에 따른다.
   가. 300개 이상의 병상을 갖춘 감염병관리기관 : 별표 4의2의 기준에 적합한 음압병실을 1개 이상 설치할 것
   나. 300개 미만의 병상을 갖춘 감염병관리기관 : 외부와 격리된 진료실 또는 격리된 병실을 1개 이상 설치할 것
2. 격리소·요양소 : 「의료법 시행규칙」 제34조에 따른 의료기관의 시설 기준 중 의원에 해당하는 시설을 갖추거나 임시숙박시설 및 간이진료시설을 갖출 것
3. 진료소 : 「의료법 시행규칙」 제34조에 따른 의료기관의 시설 기준 중 의원에 해당하는 시설을 갖추거나 「지역보건법」 제13조에 따른 보건지소일 것

Answer 154 ①

155 「감염병의 예방 및 관리에 관한 법률」상 감염병 위기관리 및 대응에 대한 설명으로 가장 옳은 것은?

2018 서울 기출유사

① 감염병 위기관리대책을 수립 및 시행하는 자는 질병관리청장이다.

② 감염병관리기관은 의학적 소견에 따라 감염병환자 등의 입소를 거부할 수 있다.

③ 일정규모 이상의 감염병관리기관은 감염병 전파를 막기 위하여 전실 및 음압시설 등을 갖춘 1인 병실을 설치하여야 한다.

④ 감염병 확산 시 공개된 정보는 그 중요성으로 인하여 사실과 다른 경우라 하더라도 당사자가 이의를 제기할 수 없다.

해설 **(감염병예방법 시행규칙 제31조 제1항 : 감염병관리시설 등의 설치 기준 등)** 법 제36조 제3항 및 법 제39조에 따른 감염병관리시설, 격리소·요양소 또는 진료소의 설치 기준은 다음 각 호와 같으며, 그 밖의 세부 사항은 질병관리청장이 정한다. 〈개정 2020.10.7.〉

1. 감염병관리시설 : 다음 각 목의 구분에 따른다.
   가. 300개 이상의 병상을 갖춘 감염병관리기관 : 별표 4의2의 기준에 적합한 음압병실을 1개 이상 설치할 것
   나. 300개 미만의 병상을 갖춘 감염병관리기관 : 외부와 격리된 진료실 또는 격리된 병실을 1개 이상 설치할 것
2. 격리소·요양소 : 「의료법 시행규칙」 제34조에 따른 의료기관의 시설 기준 중 의원에 해당하는 시설을 갖추거나 임시숙박시설 및 간이진료시설을 갖출 것
3. 진료소 : 「의료법 시행규칙」 제34조에 따른 의료기관의 시설 기준 중 의원에 해당하는 시설을 갖추거나 「지역보건법」 제13조에 따른 보건지소일 것

[별표 4의2] 음압병실 설치·운영 기준**(제31조 제1항 제1호 가목 관련)** 〈개정 2022.1.28.〉

1. 설치기준 : 다음 각 목의 구분에 따라 설치할 것
   가. 음압병상
      1) 음압병동의 음압병상 : 1인실은 $10m^2$, 다인실은 음압병상마다 $6.3m^2$ 이상의 면적을 확보할 것. 이 경우 다인실은 음압병상 간 간격이 1.5m 이상이고, 벽으로부터 0.6m 이상 떨어져 있을 것
      2) 그 밖의 음압병상 : $15m^2$ 이상의 면적을 확보할 것
   나. 전실 : 음압병상이 있는 음압구역과 비음압구역을 물리적으로 구분할 수 있는 장소에 설치할 것
   다. 화장실 : 음압병상이 있는 공간에 설치할 것. 다만, 중환자실인 음압병상에는 설치하지 않을 수 있다.
   라. 음압용 공급·배출 시설 : 다른 공급·배출시설과 구분하여 설치하고, 헤파필터(HEPA filter)를 설치할 것
   마. 음압용 역류방지시설 : 음압병상이 있는 공간의 배관에 설치할 것
   바. 음압용 배수처리집수조 시설 : 다른 배수처리집수조 시설과 구분하여 설치할 것

① **(감염병예방법 제34조 제1항 : 감염병 위기관리대책의 수립·시행)** 보건복지부장관 및 질병관리청장은 감염병의 확산 또는 해외 신종감염병의 국내 유입으로 인한 재난상황에 대처하기 위하여 위원회의 심의를 거쳐 감염병 위기관리대책을 수립·시행하여야 한다. 〈개정 2020.8.11.〉

② **(감염병예방법 제38조 : 감염병환자등의 입소 거부 금지)** 감염병관리기관은 정당한 사유 없이 감염병환자등의 입소를 거부할 수 없다.

④ **(감염병예방법 제34조의2 제1항 : 감염병위기 시 정보공개)** 질병관리청장, 시·도지사 및 시장·군수·구청장은 국민의 건강에 위해가 되는 감염병 확산으로 인하여 「재난 및 안전관리 기본법」 제38조 제2항에 따른 주의 이상의 위기경보가 발령되면 감염병 환자의 이동경로, 이동수단, 진료의료기관 및 접촉자 현황, 감염병의 지역별·연령대별 발생 및 검사 현황 등 국민들이 감염병 예방을 위하여 알아야 하는 정보를 정보통신망 게재 또는 보도자료 배포 등의 방법으로 신속히 공개하여야 한다. 다만, 성별, 나이, 그 밖에 감염병 예방과 관계없다고 판단되는 정보로서 대통령령으로 정하는 정보는 제외하여야 한다. 〈개정 2021.3.9.〉

(감염병예방법 제34조의2 제3항) 누구든지 제1항에 따라 공개된 사항이 다음 각 호의 어느 하나에 해당하는 경우에는 질병관리청장, 시·도지사 또는 시장·군수·구청장에게 서면이나 말로 또는 정보통신망을 이용하여 이의신청을 할 수 있다. 〈개정 2020.9.29.〉

1. 공개된 사항이 사실과 다른 경우
2. 공개된 사항에 관하여 의견이 있는 경우

Answer 155 ③

4

156 **아래 내용은 「감염병의 예방 및 관리에 관한 법률」상 감염병위기 시 감염병관리기관의 설치에 대한 설명이다. 다음 중 올바르게 설명한 것을 모두 고른 것은?**

> 가. 보건복지부장관, 질병관리청장은 감염병환자가 대량으로 발생하거나 지정된 감염병관리기관만으로 감염병환자등을 모두 수용하기 어려운 경우에는 지정된 감염병관리기관이 아닌 의료기관을 일정 기간 동안 감염병관리기관으로 지정조치를 취할 수 있다.
> 나. 시·도지사 또는 시장·군수·구청장은 감염병환자가 대량으로 발생하거나 지정된 감염병관리기관만으로 감염병환자등을 모두 수용하기 어려운 경우에는 격리소·요양소 또는 진료소의 설치·운영조치를 취할 수 있다.
> 다. 보건복지부장관, 질병관리청장, 시·도지사 또는 시장·군수·구청장은 감염병 발생 등 긴급 상황 발생 시 감염병관리기관에 진료개시 등 필요한 사항을 지시할 수 있다.
> 라. 보건복지부장관, 질병관리청장, 시·도지사 및 시장·군수·구청장은 감염병관리시설을 정기적으로 평가하고 그 결과를 시설의 감독·지원 등에 반영할 수 있다.

① 가, 나, 다 ② 가, 다
③ 나, 라 ④ 가, 나, 다, 라

해설 라. **(감염병예방법 제39조의2)** 질병관리청장, 시·도지사 및 시장·군수·구청장은 감염병관리시설을 정기적으로 평가하고 그 결과를 시설의 감독·지원 등에 반영할 수 있다. 〈개정 2020.8.11.〉

(감염병예방법 제37조 제1항) 보건복지부장관, 질병관리청장, 시·도지사 또는 시장·군수·구청장은 감염병환자가 대량으로 발생하거나 제36조에 따라 지정된 감염병관리기관만으로 감염병환자등을 모두 수용하기 어려운 경우에는 다음 각 호의 조치를 취할 수 있다. 〈개정 2020.8.11.〉

1. 제36조에 따라 지정된 감염병관리기관이 아닌 의료기관을 일정 기간 동안 감염병관리기관으로 지정
2. 격리소·요양소 또는 진료소의 설치·운영

(감염병예방법 제37조 제3항) 보건복지부장관, 질병관리청장, 시·도지사 또는 시장·군수·구청장은 제2항에 따른 시설의 설치 및 운영에 드는 비용을 감염병관리기관에 지원하여야 한다. 〈개정 2020.8.11.〉

(감염병예방법 제37조 제5항) 보건복지부장관, 질병관리청장, 시·도지사 또는 시장·군수·구청장은 감염병 발생 등 긴급상황 발생 시 감염병관리기관에 진료개시 등 필요한 사항을 지시할 수 있다. 〈개정 2020.8.11.〉

157 **「감염병의 예방 및 관리에 관한 법률」에 따라 감염병 환자가 대량으로 발생하거나 지정된 감염병관리기관만으로 감염병환자등을 모두 수용하기 어려운 경우 보건복지부장관, 시·도지사 또는 시장·군수·구청장이 취할 수 있는 조치로 가장 옳지 않은 것은?** 2020 서울 기출유사

① 쉼터를 설치·운영할 수 있다.
② 격리소를 설치·운영할 수 있다.
③ 요양소 또는 진료소를 설치·운영할 수 있다.
④ 지정된 감염병관리기관이 아닌 의료기관을 일정 기간 동안 감염병관리기관으로 지정할 수 있다.

해설 **(감염병의 예방 및 관리에 관한 법률 제37조 제1항 : 감염병 위기 시 감염병관리기관의 설치 등)** 보건복지부장관, 질병관리청장, 시·도지사 또는 시장·군수·구청장은 감염병환자가 대량으로 발생하거나 제36조에 따라 지정된 감염병관리기관만으로 감염병환자등을 모두 수용하기 어려운 경우에는 다음 각 호의 조치를 취할 수 있다. 〈개정 2020.8.11.〉

1. 제36조에 따라 지정된 감염병관리기관이 아닌 의료기관을 일정 기간 동안 감염병관리기관으로 지정
2. 격리소·요양소 또는 진료소의 설치·운영

Answer 156 ① 157 ①

158 「감염병의 예방 및 관리에 관한 법률」상 감염병 위기 시 시·도지사가 할 수 있는 조치로 옳지 않은 것은? 2025 인천 기출유사

① 격리조치 시행　　② 역학조사 실시
③ 의료기관 설립　　④ 집합금지 명령

해설 **(감염병의 예방 및 관리에 관한 법률 제37조 제1항 : 감염병 위기 시 감염병관리기관의 설치 등)** : 157번 문제 해설 참조

159 「감염병의 예방 및 관리에 관한 법률」상 감염병관리시설을 정기적으로 평가할 수 없는 사람은?

① 보건복지부장관　　② 시·도지사
③ 시장·군수·구청장　　④ 질병관리청장

해설 **(감염병예방법 제39조의2 : 감염병관리시설 평가)** 질병관리청장, 시·도지사 및 시장·군수·구청장은 감염병관리시설을 정기적으로 평가하고 그 결과를 시설의 감독·지원 등에 반영할 수 있다. 〈개정 2020.8.11.〉

4

160 「감염병의 예방 및 관리에 관한 법률」상 감염병관리시설의 평가에 대한 설명으로 가장 올바르지 못한 것은?

① 시·도지사 또는 시장·군수·구청장은 감염병관리시설에 대한 평가결과에 따라 시정을 요구할 수 있다.
② 질병관리청장은 감염병관리시설에 대한 평가결과에 따라 운영비를 차등 지원해서는 안 된다.
③ 질병관리청장, 시·도지사 또는 시장·군수·구청장은 평가를 실시하는 경우에는 감염병관리기관의 장에게 평가실시일 90일 전까지 평가실시일 및 평가항목을 알려야 한다.
④ 질병관리청장, 시·도지사 또는 시장·군수·구청장은 평가를 실시하는 경우에는 감염병관리기관의 장에게 평가실시일 7일 전까지 세부 평가일정을 알려야 한다.

해설 **(감염병예방법 시행규칙 제31조의2 제6항)** 질병관리청장, 시·도지사 또는 시장·군수·구청장은 감염병관리시설에 대한 평가결과에 따라 시정을 요구하거나 운영비를 차등하여 지원할 수 있다. 〈개정 2020.9.11.〉
(감염병예방법 시행규칙 제31조의2 제4항) 질병관리청장, 시·도지사 또는 시장·군수·구청장은 제2항에 따른 평가를 실시하는 경우에는 감염병관리기관의 장에게 다음 각 호의 구분에 따라 평가실시일, 평가항목 및 세부 평가일정에 관한 사항을 알려야 한다. 〈개정 2020.9.11.〉
1. 평가실시일 및 평가항목 : 평가실시일 90일 전
2. 세부 평가일정 : 평가실시일 7일 전

Answer　158 ③　159 ①　160 ②

161 「감염병의 예방 및 관리에 관한 법률」상 감염병의심자 격리시설 지정에 대한 설명으로 가장 올바르지 못한 것은?

① 감염병의심자를 격리하기 위해서는 음압병상을 보유한 「의료법」에 따른 의료기관을 "감염병의심자 격리시설"로 지정하여야 한다.

② 시·도지사 또는 시장·군수·구청장은 감염병 발생 또는 유행 시 감염병의심자를 격리하기 위한 "감염병의심자 격리시설"을 지정하여야 한다.

③ 감염병의심자 격리시설의 규모는 해당 특별시·광역시·특별자치시·도·특별자치도의 인구, 지리적 여건, 교통 등을 고려하여 정한다.

④ 질병관리청장 또는 시·도지사는 감염병의심자를 대량으로 발생하거나 지정된 감염병의심자 격리시설만으로 감염병의심자를 모두 수용하기 어려운 경우에는 감염병의심자 격리시설로 지정되지 아니한 시설을 일정기간 동안 감염병의심자 격리시설로 지정할 수 있다.

해설 **(감염병예방법 제39조의3 제1항 : 감염병의심자 격리시설 지정)** 시·도지사 또는 시장·군수·구청장은 감염병 발생 또는 유행 시 감염병의심자를 격리하기 위한 "감염병의심자 격리시설"을 지정하여야 한다. 다만, 「의료법」 제3조에 따른 의료기관은 감염병의심자 격리시설로 지정할 수 없다. 〈개정 2024.1.30.〉

(감염병예방법 제39조의3 제2항) 질병관리청장 또는 시·도지사는 감염병의심자가 대량으로 발생하거나 제1항에 따라 지정된 감염병의심자가 격리시설만으로 감염병의심자를 모두 수용하기 어려운 경우에는 제1항에 따라 감염병의심자 격리시설로 지정되지 아니한 시설을 일정기간 동안 감염병의심자 격리시설로 지정할 수 있다. 〈개정 2020.12.15.〉

(감염병예방법 시행규칙 제31조의3 제1항) 법 제39조의3 제1항 및 제2항에 따른 "감염병의심자"를 격리하기 위한 "감염병의심자 격리시설"의 지정 기준은 다음 각 호와 같다. 〈개정 2023.9.22.〉

1. 독립된 건물로서 여러 개의 방으로 구획되어 있을 것
2. 구획된 각 방마다 샤워시설과 화장실이 모두 구비되어 있을 것
3. 음압병상을 보유한 「의료법」에 따른 의료기관에 근접하여, 감염병의심자의 이송이 가능한 거리에 위치할 것
4. 감염병의심자 격리시설의 규모는 해당 특별시·광역시·특별자치시·도·특별자치도의 인구, 지리적 여건, 교통 등을 고려하여 정할 것

162 「감염병의 예방 및 관리에 관한 법률」 및 동법 시행규칙상 감염병의심자를 격리하기 위한 시설(이하 "감염병의심자 격리시설"이라 한다)에 대한 설명으로 가장 옳은 것은? 2020 서울 기출유사

① 감염병의심자 격리시설의 규모는 시장·군수·구청장이 정한다.

② 감염병의심자 격리시설에서 샤워시설과 화장실은 공용으로 구비되어 있어야 한다.

③ 감염병의심자 격리시설은 독립된 건물로서 여러 개의 방으로 구획되어 있어야 한다.

④ 질병관리청장은 감염병 발생 또는 유행 시 감염병의심자 격리시설을 지정하여야 한다.

해설 **(감염병예방법 시행규칙 제31조의3 : 접촉자 격리시설 지정 기준 등)**

① 법 제39조의3 제1항 및 제2항에 따른 감염병의심자를 격리하기 위한 시설(이하 "감염병의심자 격리시설"이라 한다)의 지정 기준은 다음 각 호와 같다. 〈개정 2023.9.22.〉
   1. 독립된 건물로서 여러 개의 방으로 구획되어 있을 것
   2. 구획된 각 방마다 샤워시설과 화장실이 모두 구비되어 있을 것
   3. 음압병상을 보유한 「의료법」에 따른 의료기관에 근접하여, 감염병의심자의 이송이 가능한 거리에 위치할 것
   4. 감염병의심자 격리시설의 규모는 해당 특별시·광역시·특별자치시·도·특별자치도의 인구, 지리적 여건, 교통 등을 고려하여 정할 것

② 시·도지사 또는 시장·군수·구청장은 감염병 확산을 방지하기 위하여 감염병의심자와 다른 사람과의 접촉을 차단하여야 하며, 격리기간 동안 감염병의심자의 생활에 불편함이 없도록 필요한 조치를 하여야 한다. 〈개정 2025.6.2.〉

Answer 161 ① 162 ③

163 「감염병의 예방 및 관리에 관한 법률」상 질병관리청장이 말라리아 감염병의 대유행이 우려되어 미리 비축하거나 장기구매를 위한 계약을 미리 할 수 있는 말라리아 치료용 비축의약품에 해당하는 것은?

2022 인천 기출유사

① 니퍼티목스 정제
② 메글루민 안티모네이트 주사제
③ 퀴닌 염화이수화물 주사제
④ 파비피라비르 정제

해설 (감염병예방법 제40조 제1항 : 생물테러감염병 등에 대비한 의료·방역 물품의 비축) 질병관리청장은 생물테러감염병 및 그 밖의 감염병의 대유행이 우려되면 위원회의 심의를 거쳐 예방·치료 의료·방역 물품의 품목을 정하여 미리 비축하거나 장기 구매를 위한 계약을 미리 할 수 있다.
[감염병 치료용 비축의약품 관리규정] 〈개정 2023.5.7.〉
제2조(감염병 치료용 비축의약품의 종류)
[별표 1] 치료용 비축의약품

의약품명	대상 감염병	의약품명	대상 감염병
퀴닌 염화이수화물 주사제	말라리아	아르테수네이트 주사제	말라리아
메글루민 안티모네이트 주사제	리슈만편모충증	벤즈니다졸 정제	샤가스병
니퍼티목스 정제	샤가스병	디프테리아 항독소	디프테리아
이버멕틴 정제	사상충증	파비피라비르 정제	에볼라바이러스병

4

164 「감염병의 예방 및 관리에 관한 법률」상 질병관리청장은 생물테러감염병이나 그 밖의 감염병의 대유행에 대비하여 비축하거나 생산한 의료·방역 물품 공급의 우선순위 등 분배기준, 그 밖에 필요한 사항을 위원회의 심의를 거쳐 정할 수 있다. 다음 중 분배기준을 정할 때 의료·방역 물품이 우선 분배될 수 있도록 노력해야 하는 지역에 해당하지 않는 곳은?

① 감염병이 급속히 확산한 지역으로서 치료병상 현황, 환자 중증도 등을 고려하여 질병관리청장이 정하는 지역
② 감염병이 급속히 확산될 우려가 있는 지역으로서 치료병상 현황, 환자 중증도 등을 고려하여 질병관리청장이 정하는 지역
③ 감염병의 유행으로 그 예방·방역 및 치료에 필요한 의료·방역 물품의 급격한 가격상승 또는 공급부족으로 국민건강을 현저하게 저해할 우려가 있어 보건복지부장관이 지정하는 지역
④ 감염병 확산으로 인하여 「재난 및 안전관리 기본법」에 따라 특별재난지역으로 선포된 지역

해설 (감염병예방법 제40조의2 : 감염병 대비 의료·방역 물품 공급의 우선순위 등 분배기준) 질병관리청장은 생물테러감염병이나 그 밖의 감염병의 대유행에 대비하여 제40조 제1항 및 제2항에 따라 비축하거나 생산한 의료·방역 물품(「약사법」에 따른 의약품 및 「의료기기법」에 따른 의료기기로 한정) 공급의 우선순위 등 분배기준, 그 밖에 필요한 사항을 위원회의 심의를 거쳐 정할 수 있다. 이 경우 분배기준을 정할 때에는 다음 각 호의 어느 하나에 해당하는 지역에 의료·방역 물품이 우선 분배될 수 있도록 노력해야 한다. 〈개정 2022.6.10.〉

1. 감염병 확산으로 인하여 「재난 및 안전관리 기본법」 제60조에 따른 특별재난지역으로 선포된 지역
2. 감염병이 급속히 확산하거나 확산될 우려가 있는 지역으로서 치료병상 현황, 환자 중증도 등을 고려하여 질병관리청장이 정하는 지역

Answer 163 ③ 164 ③

165 **「감염병의 예방 및 관리에 관한 법률」상 보건복지부장관은 제1급감염병의 유행으로 그 예방·방역 및 치료에 필요한 의료·방역 물품 중 보건복지부령으로 정하는 물품의 급격한 가격상승 또는 공급부족으로 국민건강을 현저하게 저해할 우려가 있을 때에는 그 물품의 수출이나 국외 반출을 금지할 수 있다. 다음 중 여기에 해당하는 물품이 아닌 것은?** 2022 부산 기출유사

① 감염병 예방을 위하여 착용하는 보호장비

② 의약외품에 해당하는 마스크

③ 의약외품에 해당하는 손 소독용 외용 소독제

④ 일회용 주사 의료용품

해설 **(감염병예방법 시행규칙 제31조의4 : 수출금지 등)** 법 제40조의3 제1항에서 "의료·방역 물품 중 보건복지부령으로 정하는 물품"이란 다음 각 호의 어느 하나에 해당하는 물품을 말한다. 〈개정 2021.5.24.〉

1. 「약사법」제2조 제7호에 따른 의약외품에 해당하는 마스크
2. 「약사법」제2조 제7호에 따른 의약외품에 해당하는 손 소독용 외용 소독제
3. 감염병 예방을 위하여 착용하는 보호장비
4. 그 밖에 제1급감염병의 예방·방역 및 치료에 필요한 물품으로서 보건복지부장관이 정하여 고시하는 물품

(감염병예방법 제40조의3 제1항 : 수출금지 등) 보건복지부장관은 제1급감염병의 유행으로 그 예방·방역 및 치료에 필요한 의료·방역 물품 중 보건복지부령으로 정하는 물품의 급격한 가격상승 또는 공급부족으로 국민건강을 현저하게 저해할 우려가 있을 때에는 그 물품의 수출이나 국외 반출을 금지할 수 있다. 〈개정 2020.12.15.〉

166 **「감염병의 예방 및 관리에 관한 법률」상 감염병 대비 지방자치단체의 활동 및 감염병관리통합정보시스템에 대한 설명으로 가장 올바르지 못한 것은?**

① 감염병정보시스템은 주민등록전산정보시스템 및 지역보건의료정보시스템 등과 전자적으로 연계하여 활용할 수 있으나 이 경우 수집할 수 있는 자료 또는 정보는 감염병환자등에 대한 예방·관리·치료 업무를 위한 것으로 한정한다.

② 시·도지사 또는 시장·군수·구청장은 감염병의 확산 또는 해외 신종감염병의 국내 유입으로 인한 재난상황에 대처하기 위하여 시·도 및 시·군·구 자체적으로 감염병 대비 의료·방역 물품을 비축·관리하거나, 재난상황발생 시 이를 지급하는 등의 개별적인 조치를 취할 수 없다.

③ 질병관리청장은 감염병의 예방·관리·치료 업무에 필요한 각종 자료 또는 정보의 효율적 처리와 기록·관리 업무의 전산화를 위하여 감염병환자등, 의료인, 의약품 및 장비 등을 관리하는 감염병관리통합정보시스템을 구축·운영할 수 있다.

④ 질병관리청장은 감염병정보시스템을 구축·운영하기 위하여 감염병환자등의 인적사항 및 감염병 치료내용등의 자료를 수집·관리·보유 및 처리할 수 있으며, 관련 기관 및 단체에 필요한 자료의 입력 또는 제출을 요청할 수 있다.

해설 **(감염병예방법 제40조의4 : 지방자치단체의 감염병 대비 의료·방역 물품의 비축)** 시·도지사 또는 시장·군수·구청장은 감염병의 확산 또는 해외 신종감염병의 국내 유입으로 인한 재난상황에 대처하기 위하여 감염병 대비 의료·방역 물품을 비축·관리하고, 재난상황 발생 시 이를 지급하는 등 필요한 조치를 취할 수 있다. 〈개정 2020.12.15.〉

(감염병예방법 제40조의5 제1항) 질병관리청장은 감염병의 예방·관리·치료 업무에 필요한 각종 자료 또는 정보의 효율적 처리와 기록·관리 업무의 전산화를 위하여 감염병환자등, 「의료법」에 따른 의료인, 의약품 및 장비 등을 관리하는 감염병관리통합정보시스템을 구축·운영할 수 있다.

Answer 165 ④ 166 ②

(감염병예방법 제40조의5 제2항) 질병관리청장은 감염병정보시스템을 구축·운영하기 위하여 다음 각 호의 자료를 수집·관리·보유 및 처리할 수 있으며, 관련 기관 및 단체에 필요한 자료의 입력 또는 제출을 요청할 수 있다. 이 경우 자료의 입력 또는 제출을 요청받은 기관 및 단체는 정당한 사유가 없으면 이에 따라야 한다.

1. 감염병환자등의 인적사항(「개인정보 보호법」에 따른 고유식별정보 등 대통령령으로 정하는 개인정보를 포함)
2. 감염병 치료내용, 그 밖에 감염병환자등에 대한 예방·관리·치료 업무에 필요한 자료로서 대통령령으로 정하는 자료

(감염병예방법 제40조의5 제3항) 감염병정보시스템은 다음 각 호의 정보시스템과 전자적으로 연계하여 활용할 수 있다. 이 경우 연계를 통하여 수집할 수 있는 자료 또는 정보는 감염병환자등에 대한 예방·관리·치료 업무를 위한 것으로 한정한다. 〈개정 2023.8.16.〉

1. 「주민등록법」에 따른 주민등록전산정보를 처리하는 정보시스템
2. 「지역보건법」에 따른 지역보건의료정보시스템
3. 「식품안전기본법」에 따른 통합식품안전정보망
4. 「가축전염병 예방법」에 따른 국가가축방역통합정보시스템
5. 「재난관리자원의 관리 등에 관한 법률」 제46조에 따른 재난관리자원 통합관리시스템
6. 「결핵예방법」 제7조 제2항에 따른 결핵통합관리시스템
7. 그 밖에 대통령령으로 정하는 정보시스템

167 「감염병의 예방 및 관리에 관한 법률」상 생물테러감염병 등에 대비한 개발 중인 백신 및 치료제 구매 특례에 대한 설명으로 올바른 것을 모두 고른 것은?

가. 공무원이 생물테러감염병 등에 대비한 개발 중인 백신 및 의약품의 구매 및 공급에 필요한 계약 및 계약 이행과 관련된 업무를 적극적으로 처리한 결과에 대하여 그의 행위에 고의나 중대한 과실이 없는 경우에는 「국가공무원법」 등 관계법령에 따른 징계 또는 문책 등 책임을 묻지 아니한다.
나. 보건복지부장관은 생물테러감염병 및 그 밖의 감염병의 대유행에 대하여 기존의 백신이나 의약품으로 대처하기 어렵다고 판단되는 경우 「국가를 당사자로 하는 계약에 관한 법률」에 따라 개발 중인 백신이나 의약품의 구매 및 공급에 필요한 계약을 해야 한다.
다. 질병관리청장은 생물테러감염병 및 그 밖의 감염병의 대유행에 대하여 기존의 백신이나 의약품으로 대처하기 어렵다고 판단되는 경우 「국가를 당사자로 하는 계약에 관한 법률」에도 불구하고 위원회의 심의를 거쳐 개발 중인 백신이나 의약품의 구매 및 공급에 필요한 계약을 할 수 있다.
라. 생물테러감염병 등에 대비한 개발 중인 백신 및 치료제 구매의약품의 구매 및 공급에 필요한 계약에 따른 계약의 대상 및 절차, 그 밖에 필요한 사항은 보건복지부장관이 기획재정부장관과 협의하여 정한다.

① 가, 나, 다　　② 가, 다
③ 나, 라　　④ 가, 나, 다, 라

Answer 167 ②

해설 나, 라. **(감염병예방법 제40조의6 : 생물테러감염병 등에 대비한 개발 중인 백신 및 치료제 구매 특례)**

① 질병관리청장은 생물테러감염병 및 그 밖의 감염병의 대유행에 대하여 기존의 백신이나 의약품으로 대처하기 어렵다고 판단되는 경우 「국가를 당사자로 하는 계약에 관한 법률」에도 불구하고 위원회의 심의를 거쳐 개발 중인 백신이나 의약품의 구매 및 공급에 필요한 계약을 할 수 있다.

② 공무원이 제1항에 따른 계약 및 계약 이행과 관련된 업무를 적극적으로 처리한 결과에 대하여 그의 행위에 고의나 중대한 과실이 없는 경우에는 「국가공무원법」 등 관계법령에 따른 징계 또는 문책 등 책임을 묻지 아니한다.

③ 제1항에 따른 계약의 대상 및 절차, 그 밖에 필요한 사항은 질병관리청장이 기획재정부장관과 협의하여 정한다.

[본조신설 2021.3.9.]

168 **「감염병의 예방 및 관리에 관한 법률」상 감염병환자등의 관리에 대한 내용이다. 다음 중 올바르게 설명한 것을 모두 고른 것은?**

가. 감염병 중 특히 전파 위험이 높은 감염병으로서 제1급감염병 및 질병관리청장이 고시한 감염병에 걸린 감염병환자등은 감염병관리기관, 감염병전문병원 및 감염병관리시설을 갖춘 의료기관(“감염병관리기관등”)에서 입원치료를 받아야 한다.

나. 보건복지부장관, 질병관리청장, 시·도지사 또는 시장·군수·구청장은 “의사가 자가치료 또는 시설치료가 가능하다고 판단하는 사람이나 입원치료 대상자가 아닌 사람 및 감염병 의심자”를 다른 감염병관리기관등이나 감염병관리기관등이 아닌 의료기관으로 전원하거나, 자가치료나 격리소 등 시설로 이송(“전원등”)하여 치료받게 할 수 있다.

다. 감염병환자등은 보건복지부장관, 질병관리청장, 시·도지사 또는 시장·군수·구청장의 다른 감염병관리기관등이나 감염병관리기관등이 아닌 의료기관으로 전원하거나, 자가치료나 격리소 등 시설로 이송(“전원등”)하여 치료받게 하는 조치를 따라야 하며, 정당한 사유 없이 이를 거부할 경우 치료에 드는 비용은 본인이 부담한다.

라. 질병관리청장, 시·도지사 또는 시장·군수·구청장은 “중증도의 변경이 있는 경우, 의사가 입원치료의 필요성이 없다고 판단하는 경우, 격리병상이 부족한 경우 등 질병관리청장이 전원등의 조치가 필요하다고 인정하는 경우”에 자가치료나 격리소 등 시설에서의 치료 또는 의료기관 입원치료를 하게 할 수 있다.

① 가, 나, 다　　② 가, 다

③ 나, 라　　④ 가, 나, 다, 라

해설 나. **(감염병예방법 제41조 제2항)** 질병관리청장, 시·도지사 또는 시장·군수·구청장은 다음 각 호의 어느 하나에 해당하는 사람에게 자가치료, 제37조 제1항 제2호에 따라 설치·운영하는 시설에서의 “시설치료” 또는 의료기관 입원치료를 하게 할 수 있다. 〈개정 2020.8.12.〉

1. 제1항에도 불구하고 의사가 자가치료 또는 시설치료가 가능하다고 판단하는 사람
2. 제1항에 따른 입원치료 대상자가 아닌 사람
3. 감염병의심자

라. **(감염병예방법 제41조 제3항)** 보건복지부장관, 질병관리청장, 시·도지사 또는 시장·군수·구청장은 다음 각 호의 어느 하나에 해당하는 경우 제1항 또는 제2항에 따라 치료 중인 사람을 다른 감염병관리기관등이나 감염병관리기관등이 아닌 의료기관으로 전원하거나, 자가 또는 제37조 제1항 제2호에 따라 설치·운영하는 시설로 이송(“전원등”)하여 치료받게 할 수 있다. 〈개정 2020.9.29.〉

1. 중증도의 변경이 있는 경우
2. 의사가 입원치료의 필요성이 없다고 판단하는 경우
3. 격리병상이 부족한 경우 등 질병관리청장이 전원등의 조치가 필요하다고 인정하는 경우

Answer 168 ②

(감염병예방법 제41조 제1항) 감염병 중 특히 전파 위험이 높은 감염병으로서 제1급감염병 및 질병관리청장이 고시한 감염병에 걸린 감염병환자등은 감염병관리기관, 중앙감염병전문병원, 권역별 감염병전문병원 및 감염병관리시설을 갖춘 의료기관("감염병관리기관등")에서 입원치료를 받아야 한다. 〈개정 2023.8.16.〉
(감염병예방법 제41조 제4항) 감염병환자등은 제3항에 따른 조치를 따라야 하며, 정당한 사유 없이 이를 거부할 경우 치료에 드는 비용은 본인이 부담한다. 〈신설 2020.8.12.〉
(감염병예방법 제37조 제1항) 보건복지부장관, 질병관리청장, 시·도지사 또는 시장·군수·구청장은 감염병환자가 대량으로 발생하거나 지정된 감염병관리기관만으로 감염병환자등을 모두 수용하기 어려운 경우에는 다음 각 호의 조치를 취할 수 있다. 〈개정 2020.8.11.〉

1. 지정된 감염병관리기관이 아닌 의료기관을 일정 기간 동안 감염병관리기관으로 지정
2. 격리소·요양소 또는 진료소의 설치·운영

169 「감염병의 예방 및 관리에 관한 법률」상 감염병환자에 대한 입원치료의 방법 및 절차에 대한 설명이다. 다음 중 올바르게 설명한 것을 모두 고른 것은?

가. 입원치료 기간은 감염병환자등으로 밝혀진 시점부터 감염력이 소멸된 시점까지로 한다.
나. 입원치료 대상 감염병환자등을 진찰 또는 진단한 의료인이나 의료기관등의 장은 그 감염병환자등을 입원시키고, 지체 없이 관할 보건소장에게 신고해야 한다.
다. 호흡기를 통한 감염의 우려가 있는 "호흡기 감염병" 및 제1급감염병의 경우에는 입원치료 기간 동안 감염병관리기관등 또는 감염병관리기관등이 아닌 "의료기관등"의 1인 병실(세면대와 화장실을 갖춘 것)에 입원시키되, 그 1인 병실은 전실 및 음압시설을 갖춘 "음압병실"이어야 한다.
라. 호흡기 감염병 및 제1급감염병을 제외한 감염병의 경우에는 입원치료 기간 동안 의료기관 등의 1인 병실에 입원시켜야 한다. 다만, 1인 병실에 입원시키기 곤란할 경우는 같은 질환을 앓는 사람이나 재감염의 우려가 적은 환자와 공동 격리한다.

① 가, 나, 다　　② 가, 다
③ 나, 라　　④ 가, 나, 다, 라

해설 **(감염병예방법 시행령 제23조)**
[별표 2] 치료 및 격리의 방법 및 절차 등(제23조 관련) 〈개정 2022.2.24.〉

1. 입원치료
   가. 입원치료의 방법
      1) 호흡기를 통한 감염의 우려가 있는 "호흡기 감염병" 및 제1급감염병의 경우에는 입원치료 기간 동안 감염병관리기관등 또는 감염병관리기관등이 아닌 "의료기관등"의 1인 병실(세면대와 화장실을 갖춘 것을 말함)에 입원시키되, 그 1인 병실은 전실 및 음압시설을 갖춘 "음압병실"이어야 한다. 다만, 음압시설이 갖추어지지 않은 경우 또는 방역관이 음압격리가 필수적이지 않다고 판단하는 경우에는 음압병실이 아닌 1인 병실에 입원시켜야 하고, 음압병실이 아닌 1인 병실에도 입원시키기 곤란할 경우에는 옆 병상의 환자에게 감염병이 전파되지 않도록 차단 조치를 한 상태에서 공동 격리한다.
      2) 호흡기 감염병 및 제1급감염병을 제외한 감염병의 경우에는 입원치료 기간 동안 의료기관등의 1인 병실에 입원시켜야 한다. 다만, 1인 병실에 입원시키기 곤란할 경우에는 같은 질환을 앓는 사람이나 재감염의 우려가 적은 환자와 공동 격리한다.
      3) 입원치료 중인 사람에 대하여 입원치료 기간 동안 치료를 위한 감염관리가 가능한 병원 내 구역을 제외하고는 병실 이탈 및 이동을 제한해야 한다.
      4) 입원치료 중인 사람의 분비물 및 배설물 등은 위생적으로 철저히 관리해야 하고, 화장실 및 오염된 물품은 소독해야 한다.

Answer 169 ④

5) 의료진, 관계 공무원 등으로 출입자를 최소화하고, 출입자에 대해서는 1회용 장갑, 마스크 등의 개인보호구를 착용하게 해야 하며, 손 씻기 등 감염병 전파를 차단하기 위한 적절한 조치를 하게 해야 한다.
6) 환자의 진료 시에는 1회용 의료기구를 사용한 후 폐기처분해야 하고, 1회용으로 사용하는 것이 적합하지 않은 체온계 등의 물품은 환자전용으로 사용한 후 소독해야 한다.

나. 입원치료의 절차 등
1) 입원치료 대상 감염병환자등을 진찰 또는 진단한 의료인이나 의료기관등의 장은 그 감염병환자등을 입원시키고, 지체 없이 관할 보건소장에게 신고해야 한다.
2) 신고를 받은 관할 보건소장은 입원치료 여부를 지체 없이 확인하고, 대상자와 그 보호자에게 통지해야 한다.
3) 입원치료 기간은 감염병환자등으로 밝혀진 시점부터 감염력이 소멸된 시점까지로 한다.
4) 의료기관등의 장 및 해당 의료기관등에 종사하는 의료인은 치료가 끝나 입원치료의 해제가 가능하다고 판단되는 사람에 대해 입원치료를 해제하고, 그 내용을 관할 보건소장에게 지체 없이 신고해야 하며, 관할 보건소장은 지체 없이 입원치료의 해제 여부를 확인해야 한다.

170 **「감염병의 예방 및 관리에 관한 법률」상 감염병환자에 대한 자가치료의 방법 및 절차에 대한 설명으로 가장 올바르지 못한 것은?**

① 관할 보건소장은 자가치료가 가능한 감염병환자등을 결정한 경우에는 대상자와 그 보호자에게 통지하고, 자가치료 중인 사람의 상태를 정기적으로 확인해야 한다.
② 자가치료 기간 동안 샤워실과 화장실이 구비된 독립된 공간에 격리되어 치료받는 것을 원칙으로 하되, 대상자가 장애인·영유아인 경우 등 불가피한 경우에는 함께 거주하는 사람은 별도로 마련된 독립된 공간에서 격리되어 관리되어야 한다.
③ 자가치료 기간은 감염병환자등으로 밝혀진 시점부터 감염력이 소멸된 시점까지로 한다.
④ 자가치료 중인 사람은 자가치료 장소를 이탈하거나 이동하지 않아야 한다. 다만, 조사나 진찰 등 외출이 불가피한 경우 미리 관할 보건소에 연락하고 그 지시에 따라야 한다.

해설 **(감염병예방법 시행령 제23조)**
[별표 2] 치료 및 격리의 방법 및 절차 등(제23조 관련) 〈개정 2022.2.24.〉
2. 자가치료
가. 자가치료의 방법
1) 자가치료 기간 동안 샤워실과 화장실이 구비된 독립된 공간에 격리되어 치료받는 것을 원칙으로 하되, 대상자가 장애인·영유아인 경우 등 불가피한 경우에는 함께 거주하는 사람 등과 공동 격리할 수 있다.
2) 자가치료 중인 사람은 자가치료 장소를 이탈하거나 이동하지 않아야 한다. 다만, 조사나 진찰 등 외출이 불가피한 경우에는 미리 관할 보건소에 연락하고, 그 지시에 따라야 한다.
3) 자가치료 중인 사람은 가능하면 다른 사람과 별도의 화장실을 사용해야 하고, 분비물 및 배설물 등은 위생적으로 철저히 관리해야 하며, 화장실 및 오염된 물품은 소독해야 한다.
4) 의료진, 관계 공무원 등으로 출입자를 최소화하고, 출입자에 대해서는 일회용 장갑, 마스크 등의 개인보호구를 착용하게 해야 하며, 손 씻기 등 감염병 전파를 차단하기 위한 적절한 조치를 하게 해야 한다.
5) 자가치료 중인 사람이 사용한 일회용 물품은 폐기물 용기에 넣어 용기 외부 전체를 소독하여 폐기처분하고, 체온계 등의 물품은 자가치료 중인 사람 전용으로 사용한 후 소독해야 한다.

나. 자가치료 절차 등
1) 관할 보건소장은 자가치료가 가능한 감염병환자등을 결정한 경우에는 대상자와 그 보호자에게 통지하고, 자가치료 중인 사람의 상태를 정기적으로 확인해야 한다.
2) 자가치료 기간은 감염병환자등으로 밝혀진 시점부터 감염력이 소멸된 시점까지로 한다.
3) 관할 보건소장은 자가치료 기간이 끝난 사람 중 자가치료의 해제가 가능하다고 판단되는 사람에 대하여 자가치료를 해제해야 한다.

Answer 170 ②

171 **아래 내용은 「감염병의 예방 및 관리에 관한 법률」상 감염병환자에 대한 자가격리의 방법 및 절차에 대한 설명이다. 다음 중 올바르게 설명한 것을 모두 고른 것은?**

> 가. 관할 보건소장은 자가격리가 필요한 감염병환자등을 결정한 경우 대상자와 그 보호자에게 통지하고, 자가격리 중인 사람의 상태를 정기적으로 확인해야 한다.
> 나. 의료진, 관계 공무원 등으로 출입자를 최소화하고, 출입자에 대해서는 일회용 장갑, 마스크 등의 개인보호구를 착용하게 해야 하며, 손 씻기 등 감염병 전파를 차단하기 위한 적절한 조치를 하게 해야 한다.
> 다. 자가격리 기간은 감염병환자등과 마지막으로 접촉한 날, 검역관리지역 및 중점검역관리지역에서 입국한 날 또는 감염병병원체등 위험요인에 마지막으로 노출된 날부터 해당 감염병의 감염력이 소멸된 시점까지로 한다.
> 라. 자가격리 중인 사람이 사용한 일회용 물품은 폐기물 용기에 넣어 용기 외부 전체를 소독하여 폐기처분하고, 체온계 등의 물품은 자가격리 중인 사람 전용으로 사용한 후 소독해야 한다.

① 가, 나, 다　　② 가, 다
③ 나, 라　　④ 가, 나, 다, 라

4

해설 가, 다. **(감염병예방법 시행령 제23조)**
[별표 2] 치료 및 격리의 방법 및 절차 등(제23조 관련) 〈개정 2022.2.24.〉
4. 자가격리
가. 자가격리의 방법
1) 자가격리 기간 동안 샤워실과 화장실이 구비된 독립된 공간에 격리하는 것을 원칙으로 하되, 대상자가 장애인·영유아인 경우 등 불가피한 경우에는 함께 거주하는 사람 등과 공동 격리할 수 있다.
2) 자가격리 중인 사람은 자가격리 장소를 이탈하거나 이동하지 않아야 한다. 다만, 조사나 진찰 등 외출이 불가피한 경우에는 미리 관할 보건소에 연락하고, 그 지시에 따라야 한다.
3) 자가격리 중인 사람은 가능하면 다른 사람과 별도의 화장실을 사용해야 하고, 분비물 및 배설물 등은 위생적으로 철저히 관리해야 하며, 화장실 및 오염된 물품은 소독해야 한다.
4) 의료진, 관계 공무원 등으로 출입자를 최소화하고, 출입자에 대해서는 일회용 장갑, 마스크 등의 개인보호구를 착용하게 해야 하며, 손 씻기 등 감염병 전파를 차단하기 위한 적절한 조치를 하게 해야 한다.
5) 자가격리 중인 사람이 사용한 일회용 물품은 폐기물 용기에 넣어 용기 외부 전체를 소독하여 폐기처분하고, 체온계 등의 물품은 자가격리 중인 사람 전용으로 사용한 후 소독해야 한다.
나. 자가격리의 절차 등
1) 관할 보건소장은 자가격리가 필요한 감염병의심자를 결정한 경우 대상자와 그 보호자에게 통지하고, 자가격리 중인 사람의 상태를 정기적으로 확인해야 한다.
2) 자가격리 기간은 감염병환자등과 마지막으로 접촉한 날, 「검역법」에 따른 검역관리지역 및 중점검역관리지역에서 입국한 날 또는 감염병병원체등 위험요인에 마지막으로 노출된 날부터 해당 감염병의 최대잠복기가 끝나는 날까지로 한다. 다만, 자가격리 기간이 끝나는 날은 질병관리청장이 예방접종 상황 등을 고려하여 최대잠복기 내에서 달리 정할 수 있다.
3) 관할 보건소장은 자가격리의 기간이 끝난 사람 중 자가격리의 해제가 가능하다고 판단되는 사람에 대하여 자가격리를 해제해야 한다.

Answer 171 ③

172 아래 내용은 「감염병의 예방 및 관리에 관한 법률」상 감염병환자에 대한 전원등의 방법 및 절차에 대한 설명이다. 다음 중 올바르게 설명한 것을 모두 고른 것은?

가. 감염병관리기관등의 장, 감염병관리기관등이 아닌 의료기관의 장 또는 시설의 장은 시·도 간 전원등의 조치가 긴급히 필요한 경우 질병관리청장에게 전원등의 조치를 요청할 수 있다.
나. 감염병관리기관등의 장, 감염병관리기관등이 아닌 의료기관의 장 또는 시설의 장은 해당 기관에서 치료 중인 사람이 다른 의료기관 또는 시설로 전원되거나 이송되는 경우에는 해당 의료기관 또는 시설에 의무기록 등 치료에 필요한 정보를 제공해야 한다.
다. 시장·군수·구청장은 관할구역 내의 격리병상 및 시설이 부족하여 전원등의 조치를 하기 어려울 때에는 해당 시·군·구를 관할하는 시·도지사에게 전원등의 조치를 요청할 수 있다.
라. 특별자치시장·특별자치도지사·시장·군수·구청장은 관할구역에 주소를 둔 사람에 대해 전원등의 조치가 결정된 때에는 전원등 대상자와 그 보호자에게 입원·격리 장소의 변경 사항을 명시한 입원·격리통지서를 보내야 한다.

① 가, 나, 다　　② 가, 다
③ 나, 라　　④ 가, 나, 다, 라

해설 (감염병예방법 시행령 제23조의2 : 전원등의 방법 및 절차)

① 법 제41조 제1항에 따른 "감염병관리기관등"의 장, 감염병관리기관등이 아닌 의료기관의 장 또는 법 제37조 제1항 제2호에 따라 설치·운영하는 "시설"의 장은 법 제41조 제3항 각 호의 어느 하나에 해당하는 경우 관할 특별자치시장·특별자치도지사·시장·군수·구청장에게 해당 기관에서 치료 중인 사람에 대한 전원 또는 이송("전원등")의 조치를 요청할 수 있다. 〈개정 2023.8.18.〉

② 특별자치시장·특별자치도지사·시장·군수·구청장은 다음 각 호의 어느 하나에 해당하는 경우 관할구역 내에서 전원등의 조치를 할 수 있다. 〈개정 2023.8.18.〉
1. 제1항에 따라 전원등의 조치를 요청받은 경우
2. 법 제41조 제3항 각 호의 어느 하나에 해당하는 경우로서 관할구역 내에서 자가치료 중인 사람에 대해 전원등의 조치가 필요하다고 인정되는 경우

③ 시장·군수·구청장은 관할구역 내의 격리병상 및 시설이 부족하여 전원등의 조치를 하기 어려울 때는 해당 시·군·구를 관할하는 시·도지사에게 전원등의 조치를 요청할 수 있다.

④ 시·도지사는 제3항에 따라 전원등의 조치를 요청받은 경우 관할구역 내에서 시·군·구 간 전원등의 조치를 할 수 있다.

⑤ 감염병관리기관등의 장, 감염병관리기관등이 아닌 의료기관의 장, 시설의 장 또는 시·도지사는 다음 각 호의 구분에 따라 보건복지부장관 또는 질병관리청장에게 전원등의 조치를 요청할 수 있다. 〈개정 2020.12.29.〉
1. 감염병관리기관등의 장, 감염병관리기관등이 아닌 의료기관의 장 또는 시설의 장 : 제1항에도 불구하고 시·도 간 전원등의 조치가 긴급히 필요한 경우
2. 시·도지사 : 관할구역 내의 격리병상 및 시설이 부족하여 제4항에 따른 전원등의 조치를 하기 어려운 경우

⑥ 보건복지부장관 또는 질병관리청장은 제5항에 따라 전원등의 조치를 요청받은 경우 시·도 간 전원등의 조치를 할 수 있다. 〈개정 2020.12.29.〉

⑦ 특별자치시장·특별자치도지사·시장·군수·구청장은 관할구역에 주소를 둔 사람에 대해 제2항, 제4항 또는 제6항에 따라 전원등의 조치가 결정된 때에는 전원등 대상자와 그 보호자에게 입원·격리 장소의 변경 사항을 명시한 입원·격리통지서를 보내야 한다. 〈개정 2023.8.18.〉

⑧ 감염병관리기관등의 장, 감염병관리기관등이 아닌 의료기관의 장 또는 시설의 장은 해당 기관에서 치료 중인 사람이 다른 의료기관 또는 시설로 전원되거나 이송되는 경우에는 해당 의료기관 또는 시설에 의무기록 등 치료에 필요한 정보를 제공해야 한다.

[본조신설 2020.10.13.]

Answer 172 ④

173 아래 내용은 「감염병의 예방 및 관리에 관한 법률」상 감염병환자에 대한 사업주의 협조의무에 대한 설명이다. 다음 중 올바르게 설명한 것을 모두 고른 것은?

가. 사업주는 근로자가 「감염병의 예방 및 관리에 관한 법률」에 따라 입원 또는 격리되는 경우 「근로기준법」 제60조 외에 그 입원 또는 격리기간 동안 유급휴가를 줄 수 있으며, 이 경우 사업주가 국가로부터 유급휴가를 위한 비용을 지원 받을 때에는 유급휴가를 주어야 한다.
나. 사업주는 근로자가 「감염병의 예방 및 관리에 관한 법률」에 따라 입원 또는 격리되어 사업을 계속할 수 없는 경우에도 유급휴가를 이유로 해고나 그 밖의 불리한 처우를 하여서는 아니 되며, 유급휴가 기간에는 그 근로자를 해고하지 못한다.
다. 사업주에게 주는 유급휴가 지원비용은 질병관리청장이 기획재정부장관과 협의하여 고시하는 금액에 근로자가 법에 따라 입원 또는 격리된 기간을 곱한 금액으로 한다.
라. 질병관리청장은 유급휴가 지원비용 신청서를 제출받은 경우에는 유급휴가 비용지원 여부와 지원금액을 결정한 후 해당 사업주에게 유선 또는 구두로 즉시 통지해주어야 한다.

① 가, 나, 다 ② 가, 다
③ 나, 라 ④ 가, 나, 다, 라

4

해설 나. **(감염병예방법 제41조의2 : 사업주의 협조의무)**
① 사업주는 근로자가 이 법에 따라 입원 또는 격리되는 경우 「근로기준법」 제60조 외에 그 입원 또는 격리기간 동안 유급휴가를 줄 수 있다. 이 경우 사업주가 국가로부터 유급휴가를 위한 비용을 지원 받을 때에는 유급휴가를 주어야 한다.
② 사업주는 제1항에 따른 유급휴가를 이유로 해고나 그 밖의 불리한 처우를 하여서는 아니되며, 유급휴가 기간에는 그 근로자를 해고하지 못한다. 다만, 사업을 계속할 수 없는 경우에는 그러하지 아니하다.

라. **(감염병예방법 시행령 제23조의3 제4항)** 질병관리청장은 제2항에 따른 신청서를 제출받은 경우에는 유급휴가 비용지원 여부와 지원금액을 결정한 후 해당 사업주에게 서면으로 알려야 한다. 〈개정 2020.9.11.〉
(감염병예방법 시행령 제23조의3 : 유급휴가 비용 지원 등)
(감염병예방법 시행령 제23조의3 제1항) 법 제41조의2 제3항에 따라 사업주에게 주는 유급휴가 지원비용은 질병관리청장이 기획재정부장관과 협의하여 고시하는 금액에 근로자가 법에 따라 입원 또는 격리된 기간을 곱한 금액으로 한다. 〈개정 2020.9.11.〉
(감염병예방법 시행령 제23조의3 제2항) 법 제41조의2 제3항에 따라 비용을 지원받으려는 사업주는 보건복지부령으로 정하는 신청서(전자문서 신청서 포함)에 다음 각 호의 서류(전자문서로 된 서류 포함)를 첨부하여 질병관리청장에게 제출하여야 한다. 〈개정 2020.9.11.〉
1. 근로자가 입원 또는 격리된 사실과 기간을 확인할 수 있는 서류
2. 재직증명서 등 근로자가 계속 재직하고 있는 사실을 증명하는 서류
3. 보수명세서 등 근로자에게 유급휴가를 준 사실을 증명하는 서류
4. 그 밖에 질병관리청장이 유급휴가 비용지원을 위하여 특히 필요하다고 인정하는 서류

(감염병예방법 시행령 제23조의3 제3항) 질병관리청장은 제2항에 따른 신청서를 제출받은 경우에는 「전자정부법」 제36조 제1항에 따라 행정정보의 공동이용을 통하여 사업자등록증명을 확인하여야 한다. 다만, 사업주가 확인에 동의하지 아니하는 경우에는 그 서류를 첨부하도록 하여야 한다. 〈개정 2024.4.23.〉

Answer 173 ②

174 「감염병의 예방 및 관리에 관한 법률」상 감염병 강제처분의 실시권자와 대상 감염병이 올바르게 짝지어진 것을 모두 고른다면? 2016 전남 기출유사

가. 질병관리청장 – A형간염	나. 시장·군수·구청장 – 웨스트나일열
다. 시·도지사 – 디프테리아	라. 보건복지부장관 – 수두

① 가, 나, 다 ② 가, 다
③ 나, 라 ④ 가, 나, 다, 라

해설 **(감염병예방법 제42조 제1항 : 감염병에 관한 강제처분)** 질병관리청장, 시·도지사 또는 시장·군수·구청장은 해당 공무원으로 하여금 다음 각 호의 어느 하나에 해당하는 감염병환자등이 있다고 인정되는 주거시설, 선박·항공기·열차 등 운송수단 또는 그 밖의 장소에 들어가 필요한 조사나 진찰을 하게 할 수 있으며, 그 진찰 결과 감염병환자등으로 인정될 때에는 동행하여 치료받게 하거나 입원시킬 수 있다. 〈개정 2020.8.11.〉

1. 제1급감염병
2. 제2급감염병 중 결핵, 홍역, 콜레라, 장티푸스, 파라티푸스, 세균성이질, 장출혈성대장균감염증, A형간염, 수막구균 감염증, 폴리오, 성홍열 또는 질병관리청장이 정하는 감염병
3. 삭제 〈2018.3.27.〉
4. 제3급감염병 중 질병관리청장이 정하는 감염병
5. 세계보건기구 감시대상 감염병
6. 삭제 〈2018.3.27.〉

(감염병예방법 제2조 제2호 : "제1급감염병" 18개)

– 에볼라바이러스병, 마버그열, 라싸열, 크리미안콩고출혈열, 남아메리카출혈열, 리프트밸리열, 두창, 페스트, 탄저, 보툴리눔독소증, 야토병, 신종감염병증후군, 중증급성호흡기증후군(SARS), 중동호흡기증후군(MERS), 동물인플루엔자 인체감염증, 신종인플루엔자, 디프테리아, 니파바이러스감염증

(감염병예방법 제2조 제3호 : "제2급감염병" 21개) 〈개정 2023.6.13.〉

– 결핵, 수두, 홍역, 콜레라, 장티푸스, 파라티푸스, 세균성이질, 장출혈성대장균감염증, A형간염, 백일해, 유행성이하선염, 풍진, 폴리오, 수막구균 감염증, b형헤모필루스인플루엔자, 폐렴구균 감염증, 한센병, 성홍열, 반코마이신내성황색포도알균(VRSA) 감염증, 카바페넴내성장내세균목(CRE) 감염증, E형간염

(질병관리청장이 지정하는 감염병의 종류 제5호 : "세계보건기구 감시대상 감염병" 9개) 〈개정 2025.9.8.〉

– 두창, 폴리오, 신종인플루엔자, 중증급성호흡기증후군(SARS), 콜레라, 폐렴형 페스트, 황열, 바이러스성 출혈열, 웨스트나일열

175 「감염병의 예방 및 관리에 관한 법률」상 아래 〈보기〉 감염병 중 강제처분 감염병에 해당하는 감염병만을 모두 고른 것은?

보기

가. 세균성이질	나. 유행성이하선염	다. 엠폭스(MPOX)
라. A형간염	마. E형간염	바. 코로나바이러스감염증-19
사. 풍진	아. 한센병	

① 가, 다, 라 ② 가, 마, 사
③ 나, 바, 아 ④ 다, 라, 바

Answer 174 ① 175 ①

해설 (감염병예방법 제42조 제1항 : 감염병에 관한 강제처분) : 174번 문제 해설 참조

2. 제2급감염병 중 결핵, 홍역, 콜레라, 장티푸스, 파라티푸스, 세균성이질, 장출혈성대장균감염증, A형간염, 수막구균 감염증, 폴리오, 성홍열 또는 질병관리청장이 정하는 감염병

[질병관리청장이 지정하는 감염병의 종류 고시(질병관리청고시 제2025-10호)] 〈개정 2025.9.8.〉

11. 「감염병의 예방 및 관리에 관한 법률」 제42조 제1항 제4호에 따라 제3급감염병 중 질병관리청장이 정하는 감염병의 종류는 다음과 같다.
 가. 엠폭스(MPOX)

(감염병예방법 제2조 제3호 : "제2급감염병" 21개) 〈개정 2023.6.13.〉

- 결핵, 수두, 홍역, 콜레라, 장티푸스, 파라티푸스, 세균성이질, 장출혈성대장균감염증, A형간염, 백일해, 유행성이하선염, 풍진, 폴리오, 수막구균 감염증, b형헤모필루스인플루엔자, 폐렴구균 감염증, 한센병, 성홍열, 반코마이신내성황색포도알균(VRSA) 감염증, 카바페넴내성장내세균목(CRE) 감염증, E형간염

176 「감염병의 예방 및 관리에 관한 법률」상 강제처분 감염병과 처분에 따르지 않았을 때의 벌칙 연결이 올바르게 짝지어진 것은? 2013 전남 기출유사

① 결핵, 중증급성호흡기증후군 – 200만원 이하의 벌금
② 디프테리아, 일본뇌염 – 300만원 이하의 벌금
③ 장티푸스, 세균성이질 – 200만원 이하의 벌금
④ 콜레라, 세균성이질 – 300만원 이하의 벌금

해설 (감염병예방법 제80조 : 벌칙) 다음 각 호의 어느 하나에 해당하는 자는 300만원 이하의 벌금에 처한다. 〈개정 2020.8.12.〉

5. 제42조에 따른 강제처분에 따르지 아니한 자(제42조 제1항·제2항 제1호·제3항 및 제7항에 따른 입원 또는 격리 조치를 거부한 자는 제외한다)

(감염병예방법 제42조 제1항 : 감염병에 관한 강제처분) 질병관리청장, 시·도지사 또는 시장·군수·구청장은 해당 공무원으로 하여금 다음 각 호의 어느 하나에 해당하는 감염병환자등이 있다고 인정되는 주거시설, 선박·항공기·열차 등 운송수단 또는 그 밖의 장소에 들어가 필요한 조사나 진찰을 하게 할 수 있으며, 그 진찰 결과 감염병환자등으로 인정될 때에는 동행하여 치료받게 하거나 입원시킬 수 있다. 〈개정 2020.8.11.〉

1. 제1급감염병
2. 제2급감염병 중 결핵, 홍역, 콜레라, 장티푸스, 파라티푸스, 세균성이질, 장출혈성대장균감염증, A형간염, 수막구균 감염증, 폴리오, 성홍열 또는 질병관리청장이 정하는 감염병
3. 삭제 〈2018.3.27.〉
4. 제3급감염병 중 질병관리청장이 정하는 감염병
5. 세계보건기구 감시대상 감염병
6. 삭제 〈2018.3.27.〉

(감염병예방법 제2조 제2호 : "제1급감염병" 18개)

- 에볼라바이러스병, 마버그열, 라싸열, 크리미안콩고출혈열, 남아메리카출혈열, 리프트밸리열, 두창, 페스트, 탄저, 보툴리눔독소증, 야토병, 신종감염병증후군, 중증급성호흡기증후군(SARS), 중동호흡기증후군(MERS), 동물인플루엔자 인체감염증, 신종인플루엔자, 디프테리아, 니파바이러스감염증

(감염병예방법 제2조 제3호 : "제2급감염병" 21개) 〈개정 2023.6.13.〉

- 결핵, 수두, 홍역, 콜레라, 장티푸스, 파라티푸스, 세균성이질, 장출혈성대장균감염증, A형간염, 백일해, 유행성이하선염, 풍진, 폴리오, 수막구균 감염증, b형헤모필루스인플루엔자, 폐렴구균 감염증, 한센병, 성홍열, 반코마이신내성황색포도알균(VRSA) 감염증, 카바페넴내성장내세균목(CRE) 감염증, E형간염

(질병관리청장이 지정하는 감염병의 종류 제5호 : "세계보건기구 감시대상 감염병" 9개) 〈개정 2023.8.31.〉

- 두창, 폴리오, 신종인플루엔자, 중증급성호흡기증후군(SARS), 콜레라, 폐렴형 페스트, 황열, 바이러스성 출혈열, 웨스트나일열

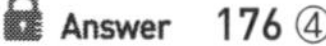

Answer 176 ④

177 **「감염병의 예방 및 관리에 관한 법률」상 강제처분으로서, 감염병 환자로 인정되는 자를 해당 공무원이 동행하여 치료받게 하거나 입원시킬 수 없는 질환은?** 2019 서울 기출유사

① 일본뇌염
② 홍역
③ A형간염
④ 중동호흡기증후군(MERS)

해설 176번 문제 해설 참조

178 **「감염병의 예방 및 관리에 관한 법률」상 감염병에 관한 강제처분 대상에 해당하지 않는 것은?**

2017 경북, 2020 대구, 2022 서울 기출유사

① 제1급감염병
② 세계보건기구 감시대상 감염병
③ 제2급감염병 중 결핵, 홍역, 콜레라, 장티푸스, 세균성이질, A형간염
④ 제4급감염병 중 질병관리청장이 정하는 감염병

해설 176번 문제 해설 참조

179 **「감염병의 예방 및 관리에 관한 법률」상 제1급감염병이 발생한 경우 질병관리청장, 시·도지사 또는 시장·군수·구청장이 해당 공무원으로 하여금 감염병의심자에게 하게 할 수 있는 조치를 모두 고른 것은?**

가. 감염 여부 검사
나. 유선·무선 통신, 정보통신기술을 활용한 기기 등을 이용한 감염병의 증상 유무 확인이나 자가 또는 시설에 격리된 감염병의심자에 한정한 위치정보의 수집
다. 자가 또는 시설에 격리
라. 자가 또는 시설 격리에 필요한 이동수단의 제한

① 가, 나, 다
② 가, 다
③ 나, 라
④ 가, 나, 다, 라

해설 **(감염병예방법 제42조 제2항)** 질병관리청장, 시·도지사 또는 시장·군수·구청장은 제1급감염병이 발생한 경우 해당 공무원으로 하여금 감염병의심자에게 다음 각 호의 조치를 하게 할 수 있다. 이 경우 해당 공무원은 감염병 증상 유무를 확인하기 위하여 필요한 조사나 진찰을 할 수 있다. 〈개정 2020.9.29.〉

1. 자가 또는 시설에 격리

1의2. 제1호에 따른 격리에 필요한 이동수단의 제한

2. 유선·무선 통신, 정보통신기술을 활용한 기기 등을 이용한 감염병의 증상 유무 확인이나 위치정보의 수집. 이 경우 위치정보의 수집은 제1호에 따라 격리된 사람으로 한정한다.

3. 감염 여부 검사

Answer 177 ① 178 ④ 179 ④

180 아래 내용은 「감염병의 예방 및 관리에 관한 법률」상 감염병에 관한 강제처분에 관한 설명이다. 다음 중 올바르게 설명한 것을 모두 고른 것은?

가. 감염병환자등에 대한 조사·진찰을 하거나 격리·치료 등을 하는 감염병관리기관으로 지정받을 수 있는 기관은 감염병환자등을 위한 1인 병실(전실 및 음압시설을 갖춘 병실)을 설치한 감염병관리기관으로 한다.
나. 질병관리청장, 시·도지사 또는 시장·군수·구청장은 감염병의심자 또는 조사거부자가 감염병환자등이 아닌 것으로 인정되면 격리 조치를 즉시 해제하여야 한다. 그럼에도 불구하고 정당한 사유 없이 격리 조치가 해제되지 아니하는 경우 감염병의심자 및 조사거부자는 구제청구를 할 수 있으며, 그 절차 및 방법 등에 대해서는 「인신보호법」을 준용한다.
다. 질병관리청장, 시·도지사 또는 시장·군수·구청장은 조사·진찰·격리·치료를 하는 감염병관리기관을 지정하는 경우에는 감염병관리시설에 대한 평가 결과를 고려하여야 한다.
라. 질병관리청장, 시·도지사 또는 시장·군수·구청장은 조사·진찰이나 검사를 거부하는 "조사거부자"에 대해서는 조사거부자를 자가 또는 감염병관리시설에 격리할 수 있으며, 조사·진찰 결과 감염병환자등으로 인정될 때에는 감염병관리시설에서 치료받게 하거나 입원시켜야 한다.

① 가, 나, 다　　② 가, 다
③ 나, 라　　④ 가, 나, 다, 라

해설 **(감염병예방법 제42조 제4항)** 질병관리청장, 시·도지사 또는 시장·군수·구청장은 제1항·제2항에 따른 조사·진찰이나 검사를 거부하는 "조사거부자"에 대해서는 해당 공무원으로 하여금 감염병관리기관에 동행하여 필요한 조사나 진찰을 받게 하여야 한다. 〈개정 2020.8.11.〉
(감염병예방법 제42조 제7항) 질병관리청장, 시·도지사 또는 시장·군수·구청장은 조사거부자를 자가 또는 감염병관리시설에 격리할 수 있으며, 제4항에 따른 조사·진찰 결과 감염병환자등으로 인정될 때에는 감염병관리시설에서 치료받게 하거나 입원시켜야 한다. 〈개정 2020.8.11.〉
(감염병예방법 제42조 제8항) 질병관리청장, 시·도지사 또는 시장·군수·구청장은 감염병의심자 또는 조사거부자가 감염병환자등이 아닌 것으로 인정되면 격리 조치를 즉시 해제하여야 한다. 〈개정 2020.8.11.〉
(감염병예방법 제42조 제10항) 제8항에도 불구하고 정당한 사유 없이 격리 조치가 해제되지 아니하는 경우 감염병의심자 및 조사거부자는 구제청구를 할 수 있으며, 그 절차 및 방법 등에 대해서는 「인신보호법」을 준용한다. 이 경우 "감염병의심자 및 조사거부자"는 "피수용자"로, 격리 조치를 명한 "질병관리청장, 시·도지사 또는 시장·군수·구청장"은 "수용자"로 본다(다만, 「인신보호법」 제6조 제1항 제3호는 적용을 제외한다). 〈개정 2020.8.11.〉
(감염병예방법 시행령 제23조의4 제1항) 감염병환자등에 대한 조사·진찰을 하거나 격리·치료 등을 하는 감염병관리기관으로 지정받을 수 있는 기관은 법 제36조 제1항 및 제2항에 따라 지정받은 "감염병관리기관"으로서 감염병환자등을 위한 1인 병실(전실 및 음압시설을 갖춘 병실)을 설치한 감염병관리기관으로 한다. 〈개정 2020.6.2.〉
(감염병예방법 시행령 제23조의4 제2항) 질병관리청장, 시·도지사 또는 시장·군수·구청장은 조사·진찰·격리·치료를 하는 감염병관리기관을 지정하는 경우에는 감염병관리시설에 대한 평가 결과를 고려하여야 한다. 〈개정 2020.9.11.〉

Answer 180 ④

181 「감염병의 예방 및 관리에 관한 법률」상 시장·군수·구청장이 할 수 있는 감염병 전파 차단조치가 아닌 것은? 2016 광주 기출유사

① 감염병 유행에 대한 방역조치
② 건강진단 및 예방접종 등의 조치
③ 생물테러감염병 등에 대비한 의료·방역 물품의 비축
④ 입원, 격리 등 감염병에 관한 강제처분

해설 **(감염병예방법 제40조 제1항 : 생물테러감염병 등에 대비한 의료·방역 물품의 비축)** 질병관리청장은 생물테러감염병 및 그 밖의 감염병의 대유행이 우려되면 위원회의 심의를 거쳐 예방·치료 의료·방역 물품의 품목을 정하여 미리 비축하거나 장기 구매를 위한 계약을 미리 할 수 있다. 〈개정 2020.12.15.〉

① **(감염병예방법 제47조 : 감염병 유행에 대한 방역 조치)** 질병관리청장, 시·도지사 또는 시장·군수·구청장은 감염병이 유행하면 감염병 전파를 막기 위하여 다음 각 호에 해당하는 모든 조치를 하거나 그에 필요한 일부 조치를 하여야 한다. 〈개정 2020.8.11.〉
② **(감염병예방법 제46조 : 건강진단 및 예방접종 등의 조치)** 질병관리청장, 시·도지사 또는 시장·군수·구청장은 보건복지부령으로 정하는 바에 따라 다음 각 호의 어느 하나에 해당하는 사람에게 건강진단을 받거나 감염병 예방에 필요한 예방접종을 받게 하는 등의 조치를 할 수 있다. 〈개정 2020.8.11.〉
④ **(감염병예방법 제43조 제1항 : 감염병환자등의 입원 통지)** 질병관리청장, 시·도지사 또는 시장·군수·구청장은 감염병환자등이 제41조에 따른 입원치료가 필요한 경우에는 그 사실을 입원치료 대상자와 그 보호자에게 통지하여야 한다. 〈개정 2020.8.11.〉
(감염병예방법 제43조의2 제1항 : 격리자에 대한 격리 통지) 질병관리청장, 시·도지사 또는 시장·군수·구청장은 제42조 제2항·제3항 및 제7항, 제47조 제3호 또는 제49조 제1항 제14호에 따른 입원 또는 격리 조치를 할 때에는 그 사실을 입원 또는 격리 대상자와 그 보호자에게 통지하여야 한다. 〈개정 2020.8.11.〉

182 「감염병의 예방 및 관리에 관한 법률」상 일시적으로 업무 종사의 제한을 받는 감염병환자등에 대한 제한기간으로 가장 옳은 것은? 2016 전남 기출유사

① 감염력이 소멸될 때까지
② 증상이 소멸될 때까지
③ 최대잠복기까지
④ 최소잠복기까지

해설 **(감염병예방법 시행규칙 제33조 제1항)** 법 제45조 제1항에 따라 일시적으로 업무 종사의 제한을 받는 감염병환자등은 다음 각 호의 감염병에 해당하는 감염병환자등으로 하고, 그 제한 기간은 감염력이 소멸되는 날까지로 한다.

1. 콜레라
2. 장티푸스
3. 파라티푸스
4. 세균성이질
5. 장출혈성대장균감염증
6. A형간염

(감염병예방법 제45조 제1항 : 업무 종사의 일시 제한) 감염병환자등은 보건복지부령으로 정하는 바에 따라 업무의 성질상 일반인과 접촉하는 일이 많은 직업에 종사할 수 없고, 누구든지 감염병환자등을 그러한 직업에 고용할 수 없다.

Answer 181 ③ 182 ①

183 「감염병의 예방 및 관리에 관한 법령」상 식품접객업에 종사하는 감염병환자가 일시적으로 업무 종사의 제한을 받는 감염병에 해당하지 않는 것은? 2022 대전·서울 기출유사

① 결핵　② 세균성이질
③ A형간염　④ 장티푸스

해설 182번 문제 해설 참조

184 「감염병의 예방 및 관리에 관한 법률」상 질병관리청장, 시·도지사 또는 시장·군수·구청장은 보건복지부령으로 정하는 바에 따라 건강진단을 받거나 감염병 예방에 필요한 예방접종을 받게 하는 등의 조치를 할 수 있다. 아래 사람들 중 이에 해당하는 사람을 모두 고른 것은?

가. 감염병 발생지역에 거주하는 사람으로서 감염병에 감염되었을 것으로 의심되는 사람
나. 감염병 발생지역에 출입하는 사람으로서 감염병에 감염되었을 것으로 의심되는 사람
다. 감염병환자등과 접촉하여 감염병에 감염되었을 것으로 의심되는 사람
라. 감염병환자등의 가족 또는 그 동거인

① 가, 나, 다　② 가, 다
③ 나, 라　④ 가, 나, 다, 라

해설 **(감염병예방법 제46조)** 질병관리청장, 시·도지사 또는 시장·군수·구청장은 보건복지부령으로 정하는 바에 따라 다음 각 호에 해당하는 사람에게 건강진단을 받거나 감염병 예방에 필요한 예방접종을 받게 하는 등의 조치를 할 수 있다. 〈개정 2020.8.11.〉

1. 감염병환자등의 가족 또는 그 동거인
2. 감염병 발생지역에 거주하는 사람 또는 그 지역에 출입하는 사람으로서 감염병에 감염되었을 것으로 의심되는 사람
3. 감염병환자등과 접촉하여 감염병에 감염되었을 것으로 의심되는 사람

185 「감염병의 예방 및 관리에 관한 법률」상 감염병 유행에 대한 방역 조치로 가장 옳지 않은 것은?

2017 충북, 2020 서울, 2021 광주, 2024 경북 기출유사

① 감염병환자등이 있는 장소나 감염병병원체에 오염되었다고 인정되는 장소에 대한 일시적인 폐쇄, 일반 공중의 출입금지 조치
② 감염병환자등이 있는 의료기관에 대한 업무 범위 제한 조치
③ 감염병의심자를 적당한 장소에 일정한 기간 입원 또는 격리시키는 조치
④ 감염병병원체에 오염되었거나 오염되었다고 의심되는 물건의 세척을 금지하거나 태우거나 폐기처분하는 조치

해설 **(감염병예방법 제47조 : 감염병 유행에 대한 방역 조치)** 질병관리청장, 시·도지사 또는 시장·군수·구청장은 감염병이 유행하면 감염병 전파를 막기 위하여 다음 각 호에 해당하는 모든 조치를 하거나 그에 필요한 일부 조치를 하여야 한다. 〈개정 2020.8.11.〉

Answer　183 ①　184 ④　185 ②

1. 감염병환자등이 있는 장소나 감염병병원체에 오염되었다고 인정되는 장소에 대한 다음 각 목의 조치
   가. 일시적 폐쇄
   나. 일반 공중의 출입금지
   다. 해당 장소 내 이동제한
   라. 그 밖에 통행차단을 위하여 필요한 조치
2. 의료기관에 대한 업무 정지
3. 감염병의심자를 적당한 장소에 일정한 기간 입원 또는 격리시키는 것
4. 감염병병원체에 오염되었거나 오염되었다고 의심되는 물건을 사용·접수·이동하거나 버리는 행위 또는 해당 물건의 세척을 금지하거나 태우거나 폐기처분하는 것
5. 감염병병원체에 오염된 장소에 대한 소독이나 그 밖에 필요한 조치를 명하는 것
6. 일정한 장소에서 세탁하는 것을 막거나 오물을 일정한 장소에서 처리하도록 명하는 것

186 「감염병의 예방 및 관리에 관한 법률」상 감염병 유행 시 질병관리청장, 시·도지사 또는 군수·구청장이 시행할 수 있는 방역 조치로 옳지 않은 것은? 2025 전북 기출유사

① 감염병 병원체에 오염된 물건의 세척을 금지하거나 태우거나 폐기 처분하도록 명령한다.
② 감염병 의심자를 적당한 장소에 격리시키는 조치를 한다.
③ 감염병 전파의 매개가 되는 물건의 소지·이동을 제한·금지한다.
④ 감염병환자 등이 있는 장소를 일시적으로 폐쇄한다.

해설 (감염병예방법 제47조 : 감염병 유행에 대한 방역 조치) 185번 문제 해설 참조

187 「감염병의 예방 및 관리에 관한 법률」상 아래와 같은 장소에서 소독이 필요한 감염병에 해당하지 않는 것은?

> 가. 분뇨, 토사물 및 이의 처치에 사용한 기구·천·종이 등
> 나. 우물, 주방, 주방기구, 물통 등
> 다. 화장실, 수세변기구, 쓰레기통, 하수구 등 불결한 장소

① 디프테리아
② 콜레라
③ 파라티푸스
④ A형간염

해설 (감염병예방법 시행규칙 제35조 [별표 5] : 소독의 기준)

1. 콜레라, 장티푸스, 파라티푸스, 세균성이질, 장출혈성대장균, A형간염의 경우
   가. 분뇨, 토사물 및 이의 처치에 사용한 기구·천·종이 등
   나. 시체
   다. 감염병환자 또는 시체에 사용한 의류, 침구, 운반기구 등
   라. 간호인 또는 감염병환자와 접촉한 사람 및 이들이 사용한 의류, 침구 등
   마. 감염병환자의 음식물찌꺼기, 감염병환자가 사용한 식기, 기구, 서적 등
   바. 병실의 바닥 등
   사. 우물, 주방, 주방기구, 물통 등
   아. 화장실, 수세변기구, 쓰레기통, 하수구 등 불결한 장소
   자. 옥내 및 옥외에 대한 청소
   차. 고인 물이나 습기가 찬 장소에 대한 매몰 또는 배수
   카. 실내의 충분한 채광 및 환기

Answer 186 ③ 187 ①

2. 성홍열, 디프테리아, 수막구균성수막염의 경우
   가. 콧물, 가래침, 고름, 부스럼딱지 및 이의 처치에 사용한 기구, 천, 종이 등
   나. 시체
   다. 감염병환자 또는 시체에 사용한 의류, 침구, 운반기구 등
   라. 간호인 또는 감염병환자와 접촉한 사람 및 이들이 사용한 의류, 침구 등
   마. 감염병환자의 음식물찌꺼기, 감염병환자가 사용한 식기, 기구, 서적 등
   바. 병실의 바닥, 기구, 벽 등
   사. 옥내 및 옥외에 대한 청소
   아. 고인 물이나 습기가 찬 장소에 대한 매몰 또는 배수
   자. 실내의 충분한 채광 및 환기
3. 발진티푸스의 경우
   가. 콧물, 가래침 및 이의 처치에 사용한 기구·천·종이 등
   나. 시체
   다. 감염병환자 또는 시체에 사용한 의류, 침구, 운반기구 등
   라. 간호인 또는 감염병환자와 접촉한 사람 및 이들이 사용한 의류, 침구 등
   마. 병실의 바닥 등
   바. 이가 서식하기 쉬운 물건
   사. 옥내 및 옥외에 대한 청소
   아. 고인 물이나 습기가 찬 장소에 대한 매몰 또는 배수
   자. 실내의 충분한 채광 및 환기
4. 페스트의 경우
   가. 혈액, 콧물, 가래침, 고름 및 이의 처치에 사용한 기구·천·종이 등
   나. 시체
   다. 감염병환자 또는 시체에 사용한 의류, 침구, 운반기구 등
   라. 간호인 또는 감염병환자와 접촉한 사람 및 이들이 사용한 의류, 침구 등
   마. 감염병환자가 사용한 식기, 기구, 서적 등
   바. 병실의 바닥, 기구, 벽 등
   사. 쥐가 서식하거나 지나다니는 장소
   아. 이가 서식하기 쉬운 물건 또는 장소
   자. 옥내 및 옥외에 대한 청소
   차. 고인 물이나 습기가 찬 장소에 대한 매몰 또는 배수
   카. 실내의 충분한 채광 및 환기
5. 일본뇌염, 말라리아의 경우
   가. 하수구, 고인 물, 잡초, 농수로 등
   나. 모기가 발생하고 서식하기 쉬운 장소
   다. 옥내 및 옥외에 대한 청소
   라. 고인 물이나 습기가 찬 장소에 대한 매몰 또는 배수
   마. 실내의 충분한 채광 및 환기

4

188 **「감염병의 예방 및 관리에 관한 법률」상 시·도지사 또는 시장·군수·구청장이 감염병 예방조치를 시행할 때 주민에게 미리 알리지 않고 조치할 수 있는 것은?** 2015 서울, 2020 전남 기출유사

① 감염병 매개의 중간숙주가 되는 동물류의 포획 또는 생식을 금지하는 것
② 감염병전파의 매개가 되는 물건의 소지·이동을 금지하는 것
③ 감염병전파의 위험성이 있는 음식물의 판매·수령을 금지하는 것
④ 관할지역에 대한 교통의 일부를 차단하는 것

Answer 188 ③

해설 **(감염병예방법 제49조 제2항)** 시·도지사 또는 시장·군수·구청장은 제1항 제8호 및 제10호에 따라 식수를 사용하지 못하게 하려면 그 사용금지기간 동안 별도로 식수를 공급하여야 하며, 제1항 제1호·제2호·제6호·제8호·제10호 및 제11호에 따른 조치를 하려면 그 사실을 주민에게 미리 알려야 한다.

(감염병예방법 제49조 제1항) 질병관리청장, 시·도지사 또는 시장·군수·구청장은 감염병을 예방하기 위하여 다음 각 호에 해당하는 모든 조치를 하거나 그에 필요한 일부 조치를 하여야 하며, 보건복지부장관은 감염병을 예방하기 위하여 제2호, 제2호의2부터 제2호의4까지, 제12호 및 제12호의2에 해당하는 조치를 할 수 있다. 〈개정 2021.3.9.〉

1. 관할 지역에 대한 교통의 전부 또는 일부를 차단하는 것
2. 흥행, 집회, 제례 또는 그 밖의 여러 사람의 집합을 제한하거나 금지하는 것

2의2. 감염병 전파의 위험성이 있는 장소 또는 시설의 관리자·운영자 및 이용자 등에 대하여 출입자 명단 작성, 마스크 착용 등 방역지침의 준수를 명하는 것

2의3. 버스·열차·선박·항공기 등 감염병 전파가 우려되는 운송수단의 이용자에 대하여 마스크 착용 등 방역지침의 준수를 명하는 것

2의4. 감염병 전파가 우려되어 지역 및 기간을 정하여 마스크 착용 등 방역지침 준수를 명하는 것

3. 건강진단, 시체 검안 또는 해부를 실시하는 것
4. 감염병 전파의 위험성이 있는 음식물의 판매·수령을 금지하거나 그 음식물의 폐기나 그 밖에 필요한 처분을 명하는 것
5. 인수공통감염병 예방을 위하여 살처분에 참여한 사람 또는 인수공통감염병에 드러난 사람 등에 대한 예방조치를 명하는 것
6. 감염병 전파의 매개가 되는 물건의 소지·이동을 제한·금지하거나 그 물건에 대하여 폐기, 소각 또는 그 밖에 필요한 처분을 명하는 것
7. 선박·항공기·열차 등 운송 수단, 사업장 또는 그 밖에 여러 사람이 모이는 장소에 의사를 배치하거나 감염병 예방에 필요한 시설의 설치를 명하는 것
8. 공중위생에 관계있는 시설 또는 장소에 대한 소독이나 그 밖에 필요한 조치를 명하거나 상수도·하수도·우물·쓰레기장·화장실의 신설·개조·변경·폐지 또는 사용을 금지하는 것
9. 쥐, 위생해충 또는 그 밖의 감염병 매개동물의 구제 또는 구제시설의 설치를 명하는 것
10. 일정한 장소에서의 어로·수영 또는 일정한 우물의 사용을 제한하거나 금지하는 것
11. 감염병 매개의 중간 숙주가 되는 동물류의 포획 또는 생식을 금지하는 것
12. 감염병 유행기간 중 의료인·의료업자 및 그 밖에 필요한 의료관계요원을 동원하는 것

12의2. 감염병 유행기간 중 의료기관 병상, 연수원·숙박시설 등 시설을 동원하는 것

13. 감염병병원체에 오염되었거나 오염되었을 것으로 의심되는 시설 또는 장소에 대한 소독이나 그 밖에 필요한 조치를 명하는 것
14. 감염병의심자를 적당한 장소에 일정한 기간 입원 또는 격리시키는 것

189 「감염병의 예방 및 관리에 관한 법률」상 보건복지부장관이 감염병을 예방하기 위해 할 수 있는 조치로 가장 옳은 것은? 2021 서울 기출유사

① 건강진단, 시체 검안 또는 해부를 실시하는 것

② 감염병 유행기간 중 의료기관 병상, 연수원·숙박시설 등 시설을 동원하는 것

③ 감염병 매개의 중간 숙주가 되는 동물류의 생식을 금지하는 것

④ 감염병 전파의 매개가 되는 물건의 소지·이동을 제한·금지하는 것

해설 **(감염병예방법 제49조 제1항 : 감염병의 예방 조치)** 질병관리청장, 시·도지사 또는 시장·군수·구청장은 감염병을 예방하기 위하여 다음 각 호에 해당하는 모든 조치를 하거나 그에 필요한 일부 조치를 하여야 하며, 보건복지부장관은 감염병을 예방하기 위하여 제2호, 제2호의2부터 제2호의4까지, 제12호 및 제12호의2에 해당하는 조치를 할 수 있다. 〈개정 2021.3.9.〉

Answer 189 ②

2. 흥행, 집회, 제례 또는 그 밖의 여러 사람의 집합을 제한하거나 금지하는 것
2의2. 감염병 전파의 위험성이 있는 장소 또는 시설의 관리자·운영자 및 이용자 등에 대하여 출입자 명단 작성, 마스크 착용 등 방역지침의 준수를 명하는 것
2의3. 버스·열차·선박·항공기 등 감염병 전파가 우려되는 운송수단의 이용자에 대하여 마스크 착용 등 방역지침의 준수를 명하는 것
2의4. 감염병 전파가 우려되어 지역 및 기간을 정하여 마스크 착용 등 방역지침 준수를 명하는 것
12. 감염병 유행기간 중 의료인·의료업자 및 그 밖에 필요한 의료관계요원을 동원하는 것
12의2. 감염병 유행기간 중 의료기관 병상, 연수원·숙박시설 등 시설을 동원하는 것

190 **「감염병의 예방 및 관리에 관한 법률」상 보건복지부장관이 감염병을 예방하기 위하여 행하는 조치로 올바른 것은?** 2021 충북, 2023 경북 기출유사

① 감염병 매개의 중간숙주가 되는 동물류의 포획 또는 생식을 금지하는 것
② 감염병의심자를 적당한 장소에 일정한 기간 동안 입원 또는 격리시키는 것
③ 감염병 전파가 우려되어 지역 및 기간을 정해 마스크 착용 등 방역지침 준수를 명하는 것
④ 관할지역에 대한 교통의 전부 또는 일부를 차단하는 것

해설 **(감염병예방법 제49조 제1항 : 감염병의 예방 조치)** : 189번 문제 해설 참조

4

191 **아래 내용은 「감염병의 예방 및 관리에 관한 법률」상 감염병을 예방하기 위한 조치사항을 설명한 내용이다. 다음 중 올바르게 설명한 것을 모두 고른 것은?**

가. 시·도지사 또는 시장·군수·구청장은 감염병 전파의 위험성이 있는 장소 또는 시설의 관리자·운영자 및 이용자 등에 대하여 출입자 명단 작성, 마스크 착용 등 방역지침의 준수를 명했으나, 시·도지사 또는 시장·군수·구청장은 조치를 따르지 아니한 관리자·운영자에게 해당 장소나 시설의 폐쇄를 명하거나 3개월 이내의 기간을 정하여 운영의 중단을 명할 수 있다.
나. 시·도지사 또는 시장·군수·구청장은 운영중단 명령을 받은 자가 그 운영중단기간 중에 운영을 계속한 경우에는 해당 장소나 시설의 폐쇄를 명하여야 한다.
다. 시·도지사 또는 시장·군수·구청장은 폐쇄 명령에도 불구하고 관리자·운영자가 그 운영을 계속하는 경우에는 관계 공무원에게 해당 장소나 시설을 폐쇄하기 위한 해당 장소나 시설의 간판이나 그 밖의 표지판의 제거조치를 하게 할 수 있다.
라. 시·도지사 또는 시장·군수·구청장은 폐쇄 명령에도 불구하고 관리자·운영자가 그 운영을 계속하는 경우에는 관계 공무원에게 해당 장소나 시설을 폐쇄하기 위한 해당 장소나 시설이 폐쇄된 장소나 시설임을 알리는 게시물 등의 부착 조치를 하게 할 수 있다.

① 가, 나, 다　　② 가, 다
③ 나, 라　　④ 가, 나, 다, 라

해설 **(감염병예방법 제49조 제3항)** 시·도지사 또는 시장·군수·구청장은 제1항 제2호의2의 조치를 따르지 아니한 관리자·운영자에게 해당 장소나 시설의 폐쇄를 명하거나 3개월 이내의 기간을 정하여 운영의 중단을 명할 수 있다. 다만, 운영중단 명령을 받은 자가 그 운영중단기간 중에 운영을 계속한 경우에는 해당 장소나 시설의 폐쇄를 명해야 한다. 〈개정 2021.3.9.〉

Answer 190 ③ 191 ④

(감염병예방법 제49조 제5항) 시·도지사 또는 시장·군수·구청장은 제3항에 따른 폐쇄 명령에도 불구하고 관리자·운영자가 그 운영을 계속하는 경우에는 관계 공무원에게 해당 장소나 시설을 폐쇄하기 위한 다음 각 호의 조치를 하게 할 수 있다. 〈개정 2021.3.9.〉

1. 해당 장소나 시설의 간판이나 그 밖의 표지판의 제거
2. 해당 장소나 시설이 제3항에 따라 폐쇄된 장소나 시설임을 알리는 게시물 등의 부착

192 「감염병의 예방 및 관리에 관한 법률」상 보건복지부장관은 감염병을 예방하기 위하여 감염병 전파의 위험성이 있는 장소 또는 시설의 관리자·운영자 및 이용자 등에 대하여 출입자 명단 작성, 마스크 착용 등 방역지침의 준수를 명하는 조치를 할 수 있다. 시·도지사 또는 시장·군수·구청장은 이러한 조치를 따르지 아니한 관리자·운영자에게 해당 장소나 시설의 폐쇄를 명하거나 3개월 이내의 기간을 정하여 운영의 중단을 명할 수 있으며, 운영중단 명령을 받은 자가 그 운영중단기간 중에 운영을 계속한 경우에는 해당 장소나 시설의 폐쇄를 명하여야 한다. 다음 중 이에 따른 행정처분의 세부기준으로 올바르지 못한 것은?

① 마스크 착용 등의 방역지침을 따르지 않은 경우 1차 위반 시 경고
② 소독, 환기 등 시설관리 방역지침을 따르지 않은 경우 2차 위반 시 운영중단 10일
③ 출입자 명단 작성 등의 방역지침을 따르지 않은 경우 3차 위반 시 운영중단 1개월
④ 출입자 명단 작성 등의 방역지침을 따르지 않은 경우 5차 이상 위반 시 폐쇄명령

해설 (감염병예방법 시행규칙 제42조 제1항 : 행정처분의 기준) 법 제49조 제3항에 따른 행정처분의 세부 기준은 별표 10과 같다.

[별표 10] 행정처분의 기준 〈개정 2022.2.9.〉

2. 개별기준

위반사항	근거 법조문	행정처분 기준				
		1차 위반	2차 위반	3차 위반	4차 이상 위반	5차 이상 위반
법 제49조 제1항 제2호의2의 조치를 따르지 않은 경우	법 제49조 제3항					
가. 출입자 명단 작성, 마스크 착용, 예방접종증명 확인 등의 방역지침을 따르지 않은 경우		경고	운영중단 10일	운영중단 20일	운영중단 3개월	폐쇄명령
나. 소독, 환기 등 시설 관리에 관한 방역지침을 따르지 않은 경우		경고	운영중단 10일	운영중단 20일	운영중단 3개월	폐쇄명령

(감염병예방법 제49조 제1항) 질병관리청장, 시·도지사 또는 시장·군수·구청장은 감염병을 예방하기 위하여 다음 각 호에 해당하는 모든 조치를 하거나 그에 필요한 일부 조치를 하여야 하며, 보건복지부장관은 감염병을 예방하기 위하여 제2호, 제2호의2부터 제2호의4까지, 제12호 및 제12호의2에 해당하는 조치를 할 수 있다. 〈개정 2021.3.9.〉

1. 관할 지역에 대한 교통의 전부 또는 일부를 차단하는 것
2. 흥행, 집회, 제례 또는 그 밖의 여러 사람의 집합을 제한하거나 금지하는 것

2의2. 감염병 전파의 위험성이 있는 장소 또는 시설의 관리자·운영자 및 이용자 등에 대하여 출입자 명단 작성, 마스크 착용 등 방역지침의 준수를 명하는 것

(감염병예방법 제49조 제3항) 시·도지사 또는 시장·군수·구청장은 제1항 제2호의2의 조치를 따르지 아니한 관리자·운영자에게 해당 장소나 시설의 폐쇄를 명하거나 3개월 이내의 기간을 정하여 운영의 중단을 명할 수 있다. 다만, 운영중단 명령을 받은 자가 그 운영중단기간 중에 운영을 계속한 경우에는 해당 장소나 시설의 폐쇄를 명하여야 한다. 〈개정 2021.3.9.〉

Answer 192 ③

193 아래 내용은 「감염병의 예방 및 관리에 관한 법률」상 감염취약계층의 보호조치를 설명한 내용이다. 다음 중 올바르게 설명한 것을 모두 고른 것은?

가. 사회복지시설 이용자로서 감염취약계층은 "만 12세 이하 어린이 및 만 65세 이상 노인과 임산부 및 기저질환자"이다.
나. 질병관리청장, 시·도지사 또는 시장·군수·구청장은 주의 이상의 위기경보가 발령된 경우 의료·방역 물품 등을 관할 보건소를 통해 사회복지시설의 장에게 지급할 수 있다.
다. 의료·방역 물품 지급 등 필요한 조치를 취할 수 있는 감염병은 중증급성호흡기증후군(SARS), 중동호흡기증후군(MERS) 등 질병관리청장이 정하여 고시하는 호흡기감염병으로 한다.
라. 질병관리청장, 시·도지사 또는 시장·군수·구청장은 호흡기와 관련된 감염병으로부터 저소득층과 사회복지시설을 이용하는 어린이, 노인, 장애인 및 기타 보건복지부령으로 정하는 대상 등(이하 "감염취약계층")을 보호하기 위하여 「재난 및 안전관리 기본법」에 따른 주의 이상의 위기경보가 발령된 경우 감염취약계층에게 의료·방역 물품 지급 등 필요한 조치를 취할 수 있다.

① 가, 나, 다　　② 가, 다
③ 나, 라　　④ 가, 나, 다, 라

4

해설 나. **(감염병예방법 시행규칙 제35조의2 제3항)** 보건복지부장관, 시·도지사 또는 시장·군수·구청장은 법 제49조의2 제1항에 따라 의료·방역 물품 등을 관할 보건소를 통해 사회복지시설의 장에게 지급할 수 있다. 〈개정 2021.5.24.〉

라. **(감염병예방법 제49조의2 제1항)** 보건복지부장관, 시·도지사 또는 시장·군수·구청장은 호흡기와 관련된 감염병으로부터 저소득층과 사회복지시설을 이용하는 어린이, 노인, 장애인 및 기타 보건복지부령으로 정하는 대상 등(이하 "감염취약계층")을 보호하기 위하여 「재난 및 안전관리 기본법」 제38조 제2항에 따른 주의 이상의 위기경보가 발령된 경우 감염취약계층에게 의료·방역 물품(「약사법」에 따른 의약외품으로 한정) 지급 등 필요한 조치를 취할 수 있다. 〈개정 2020.12.15.〉

(감염병예방법 시행규칙 제35조의2 제1항) 법 제49조의2 제1항에 따라 의료·방역 물품 지급 등 필요한 조치를 취할 수 있는 감염병은 중증급성호흡기증후군(SARS), 중동호흡기증후군(MERS) 등 질병관리청장이 정하여 고시하는 호흡기감염병으로 한다. 〈개정 2021.5.24.〉

(감염병예방법 시행규칙 제35조의2 제2항) 법 제49조의2 제1항에 따른 감염취약계층은 다음 각 호와 같다. 〈개정 2021.5.24.〉

1. 「국민기초생활 보장법」 제2조 제2호에 따른 수급자
2. 「국민기초생활 보장법」 제2조 제10호에 따른 차상위계층으로서 다음 각 목의 어느 하나에 해당하는 사람
   가. 「국민기초생활 보장법」 제7조 제1항 제7호에 따른 자활급여의 수급자
   나. 「국민건강보험법 시행령」 별표2 제3호 라목에 따라 요양급여비용 중 본인부담액을 경감받는 사람
   다. 「장애인복지법」 제49조 제1항에 따른 장애수당 또는 같은 법 제50조 제1항에 따른 장애아동수당을 지급받는 사람
   라. 「장애인연금법」 제2조 제4호에 따른 수급자
3. 「의료급여법」 제2조 제1호에 따른 수급권자
4. 사회복지시설 이용자로서 다음 각 목의 어느 하나에 해당하는 사람
   가. 만 12세 이하의 어린이 및 만 65세 이상의 노인
   나. 임산부 및 기저질환자
   다. 「장애인복지법」 제2조 제1항에 따른 장애인

Answer 193 ②

194 「감염병의 예방 및 관리에 관한 법률」상 보건복지부장관, 시·도지사 또는 시장·군수·구청장은 호흡기와 관련된 감염병으로부터 "감염취약계층"을 보호하기 위하여 「재난 및 안전관리 기본법」에 따른 주의 이상의 위기경보가 발령된 경우 감염취약계층에게 의료·방역 물품 지급 등 필요한 조치를 취할 수 있다. 다음 중 감염취약계층에 해당하는 사람을 모두 고른 것은?

> 가. 「국민기초생활 보장법」에 따른 수급자
> 나. 사회복지시설 이용자로서 임산부 및 기저질환자
> 다. 소득인정액이 기준 중위소득의 100분의 50 이하인 「국민기초생활 보장법」에 따른 차상위계층으로서 자활급여 수급자
> 라. 의료급여 수급권자

① 가, 나, 다
② 가, 다
③ 나, 라
④ 가, 나, 다, 라

해설 **(감염병예방법 시행규칙 제35조의2 제2항)** 법 제49조의2 제1항에 따른 감염취약계층은 다음 각 호와 같다. 〈개정 2021.5.24.〉

1. 「국민기초생활 보장법」 제2조 제2호에 따른 수급자
2. 「국민기초생활 보장법」 제2조 제10호에 따른 차상위계층으로서 다음 각 목의 어느 하나에 해당하는 사람
   가. 「국민기초생활 보장법」 제7조 제1항 제7호에 따른 자활급여의 수급자
   나. 「국민건강보험법 시행령」 별표 2 제3호 라목에 따라 요양급여비용 중 본인부담액을 경감받는 사람
   다. 「장애인복지법」 제49조 제1항에 따른 장애수당 또는 같은 법 제50조 제1항에 따른 장애아동수당을 지급받는 사람
   라. 「장애인연금법」 제2조 제4호에 따른 수급자
3. 「의료급여법」 제2조 제1호에 따른 수급권자
4. 사회복지시설 이용자로서 다음 각 목의 어느 하나에 해당하는 사람
   가. 만 12세 이하의 어린이 및 만 65세 이상의 노인
   나. 임산부 및 기저질환자
   다. 「장애인복지법」 제2조 제1항에 따른 장애인

(국민기초생활보장법 제2조 제10호) "차상위계층"이란 수급권자(제14조의2에 따라 수급권자로 보는 사람은 제외한다)에 해당하지 아니하는 계층으로서 소득인정액이 대통령령으로 정하는 기준 이하인 계층을 말한다.
(국민기초생활보장법 시행령 제3조 : 차상위계층) 법 제2조 제10호에서 "소득인정액이 대통령령으로 정하는 기준 이하인 계층"이란 소득인정액이 기준 중위소득의 100분의 50 이하인 사람을 말한다.

195 「감염병의 예방 및 관리에 관한 법률」상 감염병과 관련하여 「재난 및 안전관리 기본법」에 따른 심각단계 이상의 위기경보가 발령된 때에는 환자, 의료인 및 의료기관 등을 감염의 위험에서 보호하기 위하여 필요하다고 인정하는 경우 보건복지부장관이 정하는 범위에서 유선·무선·화상통신, 컴퓨터 등 정보통신기술을 활용하여 의료기관 외부에 있는 환자에게 건강 또는 질병의 지속적 관찰, 진단, 상담 및 처방을 할 수 있다. 다음 중 이와 같은 한시적 비대면 진료를 할 수 있는 의료인에 해당하는 사람을 모두 고른 것은?

> 가. 한의사　　나. 치과의사　　다. 의사　　라. 간호사

① 가, 나, 다
② 가, 다
③ 나, 라
④ 가, 나, 다, 라

Answer 194 ④ 195 ①

해설 **(감염병예방법 제49조의3 제1항 : 의료인, 환자 및 의료기관 보호를 위한 한시적 비대면 진료)** 의료업에 종사하는 의료인(「의료법」 제2조에 따른 의료인 중 의사·치과의사·한의사만 해당)은 감염병과 관련하여 「재난 및 안전관리 기본법」에 따른 심각 단계 이상의 위기경보가 발령된 때에는 환자, 의료인 및 의료기관 등을 감염의 위험에서 보호하기 위하여 필요하다고 인정하는 경우 「의료법」 제33조 제1항에도 불구하고 보건복지부장관이 정하는 범위에서 유선·무선·화상통신, 컴퓨터 등 정보통신기술을 활용하여 의료기관 외부에 있는 환자에게 건강 또는 질병의 지속적 관찰, 진단, 상담 및 처방을 할 수 있다.
[본조신설 2020.12.15.]

196 「감염병의 예방 및 관리에 관한 법률」상 ㉠~㉡에 들어갈 내용이 바르게 연결된 것은? 2025 전남 기출유사

> 의료업에 종사하는 의료인은 감염병과 관련하여 「재난 및 안전관리 기본법」 제38조 제2항에 따른 (㉠) 단계 이상의 위기경보가 발령된 때에는 환자, 의료인 및 의료기관 등을 감염의 위험에서 보호하기 위하여 필요하다고 인정하는 경우 「의료법」 제33조 제1항에도 불구하고 보건복지부장관이 정하는 병원에서 (㉡)을 활용하여 의료기관 외부에 있는 환자에게 건강 또는 질병의 지속적 관찰, 진단, 상담 및 처방을 할 수 있다.

	㉠	㉡
①	경계	원격의료기술
②	경계	정보통신기술
③	심각	원격의료기술
④	심각	정보통신기술

해설 **(감염병예방법 제49조의3 제1항 : 의료인, 환자 및 의료기관 보호를 위한 한시적 비대면 진료)** 195번 문제 해설 참조

197 「감염병의 예방 및 관리에 관한 법률」상 청소나 소독을 실시하거나 쥐, 위생해충 등의 구제조치를 실시하기 위하여 관할 보건소마다 편성·운영할 수 있는 것은? 2020 강원 기출유사

① 방역기동반
② 역학조사반
③ 예방 및 검역반
④ 예방반

해설 **(감염병예방법 시행규칙 제36조 제1항 : 방역기동반의 운영 및 소독의 기준 등)** 법 제51조 제1항에 따라 특별자치시장·특별자치도지사 또는 시장·군수·구청장은 청소나 소독을 실시하거나 쥐, 위생해충 등의 구제조치("소독")를 실시하기 위하여 관할 보건소마다 방역기동반을 편성·운영할 수 있다. 〈개정 2023.9.22.〉

198 「감염병의 예방 및 관리에 관한 법률」상 소독을 하여야 하는 시설의 관리·운영자는 반드시 소독업 신고를 한 소독업자에게 소독하게 하여야 하는데, 다음 중 예외가 인정되어 직접 소독이 허용되는 시설은?

① 「건축법 시행령」에 따른 기숙사
② 「고등교육법」에 따른 대학교
③ 「공동주택관리법」에 따른 공동주택
④ 「의료법」에 따른 종합병원·병원·요양병원·치과병원 및 한방병원

해설 **(감염병예방법 제51조 제4항)** 제3항에 따라 소독을 하여야 하는 시설의 관리·운영자는 제52조 제1항에 따라 소독업의 신고를 한 자에게 소독하게 하여야 한다. 다만, 「공동주택관리법」 제2조 제1항 제15호에 따른 주택관리업자가 제52조 제1항에 따른 소독장비를 갖추었을 때에는 그가 관리하는 공동주택은 직접 소독할 수 있다. 〈개정 2020.3.4.〉

Answer 196 ④ 197 ① 198 ③

199 「감염병의 예방 및 관리에 관한 법률」상 감염병 예방에 필요한 소독을 해야 하는 시설에 해당하지 않는 것은? 2012 경북, 2016 울산·경북·서울, 2020 대구, 2021 서울, 2022 대전 기출유사

① 100명을 수용하는 어린이집 및 유치원
② 200석의 공연장
③ 500세대의 공동주택
④ 연면적 300제곱미터 이상의 식품접객업소

해설 **(감염병예방법 시행령 제24조)** 법 제51조 제3항에 따라 감염병 예방에 필요한 소독을 해야 하는 시설은 다음 각 호와 같다. 〈개정 2022.11.29.〉

1. 「공중위생관리법」에 따른 숙박업소(객실 수 20실 이상인 경우만 해당), 「관광진흥법」에 따른 관광숙박업소
2. 「식품위생법 시행령」 제21조 제8호(마목은 제외)에 따른 식품접객업소 중 연면적 300제곱미터 이상의 업소
3. 「여객자동차 운수사업법」에 따른 시내버스·농어촌버스·마을버스·시외버스·전세버스·장의자동차, 「항공안전법」에 따른 항공기 및 「공항시설법」에 따른 공항시설, 「해운법」에 따른 여객선, 「항만법」에 따른 연면적 300제곱미터 이상의 대합실, 「철도사업법」 및 「도시철도법」에 따른 여객운송 철도차량과 역사 및 역 시설
4. 「유통산업발전법」에 따른 대형마트, 전문점, 백화점, 쇼핑센터, 복합쇼핑몰, 그 밖의 대규모 점포와 「전통시장 및 상점가 육성을 위한 특별법」에 따른 전통시장
5. 「의료법」 제3조 제2항 제3호에 따른 병원급 의료기관
6. 「식품위생법」 제2조 제12호에 따른 집단급식소(한 번에 100명 이상에게 계속적으로 식사를 공급하는 경우만 해당)

6의2. 「식품위생법 시행령」 제21조 제8호 마목에 따른 위탁급식영업을 하는 식품접객업소 중 연면적 300제곱미터 이상의 업소

7. 「건축법 시행령」 별표 1 제2호 라목에 따른 기숙사

7의2. 「소방시설 설치 및 관리에 관한 법률 시행령」 별표 2 제8호 가목에 따른 합숙소(50명 이상을 수용할 수 있는 경우만 해당)

8. 「공연법」에 따른 공연장(객석 수 300석 이상인 경우만 해당)
9. 「초·중등교육법」 제2조 및 「고등교육법」 제2조에 따른 학교
10. 「학원의 설립·운영 및 과외교습에 관한 법률」에 따른 연면적 1천제곱미터 이상의 학원
11. 연면적 2천제곱미터 이상의 사무실용 건축물 및 복합용도의 건축물
12. 「영유아보육법」에 따른 어린이집 및 「유아교육법」에 따른 유치원(50명 이상을 수용하는 어린이집 및 유치원만 해당)
13. 「공동주택관리법」에 따른 공동주택(300세대 이상인 경우만 해당)

200 「감염병의 예방 및 관리에 관한 법률」상 감염병 예방을 위한 소독에 대한 설명으로 옳지 않은 것은? 2025 전남 기출 유사

① 「공동주택관리법」에 따른 공동주택으로서 200세대 이상인 경우에는 감염병 예방에 필요한 소독을 하여야 한다.
② 공동주택, 숙박업소 등 여러 사람이 거주하거나 이용하는 시설 중 대통령령으로 정하는 시설을 관리·운영하는 자는 보건복지부령으로 정하는 바에 따라 감염병 예방에 필요한 소독을 하여야 한다.
③ 「공중위생관리법」에 따른 숙박업소로서 객실 수 20실 이상인 경우에는 감염병 예방에 필요한 소독을 하여야 한다.
④ 「전통시장 및 상점가 육성을 위한 특별법」에 따른 전통시장의 경우에는 감염병 예방에 필요한 소독을 하여야 한다.

Answer 199 ② 200 ①

해설 **(감염병예방법 시행령 제24조 : 소독을 해야 하는 시설)** 법 제51조 제3항에 따라 감염병 예방에 필요한 소독을 해야 하는 시설은 다음 각 호와 같다. 〈개정 2022.11.29.〉

1. 「공중위생관리법」에 따른 숙박업소(객실 수 20실 이상 인 경우만 해당한다), 「관광진흥법」에 따른 관광숙박업소
4. 「유통산업발전법」에 따른 대형마트, 전문점, 백화점, 쇼핑센터, 복합쇼핑몰, 그 밖의 대규모 점포와 「전통시장 및 상점가 육성을 위한 특별법」에 따른 전통시장
13. 「공동주택관리법」에 따른 공동주택(300세대 이상인 경우만 해당한다)

(감염병예방법 제51조 제3항 : 소독 의무) 공동주택, 숙박업소 등 여러 사람이 거주하거나 이용하는 시설 중 대통령령으 로 정하는 시설을 관리·운영하는 자는 보건복지부령으로 정하는 바에 따라 감염병 예방에 필요한 소독을 하여야 한다. 〈개정 2020.3.4.〉

201 「감염병의 예방 및 관리에 관한 법률」상 소독을 하여야 하는 시설 중 소독횟수 기준이 다른 곳은?

2023 서울 기출유사

① 「공연법」에 따른 객석 수 300석 이상의 공연장
② 「공중위생관리법」에 따른 객실 수 20실 이상의 숙박업소
③ 「유통산업발전법」에 따른 대형마트, 백화점, 쇼핑센터
④ 「철도사업법」 및 「도시철도법」에 따른 여객운송 철도차량과 역사 및 역 시설

4

해설 **(감염병예방법 시행규칙 [별표 7] : 소독횟수 기준(제36조 제4항 관련)** 〈개정 2021.5.24.〉

소독을 해야 하는 시설의 종류	소독횟수	
	4월부터 9월까지	10월부터 3월까지
1. 「공중위생관리법」에 따른 숙박업소(객실 수 20실 이상인 경우 만 해당), 「관광진흥법」에 따른 관광숙박업소 2. 「식품위생법 시행령」 제21조 제8호(마목은 제외한다)에 따른 식품접객업 업소 중 연면적 300제곱미터 이상의 업소 3. 「여객자동차 운수사업법」에 따른 시내버스·농어촌버스·마을버스·시외버스·전세버스·장의자동차, 「항공법」에 따른 항공기와 공항시설, 「해운법」에 따른 여객선, 「항만법」에 따른 연면적 300제곱미터 이상의 대합실, 「철도사업법」 및 「도시철도법」에 따른 여객운송 철도차량과 역사 및 역 시설 4. 「유통산업발전법」에 따른 대형마트, 전문점, 백화점, 쇼핑센터, 복합쇼핑몰, 그 밖의 대규모 점포와 「전통시장 및 상점가 육성을 위한 특별법」에 따른 전통시장 5. 「의료법」 제3조 제2항 제3호에 따른 병원급 의료기관	1회 이상/ 1개월	1회 이상/ 2개월
6. 「식품위생법」 제2조 제12호에 따른 집단급식소(한 번에 100명 이상에게 계속적으로 식사를 공급하는 경우만 해당한다) 6의2. 「식품위생법 시행령」 제21조 제8호 마목에 따른 위탁급식영업을 하는 식품접객업소 중 연면적 300제곱미터 이상의 업소 7. 「건축법 시행령」 별표 1 제2호 라목에 따른 기숙사 7의2. 「소방시설 설치·유지 및 안전관리에 관한 법률 시행령」 별표 2 제8호 가목에 따른 합숙소(50명 이상을 수용할 수 있는 경우만 해당) 8. 「공연법」에 따른 공연장(객석 수 300석 이상인 경우만 해당) 9. 「초·중등교육법」 제2조 및 「고등교육법」 제2조에 따른 학교 10. 「학원의 설립·운영 및 과외교습에 관한 법률」에 따른 연면적 1천제곱미터 이상의 학원 11. 연면적 2천제곱미터 이상의 사무실용 건축물 및 복합용도의 건축물 12. 「영유아보육법」에 따른 어린이집 및 「유아교육법」에 따른 유치원(50명 이상을 수용하는 어린이집 및 유치원만 해당)	1회 이상/ 2개월	1회 이상/ 3개월
13. 「주택법」에 따른 공동주택(300세대 이상인 경우만 해당)	1회 이상/ 3개월	1회 이상/ 6개월

Answer 201 ①

202 「감염병의 예방 및 관리에 관한 법률」상 소독을 업으로 하려는 자는 보건복지부령으로 정하는 시설·장비 및 인력을 갖추어 누구에게 신고하여야 하는가?

① 보건복지부장관
② 질병관리청장
③ 특별자치시장·특별자치도지사 또는 시장·군수·구청장
④ 행정안전부장관

해설 **(감염병예방법 제52조 제1항)** 소독을 업으로 하려는 자(제51조 제4항 단서에 따른 주택관리업자는 제외)는 보건복지부령으로 정하는 시설·장비 및 인력을 갖추어 특별자치시장·특별자치도지사 또는 시장·군수·구청장에게 신고하여야 한다. 신고한 사항을 변경하려는 경우에도 또한 같다. 〈개정 2023.6.13.〉

203 「감염병의 예방 및 관리에 관한 법률」상 소독업 신고가 취소된 것으로 간주되는 경우가 아닌 것은?

① 관할 세무서장에게 폐업 신고를 한 경우
② 관할 세무서장이 사업자등록을 말소한 경우
③ 휴·폐업 또는 재개업 신고를 하지 아니한 경우
④ 휴·폐업 신고 없이 소독업시설 등이 없어진 상태가 6개월 이상 계속된 경우

해설 **(감염병예방법 제52조 제3항)** 특별자치시장·특별자치도지사 또는 시장·군수·구청장은 제1항에 따라 소독업의 신고를 한 자("소독업자")가 다음 각 호의 어느 하나에 해당하면 소독업 신고가 취소된 것으로 본다. 〈개정 2023.6.13.〉

1. 「부가가치세법」 제8조 제8항에 따라 관할 세무서장에게 폐업 신고를 한 경우
2. 「부가가치세법」 제8조 제9항에 따라 관할 세무서장이 사업자등록을 말소한 경우
3. 제53조 제1항에 따른 휴업이나 폐업 신고를 하지 아니하고 소독업에 필요한 시설 등이 없어진 상태가 6개월 이상 계속된 경우

(감염병예방법 제59조 제1항) 특별자치시장·특별자치도지사 또는 시장·군수·구청장은 소독업자가 다음 각 호의 어느 하나에 해당하면 영업소의 폐쇄를 명하거나 6개월 이내의 기간을 정하여 영업의 정지를 명할 수 있다. 다만, 제5호에 해당하는 경우에는 영업소의 폐쇄를 명하여야 한다. 〈개정 2023.6.13.〉

1. 제52조 제1항 후단에 따른 변경 신고를 하지 아니하거나 제53조 제1항 및 제2항에 따른 휴업, 폐업 또는 재개업 신고를 하지 아니한 경우
2. 제54조 제1항에 따른 소독의 기준과 방법에 따르지 아니하고 소독을 실시하거나 같은 조 제2항을 위반하여 소독실시 사항을 기록·보존하지 아니한 경우
3. 제57조에 따른 관계 서류의 제출 요구에 따르지 아니하거나 소속 공무원의 검사 및 질문을 거부·방해 또는 기피한 경우
4. 제58조에 따른 시정명령에 따르지 아니한 경우
5. 영업정지기간 중에 소독업을 한 경우

204 「감염병의 예방 및 관리에 관한 법률」상 소독업자는 소독실시 사항을 기록하여 몇 년간 보관하여야 하는가? 2020 대전 기출유사

① 1년 ② 2년
③ 3년 ④ 5년

해설 **(감염병예방법 시행규칙 제40조 제3항)** 소독업자는 법 제54조 제2항에 따라 별지 제29호 서식의 소독실시대장에 소독에 관한 사항을 기록하고, 이를 2년간 보존해야 한다.

Answer 202 ③ 203 ③ 204 ②

205 「감염병의 예방 및 관리에 관한 법률」상 끓는 물 소독(자비 소독)의 방법으로 가장 올바른 것은?

① 섭씨 100도 이상, 5~10분
② 섭씨 100도 이상, 10~20분 2021 대전 기출유사
③ 섭씨 100도 이상, 30분 이상
④ 섭씨 120도 이상, 5~10분

해설 **(감염병예방법 시행규칙 제40조 [별표 6] : 소독의 방법)**

2. 소독
가. 소각 : 오염되었거나 오염이 의심되는 소독대상 물건 중 소각해야 할 물건을 불에 완전히 태워야 한다.
나. 증기소독 : 유통증기를 사용하여 소독기 안의 공기를 빼고 1시간 이상 섭씨 100도 이상의 증기소독을 해야 한다. 다만, 증기소독을 할 경우 더럽혀지고 손상될 우려가 있는 물건은 다른 방법으로 소독을 해야 한다.
다. 끓는 물 소독 : 소독할 물건을 30분 이상 섭씨 100도 이상의 물속에 넣어 살균
라. 약물소독 : 다음의 약품을 소독대상 물건에 뿌려야 한다.
1) 석탄산수(석탄산 3% 수용액)
2) 크레졸수(크레졸액 3% 수용액)
3) 승홍수(승홍 0.1%, 식염수 0.1%, 물 99.8% 혼합액)
4) 생석회(대한약전 규격품)
5) 크롤칼키수(크롤칼키 5% 수용액)
6) 포르마린(대한약전 규격품)
7) 그 밖의 소독약을 사용하려는 경우에는 석탄산 3% 수용액에 해당하는 소독력이 있는 약제를 사용해야 한다.
마. 일광소독 : 의류, 침구, 용구, 도서, 서류나 그 밖의 물건으로서 가목부터 라목까지의 규정에 따른 소독방법을 따를 수 없는 경우에는 일광소독을 해야 한다.

4

206 「감염병의 예방 및 관리에 관한 법률」상 소독업자에 대한 내용이다. 다음 중 올바르게 설명한 것을 모두 고른 것은?

가. 소독업자가 그 영업을 30일 이상 휴업하거나 폐업하려면 보건복지부령으로 정하는 바에 따라 특별자치도지사 또는 시장·군수·구청장에게 신고하여야 한다.
나. 소독업자는 소독업무 종사자에게 소독업무에 종사한 날부터 3개월 이내에 교육과정에 따른 소독에 관한 교육을 받게 해야 하고, 그 후에는 직전의 교육이 종료된 날부터 3년이 되는 날이 속하는 달의 말일까지 1회 이상 보수교육을 받게 해야 한다.
다. 소독업자가 휴업한 후 재개업을 하려면 보건복지부령으로 정하는 바에 따라 특별자치시장·특별자치도지사 또는 시장·군수·구청장에게 신고하여야 한다.
라. 소독업자 등에 대한 교육은 질병관리청장이 지정하는 기관이 실시하며, 교육에 필요한 경비는 질병관리청이 부담한다.

① 가, 나, 다
② 가, 다
③ 나, 라
④ 가, 나, 다, 라

해설 나. **(감염병예방법 시행규칙 제41조 제2항)** 법 제55조 제2항에 따라 소독업자는 소독업무 종사자에게 소독업무에 종사한 날부터 6개월 이내에 교육과정에 따른 소독에 관한 교육을 받게 해야 하고, 그 후에는 직전의 교육이 종료된 날부터 3년이 되는 날이 속하는 달의 말일까지 1회 이상 보수교육을 받게 해야 한다. 〈개정 2020.6.4.〉
(감염병예방법 시행규칙 제41조 제3항) 제1항과 제2항에 따른 소독업자 등에 대한 교육은 질병관리청장이 지정하는 기관이 실시하며, 질병관리청장이 교육기관을 지정하는 경우에는 교육기관 지정서를 교육기관에 발급해야 한다. 〈개정 2020.9.11.〉

라. **(감염병예방법 시행규칙 제41조 제4항)** 제1항과 제2항에 따른 교육에 필요한 경비는 교육을 받는 자가 부담한다.
(감염병예방법 제53조 : 소독업의 휴업 등의 신고)
(감염병예방법 제53조 제1항) 소독업자가 그 영업을 30일 이상 휴업하거나 폐업하려면 보건복지부령으로 정하는 바에 따라 특별자치시장·특별자치도지사 또는 시장·군수·구청장에게 신고하여야 한다. 〈개정 2023.6.13.〉

Answer 205 ③ 206 ②

(감염병예방법 제53조 제2항) 소독업자가 휴업한 후 재개업을 하려면 보건복지부령으로 정하는 바에 따라 특별자치시장·특별자치도지사 또는 시장·군수·구청장에게 신고하여야 한다. 이 경우 특별자치시장·특별자치도지사 또는 시장·군수·구청장은 그 내용을 검토하여 이 법에 적합하면 신고를 수리하여야 한다. 〈개정 2023.6.13.〉

207 「감염병의 예방 및 관리에 관한 법률」상 반드시 소독업자에게 영업소 폐쇄를 명하여야 하는 경우는?

2016 경북 기출유사

① 소속 공무원의 검사 및 질문을 거부·방해 또는 기피한 경우
② 시정명령에 따르지 아니한 경우
③ 영업정지기간 중에 소독업을 한 경우
④ 휴업, 폐업 또는 재개업 신고를 하지 아니한 경우

해설 (감염병예방법 제59조 제1항) 특별자치시장·특별자치도지사 또는 시장·군수·구청장은 소독업자가 다음 각 호의 어느 하나에 해당하면 영업소의 폐쇄를 명하거나 6개월 이내의 기간을 정하여 영업의 정지를 명할 수 있다. 다만, 제5호에 해당하는 경우에는 영업소의 폐쇄를 명하여야 한다. 〈개정 2023.6.13.〉

1. 제52조 제1항 후단에 따른 변경 신고를 하지 아니하거나 제53조 제1항 및 제2항에 따른 휴업, 폐업 또는 재개업 신고를 하지 아니한 경우
2. 제54조 제1항에 따른 소독의 기준과 방법에 따르지 아니하고 소독을 실시하거나 같은 조 제2항을 위반하여 소독실시 사항을 기록·보존하지 아니한 경우
3. 제57조에 따른 관계 서류의 제출 요구에 따르지 아니하거나 소속 공무원의 검사 및 질문을 거부·방해 또는 기피한 경우
4. 제58조에 따른 시정명령에 따르지 아니한 경우
5. 영업정지기간 중에 소독업을 한 경우

208 「감염병의 예방 및 관리에 관한 법률」상 감염병 예방 및 방역에 관한 업무를 담당하는 방역관을 소속 공무원 중에서 임명하는 사람은?

① 보건복지부장관 ② 시·도지사
③ 시장·군수·구청장 ④ 질병관리청장 및 시·도지사

해설 (감염병예방법 제60조 제1항) 질병관리청장 및 시·도지사는 감염병 예방 및 방역에 관한 업무를 담당하는 방역관을 소속 공무원 중에서 임명한다. 다만, 감염병 예방 및 방역에 관한 업무를 처리하기 위하여 필요한 경우에는 시장·군수·구청장이 방역관을 소속 공무원 중에서 임명할 수 있다. 〈개정 2020.8.11.〉

209 「감염병의 예방 및 관리에 관한 법률」상 시·도 방역관의 업무에 해당하지 않는 것은?

2017 강원 기출유사

① 감염병 관리인력에 대한 임무부여 및 방역물자의 배치
② 감염병 예방 및 관리 등을 위한 전문인력의 양성
③ 감염병의 매개가 되는 음식물·물건 등의 폐기·소각
④ 통행의 제한 및 주민의 대피

해설 (감염병예방법 제60조 제2항) 방역관은 제4조 제2항 제1호부터 제7호까지의 업무를 담당한다. 다만, 질병관리청 소속 방역관은 같은 항 제8호의 업무도 담당한다. 〈개정 2020.8.11.〉

Answer 207 ③ 208 ④ 209 ②

(감염병예방법 제4조 제2항) 국가 및 지방자치단체는 감염병의 예방 및 관리를 위하여 다음 각 호의 사업을 수행하여야 한다. 〈개정 2020.12.15.〉

1. 감염병의 예방 및 방역대책
2. 감염병환자등의 진료 및 보호
3. 감염병 예방을 위한 예방접종계획의 수립 및 시행
4. 감염병에 관한 교육 및 홍보
5. 감염병에 관한 정보의 수집·분석 및 제공
6. 감염병에 관한 조사·연구
7. 감염병병원체(감염병병원체 확인을 위한 혈액, 체액 및 조직 등 검체를 포함한다) 수집·검사·보존·관리 및 약제내성 감시
8. 감염병 예방 및 관리 등을 위한 전문인력의 양성

8의2. 감염병 예방 및 관리 등의 업무를 수행한 전문인력의 보호

9. 감염병 관리정보 교류 등을 위한 국제협력
10. 감염병의 치료 및 예방을 위한 의료·방역 물품의 비축
11. 감염병 예방 및 관리사업의 평가
12. 기후변화, 저출산·고령화 등 인구변동 요인에 따른 감염병 발생조사·연구 및 예방대책 수립
13. 한센병의 예방 및 진료 업무를 수행하는 법인 또는 단체에 대한 지원
14. 감염병 예방 및 관리를 위한 정보시스템의 구축 및 운영
15. 해외 신종감염병의 국내 유입에 대비한 계획 준비, 교육 및 훈련
16. 해외 신종감염병 발생 동향의 지속적 파악, 위험성 평가 및 관리대상 해외 신종감염병의 지정
17. 관리대상 해외 신종감염병에 대한 병원체 등 정보 수집, 특성 분석, 연구를 통한 예방과 대응체계 마련, 보고서 발간 및 지침(매뉴얼을 포함한다) 고시

(감염병예방법 제60조 제3항) 방역관은 감염병의 국내 유입 또는 유행이 예견되어 긴급한 대처가 필요한 경우 제4조 제2항 제1호 및 제2호에 따른 업무를 수행하기 위하여 통행의 제한 및 주민의 대피, 감염병의 매개가 되는 음식물·물건 등의 폐기·소각, 의료인 등 감염병 관리인력에 대한 임무부여 및 방역물자의 배치 등 감염병 발생지역 현장에 대한 조치권한을 가진다.

4

210 「감염병의 예방 및 관리에 관한 법률」상 방역관에 관한 내용이다. 다음 중 올바르게 설명한 것을 모두 고른 것은?

> 가. 감염병 발생지역을 관할하는 경찰관서 및 소방관서의 장, 보건소장 등 관계 공무원 및 그 지역 내의 법인·단체·개인은 정당한 사유가 없으면 방역관의 조치에 협조하여야 한다.
> 나. 질병관리청 및 시·도 소속 방역관은 감염병 관련 분야의 경험이 풍부한 5급 이상 공무원 중에서 임명한다.
> 다. 방역관은 감염병의 국내 유입 또는 유행이 예견되어 긴급한 대처가 필요한 경우 "감염병의 예방 및 방역대책, 감염병환자등의 진료 및 보호"에 따른 업무를 수행하기 위하여 통행의 제한 및 주민의 대피, 감염병의 매개가 되는 음식물·물건 등의 폐기·소각, 의료인 등 감염병관리인력에 대한 임무부여 및 방역물자의 배치 등 감염병 발생지역의 현장에 대한 조치권한을 가진다.
> 라. 시·군·구 소속 방역관은 감염병 관련 분야의 경험이 풍부한 6급 이상 공무원 중에서 임명할 수 있다.

① 가, 나, 다　　② 가, 다

③ 나, 라　　④ 가, 나, 다, 라

Answer 210 ②

해설 나, 라. **(감염병예방법 시행령 제25조 제1항)** 질병관리청 및 시·도 소속 방역관은 감염병 관련 분야의 경험이 풍부한 4급 이상 공무원 중에서 임명한다. 다만, 시·군·구 소속 방역관은 감염병 관련 분야의 경험이 풍부한 5급 이상 공무원 중에서 임명할 수 있다.

(감염병예방법 제60조 제3항) 방역관은 감염병의 국내 유입 또는 유행이 예견되어 긴급한 대처가 필요한 경우 제4조 제2항 제1호 및 제2호에 따른 업무를 수행하기 위하여 통행의 제한 및 주민의 대피, 감염병의 매개가 되는 음식물·물건 등의 폐기·소각, 의료인 등 감염병 관리인력에 대한 임무부여 및 방역물자 배치 등 감염병 발생지역의 현장에 대한 조치권한을 가진다.

(감염병예방법 제60조 제4항) 감염병 발생지역을 관할하는 경찰관서 및 소방관서의 장, 보건소의 장 등 관계 공무원 및 그 지역 내의 법인·단체·개인은 정당한 사유가 없으면 제3항에 따른 방역관의 조치에 협조하여야 한다. 〈개정 2020.12.22.〉

211 아래 내용은 「감염병의 예방 및 관리에 관한 법률」상 방역관이 가지는 감염병 발생지역의 현장에 대한 조치권한이다. 다음 중 방역관의 조치권한으로 타당한 것을 고른 것은?

가. 감염병병원체에 오염된 장소 또는 건물에 대한 소독이나 그 밖에 필요한 조치
나. 감염병의심자를 적당한 장소에 일정한 기간 입원 조치 또는 격리 조치
다. 인수공통감염병 예방을 위해 살처분에 참여한 사람 또는 인수공통감염병에 노출된 사람 등에 대한 예방 조치
라. 일정한 장소에서 세탁하는 것을 막거나 오물을 일정한 장소에서 처리하도록 명하는 조치

① 가, 나, 다
② 가, 다
③ 나, 라
④ 가, 나, 다, 라

해설 **(감염병예방법 시행령 제25조 제2항)** 법 제60조 제3항에 따른 조치권한 외에 방역관이 가지는 감염병 발생지역의 현장에 대한 조치권한은 다음 각 호와 같다. 〈개정 2020.6.2.〉

1. 감염병의심자를 적당한 장소에 일정한 기간 입원조치 또는 격리조치
2. 감염병병원체에 오염된 장소 또는 건물에 대한 소독이나 그 밖에 필요한 조치
3. 일정한 장소에서 세탁하는 것을 막거나 오물을 일정한 장소에서 처리하도록 명하는 조치
4. 인수공통감염병 예방을 위해 살처분에 참여한 사람 또는 인수공통감염병에 노출된 사람 등에 대한 예방조치

212 「감염병의 예방 및 관리에 관한 법률」상 역학조사관에 대한 설명으로 가장 옳지 않은 것은?

2016·2021 부산, 2025 서울 기출유사

① 시·도 역학조사관 중 1명 이상은 의사로 임명하여야 한다.
② 질병관리청 소속 공무원으로 100명 이상의 역학조사관을 두어야 한다.
③ 시·도 소속 공무원으로 각각 3명 이상의 역학조사관을 두어야 한다.
④ 예방접종 업무를 담당하는 공무원도 역학조사 교육·훈련 과정을 이수하면 역학조사관으로 임명될 수 있다.

Answer 211 ④ 212 ③

해설 (감염병예방법 제60조의2 : 역학조사관)

① 감염병 역학조사에 관한 사무를 처리하기 위하여 질병관리청 소속 공무원으로 100명 이상, 시·도 소속 공무원으로 각각 2명 이상의 역학조사관을 두어야 한다. 이 경우 시·도 역학조사관 중 1명 이상은 「의료법」 제2조 제1항에 따른 의료인 중 의사로 임명하여야 한다. 〈개정 2020.8.11.〉

③ 제1항 및 제2항에 따른 역학조사관은 다음 각 호의 어느 하나에 해당하는 사람으로서 제18조의3에 따른 역학조사 교육·훈련 과정을 이수한 사람 중에서 임명한다. 〈개정 2023.5.19.〉

1. 방역, 역학조사 또는 예방접종 업무를 담당하는 공무원
2. 「의료법」 제2조 제1항에 따른 의료인
3. 그 밖에 「약사법」 제2조 제2호에 따른 약사, 「수의사법」 제2조 제1호에 따른 수의사 등 감염병·역학 관련 분야의 전문가

213 「감염병의 예방 및 관리에 관한 법률」상 감염병 확산이 예견되는 긴급한 상황으로서 즉시 조치를 취하지 아니하면 감염병이 확산되어 공중위생에 심각한 위해를 가할 것으로 우려되는 경우 역학조사관이 일시적으로 할 수 있는 조치에 해당하는 것은? 2020 인천 기출유사

① 감염병병원체에 오염된 물건을 폐기처분하는 것
② 감염병병원체에 오염된 장소에 대한 소독
③ 감염병의심자를 적당한 장소에 일정한 기간 입원 또는 격리시키는 것
④ 일반 공중의 출입금지

해설 (감염병예방법 제60조의2 제5항 : 역학조사관) 역학조사관은 감염병의 확산이 예견되는 긴급한 상황으로서 즉시 조치를 취하지 아니하면 감염병이 확산되어 공중위생에 심각한 위해를 가할 것으로 우려되는 경우 일시적으로 제47조 제1호 각 목의 조치를 할 수 있다. 다만, 수습역학조사관은 방역관 또는 역학조사관의 지휘를 받는 경우에 한정하여 일시적으로 제47조 제1호 각 목의 조치를 할 수 있다. 〈개정 2023.5.19.〉

(감염병예방법 제47조) 질병관리청장, 시·도지사 또는 시장·군수·구청장은 감염병이 유행하면 감염병 전파를 막기 위하여 다음 각 호에 해당하는 모든 조치를 하거나 그에 필요한 일부 조치를 하여야 한다. 〈개정 2020.8.11.〉

1. 감염병환자등이 있는 장소나 감염병병원체에 오염되었다고 인정되는 장소에 대한 다음 각 목의 조치
   가. 일시적 폐쇄
   나. 일반 공중의 출입금지
   다. 해당 장소 내 이동제한
   라. 그 밖에 통행차단을 위하여 필요한 조치
2. 의료기관에 대한 업무 정지
3. 감염병의심자를 적당한 장소에 일정한 기간 입원 또는 격리시키는 것
4. 감염병병원체에 오염되었거나 오염되었다고 의심되는 물건을 사용·접수·이동하거나 버리는 행위 또는 해당 물건의 세척을 금지하거나 태우거나 폐기처분하는 것
5. 감염병병원체에 오염된 장소에 대한 소독이나 그 밖에 필요한 조치를 명하는 것
6. 일정한 장소에서 세탁하는 것을 막거나 오물을 일정한 장소에서 처리하도록 명하는 것

Answer 213 ④

214 「감염병의 예방 및 관리에 관한 법률」상 한시적 종사명령에 관한 설명으로 가장 올바르지 못한 것은?

① 질병관리청장, 시·도지사 또는 시장·군수·구청장은 감염병의 유입 또는 유행으로 역학조사 인력이 부족한 경우 의료인 또는 약사, 수의사 등 감염병·역학 관련 분야의 전문가를 역학조사관으로 임명하여 역학조사에 관한 직무를 수행하게 할 수 있다.

② 질병관리청장, 시·도지사 또는 시장·군수·구청장은 감염병의 유입 또는 유행이 우려되거나 이미 발생한 경우 의료인에게 감염병관리기관으로 지정된 의료기관 또는 중앙감염병전문병원 또는 권역별 감염병전문병원에서 방역업무에 종사하도록 명할 수 있다.

③ 질병관리청장, 시·도지사 또는 시장·군수·구청장은 감염병이 유행하거나 유행할 우려가 있는 경우 의사, 한의사, 수의사, 약사 또는 간호사를 예방위원으로 임명하여 방역업무에 종사하도록 명할 수 있다.

④ 질병관리청장, 시·도지사 또는 시장·군수·구청장은 감염병이 유입되거나 유행하는 긴급한 경우 의료인 또는 약사, 수의사 등 감염병·역학 관련 분야의 전문가를 방역관으로 임명하여 방역업무를 수행하게 할 수 있다.

해설 **(감염병예방법 제60조의3 : 한시적 종사명령)**

① 질병관리청장, 시·도지사 또는 시장·군수·구청장은 감염병의 유입 또는 유행이 우려되거나 이미 발생한 경우 기간을 정하여 「의료법」 제2조 제1항의 의료인에게 제36조 및 제37조에 따라 감염병관리기관으로 지정된 의료기관 또는 제8조의2에 따라 설립되거나 지정된 중앙감염병전문병원 또는 권역별 감염병전문병원에서 방역업무에 종사하도록 명할 수 있다. 〈개정 2024.1.30.〉

② 질병관리청장, 시·도지사 또는 시장·군수·구청장은 감염병이 유입되거나 유행하는 긴급한 경우 제60조의2 제3항 제2호 또는 제3호에 해당하는 자를 기간을 정하여 방역관으로 임명하여 방역업무를 수행하게 할 수 있다. 〈개정 2020.9.29.〉

③ 질병관리청장, 시·도지사 또는 시장·군수·구청장은 감염병의 유입 또는 유행으로 역학조사인력이 부족한 경우 제60조의2 제3항 제2호 또는 제3호에 해당하는 자를 기간을 정하여 역학조사관으로 임명하여 역학조사에 관한 직무를 수행하게 할 수 있다. 〈개정 2020.8.11.〉

④ 제2항 또는 제3항에 따라 질병관리청장, 시·도지사 또는 시장·군수·구청장이 임명한 방역관 또는 역학조사관은 「국가공무원법에 따른 임기제공무원으로 임용된 것으로 본다. 〈개정 2020.8.11.〉

(감염병예방법 제60조의2 제3항 : 역학조사관) 제1항 및 제2항에 따른 역학조사관은 다음 각 호의 어느 하나에 해당하는 사람으로서 제18조의3에 따른 역학조사 교육·훈련 과정을 이수한 사람 중에서 임명한다. 〈개정 2023.5.19.〉

1. 방역, 역학조사 또는 예방접종 업무를 담당하는 공무원
2. 「의료법」 제2조 제1항에 따른 의료인(의사·치과의사·한의사·조산사 및 간호사)
3. 그 밖에 「약사법」 제2조 제2호에 따른 약사, 「수의사법」 제2조 제1호에 따른 수의사 등 감염병·역학 관련 분야의 전문가

Answer 214 ③

215 **아래 내용은 「감염병의 예방 및 관리에 관한 법률」상 한시적 종사명령에 대한 설명내용이다. 다음 중 올바르게 설명한 것을 모두 고른 것은?**

> 가. 질병관리청장, 시·도지사 또는 시장·군수·구청장이 임명한 방역관 또는 역학조사관은 임기제공무원으로 임용된 것으로 본다.
> 나. 질병관리청장, 시·도지사 또는 시장·군수·구청장은 기간을 정하여 의료인에게 감염병관리기관으로 지정된 의료기관 또는 중앙감염병전문병원 또는 권역별 감염병전문병원에서 방역업무에 종사하도록 명할 수 있으며, 이때 방역업무 종사기간은 30일 이내로 한다. 다만, 본인이 사전에 서면으로 동의하는 경우에는 그 기간을 달리 정할 수 있다.
> 다. 질병관리청장, 시·도지사 또는 시장·군수·구청장은 방역업무 종사기간을 연장하는 경우에는 해당 종사기간이 만료되기 전에 본인의 동의를 받아야 하며, 이 경우 그 연장기간은 30일을 초과할 수 없되, 본인이 동의하는 경우에는 그 연장기간을 달리 정할 수 있다.
> 라. 질병관리청장, 시·도지사 또는 시장·군수·구청장은 방역업무 종사기간을 연장하는 경우에는 방역업무 종사명령서를 새로 발급하여야 한다.

① 가, 나, 다 ② 가, 다
③ 나, 라 ④ 가, 나, 다, 라

4

해설 **(감염병예방법 시행령 제26조의2 : 의료인에 대한 방역업무 종사명령)**

① 질병관리청장, 시·도지사 또는 시장·군수·구청장은 법 제60조의3 제1항에 따라 방역업무 종사명령을 하는 경우에는 방역업무 종사명령서를 발급해야 한다. 이 경우 해당 명령서에는 방역업무 종사기관, 종사기간 및 종사업무 등이 포함되어야 한다. 〈개정 2025.6.2.〉

② 법 제60조의3 제1항에 따른 방역업무 종사기간은 30일 이내로 한다. 다만, 본인이 사전에 서면으로 동의하는 경우에는 그 기간을 달리 정할 수 있다.

③ 질병관리청장, 시·도지사 또는 시장·군수·구청장은 제2항에 따른 방역업무 종사기간을 연장하는 경우에는 해당 종사기간이 만료되기 전에 본인의 동의를 받아야 한다. 이 경우 그 연장기간은 30일을 초과할 수 없되, 본인이 동의하는 경우에는 그 연장기간을 달리 정할 수 있다. 〈개정 2025.6.2.〉

④ 질병관리청장, 시·도지사 또는 시장·군수·구청장은 제3항에 따라 방역업무 종사기간을 연장하는 경우에는 방역업무 종사명령서를 새로 발급해야 한다. 〈개정 2025.6.2.〉

(감염병예방법 제60조의3 제4항) 제2항 또는 제3항에 따라 질병관리청장, 시·도지사 또는 시장·군수·구청장이 임명한 방역관 또는 역학조사관은 「국가공무원법」에 따른 임기제공무원으로 임용된 것으로 본다. 〈개정 2020.8.11.〉

216 **「감염병의 예방 및 관리에 관한 법률」상 특별자치시장·특별자치도지사·시장·군수·구청장의 업무에 해당하는 것을 모두 고른 것은?** 2011 경북 기출유사

> 가. 필수 및 임시예방접종 실시　　나. 예방위원의 배치
> 다. 감염병 예방을 위한 소독업무 관장　　라. 검역위원의 배치

① 가, 나, 다 ② 가, 다
③ 나, 라 ④ 가, 나, 다, 라

Answer 215 ④ 216 ①

해설 가. **(감염병예방법 제24조 제1항)** 특별자치시장·특별자치도지사 또는 시장·군수·구청장은 다음 각 호의 질병에 대하여 관할 보건소를 통하여 "필수예방접종"을 실시하여야 한다. 〈개정 2023.6.13〉
(감염병예방법 제25조 제1항) 특별자치시장·특별자치도지사 또는 시장·군수·구청장은 다음 각 호의 어느 하나에 해당하면 관할 보건소를 통하여 "임시예방접종"을 하여야 한다. 〈개정 2023.6.13〉

나. **(감염병예방법 제62조 제1항)** 특별자치시장·특별자치도지사 또는 시장·군수·구청장은 감염병이 유행하거나 유행할 우려가 있으면 특별자치시·특별자치도 또는 시·군·구(자치구)에 감염병 예방 사무를 담당하는 예방위원을 둘 수 있다. 〈개정 2023.6.13.〉

다. **(감염병예방법 제51조 제1항)** 특별자치시장·특별자치도지사 또는 시장·군수·구청장은 감염병을 예방하기 위하여 청소나 소독을 실시하거나 쥐, 위생해충 등의 구제조치("소독")를 하여야 한다. 이 경우 소독은 사람의 건강과 자연에 유해한 영향을 최소화하여 안전하게 실시하여야 한다. 〈개정 2023.6.13〉

라. **(감염병예방법 제61조 제1항)** 시·도지사는 감염병을 예방하기 위하여 필요하면 검역위원을 두고 검역에 관한 사무를 담당하게 하며, 특별히 필요하면 운송수단 등을 검역하게 할 수 있다.

217 검역위원은 어느 법률에서 규정하고 있는가? 2017 경북 기출유사

① 감염병의 예방 및 관리에 관한 법률 ② 검역법
③ 마약류 관리에 관한 법률 ④ 의료법

해설 **(감염병예방법 제61조 제1항)** 시·도지사는 감염병을 예방하기 위하여 필요하면 검역위원을 두고 검역에 관한 사무를 담당하게 하며, 특별히 필요하면 운송수단 등을 검역하게 할 수 있다.

218 「감염병의 예방 및 관리에 관한 법률」상 검역위원의 직무에 해당하는 것은? 2020 충북 기출유사

① 감염병 발생의 정보 수집 및 판단에 관한 사항
② 감염병 예방 및 방역대책
③ 감염병환자등의 진료 및 보호
④ 감염병환자등의 추적, 입원치료 및 감시에 관한 사항

해설 **(감염병예방법 시행규칙 제43조 제2항)** 검역위원의 직무는 다음 각 호와 같다.
1. 역학조사에 관한 사항
2. 감염병병원체에 오염된 장소의 소독에 관한 사항
3. 감염병환자등의 추적, 입원치료 및 감시에 관한 사항
4. 감염병병원체에 오염되거나 오염이 의심되는 물건 및 장소에 대한 수거, 파기, 매몰 또는 폐쇄에 관한 사항
5. 검역의 공고에 관한 사항

(감염병예방법 시행규칙 제44조 제2항) 예방위원의 직무는 다음 각 호와 같다.
1. 역학조사에 관한 사항
2. 감염병 발생의 정보 수집 및 판단에 관한 사항
3. 위생교육에 관한 사항
4. 감염병환자등의 관리 및 치료에 관한 기술자문에 관한 사항
5. 그 밖에 감염병 예방을 위하여 필요한 사항

Answer 217 ① 218 ④

219 「감염병의 예방 및 관리에 관한 법률」상 방역관, 역학조사관, 검역위원, 예방위원에 대한 설명으로 가장 올바른 것은? 2021 경북 기출유사

① 시·도 소속 방역관은 감염병 관련분야 경험이 풍부한 5급 이상 공무원 중에서 임명한다.

② 시·도지사는 방역, 역학조사 또는 예방접종 업무를 담당하는 공무원 중에서 검역위원을 임명할 수 있다.

③ 역학조사관은 질병관리청 소속 공무원으로 100명 이상, 시·도 소속 공무원으로 각각 2명 이상을 두어야 한다.

④ 예방위원은 유급위원으로 하되, 다만 특별자치시·특별자치도 또는 시·군·구의 인구 2만명당 1명의 비율로 무급위원을 둘 수 있다.

해설 **(감염병예방법 제60조의2 제1항 : 역학조사관)** 감염병 역학조사에 관한 사무를 처리하기 위하여 질병관리청 소속 공무원으로 100명 이상, 시·도 소속 공무원으로 각각 2명 이상의 역학조사관을 두어야 한다. 이 경우 시·도 역학조사관 중 1명 이상은 「의료법」 제2조 제1항에 따른 의료인 중 의사로 임명하여야 한다. 〈개정 2020.8.11.〉

① **(감염병예방법 시행령 제25조 제1항 : 방역관의 자격 및 직무 등)** 법 제60조 제1항에 따른 방역관은 감염병 관련분야의 경험이 풍부한 4급 이상 공무원 중에서 임명한다. 다만, 시·군·구 소속 방역관은 감염병 관련분야의 경험이 풍부한 5급 이상 공무원 중에서 임명할 수 있다.

② **(감염병예방법 제60조의2 제3항 : 역학조사관)** 제1항 및 제2항에 따른 역학조사관은 다음 각 호의 어느 하나에 해당하는 사람으로서 제18조의3에 따른 역학조사 교육·훈련 과정을 이수한 사람 중에서 임명한다. 〈개정 2023.5.19.〉

1. 방역, 역학조사 또는 예방접종 업무를 담당하는 공무원
2. 「의료법」 제2조 제1항에 따른 의료인
3. 그 밖에 「약사법」 제2조 제2호에 따른 약사, 「수의사법」 제2조 제1호에 따른 수의사 등 감염병·역학 관련 분야의 전문가

④ **(감염병예방법 제62조 제2항 : 예방위원)** 제1항에 따른 예방위원은 무보수로 한다. 다만, 특별자치시·특별자치도 또는 시·군·구의 인구 2만명당 1명의 비율로 유급위원을 둘 수 있다. 〈개정 2023.6.13.〉

(감염병예방법 제60조 제1항 : 방역관) 질병관리청장 및 시·도지사는 감염병 예방 및 방역에 관한 업무를 담당하는 방역관을 소속 공무원 중에서 임명한다. 다만, 감염병 예방 및 방역에 관한 업무를 처리하기 위하여 필요한 경우에는 시장·군수·구청장이 방역관을 소속 공무원 중에서 임명할 수 있다. 〈개정 2020.8.11.〉

(감염병예방법 시행규칙 제43조 제1항 : 검역위원의 임명 및 직무) 법 제61조 제1항에 따라 시·도지사는 보건·위생 분야에 종사하는 소속 공무원 중에서 검역위원을 임명할 수 있다.

220 「감염병의 예방 및 관리에 관한 법률」상 검역위원에 관한 설명으로 가장 올바르지 못한 것은? 2017 부산 기출유사

① 검역위원은 검역을 수행하기 위하여 운송수단 등에 무상으로 승선하거나 승차할 수 있다.

② 보건·위생 분야에 종사하는 소속 공무원 중에서 검역위원을 임명할 수 있다.

③ 시·도지사는 감염병을 예방하기 위하여 필요하면 검역위원을 둘 수 있다.

④ 의사, 한의사, 수의사, 약사 또는 간호사를 검역위원으로 위촉할 수 있다.

해설 **(감염병예방법 시행규칙 제44조 제1항 : 예방위원의 임명 및 직무)** 법 제62조 제1항에 따라 특별자치시장·특별자치도지사 또는 시장·군수·구청장은 다음 각 호의 어느 하나에 해당하는 사람 중에서 예방위원을 임명 또는 위촉할 수 있다. 〈개정 2023.9.22.〉

Answer 219 ③ 220 ④

4

1. 의사, 한의사, 수의사, 약사 또는 간호사
2. 「고등교육법」 제2조에 따른 학교에서 공중보건 분야 학과를 졸업한 사람
3. 공중보건 분야에 근무하고 있는 소속 공무원
4. 그 밖에 공중보건 분야에 관한 학식과 경험이 풍부하다고 인정하는 사람

(감염병예방법 제61조 제1항) 시·도지사는 감염병을 예방하기 위하여 필요하면 검역위원을 두고 검역에 관한 사무를 담당하게 하며, 특별히 필요하면 운송수단 등을 검역하게 할 수 있다.

(감염병예방법 제61조 제2항) 검역위원은 제1항에 따른 사무나 검역을 수행하기 위하여 운송수단 등에 무상으로 승선하거나 승차할 수 있다.

(감염병예방법 시행규칙 제43조 제1항) 법 제61조 제1항에 따라 시·도지사는 보건·위생 분야에 종사하는 소속 공무원 중에서 검역위원을 임명할 수 있다.

221 「감염병의 예방 및 관리에 관한 법률」상 예방위원으로 위촉될 수 없는 사람은?

① 간호사 ② 약사
③ 치과의사 ④ 한의사

해설 220번 문제 해설 참조

222 「감염병의 예방 및 관리에 관한 법률」상 아래 사항을 직무로 하는 사람은?

- 역학조사에 관한 사항
- 감염병 발생의 정보 수집 및 판단에 관한 사항
- 위생교육에 관한 사항
- 감염병환자등의 관리 및 치료에 관한 기술자문에 관한 사항

① 검역위원 ② 방역관
③ 역학조사관 ④ 예방위원

해설 **(감염병예방법 시행규칙 제44조 제2항)** 예방위원의 직무는 다음 각 호와 같다.
1. 역학조사에 관한 사항
2. 감염병 발생의 정보 수집 및 판단에 관한 사항
3. 위생교육에 관한 사항
4. 감염병환자등의 관리 및 치료에 관한 기술자문에 관한 사항
5. 그 밖에 감염병 예방을 위하여 필요한 사항

223 「감염병의 예방 및 관리에 관한 법률」상 한국건강관리협회가 주로 맡고 있는 조사·연구의 대상 감염병은?

① 기생충감염병 ② 생물테러감염병
③ 인수공통감염병 ④ 제4급감염병

해설 **(감염병예방법 제63조 제1항)** 제2조 제6호에 따른 기생충감염병에 관한 조사·연구 등 예방사업을 수행하기 위하여 한국건강관리협회를 둔다.

Answer 221 ③ 222 ④ 223 ①

224 「감염병의 예방 및 관리에 관한 법률」상 특별자치시·특별자치도, 시·군·구가 부담하는 경비에 해당하는 것은? 2023 전북 기출유사

① 감염병 교육 및 홍보를 위한 경비
② 검역위원의 배치에 드는 경비
③ 예방접종 등으로 인한 피해보상을 위한 경비
④ 필수 예방접종에 드는 경비

해설 ① 국고 부담 경비, ③ 시·도가 부담할 경비, ④ 국고 부담 경비
(감염병예방법 제64조 : 특별자치시·특별자치도와 시·군·구가 부담할 경비) 다음 각 호의 경비는 특별자치시·특별자치도와 시·군·구가 부담한다. 〈개정 2024.1.30.〉
1. 제4조 제2항 제13호에 따른 한센병의 예방 및 진료 업무를 수행하는 법인 또는 단체에 대한 지원 경비의 일부
2. 제24조(필수예방접종) 제1항 및 제25조(임시예방접종) 제1항에 따른 예방접종에 드는 경비
3. 제24조 제2항 및 제25조 제2항에 따라 의료기관이 예방접종을 하는 데 드는 경비의 전부 또는 일부
4. 제36조에 따라 특별자치시장·특별자치도지사 또는 시장·군수·구청장이 지정한 감염병관리기관의 감염병관리시설의 설치·운영에 드는 경비
5. 제37조에 따라 특별자치시장·특별자치도지사 또는 시장·군수·구청장이 설치한 격리소·요양소 또는 진료소 및 같은 조에 따라 지정된 감염병관리기관의 감염병관리시설 설치·운영에 드는 경비

5의2. 제39조의3에 따라 시장·군수·구청장이 지정한 감염병의심자 격리시설의 설치·운영에 드는 경비

6. 제47조 제1호 및 제3호에 따른 교통 차단 또는 입원으로 인하여 생업이 어려운 사람에 대한 「국민기초생활 보장법」 제2조 제6호에 따른 최저보장수준 지원
7. 제47조, 제48조, 제49조 제1항 제8호·제9호·제13호 및 제51조 제1항에 따라 특별자치시·특별자치도와 시·군·구에서 실시하는 소독이나 그 밖의 조치에 드는 경비
8. 제49조 제1항 제7호 및 제12호에 따라 특별자치시장·특별자치도지사 또는 시장·군수·구청장이 의사를 배치하거나 의료인·의료업자·의료관계요원 등을 동원하는 데 드는 수당·치료비 또는 조제료

8의2. 제49조 제1항 제12호의2에 따라 특별자치시장·특별자치도지사 또는 시장·군수·구청장이 동원한 의료기관 병상, 연수원·숙박시설 등 시설의 운영비 등 경비

9. 제49조 제2항에 따른 식수 공급에 드는 경비

9의2. 제60조의3 제1항부터 제3항까지에 따라 시장·군수·구청장이 의료인 등을 방역업무에 종사하게 하는 데 드는 수당 등 경비

10. 제62조에 따른 예방위원의 배치에 드는 경비

10의2. 제70조의6 제1항에 따라 특별자치시장·특별자치도지사 또는 시장·군수·구청장이 실시하는 심리지원에 드는 경비

10의3. 제70조의6 제2항에 따라 특별자치시장·특별자치도지사 또는 시장·군수·구청장이 위탁하여 관계 전문기관이 심리지원을 실시하는 데 드는 경비

11. 그 밖에 이 법에 따라 특별자치시·특별자치도와 시·군·구가 실시하는 감염병 예방 사무에 필요한 경비

4

225 「감염병의 예방 및 관리에 관한 법률」상 시·도가 부담하는 경비에 해당하는 것은? 2017 부산 기출유사

① 검역위원 배치에 드는 경비
② 예방위원 배치에 드는 경비
③ 정기예방접종에 드는 경비
④ 표본감시활동에 드는 경비

Answer 224 ④ 225 ①

해설 **(감염병예방법 제65조 : 시·도가 부담할 경비)** 다음 각 호의 경비는 시·도가 부담한다. 〈개정 2024.1.30.〉

1. 한센병의 예방 및 진료 업무를 수행하는 법인 또는 단체에 대한 지원 경비의 일부

1의2. 제35조 제2항에 따른 시·도의 위기대응 훈련에 드는 경비

2. 시·도지사가 지정한 감염병관리기관의 감염병관리시설의 설치·운영에 드는 경비

3. 시·도지사가 설치한 격리소·요양소 또는 진료소 및 같은 조에 따라 지정된 감염병관리기관의 감염병관리시설 설치·운영에 드는 경비

3의2. 제39조의3에 따라 시·도지사가 지정한 감염병의심자 격리시설의 설치·운영에 드는 경비

4. 내국인 감염병환자등의 입원치료, 조사, 진찰 등에 드는 경비

5. 제46조에 따른 건강진단, 예방접종 등에 드는 경비

6. 제49조 제1항 제1호에 따른 교통 차단으로 생업이 어려운 자에 대한 「국민기초생활 보장법」 제2조 제6호에 따른 최저보장수준 지원

6의2. 제49조 제1항 제12호에 따라 시·도지사가 의료인·의료업자·의료관계요원 등을 동원하는 데 드는 수당·치료비 또는 조제료

6의3. 제49조 제1항 제12호의2에 따라 시·도지사가 동원한 의료기관 병상, 연수원·숙박시설 등 시설의 운영비 등 경비

7. 제49조 제2항에 따른 식수 공급에 드는 경비

7의2. 제60조의3 제1항부터 제3항까지에 따라 시·도지사가 의료인 등을 방역업무에 종사하게 하는 데 드는 수당 등 경비

8. 제61조에 따른 검역위원의 배치에 드는 경비

8의2. 시·도지사가 실시하는 심리지원에 드는 경비

8의3. 시·도지사가 위탁하여 관계 전문기관이 심리지원을 실시하는 데 드는 경비

9. 그 밖에 이 법에 따라 시·도가 실시하는 감염병 예방 사무에 필요한 경비

(감염병예방법 제67조 : 국고 부담 경비) 다음 각 호의 경비는 국가가 부담한다. 〈개정 2023.9.14.〉

1. 제4조 제2항 제2호에 따른 감염병환자등의 진료 및 보호에 드는 경비

2. 제4조 제2항 제4호에 따른 감염병 교육 및 홍보를 위한 경비

3. 제4조 제2항 제8호에 따른 감염병 예방을 위한 전문인력의 양성에 드는 경비

4. 제16조 제4항에 따른 표본감시활동에 드는 경비

4의2. 제18조의3에 따른 교육·훈련에 드는 경비

5. 제20조에 따른 해부에 필요한 시체의 운송과 해부 후 처리에 드는 경비

5의2. 제20조의2에 따라 시신의 장사를 치르는 데 드는 경비

6. 제33조에 따른 예방접종약품의 생산 및 연구 등에 드는 경비

6의2. 제33조의2 제1항에 따른 필수예방접종약품등의 비축에 드는 경비

6의3. 제34조 제2항 제5호에 따른 국가의 위기대응 훈련에 드는 경비

6의4. 제36조 제1항에 따라 보건복지부장관 또는 질병관리청장이 지정한 감염병관리기관의 감염병관리시설의 설치·운영에 드는 경비

7. 제37조에 따라 보건복지부장관 및 질병관리청장이 설치한 격리소·요양소 또는 진료소 및 같은 조에 따라 지정된 감염병관리기관의 감염병관리시설 설치·운영에 드는 경비

7의2. 제39조의3에 따라 질병관리청장이 지정한 감염병의심자 격리시설의 설치·운영에 드는 경비

8. 위원회의 심의를 거친 품목의 비축 또는 장기구매를 위한 계약에 드는 경비

9. 삭제 〈2020.8.12.〉

9의2. 국가가 의료인·의료업자·의료관계요원 등을 동원하는 데 드는 수당·치료비 또는 조제료

9의3. 국가가 동원한 의료기관 병상, 연수원·숙박시설 등 시설의 운영비 등 경비

9의4. 국가가 의료인 등을 방역업무에 종사하게 하는 데 드는 수당 등 경비

9의5. 국가가 실시하는 심리지원에 드는 경비

9의6. 국가가 위탁하여 관계 전문기관이 심리지원을 실시하는 데 드는 경비

10. 제71조에 따른 예방접종 등으로 인한 피해보상을 위한 경비

226 「감염병의 예방 및 관리에 관한 법률」상 시·도가 부담할 경비에 해당하지 않는 것은? 2022 부산 기출유사

① 시·도지사가 동원한 의료기관 병상, 연수원·숙박시설 등 시설의 운영비 등 경비
② 시·도지사가 시행한 감염병환자등의 진료 및 보호에 드는 경비
③ 시·도지사가 의료인 등을 방역업무에 종사하게 하는 데 드는 수당 등 경비
④ 시·도지사가 지정한 감염병의심자 격리시설의 설치·운영에 드는 경비

해설 225번 문제 해설 참조

227 「감염병의 예방 및 관리에 관한 법률」상 시·도에서 부담하는 경비에 해당하는 것은?

2011 서울 기출유사

① 감염병 교육 및 홍보를 위한 경비
② 감염병환자등 가족 등의 건강진단에 드는 경비
③ 예방접종 등으로 인한 피해보상을 위한 경비
④ 정기예방접종에 드는 경비

해설 225번 문제 해설 참조

4

228 「감염병의 예방 및 관리에 관한 법률」상 국고부담 경비에 해당하는 것을 모두 고른 것은?

2016 대구, 2020 서울 기출유사

가. 감염병 교육 및 홍보를 위한 경비
나. 감염병환자등의 진료 및 보호에 드는 경비
다. 예방접종 등으로 인한 피해보상을 위한 경비
라. 표본감시활동에 드는 경비

① 가, 나, 다
② 가, 다
③ 나, 라
④ 가, 나, 다, 라

해설 225번 문제 해설 참조

229 「감염병의 예방 및 관리에 관한 법률」상 시·도는 시·군·구가 부담할 경비에 관하여 대통령령으로 정하는 바에 따라 보조하여야 한다. 다음 중 시·도의 경비보조액으로 가장 적절한 것은?

① 시·군·구가 부담하는 금액의 4분의 3으로 한다.
② 시·군·구가 부담하는 금액의 3분의 2로 한다.
③ 시·군·구가 부담하는 금액의 2분의 1로 한다.
④ 시·군·구가 부담하는 금액의 3분의 1로 한다.

해설 **(감염병예방법 시행령 제27조 : 시·도의 보조 비율)** 법 제66조에 따른 시·도[특별자치시 및 특별자치도(관할 구역 안에 지방자치단체인 시·군이 없는 특별자치도를 말한다)는 제외]의 경비 보조액은 시·군·구가 부담하는 금액의 3분의 2로 한다. 〈개정 2023.9.26.〉

Answer 226 ② 227 ② 228 ④ 229 ②

230 「감염병의 예방 및 관리에 관한 법률」상 경비에 대한 설명으로 가장 올바르지 못한 것은?

2011경북 기출유사

① 국가는 시·도가 부담할 경비의 3분의 2 이상을 보조하여야 한다.

② 보건소를 통한 정기예방접종과 임시예방접종에 드는 경비는 특별자치도와 시·군·구가 부담한다.

③ 시·도는 시·군·구가 부담하는 금액의 3분의 2를 보조하여야 한다.

④ 한센병의 예방 및 진료 업무를 수행하는 법인 또는 단체에 대한 지원 경비는 국가, 시·도, 시·군·구 모두 일부씩 부담한다.

해설 **(감염병예방법 제68조 : 국가가 보조할 경비)** 국가는 다음 각 호의 경비를 보조하여야 한다.

1. 제4조 제2항 제3호에 따른 한센병의 예방 및 진료 업무를 수행하는 법인 또는 단체에 대한 지원 경비의 일부
2. 제65조 및 제66조에 따라 시·도가 부담할 경비의 2분의 1 이상

(감염병예방법 제64조) 다음 각 호의 경비는 특별자치시·특별자치도와 시·군·구가 부담한다. 〈개정 2023.6.13.〉

1. 제4조 제2항 제13호에 따른 한센병의 예방 및 진료 업무를 수행하는 법인 또는 단체에 대한 지원 경비의 일부
2. 제24조 제1항 및 제25조 제1항에 따른 예방접종에 드는 경비

(감염병예방법 제65조 : 시·도가 부담할 경비) 다음 각 호의 경비는 시·도가 부담한다. 〈개정 2023.9.14.〉

1. 제4조 제2항 제13호에 따른 한센병의 예방 및 진료 업무를 수행하는 법인 또는 단체에 대한 지원 경비의 일부

(감염병예방법 시행령 제27조 : 시·도의 보조 비율) 법 제66조에 따른 시·도[특별자치시 및 특별자치도(관할 구역 안에 지방자치단체인 시·군이 없는 특별자치도를 말한다)는 제외]의 경비 보조액은 시·군·구가 부담하는 금액의 3분의 2로 한다. 〈개정 2023.9.26.〉

231 감염병의 예방 및 관리와 관련한 비용이나 경비에 대한 설명으로 가장 옳은 것은? 2019 서울 기출유사

① 감염병 예방을 위한 전문인력의 양성에 드는 경비는 국가가 부담한다.

② 감염병환자등의 가족 또는 동거인에게 시행하는 건강진단 또는 감염병 예방에 필요한 예방접종 등에 드는 경비는 국가가 부담한다.

③ 한센병의 예방 및 진료 업무를 수행하는 법인 또는 단체에 대한 지원 경비는 국가가 부담한다.

④ 전파위험이 높은 감염병을 가진 환자가 입원기간 중 본인의 지병이나 새롭게 발병한 질환의 진찰비, 치료비, 검사료에 대해서는 국가가 부담한다.

해설 **(감염병예방법 제67조 : 국고 부담 경비)** 다음 각 호의 경비는 국가가 부담한다. 〈개정 2023.9.14.〉

1. 제4조 제2항 제2호에 따른 감염병환자등의 진료 및 보호에 드는 경비
2. 제4조 제2항 제4호에 따른 감염병 교육 및 홍보를 위한 경비
3. 제4조 제2항 제8호에 따른 감염병 예방을 위한 전문인력의 양성에 드는 경비
4. 제16조 제4항에 따른 표본감시활동에 드는 경비

4의2. 제18조의3에 따른 교육·훈련에 드는 경비

5. 제20조에 따른 해부에 필요한 시체의 운송과 해부 후 처리에 드는 경비

5의2. 제20조의2에 따라 시신의 장사를 치르는 데 드는 경비

6. 제33조에 따른 예방접종약품의 생산 및 연구 등에 드는 경비

6의2. 제33조의2 제1항에 따른 필수예방접종약품등의 비축에 드는 경비

6의3. 제34조 제2항 제5호에 따른 국가의 위기대응 훈련에 드는 경비

6의4. 제36조 제1항에 따라 보건복지부장관 또는 질병관리청장이 지정한 감염병관리기관의 감염병관리시설의 설치·운영에 드는 경비

7. 제37조에 따라 보건복지부장관 및 질병관리청장이 설치한 격리소·요양소 또는 진료소 및 같은 조에 따라 지정된 감염병관리기관의감염병관리시설 설치·운영에 드는 경비

Answer 230 ① 231 ①

7의2. 제39조의3에 따라 질병관리청장이 지정한 감염병의심자 격리시설의 설치·운영에 드는 경비
8. 제40조 제1항에 따라 위원회의 심의를 거친 품목의 비축 또는 장기구매를 위한 계약에 드는 경비
9. 삭제 〈2020.8.12.〉
9의2. 제49조 제1항 제12호에 따라 국가가 의료인·의료업자·의료관계요원 등을 동원하는 데 드는 수당·치료비 또는 조제료
9의3. 제49조 제1항 제12호의2에 따라 국가가 동원한 의료기관 병상, 연수원·숙박시설 등 시설의 운영비 등 경비
9의4. 제60조의3 제1항부터 제3항까지에 따라 국가가 의료인 등을 방역업무에 종사하게 하는 데 드는 수당 등 경비
9의5. 제70조의6 제1항에 따라 국가가 실시하는 심리지원에 드는 경비
9의6. 제70조의6 제2항에 따라 국가가 위탁하여 관계 전문기관이 심리지원을 실시하는 데 드는 경비
10. 제71조에 따른 예방접종 등으로 인한 피해보상을 위한 경비

(감염병예방법 제68조 : 국가가 보조할 경비) 국가는 다음 각 호의 경비를 보조하여야 한다.
1. 제4조 제2항 제13호에 따른 한센병의 예방 및 진료 업무를 수행하는 법인 또는 단체에 대한 지원 경비의 일부
2. 제65조 및 제66조에 따라 시·도가 부담할 경비의 2분의 1 이상

(감염병예방법 제69조 : 본인으로부터 징수할 수 있는 경비) 특별자치시장·특별자치도지사 또는 시장·군수·구청장은 보건복지부령으로 정하는 바에 따라 제41조(감염병환자등의 관리) 및 제42조(감염병에 관한 강제처분)에 따른 입원치료비 외에 본인의 지병이나 본인에게 새로 발병한 질환 등으로 입원, 진찰, 검사 및 치료 등에 드는 경비를 본인이나 그 보호자로부터 징수할 수 있다. 〈개정 2023.6.13.〉

4

232 **「감염병의 예방 및 관리에 관한 법률」상 질병관리청장은 국제관례 또는 상호주의 원칙 등을 고려하여 외국인 감염병환자등 및 감염병의심자에 대한 경비를 본인에게 전부 또는 일부 부담하게 할 수 있다. 다음 중 이에 해당되지 않는 비용은?**

① 감염병에 관한 강제처분에 따른 외국인 감염병환자에 대한 조사·진찰·치료·입원 및 격리에 드는 경비
② 국내에서 제1급감염병에 감염된 것으로 확인된 외국인 감염병환자의 입원치료에 따른 치료비
③ 전파 위험이 높은 감염병으로서 제1급감염병에 걸린 외국인 감염병의심자의 입원치료에 따른 치료비
④ 전파 위험이 높은 감염병으로서 질병관리청장이 고시한 감염병에 걸린 외국인 감염병환자의 자가치료 및 시설치료에 따른 치료비

해설 **(감염병예방법 제69조의2 : 외국인의 비용 부담)** 질병관리청장은 국제관례 또는 상호주의 원칙 등을 고려하여 외국인 감염병환자등 및 감염병의심자에 대한 다음 각 호의 경비를 본인에게 전부 또는 일부 부담하게 할 수 있다. 다만, 국내에서 감염병에 감염된 것으로 확인된 외국인에 대해서는 그러하지 아니하다.
1. 제41조(감염병 중 특히 전파 위험이 높은 감염병으로서 제1급감염병 및 질병관리청장이 고시한 감염병에 걸린 입원치료, 자가치료, 시설치료)에 따른 치료비
2. 제42조(감염병에 관한 강제처분)에 따른 조사·진찰·치료·입원 및 격리에 드는 경비
[본조신설 2020.8.12.]

Answer 232 ②

233 「감염병의 예방 및 관리에 관한 법률」상 보건복지부장관, 시·도지사 및 시장·군수·구청장은 아래 〈보기〉에 해당하는 손실을 입은 자에게 손실보상심의위원회의 심의·의결에 따라 그 손실을 보상하여야 한다. 다음 중 손실보상의 대상이 되는 내용을 모두 고른 것은?

보기

가. 감염병관리기관의 지정 또는 격리소 등의 설치·운영으로 발생한 손실
나. 감염병환자, 감염병의사환자 등을 진료한 의료기관의 손실
다. 의료기관의 폐쇄 또는 업무 정지 등으로 의료기관에 발생한 손실
라. 감염병의심자 격리시설의 설치·운영으로 발생한 손실

① 가, 나, 다
② 가, 다
③ 나, 라
④ 가, 나, 다, 라

해설 **(감염병예방법 제70조 제1항)** 보건복지부장관, 시·도지사 및 시장·군수·구청장은 다음 각 호의 어느 하나에 해당하는 손실을 입은 자에게 제70조의2의 손실보상심의위원회의 심의·의결에 따라 그 손실을 보상하여야 한다. 〈개정 2020.12.15.〉

1. 제36조 및 제37조에 따른 감염병관리기관의 지정 또는 격리소 등의 설치·운영으로 발생한 손실

1의2. 제39조의3에 따른 감염병의심자 격리시설의 설치·운영으로 발생한 손실

2. 이 법에 따른 조치에 따라 감염병환자, 감염병의사환자 등을 진료한 의료기관의 손실
3. 이 법에 따른 의료기관의 폐쇄 또는 업무 정지 등으로 의료기관에 발생한 손실
4. 제47조 제1호, 제4호 및 제5호, 제48조 제1항, 제49조 제1항 제4호, 제6호부터 제10호까지, 제12호, 제12호의2 및 제13호에 따른 조치로 인하여 발생한 손실
5. 감염병환자등이 발생·경유하거나 질병관리청장, 시·도지사 또는 시장·군수·구청장이 그 사실을 공개하여 발생한 「국민건강보험법」 제42조에 따른 요양기관의 손실로서 제1호부터 제4호까지의 손실에 준하고, 제70조의2에 따른 손실보상심의위원회가 심의·의결하는 손실

234 「감염병의 예방 및 관리에 관한 법률」상 손실보상심의위원회에 대한 설명으로 가장 올바른 것은?

① 시·도에 설치된 심의위원회의 위원장은 부시장으로 한다.
② 심의위원회는 보건복지부, 시·도, 시·군·구에 설치한다.
③ 심의위원회는 위원장 1인을 포함한 20인 이내의 위원으로 구성한다.
④ 위촉위원의 임기는 3년으로 하되, 위원의 해촉 등으로 인하여 새로 위촉된 위원의 임기는 전임 위원 임기의 남은 기간으로 한다.

해설 **(감염병예방법 시행령 제28조의3 제2항)** 제1항 제1호부터 제6호까지의 규정에 따른 위촉위원의 임기는 3년으로 한다. 다만, 위원의 해촉 등으로 인하여 새로 위촉된 위원의 임기는 전임 위원 임기의 남은 기간으로 한다.

(감염병예방법 제70조의2 제1항) 제70조에 따른 손실보상에 관한 사항을 심의·의결하기 위하여 보건복지부 및 시·도에 손실보상심의위원회를 둔다.

(감염병예방법 제70조의2 제2항) 위원회는 위원장 2인을 포함한 20인 이내의 위원으로 구성하되, 보건복지부에 설치된 심의위원회의 위원장은 보건복지부차관과 민간위원이 공동으로 되며, 시·도에 설치된 심의위원회의 위원장은 부시장 또는 부지사와 민간위원이 공동으로 된다.

Answer 233 ④ 234 ④

235 **「감염병의 예방 및 관리에 관한 법률」상 손실보상금의 지급 제외 및 감액 사유에 해당하지 않는 것은?**

① 감염병관리시설을 설치하지 아니한 경우

② 감염병 발생 사실의 보고·신고를 게을리한 경우

③ 역학조사 시 금지행위를 한 경우

④ 예방접종으로 인한 사망자의 유족 중 후순위자인 경우

해설 **(감염병예방법 시행령 제28조의2 제1항)** 법 제70조 제3항에 따라 법 또는 관련 법령에 따른 조치의무를 위반하여 손실보상금을 지급하지 않거나 손실보상금을 감액하여 지급할 수 있는 위반행위의 종류는 다음 각 호와 같다. 〈개정 2020.12.29.〉

1. 법 제11조에 따른 보고·신고를 게을리하거나 방해한 경우 또는 거짓으로 보고·신고한 경우
2. 법 제12조에 따른 신고의무를 게을리하거나 같은 조 제1항 각 호에 따른 신고의무자의 신고를 방해한 경우
3. 법 제18조 제3항에 따른 역학조사 시 금지행위를 한 경우
4. 법 제36조 제3항 또는 제37조 제2항에 따른 감염병관리시설을 설치하지 않은 경우
5. 법 제60조 제4항에 따른 협조의무를 위반한 경우
6. 「의료법」 제59조 제1항에 따른 지도와 명령을 위반한 경우
7. 그 밖에 법령상의 조치의무로서 보건복지부장관이 특히 중요하다고 인정해 고시하는 조치의무를 위반한 경우

236 **「감염병의 예방 및 관리에 관한 법률」상 감염병 확산으로 인하여 「재난 및 안전관리 기본법」에 따른 심각단계 이상의 위기경보가 발령되는 경우, 다음 중 질병관리청장, 시·도지사 및 시장·군수·구청장으로부터 예산의 범위에서 수당 및 여비 등의 비용에 대해 재정적 지원을 받을 수 있는 사람을 모두 고른 것은?**

가. 감염병의 발생 감시 업무에 조력한 영양사
나. 감염병의 역학조사 업무에 조력한 보건진료소 종사자
다. 감염병의 예방·방역·검사·치료·관리 업무에 조력한 간호조무사
라. 감염병의 예방·방역·검사·치료·관리 업무에 조력한 응급구조사

① 가, 나, 다　　② 가, 다

③ 나, 라　　④ 가, 나, 다, 라

해설 **(감염병예방법 제70조의3 제2항 : 보건의료인력 등에 대한 재정적 지원)** 질병관리청장, 시·도지사 및 시장·군수·구청장은 감염병 확산으로 인하여 「재난 및 안전관리 기본법」 제38조 제2항에 따른 심각 단계 이상의 위기경보가 발령되는 경우 이 법에 따른 감염병의 발생 감시, 예방·방역·검사·치료·관리 및 역학조사 업무에 조력한 보건의료인력 및 보건의료기관 종사자(「보건의료인력지원법」 제2조 제3호에 따른 보건의료인력 및 같은 조 제4호에 따른 보건의료기관 종사자를 말한다)에 대하여 예산의 범위에서 재정적 지원을 할 수 있다. 〈신설 2021.12.21.〉

(감염병예방법 시행령 제28조의4 제2항 : 보건의료인력 등에 대한 지원 등) 질병관리청장, 시·도지사 및 시장·군수·구청장은 법 제70조의3 제2항에 따라 감염병의 발생 감시, 예방·방역·검사·치료·관리 및 역학조사 업무에 조력한 보건의료인력 및 보건의료기관 종사자에게 수당 및 여비 등의 비용을 지원할 수 있다. 〈신설 2022.3.22.〉

(감염병예방법 제70조의3 제1항 : 보건의료인력 등에 대한 재정적 지원) 질병관리청장, 시·도지사 및 시장·군수·구청장은 이 법에 따른 감염병의 발생 감시, 예방·관리 및 역학조사업무에 조력한 의료인, 의료기관 개설자 또는 약사에 대하여 예산의 범위에서 재정적 지원을 할 수 있다. 〈개정 2020.12.15.〉

(보건의료인력지원법 제2조 제2호) "보건의료기관"이란 다음 각 목의 기관이나 시설을 말한다.

가. 「의료법」에 따른 의료기관
나. 「약사법」에 따른 약국
다. 「지역보건법」에 따른 보건소·보건의료원 및 보건지소

Answer　235 ④　236 ④

라. 「농어촌 등 보건의료를 위한 특별조치법」에 따른 보건진료소
마. 그 밖에 보건의료인이 공중 또는 특정 다수인을 위하여 보건의료서비스를 행하는 시설이나 기관으로서 대통령령으로 정하는 시설이나 기관

(보건의료인력지원법 제2조 제3호) "보건의료인력"이란 다음 각 목의 면허·자격 등을 취득한 사람을 말한다.
가. 「의료법」에 따른 의료인 및 간호조무사
나. 「약사법」에 따른 약사 및 한약사
다. 「의료기사 등에 관한 법률」에 따른 의료기사, 보건의료정보관리사 및 안경사
라. 「응급의료에 관한 법률」에 따른 응급구조사
마. 「국민영양관리법」에 따른 영양사 등 보건의료 관계 법령에서 정하는 바에 따라 면허·자격 등을 취득한 사람으로서 대통령령으로 정하는 사람

(보건의료인력지원법 제2조 제4호) "보건의료기관 종사자"란 제3호의 보건의료인력 외의 사람으로서 보건의료기관에서 보건의료서비스 외의 업무에 종사하는 사람을 말한다.

237 **「감염병의 예방 및 관리에 관한 법률」상 재정적 지원에 대한 내용이다. 다음 중 올바르게 설명한 것을 모두 고른다면?**

가. 질병관리청장, 시·도지사 또는 시장·군수·구청장은 감염병의 발생 감시, 예방·관리 또는 역학조사업무에 조력한 의료인, 의료기관 개설자 또는 약사에게 수당 및 여비 등의 비용을 지원할 수 있다.
나. 질병관리청장, 시·도지사 및 시장·군수·구청장은 「감염병의 예방 및 관리에 관한 법률」에 따라 입원 또는 격리된 사람에 대하여 예산의 범위에서 치료비, 생활지원 및 그 밖의 재정적 지원을 할 수 있다.
다. 질병관리청장, 시·도지사 또는 시장·군수·구청장은 「감염병의 예방 및 관리에 관한 법률」에 따라 입원 또는 격리된 사람에 대하여 본인이 부담하는 치료비 및 입원비 지원을 할 수 있다. 다만, 「국민건강보험법」에 따른 요양급여의 대상에서 제외되는 비용 등 질병관리청장이 정하는 비용은 제외한다.
라. 질병관리청장, 시·도지사 또는 시장·군수·구청장은 「감염병 예방 및 관리에 관한 법률」에 따라 입원 또는 격리된 사람에 대하여 질병관리청장이 기획재정부장관과 협의하여 고시하는 금액의 생활지원비 지원을 할 수 있다. 다만, 근로자가 입원 또는 격리기간 동안 사업주로부터 유급휴가를 받은 경우에는 생활지원비 지원을 하지 아니한다.

① 가, 나, 다 ② 가, 다
③ 나, 라 ④ 가, 나, 다, 라

해설 **(감염병예방법 시행령 제28조의4 제1항)** 질병관리청장, 시·도지사 또는 시장·군수·구청장은 법 제70조의3 제1항에 따라 감염병의 발생 감시, 예방·관리 또는 역학조사업무에 조력한 의료인, 의료기관 개설자 또는 약사에게 수당 및 여비 등의 비용을 지원할 수 있다. 〈개정 2021.6.8.〉

(감염병예방법 제70조의4 제1항) 질병관리청장, 시·도지사 및 시장·군수·구청장은 이 법에 따라 입원 또는 격리된 사람에 대하여 예산의 범위에서 치료비, 생활지원 및 그 밖의 재정적 지원을 할 수 있다. 〈개정 2020.8.11.〉

(감염병예방법 시행령 제28조의5) 질병관리청장, 시·도지사 또는 시장·군수·구청장은 법 제70조의4 제1항에 따라 다음 각 호의 지원을 할 수 있다. 다만, 법 제41조의2 제1항에 따라 유급휴가를 받은 경우에는 제2호에 따른 지원을 하지 아니한다. 〈개정 2020.9.11.〉
1. 치료비 및 입원비 : 본인이 부담하는 치료비 및 입원비. 다만, 「국민건강보험법」에 따른 요양급여의 대상에서 제외되는 비용 등 질병관리청장이 정하는 비용은 제외한다.
2. 생활지원비 : 질병관리청장이 기획재정부장관과 협의하여 고시하는 금액

Answer 237 ④

238 「감염병의 예방 및 관리에 관한 법률」상 감염병의심자 격리시설의 설치·운영으로 발생한 손실을 입은 자로서 경제적 어려움으로 긴급한 지원이 필요한 자에게 손실보상금의 일부를 우선 지급할 수 있는 권한이 없는 사람은?

① 보건복지부장관 ② 시·도지사
③ 시장·군수·구청장 ④ 질병관리청장

해설 **(감염병예방법 제70조의5 : 손실보상금의 긴급지원)** 보건복지부장관, 시·도지사 및 시장·군수·구청장은 심의위원회의 심의·의결에 따라 제70조 제1항 각 호의 어느 하나에 해당하는 손실을 입은 자로서 경제적 어려움으로 자금의 긴급한 지원이 필요한 자에게 제70조 제1항에 따른 손실보상금의 일부를 우선 지급할 수 있다.
[본조신설 2020.9.29.]
(감염병예방법 제70조 제1항 : 손실보상) 보건복지부장관, 시·도지사 및 시장·군수·구청장은 다음 각 호의 어느 하나에 해당하는 손실을 입은 자에게 손실보상심의위원회의 심의·의결에 따라 그 손실을 보상하여야 한다. 〈개정 2020.12.15.〉
1. 제36조 및 제37조에 따른 감염병관리기관의 지정 또는 격리소 등의 설치·운영으로 발생한 손실
1의2. 제39조의3에 따른 감염병의심자 격리시설의 설치·운영으로 발생한 손실
2. 이 법에 따른 조치에 따라 감염병환자, 감염병의사환자 등을 진료한 의료기관의 손실
3. 이 법에 따른 의료기관의 폐쇄 또는 업무 정지 등으로 의료기관에 발생한 손실
4. 제47조 제1호, 제4호 및 제5호, 제48조 제1항, 제49조 제1항 제4호, 제6호부터 제10호까지, 제12호, 제12호의2 및 제13호에 따른 조치로 인하여 발생한 손실
5. 감염병환자등이 발생·경유하거나 질병관리청장, 시·도지사 또는 시장·군수·구청장이 그 사실을 공개하여 발생한 「국민건강보험법」 제42조에 따른 요양기관의 손실로서 제1호부터 제4호까지의 손실에 준하고, 제70조의2에 따른 손실보상심의위원회가 심의·의결하는 손실

4

239 「감염병의 예방 및 관리에 관한 법률」상 예방접종 등에 따른 피해의 국가보상에 관한 설명으로 가장 올바른 것은? 2015 대구 기출유사

① 사망한 사람은 대통령령으로 정하는 유족에게 일시보상금과 장제비를 지급한다.
② 장애인이 된 사람은 일시보상금과 사회정착금을 지급한다.
③ 질병으로 진료를 받은 사람은 진료비의 3분의 2 및 정액 간병비를 지급한다.
④ 질병으로 휴직한 사람은 휴직기간에 대하여 평균임금의 100분의 70에 상당하는 금액을 지급한다.

해설 **(감염병예방법 제71조 제1항)** 국가는 제24조 및 제25조에 따라 예방접종을 받은 사람 또는 제40조 제2항에 따라 생산된 예방·치료 의약품을 투여받은 사람이 그 예방접종 또는 예방·치료 의약품으로 인하여 질병에 걸리거나 장애인이 되거나 사망하였을 때에는 대통령령으로 정하는 기준과 절차에 따라 다음 각 호의 구분에 따른 보상을 하여야 한다.
1. 질병으로 진료를 받은 사람 : 진료비 전액 및 정액 간병비
2. 장애인이 된 사람 : 일시보상금
3. 사망한 사람 : 대통령령으로 정하는 유족에 대한 일시보상금 및 장제비

240 「감염병의 예방 및 관리에 관한 법률」상 국가의 정기예방접종이나 임시예방접종으로 인하여 장애인이 된 사람에 대한 보상금은? 2011 충남 기출유사

① 일시보상금 ② 장제비
③ 정액 간병비 ④ 진료비 전액

해설 239번 문제 해설 참조

Answer 238 ④ 239 ① 240 ①

241 어린이가 예방접종 후 고열이 나서 병원에서 입원 치료하였다. 다음 중 「감염병의 예방 및 관리에 관한 법률」상 국가가 보상하는 범위로서 올바른 것은? 2013 전남 기출유사

① 일시보상금 ② 일시보상금 및 정액 간병비
③ 진료비 전액 및 장제비 ④ 진료비 전액 및 정액 간병비

해설 239번 문제 해설 참조

242 「감염병의 예방 및 관리에 관한 법률」의 내용으로 가장 올바르지 못한 것은? 2013 서울 기출유사

① 예방접종으로 걸린 질병으로 진료를 받은 사람에게 진료비 전액과 정액 간병비를 보상하여야 한다.
② 예방접종으로 인해 장애인이 된 사람에게 일시보상금을 지급하여야 한다.
③ 예방접종 후 이상반응 발생신고서를 시장·군수·구청장에게 제출하여야 한다.
④ 질병관리청장은 예방접종 등에 따른 피해 국가보상청구가 있은 날부터 120일 이내에 질병, 장애 또는 사망에 해당하는지를 결정하여야 한다.

해설 **(감염병예방법 시행규칙 제7조 제1항)** 법 제11조 제1항 각 호 외의 부분 단서, 제3항 및 제4항에 따라 같은 조 제1항 제2호에 해당하는 사실을 신고하려는 의사, 치과의사, 한의사, 의료기관의 장 또는 소속 부대장은 별지 제2호서식의 예방접종 후 이상반응 발생신고서(전자문서로 된 신고서 포함)를 질병관리청장에게 정보시스템을 이용하여 제출하거나 이상반응자의 소재지를 관할하는 보건소장에게 정보시스템 또는 팩스를 이용하여 제출해야 한다. 〈개정 2020.9.11.〉

(감염병예방법 제71조 제1항) 국가는 제24조 및 제25조에 따라 예방접종을 받은 사람 또는 제40조 제2항에 따라 생산된 예방·치료 의약품을 투여받은 사람이 그 예방접종 또는 예방·치료 의약품으로 인하여 질병에 걸리거나 장애인이 되거나 사망하였을 때에는 대통령령으로 정하는 기준과 절차에 따라 다음 각 호의 구분에 따른 보상을 하여야 한다.

1. 질병으로 진료를 받은 사람 : 진료비 전액 및 정액 간병비
2. 장애인이 된 사람 : 일시보상금
3. 사망한 사람 : 대통령령으로 정하는 유족에 대한 일시보상금 및 장제비

(감염병예방법 제71조 제3항) 질병관리청장은 제1항에 따른 보상청구가 있은 날부터 120일 이내에 제2항에 따른 질병, 장애 또는 사망에 해당하는지를 결정하여야 한다. 이 경우 미리 위원회의 의견을 들어야 한다. 〈개정 2020.8.11.〉

243 「감염병의 예방 및 관리에 관한 법률」상 질병관리청장은 예방접종 등에 따른 피해의 보상청구가 있은 날부터 며칠 이내에 질병, 장애 또는 사망에 해당하는지를 결정하여야 하는가?

① 30일 이내 ② 60일 이내
③ 90일 이내 ④ 120일 이내

해설 **(감염병예방법 제71조 제3항)** 질병관리청장은 제1항에 따른 보상청구가 있은 날부터 120일 이내에 제2항에 따른 질병, 장애 또는 사망에 해당하는지를 결정하여야 한다. 이 경우 미리 위원회의 의견을 들어야 한다. 〈개정 2020.8.11.〉

Answer 241 ④ 242 ③ 243 ④

244 **「감염병의 예방 및 관리에 관한 법률」상 예방접종 등에 따른 피해의 보상기준으로 가장 올바르지 못한 것은?** 2016 경북, 2021 부산 기출유사

① 간병비 : 입원진료의 경우에 한정하여 1일당 5만원

② 사망한 사람에 대한 일시보상금 : 사망 당시의 「최저임금법」에 따른 월 최저임금액에 240을 곱한 금액에 상당하는 금액

③ 장제비 : 30만원

④ 진료비 : 예방접종피해로 발생한 질병의 진료비 전액

해설 **(감염병예방법 시행령 제29조)** 법 제71조 제1항에 따라 보상하는 보상금의 지급 기준 및 신청기한은 다음 각 호의 구분과 같다. 〈개정 2020.9.11.〉

1. 진료비
   가. 지급 기준 : 예방접종피해로 발생한 질병의 진료비 중 「국민건강보험법」에 따라 보험자가 부담하거나 지급한 금액을 제외한 잔액 또는 「의료급여법」에 따라 의료급여기금이 부담한 금액을 제외한 잔액. 다만, 제3호에 따른 일시보상금을 지급받은 경우에는 진료비를 지급하지 않는다.
   나. 신청 기한 : 해당 예방접종피해가 발생한 날부터 5년 이내
2. 간병비 : 입원진료의 경우에 한정하여 1일당 5만원
3. 장애인이 된 사람에 대한 일시보상금
   가. 지급 기준
      1) 「장애인복지법」에 따른 장애인 중 장애의 정도가 심한 장애인 : 사망한 사람에 대한 일시보상금의 100분의 100
      2) 「장애인복지법」에 따른 장애인 중 장애의 정도가 심하지 않은 장애인 : 사망한 사람에 대한 일시보상금의 100분의 55
      3) 1) 및 2) 외의 장애인으로서 「국민연금법」, 「공무원연금법」, 「공무원 재해보상법」 및 「산업재해보상보험법」 등 질병관리청장이 정하여 고시하는 법률에서 정한 장애등급이나 장해 등급에 해당하는 장애인 : 사망한 사람에 대한 일시보상금의 100분의 20 범위에서 해당 장애 등급이나 장해 등급의 기준별로 질병관리청장이 정하여 고시하는 금액
   나. 신청 기한 : 장애진단을 받은 날부터 5년 이내
4. 사망한 사람에 대한 일시보상금
   가. 지급 기준 : 사망 당시의 「최저임금법」에 따른 월 최저임금액에 240을 곱한 금액에 상당하는 금액
   나. 신청 기한 : 사망한 날부터 5년 이내
5. 장제비 : 30만원

245 **「감염병의 예방 및 관리에 관한 법률」상 예방접종 등에 따른 피해의 보상기준으로 올바른 것은?** 2021 부산 기출유사

① 간병비 : 입원진료의 경우에 한정하여 1일당 10만원

② 사망한 사람에 대한 일시보상금 : 사망 당시의 「최저임금법」에 따른 월 최저임금액에 210을 곱한 금액에 상당하는 금액

③ 장애인이 된 사람에 대한 일시보상금의 신청기한 : 장애진단을 받은 날부터 3년 이내

④ 장애인 중 장애의 정도가 심하지 않은 장애인 : 사망한 사람에 대한 일시보상금의 100/55

해설 244번 문제 해설 참조

Answer 244 ④ 245 ④

246 **「감염병의 예방 및 관리에 관한 법률」상 정기 예방접종을 받은 사람이 예방접종으로 인한 피해를 보상받으려면 보상청구서를 다음 중 누구에게 제출하여야 하는가?** 2017 대전 기출유사

① 보건복지부장관

② 시·도지사

③ 질병관리청장

④ 특별자치시장·특별자치도지사·시장·군수·구청장

해설 **(감염병예방법 시행령 제31조 제1항)** 법 제71조 제1항에 따라 보상을 받으려는 사람은 보건복지부령으로 정하는 바에 따라 보상청구서에 피해에 관한 증명서류를 첨부하여 관할 특별자치시장·특별자치도지사 또는 시장·군수·구청장에게 제출하여야 한다. 〈개정 2023.8.18.〉

(감염병예방법 제71조 제1항) 국가는 제24조 및 제25조에 따라 예방접종을 받은 사람 또는 제40조 제2항에 따라 생산된 예방·치료 의약품을 투여받은 사람이 그 예방접종 또는 예방·치료 의약품으로 인하여 질병에 걸리거나 장애인이 되거나 사망하였을 때에는 대통령령으로 정하는 기준과 절차에 따라 다음 각 호의 구분에 따른 보상을 하여야 한다.

1. 질병으로 진료를 받은 사람 : 진료비 전액 및 정액 간병비
2. 장애인이 된 사람 : 일시보상금
3. 사망한 사람 : 대통령령으로 정하는 유족에 대한 일시보상금 및 장제비

247 **「감염병의 예방 및 관리에 관한 법률」상 예방접종 등에 따른 피해보상에 관한 설명으로 가장 올바르지 못한 것은?** 2017 전북 기출유사

① 국가는 정기예방접종, 임시예방접종 또는 예방·치료 의약품으로 인하여 질병에 걸리거나 장애인이 되거나 사망한 사람에 대하여 피해를 보상하여야 한다.

② 국가는 제3자의 고의 또는 과실로 인하여 예방접종 등에 따른 피해보상을 하였을 때에는 보상액의 범위에서 보상을 받은 사람이 제3자에 대하여 가지는 손해배상청구권을 대위한다.

③ 시·도지사는 피해보상을 하기로 결정한 사람에 대해 보상기준에 따른 보상금을 지급한다.

④ 피해보상을 받으려는 사람은 보상청구서에 피해에 관한 증명서류를 첨부하여 관할 특별자치시장·특별자치도지사 또는 시장·군수·구청장에게 제출하여야 한다.

해설 **(감염병예방법 시행령 제31조 제4항)** 질병관리청장은 제3항에 따라 보상을 하기로 결정한 사람에 대하여 제29조의 보상 기준에 따른 보상금을 지급한다. 〈개정 2020.9.11.〉

(감염병예방법 제71조 제1항) 국가는 제24조 및 제25조에 따라 예방접종을 받은 사람 또는 제40조 제2항에 따라 생산된 예방·치료 의약품을 투여받은 사람이 그 예방접종 또는 예방·치료 의약품으로 인하여 질병에 걸리거나 장애인이 되거나 사망하였을 때에는 대통령령으로 정하는 기준과 절차에 따라 다음 각 호의 구분에 따른 보상을 하여야 한다.

1. 질병으로 진료를 받은 사람 : 진료비 전액 및 정액 간병비
2. 장애인이 된 사람 : 일시보상금
3. 사망한 사람 : 대통령령으로 정하는 유족에 대한 일시보상금 및 장제비

(감염병예방법 제72조 제1항) 국가는 예방접종약품의 이상이나 예방접종 행위자, 예방·치료 의약품의 투여자 등 제3자의 고의 또는 과실로 인하여 제71조에 따른 피해보상을 하였을 때에는 보상액의 범위에서 보상을 받은 사람이 제3자에 대하여 가지는 손해배상청구권을 대위한다.

(감염병예방법 시행령 제31조 제1항) 법 제71조 제1항에 따라 보상을 받으려는 사람은 보건복지부령으로 정하는 바에 따라 보상청구서에 피해에 관한 증명서류를 첨부하여 관할 특별자치시장·특별자치도지사 또는 시장·군수·구청장에게 제출하여야 한다. 〈개정 2023.8.18.〉

Answer 246 ④ 247 ③

248 「감염병의 예방 및 관리에 관한 법률」상 예방접종 후 이상반응 사례가 발생한 경우 국가보상 조치로 가장 올바르지 못한 것은? 2014 경북 기출유사

① 보상청구서에 피해에 관한 증명서류를 첨부하여 보건복지부장관에게 제출
② 사망한 사람은 유족에 대한 일시보상금 및 장제비 지급
③ 장애인이 된 사람에게 일시보상금 지급
④ 질병으로 진료를 받은 사람에게 진료비 전액과 정액 간병비 지급

해설 247번 문제 해설 참조

249 「감염병의 예방 및 관리에 관한 법률」상 예방접종 등에 따른 피해보상의 신청에 대한 설명으로 가장 올바르지 못한 것은?

① 예방접종 등에 따른 피해보상의 신청을 받은 관할 특별자치시장·특별자치도지사 또는 시장·군수·구청장은 신청인과 본인관계를 증명할 수 있도록 행정정보의 공동이용을 통해 주민등록표 등본 또는 가족관계증명서를 확인하여야 하며, 신청인이 확인에 동의하지 않는 경우에는 이를 첨부하도록 하여야 한다.
② 예방접종 등에 따른 피해보상 신청을 위해 사망 일시보상금 및 장제비를 신청하려는 사람은 일시보상금 및 장제비 신청서에 반드시 사망진단서와 부검소견서 및 보상금 신청인이 유족임을 증명하는 서류를 첨부해 관할 특별자치시장·특별자치도지사 또는 시장·군수·구청장에게 제출해야 한다.
③ 예방접종 등에 따른 피해보상의 신청을 위해 장애인 일시보상금를 신청하려는 사람은 일시보상금 신청서에 의료기관이 발행한 진단서와 보상금 신청인과 본인의 관계를 증명하는 서류를 첨부하여 관할 특별자치시장·특별자치도지사 또는 시장·군수·구청장에게 제출하여야 한다.
④ 예방접종 등에 따른 피해보상 신청을 위해 진료비 및 간병비를 신청하려는 사람은 진료비 및 간병비 신청서에 진료확인서와 신청인과 본인과의 관계를 증명하는 서류를 첨부해 관할 특별자치시장·특별자치도지사 또는 시장·군수·구청장에게 제출하여야 한다.

해설 **(감염병예방법 시행규칙 제47조 제2항 : 보상의 신청 등)** 법 제71조 제1항 및 영 제31조 제1항에 따라 일시보상금 및 장제비를 신청하려는 사람은 일시보상금 및 장제비 신청서에 다음 서류를 첨부하여 관할 특별자치시장·특별자치도지사 또는 시장·군수·구청장에게 제출하여야 한다. 이 경우 특별자치시장·특별자치도지사 또는 시장·군수·구청장은 행정정보의 공동이용을 통하여 주민등록표 등본 또는 가족관계증명서를 확인하여야 하며, 신청인이 확인에 동의하지 않는 경우에는 이를 첨부하도록 해야 한다. 〈개정 2023.9.22.〉

1. 사망 일시보상금 및 장제비의 경우
   가. 사망진단서
   나. 부검소견서. 다만, 다음의 어느 하나에 해당하는 경우는 제외한다.
      1) 시신 화장 등으로 인하여 부검을 실시할 수 없는 경우
      2) 질병관리청장이 역학조사 등을 실시하여 예방접종으로 인한 사망임을 인정한 경우로서 특별자치시장·특별자치도지사, 시장·군수·구청장 또는 신청인이 이에 관한 통지를 받은 경우
   다. 보상금 신청인이 유족임을 증명하는 서류(주민등록표 등본 또는 가족관계증명서로 유족임을 증명할 수 없는 경우만 해당)

Answer 248 ① 249 ②

4

2. 장애인 일시보상금의 경우
   가. 의료기관이 발행한 진단서
   나. 보상금 신청인과 본인의 관계를 증명하는 서류(주민등록표 등본 또는 가족관계증명서로 신청인과 본인의 관계를 증명할 수 없는 경우만 해당)

(감염병예방법 시행규칙 제47조 제1항 : 보상의 신청 등) 법 제71조 제1항 및 영 제31조 제1항에 따라 진료비 및 간병비를 신청하려는 사람은 진료비 및 간병비 신청서에 다음 서류를 첨부하여 관할 특별자치시장·특별자치도지사 또는 시장·군수·구청장에게 제출하여야 한다. 이 경우 특별자치시장·특별자치도지사 또는 시장·군수·구청장은 행정정보의 공동이용을 통해 주민등록표 등본 또는 가족관계증명서를 확인하여야 하며, 신청인이 확인에 동의하지 않는 경우에는 이를 첨부하도록 하여야 한다. 〈개정 2023.9.22.〉

1. 진료확인서 1부
2. 신청인과 본인과의 관계를 증명하는 서류 1부(주민등록표 등본 또는 가족관계증명서로 신청인과 본인의 관계를 증명할 수 없는 경우만 해당)

(감염병예방법 제71조 제1항 : 예방접종 등에 따른 피해의 국가보상) 국가는 제24조 및 제25조에 따라 예방접종을 받은 사람 또는 제40조 제2항에 따라 생산된 예방·치료 의약품을 투여받은 사람이 그 예방접종 또는 예방·치료 의약품으로 인하여 질병에 걸리거나 장애인이 되거나 사망하였을 때에는 대통령령으로 정하는 기준과 절차에 따라 다음 각 호의 구분에 따른 보상을 하여야 한다.

1. 질병으로 진료를 받은 사람 : 진료비 전액 및 정액 간병비
2. 장애인이 된 사람 : 일시보상금
3. 사망한 사람 : 대통령령으로 정하는 유족에 대한 일시보상금 및 장제비

250 「감염병의 예방 및 관리에 관한 법률」을 위반하여 감염병을 확산시키거나 확산 위험성을 증대시킨 자에 대하여 입원치료비, 격리비, 진단검사비, 손실보상금 등 이 법에 따른 예방 및 관리 등을 위하여 지출된 비용에 대해 손해배상을 청구할 권리가 없는 사람은?

① 보건복지부장관
② 시·도지사, 시장·군수·구청장
③ 질병관리청장
④ 행정안전부장관

해설 **(감염병예방법 제72조의2 : 손해배상청구권)** 보건복지부장관, 질병관리청장, 시·도지사 및 시장·군수·구청장은 이 법을 위반하여 감염병을 확산시키거나 확산 위험성을 증대시킨 자에 대하여 입원치료비, 격리비, 진단검사비, 손실보상금 등 이 법에 따른 예방 및 관리 등을 위하여 지출된 비용에 대해 손해배상을 청구할 권리를 갖는다.
[본조신설 2021.3.9.]

251 「감염병의 예방 및 관리에 관한 법률」상 시·도지사 또는 시장·군수·구청장이 청문을 실시하여야 하는 경우로 올바른 것은?

① 방역조치를 할 때
② 영업소 폐쇄를 명할 때
③ 오염장소 소독조치를 할 때
④ 정기예방접종을 실시할 때

해설 **(감염병예방법 제75조 : 청문)** 시·도지사 또는 시장·군수·구청장은 다음 각 호의 어느 하나에 해당하는 처분을 하려면 청문을 실시하여야 한다.
1. 제49조 제3항에 따른 장소나 시설의 폐쇄 명령
2. 제59조 제1항에 따른 영업소의 폐쇄 명령
[전문개정 2021.3.9.]

Answer 250 ④ 251 ②

252 「감염병의 예방 및 관리에 관한 법률」상 보건복지부장관이 질병관리청장에게 위임 가능한 업무에 해당하는 것은? 2014 울산 기출유사

① 감염병에 관한 강제처분에 관한 업무
② 예방접종 기록의 보고에 관한 업무
③ 중앙감염병원의 운영 및 지원에 관한 권한
④ 지역보건의료에 관련된 통계의 수집 및 정리

해설 (감염병예방법 시행령 제32조 제1항) 보건복지부장관은 법 제76조 제1항에 따라 다음 각 호의 권한을 질병관리청장에게 위임한다. 〈개정 2025.9.30.〉
1. 법 제8조의2 제1항·제3항 및 이 영 제1조의3에 따른 중앙감염병병원의 운영 및 지원
2. 법 제8조의2 제4항에 따른 의료자원정보시스템의 운영
3. 법 제8조의3 및 이 영 제1조의5에 따른 내성균 관리대책의 수립·추진
4. 법 제8조의4에 따른 의견 청취 및 자료 제출 요청 등 협조 요청

253 「감염병의 예방 및 관리에 관한 법률」상 질병관리청장 또는 시·도지사가 감염병 예방 및 감염 전파의 차단을 위해 제공요청을 할 수 있는 정보를 모두 고른다면?

가. 성명, 주민등록번호, 주소, 전화번호	나. 출입국관리기록
다. 처방전	라. 예방접종의 내용

① 가, 나, 다 ② 가, 다
③ 나, 라 ④ 가, 나, 다, 라

해설 (감염병예방법 제76조의2 제1항) 질병관리청장 또는 시·도지사는 감염병 예방·관리 및 감염 전파의 차단을 위하여 필요한 경우 관계 중앙행정기관(그 소속기관 및 책임운영기관을 포함한다)의 장, 지방자치단체의 장(「지방교육자치에 관한 법률」 제18조에 따른 교육감을 포함한다), 「공공기관의 운영에 관한 법률」 제4조에 따른 공공기관, 의료기관 및 약국, 법인·단체·개인에 대하여 감염병환자등, 감염병의심자 및 예방접종을 받은 자에 관한 다음 각 호의 정보 제공을 요청할 수 있으며, 요청을 받은 자는 이에 따라야 한다. 〈개정 2023.3.28.〉
1. 성명, 「주민등록법」 제7조의2 제1항에 따른 주민등록번호, 주소 및 전화번호(휴대전화번호 포함) 등 인적사항
2. 「의료법」 제17조에 따른 처방전 및 같은 법 제22조에 따른 진료기록부등
3. 「국민건강보험법」 제5조에 따른 가입자 및 피부양자 또는 「의료급여법」 제3조에 따른 수급권자에 관한 정보 중 장애중증도, 장애유형, 소득분위 등 감염병 예방·관리를 위하여 필요한 정보로서 대통령령으로 정하는 정보
4. 진료이력, 투약정보, 상병내역 등 「국민건강보험법」 제47조에 따른 요양급여비용의 청구와 지급에 관한 정보 및 「의료급여법」 제11조에 따른 급여비용의 청구와 지급에 관한 정보로서 대통령령으로 정하는 정보
5. 질병관리청장이 정하는 기간의 출입국관리기록
6. 그 밖에 이동경로를 파악하기 위하여 대통령령으로 정하는 정보

254 「감염병의 예방 및 관리에 관한 법률」상 질병관리청장은 감염병 예방 및 감염 전파의 차단을 위하여 감염병환자등의 위치정보를 누구에게 요청할 수 있는가?

① 경찰관서의 장 ② 소방관서의 장
③ 위치정보사업자 ④ 전기통신사업자

Answer 252 ③ 253 ① 254 ①

해설 (감염병예방법 제76조의2 제2항) 질병관리청장, 시·도지사 또는 시장·군수·구청장은 감염병 예방·관리 및 감염 전파의 차단을 위하여 필요한 경우 감염병환자등 및 감염병의심자의 위치정보를 「국가경찰과 자치경찰의 조직 및 운영에 관한 법률」에 따른 경찰청, 시·도경찰청 및 경찰서(이하 이 조에서 "경찰관서"라 한다)의 장에게 요청할 수 있다. 이 경우 질병관리청장, 시·도지사 또는 시장·군수·구청장의 요청을 받은 경찰관서의 장은 「위치정보의 보호 및 이용 등에 관한 법률」 제15조 및 「통신비밀보호법」 제3조에도 불구하고 「위치정보의 보호 및 이용 등에 관한 법률」 제5조 제7항에 따른 개인위치정보사업자, 「전기통신사업법」 제2조 제8호에 따른 전기통신사업자에게 감염병환자등 및 감염병의심자의 위치정보를 요청할 수 있고, 요청을 받은 위치정보사업자와 전기통신사업자는 정당한 사유가 없으면 이에 따라야 한다. 〈개정 2023.3.28.〉

255 「감염병의 예방 및 관리에 관한 법률」상 질병관리청장이 감염병 차단을 위해 수집한 정보를 제공할 수 있는 대상에 해당하지 않는 것은?

① 건강보험심사평가원 원장 ② 국민건강보험공단 이사장
③ 손해보험협회, 생명보험협회 ④ 의료인단체, 의료기관단체, 약사회

해설 (감염병예방법 시행규칙 제47조의2 제1항) 질병관리청장은 법 제76조의2 제3항에 따라 다음 각 호의 대상에게 법 제76조의2 제1항 및 제2항에 따라 수집한 정보를 제공할 수 있다. 〈개정 2020.9.11.〉

1. 중앙행정기관의 장
2. 지방자치단체의 장
3. 국민건강보험공단 이사장
4. 건강보험심사평가원 원장
5. 「보건의료기본법」 제3조 제4호에 따른 보건의료기관
6. 「의료법」 제28조에 따른 의료인 단체 및 「약사법」 제11조에 따른 약사회
7. 「의료법」 제52조에 따른 의료기관 단체

256 「감염병의 예방 및 관리에 관한 법률」상 고위험병원체 관련 벌칙이 나머지와 다른 하나는?

2015 대전, 2022 광주·울산 기출유사

① 고위험병원체의 반입 허가를 받지 아니하고 반입한 경우
② 고위험병원체의 고위험병원체의 분리, 분양·이동 및 이동신고를 하지 아니한 경우
③ 고위험병원체 취급시설의 폐쇄명령 또는 운영정지명령을 위반한 경우
④ 신고를 하지 아니하고 고위험병원체 취급시설을 설치·운영한 경우

해설 (감염병예방법 제77조 : 벌칙) 다음 각 호의 어느 하나에 해당하는 자는 5년 이하의 징역 또는 5천만원 이하의 벌금에 처한다. 〈개정 2020.12.15.〉

1. 제22조 제1항 또는 제2항을 위반해 고위험병원체의 반입 허가를 받지 아니하고 반입한 자
2. 제23조의3 제1항을 위반해 보유허가를 받지 아니하고 생물테러감염병병원체를 보유한 자
3. 제40조의3 제1항을 위반해 의료·방역 물품을 수출하거나 국외로 반출한 자

(감염병예방법 제79조 : 벌칙) 다음 각 호의 어느 하나에 해당하는 자는 2년 이하의 징역 또는 2천만원 이하의 벌금에 처한다. 〈개정 2021.3.9.〉

2. 제21조(고위험병원체의 분리, 분양·이동 및 이동신고) 제1항부터 제3항까지 또는 제22조 제3항에 따른 신고를 하지 아니하거나 거짓으로 신고한 자

2의3. 제23조 제2항에 따른 신고를 하지 아니하고 고위험병원체 취급시설을 설치·운영한 자

3의2. 제23조의2에 따른 고위험병원체 취급시설의 폐쇄명령 또는 운영정지명령을 위반한 자

Answer 255 ③ 256 ①

257 「감염병의 예방 및 관리에 관한 법률」상 5년 이하의 징역 또는 5천만원 이하의 벌금에 해당하지 않는 것은? 2015 광주, 2020 제주, 2025 부산 기출유사

① 고위험병원체의 반입허가를 받지 아니하고 반입한 자
② 법 제40조의3 제1항을 위반하여 의료·방역 물품을 수출하거나 국외로 반출한 경우
③ 보유허가를 받지 아니하고 생물테러감염병병원체를 보유한 경우
④ 업무상 알게 된 비밀을 누설하거나 업무목적 외의 용도로 사용한 자

해설 **(감염병예방법 제78조 : 벌칙)** 다음 각 호의 어느 하나에 해당하는 자는 3년 이하의 징역 또는 3천만원 이하의 벌금에 처한다. 〈개정 2020.9.29〉
1. 제23조 제2항에 따른 허가를 받지 아니하거나 같은 조 제3항 본문에 따른 변경허가를 받지 아니하고 고위험병원체 취급시설을 설치·운영한 자
2. 제23조의3 제3항에 따른 변경허가를 받지 아니한 자
3. 제74조를 위반하여 업무상 알게 된 비밀을 누설하거나 업무목적 외의 용도로 사용한 자

(감염병예방법 제77조 : 벌칙) 256번 문제 해설 참조

258 「감염병의 예방 및 관리에 관한 법률」상 역학조사에서 다음과 같은 행위를 한 자에 대한 처벌로 올바른 것은?

- 정당한 사유 없이 역학조사를 거부·방해 또는 회피하는 행위
- 거짓으로 진술하거나 거짓 자료를 제출하는 행위
- 고의적으로 사실을 누락·은폐하는 행위

① 5년 이하의 징역 또는 5천만원 이하의 벌금
② 3년 이하의 징역 또는 3천만원 이하의 벌금
③ 2년 이하의 징역 또는 2천만원 이하의 벌금
④ 300만원 이하의 벌금

해설 **(감염병예방법 제79조)** 다음 각 호의 어느 하나에 해당하는 자는 2년 이하의 징역 또는 2천만원 이하의 벌금에 처한다. 〈개정 2021.3.9.〉
1. 제18조 제3항을 위반한 자
2. 제21조 제1항부터 제3항까지 또는 제22조 제3항에 따른 신고를 하지 아니하거나 거짓으로 신고한 자
2의2. 제21조 제5항에 따른 현장조사를 정당한 사유 없이 거부·방해 또는 기피한 자
2의3. 제23조 제2항에 따른 신고를 하지 아니하고 고위험병원체 취급시설을 설치·운영한 자
3. 제23조 제8항에 따른 안전관리 점검을 거부·방해 또는 기피한 자
3의2. 제23조의2에 따른 고위험병원체 취급시설의 폐쇄명령 또는 운영정지명령을 위반한 자
3의3. 제49조 제4항을 위반하여 정당한 사유 없이 폐쇄 명령에 따르지 아니한 자
4. 제60조 제4항을 위반한 자(다만, 공무원은 제외한다)
5. 제76조의2 제6항을 위반한 자

(감염병예방법 제18조 제3항) 누구든지 질병관리청장, 시·도지사 또는 시장·군수·구청장이 실시하는 역학조사에서 다음 각 호의 행위를 하여서는 아니 된다. 〈개정 2020.8.11.〉
1. 정당한 사유 없이 역학조사를 거부·방해 또는 회피하는 행위
2. 거짓으로 진술하거나 거짓 자료를 제출하는 행위
3. 고의적으로 사실을 누락·은폐하는 행위

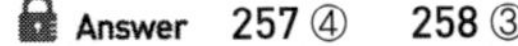

Answer 257 ④ 258 ③

(감염병예방법 제49조 : 감염병의 예방 조치)

① 질병관리청장, 시·도지사 또는 시장·군수·구청장은 감염병을 예방하기 위하여 다음 각 호에 해당하는 모든 조치를 하거나 그에 필요한 일부 조치를 하여야 하며, 보건복지부장관은 감염병을 예방하기 위하여 제2호, 제2호의2부터 제2호의4까지, 제12호 및 제12호의2에 해당하는 조치를 할 수 있다. 〈개정 2021.3.9.〉

2의2. 감염병 전파의 위험성이 있는 장소 또는 시설의 관리자·운영자 및 이용자 등에 대하여 출입자 명단 작성, 마스크 착용 등 방역지침의 준수를 명하는 것

③ 시·도지사 또는 시장·군수·구청장은 제1항 제2호의2의 조치를 따르지 아니한 관리자·운영자에게 해당 장소나 시설의 폐쇄를 명하거나 3개월 이내의 기간을 정하여 운영의 중단을 명할 수 있다. 다만, 운영중단 명령을 받은 자가 그 운영중단기간 중에 운영을 계속한 경우에는 해당 장소나 시설의 폐쇄를 명하여야 한다. 〈개정 2021.3.9.〉

④ 제3항에 따라 장소나 시설의 폐쇄 또는 운영 중단 명령을 받은 관리자·운영자는 정당한 사유가 없으면 이에 따라야 한다. 〈신설 2021.3.9.〉

259 「감염병의 예방 및 관리에 관한 법률」상 경찰관서의 장이 감염병환자등의 위치정보를 요청하였음에 불구하고 정당한 사유 없이 이를 거부한 위치정보사업자와 전기통신사업자에 대한 처벌로 올바른 것은?

① 2년 이하의 징역 또는 2천만원 이하의 벌금

② 1년 이하의 징역 또는 2천만원 이하의 벌금

③ 1년 이하의 징역 또는 1천만원 이하의 벌금

④ 300만원 이하의 벌금

해설 **(감염병예방법 제79조의2)** 다음 각 호의 어느 하나에 해당하는 자는 1년 이하의 징역 또는 2천만원 이하의 벌금에 처한다. 〈개정 2023.5.19.〉

1. 제18조의4 제4항을 위반하여 같은 조 제2항에 따른 질병관리청장 또는 시·도지사의 자료제출 요구를 받고 이를 거부·방해·회피하거나, 거짓자료를 제출하거나 또는 고의적으로 사실을 누락·은폐한 자
2. 제23조의4 제1항을 위반하여 고위험병원체를 취급한 자
3. 제23조의4 제2항을 위반하여 고위험병원체를 취급하게 한 자
4. 제76조의2 제1항을 위반하여 질병관리청장 또는 시·도지사의 요청을 거부하거나 거짓자료를 제공한 의료기관 및 약국, 법인·단체·개인
5. 제76조의2 제2항 후단을 위반하여 경찰관서의 장의 요청을 거부하거나 거짓자료를 제공한 자

(감염병예방법 제76조의2 제2항) 질병관리청장, 시·도지사 또는 시장·군수·구청장은 감염병 예방·관리 및 감염 전파의 차단을 위하여 필요한 경우 감염병환자등 및 감염병의심자의 위치정보를 「국가경찰과 자치경찰의 조직 및 운영에 관한 법률」에 따른 경찰청, 시·도경찰청 및 경찰서(이하 이 조에서 "경찰관서"라 한다)의 장에게 요청할 수 있다. 이 경우 질병관리청장, 시·도지사 또는 시장·군수·구청장의 요청을 받은 경찰관서의 장은 「위치정보의 보호 및 이용 등에 관한 법률」 제15조 및 「통신비밀보호법」 제3조에도 불구하고 「위치정보의 보호 및 이용 등에 관한 법률」 제5조 제7항에 따른 개인위치정보사업자, 「전기통신사업법」 제2조 제8호에 따른 전기통신사업자에게 감염병환자등 및 감염병의심자의 위치정보를 요청할 수 있고, 요청을 받은 위치정보사업자와 전기통신사업자는 정당한 사유가 없으면 이에 따라야 한다. 〈개정 2023.3.28.〉

Answer 259 ②

260 「감염병의 예방 및 관리에 관한 법률」상 질병관리청장 또는 시·도지사는 감염병과 관련하여 「재난 및 안전관리 기본법」에 따른 주의 이상의 위기경보가 발령된 경우에는 법인·단체·개인 등에 대하여 역학조사에 필요한 자료제출을 요구할 수 있다. 다음 중 질병관리청장 또는 시·도지사의 자료제출 요구를 받고 이를 거부·방해·회피하거나, 거짓자료를 제출하거나 또는 고의적으로 사실을 누락·은폐한 자에 대한 처벌로 올바른 것은?

① 2년 이하의 징역 또는 2천만원 이하의 벌금
② 1년 이하의 징역 또는 2천만원 이하의 벌금
③ 1년 이하의 징역 또는 1천만원 이하의 벌금
④ 300만원 이하의 벌금

해설 **(감염병예방법 제79조의2, 제1호 : 벌칙)** 다음 각 호의 어느 하나에 해당하는 자는 1년 이하의 징역 또는 2천만원 이하의 벌금에 처한다. 〈개정 2023.5.19〉

1. 제18조의4 제4항을 위반하여 같은 조 제2항에 따른 질병관리청장 또는 시·도지사의 자료제출 요구를 받고 이를 거부·방해·회피하거나, 거짓자료를 제출하거나 또는 고의적으로 사실을 누락·은폐한 자

(감염병예방법 제18조의4 제2항 : 자료제출 요구 등) 질병관리청장 또는 시·도지사는 감염병과 관련하여 「재난 및 안전관리 기본법」 제38조 제2항에 따른 주의 이상의 위기경보가 발령된 경우에는 제18조에 따른 역학조사를 효율적으로 시행하기 위하여 법인·단체·개인 등에 대하여 역학조사에 필요한 자료제출을 요구할 수 있다. 〈신설 2023.5.19.〉

261 「감염병의 예방 및 관리에 관한 법률」상 서울 S구에 제1급감염병이 발생하여 S구 구청장이 감염병의심자를 지목하여 조사 진찰 결과, 감염병환자등으로 인정되어 S구 구청공무원과 동행하여 치료받게 하고 입원시키는 조치를 하였으나 이를 거부한 자에 대한 처벌로 올바른 것은?

① 2년 이하의 징역 또는 2천만원 이하의 벌금
② 1년 이하의 징역 또는 2천만원 이하의 벌금
③ 1년 이하의 징역 또는 1천만원 이하의 벌금
④ 300만원 이하의 벌금

해설 **(감염병예방법 제79조의3 : 벌칙)** 다음 각 호의 어느 하나에 해당하는 자는 1년 이하의 징역 또는 1천만원 이하의 벌금에 처한다. 〈개정 2020.8.12.〉

1. 제41조 제1항을 위반하여 입원치료를 받지 아니한 자
2. 삭제 〈2020.8.12.〉
3. 제41조 제2항을 위반하여 자가치료 또는 시설치료 및 의료기관 입원치료를 거부한 자
4. 제42조 제1항·제2항 제1호·제3항 또는 제7항에 따른 입원 또는 격리 조치를 거부한 자
5. 제47조 제3호 또는 제49조 제1항 제14호에 따른 입원 또는 격리 조치를 위반한 자

[본조신설 2020.3.4.]

Answer 260 ② 261 ③

262 「감염병의 예방 및 관리에 관한 법률」상 서울 K병원에 입원했던 60세 P씨가 제2급감염병에 해당하는 감염병으로 사망하였으나 이를 진료하였던 의사 L씨가 K병원의 장에게 보고 의무를 하지 않은 진료의사 L씨에 대한 처벌로 올바른 것은?

① 2년 이하의 징역 또는 2천만원 이하의 벌금
② 1년 이하의 징역 또는 2천만원 이하의 벌금
③ 1년 이하의 징역 또는 1천만원 이하의 벌금
④ 500만원 이하의 벌금

해설 **(감염병예방법 제79조의4 : 벌칙)** 다음 각 호의 어느 하나에 해당하는 자는 500만원 이하의 벌금에 처한다.

1. 제1급감염병 및 제2급감염병에 대하여 제11조에 따른 보고 또는 신고 의무를 위반하거나 거짓으로 보고 또는 신고한 의사, 치과의사, 한의사, 군의관, 의료기관의 장 또는 감염병병원체 확인기관의 장
2. 제1급감염병 및 제2급감염병에 대하여 제11조에 따른 의사, 치과의사, 한의사, 군의관, 의료기관의 장 또는 감염병병원체 확인기관의 장의 보고 또는 신고를 방해한 자

263 「감염병의 예방 및 관리에 관한 법률」상 감염병에 관한 강제처분에 따르지 아니한 경우의 처벌로 올바른 것은? 2013 전남 기출유사

① 5년 이하의 징역 또는 5천만원 이하의 벌금
② 3년 이하의 징역 또는 3천만원 이하의 벌금
③ 2년 이하의 징역 또는 2천만원 이하의 벌금
④ 300만원 이하의 벌금

해설 **(감염병예방법 제80조 : 벌칙)** 다음 각 호의 어느 하나에 해당하는 자는 300만원 이하의 벌금에 처한다. 〈개정 2020.8.12.〉

1. 제3급감염병 및 제4급감염병에 대하여 제11조에 따른 보고 또는 신고 의무를 위반하거나 거짓으로 보고 또는 신고한 의사, 치과의사, 한의사, 군의관, 의료기관의 장, 감염병병원체 확인기관의 장 또는 감염병 표본감시기관
2. 제3급감염병 및 제4급감염병에 대하여 제11조에 따른 의사, 치과의사, 한의사, 군의관, 의료기관의 장, 감염병병원체 확인기관의 장 또는 감염병 표본감시기관의 보고 또는 신고를 방해한 자

2의2. 제13조 제2항에 따른 감염병병원체 검사를 거부한 자

3. 제37조 제4항을 위반하여 감염병관리시설을 설치하지 아니한 자
4. 삭제 〈2020.3.4.〉
5. 제42조에 따른 강제처분에 따르지 아니한 자(제42조 제1항·제2항 제1호·제3항 및 제7항에 따른 입원 또는 격리 조치를 거부한 자는 제외한다)
6. 제45조를 위반하여 일반인과 접촉하는 일이 많은 직업에 종사한 자 또는 감염병환자등을 그러한 직업에 고용한 자
7. 제47조(같은 조 제3호는 제외한다) 또는 제49조 제1항(같은 항 제2호의2부터 제2호의4까지 및 제3호 중 건강진단에 관한 사항과 같은 항 제14호는 제외한다)에 따른 조치에 위반한 자
8. 제52조 제1항에 따른 소독업 신고를 하지 아니하거나 거짓이나 그 밖의 부정한 방법으로 신고하고 소독업을 영위한 자
9. 제54조 제1항에 따른 기준과 방법에 따라 소독하지 아니한 자

Answer 262 ④ 263 ④

264 「감염병의 예방 및 관리에 관한 법률」상 질병관리청장의 해부명령을 거부한 자의 처벌로 올바른 것은?

① 300만원 이하의 벌금
② 200만원 이하의 벌금
③ 1천만원 이하의 과태료
④ 100만원 이하의 과태료

해설 **(감염병예방법 제81조 : 벌칙)** 다음 각 호의 어느 하나에 해당하는 자는 200만원 이하의 벌금에 처한다. 〈개정 2021.3.9.〉

1. 삭제 〈2018.3.27.〉
2. 삭제 〈2018.3.27.〉
3. 제12조 제1항에 따른 신고를 게을리한 자
4. 세대주, 관리인 등으로 하여금 제12조 제1항에 따른 신고를 하지 아니하도록 한 자
5. 삭제 〈2015.7.6.〉
6. 제20조에 따른 해부명령을 거부한 자
7. 제27조에 따른 예방접종증명서를 거짓으로 발급한 자
8. 제29조를 위반하여 역학조사를 거부·방해 또는 기피한 자

8의2. 제32조 제2항을 위반하여 거짓이나 그 밖의 부정한 방법으로 예방접종을 받은 사람

9. 제45조 제2항을 위반하여 성매개감염병에 관한 건강진단을 받지 아니한 자를 영업에 종사하게 한 자
10. 제46조 또는 제49조 제1항 제3호에 따른 건강진단을 거부하거나 기피한 자
11. 정당한 사유 없이 제74조의2 제1항에 따른 자료 제공 요청에 따르지 아니하거나 거짓 자료를 제공한 자, 검사나 질문을 거부·방해 또는 기피한 자

(감염병예방법 제20조 제1항) 질병관리청장은 국민 건강에 중대한 위협을 미칠 우려가 있는 감염병으로 사망한 것으로 의심이 되어 시체를 해부하지 아니하고는 감염병 여부의 진단과 사망의 원인규명을 할 수 없다고 인정하면 그 시체의 해부를 명할 수 있다. 〈개정 2020.8.11.〉

4

265 「감염병의 예방 및 관리에 관한 법률」상 그 죄에서 정한 형의 1/2까지 가중하여 처벌을 받을 수 있는 경우에 해당하는 것을 모두 고른 것은?

가. 단체나 다중의 위력을 통하여 조직적·계획적으로 정당한 사유 없이 역학조사를 거부·방해 또는 회피하는 행위
나. 제1급감염병에 걸린 감염병환자가 감염병관리기관에서 입원치료를 받아야 함에도 불구하고 이를 위반하여 고의 또는 중과실로 타인에게 감염병을 전파시킨 경우
다. 해당지역 구청장이 자가치료, 시설치료 또는 의료기관 입원치료를 하게 하였음에도 불구하고 이를 거부한 감염병의심자가 고의로 타인에게 감염병을 전파시킨 경우
라. 해당지역 군수가 조사나 진찰 결과 감염병환자등으로 인정된 사람에게 해당 공무원과 동행하여 치료받게 하거나 입원시키도록 했으나 이를 거부하고 중과실로 타인에게 감염병을 전파시킨 경우

① 가, 나, 다
② 가, 다
③ 나, 라
④ 가, 나, 다, 라

해설 **(감염병예방법 제81조의2 : 형의 가중처벌)**

① 단체나 다중의 위력을 통하여 조직적·계획적으로 제79조 제1호의 죄를 범한 경우 그 죄에서 정한 형의 2분의 1까지 가중한다.
② 제79조의3 각 호의 죄를 범하여 고의 또는 중과실로 타인에게 감염병을 전파시킨 경우 그 죄에서 정한 형의 2분의 1까지 가중한다.

[본조신설 2021.3.9.]

(감염병예방법 제79조 제1호 : 벌칙) 다음 각 호의 어느 하나에 해당하는 자는 2년 이하의 징역 또는 2천만원 이하의 벌금에 처한다. 〈개정 2021.3.9.〉

1. 제18조 제3항을 위반한 자

Answer 264 ② 265 ④

(감염병예방법 제18조 제3항 : 역학조사) 누구든지 질병관리청장, 시·도지사 또는 시장·군수·구청장이 실시하는 역학조사에서 다음 각 호의 행위를 해서는 아니 된다. 〈개정 2020.8.11.〉
1. 정당한 사유 없이 역학조사를 거부·방해 또는 회피하는 행위
2. 거짓으로 진술하거나 거짓 자료를 제출하는 행위
3. 고의적으로 사실을 누락·은폐하는 행위

(감염병예방법 제79조의3 : 벌칙) 다음 각 호의 어느 하나에 해당하는 자는 1년 이하의 징역 또는 1천만원 이하의 벌금에 처한다. 〈개정 2020.8.12.〉
1. 제41조 제1항을 위반하여 입원치료를 받지 아니한 자
2. 삭제 〈2020.8.12.〉
3. 제41조 제2항을 위반하여 자가치료 또는 시설치료 및 의료기관 입원치료를 거부한 자
4. 제42조 제1항·제2항 제1호·제3항 또는 제7항에 따른 입원 또는 격리 조치를 거부한 자
5. 제47조 제3호 또는 제49조 제1항 제14호에 따른 입원 또는 격리 조치를 위반한 자

[본조신설 2020.3.4.]

(감염병예방법 제41조 제1항 : 감염병환자등의 관리) 감염병 중 특히 전파 위험이 높은 감염병으로서 제1급감염병 및 질병관리청장이 고시한 감염병에 걸린 감염병환자등은 감염병관리기관, 중앙감염병전문병원, 권역별 감염병전문병원 및 감염병관리시설을 갖춘 의료기관("감염병관리기관등"이라 한다)에서 입원치료를 받아야 한다. 〈개정 2023.8.16.〉

(감염병예방법 제41조 제2항 : 감염병환자등의 관리) 질병관리청장, 시·도지사 또는 시장·군수·구청장은 다음 각 호의 어느 하나에 해당하는 사람에게 자가치료, 제37조 제1항 제2호에 따라 설치·운영하는 시설에서의 치료("시설치료"라 한다) 또는 의료기관 입원치료를 하게 할 수 있다. 〈개정 2020.8.12.〉
1. 제1항에도 불구하고 의사가 자가치료 또는 시설치료가 가능하다고 판단하는 사람
2. 제1항에 따른 입원치료 대상자가 아닌 사람
3. 감염병의심자

(감염병예방법 제42조 제1항 : 감염병에 관한 강제처분) 질병관리청장, 시·도지사 또는 시장·군수·구청장은 해당 공무원으로 하여금 다음 각 호의 어느 하나에 해당하는 감염병환자등이 있다고 인정되는 주거시설, 선박·항공기·열차 등 운송수단 또는 그 밖의 장소에 들어가 필요한 조사나 진찰을 하게 할 수 있으며, 그 진찰 결과 감염병환자등으로 인정될 때에는 동행하여 치료받게 하거나 입원시킬 수 있다. 〈개정 2020.8.11.〉
1. 제1급감염병
2. 제2급감염병 중 결핵, 홍역, 콜레라, 장티푸스, 파라티푸스, 세균성이질, 장출혈성대장균감염증, A형간염, 수막구균감염증, 폴리오, 성홍열 또는 질병관리청장이 정하는 감염병
3. 삭제 〈2018.3.27.〉
4. 제3급감염병 중 질병관리청장이 정하는 감염병
5. 세계보건기구 감시대상 감염병
6. 삭제 〈2018.3.27.〉

(감염병예방법 제42조 제2항 제1호 : 감염병에 관한 강제처분) 질병관리청장, 시·도지사 또는 시장·군수·구청장은 제1급감염병이 발생한 경우 해당 공무원으로 하여금 감염병의심자에게 다음 각 호의 조치를 하게 할 수 있다. 이 경우 해당 공무원은 감염병 증상 유무를 확인하기 위하여 필요한 조사나 진찰을 할 수 있다. 〈개정 2020.9.29.〉
1. 자가 또는 시설에 격리

(감염병예방법 제42조 제3항) 질병관리청장, 시·도지사 또는 시장·군수·구청장은 제2항에 따른 조사나 진찰 결과 감염병환자등으로 인정된 사람에 대해서는 해당 공무원과 동행하여 치료받게 하거나 입원시킬 수 있다. 〈개정 2020.8.11.〉

(감염병예방법 제42조 제7항) 질병관리청장, 시·도지사 또는 시장·군수·구청장은 조사거부자를 자가 또는 감염병관리시설에 격리할 수 있으며, 제4항에 따른 조사·진찰 결과 감염병환자등으로 인정될 때에는 감염병관리시설에서 치료받게 하거나 입원시켜야 한다. 〈개정 2020.8.11.〉

(감염병예방법 제47조 제3호 : 감염병 유행에 대한 방역 조치) 질병관리청장, 시·도지사 또는 시장·군수·구청장은 감염병이 유행하면 감염병 전파를 막기 위하여 다음 각 호에 해당하는 모든 조치를 하거나 그에 필요한 일부 조치를 하여야 한다. 〈개정 2020.8.11.〉

3. 감염병의심자를 적당한 장소에 일정한 기간 입원 또는 격리시키는 것

(감염병예방법 제49조 제1항 제14호 : 감염병의 예방 조치) 질병관리청장, 시·도지사 또는 시장·군수·구청장은 감염병을 예방하기 위하여 다음 각 호에 해당하는 모든 조치를 하거나 그에 필요한 일부 조치를 하여야 하며, 보건복지부장관은 감염병을 예방하기 위하여 제2호, 제2호의2부터 제2호의4까지, 제12호 및 제12호의2에 해당하는 조치를 할 수 있다. 〈개정 2021.3.9.〉

14. 감염병의심자를 적당한 장소에 일정한 기간 입원 또는 격리시키는 것

266 「감염병의 예방 및 관리에 관한 법률」상 보건복지부장관이 감염병 전파의 위험성이 있는 장소 또는 시설의 관리자·운영자 및 이용자 등에 대하여 출입자 명단 작성 및 마스크 착용 등 방역지침의 준수 조치를 명하였으나 이런 조치를 따르지 아니한 관리자·운영자에 대한 처벌로 올바른 것은?

① 300만원 이하의 벌금　　② 1천만원 이하의 과태료
③ 300만원 이하의 과태료　　④ 100만원 이하의 과태료

해설 **(감염병예방법 제83조 제2항)** 제49조 제1항 제2호의2의 조치를 따르지 아니한 관리자·운영자에게는 300만원 이하의 과태료를 부과한다. 〈신설 2020.8.12.〉
(감염병예방법 제49조 제1항) 질병관리청장, 시·도지사 또는 시장·군수·구청장은 감염병을 예방하기 위하여 다음 각 호에 해당하는 모든 조치를 하거나 그에 필요한 일부 조치를 하여야 하며, 보건복지부장관은 감염병을 예방하기 위하여 제2호, 제2호의2부터 제2호의4까지, 제12호 및 제12호의2에 해당하는 조치를 할 수 있다. 〈개정 2021.3.9.〉
2. 흥행, 집회, 제례 또는 그 밖의 여러 사람의 집합을 제한하거나 금지하는 것
2의2. 감염병 전파의 위험성이 있는 장소 또는 시설의 관리자·운영자 및 이용자 등에 대하여 출입자 명단 작성, 마스크 착용 등 방역지침의 준수를 명하는 것
2의3. 버스·열차·선박·항공기 등 감염병 전파가 우려되는 운송수단의 이용자에 대하여 마스크 착용 등 방역지침의 준수를 명하는 것
2의4. 감염병 전파가 우려되어 지역 및 기간을 정하여 마스크 착용 등 방역지침 준수를 명하는 것
12. 감염병 유행기간 중 의료인·의료업자 및 그 밖에 필요한 의료관계요원을 동원하는 것
12의2. 감염병 유행기간 중 의료기관 병상, 연수원·숙박시설 등 시설을 동원하는 것
(감염병예방법 제83조 제1항) 다음 각 호 어느 하나에 해당하는 자에게는 1천만원 이하의 과태료를 부과한다.
1. 제23조 제3항 단서 또는 같은 조 제4항에 따른 변경신고를 하지 아니한 자
2. 제23조 제5항에 따른 신고를 하지 아니한 자
3. 제23조의3 제3항 단서에 따른 변경신고를 하지 아니한 자
4. 제35조의2를 위반하여 거짓 진술, 거짓 자료를 제출하거나 고의적으로 사실을 누락·은폐한 자
(감염병예방법 제83조 제3항) 다음 각 호의 어느 하나에 해당하는 자에게는 100만원 이하의 과태료를 부과한다. 〈개정 2020.8.12.〉
1. 제28조 제2항에 따른 보고를 하지 아니하거나 거짓으로 보고한 자
2. 제33조의3에 따른 보고를 하지 아니하거나 거짓으로 보고한 자
2의2. 제41조 제3항에 따른 전원등의 조치를 거부한 자
3. 제51조 제3항에 따른 소독을 하지 아니한 자
4. 제53조 제1항 및 제2항에 따른 휴업·폐업 또는 재개업 신고를 하지 아니한 자
5. 제54조 제2항에 따른 소독에 관한 사항을 기록·보존하지 아니하거나 거짓으로 기록한 자
(감염병예방법 제83조 제4항) 다음 각 호의 어느 하나에 해당하는 자에게는 10만원 이하의 과태료를 부과한다. 〈신설 2020.8.12.〉
1. 제49조 제1항 제2호의2 또는 제2호의3의 조치를 따르지 아니한 이용자
2. 제49조 제1항 제2호의4의 조치를 따르지 아니한 자
(감염병예방법 제83조 제5항) 제1항부터 제4항까지에 따른 과태료는 대통령령으로 정하는 바에 따라 보건복지부장관, 질병관리청장, 관할 시·도지사, 시장·군수·구청장이 부과·징수한다. 〈개정 2023.6.13.〉

4

267 「감염병의 예방 및 관리에 관한 법률」상 대통령령으로 정하는 바에 따라 과태료를 부과·징수할 수 없는 사람은?

① 관할 시·도지사　　② 보건복지부장관
③ 질병관리청장　　④ 행정안전부장관

해설 **(감염병예방법 제83조 제5항)** 제1항부터 제4항까지에 따른 과태료는 대통령령으로 정하는 바에 따라 보건복지부장관, 질병관리청장, 관할 시·도지사, 시장·군수·구청장이 부과·징수한다. 〈개정 2023.6.13.〉

Answer 266 ③ 267 ④

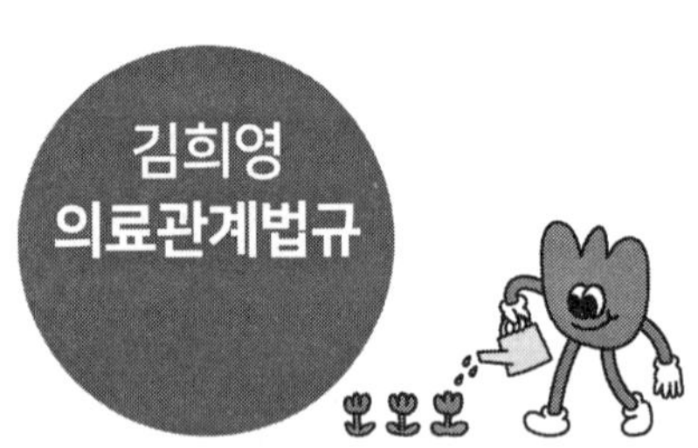
김희영
의료관계법규

의료관계법규

05

검역법

05 검역법

01 「검역법」의 목적에 해당하는 것은?

① 국내외로 감염병이 번지는 것을 방지함으로써 국민의 건강을 유지·보호하는 것을 목적으로 한다.

② 공공보건의료의 기본적인 사항을 정하여 국민에게 양질의 공공보건의료를 효과적으로 제공함으로써 국민보건의 향상에 이바지함을 목적으로 한다.

③ 국민 건강에 위해가 되는 감염병의 발생과 유행을 방지하고, 그 예방 및 관리를 위하여 필요한 사항을 규정함으로써 국민 건강의 증진 및 유지에 이바지함을 목적으로 한다.

④ 국민의료에 필요한 사항을 규정함으로써 국민의 건강을 보호하고 증진하는 데에 있다.

해설 **(검역법 제1조)** 이 법은 우리나라로 들어오거나 외국으로 나가는 사람, 운송수단 및 화물을 검역하는 절차와 감염병을 예방하기 위한 조치에 관한 사항을 규정하여 국내외로 감염병이 번지는 것을 방지함으로써 국민의 건강을 유지·보호하는 것을 목적으로 한다. 〈개정 2020.3.4.〉

② 「공공보건의료에 관한 법률」의 목적

③ 「감염병의 예방 및 관리에 관한 법률」의 목적

④ 「의료법」의 목적

02 「검역법」상 검역감염병에 해당하는 감염병은? 2020 부산·충남 기출유사

① 장티푸스 ② 큐열

③ 파라티푸스 ④ 페스트

해설 **(검역법 제2조 제1호)** "검역감염병"이란 다음 각 목의 어느 하나에 해당하는 것을 말한다. 〈개정 2020.8.11.〉

가. 콜레라

나. 페스트

다. 황열

라. 중증 급성호흡기 증후군(SARS)

마. 동물인플루엔자 인체감염증

바. 신종인플루엔자

사. 중동 호흡기 증후군(MERS)

아. 에볼라바이러스병

자. 가목에서 아목까지의 것 외의 감염병으로서 외국에서 발생하여 국내로 들어올 우려가 있거나 우리나라에서 발생하여 외국으로 번질 우려가 있어 질병관리청장이 긴급 검역조치가 필요하다고 인정하여 고시하는 감염병

Answer 01 ① 02 ④

03 「검역법」상 용어의 정의에 관한 설명으로 가장 올바른 것은?

① 감염병 병원체란 공중보건에 위험한 감염성 물질을 전달하는 쥐나 위생해충을 말한다.

② 검역감염병이란 외국에서 국내로 들어올 우려가 있는 감염병을 가리키며, 우리나라에서 발생하여 외국으로 번질 우려가 있는 감염병은 제외한다.

③ 검역감염병이 발생한 날부터 2년이 지나지 않은 지역을 오염지역으로 지정할 수 있다.

④ 운송수단이란 선박, 항공기, 열차 또는 자동차를 말한다.

해설 **(검역법 제2조 제2호)** "운송수단"이란 선박, 항공기, 열차 또는 자동차를 말한다.

① **(검역법 제2조 제6호)** "감염병 매개체"란 공중보건에 위해한 감염성 병원체를 전파할 수 있는 설치류나 해충으로서 보건복지부령으로 정하는 것을 말한다.

② **(검역법 제2조 제1호 자목)** "검역감염병"이란 외국에서 발생하여 국내로 들어올 우려가 있거나 우리나라에서 발생하여 외국으로 번질 우려가 있어 질병관리청장이 긴급 검역조치가 필요하다고 인정하여 고시하는 감염병

③ **(검역법 시행규칙 제2조 제1항 : 검역관리지역등의 지정 절차 등)** 질병관리청장은 법 제5조에 따라 다음 각 호의 어느 하나에 해당하는 지역을 검역관리지역 및 중점검역관리지역(이하 "검역관리지역등"이라 한다)으로 지정할 수 있다. 〈개정 2021.3.5.〉

1. 세계보건기구(WHO)가 「국제보건규칙(IHR)」에 따라 검역감염병 발생 정보를 제공한 국가 또는 지역
2. 검역감염병이 유행하거나 유행할 우려가 있어 국내로 검역감염병을 유입·확산시킬 가능성이 있는 국가 또는 지역
3. 치명적이고 감염력이 높은 검역감염병이 발생하거나 발생할 우려가 있어 집중적인 검역이 필요한 국가 또는 지역

5

04 「검역법」상 용어에 대한 정의를 올바르게 설명하지 못한 것은?

① "감염병 매개체"란 검역감염병 환자, 검역감염병 의사환자 및 병원체 보유자와 접촉하거나 접촉이 의심되는 사람을 말한다.

② "검역감염병 의사환자"란 검역감염병 병원체가 인체에 침입한 것으로 의심되나 검역감염병 환자로 확인되기 전 단계에 있는 사람을 말한다.

③ "검역감염병 환자"란 검역감염병 병원체가 인체에 침입하여 증상을 나타내는 사람으로서 의사, 치과의사 또는 한의사의 진단 및 검사를 통하여 확인된 사람을 말한다.

④ "중점검역관리지역"이란 검역관리지역 중 유행하거나 유행할 우려가 있는 검역감염병이 치명적이고 감염력이 높아 집중적인 검역이 필요한 지역으로 지정된 지역을 말한다.

해설 **(검역법 제2조)**

5. "검역감염병 접촉자"란 검역감염병 환자, 검역감염병 의사환자 및 병원체 보유자("검역감염병 환자등")와 접촉하거나 접촉이 의심되는 사람을 말한다.
6. "감염병 매개체"란 공중보건에 위해한 감염성 병원체를 전파할 수 있는 설치류나 해충으로서 보건복지부령으로 정하는 것을 말한다.

Answer 03 ④ 04 ①

05 「검역법」상 유행하거나 유행할 우려가 있는 검역감염병이 치명적이고 감염력이 높아 집중적인 검역이 필요한 지역은? 2024 전북 기출유사

① 오염지역 ② 중점오염지역

③ 검역관리지역 ④ 중점검역관리지역

해설 **(검역법 제2조 제7호)** "검역관리지역"이란 검역감염병이 유행하거나 유행할 우려가 있어 국내로 유입될 가능성이 있는 지역으로서 제5조에 따라 지정된 지역을 말한다.
(검역법 제2조 제8호) "중점검역관리지역"이란 검역관리지역 중 유행하거나 유행할 우려가 있는 검역감염병이 치명적이고 감염력이 높아 집중적인 검역이 필요한 지역으로서 제5조에 따라 지정된 지역을 말한다.
(검역법 제5조 제1항 : 검역관리지역등의 지정 및 해제) 질병관리청장은 검역전문위원회의 심의를 거쳐 검역관리지역 및 중점검역관리지역을 지정 또는 해제할 수 있다. 〈개정 2020.8.11.〉

06 「검역법」상 감염병 매개체의 범위에 대한 설명으로 올바르지 못한 것은?

① 감염병 매개체란 공중보건에 위해한 감염성 병원체를 전파할 수 있는 설치류나 해충으로서 보건복지부령으로 정하는 것을 말한다.

② 감염병 매개체란 공중보건에 위해한 감염성 병원체를 전파할 수 있는 설치류나 해충으로서 보건복지부장관이 정하여 고시하는 것을 말한다.

③ 공중보건에 위해한 감염성 병원체를 전파할 수 있는 설치류에는 쥐가 해당된다.

④ 공중보건에 위해한 감염성 병원체를 전파할 수 있는 해충에는 모기가 해당된다.

해설 **(검역법 시행규칙 제1조의2 : 감염병 매개체의 범위)** 「검역법」 제2조 제6호에서 "보건복지부령으로 정하는 것"이란 쥐, 모기, 그 밖에 공중보건에 위해한 감염성 병원체를 전파할 수 있는 설치류나 해충으로서 질병관리청장이 정하여 고시하는 것을 말한다.
[본조신설 2021.3.5.]

07 「검역법」상 검역관리 기본계획의 수립 및 시행 등에 대한 설명으로 가장 올바르지 못한 것은?

① 검역관리 기본계획은 "검역 기본목표와 추진방향, 검역 사업계획과 추진방법, 검역 통계 및 정보의 관리 방안, 검역공무원의 교육과 역량강화 방안 등"을 포함하여야 한다.

② 검역소장은 검역관리 기본계획에 따라 소관별로 연도별 시행계획을 수립·시행하여야 한다.

③ 질병관리청장과 검역소장은 기본계획이나 시행계획의 수립·시행에 필요한 자료의 제공을 관계 행정기관 또는 단체에 요청할 수 있다.

④ 질병관리청장은 감염병관리위원회에 설치한 검역분야 전문위원회인 검역전문위원회의 심의를 거쳐 검역관리 기본계획을 3년마다 수립·시행하여야 한다.

해설 **(검역법 제4조의2 제1항)** 질병관리청장은 검역전문위원회(「감염병의 예방 및 관리에 관한 법률」에 따라 감염병관리위원회에 설치한 검역분야 전문위원회를 말한다.)의 심의를 거쳐 검역관리 기본계획을 5년마다 수립·시행하여야 한다. 〈개정 2020.8.11.〉

Answer 05 ④ 06 ② 07 ④

08 「검역법」상 국가의 책무와 국민의 권리와 의무에 대한 설명으로 가장 올바르지 못한 것은?

① 국가는 검역업무를 수행할 때에 검역대상자의 인권을 보호하여야 한다.

② 국민은 검역감염병 발생상황, 예방 및 관리 등에 대한 정보와 대응방법을 알 권리가 있다.

③ 국민은 검역감염병으로 격리 등을 받은 경우 이로 인한 피해를 보상받을 수 없다.

④ 국민은 검역감염병이 국내외로 번지는 것을 막기 위한 국가와 지방자치단체의 시책에 적극 협력하여야 한다.

해설 **(검역법 제3조의2 제2항 : 국민의 권리와 의무)** 국민은 검역감염병으로 격리 등을 받은 경우 이로 인한 피해를 보상받을 수 있다. [본조신설 2020.3.4.]

① **(검역법 제3조 제1항)** 국가는 검역 업무를 수행할 때에 검역 대상자의 인권을 보호하여야 한다.

② **(검역법 제3조의2 제1항)** 국민은 검역감염병 발생상황, 예방 및 관리 등에 대한 정보와 대응 방법을 알 권리가 있다. [본조신설 2020.3.4.]

④ **(검역법 제3조의2 제3항)** 국민은 검역감염병이 국내외로 번지는 것을 막기 위한 국가와 지방자치단체의 시책에 적극 협력하여야 한다. [본조신설 2020.3.4.]

09 「검역법 시행규칙」상 세계보건기구(WHO)가 「국제보건규칙(IHR)」에 따라 검역감염병 발생 정보를 제공한 지역을 검역관리지역으로 지정할 수 있는 자는? 2020 서울 기출유사

① 대통령
② 법무부장관
③ 질병관리청장
④ 보건복지부장관

해설 **(검역법 시행규칙 제2조 제1항 : 검역관리지역등의 지정 절차 등)** 질병관리청장은 법 제5조에 따라 다음 각 호의 어느 하나에 해당하는 지역을 검역관리지역 및 중점검역관리지역(이하 "검역관리지역등"이라 한다)으로 지정할 수 있다. 〈개정 2021.3.5.〉

1. 세계보건기구(WHO)가 「국제보건규칙(IHR)」에 따라 검역감염병 발생 정보를 제공한 국가 또는 지역
2. 검역감염병이 유행하거나 유행할 우려가 있어 국내로 검역감염병을 유입·확산시킬 가능성이 있는 국가 또는 지역
3. 치명적이고 감염력이 높은 검역감염병이 발생하거나 발생할 우려가 있어 집중적인 검역이 필요한 국가 또는 지역

10 「검역법」상 질병관리청장은 검역전문위원회의 심의를 거쳐 검역관리지역 및 중점검역관리지역("검역관리지역등")을 지정 또는 해제할 수 있다. 다음 중 검역관리지역등의 지정 및 해제에 대한 설명으로 가장 올바르지 못한 것은?

① 질병관리청장은 검역감염병이 유행하거나 유행할 우려가 있어 국내로 검역감염병을 유입·확산시킬 가능성이 있는 국가 또는 지역을 검역관리지역등으로 지정할 수 있다.

② 질병관리청장은 세계보건기구가 「국제보건규칙」에 따라 검역감염병 발생 정보를 제공한 국가 또는 지역을 검역관리지역등으로 지정할 수 있다.

③ 질병관리청장은 지정한 검역관리지역등의 지정 사유가 소멸되지 않았더라도 그 지정을 해제할 수 있으나, 검역관리지역등을 지정 해제한 경우에는 질병관리청 인터넷 홈페이지에 그 사실을 게시해야 한다.

④ 질병관리청장은 치명적이고 감염력이 높은 검역감염병이 발생하거나 발생할 우려가 있어 집중적인 검역이 필요한 국가 또는 지역을 검역관리지역등으로 지정할 수 있다.

Answer 08 ③ 09 ③ 10 ③

5

해설 **(검역법 시행규칙 제2조 제2항)** 질병관리청장은 지정한 검역관리지역등의 지정 사유가 소멸되었을 때에는 그 지정을 해제해야 한다. 〈개정 2021.3.5.〉
(검역법 시행규칙 제2조 제3항) 질병관리청장은 제1항 또는 제2항에 따라 검역관리지역등을 지정하거나 지정 해제한 경우에는 질병관리청 인터넷 홈페이지에 그 사실을 게시해야 한다. 〈개정 2021.3.5.〉
(검역법 시행규칙 제2조 제1항 : 검역관리지역등의 지정 절차 등) 9번 문제 해설 참조

11 「검역법」상 검역조사에 대한 설명으로 가장 올바르지 못한 것은?

① 검역을 받으려는 선박은 파란색 기(旗)를 달거나 파란색 전조등을 켜는 등 검역 표시를 한 후 검역조사를 받아야 한다.

② 운송수단과 사람 및 화물에 대하여 검역조사를 실시하며, 여기서 화물은 운송수단 내의 컨테이너, 운송수단 내 비치용품, 소모용품 및 개인 소지 물품을 포함한다.

③ 운송수단을 수리하기 위해 우리나라에 일시 머무르는 운송수단은 검역조사의 전부 또는 일부를 생략할 수 있다.

④ 질병관리청장은 관계 중앙행정기관의 장과 협의하여 검역 장소를 정한다.

해설 **(검역법 제12조의4 제1항)** 선박 검역조사를 받으려는 운송수단의 장은 보건복지부령으로 정하는 바에 따라 검역조사에 필요한 서류를 검역소장에게 제출하여야 한다. 이 경우 운송수단의 장은 검역 장소에 도착하여 선박에 노란색 기를 달거나 노란색 전조등을 켜는 등 검역 표시를 하여야 한다. [본조신설 2020.3.4.]

② **(검역법 제6조 제1항)** 다음 각 호의 어느 하나에 해당하는 사람과 운송수단 및 화물(운송수단 내의 컨테이너, 운송수단 내 비치용품, 소모용품 및 개인 소지 물품을 포함한다. 이하 같다)은 제12조에 따른 검역조사를 받아야 한다. 〈개정 2020.8.11.〉

1. 우리나라로 들어오거나 외국으로 나가는 승객, 승무원 등 모든 사람(이하 "출입국자"라 한다), 운송수단 및 보건복지부령으로 정하는 화물
2. 범죄의 예방, 수사 업무나 피의자 체포 업무 수행 등 대통령령으로 정하는 사유로 제1호에 해당하는 운송수단과 접촉한 사람과 운송수단 및 화물

③ **(검역법 제6조 제3항)** 검역감염병 환자등과 사망자가 없는 운송수단으로서 다음 각 호의 어느 하나에 해당하는 운송수단은 대통령령으로 정하는 바에 따라 검역조사의 전부 또는 일부를 생략할 수 있다. 〈개정 2020.8.11.〉

1. 외국으로 나가는 운송수단으로서 질병관리청장이 우리나라에서 검역감염병이 발생하여 국외로 번질 우려가 없다고 인정하는 운송수단(출입국자 및 화물을 포함)
2. 연료나 자재 및 생활필수품 등을 공급받을 목적으로 우리나라에 일시 머무르는 운송수단 중 보건복지부령으로 정하는 운송수단
3. 군용 운송수단으로서 해당 운송수단의 장이 운송수단 안에 검역감염병 환자등과 감염병 매개체가 없다는 사실을 통보한 군용 운송수단
4. 「남북교류협력에 관한 법률」 제23조 제2항에 따른 통일부장관이 요청하는 운송수단(이 경우 검역조사 또는 그 절차의 일부를 생략할 수 있다)
5. 관계 중앙행정기관의 장이 검역조사의 생략을 요청하는 운송수단으로서 질병관리청장이 인정하는 운송수단

(검역법 시행령 제3조 : 검역조사의 생략)

① 법 제6조 제3항에 따라 검역감염병 환자, 검역감염병 의사환자 및 병원체 보유자(이하 "검역감염병 환자등")와 사망자가 없는 운송수단으로서 다음 각 호의 운송수단에 대해서는 법 제12조 제1항에 따른 검역조사를 전부 생략할 수 있다.

1. 법 제6조 제3항 제1호, 제3호 및 제5호의 운송수단
2. 법 제6조 제3항 제2호의 운송수단 중 화물과 사람을 내리지 않는 운송수단

② 법 제6조 제3항에 따라 검역감염병 환자등과 사망자가 없는 운송수단으로서 다음 각 호의 운송수단에 대해서는 법 제12조 제1항 제1호, 제3호 및 제4호의 사항에 대한 검역조사를 생략할 수 있다.

1. 법 제6조 제3항 제2호의 운송수단 중 화물은 내리지 않으나 사람을 내리는 운송수단
2. 법 제6조 제3항 제4호의 운송수단

Answer 11 ①

③ 법 제6조 제3항에 따라 검역조사의 전부 또는 일부를 생략받으려는 운송수단의 장은 같은 항 제1호에 해당하는 경우를 제외하고는 보건복지부령으로 정하는 검역조사 생략 신청서를 국립검역소장("검역소장")에게 제출해야 한다.

[전부개정 2021.3.2.]

(검역법 시행규칙 제3조 : 검역조사의 생략 등)

① 법 제6조 제3항 제2호에서 "보건복지부령으로 정하는 운송수단"이란 다음 각 호의 어느 하나의 사유로 우리나라에 일시 머무르는 운송수단을 말한다. 〈개정 2021.3.5.〉

1. 급유 또는 급수를 위한 경우
2. 운행에 필요한 물품을 공급받기 위한 경우
3. 도착 또는 출발 증명서를 받기 위한 경우
4. 운송수단을 수리하기 위한 경우
5. 태풍 등 기상악화의 경우

② 「검역법 시행령」 제3조 제3항에 따른 검역조사 생략 신청서는 별지 제1호서식과 같다. 다만, 선박의 경우에는 별지 제2호 서식의 외항선 입항·출항 통보서로 갈음할 수 있다. 〈개정 2021.3.5.〉

③ 삭제 〈2021.3.5.〉

④ **(검역법 제10조 제1항)** 질병관리청장은 관계 중앙행정기관의 장과 협의하여 검역 장소를 정한다. 〈개정 2020.8.11.〉

12 「검역법」상 검역조사를 생략할 수 있는 경우가 아닌 것은?

① 급유 또는 급수를 위해 우리나라에 일시 머무르는 운송수단

② 긴급한 위난을 피하기 위해 부득이하게 검역장소가 아닌 곳에 도착한 운송수단

③ 도착 또는 출발 증명서를 받기 위해 우리나라에 일시 머무르는 운송수단

④ 운송수단을 수리하기 위해 우리나라에 일시 머무르는 운송수단

해설 **(검역법 시행규칙 제3조 제1항 : 검역조사의 생략 등)** 법 제6조 제3항 제2호에서 "보건복지부령으로 정하는 운송수단"이란 다음 각 호의 어느 하나의 사유로 우리나라에 일시 머무르는 운송수단을 말한다. 〈개정 2021.3.5.〉

1. 급유 또는 급수를 위한 경우
2. 운행에 필요한 물품을 공급받기 위한 경우
3. 도착 또는 출발 증명서를 받기 위한 경우
4. 운송수단을 수리하기 위한 경우
5. 태풍 등 기상악화의 경우

13 「검역법」상 검역조사 대상에서 제외되는 검역조사 대상 및 대상 화물은?

① 긴급위난 시 구조를 위해 운송수단 내 비치용품, 소모용품 및 개인소지 물품 화물과 접촉한 사람

② 범죄의 예방, 수사 업무나 피의자 체포 업무 수행을 위해 운송수단 및 운송수단 내의 컨테이너 화물과 접촉한 사람

③ 우리나라로 들어오거나 외국으로 나가는 검역소장이 검역조사를 할 필요가 있다고 인정하는 화물

④ 우리나라로 들어오거나 외국으로 나가는 운송수단의 탱크에 실린 기체류 및 액체류 화물

Answer 12 ② 13 ④

해설 (검역법 시행규칙 제2조의2 : 검역조사 대상 화물의 범위) 법 제6조 제1항 제1호에서 "보건복지부령으로 정하는 화물"이란 다음 각 호의 화물을 말한다. 다만, 운송수단의 탱크에 실린 기체류 및 액체류 화물은 제외한다.

1. 감염병 매개체의 서식이 확인되거나 의심되는 운송수단 내 화물
2. 검역감염병 환자, 검역감염병 의사환자 및 병원체 보유자("검역감염병 환자등")로 확인되거나 의심되는 사람이 소지한 물품
3. 그 밖에 검역소장이 검역조사를 할 필요가 있다고 인정하는 화물

[전문개정 2021.3.5.]

(검역법 시행령 제2조 : 검역조사의 대상) 「검역법」 제6조 제1항 제2호에서 "범죄의 예방, 수사업무나 피의자 체포업무 수행 등 대통령령으로 정하는 사유"란 다음 각 호의 경우를 말한다.

1. 범죄의 예방, 수사업무나 피의자 체포업무 수행을 위한 경우
2. 긴급 위난 시의 구조를 위한 경우

[전부개정 2021.3.2.]

14 **「검역법」상 검역감염병 환자, 검역감염병 의사환자 및 병원체 보유자("검역감염병 환자등")와 사망자가 없는 운송수단으로서 "출입국자의 검역감염병 감염 · 위험요인 여부 및 예방관리에 관한 사항"을 포함한 검역조사 전부를 생략할 수 있는 운송수단에 해당하지 않는 것은?** 2021 제주 기출유사

① 군용 운송수단으로서 해당 운송수단의 장이 운송수단 안에 검역감염병 환자등과 감염병 매개체가 없다는 사실을 통보한 군용 운송수단

② 「남북교류협력에 관한 법률」에 따른 통일부장관이 요청하는 운송수단

③ 연료나 자재 및 생활필수품 등을 공급받을 목적으로 우리나라에 일시 머무르는 운송수단 중 보건복지부령으로 정하는 운송수단 중 화물과 사람을 내리지 않는 운송수단

④ 외국으로 나가는 운송수단으로서 질병관리청장이 우리나라에서 검역감염병이 발생하여 국외로 번질 우려가 없다고 인정하는 운송수단(출입국자 및 화물을 포함)

해설 (검역법 시행령 제3조 제1항 : 검역조사의 생략) 법 제6조 제3항에 따라 검역감염병 환자, 검역감염병 의사환자 및 병원체 보유자("검역감염병 환자등")와 사망자가 없는 운송수단으로서 다음 각 호의 운송수단에 대해서는 법 제12조 제1항에 따른 검역조사를 전부 생략할 수 있다.

1. 법 제6조 제3항 제1호, 제3호 및 제5호의 운송수단
2. 법 제6조 제3항 제2호의 운송수단 중 화물과 사람을 내리지 않는 운송수단

[전부개정 2021.3.2.]

(검역법 시행령 제3조 제2항 : 검역조사의 생략) 법 제6조 제3항에 따라 검역감염병 환자등과 사망자가 없는 운송수단으로서 다음 각 호의 운송수단에 대해서는 법 제12조 제1항 제1호, 제3호 및 제4호의 사항에 대한 검역조사를 생략할 수 있다.

1. 법 제6조 제3항 제2호의 운송수단 중 화물은 내리지 않으나 사람을 내리는 운송수단
2. 법 제6조 제3항 제4호의 운송수단

[전부개정 2021.3.2.]

Answer 14 ②

(검역법 제12조 제1항 : 검역조사) 검역소장은 다음 각 호의 사항에 대하여 검역조사를 한다. 다만, 자동차의 경우에는 제2호 외의 사항을 생략할 수 있다. 〈개정 2020.3.4.〉

1. 운송수단 및 화물의 보건·위생 상태에 대한 경과와 현황
2. 출입국자의 검역감염병 감염·위험요인 여부 및 예방관리에 관한 사항
3. 운송수단의 식품 보관 상태
4. 감염병 매개체의 서식 유무와 번식 상태

(검역법 제6조 제3항 : 검역조사의 대상 등) 제1항과 제2항에도 불구하고 검역감염병 환자등과 사망자가 없는 운송수단으로서 다음 각 호의 어느 하나에 해당하는 운송수단은 대통령령으로 정하는 바에 따라 검역조사의 전부 또는 일부를 생략할 수 있다. 〈개정 2020.8.11.〉

1. 외국으로 나가는 운송수단으로서 질병관리청장이 우리나라에서 검역감염병이 발생하여 국외로 번질 우려가 없다고 인정하는 운송수단(출입국자 및 화물을 포함한다)
2. 연료나 자재 및 생활필수품 등을 공급받을 목적으로 우리나라에 일시 머무르는 운송수단 중 보건복지부령으로 정하는 운송수단
3. 군용 운송수단으로서 해당 운송수단의 장이 운송수단 안에 검역감염병 환자등과 감염병 매개체가 없다는 사실을 통보한 군용 운송수단
4. 「남북교류협력에 관한 법률」 제23조 제2항에 따른 통일부장관이 요청하는 운송수단(이 경우 검역조사 또는 그 절차의 일부를 생략할 수 있다)
5. 관계 중앙행정기관의 장이 검역조사의 생략을 요청하는 운송수단으로서 질병관리청장이 인정하는 운송수단

5

15 「검역법」상 검역조사의 전부 또는 일부를 생략할 수 있는 경우로 옳지 않은 것은? 2024 전북 기출유사

① 태풍 등 기상악화로 일시 머무르는 운송수단
② 급유 또는 급수를 위해 일시 머무르는 운송수단
③ 운송수단을 수리하기 위해 일시 머무르는 운송수단
④ 감염병 환자를 치료하기 위해 일시 머무르는 운송수단

해설 **(검역법 제6조 제3항 : 검역조사의 대상 등)** 14번 문제 해설 참조

(검역법 시행규칙 제3조 제1항 : 검역조사의 생략 등) 법 제6조 제3항 제2호에서 "보건복지부령으로 정하는 운송수단"이란 다음 각 호의 어느 하나의 사유로 우리나라에 일시 머무르는 운송수단을 말한다.

1. 급유 또는 급수를 위한 경우
2. 운행에 필요한 물품을 공급받기 위한 경우
3. 도착 또는 출발 증명서를 받기 위한 경우
4. 운송수단을 수리하기 위한 경우
5. 태풍 등 기상악화의 경우

(검역법 시행령 제3조 제1항 : 검역조사의 생략) 법 제6조 제3항에 따라 검역감염병 환자, 검역감염병 의사환자 및 병원체 보유자(이하 "검역감염병 환자등"이라 한다)와 사망자가 없는 운송수단으로서 다음 각 호의 운송수단에 대해서는 법 제12조 제1항에 따른 검역조사를 전부 생략할 수 있다.

1. 법 제6조 제3항 제1호, 제3호 및 제5호의 운송수단
2. 법 제6조 제3항 제2호의 운송수단 중 화물과 사람을 내리지 않는 운송수단

Answer 15 ④

16 **아래 내용은 「검역법」상 검역통보에 대한 설명내용이다. 다음 중 올바르게 설명한 것을 모두 고른 것은?**

> 가. 검역조사의 대상이 되는 운송수단의 장은 해당 운송수단이 검역 장소에 접근하였을 때에는 해당 검역 장소를 관할하는 검역소장에게 검역감염병 환자등의 유무와 위생 상태 등 보건복지부령으로 정하는 사항을 보건복지부령으로 정하는 바에 따라 통보하여야 한다.
> 나. 검역조사의 대상이 되는 운송수단의 장은 운송수단이 긴급한 위난을 피하기 위하여 부득이하게 검역 장소가 아닌 곳에 도착한 경우에는 그 도착장소와 가장 가까운 검역구역을 관할하는 검역소장에게 통보하여야 한다.
> 다. 통보를 받은 검역소장은 운송수단의 장에게 검역감염병 환자등에 대한 조치 등 필요한 조치를 하도록 지시할 수 있으며, 지시를 받은 운송수단의 장은 그 지시에 따라야 한다.
> 라. 나포, 귀순 및 조난 등으로 들어오는 경우에는 해당 검역장소를 관할하는 검역소장에게 운송수단의 장이 아니라 조사 관련 기관의 장이 통보할 수 있다.

① 가, 나, 다　　② 가, 다
③ 나, 라　　④ 가, 나, 다, 라

해설 **(검역법 제9조 : 검역 통보)**

① 제6조에 따른 검역조사의 대상이 되는 운송수단의 장은 해당 운송수단이 검역 장소에 접근하였을 때에는 해당 검역 장소를 관할하는 검역소장에게 검역감염병 환자등의 유무와 위생상태 등 보건복지부령으로 정하는 사항을 보건복지부령으로 정하는 바에 따라 통보하여야 한다. 다만, 운송수단이 긴급한 위난을 피하기 위하여 부득이하게 검역 장소가 아닌 곳에 도착한 경우에는 그 도착장소와 가장 가까운 검역구역을 관할하는 검역소장에게 통보하여야 한다. 〈개정 2020.3.4.〉

② 제1항 단서에 따른 통보를 받은 검역소장은 운송수단의 장에게 검역감염병 환자등에 대한 조치 등 필요한 조치를 하도록 지시할 수 있으며, 지시를 받은 운송수단의 장은 그 지시에 따라야 한다. 〈개정 2020.3.4.〉

③ 제1항에도 불구하고 나포, 귀순 및 조난 등으로 들어오는 경우에는 조사 관련 기관의 장이 통보할 수 있다. 〈신설 2020.3.4.〉

17 **「검역법」상 검역 장소를 정하는 방법으로 가장 올바른 것은?**

① 검역소장이 질병관리청장과 협의하여 검역 장소를 정한다.
② 국토교통부장관이 질병관리청장과 협의하여 검역 장소를 정한다.
③ 질병관리청장이 관계 중앙행정기관의 장과 협의하여 검역 장소를 정한다.
④ 질병관리청장이 단독으로 검역 장소를 정한다.

해설 **(검역법 제10조 제1항)** 질병관리청장은 관계 중앙행정기관의 장과 협의하여 검역 장소를 정한다. 〈개정 2020.8.11.〉

Answer 16 ④　17 ③

18 「검역법」상 검역장소가 아닌 곳에서 검역조사를 할 수 있는 경우를 모두 고른 것은?

가. 검역관이 검역 장소로 이동할 수단이 없어 검역 장소에서 검역을 하기 어려운 경우
나. 운송수단이 고장 등으로 검역 장소에 정박·착륙 또는 도착할 수 없는 경우
다. 조수 간만의 차 또는 파고로 검역 장소에서 검역을 하기 어려운 경우
라. 화물의 긴급 하역 등 선박이 도착하는 즉시 신속한 검역이 필요한 경우

① 가, 나, 다 ② 가, 다
③ 나, 라 ④ 가, 나, 다, 라

해설 **(검역법 시행규칙 제5조 제3항)** 법 제10조 제3항 제2호에서 "보건복지부령으로 정하는 경우"란 다음 각 호의 경우를 말한다. 〈개정 2021.3.5.〉
1. 날씨가 나빠 검역 장소에서 검역을 하기 어려운 경우
2. 조수 간만의 차 또는 파고로 검역 장소에서 검역을 하기 어려운 경우
3. 운송수단이 고장 등으로 검역 장소에 정박·착륙 또는 도착할 수 없는 경우
4. 검역관이 검역 장소로 이동할 수단이 없어 검역 장소에서 검역을 하기 어려운 경우
5. 삭제 〈2021.3.5.〉
6. 삭제 〈2021.3.5.〉
7. 화물의 긴급 하역 등 선박이 도착하는 즉시 신속한 검역이 필요한 경우
8. 그 밖에 제1호부터 제7호까지의 경우에 준하는 부득이한 사유가 있다고 검역소장이 인정하는 경우

(검역법 제10조 : 검역 장소)
① 질병관리청장은 관계 중앙행정기관의 장과 협의하여 검역장소를 정한다. 〈개정 2020.8.11.〉
② 검역을 받으려는 출입국자 및 운송수단은 검역 장소에 도착하여 검역조사를 받아야 한다. 다만, 검역 장소에서 검역조사를 받기 어렵거나 검역조사가 완료되기 어려운 경우 보건복지부령으로 정하는 검역구역에서 검역조사를 받을 수 있다. 〈개정 2020.3.4.〉
③ 제2항에도 불구하고 다음 각 호의 어느 하나에 해당하는 경우는 검역소장이 정하는 장소에서 검역조사를 받을 수 있다. 〈개정 2020.3.4.〉
 1. 나포, 귀순, 조난 및 응급환자 발생 등 부득이한 경우
 2. 날씨나 그 밖의 부득이한 사유로 보건복지부령으로 정하는 경우

5

19 「검역법」상 검역조사에 대한 설명으로 가장 올바르지 못한 것은? 2020 부산 기출유사

① 검역소장은 검역조사의 대상인 운송수단이 검역장소에 도착하는 즉시 검역조사를 하여야 한다.
② 검역을 받으려는 선박은 노란색 기를 달거나 노란색 전조등을 켜는 등 검역표시를 하여야 한다.
③ 나포, 귀순, 조난 및 응급환자 발생 등 부득이한 경우에는 검역조사를 전부 생략할 수 있다.
④ 질병관리청장은 관계 중앙행정기관의 장과 협의하여 검역장소를 정한다.

해설 **(검역법 제10조 제3항 : 검역장소)** 제2항에도 불구하고 다음 각 호의 어느 하나에 해당하는 경우는 검역소장이 정하는 장소에서 검역조사를 받을 수 있다. 〈개정 2020.3.4.〉
1. 나포, 귀순, 조난 및 응급환자 발생 등 부득이한 경우
2. 날씨나 그 밖의 부득이한 사유로 보건복지부령으로 정하는 경우

Answer 18 ④ 19 ③

20 아래 내용은 「검역법」상 검역 시각에 대한 설명이다. 다음 중 올바르게 설명한 것을 모두 고른 것은?

가. 검역소장은 검역조사의 대상이 검역 장소에 도착하는 즉시 검역조사를 하여야 한다.
나. 검역소장은 즉시 검역조사를 하지 못하는 보건복지부령으로 정하는 부득이한 사유가 있는 경우에는 검역 장소에 대기하거나 격리할 것을 조건으로 승객, 승무원 및 화물을 내리게 할 수 있다.
다. 검역소장은 통보받은 출발 예정 시각 전에 검역조사를 마쳐야 한다.
라. 외국으로 나가는 운송수단의 장은 검역소장에게 출발 예정 시각을 통보하여야 한다.

① 가, 나, 다
② 가, 다
③ 나, 라
④ 가, 나, 다, 라

해설 **(검역법 제11조 : 검역 시각)**
② 검역소장은 제6조에 따른 검역조사의 대상이 검역 장소에 도착하는 즉시 검역조사를 하여야 한다. 다만, 즉시 검역조사를 하지 못하는 보건복지부령으로 정하는 부득이한 사유가 있는 경우에는 검역 장소에 대기하거나 격리할 것을 조건으로 승객, 승무원 및 화물을 내리게 할 수 있다. 〈개정 2020.3.4.〉
③ 외국으로 나가는 운송수단의 장은 검역소장에게 출발 예정 시각을 통보하여야 한다.
④ 검역소장은 제3항에 따라 통보받은 출발 예정 시각 전에 검역조사를 마쳐야 한다.

21 「검역법」상 검역소장은 검역조사의 대상이 검역 장소에 도착하였을 때 검역조사를 하여야 하는 적정 시기는? 2025 경기 기출유사

① 즉시
② 3시간 이내
③ 24시간 이내
④ 3일 이내

해설 **(검역법 제11조 : 검역 시각)** 20번 문제 해설 참조

22 「검역법」상 검역소장은 검역조사의 대상이 검역 장소에 도착하는 즉시 검역조사를 하여야 한다. 다만, 즉시 검역조사를 하지 못하는 보건복지부령으로 정하는 부득이한 사유가 있는 경우에는 검역 장소에 대기하거나 격리할 것을 조건으로 승객, 승무원 및 화물을 내리게 할 수 있다. 다음 중 검역조사를 하지 못하는 보건복지부령으로 정하는 부득이한 사유에 해당하지 않는 것은?

① 검역관이 검역 장소로 이동할 수단이 없어 검역 장소에서 검역을 하기 어려운 경우
② 검역소장이 검역공무원의 안전상 이유 등으로 즉시 검역조사를 하기 어렵다고 인정하는 경우
③ 기상악화, 천재지변 등으로 정상적인 검역조사의 수행이 불가능한 경우
④ 운송수단의 장이 운송수단 및 승객의 안전상 이유 등으로 검역조사의 연기를 요청한 경우

해설 **(검역법 시행규칙 제5조의2 : 즉시 검역조사의 예외)** 법 제11조 제2항 단서에서 "보건복지부령으로 정하는 부득이한 사유"란 다음 각 호의 사유를 말한다.
1. 기상악화, 천재지변 등으로 정상적인 검역조사의 수행이 불가능한 경우
2. 운송수단의 장이 운송수단 및 승객의 안전상 이유 등으로 검역조사의 연기를 요청한 경우
3. 그 밖에 검역소장이 검역공무원의 안전상 이유 등으로 즉시 검역조사를 하기 어렵다고 인정하는 경우
[본조신설 2021.3.5.]

Answer 20 ④ 21 ① 22 ①

23 「검역법」상 자동차 검역조사에서 생략할 수 없는 항목은? 2022 서울, 2025 충청 기출유사

① 감염병 매개체의 서식 유무와 번식 상태
② 운송수단의 식품 보관 상태
③ 출입국자의 검역감염병 감염·위험요인 여부 및 예방관리에 관한 사항
④ 운송수단 및 화물의 보건·위생 상태에 대한 경과와 현황

해설 **(검역법 제12조 제1항)** 검역소장은 다음 각 호의 사항에 대하여 검역조사를 한다. 다만, 자동차의 경우에는 제2호 외의 사항을 생략할 수 있다. 〈개정 2020.3.4.〉
1. 운송수단 및 화물의 보건·위생 상태에 대한 경과와 현황
2. 출입국자의 검역감염병 감염·위험요인 여부 및 예방관리에 관한 사항
3. 운송수단의 식품 보관 상태
4. 감염병 매개체의 서식 유무와 번식 상태

24 「검역법」상 검역조사에 대한 설명으로 가장 올바르지 못한 것은?

① 검역소장은 검역업무를 신속하고 정확하게 수행하기 위하여 정보화기기, 영상정보처리기기, 전자감지기 등 장비를 활용할 수 있다.
② 검역소장은 검역조사를 하기 위하여 출입국자와 운송수단의 장에게 필요한 서류를 제출하거나 제시하도록 요구할 수 있으며, 필요한 사항을 질문하거나 검사·조사할 수 있다.
③ 검역소장은 검역조사를 하기 위해 출입국자와 운송수단의 장에게 항해일지·항공일지 또는 운행일지, 선박위생관리 증명서 또는 선박위생관리 면제증명서, 그 밖에 여권 등의 서류를 제시하도록 요구할 수 있다.
④ 검역소장은 운송수단에 탑승하여 검역조사를 완료한 경우에는 보건복지부장관이 정하는 바에 따라 검역조사서를 작성·보관해야 한다.

해설 **(검역법 시행규칙 제6조 제3항)** 검역소장은 운송수단에 탑승해 검역조사를 완료한 경우에는 질병관리청장이 정하는 바에 따라 검역조사서를 작성·보관해야 한다. 〈신설 2021.3.5.〉
(검역법 제12조 제3항) 검역소장은 제1항에 따른 검역조사를 하기 위하여 출입국자와 운송수단의 장에게 필요한 서류를 제출(제29조의2에 따른 검역정보시스템을 통한 서류 제출을 포함한다)하거나 제시하도록 요구할 수 있으며, 필요한 사항을 질문하거나 검사·조사할 수 있다. 〈개정 2024.1.23.〉
(검역법 제12조 제4항) 검역소장은 검역업무를 신속하고 정확하게 수행하기 위하여 정보화기기, 영상정보처리기기, 전자감지기 등 장비를 활용할 수 있다. 〈신설 2020.3.4.〉
(검역법 시행규칙 제6조 제2항) 검역소장은 법 제12조 제3항에 따라 검역조사를 하기 위해 출입국자와 운송수단의 장에게 다음 각 호의 서류를 제시하도록 요구할 수 있다. 〈개정 2022.11.1.〉
1. 항해일지·항공일지 또는 운행일지
2. 「국제보건규칙」에 따라 작성된 선박위생관리 증명서 또는 선박위생관리 면제증명서
3. 그 밖에 여권 등 검역소장이 검역조사를 하기 위해 제시하도록 요구하는 서류

Answer 23 ③ 24 ④

25 **아래 내용은 「검역법」상 건강상태 신고의무 및 조치사항에 대한 설명이다. 다음 중 올바르게 설명한 것을 모두 고른 것은?**

> 가. 검역감염병이 국내에서 발생하여 외국으로 전파될 위험이 있는 경우, 외국으로 나가는 사람 중 검역감염병을 의심할 수 있는 증상이 있는 사람은 해외감염병신고센터에 건강 상태 등을 신고하여야 한다.
> 나. 검역관리지역에 체류하거나 그 지역을 경유하여 국내에 입국하는 사람 중 검역감염병을 의심할 수 있는 증상이 있는 사람은 해당 검역관리지역 또는 중점검역관리지역을 출발한 후 검역감염병의 최대 잠복기간이 경과하지 아니한 경우 그 사실을 검역소장에게 건강 상태 등을 신고하여야 한다.
> 다. 중점검역관리지역에 체류하거나 그 지역을 경유하여 국내에 입국하는 사람은 해당 검역관리지역 또는 중점검역관리지역을 출발한 후 검역감염병의 최대 잠복기간이 경과하지 아니한 경우 그 사실을 검역소장에게 건강 상태 등을 신고하여야 한다.
> 라. 질병관리청장은 '검역관리지역에 체류하거나 그 지역을 경유하여 국내에 입국하는 사람 중 검역감염병을 의심할 수 있는 증상이 있는 사람' 또는 '중점검역관리지역에 체류하거나 그 지역을 경유하여 국내에 입국하는 사람'이 건강 상태 등을 신고할 수 있도록 공항, 항만 및 육로의 입국장 등 보건복지부령으로 정하는 장소에 해외감염병신고센터를 설치하여야 한다.

① 가, 나, 다　　② 가, 다
③ 나, 라　　④ 가, 나, 다, 라

해설 **(검역법 제12조의2 : 신고의무 및 조치 등)**

① 다음 각 호의 어느 하나에 해당하는 사람은 해당 검역관리지역 또는 중점검역관리지역을 출발한 후 제17조 제3항에 따른 검역감염병의 최대 잠복기간이 경과하지 아니한 경우 그 사실을 보건복지부령으로 정하는 바에 따라 검역소장에게 건강 상태 등을 신고하여야 한다.
　1. 검역관리지역에 체류하거나 그 지역을 경유하여 국내에 입국하는 사람 중 검역감염병을 의심할 수 있는 증상이 있는 사람
　2. 중점검역관리지역에 체류하거나 그 지역을 경유하여 국내에 입국하는 사람

② 질병관리청장은 제1항 각 호의 어느 하나에 해당하는 사람이 건강 상태 등을 신고할 수 있도록 공항, 항만 및 육로의 입국장 등 보건복지부령으로 정하는 장소에 해외감염병신고센터를 설치해야 한다. 〈개정 2021.12.21.〉

③ 검역소장은 검역감염병의 전파가 우려될 경우에는 제1항에 따라 신고하는 사람에게 다음 각 호의 조치를 할 수 있다.
　1. 여행지역과 시기에 관한 정보의 요구
　2. 검역감염병 관련 건강 상태에 관한 정보의 요구
　3. 예방접종을 증명할 수 있는 서류의 요구
　4. 검역감염병의 감염 여부를 파악하기 위한 검사 또는 검진
　5. 그 밖에 검역감염병의 전파를 방지하기 위하여 필요한 조치로서 보건복지부령으로 정하는 조치

④ 검역감염병이 국내에서 발생하여 외국으로 전파될 위험이 있는 경우, 외국으로 나가는 사람 중 검역감염병을 의심할 수 있는 증상이 있는 사람은 제2항에 따른 해외감염병신고센터에 건강 상태 등을 신고하여야 한다. 이 경우, 검역소장은 건강 상태 등을 신고한 자에 대하여 제3항 각 호의 조치를 실시할 수 있다.

Answer 25 ④

26 「검역법」상 질병관리청장은 '검역관리지역에 체류하거나 그 지역을 경유하여 국내에 입국하는 사람 중 검역감염병을 의심할 수 있는 증상이 있는 사람'이나 '중점검역관리지역에 체류하거나 그 지역을 경유하여 국내에 입국하는 사람'이 건강 상태 등을 신고할 수 있도록 해외감염병신고센터를 설치해야 한다. 다음 중 해외감염병신고센터를 설치해야 하는 장소로 가장 올바르지 못한 곳은?

① 공항의 입국장 또는 출국장
② 관할 검역구역의 특성을 고려하여 검역소장이 적절하다고 인정하는 장소
③ 출입국자의 접근성 등을 고려하여 질병관리청장장이 적절하다고 인정하는 장소
④ 항만 및 육로의 입국장 또는 출국장

해설 **(검역법 시행규칙 제6조의3 제1항 : 해외감염병신고센터의 설치·운영 등)** 검역소장은 법 제12조의2 제2항에 따라 해당 검역소의 규모, 검역 장소, 검역 대상 등을 고려하여 다음 각 호의 어느 하나에 해당하는 장소에 해외감염병신고센터를 설치해야 한다. 〈개정 2022.6.15.〉
1. 공항, 항만 및 육로의 입국장 또는 출국장
2. 그 밖에 관할 검역구역의 특성 및 출입국자의 접근성 등을 고려하여 검역소장이 적절하다고 인정하는 장소

27 「검역법」상 검역항에 입항하여 검역을 받으려는 선박은 무슨 깃발을 게양하여야 하는가?

2024 강원 기출유사

① 백색 ② 적색
③ 청색 ④ 황색

해설 **(검역법 제12조의4 제1항 : 선박 검역조사)** 선박 검역조사를 받으려는 운송수단의 장은 보건복지부령으로 정하는 바에 따라 검역조사에 필요한 서류를 검역소장에게 제출하여야 한다. 이 경우 운송수단의 장은 검역 장소에 도착하여 선박에 노란색 기(旗)를 달거나 노란색 전조등을 켜는 등 검역 표시를 하여야 한다.

28 「검역법」상 선박 검역조사를 받으려는 운송수단의 장은 보건복지부령으로 정하는 바에 따라 검역조사에 필요한 서류를 검역소장에게 제출하여야 하며, 검역소장은 제출한 서류를 심사하여 검역감염병이 국내에 전파될 우려가 없다고 판단한 경우에는 서류 심사로 검역조사를 할 수 있다. 다만, "검역감염병의 전파 위험이 큰 경우 등 보건복지부령으로 정하는 경우"에는 승선하여 검역조사를 하여야 한다. 다음 중 "검역감염병의 전파 위험이 큰 경우 등 보건복지부령으로 정하는 경우"에 해당하는 경우를 모두 고른 것은?

가. 선박 내에서 사망자가 발생한 것을 검역소장에게 통보하거나 서류를 제출한 경우
나. 선박위생관리 증명서나 선박위생관리 면제증명서를 소지하지 않거나 그 유효기간이 지난 후 입항한 경우
다. 입항 전 검역관리지역에서 검역감염병의 최대 잠복기간 이내에 선원 교대가 있었던 경우
라. 중점검역관리지역에서 출항한 후 검역감염병의 최대 잠복기간이 경과하지 않은 경우

① 가, 나, 다 ② 가, 다
③ 나, 라 ④ 가, 나, 다, 라

Answer 26 ③ 27 ④ 28 ④

해설 **(검역법 시행규칙 제6조의5 제2항 : 선박 검역조사)** 법 제12조의4 제3항 단서에서 "검역감염병의 전파 위험이 큰 경우 등 보건복지부령으로 정하는 경우"란 다음 각 호의 경우를 말한다. 〈개정 2022.11.1.〉

1. 다음 각 목의 내용으로 제4조 제1호 또는 이 조 제 1항에 따라 검역소장에게 통보하거나 서류를 제출한 경우
   가. 선박 내 검역감염병 환자등이 발생했거나 발생이 의심되는 경우
   나. 선박 내 사망자가 발생한 경우
   다. 선박 내 감염병 매개체가 서식하거나 서식한 흔적을 발견한 경우
2. 중점검역관리지역에서 출항한 후 제14조의3에 따른 검역감염병의 최대 잠복기간이 경과하지 않은 경우
3. 입항 전 검역관리지역에서 검역감염병의 최대 잠복기간 이내에 선원 교대가 있었던 경우
4. 「국제보건규칙」에 따라 작성된 선박위생관리 증명서나 선박위생관리 면제증명서를 소지하지 않거나 그 유효기간이 지난 후 입항한 경우 또는 이전 출항지의 검역소장의 조치사항을 이행하지 않은 경우
5. 그 밖에 검역감염병의 전파 위험이 큰 경우로서 승선하여 검역조사를 할 필요가 있다고 검역소장이 인정하는 경우

[본조신설 2021.3.5.]

29 「검역법」상 검역조사에 대한 설명으로 가장 올바르지 못한 것은?

① 검역소장은 선박 검역조사를 받으려는 운송수단의 장이 제한 서류의 사실 확인 및 보건위생관리를 위하여 대상 선박을 선정하여 검역조사 이후에 보건위생조사를 실시할 수 있다.

② 검역소장은 육로를 통해 들어오는 출입국자 및 운송수단에 대해 통일부장관이 「남북교류협력에 관한 법률」에 따른 협의를 요청할 때에는 검역통보 절차의 일부를 생략할 수 있다.

③ 검역조사를 받아야 할 운송수단에 검역소장의 허가를 받지 아니하고 승선하거나 탑승한 사람은 검역조사를 받아야 하며, 검역소장의 허가를 받아 승선하거나 탑승한 사람이 검역감염병 증상이 있거나 검역감염병 환자등과 접촉한 경우 즉시 검역소장에게 신고를 해야 한다.

④ 검역소장은 항공기 검역조사를 받으려는 운송수단의 장이 제출한 서류를 심사하여 검역감염병이 국내에 전파될 우려가 없다고 판단한 경우에는 서류 심사로 검역조사를 할 수 있다. 다만, 검역감염병의 전파 위험이 큰 경우에는 탑승하여 검역조사를 하여야 한다.

해설 **(검역법 제12조의5 제2항)** 질병관리청장은 육로를 통하여 들어오는 출입국자 및 운송수단에 대하여 통일부장관이 「남북교류협력에 관한 법률」 제23조 제2항 단서에 따른 협의를 요청할 때에는 보건복지부령으로 정하는 바에 따라 제9조 제1항에 따른 검역통보 절차의 일부를 생략할 수 있다. 〈개정 2020.8.11.〉

(검역법 제12조의3 제2항) 검역소장은 제1항에 따라 제출한 서류를 심사하여 검역감염병이 국내에 전파될 우려가 없다고 판단한 경우에는 서류 심사로 검역조사를 할 수 있다. 다만, 검역감염병의 전파 위험이 큰 경우 등 보건복지부령으로 정하는 경우에는 탑승하여 검역조사를 하여야 한다.

(검역법 제12조의4 제5항) 검역소장은 제1항에 따라 제출한 서류의 사실 확인 및 보건위생관리를 위하여 보건복지부령으로 정하는 바에 따라 대상 선박을 선정하여 검역조사 이후에 보건위생조사를 실시할 수 있다.

(검역법 제13조 제2항) 검역소장의 허가를 받지 아니하고 승선하거나 탑승한 사람은 검역조사를 받아야 하며, 제1항 단서에 따라 검역소장의 허가를 받아 승선하거나 탑승한 사람이 검역감염병 증상이 있거나 검역감염병 환자등과 접촉한 경우 즉시 검역소장에게 신고를 하여야 한다. 〈개정 2020.3.4.〉

Answer 29 ②

30 「검역법」상 검역 전 승선·탑승의 허가 등에 관한 설명으로 올바른 것을 모두 고른 것은?

> 가. 검역소장의 허가를 받아 승선하거나 탑승한 사람이 검역감염병 증상이 있거나 검역감염병 환자등과 접촉한 경우에는 즉시 검역소장에게 신고를 하여야 한다.
> 나. 검역조사를 받아야 할 운송수단에 검역조사가 완료되어 검역증이 발급되기 전에는 검역공무원이 아닌 사람은 승선하거나 탑승할 수 없다.
> 다. 검역증이 발급되기 전에 도선 등 부득이한 사유로 승선·탑승하기 위하여 검역소장의 허가를 받으려는 사람은 검역 전 승선·탑승 허가 신청서를 검역소장에게 제출하여야 한다.
> 라. 긴급한 위기·위난으로부터 구조하기 위한 경우나 범죄의 예방·수사 또는 피의자의 체포에 관한 업무를 수행하는 경우에는 검역소장의 허가를 받은 것으로 본다.

① 가, 나, 다　　② 가, 다
③ 나, 라　　④ 가, 나, 다, 라

해설 **(검역법 제13조 : 검역 전의 승선·탑승)**

① 검역조사를 받아야 할 운송수단에 검역조사가 완료되어 검역증이 발급되기 전에는 검역공무원이 아닌 사람은 승선하거나 탑승할 수 없다. 다만, 미리 보건복지부령으로 정하는 바에 따라 검역소장의 허가를 받은 경우에는 그러하지 아니한다. 〈개정 2020.3.4.〉
② 검역소장의 허가를 받지 아니하고 승선하거나 탑승한 사람은 검역조사를 받아야 하며, 검역소장의 허가를 받아 승선하거나 탑승한 사람이 검역감염병 증상이 있거나 검역감염병 환자 등과 접촉한 경우 즉시 검역소장에게 신고해야 한다. 〈개정 2020.3.4.〉

(검역법 시행규칙 제7조 : 검역 전 승선·탑승의 허가 등)

① 법 제13조 제1항 단서에 따라 검역증이 발급되기 전에 도선 등 부득이한 사유로 승선·탑승하기 위해 검역소장의 허가를 받으려는 사람은 검역 전 승선·탑승 허가 신청서를 검역소장에게 제출하여야 한다.
② 제1항에도 불구하고 다음 각 호의 경우에는 검역소장의 허가를 받은 것으로 본다.
　1. 긴급한 위기·위난으로부터 구조하기 위한 경우
　2. 범죄의 예방·수사 또는 피의자의 체포에 관한 업무를 수행하는 경우
③ 검역소장은 법 제13조 제3항에 따라 같은 조 제2항에 따른 신고를 받은 경우 신고한 자에 대해 즉시 법 제12조 제1항 제2호 사항에 대한 검역조사를 실시해야 한다. 〈신설 2021.3.5.〉

31 아래 내용 중 「검역법」상 질병관리청장의 검역조치 내용에 해당되는 사항을 모두 고른 것은?

> 가. 감염병 매개체가 서식하거나 서식하는 것으로 의심되는 운송수단과 화물을 소독하고 감염병 매개체를 없애도록 운송수단의 장이나 화물의 소유자 또는 관리자에게 명하는 것
> 나. 검역감염병 병원체 오염 여부를 확인할 필요가 있다고 인정되는 운송수단 및 화물을 검사하는 것
> 다. 검역감염병 접촉자 또는 검역감염병 위험요인에 노출된 사람을 감시하거나 격리시키는 것
> 라. 검역감염병 환자등을 감시하거나 격리시키는 것

① 가, 나, 다　　② 가, 다
③ 나, 라　　④ 가, 나, 다, 라

Answer 30 ④　31 ④

해설 **(검역법 제15조 제1항 : 검역조치)** 질병관리청장은 검역감염병 유입과 전파를 차단하기 위하여 검역감염병에 감염되었거나 감염된 것으로 의심되는 사람, 검역감염병 병원체에 오염되었거나 오염된 것으로 의심되거나 감염병 매개체가 서식하는 것으로 의심되는 운송수단이나 화물에 대하여 다음 각 호의 전부 또는 일부의 조치를 할 수 있다. 〈개정 2020.8.11.〉

1. 검역감염병 환자등을 감시하거나 격리시키는 것
2. 검역감염병 접촉자 또는 보건복지부령으로 정하는 검역감염병 위험요인에 노출된 사람을 감시하거나 격리시키는 것
3. 검역감염병 병원체에 오염되었거나 오염된 것으로 의심되는 화물을 소독 또는 폐기하거나 옮기지 못하게 하는 것
4. 검역감염병 병원체에 오염되었거나 오염된 것으로 의심되는 곳을 소독하거나 사용을 금지 또는 제한하는 것

4의2. 검역감염병 병원체 오염 여부를 확인할 필요가 있다고 인정되는 운송수단 및 화물을 검사하는 것

5. 삭제 〈2020.3.4.〉
6. 감염병 매개체가 서식하거나 서식하는 것으로 의심되는 운송수단과 화물을 소독하고 감염병 매개체를 없애도록 운송수단의 장이나 화물의 소유자 또는 관리자에게 명하는 것
7. 검역감염병의 감염여부를 확인할 필요가 있다고 인정되는 사람을 진찰하거나 검사하는 것
8. 검역감염병의 예방이 필요한 사람에게 예방접종을 하는 것

32 「검역법」상 검역감염병 환자등의 격리에 관한 설명으로 올바르지 못한 것은? 2015 충북 기출유사

① 검역감염병 환자가 사람 간 전파가능성이 낮은 경우 등 질병관리청장이 정하는 경우는 격리대상에서 제외할 수 있다.

② 검역감염병 환자의 격리는 증상이 없어질 때까지로 한다.

③ 격리기간 동안 격리된 검역감염병 환자는 검역소장의 허가를 받지 아니하고는 다른 사람과 접촉할 수 없다.

④ 질병관리청장은 검역감염병 환자를 자가 격리조치를 할 수 있다.

해설 **(검역법 제16조 제4항)** 검역감염병 환자등의 격리 기간은 검역감염병 환자등의 감염력이 없어질 때까지로 하고, 격리 기간이 지나면 즉시 해제하여야 한다. 〈개정 2020.3.4.〉

① **(검역법 제16조 제1항)** 질병관리청장은 제15조 제1항 제1호에 따라 검역감염병 환자등을 다음 각 호의 어느 하나에 해당하는 시설에 격리한다. 다만, 사람 간 전파가능성이 낮은 경우 등 질병관리청장이 정하는 경우는 격리 대상에서 제외할 수 있다. 〈개정 2021.12.21.〉

1. 검역소에서 관리하는 격리시설로서 질병관리청장이 지정한 시설
2. 「감염병예방법」에 따른 감염병관리기관, 격리소·요양소 또는 진료소
3. 자가
4. 「감염병예방법」에 따른 감염병전문병원
5. 국내에 거주지가 없는 경우 질병관리청장이 지정하는 시설 또는 장소

③ **(검역법 제16조 제5항)** 제4항에 따른 격리 기간 동안 격리된 사람은 검역소장의 허가를 받지 아니하고는 다른 사람과 접촉할 수 없다.

④ **(검역법 제16조 제2항)** 질병관리청장은 검역감염병 환자등이 많이 발생하여 격리시설이나 감염병관리기관 등이 부족한 경우에는 보건복지부령으로 정하는 바에 따라 임시 격리시설을 설치·운영할 수 있다. 〈개정 2020.8.11.〉

Answer 32 ②

33 **「검역법」상 검역감염병환자의 격리에 대한 설명으로 옳은 것은?** 2025 경기 기출유사

① 검역감염병환자가 국내에 거주지가 없는 경우 검역소장이 지정한 시설에 격리시킨다.

② 검역감염병 환자등의 격리기간은 검역감염병 환자의 증상이 없어질 때까지이다.

③ 검역감염병 환자 중 사람 간 전파가능성이 낮은 경우 등 검역소장이 정하는 경우는 격리 대상에서 제외할 수 있다.

④ 격리기간 동안 격리된 사람은 검역소장의 허가를 받지 아니하고는 다른 사람과 접촉할 수 없다.

해설 **(검역법 제16조 : 검역감염병 환자등의 격리)** 32번 문제 해설 참조

34 **「검역법」상 검역감염병 환자를 격리하였을 경우, 격리 사실을 격리 대상자가 지정한 사람에게 알려야 하는 자는?** 2021 서울 기출유사

① 검역소장 ② 시·도지사

③ 질병관리청장 ④ 시장·군수·구청장

해설 **(검역법 제16조 제6항 : 검역감염병 환자등의 격리)** 검역소장은 검역감염병 환자등을 격리하였을 때에는 보건복지부령으로 정하는 바에 따라 격리 사실을 격리대상자 및 격리대상자의 가족, 보호자 또는 격리대상자가 지정한 사람에게 알려야 한다. 〈개정 2020.3.4.〉

5

35 **「검역법」상 질병관리청장은 검역감염병 환자등이 많이 발생하여 제1항에 따른 격리시설이나 감염병관리기관 등이 부족한 경우에는 보건복지부령으로 정하는 바에 따라 임시 격리시설을 설치·운영할 수 있다. 다음 중 질병대응센터장이 임시 격리시설을 설치·운영할 수 있는 시설을 올바르게 모두 고른 것은?**

가. 간이 진료시설 설치와 격리가 가능한 숙박시설로서 관계 행정기관의 장 등과 협의하여 지정하는 시설
나. 검역감염병 환자 등이 발생한 운송수단
다. 검역소 내의 별도로 구획된 시설
라. 국제공항 및 국제여객터미널 등 검역구역 내에 관계 행정기관의 장과 협의해 지정하는 시설

① 가, 나, 다 ② 가, 다

③ 나, 라 ④ 가, 나, 다, 라

해설 **(검역법 시행규칙 제14조 : 임시 격리시설의 설치·운영)** 법 제16조 제2항에 따라 질병대응센터장은 다음 각 호의 시설에 임시 격리시설을 설치·운영할 수 있다. 〈개정 2021.3.5.〉

1. 검역소 내의 별도로 구획된 시설
2. 검역감염병 환자 등이 발생한 운송수단
3. 국제공항 및 국제여객터미널 등 검역구역 내에 관계 행정기관의 장과 협의하여 지정하는 시설
4. 간이 진료시설 설치와 격리가 가능한 숙박시설로서 관계 행정기관의 장 및 특별시장·광역시장·특별자치시장·도지사·특별자치도지사 또는 시장·군수·구청장(자치구구청장) 등과 협의하여 지정하는 시설

Answer 33 ④ 34 ① 35 ④

36 「검역법」상 질병관리청장은 검역감염병 접촉자 또는 검역감염병 위험요인에 노출된 사람이 입국 후 거주하거나 체류하는 지역의 특별자치도지사·시장·군수·구청장에게 건강 상태를 감시하거나 격리시킬 것을 요청할 수 있다. 다만, 감시 또는 격리 기간은 보건복지부령으로 정하는 해당 검역감염병의 최대 잠복기간을 초과할 수 없다. 다음 중 검역감염병의 최대 잠복기간에 대한 설명으로 올바르지 못한 것은? 2020 울산, 2022 전남 기출유사

① 동물인플루엔자 인체감염증, 중증 급성호흡기 증후군(SARS) : 10일

② 신종인플루엔자 : 검역전문위원회에서 정하는 최대 잠복기간

③ 에볼라바이러스병 : 21일, 중동 호흡기 증후군(MERS) : 14일

④ 콜레라, 페스트, 황열 : 6일

해설 **(검역법 시행규칙 제14조의3 : 검역감염병의 최대 잠복기간)** 법 제17조 제3항에 따른 검역감염병의 최대 잠복기간은 다음 각 호의 구분에 따른다.

1. 콜레라 : 5일
2. 페스트 : 6일
3. 황열 : 6일
4. 중증 급성호흡기 증후군(SARS) : 10일
5. 동물인플루엔자 인체감염증 : 10일
6. 중동 호흡기 증후군(MERS) : 14일
7. 에볼라바이러스병 : 21일
8. 법 제2조 제1호 바목(신종인플루엔자) 및 자목(외국에서 발생하여 국내로 들어올 우려가 있거나 우리나라에서 발생하여 외국으로 번질 우려가 있어 질병관리청장이 긴급 검역조치가 필요하다고 인정하여 고시하는 감염병)에 해당하는 검역감염병 : 검역전문위원회에서 정하는 최대 잠복기간

[본조신설 2021.3.5.]

37 아래 내용은 「검역법」상 검역감염병 접촉자에 대한 감시에 대한 설명내용이다. 다음 중 올바르게 설명한 것을 모두 고른 것은?

가. 질병관리청장은 검역감염병 접촉자 또는 검역감염병 위험요인에 노출된 사람이 입국 후 거주하거나 체류하는 지역의 특별자치도지사·시장·군수·구청장에게 건강 상태를 감시할 것을 요청할 수 있다.
나. 질병관리청장은 검역감염병 접촉자 또는 검역감염병 위험요인에 노출된 사람이 입국 후 거주하거나 체류하는 지역의 특별자치도지사·시장·군수·구청장에게 격리시킬 것을 요청할 수 있다.
다. 특별자치도지사·시장·군수·구청장은 감시하는 동안 검역감염병 접촉자 또는 검역감염병위험요인에 노출된 사람이 검역감염병 환자등으로 확인된 경우에는 지체 없이 격리 등 필요한 조치를 하고 즉시 그 사실을 질병관리청장에게 보고하여야 한다.
라. 특별자치도지사·시장·군수·구청장은 검역감염병 접촉자 또는 검역감염병 위험요인에 노출된 사람에 대한 감시 또는 격리 기간은 해당 검역감염병의 최대 잠복기간을 초과할 수 없다.

① 가, 나, 다
② 가, 다
③ 나, 라
④ 가, 나, 다, 라

Answer 36 ④ 37 ④

해설 (검역법 제17조 : 검역감염병 접촉자에 대한 감시 등)

① 질병관리청장은 검역감염병 접촉자 또는 검역감염병 위험요인에 노출된 사람이 입국 후 거주하거나 체류하는 지역의 특별자치도지사·시장·군수·구청장에게 건강상태를 감시하거나 「감염병예방법」에 따라 격리시킬 것을 요청할 수 있다. 〈개정 2020.8.11.〉

② 특별자치도지사·시장·군수·구청장은 감시하는 동안 검역감염병 접촉자 또는 검역감염병 위험요인에 노출된 사람이 검역감염병 환자등으로 확인된 경우에는 지체 없이 격리 등 필요한 조치를 하고 즉시 그 사실을 질병관리청장에게 보고해야 한다. 〈개정 2020.8.11.〉

③ 제1항에 따른 감시 또는 격리 기간은 보건복지부령으로 정하는 해당 검역감염병의 최대 잠복기간을 초과할 수 없다. 〈개정 2020.3.4.〉

38 아래 내용은 「검역법」상 오염운송수단의 이동금지 및 검역증에 대한 설명내용이다. 다음 중 올바르게 설명한 것을 모두 고른 것은?

가. 질병관리청장은 오염운송수단등에 대한 조치를 하여 검역감염병이 국내로 번질 우려가 없다고 인정되면 그 이동금지 등의 조치를 해제하여야 한다.

나. 검역소장은 검역조사 결과 출입국자, 운송수단 또는 화물에 의하여 검역감염병이 국내외로 번질 우려가 없는 등 이상이 없는 것으로 인정되면 출입국자 또는 운송수단의 장이 요구하는 경우 검역증을 내주어야 한다.

다. 검역소장은 검역감염병에 감염되었거나 감염이 의심되는 승객, 승무원 및 도보출입자, 검역감염병 병원체에 오염되었거나 오염이 의심되는 운송수단 및 화물("오염운송수단등")에 대하여는 검역소장이 지정하는 장소에서 검역감염병 유무에 관한 검사, 소독 및 물건의 폐기 등의 조치가 끝날 때까지 이동금지 등의 조치를 할 수 있다. 이 경우 검역소장의 허가를 받지 아니하고는 오염운송수단등에 접촉하거나 탑승할 수 없다.

라. 격리시설과 임시 격리시설에서 사용하거나 보관 중인 물품은 검역소장의 허락을 받지 아니하고 반출하여서는 아니 된다.

① 가, 나, 다
② 가, 다
③ 나, 라
④ 가, 나, 다, 라

해설 (검역법 제19조 : 오염운송수단 등의 이동금지 등의 조치)

가. **(검역법 제19조 제2항)** 검역소장은 오염운송수단등에 대한 조치를 하여 검역감염병이 국내로 번질 우려가 없다고 인정되면 그 이동금지 등의 조치를 해제하여야 한다. 이 경우 이동금지 등의 조치를 해제하기 위한 인정 기준은 보건복지부령으로 정한다.

나. **(검역법 제22조)** 검역소장은 검역조사 결과 출입국자, 운송수단 또는 화물에 의하여 검역감염병이 국내외로 번질 우려가 없는 등 이상이 없는 것으로 인정되면 출입국자 또는 운송수단의 장이 요구하는 경우 검역증을 내주어야 한다. 〈개정 2020.3.4.〉

다. **(검역법 제19조 제1항)** 질병관리청장은 검역감염병에 감염되었거나 감염이 의심되는 승객, 승무원 및 도보출입자, 검역감염병 병원체에 오염되었거나 오염이 의심되는 운송수단 및 화물("오염운송수단등")에 대하여는 검역소장이 지정하는 장소에서 검역감염병 유무에 관한 검사, 소독 및 물건의 폐기 등의 조치가 끝날 때까지 보건복지부령으로 정하는 바에 따라 이동금지 등의 조치를 할 수 있다. 이 경우 검역소장의 허가를 받지 아니하고는 오염운송수단등에 접촉하거나 탑승할 수 없다. 〈개정 2020.8.11.〉

라. **(검역법 제18조)** 제16조에 따른 격리시설과 임시 격리시설에서 사용하거나 보관 중인 물품은 검역소장의 허락을 받지 아니하고 반출하여서는 아니 된다. 〈개정 2020.3.4.〉

Answer 38 ③

39 「검역법」상 검역감염병 외의 감염병 발견 시 검역소장의 조치로 옳은 것은? 2025 인천 기출유사

① 즉시 격리조치
② 지역 내 의료기관으로 인계
③ 출국 금지 조치
④ 진찰, 검사 소독 및 그 밖의 예방조치

해설 **(검역법 제20조 : 검역감염병 외의 감염병에 대한 예방조치)** 검역소장은 검역조사에서 다음 각 호를 발견한 경우에는 보건복지부령으로 정하는 바에 따라 진찰, 검사, 소독 및 그 밖에 필요한 예방조치를 할 수 있다. 〈개정 2020.3.4.〉

1. 검역감염병 외의 감염병 환자
2. 검역감염병 외의 감염병 의사환자
3. 검역감염병 외의 감염병으로 죽은 사람의 시체
4. 검역감염병 외의 감염병 병원체에 오염되었거나 오염되었을 가능성이 있는 운송수단

40 「검역법」상 조건부 검역증을 받은 운송수단의 장이 해당 조건을 이행하였을 경우, 다음 중 검역소장과 운송수단의 장의 조치사항으로 가장 올바른 것은?

① 검역소장은 검역증을 내주어야 하며, 운송수단의 장은 종전에 발급받은 조건부 검역증을 돌려주어야 한다.
② 검역소장은 검역증을 내주어야 하며, 운송수단의 장은 종전에 발급받은 조건부 검역증을 폐기하여야 한다.
③ 검역소장은 선박위생관리 증명서를 발급해 주어야 하며, 운송수단의 장은 종전에 발급받은 조건부 검역증을 돌려주어야 한다.
④ 검역소장은 선박위생관리 증명서를 발급해 주어야 하며, 운송수단의 장은 종전에 발급받은 조건부 검역증을 폐기하여야 한다.

해설 **(검역법 제23조 : 조건부 검역증)**

① 검역소장은 검역조사 결과 검역소독 등을 실시할 것을 조건으로 운송수단의 장에게 조건부 검역증을 내줄 수 있다. 〈개정 2020.3.4.〉
② 검역소장은 조건부 검역증을 받은 운송수단의 장이 해당 조건을 이행하였을 때에는 그 운송수단의 장에게 검역증을 내주어야 한다. 이 경우 운송수단의 장은 종전에 발급받은 조건부 검역증을 폐기하여야 한다. 〈개정 2020.3.4.〉

41 「검역법」상 공중위생상 큰 위해를 끼칠 염려가 있다고 인정되는 검역감염병 환자등 또는 검역감염병 접촉자에 대한 출입국 금지를 누구에게 요청할 수 있는가? 2016 대구 기출유사

① 관할 검역소장
② 법무부장관
③ 보건복지부장관
④ 질병관리청장

해설 **(검역법 제24조 : 출입국의 금지 또는 정지 요청)** 질병관리청장은 공중보건상 큰 위해를 끼칠 염려가 있다고 인정되는 다음 각 호에 해당하는 사람에 대하여는 법무부장관에게 출국 또는 입국의 금지 또는 정지를 요청할 수 있다. 다만, 입국의 금지 또는 정지의 요청은 외국인의 경우에만 해당한다. 〈개정 2020.8.11.〉

1. 검역감염병 환자등
2. 검역감염병 접촉자
3. 검역감염병 위험요인에 노출된 사람
4. 검역관리지역등에서 입국하거나 이 지역을 경유하여 입국하는 사람

Answer 39 ④ 40 ② 41 ②

42 **아래 내용은 「검역법」상 시체 등의 반입 및 조사에 대한 설명내용이다. 다음 중 올바르게 설명한 것을 모두 고른 것은?**

> 가. 검역소장은 검역감염병으로 죽은 사람의 시체, 유골 및 유물로서, 방부처리 후 불침투성 관에 밀봉되어 있지 아니하거나 화장조치가 되어 있지 아니한 것에 대하여는 국내 반입을 허용하지 아니한다.
> 나. 검역소장은 국내로 시체를 반입하려는 경우 또는 운송수단의 운행 중 발생한 시체를 국내로 반입하려는 경우, 조사 결과 해당 시체의 사인을 확인할 수 없거나 검역감염병에 감염된 것으로 의심되는 시체의 경우에는 검사를 위해 해부를 명할 수 있다.
> 다. 검역소장은 검역감염병 환자등이 사망한 경우나 사망 후 사망한 사람이 검역감염병병원체를 보유하였던 것으로 확인된 경우 검역감염병의 차단과 확산 방지 등을 위하여 필요한 범위에서 그 시신의 장사방법 등을 제한할 수 있다.
> 라. 운송수단의 운행 중 발생한 시체는 보건복지부령으로 정하는 바에 따라 검역조사를 받아야 한다.

① 가, 나, 다　② 가, 다
③ 나, 라　④ 가, 나, 다, 라

해설 **(검역법 제25조 : 시체 등의 반입 및 조사)**

① 국내로 시체를 반입하려는 자는 검역감염병으로 인한 사망 여부를 확인하기 위하여 보건복지부령으로 정하는 바에 따라 필요한 서류를 제출하거나 제시하여야 한다.
② 검역소장은 검역감염병으로 죽은 사람의 시체, 유골 및 유물로서, 방부처리 후 불침투성 관에 밀봉되어 있지 아니하거나 화장조치가 되어 있지 아니한 것에 대하여는 국내 반입을 허용하지 아니한다.
③ 운송수단의 운행 중 발생한 시체는 보건복지부령으로 정하는 바에 따라 검역조사를 받아야 한다. 〈개정 2020.3.4.〉
④ 검역소장은 제1항 또는 제3항에 따른 조사 결과 해당 시체의 사인을 확인할 수 없거나 검역감염병에 감염된 것으로 의심되는 시체의 경우에는 검사를 위해 해부를 명할 수 있으며, 필요한 경우 관계기관에 협조를 요청할 수 있다. 이 경우 해부 방법 및 절차 등에 관하여는 「감염병예방법」 제20조를 준용하며, "질병관리청장"은 "검역소장"으로 본다. 〈개정 2020.8.11.〉
⑤ 검역소장은 검역감염병 환자등이 사망한 경우나 사망 후 사망한 사람이 검역감염병병원체를 보유하였던 것으로 확인된 경우 검역감염병의 차단과 확산 방지 등을 위해 필요한 범위에서 그 시신의 장사방법 등을 제한할 수 있다. 이 경우 그 방법 및 절차 등에 관하여는 「감염병예방법」 제20조의2를 준용하며, "질병관리청장"은 "검역소장"으로 본다. 〈개정 2020.8.11.〉

43 **「검역법」상 선장 또는 선박의 소유자가 증명서 발급을 신청하면 그 선박에 대하여 검역감염병 병원체의 오염 여부와 감염병 매개체 유무에 관한 검사를 하고, 검사 결과 해당 선박에 검역감염병 병원체의 오염 의심이 없고 감염병 매개체가 서식하지 아니한 경우에 발급하는 증명서는?**

① 감염병 매개체 구제증명서
② 선박위생관리 면제증명서
③ 선박위생관리 증명서
④ 세균혈청학적 검사증명서

Answer 42 ④ 43 ②

5

해설 (검역법 제27조 제1항) 검역소장은 선장 또는 선박의 소유자가 선박위생 증명서 발급을 신청하면 그 선박에 대하여 검역감염병 병원체의 오염 여부와 감염병 매개체 유무 등에 관한 조사를 하고, 그 결과 해당 선박에 검역감염병 병원체의 오염 의심이 없고 감염병 매개체가 서식하지 아니한 경우에는 6개월간 유효한 선박위생관리 면제증명서를 내준다. 〈개정 2020.3.4.〉

44 아래 내용은 「검역법」상 선박위생증명서의 발급에 대한 설명내용이다, 다음 중 올바르게 설명한 것을 모두 고른 것은?

가. 검역소장은 선장 또는 선박의 소유자가 선박위생 증명서 발급을 신청하면 그 선박에 대하여 검역감염병 병원체의 오염 여부와 감염병 매개체 유무 등에 관한 조사를 하고, 그 결과 해당 선박에 검역감염병 병원체의 오염 의심이 없고 감염병 매개체가 서식하지 아니한 경우에는 1년간 유효한 선박위생관리 면제증명서를 내준다.
나. 검역소장은 조사 결과 해당 선박에 검역감염병 병원체의 오염이 의심되거나 감염병 매개체의 서식이 의심되면 보건복지부령으로 정하는 자격이 있는 자에게 소독을 하게 하거나 감염병 매개체를 없애도록 한 후 6개월간 유효한 선박위생관리 증명서를 내준다.
다. 검역소장은 운송수단과 화물을 소독하고 감염병 매개체를 없애도록 운송수단의 장이나 화물의 소유자 또는 관리자에게 명하는 조치명령을 받아 소독하거나 감염병 매개체를 없앤 선장 또는 선박의 소유자가 명령 이행에 대한 증명서 발급을 신청하면 1년간 유효한 선박위생관리 증명서를 내준다.
라. 검역소장은 선박이 선적지로 돌아가거나 검역조사 및 검역조치를 이행할 수 없는 특별한 사유가 있는 경우는 선박위생관리 면제증명서 및 선박위생관리 증명서의 유효기간을 1개월의 범위에서 연장할 수 있다.

① 가, 나, 다　　② 가, 다
③ 나, 라　　④ 가, 나, 다, 라

해설 (검역법 제27조 : 선박위생 증명서의 발급 등)

가. **(검역법 제27조 제1항)** 검역소장은 선장 또는 선박의 소유자가 선박위생 증명서 발급을 신청하면 그 선박에 대하여 검역감염병 병원체의 오염 여부와 감염병 매개체 유무 등에 관한 조사를 하고, 그 결과 해당 선박에 검역감염병 병원체의 오염 의심이 없고 감염병 매개체가 서식하지 아니한 경우에는 6개월간 유효한 선박위생관리 면제증명서를 내준다. 〈개정 2020.3.4.〉
다. **(검역법 제27조 제2항)** 검역소장은 제1항에 따른 조사 결과 해당 선박에 검역감염병 병원체의 오염이 의심되거나 감염병 매개체의 서식이 의심되면 보건복지부령으로 정하는 자격이 있는 자에게 소독을 하게 하거나 감염병 매개체를 없애도록 한 후 6개월간 유효한 선박위생관리 증명서를 내준다. 〈개정 2020.3.4.〉
나. **(검역법 제27조 제3항)** 검역소장은 제15조 제1항 제6호에 따른 조치명령을 받아 같은 조 제3항에 따라 소독하거나 감염병 매개체를 없앤 선장 또는 선박의 소유자가 명령 이행에 대한 증명서 발급을 신청하면 6개월간 유효한 선박위생관리 증명서를 내준다.
라. **(검역법 제27조 제4항)** 검역소장은 선박이 선적지로 돌아가거나 제12조와 제15조에 따른 검역조사 및 검역조치를 이행할 수 없는 특별한 사유가 있는 경우에는 제1항에 따른 선박위생관리 면제증명서 및 제2항 · 제3항에 따른 선박위생관리 증명서의 유효기간을 1개월의 범위에서 연장할 수 있다. 〈개정 2021.12.21.〉

Answer 44 ③

45 「검역법」상 외국으로 나가는 사람의 요청이 있을 경우에는 검역감염병의 예방접종을 실시하고 국제공인예방접종증명서를 내주어야 하는 사람은? 2020 울산, 2022 광주 기출유사

① 검역소장
② 보건소장
③ 보건복지부장관
④ 질병관리청장

해설 (검역법 제28조의2 : 국제공인예방접종)

① 질병관리청장은 외국으로 나가는 사람의 요청이 있을 경우 에는 검역감염병의 예방접종을 실시하고 국제공인예방접종증명서를 내주어야 한다. 〈개정 2020.8.11.〉

② 질병관리청장은 검역감염병의 예방접종 후 이상반응에 대비하여 관련 응급처치 비상품을 구비하여야 한다. 〈개정 2020.8.11.〉

③ 제28조의3의 국제공인예방접종기관의 장은 검역감염병의 예방접종을 수행한 경우 예방접종증명서를 발급하여야 하며, 검역소장은 예방접종증명서의 사실을 확인한 후 국제공인예방접종증명서를 발급한다.

46 아래 내용은 「검역법」상 국제공인 예방접종에 대한 설명내용이다. 다음 중 올바르게 설명한 것을 모두 고른 것은?

가. 검역소장은 승객 및 승무원 등 외국으로 나가는 사람이 병원체 검사증명서의 발급을 신청하면 검역감염병 감염 여부와 검역감염병 병원체의 유무에 관한 검사를 실시하고 보건복지부령으로 정하는 바에 따라 국제공인 예방접종증명서를 내주어야 한다.
나. 국제공인 예방접종증명서를 발급한 검역소장은 국제공인 예방접종증명서 발급 처리부에 접종 상황을 기록하고 5년간 보관해야 한다.
다. 질병관리청장은 「의료법」 제3조에 따른 의료기관과 의무실이 설치되어 있고 의사가 항상 근무하는 국가 및 지방자치단체의 기관 및 공공기관 중에서 국제공인예방접종을 실시할 수 있는 기관 "국제공인예방접종지정기관"을 지정할 수 있다.
라. 질병관리청장은 국제공인예방접종지정기관이 "최근 5년간 검역감염병에 대한 예방접종 실적이 없는 경우이거나 검역감염병 예방접종과 관련하여 이 법이나 의료 관계 법령을 위반한 경우"에 해당하는 경우에는 그 지정을 취소할 수 있다.

① 가, 나, 다
② 가, 다
③ 나, 라
④ 가, 나, 다, 라

해설 가. (검역법 제28조 제3항) 검역소장은 승객 및 승무원 등 외국으로 나가는 사람이 병원체 검사증명서의 발급을 신청하면 검역감염병 감염 여부와 검역감염병 병원체의 유무에 관한 검사를 실시하고 보건복지부령으로 정하는 바에 따라 해당 증명서를 내주어야 한다. 〈개정 2020.3.4.〉

나. (검역법 시행규칙 제23조 제3항) 제2항에 따라 국제공인 예방접종증명서를 발급한 검역소장은 별지 제34호서식에 따른 국제공인 예방접종증명서 발급 처리부에 접종 상황을 기록하고 준영구로 보관해야 한다. 〈개정 2021.3.5.〉

다. (검역법 제28조의3 제1항) 질병관리청장은 다음 각 호의 어느 하나에 해당하는 기관 중에서 국제공인예방접종을 실시할 수 있는 기관("국제공인예방접종지정기관")을 지정할 수 있다. 이 경우 질병관리청장은 이를 공고하여야 한다. 〈개정 2020.8.11.〉

1. 「의료법」 제3조에 따른 의료기관
2. 의무실이 설치되어 있고 의사가 항상 근무하는 국가 및 지방자치단체의 기관, 「공공기관의 운영에 관한 법률」에 따른 공공기관

Answer 45 ④ 46 ②

라. (검역법 제28조의3 제2항) 질병관리청장은 국제공인예방접종지정기관이 다음 각 호의 어느 하나에 해당하는 경우에는 그 지정을 취소할 수 있다. 〈개정 2020.8.11.〉

1. 최근 3년간 검역감염병에 대한 예방접종 실적이 없는 경우
2. 검역감염병 예방접종과 관련 이 법이나 의료 관계 법령을 위반한 경우

47 「검역법」상 국제공인예방접종지정기관의 지정을 취소할 수 있는 사람은?

① 검역소장 ② 보건복지부장관
③ 시·도지사 ④ 질병관리청장

해설 (검역법 제28조의3 제2항) 질병관리청장은 국제공인예방접종지정기관이 다음 각 호의 어느 하나에 해당하는 경우에는 그 지정을 취소할 수 있다. 〈개정 2020.8.11.〉

1. 최근 3년간 검역감염병에 대한 예방접종 실적이 없는 경우
2. 검역감염병 예방접종과 관련 이 법이나 의료 관계 법령을 위반한 경우

48 「검역법」상 질병관리청장이 콜레라 유행지역의 검역구역 안에서 할 수 있는 조치가 아닌 것은?

① 선박의 균형을 유지하기 위하여 선박에 실은 물에 대한 조사
② 어패류와 식품의 유통제한 조치
③ 콜레라 보균자 색출 검사와 예방접종
④ 콜레라에 관한 역학조사

해설 (검역법 제29조 : 검역구역의 보건위생관리)

① 질병관리청장은 검역감염병이나 검역감염병 외의 감염병이 유행하거나 유행할 우려가 있다고 인정하면 보건복지부령으로 정하는 바에 따라 검역구역 내 운송수단, 시설, 건물, 물품 및 그 밖의 장소와 그 관계인에 대하여 보건위생관리에 필요한 다음 각 호의 조치를 하거나 필요한 지시를 할 수 있다. 〈개정 2020. 8.11.〉

1. 검역감염병 및 검역감염병 외의 감염병에 관한 역학조사
2. 살충·살균을 위한 소독과 감염병 매개체를 없애는 일
3. 검역감염병 보균자 및 검역감염병 외의 감염병 보균자 색출 검사와 예방접종
4. 운송수단에 실리는 식재료, 식품 및 식수검사
5. 어패류와 식품을 다루는 사람에 대한 위생지도와 교육·홍보
6. 검역구역 안의 감염병 매개체의 서식 분포 등에 대한 조사
7. 선박의 균형을 유지하기 위하여 선박에 실은 물에 대한 조사
8. 그 밖에 질병관리청장이 검역감염병 및 검역감염병 외의 감염병을 예방하기 위하여 필요하다고 인정하는 사항

② 질병관리청장은 제1항에 따른 조치와 지시를 할 때에 필요하면 관계 기관이나 관계인에게 협조를 요청할 수 있으며, 그 요청을 받은 관계 기관의 장이나 관계인은 부득이한 사유가 없으면 협조하여야 한다. 〈개정 2021.12.21.〉

49 「검역법」상 검역감염병에 감염되었거나 감염되었을 것으로 우려되는 사람과 오염 우려가 있는 운송수단을 신속히 확인하는 등 효율적 검역업무의 수행을 위하여 검역대상자 등의 정보를 전자적으로 처리할 수 있는 검역정보시스템을 구축·운영할 수 있는 사람은?

① 검역소장 ② 과학기술정보통신부장관
③ 보건복지부장관 ④ 질병관리청장

Answer 47 ④ 48 ② 49 ④

해설 (검역법 제29조의2 제1항) 질병관리청장은 검역감염병에 감염되었거나 감염되었을 것으로 우려되는 사람과 오염 우려가 있는 운송수단을 신속히 확인하는 등 효율적 검역업무의 수행을 위하여 검역대상자 등의 정보를 전자적으로 처리할 수 있는 검역정보시스템을 구축·운영할 수 있다. 〈개정 2020.8.11.〉

50 **「검역법」상 질병관리청장이 운송수단의 장에게 승객예약자료를 제출할 것을 요청할 수 있는 업무에 해당하지 않는 것은?**

① 검역감염병 발생국가에서 입국한 사람에 대한 검역업무
② 검역감염병의 감염 여부 파악을 위한 검사조치 업무
③ 검역구역의 보건위생관리 업무
④ 검역조사 업무

해설 **(검역법 제29조의4 제1항)** 질병관리청장은 다음 각 호의 업무를 수행하기 위하여 필요한 경우에는 운송수단의 장에게 운송수단의 장이 보유하고 있는 승객예약자료를 정보통신망을 통하여 열람할 수 있도록 하거나 지체 없이 문서(전자문서를 포함한다)로 제출할 것을 요청할 수 있다. 〈개정 2020.8.11.〉

1. 검역감염병 발생국가에서 입국하거나 검역감염병 발생국가를 경유하여 입국한 것으로 의심되는 사람에 대한 검역업무
2. 검역감염병에 감염되었거나 감염되었을 것으로 우려되는 사람이 출국 또는 입국하는 경우의 검역업무
3. 제12조에 따른 검역조사 업무
4. 제12조의2 제3항에 따른 조치 업무

(검역법 제12조의2 제3항) 검역소장은 검역감염병의 전파가 우려될 경우에는 신고하는 사람에게 다음 각 호의 조치를 할 수 있다.

1. 여행지역과 시기에 관한 정보의 요구
2. 검역감염병 관련 건강 상태에 관한 정보의 요구
3. 예방접종을 증명할 수 있는 서류의 요구
4. 검역감염병의 감염 여부를 파악하기 위한 검사 또는 검진
5. 그 밖에 검역감염병의 전파를 방지하기 위하여 필요한 조치로서 보건복지부령으로 정하는 조치

51 **「검역법」상 운송수단의 장에게 운송수단의 장이 보유하고 있는 승객예약자료를 정보통신망을 통하여 열람할 수 있도록 하거나 지체 없이 문서로 제출할 것을 요청할 수 있는 사람은?**

① 검역소장　② 국토교통부장관
③ 보건복지부장관　④ 질병관리청장

해설 50번 문제 해설 참조

52 **「검역법」상 승객예약자료로서 요청할 수 없는 항목은?**

① 여권번호　② 예약번호
③ 주민등록번호　④ 탑승권 번호

Answer 50 ③　51 ④　52 ③

5

해설 (검역법 제29조의4 제3항) 제1항에 따라 열람하거나 제출받을 수 있는 자료의 범위는 다음 각 호로 한정한다.
1. 성명, 국적, 생년월일, 여권번호 및 예약번호
2. 주소 및 전화번호
3. 운송수단의 편명, 입항일시
4. 예약 및 탑승수속 시점
5. 탑승권 번호 · 좌석번호 · 발권일 · 발권장소
6. 여행경로 및 여행사
7. 가족, 단체여행객 등 동반탑승자 및 동반탑승자의 좌석번호
8. 수하물에 관한 자료

53 「검역법」상 질병관리청장은 제출받은 승객예약자료를 다음 중 얼마동안 보관하여야 하는가?

① 1개월 ② 2개월
③ 3개월 ④ 1년

해설 (검역법 시행령 제5조 제2항) 질병관리청장은 법 제29조의4 제1항에 따라 제출받은 승객예약자료를 그 제출받은 날부터 2개월 동안 보관해야 한다.
[전부개정 2021.3.2.]

54 「검역법」상 질병관리청장은 승객예약자료의 보존기한이 지났을 때에는 다음 중 보존기한이 지난날부터 언제까지 해당 승객예약자료를 파기하여야 하는가?

① 5일 ② 7일
③ 15일 ④ 1개월

해설 (검역법 시행령 제5조 제3항) 질병관리청장은 제2항에 따른 승객예약자료의 보존기한이 지났을 때에는 보존기한이 지난 날부터 7일 이내에 다음 각 호의 구분에 따라 해당 승객예약자료를 삭제하거나 파기해야 한다.
1. 전자문서로 되어 있는 승객예약자료 : 복구 또는 재생이 불가능한 방법으로 영구 삭제할 것
2. 제1호를 제외한 승객예약자료 : 파쇄 또는 소각의 방법으로 파기할 것
[전부개정 2021.3.2.]

55 「검역법」상 검역감염병의 예방 · 관리를 위하여 질병관리청장이 검역감염병환자등에 관한 자료 · 정보를 요청할 수 있는 관계 기관이 아닌 것은?

① 교육부장관 ② 금융위원회위원장
③ 법무부장관 ④ 외교부장관

해설 (검역법 제29조의5) 질병관리청장은 검역감염병의 예방 · 관리를 위하여 검역감염병에 감염되었거나 감염되었을 것으로 우려되는 사람의 주민등록번호, 출입국관리기록, 여행자 휴대품 신고내용 및 금융정보, 그 밖의 긴급하게 필요한 자료 · 정보로서 대통령령으로 정하는 자료 · 정보를 다음 각 호의 어느 하나에 해당하는 관계 중앙행정기관의 장(그 소속기관 및 책임운영기관의 장을 포함)에게 요청할 수 있다. 이 경우 요청을 받은 관계 중앙행정기관의 장은 정당한 사유가 없으면 이에 따라야 한다. 〈개정 2020.8.11.〉

Answer 53 ② 54 ② 55 ①

1. 외교부장관　　　　　　　　　　2. 법무부장관
3. 행정안전부장관　　　　　　　　4. 국토교통부장관
5. 금융위원회위원장　　　　　　　6. 관세청장
7. 그 밖에 대통령령으로 정하는 중앙행정기관의 장

(검역법 시행령 제6조 제2항) 법 제29조의5 제7호에서 "대통령령으로 정하는 중앙행정기관의 장"이란 해양수산부장관을 말한다.
[전부개정 2021.3.2.]

56 「검역법」상 신고의무와 자료제출 요청 등에 관한 설명으로 가장 올바르지 못한 것은?

① 질병관리청장은 검역감염병 발생국가에서 입국하거나 검역감염병 발생국가를 경유하여 입국한 것으로 의심되는 사람에 대한 검역업무를 수행하기 위하여 운송수단의 장에게 제출받은 승객예약자료를 그 제출받은 날부터 2개월 동안 보관해야 한다.
② 검역소장은 검역관리지역등에 대한 안내와 검역감염병의 예방에 관한 교육 등이 필요한 경우 운송수단의 장에게 출입국자를 대상으로 안내 및 교육을 실시하도록 요청하여야 한다.
③ 공항 또는 항만 등의 시설관리자는 검역관리지역등의 위치, 그 지역에서 발생하고 있는 검역감염병의 종류 및 예방방법, 검역감염병에 감염되었거나 감염이 의심되는 경우 조치방법 등에 관하여 시설을 이용하는 자에게 안내하여야 한다.
④ 질병관리청장은 승객예약자료의 보존기한이 지났을 때에는 보존기한이 지난 날부터 15일 이내에 해당 승객예약자료를 파기하여야 한다.

해설 **(검역법 시행령 제5조 제3항)** 질병관리청장은 제2항에 따른 승객예약자료의 보존기한이 지났을 때에는 보존기한이 지난 날부터 7일 이내에 다음 각 호의 구분에 따라 해당 승객예약자료를 삭제하거나 파기해야 한다.
1. 전자문서로 되어 있는 승객예약자료 : 복구 또는 재생이 불가능한 방법으로 영구삭제할 것
2. 제1호를 제외한 승객예약자료 : 파쇄 또는 소각의 방법으로 파기할 것
[전부개정 2021.3.2.]

(검역법 시행령 제5조 제2항) 질병관리청장은 법 제29조의4 제1항에 따라 제출받은 승객예약자료를 그 제출받은 날부터 2개월 동안 보관해야 한다.
[전부개정 2021.3.2.]

(검역법 제29조의6 : 안내·교육)
① 「공항시설법」 제2조 제3호에 따른 공항 또는 「항만법」 제2조 제1호에 따른 항만 등의 시설관리자는 보건복지부령으로 정하는 바에 따라 검역관리지역등의 위치, 그 지역에서 발생하고 있는 검역감염병의 종류 및 예방방법, 검역감염병에 감염되었거나 감염이 의심되는 경우 조치방법 등에 관하여 시설을 이용하는 자에게 안내하여야 한다. 〈개정 2020.3.4.〉
② 검역소장은 검역관리지역등에 대한 안내와 검역감염병의 예방에 관한 교육 등이 필요한 경우 운송수단의 장에게 출입국자를 대상으로 다음 각 호의 사항에 관하여 안내 및 교육을 실시하도록 요청하여야 한다. 이 경우 검역소장은 운송수단의 장에게 실시할 안내 및 교육의 구체적인 내용을 영상물 등 시각적인 매체의 형태를 포함하여 제공하여야 하고, 요청을 받은 운송수단의 장은 정당한 사유가 없으면 이에 따라야 한다. 〈개정 2020.3.4.〉
1. 검역관리지역등의 위치
2. 검역관리지역등에서 발생하고 있는 검역감염병의 종류, 그 위험성 및 예방방법
3. 검역감염병에 감염되었거나 감염이 의심되는 경우 조치방법
4. 건강 상태 신고 및 발열여부 검사에 관한 사항
5. 제12조의2에 따른 신고의 절차·방법 등에 관한 사항
6. 그 밖에 검역소장이 필요하다고 인정해 안내 및 교육 요청하는 사항

Answer 56 ④

5

57 「검역법」상 검역소의 기능 및 업무에 해당하지 않는 것은? 2022 충북 기출유사

① 검역감염병 환자등 및 검역감염병 접촉자의 격리, 진단검사

② 검역소 내 격리에 필요한 시설의 운영

③ 내성균 실태조사

④ 입국자 중 감염병 증상이 있는 자의 역학조사

해설 **(검역법 제29조의8 : 검역소의 기능 및 업무)** 검역소는 다음 각 호의 기능 및 업무를 수행한다.

1. 검역감염병의 국내유입 및 국외전파를 방지하기 위한 검역
2. 입국자 중 감염병 증상이 있는 자의 역학조사
3. 검역감염병 환자등 및 검역감염병 접촉자의 격리, 진단검사
4. 검역구역의 보건위생관리
5. 검역감염병의 예방교육 및 홍보
6. 그 밖에 검역과 관련하여 보건복지부령으로 정하는 업무

[본조신설 2020.3.4.]

(검역법 시행규칙 제25조의5 : 검역소의 업무) 법 제29조의8 제6호에서 "보건복지부령으로 정하는 업무"란 다음 각 호의 업무를 말한다.

1. 검역 통계 및 검역 정보의 관리
2. 검역소 내 격리에 필요한 시설의 운영
3. 검역 업무 관계 기관과의 대내외 협력

[본조신설 2021.3.5.]

(감염병예방법 제17조 제1항 : 실태조사) 질병관리청장 및 시·도지사는 감염병의 관리 및 감염 실태와 내성균 실태를 파악하기 위하여 실태조사를 실시하고, 그 결과를 공표하여야 한다. 〈개정 2020.8.11.〉

58 「검역법」상 검역관이 될 수 없는 공무원은? 2016 울산 기출유사

① 간호직 공무원　　② 약무직 공무원

③ 의료기술직 공무원　　④ 환경직 공무원

해설 **(검역법 시행규칙 제26조 : 검역공무원의 자격 등)**

① 법 제30조 제1항에 따른 검역관은 의무직·보건직·약무직·간호직 또는 의료기술직 공무원으로서 질병관리청장이 정한 검역 관련 전문교육을 이수한 사람이어야 한다. 〈개정 2021.3.5.〉

④ 법 제30조 제1항에 따른 그 밖의 공무원 중 검역관의 업무를 지원 또는 보조하는 공무원은 검역소장이 실시하는 검역 관련 기본교육을 이수한 사람이어야 한다. 〈개정 2021.3.5.〉

59 「검역법」에 관한 설명으로 가장 올바른 것은?

① 검역 장소는 검역소장이 정한다.

② 검역공무원의 자격 등에 관하여 필요한 사항은 대통령령으로 정한다.

③ 검역소장은 해당 선박에 검역감염병 매개체의 서식이 의심되면 선박 소유자에게 소독을 하게 한 후 선박위생관리 면제증명서를 내준다.

④ 선박위생관리면제 증명서와 선박위생관리 증명서는 유효기간을 6개월로 한다.

Answer 57 ③ 58 ④ 59 ④

해설 **(검역법 제27조 제2항)** 검역소장은 제1항에 따른 조사 결과 해당 선박에 검역감염병 병원체의 오염이 의심되거나 감염병 매개체의 서식이 의심되면 보건복지부령으로 정하는 자격이 있는 자에게 소독을 하게 하거나 감염병 매개체를 없애도록 한 후 6개월간 유효한 선박위생관리 증명서를 내준다. 〈개정 2020.3.4.〉

① **(검역법 제10조 제1항)** 질병관리청장은 관계 중앙행정기관의 장과 협의해 검역 장소를 정한다. 〈개정 2020.8.11.〉

② **(검역법 제30조 제3항)** 검역공무원의 자격 등에 관하여 필요한 사항은 보건복지부령으로 정한다. 〈개정 2020.3.4.〉

③ **(검역법 제27조 제1항)** 검역소장은 선장 또는 선박의 소유자가 선박위생 증명서 발급을 신청하면 그 선박에 대하여 검역감염병 병원체의 오염 여부와 감염병 매개체 유무 등에 관한 조사를 하고, 그 결과 해당 선박에 검역감염병 병원체의 오염 의심이 없고 감염병 매개체가 서식하지 아니한 경우에는 6개월간 유효한 선박위생관리 면제증명서를 내준다. 〈개정 2020.3.4.〉

60 아래 내용은 「검역법」상 검역공무원에 대한 설명내용이다. 다음 중 올바르게 설명한 것을 모두 고른 것은?

가. 검역공무원은 규정된 직무를 수행할 때에는 제복을 입어야 하며, 권한을 표시하는 증표를 지니고 관계인이 요구하면 보여주어야 한다.
나. 검역공무원은 규정된 직무를 수행하기 위하여 검역 대상이 되는 운송수단과 그 밖에 필요한 장소에 출입할 수 있으며, 운송수단의 운행과 관련된 서류나 시설·장비 등을 검사·조사할 수 있다.
다. 검역공무원은 출입국자와 운송수단의 장에게 검역조사를 위한 질문이나 그 밖에 필요한 자료를 제출하거나 제시하도록 요구할 수 있다.
라. 검역관의 업무를 지원 또는 보조하는 공무원은 검역소장이 실시하는 검역 관련 기본교육을 이수한 사람이어야 한다.

5

① 가, 나, 다
② 가, 다
③ 나, 라
④ 가, 나, 다, 라

해설 **(검역법 시행규칙 제26조 제2항)** 법 제30조 제1항에 따른 그 밖의 공무원 중 검역관의 업무를 지원 또는 보조하는 공무원은 검역소장이 실시하는 검역 관련 기본교육을 이수한 사람이어야 한다. 〈개정 2021.3.5.〉

(검역법 제31조 제1항) 검역공무원은 이 법에 규정된 직무를 수행하기 위하여 검역 대상이 되는 운송수단과 그 밖에 필요한 장소에 출입할 수 있으며, 운송수단의 운행과 관련된 서류나 시설·장비 등을 검사·조사할 수 있다. 〈개정 2020.3.4.〉

(검역법 제31조 제2항) 검역공무원은 출입국자와 운송수단의 장에게 검역조사를 위한 질문이나 그 밖에 필요한 자료를 제출하거나 제시하도록 요구할 수 있다. 〈신설 2020.3.4.〉

(검역법 제32조 제2항) 검역소장은 환자가 발생한 경우 등 긴급한 검역조치가 필요한 경우에는 관계 기관의 장에게 검역 업무의 수행에 필요한 검역선 등을 제공하도록 요청할 수 있으며, 그 요청을 받은 관계 기관의 장은 부득이한 사유가 없으면 요청에 따라야 한다.

(검역법 제33조 제1항) 검역공무원은 이 법에 규정된 직무를 수행할 때에는 제복을 입어야 하며, 권한을 표시하는 증표를 지니고 관계인이 요구하면 보여주어야 한다.

Answer 60 ④

61 「검역법」상 질병관리청장이 운송수단의 장, 화물의 소유자 또는 관리자 및 승객·승무원 등으로부터 수수료를 받을 수 있는 경우에 해당하지 않는 것은?

① 검역감염병에 감염된 것으로 의심되는 시체의 검사를 위해 해부를 명하는 조치를 한 경우
② 검역감염병의 감염 여부를 확인할 필요가 있다고 인정되는 사람을 검사하는 조치를 한 경우
③ 검역감염병 환자등의 격리 조치를 한 경우
④ 외국으로 나가는 사람에게 국제공인예방접종증명서를 발급한 경우

해설 **(검역법 제35조)** 제16조 및 제17조의 격리 및 감시에 드는 경비는 국가가 부담한다.
(검역법 제34조) 질병관리청장은 다음 각 호의 조치를 한 경우에는 운송수단의 장, 화물의 소유자 또는 관리자 및 승객·승무원 등으로부터 보건복지부령으로 정하는 바에 따라 수수료를 받을 수 있다. 〈개정 2021.12.21.〉
1. 제15조 제1항 제3호, 제4호, 제4호의2, 제7호 및 제8호에 따른 조치를 한 경우
1의2. 제25조 제4항에 따른 조치를 한 경우
2. 제27조, 제28조 및 제28조의2에 따른 조치를 하거나 그에 대한 증명서를 발급한 경우

62 「검역법」상 검역대상 감염병환자가 발생하여 격리조치를 하였을 때의 비용부담은?

① 국고부담
② 국고 50%, 지방비 50%
③ 해당 지역 시·도 부담
④ 시·도 50%, 시·군·구 50%

해설 **(검역법 제35조)** 제16조 및 제17조의 격리 및 감시에 드는 경비는 국가가 부담한다.

63 「검역법」상 질병관리청장이 반드시 청문을 거쳐야 하는 행정처분은?

① 검역조치의 실시
② 검역증의 발급
③ 국제공인예방접종지정기관의 지정 취소
④ 조건부 검역증의 발급

해설 **(검역법 제34조의2)** 질병관리청장은 제28조의3에 따라 국제공인예방접종지정기관의 지정을 취소하려는 경우에는 청문을 해야 한다. 〈개정 2020.8.11.〉
(검역법 제28조의3 제2항) 질병관리청장은 국제공인예방접종지정기관이 다음 각 호의 어느 하나에 해당하는 경우에는 그 지정을 취소할 수 있다. 〈개정 2020.8.11.〉
1. 최근 3년간 검역감염병에 대한 예방접종 실적이 없는 경우
2. 검역감염병 예방접종과 관련하여 이 법이나 의료 관계 법령을 위반한 경우

Answer 61 ③ 62 ① 63 ③

64 「검역법」상 질병관리청장의 권한은 대통령령으로 정하는 바에 따라 그 일부를 소속 기관의 장에게 위임할 수 있다. 다음 중 권한의 위임에 대한 설명이 올바르지 못한 것은?

① 검역감염병의 감염 여부를 확인할 필요가 있다고 인정되는 사람을 진찰하거나 검사한 수수료로 질병대응센터장에게 위임된 사무에 대한 수수료의 징수의 권한을 질병대응센터장에게 위임한다.

② 검역감염병 예방접종의 실시 및 국제공인예방접종증명서의 발급, 응급처치 비상품의 구비의 권한을 검역소장에게 위임한다.

③ 검역조치, 진찰, 예방접종의 권한을 질병대응센터장에게 위임한다.

④ 임시 격리시설의 설치·운영의 권한을 질병대응센터장에게 위임한다.

해설 **(검역법 시행령 제7조 : 권한의 위임)**

① 질병관리청장은 법 제37조에 따라 다음 각 호의 권한을 질병대응센터장에게 위임한다. 〈개정 2022.6.7.〉

1. 법 제15조 제1항 제4호의2 및 제7호에 따른 검사, 같은 조 제5항에 따른 협조의 요청
2. 법 제16조 제2항에 따른 임시 격리시설의 설치·운영
3. 법 제29조 제1항 제3호에 따른 보균자 색출 검사, 같은 항 제4호에 따른 식재료·식품 및 식수검사, 같은 항 제6호 및 제7호에 따른 조사, 같은 조 제2항에 따른 협조의 요청
4. 법 제34조 제1호에 따른 수수료의 징수(질병대응센터장에게 위임된 사무에 대한 수수료의 징수로 한정한다)

② 질병관리청장은 법 제37조에 따라 다음 각 호의 권한을 검역소장에게 위임한다. 〈개정 2022.6.7.〉

1. 법 제12조의2 제2항에 따른 해외감염병신고센터의 설치
2. 법 제15조 제1항 제1호부터 제4호까지 및 제6호에 따른 검역조치, 같은 항 제7호에 따른 진찰, 같은 항 제8호에 따른 예방접종 및 같은 조 제5항에 따른 협조의 요청

2의2. 법 제15조 제4항 전단에 따른 회항 또는 이동 지시

3. 법 제16조 제1항에 따른 격리조치(이송을 포함한다) 및 같은 조 제3항에 따른 협조의 요청
4. 법 제17조 제1항에 따른 건강 상태 감시 또는 격리의 요청
5. 법 제19조 제1항에 따른 승객, 승무원, 도보출입자, 운송수단 및 화물에 대한 이동금지 등의 조치
6. 법 제28조의2 제1항에 따른 검역감염병 예방접종의 실시 및 국제공인예방접종증명서의 발급, 같은 조 제2항에 따른 응급처치 비상품의 구비
7. 법 제29조 제1항 제1호·제2호·제5호 및 제8호에 따른 보건위생관리 조치, 같은 항 제3호에 따른 예방접종 및 같은 조 제2항에 따른 협조의 요청
8. 법 제34조에 따른 수수료의 징수(검역소장에게 위임된 사무에 대한 수수료의 징수로 한정한다)

(검역법 제15조 제1항 : 검역조치) 질병관리청장은 검역감염병 유입과 전파를 차단하기 위하여 검역감염병에 감염되었거나 감염된 것으로 의심되는 사람, 검역감염병 병원체에 오염되었거나 오염된 것으로 의심되거나 감염병 매개체가 서식하는 것으로 의심되는 운송수단이나 화물에 대하여 다음 각 호의 전부 또는 일부의 조치를 할 수 있다. 〈개정 2020.8.11.〉

1. 검역감염병 환자등을 감시하거나 격리시키는 것
2. 검역감염병 접촉자 또는 보건복지부령으로 정하는 검역감염병 위험요인에 노출된 사람(이하 "검역감염병 위험요인에 노출된 사람"이라 한다)을 감시하거나 격리시키는 것
3. 검역감염병 병원체에 오염되었거나 오염된 것으로 의심되는 화물을 소독 또는 폐기하거나 옮기지 못하게 하는 것
4. 검역감염병 병원체에 오염되었거나 오염된 것으로 의심되는 곳을 소독하거나 사용을 금지 또는 제한하는 것

4의2. 검역감염병 병원체 오염 여부를 확인할 필요가 있다고 인정되는 운송수단 및 화물을 검사하는 것

5. 삭제 〈2020.3.4.〉
6. 감염병 매개체가 서식하거나 서식하는 것으로 의심되는 운송수단과 화물을 소독하고 감염병 매개체를 없애도록 운송수단의 장이나 화물의 소유자 또는 관리자에게 명하는 것
7. 검역감염병의 감염 여부를 확인할 필요가 있다고 인정되는 사람을 진찰하거나 검사하는 것
8. 검역감염병의 예방이 필요한 사람에게 예방접종을 하는 것

(검역법 제34조 : 수수료의 징수) 질병관리청장은 다음 각 호의 조치를 한 경우에는 운송수단의 장, 화물의 소유자 또는 관리자 및 승객·승무원 등으로부터 보건복지부령으로 정하는 바에 따라 수수료를 받을 수 있다. 〈개정 2021.12.21.〉

1. 제15조 제1항 제3호, 제4호, 제4호의2, 제7호 및 제8호에 따른 조치를 한 경우

1의2. 제25조 제4항에 따른 조치를 한 경우

2. 제27조, 제28조 및 제28조의2에 따른 조치를 하거나 그에 대한 증명서를 발급한 경우

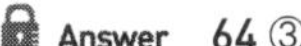

Answer 64 ③

65 「검역법」상 검역조사를 받지 않고 우리나라로 들어온 경우의 벌칙 조항은?

① 500만원 이하의 과태료
② 500만원 이하의 벌금
③ 1천만원 이하의 과태료
④ 1년 이하의 징역 또는 1천만원 이하의 벌금

해설 **(검역법 제39조 제1항)** 다음 각 호에 해당하는 자는 1년 이하 징역 또는 1천만원 이하 벌금에 처한다. 〈개정 2020. 8.11.〉

1. 제6조 제1항에 따른 검역조사를 받지 아니하고 우리나라로 들어오거나 외국으로 나간 사람, 운송수단의 장, 화물의 소유자 또는 관리자
2. 제12조 제3항에 따른 서류의 제출 또는 제시 요구를 거부·방해·기피하거나 거짓 서류를 제출 또는 제시한 자
3. 제15조 제1항에 따른 질병관리청장의 조치에 따르지 아니한 자
4. 제16조 제1항 및 제17조 제1항에 따른 격리조치에 따르지 아니한 자
5. 제38조를 위반하여 업무상 알게 된 비밀을 다른 사람에게 누설한 자

(검역법 제39조 제2항) 다음 각 호에 해당하는 자는 500만원 이하의 벌금에 처한다. 〈개정 2020.3.4.〉

1. 제15조 제3항을 위반하여 소독 실시 등의 명령을 이행하지 아니하거나 그 실시 결과에 대하여 검역소장에게 제출하여 확인을 받지 아니한 자
2. 제15조 제4항 또는 제23조 제4항에 따른 이동 지시를 거부한 운송수단의 장
3. 제18조를 위반하여 격리시설과 임시 격리시설에서 사용하거나 보관 중인 물품을 검역소장의 허락을 받지 아니하고 반출한 자
4. 제19조 제1항에 따른 이동금지 등의 조치에 따르지 아니한 자

66 「검역법」상 1천만원 이하의 과태료에 해당하는 것은? 2017 강원 기출유사

① 검역소장의 허가를 받지 아니하고 격리기간 동안 다른 사람과 접촉한 격리대상자
② 운송수단의 장 등이 소독 실시 등의 명령을 이행하지 아니하거나 그 실시 결과에 대하여 검역소장의 확인을 받지 아니한 경우
③ 운송수단의 장이 검역 통보를 하지 아니한 경우
④ 운송수단을 운용하는 자가 승객예약자료 제공 요청에 불응하거나 거짓 자료를 제출한 경우

해설 **(검역법 제41조 제1항)** 다음 각 호에 해당하는 자에게는 1천만원 이하의 과태료를 부과한다. 〈신설 2020.3.4.〉

1. 제12조의2 제1항을 위반하여 신고를 하지 아니하거나 허위로 신고한 자
2. 제29조의4에 따른 승객예약자료 제공 요청에 불응하거나 거짓 자료를 제출한 자

(검역법 제41조 제2항) 다음 각 호에 해당하는 자에게는 500만원 이하의 과태료를 부과한다. 〈개정 2020. 3.4.〉

1. 삭제 〈2020.3.4.〉
2. 제9조에 따른 검역 통보를 하지 아니하거나 거짓으로 통보한 운송수단의 장

2의2. 제12조의2 제3항에 따른 조치에 따르지 아니한 자

3. 제13조를 위반하여 검역 전에 승선하거나 탑승한 자
4. 제16조 제5항을 위반하여 격리 기간 동안 다른 사람과 접촉한 격리 대상자
5. 삭제 〈2020.3.4.〉
6. 제29조 제1항에 따른 조치나 지시에 따르지 아니한 자
7. 제29조의6 제2항을 위반하여 정당한 사유 없이 요청에 응하지 아니한 자

(검역법 제41조 제3항) 제1항 및 제2항에 따른 과태료는 대통령령으로 정하는 바에 따라 검역소장이 부과·징수한다.

Answer 65 ④ 66 ④

의료관계법규

06

후천성면역결핍증 예방법
(약칭 : 에이즈예방법)

06 후천성면역결핍증 예방법

01 「후천성면역결핍증 예방법」의 목적에 해당하는 것은?

① 후천성면역결핍증의 예방·관리, 감염인의 보호·지원
② 후천성면역결핍증의 치료·퇴치, 감염인의 진단·격리
③ 후천성면역결핍증의 치료·퇴치, 감염인의 보호·지원
④ 후천성면역결핍증의 예방·관리, 감염인의 진단·격리

해설 **(후천성면역결핍증 예방법 제1조)** 이 법은 후천성면역결핍증의 예방·관리와 그 감염인의 보호·지원에 필요한 사항을 정함으로써 국민건강의 보호에 이바지함을 목적으로 한다.

02 「후천성면역결핍증 예방법」상 후천성면역결핍증환자의 정의로 올바른 것은? 2017 광주 기출유사

① 감염인 중 대통령령으로 정하는 후천성면역결핍증 특유의 임상증상이 나타난 사람
② 인체면역결핍바이러스에 감염된 사람
③ 후천성면역결핍증에 감염되기 쉬운 환경에 있는 사람
④ 후천성면역결핍증에 감염되었다고 판단되는 충분한 사유가 있는 사람

해설 **(후천성면역결핍증 예방법 제2조)** 이 법에서 사용하는 용어의 뜻은 다음과 같다.
1. "감염인"이란 인체면역결핍바이러스에 감염된 사람을 말한다.
2. "후천성면역결핍증환자"란 감염인 중 대통령령으로 정하는 후천성면역결핍증 특유의 임상증상이 나타난 사람을 말한다.

(후천성면역결핍증 예방법 시행령 제2조) 「후천성면역결핍증 예방법」 제2조 제2호에서 "대통령령으로 정하는 후천성면역결핍증 특유의 임상증상"이란 세포면역기능에 결함이 있고, 주폐포자충폐렴, 결핵 등의 기회감염 또는 기회질환이 있는 경우를 말한다.

03 「후천성면역결핍증 예방법」상 후천성면역결핍증환자 특유의 임상증상으로 규정된 질환은?

① 당뇨병 ② 베체트병
③ 주폐포자충폐렴 ④ 크론병

해설 **(후천성면역결핍증 예방법 시행령 제2조)** 「후천성면역결핍증 예방법」 제2조 제2호에서 "대통령령으로 정하는 후천성면역결핍증 특유의 임상증상"이란 세포면역기능에 결함이 있고, 주폐포자충폐렴, 결핵 등의 기회감염 또는 기회질환이 있는 경우를 말한다.

Answer 01 ① 02 ① 03 ③

04 「후천성면역결핍증 예방법」상 국가와 지방자치단체 및 국민의 의무에 대한 설명으로 가장 올바르지 못한 것은?

① 국가와 지방자치단체는 후천성면역결핍증 감염인에 대한 차별 및 편견의 방지와 후천성면역결핍증의 예방을 위한 교육과 홍보를 하여야 한다.
② 국가·지방자치단체 및 국민은 감염인의 인간으로서의 존엄과 가치를 존중하고 그 기본적 권리를 보호해야 한다.
③ 국민은 후천성면역결핍증에 관한 올바른 지식을 가지고 예방을 위한 주의를 하여야 한다.
④ 사용자는 근로자가 감염인이기 때문에 근로관계에 있어서 이 법률에서 정한 사항에 따라 어느 정도의 불이익을 주거나 차별적인 대우를 할 수도 있다.

해설 (후천성면역결핍증 예방법 제3조 제5항) 사용자는 근로자가 감염인이라는 이유로 근로관계에 있어서 법률에서 정한 사항 외의 불이익을 주거나 차별대우를 하여서는 아니 된다.

05 「후천성면역결핍증 예방법」상 에이즈환자를 발견한 의사가 해야 할 조치사항으로 가장 올바르지 못한 것은? 2017 경북 기출유사

① 관할 보건소장 또는 보건복지부장관에게 발견 사실을 7일 이내에 신고
② 환자에게 전파 방지 설명 지도
③ 환자의 배우자(사실혼 포함)에게 전파 방지 설명 지도
④ 환자의 성 접촉자에게 전파 방지 설명 지도

해설 (후천성면역결핍증 예방법 제5조 제1항) 감염인을 진단하거나 감염인의 사체를 검안한 의사 또는 의료기관은 24시간 이내에 진단·검안 사실을 관할 보건소장에게 신고하고, 감염인과 그 배우자(사실혼 관계에 있는 사람을 포함) 및 성 접촉자에게 후천성면역결핍증의 전파 방지에 필요한 사항을 알리고 이를 준수하도록 지도하여야 한다. 이 경우 가능하면 감염인의 의사를 참고하여야 한다.

6

06 「후천성면역결핍증 예방법」상 의사 또는 의료기관 등의 신고에 대한 설명으로 가장 올바른 것은? 2015 서울, 2020 울산·전남, 2021 서울, 2023 충북, 2024 인천 기출유사

① 감염인의 사체를 검안한 의사는 24시간 이내에 질병관리청장에게 신고하여야 한다.
② 감염인이 사망한 경우 이를 처리한 의료기관은 24시간 이내에 관할 보건소장에게 신고하여야 한다.
③ 학술연구에 의해 감염인을 발견한 사람은 24시간 이내에 관할 보건소장에게 신고하여야 한다.
④ 혈액제제에 대한 검사에 의하여 감염인을 발견한 사람은 24시간 이내에 관할 보건소장에게 신고하여야 한다.

해설 (후천성면역결핍증 예방법 제5조 : 의사 또는 의료기관 등의 신고)
① 감염인을 진단하거나 감염인의 사체를 검안한 의사 또는 의료기관은 보건복지부령으로 정하는 바에 따라 24시간 이내에 진단·검안 사실을 관할 보건소장에게 신고하고, 감염인과 그 배우자(사실혼 관계에 있는 사람을 포함) 및 성 접촉자에게 후천성면역결핍증의 전파 방지에 필요한 사항을 알리고 이를 준수하도록 지도하여야 한다. 이 경우 가능하면 감염인의 의사를 참고하여야 한다.

Answer 04 ④ 05 ① 06 ②

② 학술연구 또는 제9조에 따른 혈액 및 혈액제제에 대한 검사에 의하여 감염인을 발견한 사람이나 해당 연구 또는 검사를 한 기관의 장은 보건복지부령으로 정하는 바에 따라 24시간 이내에 질병관리청장에게 신고하여야 한다. 〈개정 2020.8.11.〉

③ 감염인이 사망한 경우 이를 처리한 의사 또는 의료기관은 보건복지부령으로 정하는 바에 따라 24시간 이내에 관할 보건소장에게 신고하여야 한다.

④ 제1항 및 제3항에 따라 신고를 받은 보건소장은 특별자치시장·특별자치도지사·시장·군수 또는 구청장(자치구의 구청장)에게 이를 보고하여야 하고, 보고를 받은 특별자치시 장·특별자치도지사는 질병관리청장에게, 시장·군수·구청장은 특별시장·광역시장 또는 도지사를 거쳐 질병관리청장에게 이를 보고하여야 한다. 〈개정 2020.8.11.〉

07 전남 신안군 내 병원에서 후천성면역결핍증 환자를 발견하여 이를 신안군 보건소장에게 신고하였다. 다음 중 「후천성면역결핍증 예방법」상 신안군 보건소장은 다음으로 누구에게 보고하여야 하는가?

2016 전남 기출유사

① 보건복지부장관 ② 신안군수
③ 전남도지사 ④ 질병관리청장

해설 **(후천성면역결핍증 예방법 제5조 제4항)** 제1항 및 제3항에 따라 신고를 받은 보건소장은 특별자치시장·특별자치도지사·시장·군수 또는 구청장(자치구의 구청장)에게 이를 보고하여야 하고, 보고를 받은 특별자치시장·특별자치도지사는 질병관리청장에게, 시장·군수·구청장은 특별시장·광역시장 또는 도지사를 거쳐 질병관리청장에게 이를 보고하여야 한다. 〈개정 2020.8.11.〉

* **보고체계** : 신안군 병원 → 신안군 보건소장 → 신안군수 → 전남도지사 → 질병관리청장

08 「후천성면역결핍증 예방법」상 환자의 신고 및 보고에 대한 설명으로 가장 옳은 것은? 2018 서울 기출유사

① 감염인을 진단하거나 감염인 시체를 검안한 의사는 시·도지사에게 신고해야 한다.
② 감염인이 사망한 경우 감염인의 세대주 또는 친족은 보건소장에게 신고해야 할 의무가 있다.
③ 감염인을 진단한 의사와 의료기관은 전파경로를 파악하기 위한 역학조사를 실시한다.
④ 학술연구 또는 혈액 및 혈액제제에 대한 검사에 의하여 감염인을 발견한 사람이나 기관의 장은 질병관리청장에게 신고하여야 한다.

해설 **(후천성면역결핍증 예방법 제5조 : 의사 또는 의료기관 등의 신고)** 6번 문제 해설 참조

09 「후천성면역결핍증 예방법」상 후천성면역결핍증 감염인이 사망한 경우 이를 처리한 의사 또는 의료기관은 다음 중 언제까지 누구에게 신고하여야 하는가? 2023 전북 기출유사

① 즉시 관할 보건소장에게 신고
② 즉시 보건복지부장관에게 신고
③ 24시간 이내에 관할 보건소장에게 신고
④ 24시간 이내에 질병관리청장에게 신고

Answer 07 ② 08 ④ 09 ③

해설 **(후천성면역결핍증 예방법 시행규칙 제2조 제3항)** 법 제5조 제3항에 따라 감염인이 사망한 경우 이를 처리한 의사 또는 의료기관은 처리한 때부터 24시간 이내에 다음 각 호의 사항을 관할 보건소장에게 신고해야 한다.
1. 사망자의 성명·주민등록번호 및 주소
2. 사망연월일 및 사망 전의 주요 증상
3. 사망 전 감염인을 진단한 의료기관의 명칭 및 소재지와 진단한 의사의 성명

10 「후천성면역결핍증 예방법」상 후천성면역결핍증 감염인을 진단하거나 감염인의 사체를 검안한 의사 또는 의료기관은 진단 또는 검안한 때부터 24시간 이내에 보건소장에게 신고해야 하는 항목에 해당하지 않는 것은?

① 감염인에 대한 진단방법, 주요 증상 및 주요 감염경로
② 감염인의 사망 및 사체를 검안한 경우 검안연월일과 검안 내용
③ 연구 또는 검사자의 성명과 그가 종사하는 기관의 주소 및 명칭
④ 진단한 의사의 성명과 그가 종사하는 의료기관의 주소 및 명칭

해설 **(후천성면역결핍증 예방법 시행규칙 제2조 제1항)** 「후천성면역결핍증 예방법」 제5조 제1항에 따라 감염인을 진단하거나 감염인의 사체를 검안한 의사 또는 의료기관은 진단 또는 검안한 때부터 24시간 이내에 다음 각 호의 사항을 별지 제1호서식(전자문서를 포함)에 따라 보건소장에게 신고해야 한다.
1. 감염인에 대한 진단방법, 주요 증상 및 주요 감염경로
2. 감염인에 대한 진단 및 초진연월일
3. 검사물번호
4. 감염인의 사망 및 검안연월일과 검안 내용(사체를 검안한 경우로 한정)
5. 진단한 의사의 성명과 그가 종사하는 의료기관의 주소 및 명칭

(후천성면역결핍증 예방법 시행규칙 제2조 제2항) 법 제5조 제2항에 따라 학술연구 또는 혈액 및 혈액제제에 대한 검사에 의하여 감염인을 발견한 자나 해당 연구 또는 검사를 실시한 기관의 장은 발견한 때부터 24시간 이내에 다음 각 호의 사항을 별지 제1호의2서식(전자문서를 포함)에 따라 질병관리청장에게 신고해야 한다. 〈개정 2024.5.30.〉
1. 연구 또는 검사의 방법 및 연구 또는 검사연월일
2. 연구 또는 검사자의 성명과 그가 종사하는 기관의 주소 및 명칭
3. 감염인에 관한 사항

6

11 「후천성면역결핍증 예방법」상 비밀 누설 금지 대상자에서 제외되는 사람은?

① 감염인의 간호사
② 감염인의 기록을 관리하는 사람
③ 감염인의 입원실 청소부
④ 감염인의 진료의사

해설 **(후천성면역결핍증 예방법 제7조)** 다음 각 호의 어느 하나에 해당하는 사람은 이 법 또는 이 법에 따른 명령이나 다른 법령에서 정하고 있는 경우 또는 본인의 동의가 있는 경우를 제외하고는 재직 중에는 물론 퇴직 후에도 감염인에 대하여 업무상 알게 된 비밀을 누설하여서는 아니 된다.
1. 국가 또는 지방자치단체에서 후천성면역결핍증의 예방·관리와 감염인의 보호·지원에 관한 사무에 종사하는 사람
2. 감염인의 진단·검안·진료 및 간호에 참여한 사람
3. 감염인에 관한 기록을 유지·관리하는 사람

Answer 10 ③ 11 ③

12 「후천성면역결핍증 예방법」상 다음의 후천성면역결핍증 감염자 주변에 있던 사람 중 검진대상자에 해당되는 사람을 모두 고른 것은? 2016 광주 기출유사

가. 감염인의 성 접촉자	나. 감염인의 동거가족
다. 감염인의 배우자	라. 감염인의 직장동료

① 가, 나, 다 ② 가, 다
③ 나, 라 ④ 가, 나, 다, 라

해설 (후천성면역결핍증 예방법 제8조 제2항) 질병관리청장, 시·도지사, 시장·군수·구청장은 후천성면역결핍증에 감염되었다고 판단되는 충분한 사유가 있는 사람 또는 후천성면역결핍증에 감염되기 쉬운 환경에 있는 사람으로서 다음 각 호의 어느 하나에 해당하는 사람에 대하여 후천성면역결핍증에 관한 검진을 할 수 있다. 〈개정 2020.8.11.〉
1. 감염인의 배우자 및 성 접촉자
2. 그 밖에 후천성면역결핍증의 예방을 위하여 검진이 필요하다고 질병관리청장이 인정하는 사람

13 「후천성면역결핍증 예방법」상 해외에서 입국하는 외국인 중 대통령령으로 정하는 장기체류자가 입국 전 1개월 이내에 발급받은 후천성면역결핍증 음성확인서를 질병관리청장에게 보여주지 못하는 경우 입국 후 몇 시간 이내에 검진을 받아야 하는가? 2015 서울 기출유사

① 24시간 이내 ② 48시간 이내
③ 72시간 이내 ④ 120시간 이내

해설 (후천성면역결핍증 예방법 제8조 제3항) 해외에서 입국하는 외국인 중 대통령령으로 정하는 장기체류자는 입국 전 1개월 이내에 발급받은 후천성면역결핍증 음성확인서를 질병관리청장에게 보여주어야 한다. 이를 보여주지 못하는 경우에는 입국 후 72시간 이내에 검진을 받아야 한다. 〈개정 2020.8.11.〉

14 「후천성면역결핍증 예방법」상 에이즈 감염자의 배우자 검사 시에 익명을 요구하면? 2015 전북 기출유사

① 강제검진을 한다.
② 익명검진을 한다.
③ 실명을 밝혀야 함을 알려준다.
④ 가명으로 하되 주민등록번호와 주소는 밝혀야 한다.

해설 (후천성면역결핍증 예방법 제8조 제4항) 후천성면역결핍증에 관한 검진을 하는 자는 검진 전에 검진 대상자에게 이름·주민등록번호·주소 등을 밝히지 아니하거나 가명을 사용하여 "익명검진"할 수 있다는 사실을 알려 주어야 하고, 익명검진을 신청하는 경우에도 검진을 하여야 한다.

Answer 12 ② 13 ③ 14 ②

15 **아래 내용은 「후천성면역결핍증 예방법」상 검진대상자에 대한 설명내용이다. 다음 중 올바르게 설명한 것을 모두 고른 것은?**

가. 공중과 접촉이 많은 업소에 종사하는 사람으로서 검진 대상이 되는 사람에 대하여 후천성면역결핍증에 관한 정기검진은 6개월 간격으로 1년에 2회 실시한다.
나. 법무부장관은 외국인에 대하여 입국심사를 할 때, 거류신고를 접수할 때, 체류자격을 변경할 때 또는 상륙허가를 할 때에 후천성면역결핍증 검사음성확인서의 소지여부를 확인하고, 이를 소지하지 아니한 자가 있을 경우에는 미소지자의 국적·성명·연령·성별·체류지등을 체류지 관할 검역소장에게 통지한다.
다. 법무부장관은 외국인에 대하여 입국사증 발급의 결정을 통보할 때에는 후천성면역결핍증 검사음성확인서를 소지하고 입국하여야 하고 후천성면역결핍증 검사음성확인서를 소지하지 아니하고 입국하는 경우에는 입국후 72시간 이내에 검진을 받아야 함을 고지한다.
라. 해외에서 입국하는 외국인 중 대통령령으로 정하는 장기체류자가 질병관리청장에게 보여주어야 하는 후천성면역결핍증 검사음성확인서는 각국의 공공검사기관이나 의료기관에서 해당국 언어로 발급한 것이어야 한다.

① 가, 나, 다
② 가, 다
③ 나, 라
④ 가, 나, 다, 라

해설 가. **(후천성면역결핍증 예방법 시행령 제11조)** 법 제8조 제1항에 따른 정기검진은 6개월 간격으로 1년에 2회 실시한다.
나. **(후천성면역결핍증 예방법 시행령 제10조의2)** 제10조 제2항에 따른 외국인의 입국시 검사음성확인서의 소지여부확인과 미소지자에 대한 검진의 원활한 수행을 위하여 법무부장관은 다음 각 호에서 정하는 바에 따라 협조하여야 한다.
2. 제10조 제2항에 따른 외국인에 대하여 입국심사를 할 때, 거류신고를 접수할 때, 체류자격을 변경할 때 또는 상륙허가를 할 때에 검사음성확인서의 소지여부를 확인하고, 이를 소지하지 아니한 자가 있을 경우에는 미소지자의 국적·성명·연령·성별·체류지등을 체류지관할 보건소장에게 통지한다. 다만, 재난상륙허가대상자의 경우에는 관할 검역소장에게 통지한다.
다. **(후천성면역결핍증 예방법 시행령 제10조의2)** 제10조 제2항에 따른 외국인의 입국시 검사음성확인서의 소지여부확인과 미소지자에 대한 검진의 원활한 수행을 위하여 법무부장관은 다음 각 호에서 정하는 바에 따라 협조하여야 한다.
1. 제10조 제2항에 따른 외국인에 대하여 입국사증 발급의 결정을 통보할 때에는 검사음성확인서를 소지하고 입국하여야 하고 검사음성확인서를 소지하지 아니하고 입국하는 경우에 는 입국후 72시간이내에 검진을 받아야 함을 고지한다.
라. **(후천성면역결핍증 예방법 시행령 제10조 제3항)** 법 제8조 제3항에 따른 후천성면역결핍증 "검사음성확인서"는 각국의 공공검사기관이나 의료기관에서 영문으로 발급한 것이어야 한다.

16 **「후천성면역결핍증 예방법」상 후천성면역결핍증 감염인의 배우자는 얼마 주기로 정기검진을 받아야 하는가?** 2014 서울 기출유사

① 3개월
② 6개월
③ 1년
④ 1년 6개월

해설 **(후천성면역결핍증 예방법 시행령 제11조)** 법 제8조 제1항에 따른 정기검진은 6개월 간격으로 1년에 2회 실시한다.

Answer 15 ② 16 ②

17 아래 내용은 「후천성면역결핍증 예방법」상 검진통지 및 검진절차에 대한 설명내용이다. 다음 중 올바르게 설명한 것을 모두 고른 것은?

가. 익명검진을 실시한 자는 검진결과 감염인으로 밝혀진 자가 있는 경우 밝혀진 때부터 24시간 이내에 보건소장에게 신고해야 한다.
나. 익명검진 실시결과 감염인으로 밝혀진 자의 신고를 받은 보건소장은 특별자치도지사·시장·군수 또는 구청장에게 이를 보고하여야 하고, 보고를 받은 특별자치도지사는 질병관리청장에게, 시장·군수·구청장은 특별시장·광역시장 또는 도지사를 경유하여 질병관리청장에게 이를 보고하여야 한다.
다. 질병관리청장이나 특별시장·광역시장·특별자치시장·도지사 또는 특별자치도지사 또는 시장·군수·구청장이 공중과 접촉이 많은 업소에 종사하는 사람에 대한 수시검진을 실시할 때와 후천성면역결핍증에 감염되기 쉬운 환경에 있는 사람에 대한 검진을 실시할 때에는 검진대상자에게 검진받을 것을 검진기일 5일 전까지 통지하여야 한다.
라. 후천성면역결핍증 검진통지를 받은 검진대상자는 부득이한 사유로 인하여 검진을 받을 수 없는 경우에는 그 사유를 명시하여 검진통지를 한 행정기관의 장에게 검진기일의 연기를 신청할 수 있다.

① 가, 나, 다 ② 가, 다
③ 나, 라 ④ 가, 나, 다, 라

해설 **(후천성면역결핍증 예방법 시행령 제12조 제1항)** 질병관리청장이나 특별시장·광역시장·특별자치시장·도지사 또는 특별자치도지사("시·도지사") 또는 시장·군수·구청장(자치구 구청장)이 법 제8조 제1항에 따라 수시검진을 실시할 때와 법 제8조 제2항에 따라 검진을 실시할 때에는 검진대상자에게 검진받을 것을 검진기일 5일 전까지 통지하여야 한다. 〈개정 2020.9.11.〉

(후천성면역결핍증 예방법 시행령 제12조 제2항) 제1항의 규정에 의하여 검진통지를 받은 검진대상자는 부득이한 사유로 인하여 검진을 받을 수 없는 경우에는 그 사유를 명시하여 검진통지를 한 행정기관의 장에게 검진기일의 연기를 신청할 수 있다.

(후천성면역결핍증 예방법 시행규칙 제7조 제3항) 법 제8조 제4항에 따라 익명검진을 실시한 자는 검진결과 감염인으로 밝혀진 자가 있는 경우 밝혀진 때부터 24시간 이내에 보건소장에게 신고해야 한다. 이 경우 감염인의 정보는 익명으로 관리해야 한다. 〈신설 2019.12.31.〉

1. 감염인의 성별
2. 확인진단일
3. 검사물번호
4. 검진의사의 성명과 검진기관의 주소 및 명칭

(후천성면역결핍증 예방법 시행규칙 제7조 제4항) 제3항에 따라 신고를 받은 보건소장은 특별자치도지사·시장·군수 또는 구청장에게 이를 보고하여야 하고, 보고를 받은 특별자치도지사는 질병관리청장에게, 시장·군수·구청장은 특별시장·광역시장 또는 도지사를 경유하여 질병관리청장에게 이를 보고하여야 한다. 〈신설 2020.9.11.〉

Answer 17 ④

18 「후천성면역결핍증 예방법」상 후천성면역결핍증의 예방·관리에 필요한 자료와 정보의 효율적인 처리 및 관리를 위하여 후천성면역결핍증 예방·관리 정보시스템을 구축·운영할 수 있는 사람은?

① 보건복지부장관　　② 보건소장
③ 시·도지사 및 시장·군수·구청장　　④ 질병관리청장

해설 **(후천성면역결핍증 예방법 시행령 제14조 : 후천성면역결핍증 예방·관리 정보시스템의 구축·운영)** 질병관리청장은 후천성면역결핍증의 예방·관리에 필요한 자료와 정보의 효율적인 처리 및 관리를 위하여 후천성면역결핍증 예방·관리 정보시스템을 구축·운영할 수 있다. 〈개정 2020.9.11.〉
(후천성면역결핍증 예방법 시행령 제27조 : 민감정보 및 고유식별정보의 처리) 질병관리청장, 시·도지사 및 시장·군수·구청장(해당 권한이 위임·위탁된 경우 위임·위탁받은 자 포함)이나 보건소장, 의사 또는 의료기관은 다음 각 호의 사무를 수행하기 위하여 불가피한 경우 「개인정보 보호법」 제23조에 따른 건강에 관한 정보나 같은 법 시행령 제19조에 따른 주민등록번호, 여권번호, 운전면허의 면허번호 또는 외국인등록번호가 포함된 자료를 처리할 수 있다. 〈개정 2020.9.11.〉
1. 법 제5조에 따른 감염인의 진단·검안 또는 사망의 신고 및 보고에 관한 사무
2. 법 제8조에 따른 후천성면역결핍증의 검진에 관한 사무
3. 법 제10조에 따른 역학조사에 관한 사무
4. 법 제12조에 따른 후천성면역결핍증 검진결과의 증명서 발급에 관한 사무
5. 법 제14조에 따른 후천성면역결핍증 예방·관리 정보시스템의 구축·운영에 관한 사무

19 「후천성면역결핍증 예방법」상 후천성면역결핍증 검진을 목적으로 혈액검사를 실시하는 검사기관은 검사 결과 감염이 의심되는 검사물을 발견한 때에는 아래의 확인검사기관의 장에게 검사를 의뢰하여 확인검사를 받아야 한다. 다음 중 해당되지 않는 사람은?

① 보건소장
② 보건환경연구원의 장
③ 진단검사의학과 전문의가 상근하는 의료기관의 장
④ 진단검사의학과가 개설된 의과대학의 장

해설 **(후천성면역결핍증 예방법 시행규칙 제7조 제2항)** 검사기관은 검사 결과 감염이 의심되는 검사물을 발견한 때에는 다음 각 호의 어느 하나에 해당하는 "확인검사기관의 장에게 검사"를 의뢰하여 확인검사를 받아야 한다. 〈개정 2025.4.1.〉
1. 질병관리청장
2. 「보건환경연구원법」 제2조에 따른 보건환경연구원의 장
3. 「의료법」제3조에 따른 의료기관 중 진단검사의학과 전문의가 상근하는 의료기관의 장
4. 「고등교육법」 제4조에 따라 설립된 의과대학 중 진단검사의학과가 개설된 의과대학의 장
5. 질병관리청장이 지정·고시하는 확인검사기관의 장

20 「후천성면역결핍증 예방법」상 에이즈에 걸린 것으로 판명된 경우 검진결과 통보시 취해야 하는 조치로 가장 올바르지 못한 것은? 2015 울산, 2021 충남 기출유사

① 군, 교정시설 등 공동생활자인 경우 해당 시설의 장에게 통보
② 근로자는 사업주에게 통보
③ 미성년자는 보호자에게 통보
④ 본인 면접 통보

Answer 18 ④ 19 ① 20 ②

6

해설 **(후천성면역결핍증 예방법 제8조의2 제3항)** 사업주는 근로자에게 후천성면역결핍증에 관한 검진결과서를 제출하도록 요구할 수 없다.

(후천성면역결핍증 예방법 제8조의2 : 검진 결과의 통보)

① 후천성면역결핍증에 관한 검진을 한 자는 검진대상자 본인 외의 사람에게 검진결과를 통보할 수 없다. 다만, 검진대상자가 군, 교정시설 등 공동생활자인 경우에는 해당 기관의 장에게 통보하고, 미성년자, 심신미약자, 심신상실자인 경우는 그 법정대리인에게 통보한다.

② 제1항에 따른 검진 결과 통보의 경우 감염인으로 판정을 받은 사람에게는 면접통보 등 검진 결과의 비밀이 유지될 수 있는 방법으로 하여야 한다.

21 「후천성면역결핍증 예방법」 및 동법 시행령에 따른 후천성면역결핍증의 검진에 대한 설명으로 가장 옳은 것은? 2020 강원·서울, 2021 충북 기출유사

① 사업주는 근로자에게 후천성면역결핍증에 관한 검진결과서를 제출하도록 요구할 수 없다.

② 후천성면역결핍증에 관한 검진을 하는 자는 검진 대상자가 익명검진을 신청하는 경우에는 검진을 하지 않아야 한다.

③ 보건복지부장관, 시·도지사, 시장·군수·구청장은 후천성면역결핍증에 관한 정기검진 대상자에 대하여 3개월 간격으로 1년에 4회 검진을 실시한다.

④ 후천성면역결핍증에 관한 검진을 한 자는 검진 결과를 검진 대상자 본인, 세대주 또는 법정대리인에게 통보한다.

해설 ① **(후천성면역결핍증 예방법 제8조의2 제3항 : 검진 결과의 통보)** 사업주는 근로자에게 후천성면역결핍증에 관한 검진결과서를 제출하도록 요구할 수 없다.

② **(후천성면역결핍증 예방법 제8조 제4항)** 후천성면역결핍증에 관한 검진을 하는 자는 검진 전에 검진 대상자에게 이름·주민등록번호·주소 등을 밝히지 아니하거나 가명을 사용하여 검진(이하 "익명검진")할 수 있다는 사실을 알려 주어야 하고, 익명검진을 신청하는 경우에도 검진을 하여야 한다.

③ **(후천성면역결핍증 예방법 시행령 제11조 : 정기검진)** 법 제8조 제1항에 따른 정기검진은 6개월 간격으로 1년에 2회 실시한다.

(후천성면역결핍증 예방법 제8조 제1항) 질병관리청장, 특별시장·광역시장·특별자치시장·도지사 또는 특별자치도지사(이하 "시·도지사"), 시장·군수·구청장은 공중과 접촉이 많은 업소에 종사하는 사람으로서 제2항에 따른 검진 대상이 되는 사람에 대하여 후천성 면역결핍증에 관한 정기검진 또는 수시검진을 하여야 한다. 〈개정 2020.8.11.〉

④ **(후천성면역결핍증 예방법 제8조의2 제1항 : 검진 결과의 통보)** 후천성면역결핍증에 관한 검진을 한 자는 검진 대상자 본인 외의 사람에게 검진 결과를 통보할 수 없다. 다만, 검진 대상자가 군, 교정시설 등 공동생활자인 경우에는 해당 기관의 장에게 통보하고, 미성년자, 심신미약자, 심신상실자인 경우에는 그 법정대리인에게 통보한다.

Answer 21 ①

22 「후천성면역결핍증 예방법」상 검진결과의 통보에 대한 설명으로 옳은 것은? 2021 충남 기출유사

① 군 복무 중인 사람의 검진결과는 그 부모에게 통보한다.

② 교정시설에 있는 사람의 검진결과는 그 가족에게 통보한다.

③ 미성년자의 검진결과는 그 법정대리인에게 통보한다.

④ 사업주는 근로자에게 검진결과서를 제출하도록 요구할 수 있다.

해설 20번 문제 해설 참조

23 「후천성면역결핍증 예방법」상 인체면역결핍바이러스(HIV)의 감염 여부를 검사하여야 하는 대상이 아닌 것은?

① 비감염 증빙서류가 첨부된 수입 혈액제제 ② 인공 장기

③ 제공된 정액 ④ 혈액원에서 채혈된 혈액

해설 **(후천성면역결핍증 예방법 제9조 제1항)** 「혈액관리법」 제2조 제3호의 혈액원과 같은 조 제8호의 혈액제제(혈액과 혈장을 포함)를 수입하는 자는 해당 혈액원에서 채혈된 혈액이나 수입 혈액제제에 대하여 보건복지부령으로 정하는 바에 따라 인체면역결핍바이러스의 감염 여부를 검사하여야 한다. 다만, 인체면역결핍바이러스에 감염되어 있지 아니하다는 해당 제품 수출국가의 증명서류가 첨부되어 있는 수입 혈액제제로서 질병관리청장이 그 검사가 필요 없다고 인정하는 경우에는 그러하지 아니하다. 〈개정 2020.8.11.〉

24 「후천성면역결핍증 예방법」상 인체면역결핍바이러스의 감염 여부를 확인하는 검사가 필요한 경우에 해당하는 것은?

① 인공수정 ② 라식수술

③ 위내시경 ④ 지방흡입 시술

해설 **(후천성면역결핍증 예방법 제9조 제2항)** 의사 또는 의료기관은 다음 각 호의 어느 하나에 해당하는 행위를 하기 전에 보건복지부령으로 정하는 바에 따라 인체면역결핍바이러스의 감염 여부를 검사하여야 한다.

1. 장기(인공장기 포함)·조직의 이식
2. 정액의 제공
3. 그 밖에 인체면역결핍바이러스 감염의 위험이 있는 매개체의 사용

25 「후천성면역결핍증 예방법」상 수입혈액제제 또는 원료혈액제제를 수입하는 자가 인체면역결핍바이러스에 감염되어 있지 아니하다는 해당 제품 수출국가의 증빙서류를 첨부하지 않고 당해 제품을 수입한 경우 취해야 하는 조치로 가장 옳은 것은? 2018 서울 기출유사

① 제품수출국가로 반환해야 한다.

② 통관 후 보건복지부장관의 허가를 받아야 한다.

③ 통관 후 식품의약품안전처장에게 신고해야 한다.

④ 통관 이전에 식품의약품안전처장의 검사를 받아야 한다.

Answer 22 ③ 23 ① 24 ① 25 ④

해설 (후천성면역결핍증 예방법 시행규칙 제8조 제2항 : 혈액·장기·조직등의 검사) 수입혈액제제 또는 원료혈액제제를 수입하는 자가 법 제9조 제1항 단서의 규정에 해당하는 서류를 첨부하지 아니하고 당해제품을 수입한 때에는 통관 이전에 식품의약품안전처장의 검사를 받아야 한다.
(후천성면역결핍증 예방법 제9조 제1항 : 혈액·장기·조직 등의 검사) 「혈액관리법」 제2조 제3호의 혈액원과 같은 조 제8호의 혈액제제[혈액과 혈장을 포함]를 수입하는 자는 해당 혈액원에서 채혈된 혈액이나 수입 혈액제제에 대하여 보건복지부령으로 정하는 바에 따라 인체면역결핍바이러스의 감염 여부를 검사하여야 한다. 다만, 인체면역결핍바이러스에 감염되어 있지 아니하다는 해당 제품 수출국가의 증명서류가 첨부되어 있는 수입 혈액제제로서 질병관리청장이 그 검사가 필요 없다고 인정하는 경우에는 그러하지 아니하다. 〈개정 2020.8.11.〉

26 「후천성면역결핍증 예방법」상 HIV 확인검사기관에서 HIV 감염사실을 발견한 경우 조치사항으로 가장 올바른 것은? 2015 대구 기출유사

① 보건소장에게 신고 ② 시·도지사에게 보고
③ 시장·군수·구청장에게 신고 ④ 질병관리청장에게 보고

해설 (후천성면역결핍증 예방법 시행규칙 제9조) 확인검사기관의 장은 제7조 제2항 및 제8조 제1항의 규정에 의하여 검사기관 또는 의료기관등으로부터 후천성면역결핍증 감염여부의 확인검사를 의뢰받은 때에는 지체없이 검사를 실시하고 검사결과를 의뢰기관에 통지하며, 감염 사실을 발견한 때에는 즉시 질병관리청장에게 보고하여야 한다. 〈개정 2020.9.11.〉

27 「후천성면역결핍증 예방법」상 감염인 및 감염이 의심되는 충분한 사유가 있는 사람에 대하여 후천성면역결핍증에 관한 검진이나 전파 경로의 파악 등을 위한 역학조사를 할 수 없는 사람은? 2024 전북 기출유사

① 보건복지부장관 ② 시·도지사
③ 시장·군수·구청장 ④ 질병관리청장

해설 (후천성면역결핍증 예방법 제10조) 질병관리청장, 시·도지사, 시장·군수·구청장은 감염인 및 감염이 의심되는 충분한 사유가 있는 사람에 대하여 후천성면역결핍증에 관한 검진이나 전파 경로의 파악 등을 위한 역학조사를 할 수 있다. 〈개정 2020.8.11.〉

28 「후천성면역결핍증 예방법」상 후천성면역결핍증의 예방·관리와 그 감염인의 보호·지원 또는 치료를 위하여 필요한 전문진료기관 또는 연구기관을 설치·운영할 수 있는 사람은?

① 보건복지부장관 ② 시·도지사
③ 시장·군수·구청장 ④ 질병관리청장

해설 (후천성면역결핍증 예방법 제13조 제1항) 질병관리청장은 후천성면역결핍증의 예방·관리와 그 감염인의 보호·지원 또는 치료를 위하여 필요한 전문진료기관 또는 연구기관을 설치·운영할 수 있다. 〈개정 2020.8.11.〉

Answer 26 ④ 27 ① 28 ④

29 「후천성면역결핍증 예방법」상 감염인의 보호·지원과 수행 주체의 연결이 가장 올바르게 짝지어진 것은?

① 쉼터 설치·운영 – 시·도지사, 시장·군수·구청장

② 요양시설 설치·운영 – 질병관리청장, 시장·군수·구청장

③ 전문진료기관 또는 연구기관 설치·운영 – 보건복지부장관, 시·도지사

④ 치료권고, 치료 및 보호조치 – 질병관리청장, 시·도지사, 시장·군수·구청장

해설 **(후천성면역결핍증 예방법 제14조 : 치료 권고)** 질병관리청장, 시·도지사 또는 시장·군수·구청장은 인체면역결핍바이러스의 전염을 방지하기 위하여 감염인 중 다른 사람에게 감염시킬 우려가 있는 사람 등 다음 각 호로 정하는 감염인에게 전문진료기관 또는 요양시설에서 치료를 받거나 요양을 하도록 권고할 수 있다. 〈개정 2020.8.11.〉

1. 검진 결과 감염인으로 판명된 사람으로서 검진을 받아야 할 업소에 종사하거나 종사할 가능성이 높은 감염인
2. 주의 능력과 주위 환경 등으로 보아 다른 사람에게 감염시킬 우려가 있다고 인정되는 감염인
3. 생계유지 능력이 없고, 다른 사람에 의하여 부양 또는 보호를 받고 있지 아니한 감염인

(후천성면역결핍증 예방법 제15조 제1항 : 치료 및 보호조치 등) 질병관리청장, 시·도지사 또는 시장·군수·구청장은 제14조에 따른 치료 권고에 따르지 아니하는 감염인 중 감염인의 주의 능력과 주위 환경 등으로 보아 다른 사람에게 감염시킬 우려가 높다고 인정되는 감염인에 대하여는 치료 및 보호조치를 강제할 수 있다. 〈개정 2020.8.11.〉

(후천성면역결핍증 예방법 제16조 제1항 : 요양시설 등의 설치·운영) 질병관리청장 또는 시·도지사는 감염인의 요양 및 치료 등을 위한 "요양시설"과 감염인에 대한 정보 제공, 상담 및 자활 등을 위한 시설("쉼터")을 설치·운영할 수 있다. 〈개정 2020.8.11.〉

(후천성면역결핍증 예방법 제13조 제1항 : 전문진료기관 등의 설치) 질병관리청장은 후천성면역결핍증의 예방·관리와 그 감염인의 보호·지원 또는 치료를 위하여 필요한 전문진료기관 또는 연구기관을 설치·운영할 수 있다. 〈개정 2020.8.11.〉

30 「후천성면역결핍증 예방법」상 치료 권고에 따르지 않고 있어 다른 사람에게 감염시킬 우려가 높다고 인정되는 감염인에 대하여 다음 중 보호조치를 강제할 수 없는 사람은? 2023 경기 기출유사

6

① 보건복지부장관 ② 시·도지사

③ 시장·군수·구청장 ④ 질병관리청장

해설 **(후천성면역결핍증 예방법 제15조 제1항 : 치료 및 보호조치 등)** 질병관리청장, 시·도지사 또는 시장·군수·구청장은 제14조에 따른 치료 권고에 따르지 아니하는 감염인 중 감염인의 주의 능력과 주위 환경 등으로 보아 다른 사람에게 감염시킬 우려가 높다고 인정되는 감염인에 대하여는 치료 및 보호조치를 강제할 수 있다. 〈개정 2020.8.11.〉

31 「후천성면역결핍증 예방법」상 감염인의 치료 및 보호조치를 강제할 수 있는 경우로 가장 올바른 것은?

2023 서울 기출유사

① 검진 결과 감염인으로 판명된 사람으로서 검진을 받아야 할 업소에 종사하는 경우

② 생계유지 능력이 없고, 다른 사람에 의하여 부양 또는 보호를 받고 있지 아니한 감염인

③ 익명검진을 신청하여 검진결과 감염인으로 밝혀진 경우

④ 치료 권고에 따르지 않고, 주의 능력과 주위 환경 등으로 보아 다른 사람에게 감염시킬 우려가 높다고 인정되는 감염인

해설 **(후천성면역결핍증 예방법 제15조 제1항 : 치료 및 보호조치 등)** 30번 문제 해설 참조

Answer 29 ④ 30 ① 31 ④

32 「후천성면역결핍증 예방법」상 감염인에 대한 정보 제공, 상담 및 자활 등을 위한 쉼터를 설치· 운영할 수 있는 자를 모두 고른 것은?

가. 행정안전부장관	나. 질병관리청장
다. 보건소장	라. 시·도지사

① 가, 나, 다
② 가, 다
③ 나, 라
④ 다, 라

해설 (후천성면역결핍증 예방법 제16조 제1항 : 요양시설 등의 설치·운영) 질병관리청장 또는 시·도지사는 감염인의 요양 및 치료 등을 위한 "요양시설"과 감염인에 대한 정보 제공, 상담 및 자활 등을 위한 시설("쉼터")을 설치·운영할 수 있다. 〈개정 2020.8.11.〉

33 「후천성면역결핍증 예방법」상 후천성면역결핍증 감염인의 보호·지원의 내용으로 가장 올바르지 못한 것은? 2011 서울 기출유사

① 감염인에 대한 정보제공, 상담 및 자활 등을 위한 시설인 쉼터를 설치·운영할 수 있다.
② 감염인은 정기검진을 받아야 하는 업소에 종사하는 것이 금지된다.
③ 치료 권고에 따르지 아니하는 감염인 중 다른 사람에게 감염시킬 우려가 높다고 인정되는 감염인에 대하여는 요양시설에 요양시킨다.
④ 후천성면역결핍증의 예방과 치료를 위한 의약품과 기술 확보에 노력하여야 한다.

해설 (후천성면역결핍증 예방법 제15조 제1항) 질병관리청장, 시·도지사 또는 시장·군수·구청장은 제14조에 따른 치료 권고에 따르지 아니하는 감염인 중 감염인의 주의 능력과 주위 환경 등으로 보아 다른 사람에게 감염시킬 우려가 높다고 인정되는 감염인에 대하여는 치료 및 보호조치를 강제할 수 있다. 〈개정 2020.8.11.〉
(후천성면역결핍증 예방법 제16조 제1항) 질병관리청장 또는 시·도지사는 감염인의 요양 및 치료 등을 위한 "요양시설"과 감염인에 대한 정보 제공, 상담 및 자활 등을 위한 시설("쉼터")을 설치·운영할 수 있다. 〈개정 2020.8.11.〉
(후천성면역결핍증 예방법 제18조 제1항) 감염인은 그 종사자가 정기검진을 받아야 하는 업소에 종사할 수 없다.
(후천성면역결핍증 예방법 제17조의2 제1항) 질병관리청장은 후천성면역결핍증의 예방과 치료를 위한 의약품 및 기술을 확보하기 위하여 노력하여야 한다. 〈개정 2020.8.11.〉

34 아래 내용은 「후천성면역결핍증 예방법」상 감염인에 대한 보호 및 지원에 대한 설명내용이다. 다음 중 올바르게 설명하고 있는 것을 모두 고른 것은?

가. 질병관리청장 또는 시·도지사는 후천성면역결핍증 감염인의 보호 및 지원을 위하여 필요한 조치를 할 수 있다.
나. 보건복지부장관은 후천성면역결핍증의 예방·관리와 그 감염인의 보호·지원에 필요한 협조를 관계 기관의 장에게 요구할 수 있다.
다. 특별자치시장·특별자치도지사·시장·군수 또는 구청장은 후천성면역결핍증 감염인이 속한 가구의 소득인정액이 「국민기초생활 보장법」에 따른 기준 중위소득의 100분의 50 이하인 경우에는 감염인과 그 부양가족을 같은 법 제7조 제1항 각 호에 따른 급여를 실시하여야 한다.
라. 보건복지부장관 또는 질병관리청장은 후천성면역결핍증 감염인 중 그 부양가족의 생계유지가 곤란하다고 인정할 때에는 그 부양가족의 생활보호에 필요한 조치를 하여야 한다.

Answer 32 ③ 33 ③ 34 ②

① 가, 나, 다 ② 가, 다

③ 나, 라 ④ 가, 나, 다, 라

해설 가. **(후천성면역결핍증 예방법 시행령 제22조)** 질병관리청장 또는 시·도지사는 감염인의 보호 및 지원을 위하여 필요한 조치를 할 수 있다. 〈개정 2020.9.11.〉

나. **(후천성면역결핍증 예방법 제21조 제1항)** 질병관리청장은 후천성면역결핍증의 예방·관리와 그 감염인의 보호·지원에 필요한 협조를 관계 기관의 장에게 요구할 수 있다. 〈개정 2020.8.11.〉

다. **(후천성면역결핍증 예방법 시행령 제24조)** 특별자치시장·특별자치도지사·시장·군수 또는 구청장(「국민기초생활 보장법」의 교육급여의 경우에는 특별시·광역시·특별자치시·도·특별자치도의 교육감을 말한다)은 법 제20조에 따라 감염인이 속한 가구의 소득인정액이 「국민기초생활 보장법」 제2조 제11호에 따른 기준 중위소득의 100분의 50 이하인 경우에는 감염인과 그 부양가족을 같은 법 제8조의2 제2항 제8호에 해당하는 경우로 보아 같은 법 제7조 제1항 각 호에 따른 급여를 실시하여야 한다.

라. **(후천성면역결핍증 예방법 제20조)** 특별자치시장·특별자치도지사·시장·군수 또는 구청장은 감염인 중 그 부양가족의 생계유지가 곤란하다고 인정할 때에는 대통령령으로 정하는 바에 따라 그 부양가족의 생활보호에 필요한 조치를 하여야 한다.

35 **「후천성면역결핍증 예방법」상 국가 또는 지방자치단체가 부담하거나 그 전부 또는 일부를 보조할 수 있는 비용이 아닌 것은?**

① 검진비용 ② 감염매개체의 폐기 비용

③ 생활보호 비용 ④ 역학조사 비용

해설 **(후천성면역결핍증 예방법 제22조)** 다음 각 호의 어느 하나에 해당하는 비용은 대통령령으로 정하는 바에 따라 국가 또는 지방자치단체가 부담하거나 그 전부 또는 일부를 보조한다.

1. 제8조에 따른 검진 비용
2. 제10조에 따른 역학조사 비용
3. 제13조에 따른 전문진료기관 또는 연구기관의 설치·운영 비용
4. 제13조에 따른 전문진료기관에서의 진료 비용
5. 제20조에 따른 생활보호 비용
6. 제23조 제2항에 따라 위탁받은 단체 또는 기관의 후천성면역결핍증 예방을 위한 교육과 홍보 비용
7. 제23조 제3항에 따라 위탁받은 단체 또는 기관의 요양시설 및 쉼터의 설치·운영 비용

6

36 **「후천성면역결핍증 예방법」상 권한의 위임 및 업무의 위탁에 대한 설명으로 가장 올바르지 못한 것은?**

① 질병관리청장 또는 시·도지사는 법 제3조 제1항의 규정에 의한 예방을 위한 홍보 및 교육업무를 질병관리청장 또는 시·도지사가 지정하는 후천성면역결핍증 관련단체 또는 종교단체에 위탁할 수 있다.

② 질병관리청장 또는 시·도지사는 법 제16조 제1항에 따른 요양시설과 쉼터의 설치·운영에 관한 업무를 질병관리청장 또는 시·도지사가 지정하는 후천성면역결핍증 관련단체·종교단체 또는 관계전문기관에 위탁할 수 있다.

③ 질병관리청장 또는 시·도지사는 후천성면역결핍증 예방을 위한 교육·홍보 및 요양시설과 쉼터의 설치·운영에 관한 업무를 위탁한 기관으로 지정된 단체 및 관계전문기관을 관보 또는 특별시·광역시·특별자치시·도 또는 특별자치도의 공보에 고시하여야 한다.

④ 「후천성면역결핍증 예방법」에 따른 질병관리청장의 권한은 그 일부를 대통령령으로 정하는 바에 따라 시·도지사 또는 보건소장에게 위임할 수 있다.

Answer 35 ② 36 ④

해설 (후천성면역결핍증 예방법 제23조 제1항) 이 법에 따른 질병관리청장의 권한은 그 일부를 대통령령으로 정하는 바에 따라 시·도지사 또는 국립검역소장에게 위임할 수 있다. 〈개정 2020.8.11.〉

(후천성면역결핍증 예방법 시행령 제26조 : 업무의 위탁)

① 질병관리청장 또는 시·도지사는 법 제23조 제2항의 규정에 의하여 법 제3조 제1항의 규정에 의한 예방을 위한 홍보 및 교육 업무를 질병관리청장 또는 시·도지사가 지정하는 후천성면역결핍증 관련단체 또는 종교단체에 위탁한다. 〈개정 2020.9.11.〉

② 질병관리청장 또는 시·도지사는 법 제23조 제3항에 따라 법 제16조 제1항에 따른 요양시설과 쉼터의 설치·운영에 관한 업무를 질병관리청장 또는 시·도지사가 지정하는 후천성면역결핍증 관련단체·종교단체 또는 관계전문기관에 위탁한다. 〈개정 2020.9.11.〉

③ 질병관리청장 또는 시·도지사는 제1항 및 제2항에 따라 지정된 단체 및 관계전문기관을 관보 또는 특별시·광역시·특별자치시·도 또는 특별자치도의 공보에 고시하여야 한다. 〈개정 2020.9.11.〉

37 「후천성면역결핍증 예방법」상 인체면역결핍바이러스에 감염된 것으로 나타난 혈액·수입 혈액제제·장기·조직·정액·매개체를 유통·판매하거나 사용한 사람에 대한 벌칙 규정으로 올바른 것은?

① 3년 이하의 징역

② 3년 이하의 징역 또는 3천만원 이하의 벌금

③ 2년 이하의 징역 또는 2천만원 이하의 벌금

④ 1년 이하의 징역 또는 1천만원 이하의 벌금

해설 (후천성면역결핍증 예방법 제25조) 다음 각 호의 어느 하나에 해당하는 사람은 3년 이하의 징역에 처한다.

1. 제9조(혈액·장기·조직 등의 검사) 제3항을 위반하여 혈액·수입 혈액제제·장기·조직·정액 또는 매개체를 유통·판매하거나 사용한 사람
2. 제19조(전파매개행위의 금지)를 위반하여 전파매개행위를 한 사람

(후천성면역결핍증 예방법 제9조 : 혈액·장기·조직 등의 검사)

① 혈액원과 혈액제제[혈액과 혈장을 포함]를 수입하는 자는 해당 혈액원에서 채혈된 혈액이나 수입 혈액제제에 대하여 보건복지부령으로 정하는 바에 따라 인체면역결핍바이러스의 감염 여부를 검사하여야 한다. 다만, 인체면역결핍바이러스에 감염되어 있지 아니하다는 해당 제품 수출국가의 증명서류가 첨부되어 있는 수입 혈액제제로서 질병관리청장이 그 검사가 필요 없다고 인정하는 경우에는 그러하지 아니하다. 〈개정 2020.8.11.〉

② 의사 또는 의료기관은 다음 각 호의 어느 하나에 해당하는 행위를 하기 전에 보건복지부령으로 정하는 바에 따라 인체면역결핍바이러스의 감염 여부를 검사하여야 한다.
   1. 장기(인공장기를 포함)·조직의 이식
   2. 정액의 제공
   3. 그 밖에 인체면역결핍바이러스 감염의 위험이 있는 매개체의 사용

③ 제1항과 제2항에 따른 검사를 받지 아니하거나 검사를 한 결과 인체면역결핍바이러스에 감염된 것으로 나타난 혈액·수입 혈액제제·장기·조직·정액·매개체는 이를 유통·판매하거나 사용하여서는 아니 된다.

38 「후천성면역결핍증 예방법」상 ㉠에 들어갈 내용으로 옳은 것은? 2021 부산, 2025 전남 기출유사

> 감염인은 혈액 또는 체액을 통하여 다른 사람에게 전파매개행위를 하여서는 아니 된다. 이 규정을 위반하여 전파매개행위를 한 사람은 (㉠) 이하의 징역에 처한다.

① 1년　　② 2년

③ 3년　　④ 5년

Answer 37 ①　38 ③

해설 (후천성면역결핍증예방법 제25조 : 벌칙) 다음 각 호의 어느 하나에 해당하는 사람은 3년 이하의 징역에 처한다.
1. 제9조 제3항을 위반하여 혈액·수입 혈액제제·장기·조직·정액 또는 매개체를 유통·판매하거나 사용한 사람
2. 제19조를 위반하여 전파매개행위를 한 사람

(후천성면역결핍증예방법 제19조 : 전파매개행위의 금지) 감염인은 혈액 또는 체액을 통하여 다른 사람에게 전파매개행위를 하여서는 아니 된다.

39 「후천성면역결핍증 예방법」상 비밀누설 금지를 위반한 경우 벌칙으로 올바른 것은?

2016 대구 기출유사

① 3년 이하의 징역
② 3년 이하의 징역 또는 3천만원 이하의 벌금
③ 2년 이하의 징역 또는 2천만원 이하의 벌금
④ 1년 이하의 징역 또는 1천만원 이하의 벌금

해설 (후천성면역결핍증 예방법 제26조) 다음 각 호의 어느 하나에 해당하는 자는 3년 이하의 징역 또는 3천만원 이하의 벌금에 처한다.
1. 제7조(비밀누설 금지)를 위반하여 비밀을 누설한 사람
2. 제9조(혈액·장기·조직 등의 검사) 제1항 또는 제2항을 위반하여 검사를 하지 아니한 자
3. 제18조(취업의 제한) 제2항을 위반하여 감염인을 해당 업소에 종사하도록 한 자

40 「후천성면역결핍증 예방법」상 3년 이하의 징역 또는 3천만원 이하의 벌금에 처하는 것은?

2025 충청 기출유사

① 감염인을 해당 업소에 종사하도록 한 사람
② 사업주가 근로자에게 검진결과서 제출을 요구한 경우
③ 역학조사에 응하지 아니한 사람
④ 의사 또는 의료기관 등이 신고사항을 신고를 하지 아니하거나 거짓으로 신고를 한 경우

해설 (후천성면역결핍증예방법 제26조 제3호) 39번 문제 해설 참조

41 「후천성면역결핍증 예방법」상 후천성면역결핍증 감염인을 진단하고도 보건소장에게 신고하지 않은 경우 벌칙으로 올바른 것은?

① 3년 이하의 징역
② 3년 이하의 징역 또는 3천만원 이하의 벌금
③ 2년 이하의 징역 또는 2천만원 이하의 벌금
④ 1년 이하의 징역 또는 1천만원 이하의 벌금

해설 (후천성면역결핍증 예방법 제27조) 다음 각 호의 어느 하나에 해당하는 자는 1년 이하의 징역 또는 1천만원 이하의 벌금에 처한다.
1. 제5조(의사 또는 의료기관 등의 신고)를 위반하여 신고를 하지 아니하거나 거짓으로 신고를 한 자
2. 제8조(검진)에 따른 검진 또는 제10조(역학조사)에 따른 역학조사에 응하지 아니한 사람

Answer 39 ② 40 ① 41 ④

3. 제8조의2(검진결과의 통보) 제1항 및 제2항을 위반하여 검진 결과를 통보하거나 같은 조 제3항을 위반하여 검진결과서 제출을 요구한 자
4. 제15조(치료 및 보호조치 등) 제1항에 따른 치료 및 보호조치에 응하지 아니한 사람
5. 제18조(취업의 제한) 제1항을 위반하여 취업이 제한되는 업소에 종사한 사람 또는 같은 조 제2항을 위반하여 검진을 받지 아니한 사람을 해당 업소에 종사하도록 한 자

42 「후천성면역결핍증 예방법」 위반 행위와 그에 따른 벌칙을 옳게 짝지은 것은? 2020 서울 기출유사

① 혈액 또는 체액을 통하여 다른 사람에게 전파매개행위를 한 자 – 3년 이하의 징역

② 후천성면역결핍증에 관한 검진 또는 역학조사에 응하지 아니한 자 – 2년 이하의 징역 또는 2천만원 이하의 벌금

③ 감염인을 진단하고도 신고를 하지 아니하거나 거짓으로 신고를 한 자 – 2년 이하의 징역 또는 2천만원 이하의 벌금

④ 검진을 받지 아니한 사람을 취업이 제한되는 업소에 종사하도록 한 자 – 3년 이하의 징역 또는 3천만원 이하의 벌금

해설 **(후천성면역결핍증 예방법 제25조)** 다음 각 호의 어느 하나에 해당하는 사람은 3년 이하의 징역에 처한다.

1. 제9조(혈액·장기·조직 등의 검사) 제3항을 위반하여 혈액·수입 혈액제제·장기·조직·정액 또는 매개체를 유통·판매하거나 사용한 사람
2. 제19조(전파매개행위의 금지)를 위반하여 전파매개행위를 한 사람

(후천성면역결핍증 예방법 제19조 : 전파매개행위의 금지) 감염인은 혈액 또는 체액을 통하여 다른 사람에게 전파매개행위를 하여서는 아니 된다.

(후천성면역결핍증 예방법 제27조) 다음 각 호의 어느 하나에 해당하는 자는 1년 이하의 징역 또는 1천만원 이하의 벌금에 처한다.

1. 제5조(의사 또는 의료기관 등의 신고)를 위반하여 신고를 하지 아니하거나 거짓으로 신고를 한 자
2. 제8조(검진)에 따른 검진 또는 제10조에 따른 역학조사에 응하지 아니한 사람
3. 제8조의2(검진결과의 통보) 제1항 및 제2항을 위반하여 검진 결과를 통보하거나 같은 조 제3항을 위반하여 검진결과서 제출을 요구한 자
4. 제15조(치료 및 보호조치 등) 제1항에 따른 치료 및 보호조치에 응하지 아니한 사람
5. 제18조(취업의 제한) 제1항을 위반하여 취업이 제한되는 업소에 종사한 사람 또는 같은 조 제2항을 위반하여 검진을 받지 아니한 사람을 해당 업소에 종사하도록 한 자

Answer 42 ①

의료관계법규

07

국민건강보험법

07 국민건강보험법

01 「국민건강보험법」의 목적에 대한 설명으로 가장 올바르지 못한 것은? 2016 강원 기출유사

① 부상에 대한 치료와 재활에 대한 보험급여를 실시한다.
② 업무상 부상으로 인한 재해보상에 대한 보험급여를 실시한다.
③ 임신부의 출산에 대한 보험급여를 실시한다.
④ 질병의 예방과 건강증진에 대한 보험급여를 실시한다.

해설 **(국민건강보험법 제1조)** 이 법은 국민의 질병·부상에 대한 예방·진단·치료·재활과 출산·사망 및 건강증진에 대하여 보험급여를 실시함으로써 국민보건 향상과 사회보장 증진에 이바지함을 목적으로 한다.
(국민건강보험법 제53조 제1항) 공단은 보험급여를 받을 수 있는 사람이 다음 각 호의 어느 하나에 해당하면 보험급여를 하지 아니한다.
1. 고의 또는 중대한 과실로 인한 범죄행위에 그 원인이 있거나 고의로 사고를 일으킨 경우
2. 고의 또는 중대한 과실로 공단이나 요양기관의 요양에 관한 지시에 따르지 아니한 경우
3. 고의 또는 중대한 과실로 제55조에 따른 문서와 그 밖의 물건의 제출을 거부하거나 질문 또는 진단을 기피한 경우
4. 업무 또는 공무로 생긴 질병·부상·재해로 다른 법령에 따른 보험급여나 보상 또는 보상을 받게 되는 경우

(국민건강증진법 제1조 : 목적) 이 법은 국민에게 건강에 대한 가치와 책임의식을 함양하도록 건강에 관한 바른 지식을 보급하고 스스로 건강생활을 실천할 수 있는 여건을 조성함으로써 국민의 건강을 증진함을 목적으로 한다.

02 「국민건강보험법」상 제1조(목적)에 포함되는 내용이 아닌 것은? 2020 충북 기출유사

① 사망 ② 장애
③ 질병 ④ 출산

해설 **(국민건강보험법 제1조 : 목적)** 1번 문제 해설 참조

03 「국민건강보험법」상 건강보험사업을 맡아 주관하는 사람은? 2023 전북 기출유사

① 건강보험심사평가원장 ② 국민건강보험공단 이사장
③ 국무총리 ④ 보건복지부장관

해설 **(국민건강보험법 제2조 : 관장)** 이 법에 따른 건강보험사업은 보건복지부장관이 맡아 주관한다.

Answer 01 ② 02 ② 03 ④

04 「국민건강보험법」상 근로자에 해당하는 사람은? 2016 전남·2023 전북 기출유사

① 공무원 ② 기업의 이사
③ 사립학교 교사 ④ 사립학교 직원

해설 (국민건강보험법 제3조) 이 법에서 사용하는 용어의 뜻은 다음과 같다.
1. "근로자"란 직업의 종류와 관계없이 근로의 대가로 보수를 받아 생활하는 사람(법인의 이사와 그 밖의 임원을 포함)으로서 공무원 및 교직원을 제외한 사람을 말한다.
2. "사용자"란 다음 각 목의 어느 하나에 해당하는 자를 말한다.
가. 근로자가 소속되어 있는 사업장의 사업주
나. 공무원이 소속되어 있는 기관의 장으로서 대통령령으로 정하는 사람
다. 교직원이 소속되어 있는 사립학교를 설립·운영하는 자
3. "사업장"이란 사업소나 사무소를 말한다.
4. "공무원"이란 국가나 지방자치단체에서 상시 공무에 종사하는 사람을 말한다.
5. "교직원"이란 사립학교나 사립학교의 경영기관에서 근무하는 교원과 직원을 말한다.

05 「국민건강보험법」상 사용자에 해당하는 사람은? 2025 충청 기출유사

① 법인의 이사와 임원 ② 사립학교의 설립·운영자
③ 입법부의 국회의장 ④ 행정부의 대통령

해설 (국민건강보험법 제3조 제2호) 4번 문제 해설 참조

06 「국민건강보험법」상 국민건강보험종합계획에 포함되어야 하는 사항에 해당하지 않는 것은?

2017 대전 기출유사

① 건강보험에 관한 통계 및 정보의 관리에 관한 사항
② 건강증진 사업에 관한 사항
③ 보험료 부과체계에 관한 사항
④ 요양급여의 기준에 관한 사항

해설 (국민건강보험법 제3조의2 제2항) 종합계획에는 다음의 사항이 포함되어야 한다.
1. 건강보험정책의 기본목표 및 추진방향
2. 건강보험 보장성 강화의 추진계획 및 추진방법
3. 건강보험의 중장기 재정 전망 및 운영
4. 보험료 부과체계에 관한 사항
5. 요양급여비용에 관한 사항
6. 건강증진 사업에 관한 사항
7. 취약계층 지원에 관한 사항
8. 건강보험에 관한 통계 및 정보의 관리에 관한 사항
9. 그 밖에 건강보험의 개선을 위하여 필요한 사항으로 대통령령으로 정하는 사항

(국민건강보험법 시행령 제2조의3) 법 제3조의2 제2항 제9호에서 "대통령령으로 정하는 사항"이란 다음 각 호의 사항을 말한다.
1. 건강보험의 제도적 기반 조성에 관한 사항
2. 건강보험과 관련된 국제협력에 관한 사항
3. 그 밖에 건강보험의 개선을 위하여 보건복지부장관이 특히 필요하다고 인정하는 사항

7

Answer 04 ② 05 ② 06 ④

07 아래 내용은 「국민건강보험법」상 국민건강보험종합계획 수립방법에 대한 설명이다. 다음 중 올바르게 설명한 것을 모두 고른 것은?

가. 보건복지부장관은 건강보험의 건전한 운영을 위하여 건강보험정책심의위원회의 심의를 거쳐 5년마다 국민건강보험종합계획을 수립하여야 한다.
나. 보건복지부장관은 종합계획에 따라 매년 연도별 시행계획을 건강보험정책심의위원회의 심의를 거쳐 수립·시행하여야 한다.
다. 보건복지부장관은 국민건강보험종합계획 및 연도별 시행계획을 수립하는 경우에는 종합계획은 시행 연도 전년도의 9월 30일까지, 시행계획은 시행 연도 전년도의 12월 31일까지 수립하여야 한다.
라. 보건복지부장관은 종합계획 및 시행계획을 수립하거나 변경한 경우에는 관계 중앙행정기관의 장, 공단의 이사장 및 건강보험정책심의위원회 의장에게 그 내용을 알려야 한다.

① 가, 나, 다 ② 가, 다
③ 나, 라 ④ 가, 나, 다, 라

해설 가. **(국민건강보험법 제3조의2 제1항)** 보건복지부장관은 이 법에 따른 건강보험의 건전한 운영을 위하여 제4조에 따른 건강보험정책심의위원회의 심의를 거쳐 5년마다 국민건강보험종합계획을 수립하여야 한다. 수립된 종합계획을 변경할 때도 또한 같다.
나. **(국민건강보험법 제3조의2 제3항)** 보건복지부장관은 종합계획에 따라 매년 연도별 시행계획을 건강보험정책심의위원회의 심의를 거쳐 수립·시행하여야 한다.
다. **(국민건강보험법 시행령 제2조의2 제1항)** 보건복지부장관은 국민건강보험종합계획 및 연도별 시행계획을 수립하는 경우에는 다음 각 호의 구분에 따른 시기까지 수립하여야 한다.
1. 종합계획 : 시행 연도 전년도의 9월 30일까지
2. 시행계획 : 시행 연도 전년도의 12월 31일까지
라. **(국민건강보험법 시행령 제2조의2 제3항)** 보건복지부장관은 종합계획 및 시행계획을 수립하거나 변경한 경우에는 관계 중앙행정기관의 장, 공단의 이사장 및 법 제62조에 따른 건강보험심사평가원("심사평가원")의 원장에게 그 내용을 알려야 한다.

08 「국민건강보험법」상 건강보험정책심의위원회에 대한 설명으로 가장 올바르지 못한 것은?

2017 충남, 2020 대전 기출유사

① 건강보험정책에 관한 사항을 심의·의결하기 위하여 건강보험심사평가원에 설치한다.
② 심의위원회는 위원장 1명과 부위원장 1명을 포함하여 25명의 위원으로 구성한다.
③ 심의위원회의 위원은 보건복지부장관이 임명 또는 위촉하고, 임기는 3년으로 한다.
④ 심의위원회의 위원장은 보건복지부차관이 되고, 부위원장은 위원 중에서 위원장이 지명하는 사람이 된다.

해설 **(국민건강보험법 제4조 제1항)** 건강보험정책에 관한 다음 각 호의 사항을 심의·의결하기 위하여 보건복지부장관 소속으로 건강보험정책심의위원회를 둔다.

Answer 07 ① 08 ①

09 「국민건강보험법」상 건강보험정책에 관한 사항을 심의·의결하기 위하여 보건복지부장관 소속으로 있는 건강보험정책심의위원회에 관한 설명으로 가장 올바른 것은? 2014 서울, 2017 대구, 2024 인천 기출유사

① 근로자단체 및 사용자단체가 추천하는 위원은 각 3명이다.
② 심의위원회의 운영 등에 필요한 사항은 보건복지부령으로 정한다.
③ 심의위원회 위원의 임기는 2년으로 한다.
④ 위원장 1명과 부위원장 1명을 포함하여 25명의 위원으로 구성한다.

해설 **(국민건강보험법 제4조 제2항)** 심의위원회는 위원장 1명과 부위원장 1명을 포함하여 25명의 위원으로 구성한다.

① **(국민건강보험법 제4조 제4항)** 심의위원회의 위원은 다음 각 호에 해당하는 사람을 보건복지부장관이 임명 또는 위촉한다.
1. 근로자단체 및 사용자단체가 추천하는 각 2명
2. 시민단체(비영리민간단체), 소비자단체, 농어업인단체 및 자영업자단체가 추천하는 각 1명
3. 의료계를 대표하는 단체 및 약업계를 대표하는 단체가 추천하는 8명
4. 다음 각 목에 해당하는 8명
   가. 대통령령으로 정하는 중앙행정기관 소속 공무원 2명
   나. 국민건강보험공단의 이사장 및 건강보험심사평가원의 원장이 추천하는 각 1명
   다. 건강보험에 관한 학식과 경험이 풍부한 4명

② **(국민건강보험법 제4조 제7항)** 심의위원회의 운영 등에 필요한 사항은 대통령령으로 정한다. 〈개정 2024.1.9.〉
③ **(국민건강보험법 제4조 제5항)** 심의위원회 위원(제4항 제4호 가목에 따른 위원은 제외)의 임기는 3년으로 한다. 다만, 위원의 사임 등으로 새로 위촉된 위원의 임기는 전임위원 임기의 남은 기간으로 한다.

10 「국민건강보험법」상 건강보험정책위원회 위원장으로 옳은 것은? 2024 경북 기출유사

① 보건복지부장관
② 보건복지부차관
③ 건강보험심사평가원 원장
④ 지자체장

해설 **(국민건강보험법 제4조 제3항 : 건강보험정책심의위원회)** 심의위원회의 위원장은 보건복지부차관이 되고, 부위원장은 제4항 제4호 위원 중에서 위원장이 지명하는 사람이 된다.

7

11 「국민건강보험법」상 건강보험정책심의위원회의 의결사항이 아닌 것을 모두 고른 것은? 2025 서울 기출유사

ㄱ. 국민건강보험 종합계획 및 시행계획에 관한 사항
ㄴ. 건강보험 가입자의 소득 파악 실태에 관한 조사 및 연구에 관한 사항
ㄷ. 요양급여의 기준
ㄹ. 직장가입자의 보험료율

① ㄱ, ㄴ
② ㄱ, ㄹ
③ ㄴ, ㄷ
④ ㄷ, ㄹ

해설 **(국민건강보험법 제4조 제1항 : 건강보험정책심의위원회)** 건강보험정책에 관한 다음 각 호의 사항을 심의·의결하기 위하여 보건복지부장관 소속으로 건강보험정책심의위원회를 둔다. 〈개정 2024.2.6.〉
1. 제3조의2 제1항 및 제3항에 따른 종합계획 및 시행계획에 관한 사항(의결은 제외한다)
2. 제41조 제3항에 따른 요양급여의 기준
3. 제45조 제3항 및 제46조에 따른 요양급여비용에 관한 사항
4. 제73조 제1항에 따른 직장가입자의 보험료율
5. 제73조 제3항에 따른 지역가입자의 보험료율과 재산보험료부과점수당 금액

Answer 09 ④ 10 ② 11 ①

5의2. 보험료 부과 관련 제도 개선에 관한 다음 각 목의 사항(의결은 제외한다)
가. 건강보험 가입자의 소득 파악 실태에 관한 조사 및 연구에 관한 사항
나. 가입자의 소득 파악 및 소득에 대한 보험료 부과 강화를 위한 개선 방안에 관한 사항
다. 그 밖에 보험료 부과와 관련된 제도 개선 사항으로서 심의위원회 위원장이 회의에 부치는 사항
6. 그 밖에 건강보험에 관한 주요 사항으로서 대통령령으로 정하는 사항

(국민건강보험법 시행령 제3조 : 심의위원회의 심의·의결사항) 법 제4조 제1항 제6호에서 "대통령령으로 정하는 사항"이란 다음 각 호의 사항을 말한다. 〈개정 2024.1.2.〉
1. 제21조 제2항에 따른 요양급여 각 항목에 대한 상대가치점수
2. 제22조에 따른 약제·치료재료별 요양급여비용의 상한
3. 그 밖에 제23조에 따른 부가급여에 관한 사항 등 건강보험에 관한 주요사항으로서 법 제4조에 따른 건강보험정책심의위원회의 위원장이 회의에 부치는 사항

12 「국민건강보험법」상 건강보험정책심의위원회의 심의·의결 사항에 해당하지 않는 것은?

2016 충북 기출유사

① 부가급여에 관한 사항
② 약제·치료재료별 요양급여비용의 상한
③ 지역가입자의 보험료부과점수당 금액
④ 직장가입자의 보수월액 상·하한 결정

해설 **(국민건강보험법 제4조 제1항)** 11번 문제 해설 참조
(국민건강보험법 시행령 제3조) 11번 문제 해설 참조
(국민건강보험법 제73조 제1항) 직장가입자의 보험료율은 1천분의 80의 범위에서 심의위원회의 의결을 거쳐 대통령령으로 정한다.
(국민건강보험법 제73조 제2항) 국외에서 업무에 종사하고 있는 직장가입자에 대한 보험료율은 제1항에 따라 정해진 보험료율의 100분의 50으로 한다.
(국민건강보험법 제73조 제3항) 지역가입자의 보험료율과 보험료부과점수당 금액은 심의위원회의 의결을 거쳐 대통령령으로 정한다. 〈개정 2024.2.6.〉
(국민건강보험법 시행령 제32조) 법 제69조 제6항에 따른 월별 보험료액의 상한 및 하한은 다음 각 호의 구분에 따른다. 〈개정 2024.5.7.〉
1. 월별 보험료액의 상한은 다음 각 목과 같다.
가. 직장가입자의 보수월액보험료 : 보험료가 부과되는 연도의 전전년도 직장가입자 평균 보수월액보험료의 30배에 해당하는 금액을 고려하여 보건복지부장관이 정하여 고시하는 금액
나. 직장가입자의 보수 외 소득월액보험료 및 지역가입자의 월별 보험료액 : 보험료가 부과되는 연도의 전전년도 평균 보수월액보험료의 15배에 해당하는 금액을 고려하여 보건복지부장관이 정하여 고시하는 금액
2. 월별 보험료액의 하한은 다음 각 목과 같다.
가. 직장가입자의 보수월액보험료 : 보험료가 부과되는 연도의 전전년도 평균 보수월액보험료의 1천분의 50 이상 1천분의 85 미만의 범위에서 보건복지부장관이 정하여 고시하는 금액
나. 지역가입자의 월별 보험료액 : 가목에 따른 보수월액보험료의 100분의 90 이상 100분의 100 이하의 범위에서 보건복지부장관이 정하여 고시하는 금액

13 「국민건강보험법」상 건강보험정책심의위원회 심의사항으로 옳은 것은?

2020 대구, 2023 대전, 2024 경북 기출유사

ㄱ. 요양급여의 기준	ㄴ. 요양급여비용에 관한 사항
ㄷ. 종합계획 및 시행계획에 관한 사항	ㄹ. 직장가입자의 보험료율

① ㄱ, ㄴ
② ㄴ, ㄷ, ㄹ
③ ㄱ, ㄷ, ㄹ
④ ㄱ, ㄴ, ㄷ, ㄹ

해설 **(국민건강보험법 제4조 제1항 : 건강보험정책심의위원회)** 11번 문제 해설 참조

Answer 12 ④ 13 ④

14 「국민건강보험법」상 건강보험의 적용대상이 되는 가입자와 피부양자의 조건으로 가장 올바른 것은?

2017 경북 기출유사

① 국내에 거주하는 국민

② 국내에 거주하는 국민과 국내에 거주하는 외국인노동자

③ 국내에 거주하는 국민과 해외에 거주하는 국민

④ 해외에 거주하는 국민

해설 **(국민건강보험법 제5조 제1항)** 국내에 거주하는 국민은 건강보험의 가입자 또는 피부양자가 된다. 다만, 다음 각 호의 어느 하나에 해당하는 사람은 제외한다.

1. 「의료급여법」에 따라 의료급여를 받는 사람("수급권자")
2. 「독립유공자예우에 관한 법률」 및 「국가유공자 등 예우 및 지원에 관한 법률」에 따라 의료보호를 받는 사람("유공자등 의료보호대상자"). 다만, 다음 각 목의 어느 하나에 해당하는 사람은 가입자 또는 피부양자가 된다.
   가. 유공자등 의료보호대상자 중 건강보험의 적용을 보험자에게 신청한 사람
   나. 건강보험을 적용받고 있던 사람이 유공자등 의료보호대상자로 되었으나 건강보험의 적용배제신청을 보험자에게 하지 아니한 사람

15 「국민건강보험법」상 피부양자가 아닌 사람은? 2016·2017 광주 기출유사

① 지역가입자 중 보수나 소득이 없는 자

② 직장가입자의 배우자 중 보수나 소득이 없는 자

③ 직장가입자의 형제자매 중 보수나 소득이 없는 자

④ 직장가입자의 직계비속과 그 배우자 중 보수나 소득이 없는 자

해설 **(국민건강보험법 제5조 제2항 : 적용 대상 등)** 제1항의 피부양자는 다음 각 호의 어느 하나에 해당하는 사람 중 직장가입자에게 주로 생계를 의존하는 사람으로서 소득 및 재산이 보건복지부령으로 정하는 기준 이하에 해당하는 사람을 말한다.

1. 직장가입자의 배우자
2. 직장가입자의 직계존속(배우자의 직계존속을 포함)
3. 직장가입자의 직계비속(배우자의 직계비속을 포함)과 그 배우자
4. 직장가입자의 형제자매

7

16 「국민건강보험법」상 직장가입자에게 주로 생계를 의존하며, 소득 및 재산이 일정 기준 이하인 사람으로서 피부양자가 될 수 있는 사람을 모두 고르면? 2025 전북 기출유사

가. 직장가입자의 배우자
나. 직장가입자의 직계존속(배우자의 직계존속 포함)
다. 직장가입자의 직계비속(배우자의 직계비속 포함)과 그 배우자
라. 직장가입자의 형제자매

① 가, 나, 다　　② 가, 다

③ 가, 다, 라　　④ 가, 나, 다, 라

해설 **(국민건강보험법 제5조 제2항 : 적용 대상 등)** 15번 문제 해설 참조

Answer 14 ①　15 ①　16 ④

17 「국민건강보험법」상 피부양자가 될 수 없는 사람은? 2023 서울, 2024 전남, 2025 광주 기출유사

① 직장가입자 배우자의 직계존속

② 직장가입자 배우자의 형제자매

③ 직장가입자의 배우자

④ 직장가입자의 직계존비속

해설 **(국민건강보험법 제5조 제2항 : 적용 대상 등)** 15번 문제 해설 참조

18 「국민건강보험법」에 따라 건강보험 가입자 또는 피부양자가 될 수 없는 사람은? 2025 경북 기출유사

① 건강보험 적용을 신청한 국가유공자

② 국내에 거주하는 대한민국 국민

③ 「의료급여법」에 따른 의료급여 수급권자

④ 직장가입자의 배우자

해설 **(국민건강보험법 제5조 제1항 : 적용 대상 등)** 국내에 거주하는 국민은 건강보험의 가입자 또는 피부양자가 된다. 다만, 다음 각 호의 어느 하나에 해당하는 사람은 제외한다. 〈개정 2024.1.9.〉

1. 「의료급여법」에 따라 의료급여를 받는 사람(이하 "수급권자"라 한다)
2. 「독립유공자예우에 관한 법률」 및 「국가유공자 등 예우 및 지원에 관한 법률」에 따라 의료보호를 받는 사람("유공자등 의료보호대상자"라 한다). 다만, 다음 각 목의 어느 하나에 해당하는 사람은 가입자 또는 피부양자가 된다.
   가. 유공자등 의료보호대상자 중 건강보험의 적용을 보험자에게 신청한 사람
   나. 건강보험을 적용받고 있던 사람이 유공자등 의료보호대상자로 되었으나 건강보험의 적용배제신청을 보험자에게 하지 아니한 사람

(국민건강보험법 제5조 제2항 : 적용 대상 등) 15번 문제 해설 참조

19 「국민건강보험법」상 가입자에 대한 설명으로 올바르지 못한 것은? 2021 대구 기출유사

① 국내에 거주하는 국민은 건강보험의 가입자 또는 피부양자가 된다.

② 의료급여를 받는 사람도 건강보험의 가입자 또는 피부양자가 된다.

③ 피부양자는 직장가입자에게 주로 생계를 의존하는 사람으로서 소득 및 재산이 보건복지부령으로 정하는 기준 이하에 해당하는 사람을 말한다.

④ 피부양자의 부양요건에서 직장가입자의 배우자는 동거 시 및 비동거 시 모두 부양이 인정된다.

해설 **(국민건강보험법 제5조 제1항 : 적용 대상 등)** 14번 문제 해설 참조

(국민건강보험법 제5조 제2항) 15번 문제 해설 참조

(국민건강보험법 시행규칙 제2조 제1항 : 피부양자 자격의 인정기준 등) 「국민건강보험법」 제5조 제2항에 따른 피부양자 자격의 인정기준은 다음 각 호의 요건을 모두 충족하는 것으로 한다.

1. 별표 1에 따른 부양요건에 해당할 것

Answer 17 ② 18 ③ 19 ②

[별표 1] 피부양자 자격의 인정기준 중 부양요건(제2조 제1항 제1호 관련)

가입자와의 관계	부양요건	
	동거 시	비동거 시
1. 배우자	• 부양 인정	• 부양 인정
2. 부모인 직계존속		
가. 부모(아버지 또는 어머니와 재혼한 배우자 포함)	• 부양 인정	• 부모(아버지 또는 어머니와 재혼한 배우자 포함)와 동거하고 있는 형제자매가 없거나, 있어도 보수 또는 소득이 없는 경우 부양 인정
나. 법률상의 부모가 아닌 친생부모	• 부양 인정	• 친생부모의 배우자 또는 동거하고 있는 직계비속이 없거나, 있어도 보수 또는 소득이 없는 경우 부양 인정
3. 자녀(법률상의 자녀가 아닌 친생자녀 포함)인 직계비속	• 부양 인정	• 미혼(이혼·사별한 경우 포함)인 경우 부양 인정. 다만, 이혼·사별한 경우 자녀인 직계비속이 없거나, 있어도 보수 또는 소득이 없는 경우 부양 인정
4. 조부모·외조부모 이상인 직계존속	• 부양 인정	• 조부모·외조부모 이상인 직계존속과 동거하고 있는 직계비속이 없거나, 있어도 보수 또는 소득이 없는 경우 부양 인정
5. 손·외손 이하인 직계비속	• 부모가 없거나, 아버지 또는 어머니가 있어도 보수 또는 소득이 없는 경우 부양 인정	• 미혼(이혼·사별한 경우 포함)으로서 부모가 없는 경우 부양 인정. 다만, 이혼·사별한 경우 자녀인 직계비속이 없거나, 있어도 보수 또는 소득이 없는 경우 부양 인정
6. 직계비속의 배우자	• 부양 인정	• 부양 불인정
7. 배우자의 부모인 직계존속(배우자의 아버지 또는 어머니와 재혼한 배우자 포함)	• 부양 인정	• 배우자의 부모(아버지 또는 어머니와 재혼한 배우자 포함)와 동거하고 있는 배우자의 형제자매가 없거나, 있어도 보수 또는 소득이 없는 경우 부양 인정
8. 배우자의 조부모·외조부모 이상인 직계존속	• 부양 인정	• 배우자의 조부모·외조부모 이상인 직계존속과 동거하고 있는 직계비속이 없거나, 있어도 보수 또는 소득이 없는 경우 부양 인정
9. 배우자의 직계비속	• 미혼(이혼·사별한 경우 포함)인 경우 부양 인정. 다만 이혼·사별한 경우 자녀인 직계비속이 없거나, 있어도 보수 또는 소득이 없는 경우 부양 인정	• 부양 불인정
10. 다음 각 목의 어느 하나에 해당하는 형제자매 가. 30세 미만 나. 65세 이상 다. 장애인 라. 국가유공자 등으로서 상이등급 판정을 받은 사람 마. 보훈보상대상자로서 상이등급 판정을 받은 사람	• 미혼(이혼·사별한 경우 포함)으로 부모가 없거나, 있어도 부모가 보수 또는 소득이 없는 경우 부양 인정. 다만, 이혼·사별한 경우 자녀인 직계비속이 없거나, 있어도 보수 또는 소득이 없는 경우 부양 인정	• 미혼(이혼·사별한 경우 포함)으로 부모 및 직장가입자 외의 다른 형제자매가 없거나, 있어도 부모 및 동거하고 있는 형제자매가 보수 또는 소득이 없는 경우 부양 인정. 다만, 이혼·사별한 경우 자녀인 직계비속이 없거나, 있어도 보수 또는 소득이 없는 경우 부양 인정

20 **아래 내용은 「국민건강보험법」상 피부양자 자격의 인정기준 중 소득 및 재산요건에 대한 설명이다. 다음 중 올바르게 설명한 것을 모두 고른 것은?**

> 가. 직장가입자의 피부양자가 되려는 사람은 소득의 합계액이 연간 2천만원 이하여야 한다.
> 나. 직장가입자의 피부양자가 되려는 사람은 사업자등록이 되어 있지 않고, 사업소득의 합계액이 연간 500만원 이하이어야 한다.
> 다. 직장가입자의 피부양자가 되려는 사람은 재산세 과세표준의 합이 5억4천만원을 초과하면서 9억원 이하이고, 소득의 합계액이 연간 1천만원 이하이어야 한다.
> 라. 직장가입자의 피부양자가 되려는 사람은 재산세 과세표준의 합이 5억4천만원 이하이어야 한다.

① 가, 나, 다　　　② 가, 다
③ 나, 라　　　④ 가, 나, 다, 라

해설 **(국민건강보험법 시행규칙 제2조 [별표 1의2] : 피부양자 자격의 인정기준 중 소득 및 재산요건)** 〈개정 2024.10.4.〉

1. 직장가입자의 피부양자가 되려는 사람은 다음 각 목에서 정하는 소득요건을 모두 충족하여야 한다.
   가. 영 제41조 제1항 각 호에 따른 소득의 합계액이 연간 2천만원 이하일 것
   나. 영 제41조 제1항 제3호의 사업소득이 없을 것. 다만, 피부양자가 되려는 사람이 다음의 어느 하나에 해당하고, 사업소득의 합계액이 연간 500만원 이하인 경우에는 사업소득이 없는 것으로 본다.
      1) 사업자등록이 되어 있지 않은 경우(「소득세법」 제19조 제1항 제12호에 따른 부동산업에서 발생하는 소득 중 주택임대소득이 있는 경우는 제외)
      2) 「장애인복지법」 제32조에 따라 장애인으로 등록한 경우
      3) 「국가유공자 등 예우 및 지원에 관한 법률」 제4조 · 제73조 및 제74조에 따른 국가유공자 등(법률 제11041호로 개정되기 전의 「국가유공자 등 예우 및 지원에 관한 법률」 제73조의2에 따른 국가유공자 등을 포함)으로서 같은 법 제6조의4에 따른 상이등급 판정을 받은 경우
      4) 「보훈보상대상자 지원에 관한 법률」 제2조에 따른 보훈보상대상자로서 같은 법 제6조에 따른 상이등급 판정을 받은 경우
   다. 피부양자가 되려는 사람이 「도시 및 주거환경정비법」에 따른 주택재건축사업으로 발생한 사업소득을 제외하면 가목 및 나목의 요건을 충족하는 경우 등 관계 자료에 의하여 공단이 인정한 경우에는 가목 및 나목의 요건을 충족하는 것으로 본다.
   라. 피부양자가 되려는 사람이 기혼자인 경우에는 부부 모두 가목부터 다목까지의 요건을 충족하여야 한다.
2. 직장가입자의 피부양자가 되려는 사람은 각 목에서 정하는 재산요건 중 어느 하나에 해당하여야 한다.
   가. 별표 1의 제1호부터 제9호까지에 해당하는 경우 : 다음의 어느 하나에 해당할 것
      1) 영 제42조 제3항 제1호에 따른 재산에 대한 「지방세법」 제110조에 따른 재산세 과세표준의 합이 5억4천만원을 초과하면서 9억원 이하이고, 영 제41조 제1항 각 호에 따른 소득의 합계액이 연간 1천만원 이하일 것
      2) 영 제42조 제1항 제1호에 따른 재산에 대한 「지방세법」 제110조에 따른 재산세 과세표준의 합이 5억4천만원 이하일 것
   나. 별표 1의 제10호에 해당하는 경우 : 영 제42조 제1항 제1호에 따른 재산에 대한 「지방세법」 제110조에 따른 재산세 과세표준의 합이 1억8천만원 이하일 것

Answer 20 ④

21 **아래 내용은 「국민건강보험법」상 피부양자 자격 취득 및 자격 상실에 대한 설명이다. 다음 중 올바르게 설명한 것을 모두 고른 것은?**

> 가. 직장가입자의 자격 취득일 또는 가입자의 자격 변동일부터 90일 이내에 피부양자의 자격취득 신고를 한 경우에는 피부양자는 직장가입자의 자격 취득일 또는 해당 가입자의 자격 변동일날에 그 자격을 취득한다.
> 나. 직장가입자의 자격 취득일 또는 가입자의 자격 변동일부터 90일을 넘겨 피부양자 자격취득신고를 한 경우에는 국민건강보험공단에 피부양자 자격(취득·상실) 신고서를 제출한 날에 그 자격을 취득한다.
> 다. 직장가입자 또는 다른 직장가입자의 피부양자 자격을 취득한 경우에는 피부양자는 그 자격을 취득한 날에 그 자격을 상실한다.
> 라. 피부양자는 국내에 거주하지 아니하게 된 날에 그 자격을 상실한다.

① 가, 나, 다　　② 가, 다
③ 나, 라　　④ 가, 나, 다, 라

해설 라. **(국민건강보험법 시행규칙 제2조 제3항)** 피부양자는 다음 각 호의 어느 하나에 해당하게 된 날에 그 자격을 상실한다. 〈개정 2024.5.13.〉

1. 사망한 날의 다음 날
2. 대한민국의 국적을 잃은 날의 다음 날
3. 국내에 거주하지 아니하게 된 날의 다음 날
4. 직장가입자가 자격을 상실한 날
5. 법 제5조 제1항 제1호에 따른 수급권자가 된 날
6. 유공자등 의료보호대상자인 피부양자가 공단에 건강보험 적용배제 신청을 한 날 다음 날
7. 직장가입자 또는 다른 직장가입자의 피부양자 자격을 취득한 경우 그 자격을 취득한 날
8. 피부양자 자격을 취득한 사람이 본인의 신고에 따라 피부양자 자격 상실 신고를 한 경우에는 신고한 날의 다음 날
9. 제1항에 따른 요건을 충족하지 아니하는 경우에는 공단이 그 요건을 충족하지 아니한다고 확인한 날의 다음 날
10. 제9호에도 불구하고 「국민건강보험법 시행령」 제41조의2 제3항에 따라 영 제41조 제1항 제3호 및 제4호의 소득(이하 "사업소득등"이라 한다)의 발생 사실과 그 금액을 신고하여 공단이 제1항 제2호에 따른 소득요건을 충족하지 않는다고 확인한 경우에는 그 사업소득등이 발생한 날이 속하는 달의 다음 달 말일
11. 제9호에도 불구하고 영 제41조의2 제3항에 따라 사업소득등의 발생 사실과 그 금액을 신고하지 않았으나 공단이 제1항 제2호에 따른 소득요건을 충족하지 않음을 확인한 경우에는 그 사업소득등이 발생한 날이 속하는 달의 말일
12. 제9호부터 제11호까지의 규정에도 불구하고 거짓이나 그 밖의 부정한 방법으로 영 제41조의2 제1항에 따른 소득월액의 조정 신청 또는 이 규칙에 따른 피부양자 자격 취득 신고를 하여 피부양자 자격을 취득한 것을 공단이 확인한 경우에는 그 자격을 취득한 날

(국민건강보험법 시행규칙 제2조 제2항) 피부양자는 다음 각 호의 어느 하나에 해당하는 날에 그 자격을 취득한다.

1. 신생아의 경우 : 출생한 날
2. 직장가입자의 자격 취득일 또는 가입자의 자격 변동일부터 90일 이내에 피부양자의 자격취득 신고를 한 경우 : 직장가입자의 자격 취득일 또는 해당 가입자의 자격 변동일
3. 직장가입자의 자격 취득일 또는 가입자의 자격 변동일부터 90일을 넘겨 피부양자 자격취득 신고를 한 경우 : 법 제13조에 따른 국민건강보험공단에 피부양자 자격(취득·상실) 신고서를 제출한 날. 다만, 천재지변, 질병·사고 등 공단이 정하는 본인의 책임이 없는 부득이한 사유로 90일을 넘겨 피부양자 자격취득 신고를 한 경우에는 직장가입자의 자격 취득일 또는 가입자의 자격 변동일로 한다.

Answer 21 ①

22 「국민건강보험법」상 직장가입자에서 제외되는 사람에 해당하는 경우는? 2020 인천 기출유사

① 고용기간이 2개월 미만인 일용직 근로자

② 비상근 근로자 또는 1개월 동안의 소정 근로시간이 40시간 미만인 단시간 근로자

③ 선거에 당선되어 취임하는 공무원으로서 매월 보수 또는 급료를 받고 있는 사람

④ 소재지가 일정하지 아니한 사업장의 근로자 및 사용자

해설 **(국민건강보험법 제6조 제2항 : 가입자의 종류)** 모든 사업장의 근로자 및 사용자와 공무원 및 교직원은 직장가입자가 된다. 다만, 다음 각 호의 어느 하나에 해당하는 사람은 제외한다.

1. 고용 기간이 1개월 미만인 일용근로자
2. 「병역법」에 따른 현역병(지원에 의하지 아니하고 임용된 하사를 포함), 전환복무된 사람 및 군간부후보생
3. 선거에 당선되어 취임하는 공무원으로서 매월 보수 또는 보수에 준하는 급료를 받지 아니하는 사람
4. 그 밖에 사업장의 특성, 고용 형태 및 사업의 종류 등을 고려하여 대통령령으로 정하는 사업장의 근로자 및 사용자와 공무원 및 교직원

(국민건강보험법 시행령 제9조 : 직장가입자에서 제외되는 사람) 법 제6조 제2항 제4호에서 "대통령령으로 정하는 사업장의 근로자 및 사용자와 공무원 및 교직원"이란 다음 각 호의 어느 하나에 해당하는 사람을 말한다.

1. 비상근 근로자 또는 1개월 동안의 소정근로시간이 60시간 미만인 단시간근로자
2. 비상근 교직원 또는 1개월 동안의 소정근로시간이 60시간 미만인 시간제공무원 및 교직원
3. 소재지가 일정하지 아니한 사업장의 근로자 및 사용자
4. 근로자가 없거나 제1호에 해당하는 근로자만을 고용하고 있는 사업장의 사업주

23 「국민건강보험법」상 직장가입자 및 지역가입자의 자격 취득시기에 대한 설명으로 가장 올바르지 못한 것은?

① 보험자에게 건강보험의 적용을 신청한 유공자등 의료보호대상자는 그 신청한 날에 자격을 얻는다.

② 수급권자이었던 사람은 그 대상자에서 제외된 날의 다음날에 자격을 얻는다.

③ 유공자등 의료보호대상자이었던 사람은 그 대상자에서 제외된 날에 자격을 얻는다.

④ 직장가입자의 피부양자이었던 사람은 그 자격을 잃은 날에 자격을 얻는다.

해설 **(국민건강보험법 제8조 제1항)** 가입자는 국내에 거주하게 된 날에 직장가입자 또는 지역가입자의 자격을 얻는다. 다만, 다음 각 호의 어느 하나에 해당하는 사람은 그 해당되는 날에 각각 자격을 얻는다.

1. 수급권자이었던 사람은 그 대상자에서 제외된 날
2. 직장가입자의 피부양자이었던 사람은 그 자격을 잃은 날
3. 유공자등 의료보호대상자이었던 사람은 그 대상자에서 제외된 날
4. 제5조 제1항 제2호 가목에 따라 보험자에게 건강보험의 적용을 신청한 유공자등 의료보호대상자는 그 신청한 날

Answer 22 ④ 23 ②

24 「국민건강보험법」상 가입자의 자격 변동 시기로 가장 올바르지 못한 것은?

2020 전남, 2022 광주, 2025 인천 기출유사

① 적용대상사업장에 휴·폐업 등의 사유가 발생한 날의 다음 날

② 지역가입자가 다른 세대로 전입한 날

③ 직장가입자가 다른 적용대상 사업장의 사용자로 된 날

④ 직장가입자인 근로자등이 그 사용관계가 끝난 날

해설 **(국민건강보험법 제9조 제1항 : 자격의 변동 시기 등)** 가입자는 다음 각 호의 어느 하나에 해당하게 된 날에 그 자격이 변동된다.

1. 지역가입자가 적용대상사업장의 사용자로 되거나, 근로자·공무원 또는 교직원("근로자등")으로 사용된 날
2. 직장가입자가 다른 적용대상사업장의 사용자로 되거나 근로자등으로 사용된 날
3. 직장가입자인 근로자등이 그 사용관계가 끝난 날의 다음 날
4. 적용대상사업장에 휴업·폐업 등 보건복지부령으로 정하는 사유가 발생한 날의 다음 날
5. 지역가입자가 다른 세대로 전입한 날

25 「국민건강보험법」상 가입자의 자격이 변동된 경우 직장가입자의 사용자와 지역가입자의 세대주는 그 명세를 자격이 변동된 날부터 며칠까지 보험자에게 신고하여야 하는가?

① 지체 없이 ② 7일 이내

③ 14일 이내 ④ 1개월 이내

해설 **(국민건강보험법 제9조 제2항)** 제1항에 따라 자격이 변동된 경우 직장가입자의 사용자와 지역가입자의 세대주는 다음 각 호의 구분에 따라 그 명세를 보건복지부령으로 정하는 바에 따라 자격이 변동된 날부터 14일 이내에 보험자에게 신고하여야 한다.

1. 제1항 제1호 및 제2호에 따라 자격이 변동된 경우 : 직장가입자의 사용자
2. 제1항 제3호부터 제5호까지의 규정에 따라 자격이 변동된 경우 : 지역가입자의 세대주

7

26 「국민건강보험법」상 건강보험의 적용에 대한 설명으로 가장 올바른 것은?

① 가입자 자격의 취득·변동 및 상실은 그 신고가 보험자에게 도착된 때로부터 효력이 발생되고, 소급하지 아니한다.

② 법무부장관은 가입자가 교도소에 수용되는 경우에는 그 사유에 해당된 날부터 1개월 이내에 보험자에게 알려야 한다.

③ 비상근 교직원 또는 1개월 동안의 소정근로시간이 80시간 미만인 시간제공무원 및 교직원은 직장가입자에서 제외된다.

④ 지역가입자의 직계존속과 직계비속도 피부양자가 될 수 있다.

해설 **(국민건강보험법 제9조 제3항)** 법무부장관 및 국방부장관은 직장가입자나 지역가입자가 제54조 제3호 또는 제4호에 해당하면 보건복지부령으로 정하는 바에 따라 그 사유에 해당된 날부터 1개월 이내에 보험자에게 알려야 한다.
(국민건강보험법 제54조) 보험급여를 받을 수 있는 사람이 다음 각 호의 어느 하나에 해당하면 그 기간에는 보험급여를 하지 아니한다. 다만, 제3호 및 제4호의 경우에는 제60조에 따른 요양급여를 실시한다. 〈개정 2020.4.7.〉

1. 삭제 〈2020.4.7.〉
2. 국외에 체류하는 경우

Answer 24 ④ 25 ③ 26 ②

3. 제6조 제2항 제2호[「병역법」에 따른 현역병(지원에 의하지 아니하고 임용된 하사 포함), 전환복무된 사람 및 군간부후보생]에 해당하게 된 경우
4. 교도소, 그 밖에 이에 준하는 시설에 수용되어 있는 경우

① **(국민건강보험법 제11조 제1항)** 가입자 자격의 취득·변동 및 상실은 제8조부터 제10조까지의 규정에 따른 자격의 취득·변동 및 상실의 시기로 소급하여 효력을 발생한다. 이 경우 보험자는 그 사실을 확인할 수 있다.

③ **(국민건강보험법 시행령 제9조 : 직장가입자에서 제외되는 사람)** 법 제6조 제2항 제4호에서 "대통령령으로 정하는 사업장의 근로자 및 사용자와 공무원 및 교직원"이란 다음 각 호의 어느 하나에 해당하는 사람을 말한다.

1. 비상근 근로자 또는 1개월 동안의 소정근로시간이 60시간 미만인 단시간근로자
2. 비상근 교직원 또는 1개월 동안의 소정근로시간이 60시간 미만인 시간제공무원 및 교직원
3. 소재지가 일정하지 아니한 사업장의 근로자 및 사용자
4. 근로자가 없거나 제1호에 해당하는 근로자만을 고용하고 있는 사업장의 사업주

④ **(국민건강보험법 제5조 제2항)** 제1항의 피부양자는 다음 각 호의 어느 하나에 해당하는 사람 중 직장가입자에게 주로 생계를 의존하는 사람으로서 소득 및 재산이 보건복지부령으로 정하는 기준 이하에 해당하는 사람을 말한다.

1. 직장가입자의 배우자
2. 직장가입자의 직계존속(배우자의 직계존속을 포함)
3. 직장가입자의 직계비속(배우자의 직계비속을 포함)과 그 배우자
4. 직장가입자의 형제자매

27 회사에서 명예퇴직을 한 박씨는 제2의 인생을 준비하기 위해 가족과 함께 호주로 이민을 갔다. 9월 5일 국적을 잃게 되었다면, 「국민건강보험법」상 가입자였던 박씨의 국민건강보험 자격 상실 시기는?

2019 서울 기출유사

① 9월 4일 ② 9월 5일
③ 9월 6일 ④ 9월 7일

해설 **(국민건강보험법 제10조 제1항)** 가입자는 다음 각 호의 어느 하나에 해당하게 된 날에 그 자격을 잃는다.

1. 사망한 날의 다음 날
2. 국적을 잃은 날의 다음 날
3. 국내에 거주하지 아니하게 된 날의 다음 날
4. 직장가입자의 피부양자가 된 날
5. 수급권자가 된 날
6. 건강보험을 적용받고 있던 사람이 유공자등 의료보호대상자가 되어 건강보험의 적용배제신청을 한 날

28 「국민건강보험법」상 국민건강보험 가입자의 자격 상실 시기에 해당하지 않는 것은?

2016 전북·부산, 2018 서울 기출유사

① 사망한 다음 날 ② 국적을 잃은 다음 날
③ 교도소에 수용된 다음 날 ④ 직장가입자의 피부양자가 된 날

해설 27번 문제 해설 참조

Answer 27 ③ 28 ③

29 「국민건강보험법」상 자격 상실 시기로 옳은 것은? 2024 경북 기출유사

① 사망한 날
② 국적을 잃은 날
③ 국내에 거주하지 아니하게 된 날
④ 직장가입자의 피부양자가 된 날

해설 (국민건강보험법 제10조 제1항 : 자격의 상실 시기 등) 27번 문제 해설 참조

30 「국민건강보험법」상 건강보험의 보험자에 해당하는 것은? 2021 충남 기출유사

① 건강보험심사평가원
② 국민건강보험공단
③ 보건복지부장관
④ 「의료법」에 따른 의료기관

해설 (국민건강보험법 제13조 : 보험자) 건강보험의 보험자는 국민건강보험공단으로 한다.

31 「국민건강보험법」상 국민건강보험공단의 업무를 모두 고른 것은?

2017 부산, 2020 광주·부산, 2024 전북, 2025 대구 기출유사

가. 가입자의 보험료를 결정	나. 급여의 적정성 평가
다. 보험급여의 관리	라. 보험료 부과 관련 제도 개선 연구
마. 보험료의 부과·징수	바. 자산의 증식사업

① 가, 나, 다
② 가, 다, 마
③ 나, 라, 바
④ 다, 마, 바

해설 (국민건강보험법 제14조 제1항 : 업무 등) 공단은 다음 각 호의 업무를 관장한다.

1. 가입자 및 피부양자의 자격 관리
2. 보험료와 그 밖에 이 법에 따른 징수금의 부과·징수
3. 보험급여의 관리
4. 가입자 및 피부양자의 질병의 조기발견·예방 및 건강관리를 위하여 요양급여 실시 현황과 건강검진 결과 등을 활용하여 실시하는 예방사업으로서 대통령령으로 정하는 사업
5. 보험급여 비용의 지급
6. 자산의 관리·운영 및 증식사업
7. 의료시설의 운영
8. 건강보험에 관한 교육훈련 및 홍보
9. 건강보험에 관한 조사연구 및 국제협력
10. 이 법에서 공단의 업무로 정하고 있는 사항
11. 「국민연금법」, 「고용보험 및 산업재해보상보험의 보험료징수 등에 관한 법률」, 「임금채권보장법」 및 「석면피해구제법」(“징수위탁근거법”)에 따라 위탁받은 업무
12. 그 밖에 이 법 또는 다른 법령에 따라 위탁받은 업무
13. 그 밖에 건강보험과 관련하여 보건복지부장관이 필요하다고 인정한 업무

Answer 29 ④ 30 ② 31 ④

7

(국민건강보험법 시행령 제9조의2) 법 제14조 제1항 제4호에서 "대통령령으로 정하는 사업"이란 다음 각 호의 사업을 말한다.

1. 가입자 및 피부양자의 건강관리를 위한 전자적 건강정보시스템의 구축·운영
2. 생애주기별·사업장별·직능별 건강관리 프로그램 또는 서비스의 개발 및 제공
3. 연령별·성별·직업별 주요 질환에 대한 정보 수집, 분석·연구 및 관리방안 제공
4. 고혈압·당뇨 등 주요 만성질환에 대한 정보 제공 및 건강관리 지원
5. 「지역보건법」에 따른 지역보건의료기관과 연계·협력을 통한 지역별 건강관리사업 지원
6. 가입자 및 피부양자의 건강관리를 위해 보건복지부장관이 특히 필요하다고 인정하는 사업

32 「국민건강보험법」상 국민건강보험공단의 업무로 가장 올바르지 못한 것은? 2017 전남, 2024 대구 기출유사

① 보험급여 비용의 지급 ② 보험급여의 관리

③ 요양급여의 적정성 평가 ④ 의료시설의 운영

해설 **(국민건강보험법 제63조 제1항 : 건강보험심사평가원 업무 등)** 심사평가원은 다음 각 호의 업무를 관장한다. 〈개정 2022.6.10.〉

1. 요양급여비용의 심사
2. 요양급여의 적정성 평가
3. 심사기준 및 평가기준의 개발
4. 제1호부터 제3호까지의 규정에 따른 업무와 관련된 조사연구 및 국제협력
5. 다른 법률에 따라 지급되는 급여비용의 심사 또는 의료의 적정성 평가에 관하여 위탁받은 업무
6. 그 밖에 이 법 또는 다른 법령에 따라 위탁받은 업무
7. 건강보험과 관련하여 보건복지부장관이 필요하다고 인정한 업무
8. 그 밖에 보험급여 비용의 심사와 보험급여의 적정성 평가 와 관련하여 대통령령으로 정하는 업무

(국민건강보험법 제14조 제1항 : 국민건강보험공단 업무 등) 31번 문제 해설 참조

33 「국민건강보험법」상 국민건강보험공단에 대한 설명으로 가장 올바른 것은?

① 감사는 임원추천위원회가 복수로 추천한 사람 중에서 보건복지부장관의 제청으로 대통령이 임명한다.

② 국민건강보험공단에 관하여 「국민건강보험법」과 「공공기관의 운영에 관한 법률」에서 정한 사항 외에는 「민법」 중 사단법인에 관한 규정을 준용한다.

③ 국민건강보험공단은 직장가입자와 지역가입자의 재정을 통합하여 운영한다.

④ 정관을 변경하려면 보건복지부장관에게 신고하여야 한다.

해설 **(국민건강보험법 제35조 제2항)** 공단은 직장가입자와 지역가입자의 재정을 통합하여 운영한다.

(국민건강보험법 제20조 제5항) 감사는 임원추천위원회가 복수로 추천한 사람 중에서 기획재정부장관의 제청으로 대통령이 임명한다.

(국민건강보험법 제40조) 공단에 관하여 이 법과 「공공기관의 운영에 관한 법률」에서 정한 사항 외에는 「민법」 중 재단법인에 관한 규정을 준용한다.

(국민건강보험법 제17조 제2항) 공단은 정관을 변경하려면 보건복지부장관의 인가를 받아야 한다.

Answer 32 ③ 33 ③

34 아래 내용은 「국민건강보험법」상 국민건강보험공단의 임원에 대한 설명이다. 다음 중 올바르게 설명한 것을 모두 고른 것은?

> 가. 공단은 임원으로서 이사장 1명, 이사 14명, 감사 1명을 두며, 이사장과 이사 중 5명 및 감사는 상임으로 한다.
> 나. 비상임이사는 노동조합·사용자단체·시민단체·소비자단체·농어업인단체 및 노인단체가 추천하는 각 1명과 대통령령으로 정하는 바에 따라 추천하는 관계 공무원 3명을 보건복지부장관이 임명한다.
> 다. 이사장은 「공공기관의 운영에 관한 법률」에 따른 임원추천위원회가 복수로 추천한 사람 중에서 보건복지부장관의 제청으로 대통령이 임명한다.
> 라. 이사장의 임기는 3년, 이사(공무원인 이사는 제외)와 감사의 임기는 각각 2년으로 한다.

① 가, 나, 다
② 가, 다
③ 나, 라
④ 가, 나, 다, 라

해설 (국민건강보험법 제20조 : 임원)

① 공단은 임원으로서 이사장 1명, 이사 14명 및 감사 1명을 둔다. 이 경우 이사장, 이사 중 5명 및 감사는 상임으로 한다.
② 이사장은 「공공기관의 운영에 관한 법률」 제29조에 따른 임원추천위원회가 복수로 추천한 사람 중에서 보건복지부장관의 제청으로 대통령이 임명한다.
③ 상임이사는 보건복지부령으로 정하는 추천 절차를 거쳐 이사장이 임명한다.
④ 비상임이사는 다음 각 호의 사람을 보건복지부장관이 임명한다.
  1. 노동조합·사용자단체·시민단체·소비자단체·농어업인단체, 노인단체 추천하는 각 1명
  2. 대통령령으로 정하는 바에 따라 추천하는 관계 공무원 3명
⑤ 감사는 임원추천위원회가 복수로 추천한 사람 중에서 기획재정부장관의 제청으로 대통령이 임명한다.
⑥ 제4항에 따른 비상임이사는 정관으로 정하는 바에 따라 실비변상을 받을 수 있다.
⑦ 이사장의 임기는 3년, 이사(공무원인 이사는 제외)와 감사의 임기는 각각 2년으로 한다.

35 「국민건강보험법」상 공단에 대한 설명으로 가장 올바르지 못한 것은?

① 공단의 상임임원이 임명권자 또는 제청권자의 허가를 받거나 공단의 직원이 이사장의 허가를 받은 경우에는 비영리 목적의 업무를 겸할 수 있다.
② 공단의 조직·인사·보수 및 회계에 관한 규정은 이사회의 의결을 거쳐 공단이사장의 승인을 받아 정한다.
③ 공단은 재난적 의료비 지원사업에 사용되는 비용에 충당하기 위하여 매년 예산의 범위에서 출연할 수 있다.
④ 공단은 회계연도마다 결산상의 잉여금 중에서 그 연도의 보험급여에 든 비용의 100분의 5 이상에 상당하는 금액을 그 연도에 든 비용의 100분의 50에 이를 때까지 준비금으로 적립하여야 한다.

Answer 34 ④ 35 ②

해설 **(국민건강보험법 제29조 : 규정 등)** 공단의 조직·인사·보수 및 회계에 관한 규정은 이사회의 의결을 거쳐 보건복지부장관의 승인을 받아 정한다.

(국민건강보험법 제25조 제2항) 공단의 상임임원이 임명권자 또는 제청권자의 허가를 받거나 공단의 직원이 이사장의 허가를 받은 경우에는 비영리 목적의 업무를 겸할 수 있다.

(국민건강보험법 제38조 제1항 : 준비금) 공단은 회계연도마다 결산상의 잉여금 중에서 그 연도의 보험급여에 든 비용의 100분의 5 이상에 상당하는 금액을 그 연도에 든 비용의 100분의 50에 이를 때까지 준비금으로 적립하여야 한다.

(국민건강보험법 제39조의2 : 재난적의료비 지원사업에 대한 출연) 공단은 「재난적의료비 지원에 관한 법률」에 따른 재난적의료비 지원사업에 사용되는 비용에 충당하기 위하여 매년 예산의 범위에서 출연할 수 있다. 이 경우 출연 금액의 상한 등에 필요한 사항은 대통령령으로 정한다.

36 「국민건강보험법」상 국민건강보험공단은 재난적의료비 지원사업에 사용되는 비용에 충당하기 위하여 매년 예산의 범위에서 출연할 수 있다. 다음 중 재난적의료비 지원사업에 출연하는 금액의 상한에 대한 설명으로 가장 올바른 것은?

① 재난적의료비 지원사업에 출연하는 금액의 상한은 전년도 보험료 수입액의 1천분의 1

② 재난적의료비 지원사업에 출연하는 금액의 상한은 전년도 보험료 수입액의 1백분의 1

③ 재난적의료비 지원사업에 출연하는 금액의 상한은 전전년도 보험료 수입액의 1천분의 1

④ 재난적의료비 지원사업에 출연하는 금액의 상한은 전전년도 보험료 수입액의 1백분의 5

해설 **(국민건강보험법 시행령 제17조의2 : 재난적의료비 지원사업에 대한 출연 금액의 상한)** 법 제39조의2에 따라 공단이 「재난적의료비 지원에 관한 법률」에 따른 재난적의료비 지원사업에 출연하는 금액의 상한은 전전년도 보험료 수입액의 1천분의 1로 한다.
[본조신설 2021.10.14.]

37 「국민건강보험법」에서 규정하는 보험급여 중 요양급여에 해당하지 않는 것은?

2017 서울, 2020 인천 기출유사

① 예방과 재활 ② 이송
③ 장제비 ④ 치료재료의 지급

해설 **(국민건강보험법 제41조 제1항)** 가입자와 피부양자의 질병, 부상, 출산 등에 대하여 다음 각 호의 요양급여를 실시한다.

1. 진찰·검사
2. 약제·치료재료의 지급
3. 처치·수술 및 그 밖의 치료
4. 예방·재활
5. 입원
6. 간호
7. 이송

38 「국민건강보험법」에서 규정하는 요양급여로만 짝지어진 것은? 2016 광주·부산 기출유사

① 입원, 간호, 이송 ② 장례비용, 진찰·검사
③ 처치·수술, 직업재활 ④ 치료재료 지급, 예방접종

해설 37번 문제 해설 참조

Answer 36 ③ 37 ③ 38 ①

39 「국민건강보험법」상 "보건복지부장관이 비급여대상으로 정한 것을 제외한 일체의 것"을 요양급여로 인정하는 항목에 해당하지 않는 것은? 2025 전남 기출유사

① 간호 ② 약제
③ 예방·재활 ④ 치료재료

해설 **(국민건강보험법 제41조 제2항 : 요양급여)** 제1항에 따른 요양급여의 범위("요양급여대상")는 다음 각 호와 같다.
1. 제1항 각 호의 요양급여(제1항 제2호의 약제는 제외) : 제4항에 따라 보건복지부장관이 비급여대상으로 정한 것을 제외한 일체의 것
2. 제1항 제2호의 약제 : 제41조의3에 따라 요양급여대상으로 보건복지부장관이 결정하여 고시한 것

(국민건강보험법 제41조 제1항) 37번 문제 해설 참조
(국민건강보험법 제41조 제4항) 보건복지부장관은 제3항에 따라 요양급여의 기준을 정할 때 업무나 일상생활에 지장이 없는 질환에 대한 치료 등 보건복지부령으로 정하는 사항은 요양급여대상에서 제외되는 사항("비급여대상")으로 정할 수 있다.

40 「국민건강보험법」상 보험급여로 올바른 것은? 2011 서울 기출유사

① 부가급여 ② 유족급여
③ 장해급여 ④ 휴업급여

해설 **(국민건강보험법 제4장 보험급여)** 보험급여에는 요양급여, 선별급여, 요양비, 부가급여, 장애인보장구, 건강검진 등이 있다.
(산업재해보상보험법 제36조 : 보험급여의 종류와 산정 기준 등) 요양급여, 유족급여, 휴업급여, 장해급여, 간병급여, 상병보상연금, 장의비, 직업재활급여가 있다.

41 아래 내용은 「국민건강보험법」상 요양급여에 대한 설명이다. 다음 중 올바르게 설명한 것을 모두 고른 것은?

가. 보건복지부장관은 약제에 대한 요양급여비용의 상한금액을 감액하거나 요양급여의 적용을 정지한 경우에는 그 사실을 공단과 심사평가원에 통보하여 상한금액 감액 및 요양급여의 적용 정지 내역을 기록·관리하도록 하여야 한다.
나. 심사평가원의 원장은 요양급여비용에 대한 심사청구를 받아 심사를 하는 경우에는 요양급여비용에 대한 심사청구를 받은 날부터 40일(정보통신망을 통해 통보하는 경우는 15일) 이내에 심사하여 그 내용이 기재된 요양급여비용 심사결과통보서를 공단 및 해당 요양기관에 각각 송부해야 한다.
다. 심사평가원의 원장은 요양급여비용에 대한 심사청구를 위해 제공받은 자료의 사실 여부를 확인할 필요가 있으면 소속 직원으로 하여금 현장 조사를 통하여 해당 사항을 확인하게 할 수 있다.
라. 요양급여비용 심사결과 통보서를 받은 공단은 15일 이내에 요양급여비용 지급명세가 기재된 요양급여비용 지급통보서에 따른 요양급여비용을 해당 요양기관에 지급해야 한다.

① 가, 나, 다 ② 가, 다
③ 나, 라 ④ 가, 나, 다, 라

Answer 39 ② 40 ① 41 ①

해설 가. (국민건강보험법 시행령 제18조의2 제1항) 보건복지부장관은 법 제41조의2에 따라 약제에 대한 요양급여비용의 상한금액을 감액하거나 요양급여의 적용을 정지한 경우에는 그 사실을 공단과 심사평가원에 통보하여 상한금액 감액 및 요양급여의 적용 정지 내역을 기록·관리하도록 하여야 한다.

나, 라. (국민건강보험법 시행규칙 제20조 제2항) 심사평가원의 원장은 심사를 하는 경우에는 요양급여비용에 대한 심사청구를 받은 날부터 40일(정보통신망을 통하여 통보하는 경우에는 15일) 이내에 심사하여 그 내용이 기재된 요양급여비용 심사결과통보서를 공단 및 해당 요양기관에 각각 송부해야 하며, 요양급여비용 심사결과통보서를 받은 공단은 지체 없이 요양급여비용 지급명세가 기재된 요양급여비용 지급통보서에 따른 요양급여비용을 해당 요양기관에 지급해야 한다. 이 경우 심사기간을 산정할 때 심사평가원의 원장이 요양급여비용에 대한 심사를 청구한 요양기관에 심사에 필요한 자료를 요청한 경우 등 특별한 사유가 있는 경우에는 그에 걸리는 기간은 제외한다.

다. (국민건강보험법 시행규칙 제20조 제1항) 심사평가원은 요양급여비용에 대한 심사청구를 받으면 그 심사청구 내용이 요양급여의 기준 및 보건복지부장관이 고시한 요양급여비용의 명세에 적합한지를 보건복지부장관이 정하여 고시한 바에 따라 심사한다. 이 경우 심사평가원의 원장은 제공받은 자료의 사실 여부를 확인할 필요가 있으면 소속 직원으로 하여금 현장 조사를 통하여 해당 사항을 확인하게 할 수 있다.

42 국민건강보험법」상 요양급여의 경제성 또는 치료효과성 등이 불확실하여 검증을 위해 추가적인 근거가 필요하거나 가입자와 피부양자의 건강회복에 잠재적 이득이 있는 경우 실시할 수 있는 급여는?

2025 경기 기출유사

① 부가급여 ② 선별급여

③ 요양비 ④ 임의급여

해설 (국민건강보험법 제41조의4 제1항 : 선별급여) 요양급여를 결정함에 있어 경제성 또는 치료효과성 등이 불확실하여 그 검증을 위하여 추가적인 근거가 필요하거나, 경제성이 낮아도 가입자와 피부양자의 건강회복에 잠재적 이득이 있는 등 대통령령으로 정하는 경우에는 예비적인 요양급여인 선별급여로 지정하여 실시할 수 있다.

43 「국민건강보험법」상 선별급여의 평가항목에 해당하지 않는 것은? 2020 울산, 2025 광주 기출유사

① 국민건강에 대한 잠재적 이득에 관한 사항

② 다른 요양급여와의 대체가능성에 관한 사항

③ 안전성·유효성이 있는 신의료기술에 관한 사항

④ 치료효과 및 치료과정의 개선에 관한 사항

해설 (국민건강보험법 시행령 제18조의4 제2항 : 선별급여)

① 법 제41조의4 제1항에 따른 선별급여를 실시할 수 있는 경우는 다음 각 호와 같다.
1. 경제성 또는 치료효과성 등이 불확실하여 그 검증을 위하여 추가적인 근거가 필요한 경우
2. 경제성이 낮아도 가입자와 피부양자의 건강회복에 잠재적 이득이 있는 경우
3. 제1호 또는 제2호에 준하는 경우로서 요양급여에 대한 사회적 요구가 있거나 국민건강 증진의 강화를 위하여 보건복지부장관이 특히 필요하다고 인정하는 경우

② 법 제41조의4 제2항에 따른 선별급여의 적합성 평가는 다음 각 호의 구분에 따른다.
1. 평가주기 : 선별급여를 실시한 날부터 5년마다 평가할 것. 다만, 보건복지부장관은 해당 선별급여의 내용·성격 또는 효과 등을 고려하여 신속한 평가가 필요하다고 인정하는 경우에는 그 평가주기를 달리 정할 수 있다.
2. 평가항목 : 다음 각 목의 사항을 평가할 것
   가. 치료 효과 및 치료 과정의 개선에 관한 사항
   나. 비용 효과에 관한 사항
   다. 다른 요양급여와의 대체가능성에 관한 사항
   라. 국민건강에 대한 잠재적 이득에 관한 사항
   마. 그 밖에 가목부터 라목까지의 규정에 준하는 사항으로서 보건복지부장관이 적합성평가를 위하여 특히 필요하다고 인정하는 사항

Answer 42 ② 43 ③

44 「국민건강보험법」상 선별급여의 적합성 평가주기는? 2022 광주·대전 기출유사

① 1년
② 3년
③ 4년
④ 5년

해설 **(국민건강보험법 시행령 제18조의4 제2항 : 선별급여)** 43번 문제 해설 참조

45 「국민건강보험법」상 방문요양 급여가 가능한 사람으로 모두 고른 것은? 2024 경기 기출유사

ㄱ. 호스피스 완화의료 및 임종과정에 있는 환자의 연명의료결정에 관한 법률에 따른 말기환자
ㄴ. 중증장애인
ㄷ. 가정형 인공호흡기를 사용하는 등 일정수준 이상의 의학적 요구가 있어 방문요양급여를 제공받을 필요가 있는 20세 미만 환자
ㄹ. 요양기관 외에서 출산 등

① ㄱ, ㄴ
② ㄱ, ㄷ
③ ㄱㄴㄷ
④ ㄱㄴㄹ

해설 **(국민건강보험법 제41조의5 : 방문요양급여)** 가입자 또는 피부양자가 질병이나 부상으로 거동이 불편한 경우 등 보건복지부령으로 정하는 사유에 해당하는 경우에는 가입자 또는 피부양자를 직접 방문하여 제41조에 따른 요양급여를 실시할 수 있다.
(국민건강보험요양급여의 기준에 관한 규칙 – 보건복지부령 제1096호 : 제8조의3 : 방문요양급여 실시 사유) 〈개정 2025.3.11.〉
법 제41조의5에서 "질병이나 부상으로 거동이 불편한 경우 등 보건복지부령으로 정하는 사유에 해당하는 경우"란 다음 각 호의 어느 하나에 해당하여 의료기관을 방문하기 어려운 경우를 말한다.
1. 「장애인 건강권 및 의료접근성 보장에 관한 법률」 제16조 제1항에 따른 장애인 건강주치의 제도의 대상이 되는 중증장애인
2. 「호스피스·완화의료 및 임종과정에 있는 환자의 연명의료결정에 관한 법률」 제2조 제3호에 따른 말기환자
3. 가정형 인공호흡기를 사용하는 등 일정 수준 이상의 의료적 요구가 있어 방문요양급여를 제공받을 필요가 있는 18세 미만 환자
4. 그 밖에 질병, 부상, 출산 등으로 거동이 불편하여 방문요양급여가 필요하다고 보건복지부장관이 정하여 고시하는 경우에 해당하는 사람

7

46 「국민건강보험법」상 요양급여를 실시하는 요양기관이 아닌 것은? 2017 서울, 2020 부산, 2021 서울 기출유사

① 보건지소
② 약국
③ 응급환자이송센터
④ 의료기관

해설 **(국민건강보험법 제42조 제1항 : 요양기관)** 요양급여(간호와 이송은 제외)는 다음 각 호의 요양기관에서 실시한다. 이 경우 보건복지부장관은 공익이나 국가정책에 비추어 요양기관으로 적합하지 아니한 대통령령으로 정하는 의료기관 등은 요양기관에서 제외할 수 있다.
1. 「의료법」에 따라 개설된 의료기관
2. 「약사법」에 따라 등록된 약국
3. 「약사법」 제91조에 따라 설립된 한국희귀·필수의약품센터
4. 「지역보건법」에 따른 보건소·보건의료원 및 보건지소
5. 「농어촌 등 보건의료를 위한 특별조치법」에 따라 설치된 보건진료소

Answer 44 ④ 45 ① 46 ③

47 「국민건강보험법」상 요양기관에 해당하는 것을 모두 고르면? 2020 대구, 2025 경기 기출유사

㉠ 「농어촌 등 보건의료를 위한 특별조치법」에 따라 설치된 보건진료소
㉡ 「약사법」에 따라 등록된 약국과 한국희귀·필수의약품센터
㉢ 「의료법」에 따라 개설된 의료기관
㉣ 「지역보건법」에 따른 보건소·보건의료원 및 보건지소

① ㉠, ㉢
② ㉡, ㉣
③ ㉠, ㉡, ㉢
④ ㉠, ㉡, ㉢, ㉣

해설 **(국민건강보험법 제42조 제1항 : 요양기관)** 46번 문제 해설 참조

48 「국민건강보험법」상 요양기관에서 제외되는 의료기관은? 2016 대구, 2024 경북 기출유사

가. 보건진료소
나. 부속의료기관
다. 약국
라. 업무정지 중인 의료기관

① 가, 나, 다
② 가, 다
③ 나, 라
④ 가, 나, 다, 라

해설 **(국민건강보험법 시행령 제18조 제1항 : 요양기관에서 제외되는 의료기관 등)** 법 제42조 제1항 각 호 외의 부분 후단에서 "대통령령으로 정하는 의료기관 등"이란 다음 각 호의 의료기관 또는 약국을 말한다.

1. 「의료법」 제35조에 따라 개설된 부속 의료기관
2. 사회복지시설에 수용된 사람의 진료를 주된 목적으로 개설된 의료기관
3. 본인일부부담금을 받지 아니하거나 경감하여 받는 등의 방법으로 가입자나 피부양자를 유인하는 행위 또는 이와 관련하여 과잉 진료행위를 하거나 부당하게 많은 진료비를 요구하는 행위를 하여 다음 각 목의 어느 하나에 해당하는 업무정지 처분 등을 받은 의료기관
   가. 업무정지 또는 과징금 처분을 5년 동안 2회 이상 받은 의료기관
   나. 면허자격정지 처분을 5년 동안 2회 이상 받은 의료인이 개설·운영하는 의료기관
4. 업무정지 처분 절차가 진행 중이거나 업무정지 처분을 받은 요양기관의 개설자가 개설한 의료기관 또는 약국

49 「국민건강보험법」상 보험급여 대상 요양기관이면서, 「의료법」상 의료기관이 아닌 것으로만 연결된 것은? 2013 전남 기출유사

① 병원 – 조산원 – 한의원
② 보건의료원 – 보건소 – 부속의료기관
③ 보건지소 – 약국 – 보건진료소
④ 약국 – 단기보호시설 – 한국희귀·필수의약품센터

해설 **(국민건강보험법 제42조 제1항)** : 46번 문제 해설 참조
(국민건강보험법 시행령 제18조 제1항 : 요양기관에서 제외되는 의료기관 등) : 48번 문제 해설 참조

Answer 47 ④ 48 ③ 49 ③

50 다음 (가)에 해당하는 기관은? 2018 서울 기출유사

「국민건강보험법」상 요양기관이 요양급여비용을 최초로 청구하는 때에 요양기관의 시설·장비 및 인력 등에 대한 현황을 (가)에 신고하여야 한다.

① 국민건강보험공단 ② 건강보험심사평가원
③ 관할 보건소 ④ 관할 시·군·구

해설 **(국민건강보험법 제43조 제1항 : 요양기관 현황에 대한 신고)** 요양기관은 제47조에 따라 요양급여비용을 최초로 청구하는 때에 요양기관의 시설·장비 및 인력 등에 대한 현황을 제62조에 따른 건강보험심사평가원(이하 "심사평가원")에 신고하여야 한다.

51 「국민건강보험법」상 입원진료 시 본인부담금은?

① 요양급여비용총액의 10%, 식대의 10% ② 요양급여비용총액의 20%, 식대의 20%
③ 요양급여비용총액의 10%, 식대의 20% ④ 요양급여비용총액의 20%, 식대의 50%

해설 **(국민건강보험법 시행령 제19조 [별표 2] 제1호 가목 1)** 〈개정 2024.12.10.〉

1. 가입자 또는 피부양자는 요양급여비용 중 다음 각 목의 어느 하나에 해당하는 금액(100원 미만은 제외한다)을 부담한다. 다만, 입원진료의 경우에는 100원 미만의 금액도 부담한다.
   가. 입원진료(나목의 표 중 보건복지부장관이 정하는 의료장비를 이용한 진료의 경우는 제외한다) 및 보건복지부장관이 정하는 요양급여를 받은 경우(약국 또는 한국희귀·필수의약품센터인 요양기관에서 처방전에 따라 의약품을 조제받는 경우를 포함한다)는 다음의 구분에 따라 계산한 금액
      1) 요양급여비용 총액(보건복지부장관이 정하여 고시하는 식대와 장애인 치과진료에 대한 가산금액은 제외한다)의 100분의 20에 입원기간 중 식대(입원환자의 식사의 질과 서비스에 영향을 미치는 부가적 요소에 드는 비용에 해당하는 가산금액을 포함한다)의 100분의 50을 더한 금액. 다만, 상급종합병원에서 법 제43조에 따라 신고한 입원병실 중 일반입원실의 2인실·3인실·4인실 및 정신과 입원실의 2인실·3인실·4인실을 이용한 경우에는 그 입원료에 한정하여 각각 100분의 50·100분의 40·100분의 30으로 하고, 종합병원·병원·한방병원·요양병원(「장애인복지법」 제58조 제1항 제4호에 따른 장애인 의료재활시설로서 「의료법」 제3조의2의 요건을 갖춘 의료기관인 요양병원으로 한정한다)·정신병원에서 법 제43조에 따라 신고한 입원병실 중 일반입원실의 2인실·3인실 및 정신과 입원실의 2인실·3인실을 이용한 경우에는 그 입원료에 한정하여 각각 100분의 40·100분의 30으로 하며, 보건복지부장관이 정하여 고시하는 격리 입원에 대해서는 그 입원료에 한정하여 100분의 10으로 한다.

52 아래 내용은 「국민건강보험법」상 비용의 본인부담에 대한 설명이다. 다음 중 올바르게 설명한 것을 모두 고른 것은?

가. 본인부담상한액은 가입자의 소득수준 등에 따라 정한다.
나. 본인이 연간 부담하는 본인일부부담금의 총액이 대통령령으로 정하는 본인부담상한액을 초과한 경우에는 본인이 그 초과 금액을 부담하여야 한다.
다. 본인일부부담금은 요양기관의 청구에 따라 요양급여를 받는 사람이 요양기관에 납부한다. 이 경우 요양기관은 보건복지부령으로 정하는 요양급여사항 또는 비급여사항 외에 입원보증금 등 다른 명목으로 비용을 청구해서는 아니 된다.
라. 요양급여를 받는 자는 대통령령으로 정하는 바에 따라 비용의 일부를 본인이 부담한다. 이 경우 선별급여에 대해서는 다른 요양급여에 비하여 본인일부부담금을 하향 조정할 수 있다.

Answer 50 ② 51 ④ 52 ②

① 가, 나, 다　　② 가, 다
③ 나, 라　　④ 가, 나, 다, 라

해설 **(국민건강보험법 제44조 : 비용의 일부부담)**

나. **(국민건강보험법 제44조 제2항)** 본인이 연간 부담하는 다음 각 호의 금액의 합계액이 대통령령으로 정하는 금액("본인부담상한액")을 초과한 경우에는 공단이 그 초과 금액을 부담하여야 한다. 이 경우 공단은 당사자에게 그 초과 금액을 통보하고, 이를 지급하여야 한다. 〈개정 2024.2.20.〉

1. 본인일부부담금의 총액
2. 제49조 제1항에 따른 요양이나 출산의 비용으로 부담한 금액(요양이나 출산의 비용으로 부담한 금액이 보건복지부장관이 정하여 고시한 금액보다 큰 경우에는 그 고시한 금액으로 한다)에서 같은 항에 따라 요양비로 지급받은 금액을 제외한 금액

라. **(국민건강보험법 제44조 제1항)** 요양급여를 받는 자는 대통령령으로 정하는 바에 따라 비용의 일부("본인일부부담금")를 본인이 부담한다. 이 경우 선별급여에 대해서는 다른 요양급여에 비하여 본인일부부담금을 상향 조정할 수 있다.

53 어느 환자가 입원하였다가 퇴원하고자 하여 진료비를 알아보니 총진료비가 80만원이었고, 식대는 40만원이었다. 다음 중 「국민건강보험법」상 이 환자의 본인부담금은 얼마인가?

① 8만원　　② 16만원
③ 24만원　　④ 36만원

해설 **[국민건강보험법 시행령 제19조 [별표 2] 제1호 가목 1)]** 51번 문제 해설 참조

1) 요양급여비용 총액의 100분의 20에 입원기간 중 식대의 100분의 50을 더한 금액

∴ 본인부담금 = (80만원 × 20%) + (40만원 × 50%) = 16 + 20 = 36만원

54 「국민건강보험법」상 입원진료 중 요양급여비용총액의 본인부담률이 옳게 연결된 것은?

① 격리 입원 – 10%
② 상급종합병원 일반병실 4인실 – 20%
③ 상급종합병원 정신과 입원실 4인실 – 40%
④ 요양병원의 신체기능저하군 – 30%

해설 51번 문제 해설 참조

55 「국민건강보험법」상 외래진료의 본인부담률이 30%가 아닌 요양기관은?

① 병원　　② 보건의료원
③ 보건지소　　④ 보건진료소

해설 **(국민건강보험법 시행령 제19조 [별표 2] 제1호 나목)** 가입자 또는 피부양자는 요양급여비용 중 다음 각 목의 어느 하나에 해당하는 금액(100원 미만은 제외한다)을 부담한다. 다만, 입원진료의 경우에는 100원 미만의 금액도 부담한다. 〈개정 2024.12.10.〉

Answer 53 ④　54 ①　55 ①

나. 외래진료의 경우 및 보건복지부장관이 정하는 의료장비·치료재료를 이용한 진료의 경우에는 다음 표의 구분에 따라 계산한 금액

기관 종류	소재지	환자 구분	본인일부부담금
상급 종합병원	모든 지역	일반환자	진찰료 총액 + (요양급여비용 총액 − 진찰료총액) × 60/100. 다만, 임신부 외래진료의 경우에는 요양급여비용 총액의 40/100, 1세 미만 영유아 외래진료의 경우에는 요양급여비용 총액의 20/100으로 한다.
		의약분업 예외환자	진찰료 총액 + (요양급여비용 총액 − 약값 총액 − 진찰료 총액) × 60/100 + 약값 총액 × 30/100. 다만, 임신부 외래진료의 경우에는 (요양급여비용 총액− 약값 총액) × 40/100 + 약값 총액 × 30/100, 1세 미만 영유아 외래진료의 경우에는 (요양급여비용 총액 − 약값 총액) × 20/100 + 약값 총액 × 21/100로 한다.
종합병원	동 지역	일반환자	요양급여비용 총액 × 50/100(임신부 외래진료의 경우에는 30/100, 1세 미만 영유아 외래진료의 경우에는 15/100)
		의약분업 예외환자	(요양급여비용 총액 − 약값 총액) × 50/100(임신부 외래진료의 경우에는 30/100, 1세 미만 영유아 외래진료의 경우에는 15/100) + 약값 총액 × 30/100(1세 미만 영유아의 경우에는 21/100)
	읍·면 지역	일반환자	요양급여비용 총액 × 45/100(임신부 외래진료의 경우에는 30/100, 1세 미만 영유아 외래진료의 경우에는 15/100)
		의약분업 예외환자	(요양급여비용 총액 − 약값 총액) × 45/100(임신부 외래진료의 경우에는 30/100, 1세 미만 영유아 외래진료의 경우에는 15/100) + 약값 총액 × 30/100(1세 미만 영유아의 경우에는 21/100)
병원, 치과병원, 한방병원, 요양병원, 정신병원	동 지역	일반환자	요양급여비용 총액 × 40/100(임신부 외래진료의 경우에는 20/100, 1세 미만 영유아 외래진료의 경우에는 10/100)
		의약분업 예외환자	(요양급여비용 총액 − 약값 총액) × 40/100(임신부 외래진료의 경우에는 20/100, 1세 미만 영유아 외래진료의 경우에는 10/100) + 약값 총액 × 30/100(1세 미만 영유아의 경우에는 21/100)
	읍·면 지역	일반환자	요양급여비용 총액 × 35/100(임신부 외래진료의 경우에는 20/100, 1세 미만 영유아 외래진료의 경우에는 10/100)
		의약분업 예외환자	(요양급여비용 총액 − 약값 총액) × 35/100(임신부 외래진료의 경우에는 20/100, 1세 미만 영유아 외래진료의 경우에는 10/100) + 약값 총액 × 30/100(1세 미만 영유아의 경우에는 21/100)
의원, 치과의원, 한의원, 보건의료원	모든 지역	일반환자	요양급여비용 총액 × 30/100(임신부 외래진료의 경우에는 10/100, 1세 미만 영유아 외래진료의 경우에는 5/100). 다만, 요양급여를 받는 사람이 65세 이상이면서 해당 요양급여비용 총액이 보건복지부령으로 정하는 금액을 넘지 않으면 보건복지부령으로 정하는 금액을 본인일부부담금으로 한다.
		의약분업 예외환자	(요양급여비용 총액 − 약값 총액) × 30/100(임신부 외래진료의 경우에는 10/100, 1세 미만 영유아 외래진료의 경우에는 5/100) + 약값 총액 × 30/100(1세 미만 영유아의 경우에는 21/100). 다만, 요양급여를 받는 사람이 65세 이상이면서 해당 요양급여비용 총액이 보건복지부령으로 정하는 금액을 넘지 않으면 보건복지부령으로 정하는 금액을 본인일부부담금으로 한다.
보건소, 보건지소, 보건진료소	모든 지역		요양급여비용 총액 × 30/100. 다만, 요양급여비용 총액이 보건복지부령으로 정하는 금액을 넘지 않으면 보건복지부령으로 정하는 금액을 본인일부부담금으로 한다.

56 「국민건강보험법 시행령」상 읍·면지역에 소재하는 정신병원의 일반환자 외래진료의 본인일부부담금은? (단, 임신부 및 1세 미만 영유아는 제외한다.) 2022 서울 기출유사

① 요양급여비용 총액 × (25/100)
② 요양급여비용 총액 × (30/100)
③ 요양급여비용 총액 × (35/100)
④ 요양급여비용 총액 × (40/100)

해설 **(국민건강보험법 시행령 제19조 별표 2)** 55번 문제 해설 참조

57 「국민건강보험법 시행령」상 읍·면 지역에 위치하고 있는 종합병원에서 외래진료 후 일반 환자가 지불해야 할 본인일부부담금은? (단, 임산부 및 1세 미만의 영유아 경우는 제외한다.) 2024 전북 기출유사

① 요양급여비용 총액 × 55/100
② 요양급여비용 총액 × 50/100
③ 요양급여비용 총액 × 45/100
④ 요양급여비용 총액 × 40/100

해설 **(국민건강보험법 시행령 제19조 별표 2)** 55번 문제 해설 참조

58 「국민건강보험법」상 동 지역에 소재하는 종합병원을 이용한 경우, 외래진료 일반환자의 본인부담률은 요양급여비용총액의 몇 %인가? (단, 임산부 및 14세 미만의 영유아는 제외) 2025 충청 기출유사

① 20%
② 30%
③ 40%
④ 50%

해설 **(국민건강보험법 시행령 제19조 별표 2)** 55번 문제 해설 참조

59 「국민건강보험법 시행령」상 연간 외래진료 횟수가 365회를 초과하는 사람은 그 초과 외래진료에 대한 요양급여비용총액의 100분의 90을 부담한다. 다음 중 이에 대한 예외사항에 해당하지 않는 사람은?

① 「모자보건법」에 따른 임산부
② 「아동복지법」에 따른 아동
③ 희귀난치성질환등을 가진 사람 중에서 보건복지부장관이 정하여 고시하는 사람
④ 65세 이상인 사람

해설 **(국민건강보험법 시행령 제19조 [별표 2] 제5의2호)** 〈개정 2024.12.10.〉

5의2. 제1호, 제3호(너목은 제외) 및 제4호에도 불구하고 연간 외래진료 횟수가 365회를 초과하는 사람은 그 초과 외래진료에 대한 요양급여비용 총액의 100분의 90을 부담한다. 다만, 다음 각 목의 어느 하나에 해당하는 경우에는 그렇지 않다.

가. 「아동복지법」에 따른 아동

나. 「모자보건법」에 따른 임산부

Answer 56 ③ 57 ③ 58 ④ 59 ④

다. 다음의 사람 중에서 보건복지부장관이 정하여 고시하는 사람
   1) 「장애인복지법」 제2조 제2항에 따른 장애인
   2) 희귀난치성질환등을 가진 사람
   3) 제3호 마목에 따른 중증질환자
   4) 그 밖에 1)부터 3)까지의 규정에 준하는 사람으로서 불가피하게 연간 365회를 초과하는 외래진료가 필요한 사람

60 「국민건강보험법」상 요양급여비용 중 2025년 이후 본인부담상한액의 산정방법으로 옳은 것은?

① 해당 연도 본인부담상한액 = 전년도 본인부담상한액 × 전국소비자물가변동률
② 해당 연도 본인부담상한액 = 전년도 본인부담상한액 + 전국소비자물가변동률
③ 해당 연도 본인부담상한액 = 전년도 본인부담상한액 × (1 + 전국소비자물가변동률)
④ 해당 연도 본인부담상한액 = 전년도 본인부담상한액 × (1 − 전국소비자물가변동률)

해설 **(국민건강보험법 시행령 제19조 제4항 [별표 3] 제1호 나목)** 〈개정 2024.8.20.〉
1. 본인부담상한액은 지역가입자의 세대별 보험료 부담수준 또는 직장가입자의 개인별 보험료 부담수준(이하 "상한액 기준 보험료"라 한다)을 구간으로 구분하여 다음 각 목의 구분에 따른 금액으로 한다.
   가. 2024년 본인부담상한액 : 다음 표에 따른 금액

구분	상한액기준보험료 구간	120일 초과 입원	그 밖의 경우
지역가입자, 직장가입자 및 피부양자	1구간	138만원	87만원
	2구간	174만원	108만원
	3구간	235만원	167만원
	4구간	388만원	313만원
	5구간	557만원	428만원
	6구간	669만원	514만원
	7구간	1,050만원	808만원

   비고 : 위 표에서 "120일 초과 입원"이란 「의료법」 제3조 제2항 제3호 라목에 따른 요양병원(「장애인복지법」 제58조 제1항 제4호에 따른 장애인 의료재활시설로서 「의료법」 제3조의2의 요건을 갖춘 의료기관인 요양병원은 제외한다)에 입원한 기간이 같은 연도에 120일을 초과하는 경우를 말한다.
   나. 2025년 이후 본인부담상한액 : 다음 계산식에 따른 금액

해당 연도 본인부담상한액 = 전년도 본인부담상한액 × (1 + 전국소비자물가변동률)

   비고
   1. 위 계산식에서 "본인부담상한액"이란 상한액기준보험료 구간별 금액을 말한다.
   2. 위 계산식에서 "전국소비자물가변동률"이란 「통계법」에 따라 통계청장이 매년 고시하는 전전년도와 대비한 전년도 전국소비자물가변동률을 말하며, 전국소비자물가변동률이 100분의 5를 넘는 경우에는 100분의 5로 한다.
   3. 위 계산식에 따라 산정한 금액 중 1만원 미만의 금액은 버린다.

Answer 60 ③

61 아래 내용은 「국민건강보험법」상 요양급여비용의 본인부담 항목들이다. 다음 중 비용총액을 본인이 부담해야 항목들을 모두 고른 것은?

> 가. 가입자 또는 피부양자가 보험료 체납으로 급여제한을 받은 기간에 요양기관 이용한 경우
> 나. 보험급여를 하지 않는 기간에 요양기관을 이용한 경우
> 다. 요양병원 중 장애인 의료재활시설을 제외한 요양병원에서 입원진료를 받는 가입자 또는 피부양자가 요양급여를 의뢰하지 않고 다른 요양기관에서 진료를 받는 경우
> 라. 현역병, 전환복무된 사람 또는 무관후보생으로 군에 복무 중인 가입자 또는 피부양자 및 교도소 또는 그 밖에 이에 준하는 시설에 수용되어 있는 가입자 또는 피부양자가 요양기관을 이용한 경우

① 가, 나, 다　　② 가, 다
③ 나, 라　　④ 가, 나, 다, 라

해설 **(국민건강보험법 시행규칙 제16조 [별표 6] 제1호 가목)** 〈개정 2024.9.12.〉
1. 요양급여비용의 본인부담 항목
 가. 다음에 해당하는 경우에는 그에 든 비용 총액
  1) 가입자 또는 피부양자가 「국민건강보험 요양급여의 기준에 관한 규칙」에 따른 요양급여의 절차에 따르지 않고 요양기관을 이용한 경우
  2) 「병역법」에 따른 현역병(지원에 의하지 않고 임용된 하사를 포함), 전환복무된 사람 또는 무관후보생으로 군에 복무 중인 가입자 또는 피부양자 및 교도소 또는 이에 준하는 시설에 수용되어 있는 가입자 또는 피부양자가 요양기관을 이용한 경우
  3) 가입자 또는 피부양자가 보험료 체납으로 급여제한을 받은 기간에 요양기관을 이용한 경우
  4) 「학교폭력 예방 및 대책에 관한 법률」에 따른 학교폭력 중 학생 간의 폭행에 의한 부상 또는 질병으로 요양기관을 이용한 경우
  5) 「의료법」의 요양병원 중 「장애인복지법」의 장애인 의료재활시설을 제외한 요양병원에서 입원진료를 받는 가입자 또는 피부양자가 「국민건강보험 요양급여의 기준에 관한 규칙」에 따라 요양급여를 의뢰하지 않고 다른 요양기관에서 진료를 받는 경우
  6) 보험급여를 하지 않는 기간에 요양기관을 이용한 경우

62 아래 내용은 「국민건강보험법」상 요양급여비용의 본인부담 항목들이다. 다음 중 보건복지부장관이 정하여 고시하는 공단이 부담하는 요양급여비용의 상한액을 초과하는 비용을 본인이 부담해야 경우들을 모두 고른 것은?

> 가. 고가의 의료장비 또는 의료용품 등을 사용하는 보험급여 항목으로서 해당 항목의 요양급여비용이 보험재정에 상당한 부담을 준다고 인정되는 경우
> 나. 약제·치료재료에 대한 요양급여비용이 연간 200억원 이상 들어 보험재정에 상당한 부담을 줄 우려가 있는 약제·치료재료의 경우
> 다. 대체가능한 다른 요양급여 항목에 비하여 상대적으로 보험급여 비용이 높아 보험재정에 상당한 부담을 준다고 인정되는 경우
> 라. 요양급여의 필요성이 의학적으로 인정되는 약제·치료재료로서 해당 약제·치료재료의 상한금액이 대체 가능한 약제·치료재료의 상한금액의 2배 이상인 경우

① 가, 나, 다　　② 가, 다
③ 나, 라　　④ 가, 나, 다, 라

Answer　61 ④　62 ③

해설 나, 라. **(국민건강보험법 시행규칙 제16조 [별표 6] 제1호 나목)** 〈개정 2024.9.12.〉

1. 요양급여비용의 본인부담 항목

나. 다음에 해당하는 경우에는 보건복지부장관이 정하여 고시하는 공단이 부담하는 요양급여비용의 상한금액을 초과하는 비용

1) 요양급여의 필요성이 의학적으로 인정되는 약제·치료재료로서 해당 약제·치료재료의 상한금액이 대체 가능한 약제·치료재료의 상한금액의 2배 이상인 경우

2) 약제·치료재료에 대한 요양급여비용이 연간 200억원 이상 들어 보험재정에 상당한 부담을 줄 우려가 있는 약제·치료재료의 경우

가, 다. **(국민건강보험법 시행규칙 제16조 [별표 6] 제1호 다목)** 〈개정 2024.9.12.〉

1. 요양급여비용의 본인부담 항목

다. 다음의 어느 하나에 해당하는 보험급여 항목의 경우에는 해당 보험급여 항목의 성격, 유형 및 빈도 등을 고려하여 보건복지부장관이 정하여 고시하는 비용

1) 보건복지부장관이 정하여 고시하는 고가의 의료장비 또는 의료용품 등을 사용하는 보험급여 항목으로서 해당 항목의 요양급여 비용이 보험재정에 상당한 부담을 준다고 인정되는 경우

2) 대체가능한 다른 요양급여 항목에 비하여 상대적으로 보험급여 비용이 높아 보험재정에 상당한 부담을 준다고 인정되는 경우

63 「국민건강보험법」상 요양급여비용의 산정에 대한 설명으로 가장 올바르지 못한 것은?

2017 충남, 2023 경기 기출유사

① 요양급여비용에 대한 계약기간은 2년으로 한다.

② 요양급여비용에 대한 계약이 체결되면 그 계약은 공단과 각 요양기관 사이에 체결된 것으로 본다.

③ 요양급여비용은 공단의 이사장과 대통령령으로 정하는 의약계를 대표하는 사람들의 계약으로 정한다.

④ 요양급여비용이 정해지면 보건복지부장관은 그 요양급여비용의 명세를 지체없이 고시하여야 한다.

해설 **(국민건강보험법 제45조 : 요양급여비용의 산정 등)**

① 요양급여비용은 공단의 이사장과 대통령령으로 정하는 의약계를 대표하는 사람들의 계약으로 정한다. 이 경우 계약기간은 1년으로 한다.

② 제1항에 따라 계약이 체결되면 그 계약은 공단과 각 요양기관 사이에 체결된 것으로 본다.

③ 제1항에 따른 계약은 그 직전 계약기간 만료일이 속하는 연도의 5월 31일까지 체결하여야 하며, 그 기한까지 계약이 체결되지 아니하는 경우 보건복지부장관이 그 직전 계약기간 만료일이 속하는 연도의 6월 30일까지 심의위원회의 의결을 거쳐 요양급여비용을 정한다. 이 경우 보건복지부장관이 정하는 요양급여비용은 제1항 및 제2항에 따라 계약으로 정한 요양급여비용으로 본다.

④ 제1항 또는 제3항에 따라 요양급여비용이 정해지면 보건복지부장관은 그 요양급여비용의 명세를 지체 없이 고시하여야 한다.

⑤ 공단의 이사장은 제33조에 따른 재정운영위원회의 심의·의결을 거쳐 제1항에 따른 계약을 체결하여야 한다.

Answer 63 ①

64 「국민건강보험법 시행령」상 요양급여비용의 계약 당사자 중 의약계를 대표하는 자가 아닌 것은?

2024 전북 기출유사

① 치과의사회의 장
② 조산사회 또는 간호사중앙회의 장 중 1명
③ 대한한약사회의 장
④ 의사회의 장

해설 **(국민건강보험법 시행령 제20조 : 요양급여비용계약의 당사자)** 법 제45조 제1항에 따른 요양급여비용의 계약 당사자인 의약계를 대표하는 사람은 다음 각 호와 같다. 〈개정 2025.6.20.〉

1. 「의료법」 제3조 제2항 제1호 가목에 따른 의원에 대한 요양급여비용 : 같은 법 제28조 제1항에 따른 의사회의 장
2. 「의료법」 제3조 제2항 제1호 나목 및 제3호 나목에 따른 치과의원 및 치과병원에 대한 요양급여비용 : 같은 법 제28조 제1항에 따른 치과의사회의 장
3. 「의료법」 제3조 제2항 제1호 다목 및 제3호 다목에 따른 한의원 및 한방병원에 대한 요양급여비용 : 같은 법 제28조 제1항에 따른 한의사회의 장
4. 「의료법」 제3조 제2항 제2호에 따른 조산원에 대한 요양급여비용 : 같은 법 제28조 제1항에 따른 조산사회 또는 「간호법」 제18조에 따른 간호사중앙회의 장 중 1명
5. 「의료법」 제3조 제2항 제3호 가목 및 라목부터 바목까지의 규정에 따른 병원 · 요양병원 · 정신병원 및 종합병원에 대한 요양급여비용 : 같은 법 제52조에 따른 단체의 장
6. 「약사법」 제2조 제3호에 따른 약국 및 같은 법 제91조에 따른 한국희귀 · 필수의약품센터에 대한 요양급여비용 : 같은 법 제11조 제1항에 따른 대한약사회의 장
7. 「지역보건법」에 따른 보건소 · 보건의료원 및 보건지소와 「농어촌 등 보건의료를 위한 특별조치법」에 따라 설치된 보건진료소에 대한 요양급여비용 : 보건복지부장관이 지정하는 사람

65 「국민건강보험법」상 요양급여비용의 계약은 공단의 이사장과 제20조 각 호에 따른 사람이 유형별 요양기관을 대표하여 체결하며, 계약의 내용은 요양급여의 각 항목에 대한 상대가치점수의 점수당 단가를 정하는 것으로 한다. 다음 중 해당 진료에 필요한 요양급여 각 항목의 점수와 약제 · 치료재료의 비용을 합산하여 증세의 경중도의 구분에 따른 1일당 상대가치점수로 요양급여비용을 산정하는 경우에 해당하는 것은?

① 의료원, 상급종합병원 또는 보건의료원에서 보건복지부장관이 정하여 고시하는 질병군에 대하여 입원진료를 받는 경우
② 요양병원에서 보건복지부장관이 정하여 고시하는 질병군에 대하여 입원진료를 받는 경우
③ 요양병원에서 입원진료를 받는 경우
④ 호스피스 · 완화의료를 받는 경우

해설 **(국민건강보험법 시행령 제21조 : 계약의 내용 등)**

① 법 제45조 제1항에 따른 계약은 공단의 이사장과 제20조 각 호에 따른 사람이 유형별 요양기관을 대표하여 체결하며, 계약의 내용은 요양급여의 각 항목에 대한 상대가치점수의 점수당 단가를 정하는 것으로 한다.

③ 제2항에도 불구하고 다음 각 호의 경우에는 다음 각 호의 구분에 따른 방법으로 요양급여의 상대가치점수를 산정할 수 있다. 〈개정 2021.6.29.〉

1. 요양병원(「장애인복지법」 제58조 제1항 제4호에 따른 장애인의료재활시설로서 「의료법」 제3조의2의 요건을 갖춘 의료기관인 요양병원은 제외한다)에서 입원진료를 받는 경우 : 해당 진료에 필요한 요양급여 각 항목의 점수와 약제 · 치료재료의 비용을 합산해 증세의 경중도의 구분에 따른 1일당 상대가치점수로 산정

Answer 64 ③ 65 ③

2. 의원, 병원, 요양병원, 정신병원, 종합병원, 상급종합병원 또는 보건의료원에서 보건복지부장관이 정하여 고시하는 질병군(진단명, 시술명, 중증도, 나이 등을 기준으로 분류한 환자집단)에 대하여 입원진료를 받는 경우 : 해당 진료에 필요한 요양급여 각 항목의 점수와 약제·치료재료의 비용을 포괄하여 입원 건당 하나의 상대가치점수로 산정
3. 호스피스·완화의료를 받는 경우 : 해당 진료에 필요한 요양급여 각 항목의 점수와 약제·치료재료의 비용을 합산하여 1일당 상대가치점수로 산정

66 「국민건강보험법」상 요양급여비용의 청구절차에 대한 설명으로 가장 올바르지 못한 것은

2015 전남 기출유사

① 건강보험공단은 가입자에게 지급하여야 하는 금액을 그 가입자가 내야 하는 보험료등과 상계할 수 있다.
② 심사평가원장은 심사청구를 받은 날부터 7일 이내에 그 내용을 통보하여야 한다.
③ 요양급여비용에 대한 심사청구는 건강보험공단에 대한 요양급여비용 청구로 본다.
④ 이미 낸 본인부담금이 통보된 요양급여비용 금액보다 더 많으면 요양기관에 지급할 금액에서 더 많이 낸 금액을 공제하여 해당 가입자에게 지급하여야 한다.

해설 **(국민건강보험법 제47조 제2항)** 제1항에 따라 요양급여비용을 청구하려는 요양기관은 심사평가원에 요양급여비용의 심사청구를 하여야 하며, 심사청구를 받은 심사평가원은 이를 심사한 후 지체 없이 그 내용을 공단과 요양기관에 알려야 한다.
① **(국민건강보험법 제47조 제5항)** 공단은 가입자에게 지급하여야 하는 금액을 그 가입자가 내야 하는 보험료와 그 밖에 이 법에 따른 징수금("보험료등")과 상계할 수 있다. 〈개정 2022.12.27.〉
③ **(국민건강보험법 제47조 제1항)** 요양기관은 공단에 요양급여비용의 지급을 청구할 수 있다. 이 경우 요양급여비용에 대한 심사청구는 공단에 대한 요양급여비용의 청구로 본다.
④ **(국민건강보험법 제47조 제3항)** 제2항에 따라 심사 내용을 통보받은 공단은 지체 없이 그 내용에 따라 요양급여비용을 요양기관에 지급한다. 이 경우 이미 낸 본인일부부담금이 통보된 금액보다 더 많으면 요양기관에 지급할 금액에서 더 많이 낸 금액을 공제하여 해당 가입자에게 지급하여야 한다.

7

67 「국민건강보험법」상 요양급여비용의 심사청구를 대행할 수 있는 대행 청구단체에 해당하지 않는 것은?

① 간호사회
② 약사회
③ 의료기관 단체
④ 조산사회

해설 **(국민건강보험법 제47조 제7항)** 요양기관은 심사청구를 다음 각 호의 단체가 대행하게 할 수 있다. 〈개정 2022.12.27.〉
1. 「의료법」 제28조 제1항에 따른 의사회·치과의사회·한의사회·조산사회 또는 같은 조 제6항에 따라 신고한 각각의 지부 및 분회
2. 「의료법」 제52조에 따른 의료기관 단체
3. 「약사법」 제11조에 따른 약사회 또는 같은 법 제14조에 따라 신고한 지부 및 분회

Answer 66 ② 67 ①

68 **「국민건강보험법」상 공단이 요양급여비용의 지급을 청구한 요양기관에게 요양급여비용의 지급을 보류할 수 있는 사유에 해당하지 않는 것은?**

① 수사기관의 수사결과로 요양급여비용의 지급을 청구한 요양기관에서 약사가 아닌 사람이 약국을 개설한 것을 확인한 경우

② 수사기관의 수사결과로 요양급여비용의 지급을 청구한 요양기관의 의사가 둘 이상의 의료기관을 개설·운영하였다는 사실을 확인한 경우

③ 수사기관의 수사결과로 요양급여비용의 지급을 청구한 요양기관의 치과의사가 요양병원을 개설하였다는 사실을 확인한 경우

④ 수사기관의 수사결과로 요양급여비용의 지급을 청구한 요양기관의 한의사가 요양병원을 개설하였다는 사실을 확인한 경우

해설 **(국민건강보험법 제47조의2 제1항 : 요양급여비용의 지급 보류)** 제47조 제3항에도 불구하고 공단은 요양급여비용의 지급을 청구한 요양기관이 「의료법」 제4조 제2항, 제33조 제2항·제8항 또는 「약사법」 제20조 제1항, 제21조 제1항을 위반하였거나 「의료법」 제33조 제10항 또는 「약사법」 제6조 제3항·제4항을 위반하여 개설·운영되었다는 사실을 수사기관의 수사 결과로 확인한 경우에는 해당 요양기관이 청구한 요양급여비용의 지급을 보류할 수 있다. 이 경우 요양급여비용 지급 보류 처분의 효력은 해당 요양기관이 그 처분 이후 청구하는 요양급여비용에 대해서도 미친다. 〈개정 2023.7.11.〉

(의료법 제4조 제2항 : 의료인과 의료기관의 장의 의무) 의료인은 다른 의료인 또는 의료법인 등의 명의로 의료기관을 개설하거나 운영할 수 없다.

(의료법 제33조 제2항 : 개설 등) 다음 각 호의 어느 하나에 해당하는 자가 아니면 의료기관을 개설할 수 없다. 이 경우 의사는 종합병원·병원·요양병원·정신병원 또는 의원을, 치과의사는 치과병원 또는 치과의원을, 한의사는 한방병원·요양병원 또는 한의원을, 조산사는 조산원만을 개설할 수 있다. 〈개정 2020.3.4.〉

1. 의사, 치과의사, 한의사 또는 조산사
2. 국가나 지방자치단체
3. 의료업을 목적으로 설립된 법인("의료법인")
4. 「민법」이나 특별법에 따라 설립된 비영리법인
5. 「공공기관의 운영에 관한 법률」에 따른 준정부기관, 「지방의료원의 설립 및 운영에 관한 법률」에 따른 지방의료원, 「한국보훈복지의료공단법」에 따른 한국보훈복지의료공단

(의료법 제33조 제8항) 제2항 제1호의 의료인은 어떠한 명목으로도 둘 이상의 의료기관을 개설·운영할 수 없다. 다만, 2 이상의 의료인 면허를 소지한 자가 의원급 의료기관을 개설하려는 경우에는 하나의 장소에 한하여 면허 종별에 따른 의료기관을 함께 개설할 수 있다.

(약사법 제20조 제1항 : 약국 개설등록) 약사 또는 한약사가 아니면 약국을 개설할 수 없다.

(약사법 제21조 제1항 : 약국의 관리의무) 약사 또는 한약사는 하나의 약국만을 개설할 수 있다.

69 **「국민건강보험법」상 가입자나 피부양자는 본인일부부담금 외에 자신이 부담한 비용이 요양급여 대상에서 제외되는 비용인지 여부에 대하여 누구에게 확인을 요청할 수 있는가?** 2020 대전 기출유사

① 건강보험심사평가원
② 국민건강보험공단
③ 보건복지부
④ 의료기관

해설 **(국민건강보험법 제48조 제1항 : 요양급여 대상 여부의 확인 등)** 가입자나 피부양자는 본인일부부담금 외에 자신이 부담한 비용이 제41조 제4항에 따라 요양급여 대상에서 제외되는 비용인지 여부에 대하여 심사평가원에 확인을 요청할 수 있다.

Answer 68 ④ 69 ①

70 「국민건강보험법」상 긴급하거나 그 밖의 부득이한 사유로 요양기관과 비슷한 기능을 하는 기관에서 질병 · 부상 · 출산 등에 대하여 요양을 받거나 요양기관이 아닌 장소에서 출산한 경우에 받을 수 있는 것은? 2017 울산 기출유사

① 부가급여 ② 요양급여
③ 요양비 ④ 출산비

해설 (국민건강보험법 제49조 제1항 : 요양비) 공단은 가입자나 피부양자가 보건복지부령으로 정하는 긴급하거나 그 밖의 부득이한 사유로 요양기관과 비슷한 기능을 하는 기관으로서 보건복지부령으로 정하는 기관(제98조 제1항에 따라 업무정지기간 중인 요양기관을 포함한다. 이하 "준요양기관"이라 한다.)에서 질병 · 부상 · 출산 등에 대하여 요양을 받거나 요양기관이 아닌 장소에서 출산한 경우에는 그 요양급여에 상당하는 금액을 보건복지부령으로 정하는 바에 따라 가입자나 피부양자에게 요양비로 지급한다. 〈개정 2020.12.29.〉

71 「국민건강보험법」상 공단의 요양급여비용의 지급에 대한 설명으로 가장 올바르지 못한 것은?

① 가입자나 피부양자는 본인일부부담금 외에 자신이 부담한 비용이 요양급여 대상에서 제외되는 비용인지 여부에 대하여 심사평가원에 확인을 요청할 수 있다.
② 법원의 무죄 판결이 확정되는 등 요양기관이 의료법을 위반한 혐의가 입증되지 아니한 경우에는 공단은 지급 보류된 요양급여비용에 지급 보류된 기간 동안의 이자를 가산하여 해당요양기관에 지급하여야 한다.
③ 불송치 또는 불기소를 받은 이후 해당 사건이 다시 수사 및 기소되어 법원의 판결에 따라 의료법을 위반한 것으로 유죄가 확정된 경우에는 공단은 지급 보류된 요양급여비용에 지급 보류된 기간 동안의 이자를 가산하여 해당 요양기관에 지급하지 않는다.
④ 지역별 의료자원의 불균형 및 의료서비스 격차의 해소 등을 위하여 지역별로 차별없이 요양급여비용을 균등하게 지급하여야 한다.

해설 (국민건강보험법 제47조의3 : 요양급여비용의 차등 지급) 지역별 의료자원의 불균형 및 의료서비스 격차의 해소 등을 위하여 지역별로 요양급여비용을 달리 정해 지급할 수 있다.
[본조신설 2020.12.29.]
(국민건강보험법 제48조 제1항 : 요양급여 대상 여부의 확인 등) 가입자나 피부양자는 본인일부부담금 외에 자신이 부담한 비용이 제41조 제4항에 따라 요양급여 대상에서 제외되는 비용인지 여부에 대하여 심사평가원에 확인을 요청할 수 있다.
(국민건강보험법 제47조의2 제3항) 공단은 요양기관이 「의료법」 제4조 제2항, 제33조 제2항 · 제8항 또는 「약사법」 제20조 제1항, 제21조 제1항을 위반한 혐의나 「의료법」 제33조 제10항 또는 「약사법」 제6조제3항 · 제4항을 위반하여 개설 · 운영된 혐의에 대하여 법원에서 무죄 판결이 선고된 경우 그 선고 이후 실시한 요양급여에 한정하여 해당 요양기관이 청구하는 요양급여비용을 지급할 수 있다. 〈신설 2024.2.20.〉
(국민건강보험법 제47조의2 제4항 : 요양급여비용의 지급 보류) 법원의 무죄 판결이 확정되는 등 대통령령으로 정하는 사유로 제1항에 따른 요양기관이 「의료법」 제4조 제2항, 제33조 제2항 · 제8항 또는 「약사법」 제20조 제1항, 제21조 제1항을 위반한 혐의나 「의료법」 제33조 제10항 또는 「약사법」 제6조 제3항 · 제4항을 위반하여 개설 · 운영된 혐의가 입증되지 아니한 경우에는 공단은 지급 보류된 요양급여비용에 지급 보류된 기간 동안의 이자를 가산하여 해당 요양기관에 지급하여야 한다. 이 경우 이자는 「민법」 제379조에 따른 법정이율을 적용하여 계산한다. 〈개정 2024.2.20.〉
(국민건강보험법 시행령 제22조의2 제4항 : 요양급여비용의 지급 보류 등) 법 제47조의2 제4항 전단에서 "법원의 무죄 판결이 확정되는 등 대통령령으로 정하는 사유"란 다음 각 호의 어느 하나에 해당하는 사유를 말한다. 다만, 제2호 또는 제3호의 경우 불송치 또는 불기소를 받은 이후 해당 사건이 다시 수사 및 기소되어 법원의 판결에 따라 유죄가 확정된 경우는 제외한다. 〈개정 2024.8.20.〉
1. 무죄 판결의 확정
2. 불송치(혐의없음 또는 죄가안됨으로 한정한다. 이하 같다)
3. 불기소(혐의없음 또는 죄가안됨으로 한정한다. 이하 같다)

Answer 70 ③ 71 ④

7

72 「국민건강보험법」상 준요양기관은 요양을 받은 가입자나 피부양자의 위임이 있는 경우 공단에 요양비의 지급을 직접 청구할 수 있다. 이 경우 공단은 지급이 청구된 내용의 적정성을 심사하여 준요양기관에 요양비를 지급할 수 있다. 다음 중 이에 해당하는 준요양기관을 올바르게 모두 고른 것은?

> 가. 당뇨병 환자에게 혈당검사 또는 인슐린주사에 사용되는 소모성 재료나 당뇨병 관리기기를 판매하는 요양기관 외의 의료기기판매업소로서 공단에 등록한 업소
> 나. 만성신부전증 환자 중 복막투석으로 요양급여를 받고 있는 사람에게 복막관류액을 판매하는 요양기관 외의 의약품판매업소
> 다. 사회복지시설에 수용된 사람의 진료를 주된 목적으로 개설된 의료기관
> 라. 업무정지 처분을 받은 요양기관의 개설자가 개설한 의료기관 또는 약국

① 가, 나, 다
② 가, 다
③ 나, 라
④ 가, 나, 다, 라

해설 **(국민건강보험법 시행규칙 제23조 제2항 : 요양비)** 법 제49조 제1항에서 "보건복지부령으로 정하는 기관"("준요양기관")이란 다음 각 호의 어느 하나에 해당하는 기관을 말한다. 〈개정 2021.6.30.〉

1. 법 제42조 제1항 후단에 따라 요양기관에서 제외된 의료기관 등
2. 만성신부전증 환자 중 복막투석으로 요양급여를 받고 있는 사람에게 다음 각 목의 물품을 판매하는 요양기관 외의 의약품판매업소(나목의 경우 공단에 등록한 의약품판매업소만 해당한다)
   가. 복막관류액
   나. 자동복막투석에 사용되는 소모성 재료
3. 산소치료를 필요로 하는 환자에게 의료용 산소발생기 등으로 산소치료 서비스를 제공하는 요양기관 외의 기관으로서 공단에 등록한 기관(해당 환자가 제공받는 경우만 해당)
4. 당뇨병 환자에게 혈당검사 또는 인슐린주사에 사용되는 소모성 재료나 당뇨병 관리기기를 판매하는 요양기관 외의 의료기기판매업소로서 공단에 등록한 업소
5. 신경인성 방광환자에게 자가도뇨에 사용되는 소모성 재료를 판매하는 요양기관 외의 의료기기판매업소로서 공단에 등록한 업소
6. 인공호흡기 또는 기침유발기를 필요로 하는 환자에게 이를 대여하는 요양기관 외의 기관으로서 공단에 등록한 기관
7. 양압기를 필요로 하는 환자에게 이를 대여하는 요양기관 외의 기관으로서 공단에 등록한 기관

(국민건강보험법 제49조 제3항 : 요양비) 제1항 및 제2항에도 불구하고 준요양기관은 요양을 받은 가입자나 피부양자의 위임이 있는 경우 공단에 요양비의 지급을 직접 청구할 수 있다. 이 경우 공단은 지급이 청구된 내용의 적정성을 심사하여 준요양기관에 요양비를 지급할 수 있다. 〈신설 2020.12.29.〉

(국민건강보험법 시행령 제18조 제1항 : 요양기관에서 제외되는 의료기관 등) 법 제42조 제1항 각 호 외의 부분 후단에서 "대통령령으로 정하는 의료기관 등"이란 다음 각 호의 의료기관 또는 약국을 말한다.

1. 「의료법」 제35조에 따라 개설된 부속 의료기관
2. 「사회복지사업법」 제34조에 따른 사회복지시설에 수용된 사람의 진료를 주된 목적으로 개설된 의료기관
3. 제19조 제1항에 따른 본인일부부담금을 받지 아니하거나 경감하여 받는 등의 방법으로 가입자나 피부양자를 유인하는 행위 또는 이와 관련하여 과잉 진료행위를 하거나 부당하게 많은 진료비를 요구하는 행위를 하여 다음 각 목의 어느 하나에 해당하는 업무정지 처분 등을 받은 의료기관
   가. 법 제98조에 따른 업무정지 또는 법 제99조에 따른 과징금 처분을 5년 동안 2회 이상 받은 의료기관
   나. 「의료법」 제66조에 따른 면허자격정지 처분을 5년 동안 2회 이상 받은 의료인이 개설·운영하는 의료기관
4. 법 제98조에 따른 업무정지 처분 절차가 진행 중이거나 업무정지 처분을 받은 요양기관의 개설자가 개설한 의료기관 또는 약국

(국민건강보험법 제42조 제1항 : 요양기관) 요양급여(간호와 이송은 제외)는 다음 각 호의 요양기관에서 실시한다. 이 경우 보건복지부장관은 공익이나 국가정책에 비추어 요양기관으로 적합하지 아니한 대통령령으로 정하는 의료기관 등은 요양기관에서 제외할 수 있다.

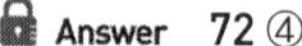
Answer 72 ④

1. 「의료법」에 따라 개설된 의료기관
2. 「약사법」에 따라 등록된 약국
3. 「약사법」 제91조에 따라 설립된 한국희귀·필수의약품센터
4. 「지역보건법」에 따른 보건소·보건의료원 및 보건지소
5. 「농어촌 등 보건의료를 위한 특별조치법」에 따라 설치된 보건진료소

73 **「국민건강보험법」상 부가급여에 해당되지 않는 것은?** 2016 충남·전남, 2020 서울 기출유사

① 건강검진
② 상병수당
③ 임신·출산 진료비
④ 장제비

해설 **(국민건강보험법 제50조 : 부가급여)** 공단은 이 법에서 정한 요양급여 외에 대통령령으로 정하는 바에 따라 임신·출산 진료비, 장제비, 상병수당, 그 밖의 급여를 실시할 수 있다.

74 **「국민건강보험법」상 공단은 임신·출산한 가입자 또는 피부양자와 2세 미만인 가입자 또는 피부양자의 법정대리인(출산한 가입자 또는 피부양자가 사망한 경우)에게 임신·출산 진료비 이용권을 발급할 수 있다. 다음 중 이용권으로 비용을 결제할 수 있는 비용을 모두 고른 것은?**

가. 피부양자의 임신·출산(유산 및 사산 포함)과 관련된 진료에 드는 비용
나. 가입자의 임신·출산(유산 및 사산 포함)과 관련 처방된 약제·치료재료의 구입에 드는 비용
다. 출산한 가입자 또는 피부양자가 사망한 경우 2세 미만 영유아에게 처방된 약제·치료재료의 구입에 드는 비용
라. 출산한 가입자 또는 피부양자가 사망한 경우 2세 미만 영유아의 진료에 드는 비용

① 가, 나, 다
② 가, 다
③ 나, 라
④ 가, 나, 다, 라

해설 **(국민건강보험법 시행령 제23조 : 부가급여)**
① 법 제50조에 따른 부가급여는 임신·출산(유산 및 사산을 포함) 진료비로 한다.
② 제1항에 따른 임신·출산 진료비 지원 대상은 다음 각 호와 같다. 〈개정 2021.6.29.〉
1. 임신·출산한 가입자 또는 피부양자
2. 2세 미만인 가입자 또는 피부양자(이하 "2세 미만 영유아"라 한다)의 법정대리인(출산한 가입자 또는 피부양자가 사망한 경우에 한정한다)
③ 공단은 제2항 각 호의 어느 하나에 해당하는 사람에게 다음 각 호의 구분에 따른 비용을 결제할 수 있는 임신·출산 진료비 이용권을 발급할 수 있다. 〈개정 2021.6.29.〉
1. 임신·출산한 가입자 또는 피부양자의 진료에 드는 비용
2. 임신·출산한 가입자 또는 피부양자의 약제·치료재료의 구입에 드는 비용
3. 2세 미만 영유아의 진료에 드는 비용
4. 2세 미만 영유아에게 처방된 약제·치료재료의 구입에 드는 비용

7

Answer 73 ① 74 ④

75 아래 내용은 「국민건강보험법」상 임신·출산 진료비 이용권에 대한 설명 내용이다. 다음 중 올바르게 설명한 것을 모두 고른 것은?

> 가. 둘 이상의 태아를 임신·출산한 경우 이용권으로 결제할 수 있는 금액 상한은 140만원이다.
> 나. 임신·출산한 가입자 또는 피부양자의 이용권을 사용할 수 있는 기간은 이용권을 발급받은 날부터 출산일(유산 및 사산의 경우 그 해당일)부터 2년이 되는 날까지로 한다.
> 다. 하나의 태아를 임신·출산한 경우 이용권으로 결제할 수 있는 금액의 상한은 100만원이다.
> 라. 2세 미만 영유아의 법정대리인의 이용권을 사용할 수 있는 기간은 이용권을 발급받은 날부터 2세 미만 영유아의 출생일부터 2년이 되는 날까지로 한다.

① 가, 나, 다　　② 가, 다
③ 나, 라　　④ 가, 나, 다, 라

해설 **(국민건강보험법 시행령 제23조 제6항 : 부가급여)**
⑥ 이용권을 사용할 수 있는 기간은 제5항에 따라 이용권을 발급받은 날부터 다음 각 호의 구분에 따른 날까지로 한다. 〈개정 2021.6.29.〉
1. 임신·출산한 가입자 또는 피부양자 : 출산일(유산 및 사산의 경우 그 해당일)부터 2년이 되는 날
2. 2세 미만 영유아의 법정대리인 : 2세 미만 영유아의 출생일부터 2년이 되는 날

⑦ 이용권으로 결제할 수 있는 금액의 상한은 다음 각 호의 구분에 따른다. 다만, 보건복지부장관이 필요하다고 인정하여 고시하는 경우는 다음 각 호의 상한을 초과하여 결제할 수 있다. 〈개정 2021.6.29.〉
1. 하나의 태아를 임신·출산한 경우 : 100만원
2. 둘 이상의 태아를 임신·출산한 경우 : 140만원

76 아래 내용은 「국민건강보험법」상 장애인보장구에 대한 보험급여기준에 대한 설명 내용이다. 다음 중 올바르게 설명한 것을 모두 고른 것은?

> 가. 보조기기는 보조기기의 유형별로 각 보조기기의 기능·형태 등을 고려하여 보건복지부장관이 정하여 고시하는 내구연한 내에 1인당 한 번만 보험급여를 한다.
> 나. 보조기기 제작 또는 장착 등을 위해 요양기관에서 한 진찰·검사·처치 등은 요양급여로 본다.
> 다. 보조기기에 대한 보험급여는 보조기기의 유형 및 구분 항목별로 보건복지부장관의 고시금액 및 보건복지부장관의 제품별 고시금액, 가입자·피부양자의 보조기기 구입금액 중 가장 낮은 금액("지급기준금액")의 100분의 90에 해당하는 금액을 가입자·피부양자에게 지급하는 방식으로 실시한다.
> 라. 희귀난치성질환등을 가진 사람과 희귀난치성질환등 외의 질환으로 6개월 이상 치료를 받고 있거나 6개월 이상 치료가 필요한 사람 또는 18세 미만의 아동이 구입한 보조기기에 대해서는 지급기준금액의 100분의 100에 해당하는 금액을 지급한다.

① 가, 나, 다　　② 가, 다
③ 나, 라　　④ 가, 나, 다, 라

해설 **(국민건강보험법 시행규칙 제26조 [별표 7] 제1호 라목)** 보조기기는 보조기기의 유형별로 각 보조기기의 기능, 형태 등을 고려하여 보건복지부장관이 정하여 고시하는 내구연한 내에 1인당 한 번만 보험급여를 한다. 다만, 다음의 어느 하나에 해당하는 경우에는 각각을 1회로 본다. 〈개정 2024.5.28.〉

Answer 75 ④　76 ④

(국민건강보험법 시행규칙 제26조 [별표 7] 제4호 가목) 보조기기의 제작 또는 장착 등을 위하여 요양기관에서 한 진찰·검사·처치 등은 법 제41조 제3항에 따른 요양급여로 본다. 〈개정 2024.5.28.〉

(국민건강보험법 시행규칙 제26조 [별표 7] 제3호) 보조기기에 대한 보험급여는 다음 각 목의 금액 중 가장 낮은 금액(이하 이 호에서 "지급기준금액"이라 한다)의 100분의 90에 해당하는 금액을 가입자·피부양자에게 지급하는 방식으로 실시한다. 다만, 영 별표 2 제3호 라목에 해당하는 사람이 구입한 보조기기에 대해서는 지급기준금액의 100분의 100에 해당하는 금액을 지급한다. 〈개정 2024.5.28.〉

가. 보조기기의 유형 및 구분 항목별로 보건복지부장관이 정하여 고시하는 금액

나. 보건복지부장관이 제품평가 결과를 고려하여 제품별로 고시하는 금액(제1호 나목 후단에 따라 제품평가를 거쳐야 하는 보조기기에 대하여 보험급여를 실시하는 경우에 한정한다)

다. 가입자·피부양자가 해당 보조기기를 구입한 금액

77 「국민건강보험법」상 지역가입자 건강검진 대상자의 나이에 해당하는 것은?

① 20세 이상 ② 30세 이상

③ 40세 이상 ④ 50세 이상

해설 **(국민건강보험법 제52조 제2항)** 건강검진의 종류 및 대상은 다음 각 호와 같다.

1. 일반건강검진 : 직장가입자, 세대주인 지역가입자, 20세 이상인 지역가입자 및 20세 이상인 피부양자
2. 암검진 : 「암관리법」에 따른 암의 종류별 검진주기와 연령 기준 등에 해당하는 사람
3. 영유아건강검진 : 6세 미만의 가입자 및 피부양자

78 「국민건강보험법」상 국가 건강검진사업에 대한 설명으로 올바르지 못한 것은?

① 「의료법」에 따른 모든 의료기관은 국가 건강검진기관이다. 2011 지방직 기출유사

② 위암, 대장암, 간암, 유방암, 자궁경부암, 폐암은 암검진 대상질환이다.

③ 직장가입자 및 세대주인 지역가입자는 일반건강검진 대상자가 된다.

④ 20세 이상인 지역가입자 및 20세 이상인 피부양자는 일반건강검진 대상자이다.

해설 **(건강검진기본법 제14조 제1항 : 검진기관의 지정)** 「의료법」 제3조에 따른 의료기관 및 「지역보건법」 제10조에 따른 보건소(보건의료원을 포함)가 국가건강검진을 수행하고자 하는 경우에는 보건복지부장관으로부터 검진기관으로 지정을 받아야 한다.

(국민건강보험법 제52조 제2항 : 건강검진) 제1항에 따른 건강검진의 종류 및 대상은 다음 각 호와 같다.

1. 일반건강검진 : 직장가입자, 세대주인 지역가입자, 20세 이상인 지역가입자 및 20세 이상인 피부양자
2. 암검진 : 「암관리법」 제11조 제2항에 따른 암의 종류별 검진주기와 연령 기준 등에 해당하는 사람
3. 영유아건강검진 : 6세 미만의 가입자 및 피부양자

(국민건강보험법 시행령 제25조 제1항 : 건강검진) 법 제52조에 따른 건강검진은 2년마다 1회 이상 실시하되, 사무직에 종사하지 않는 직장가입자에 대해서는 1년에 1회 실시한다. 다만, 암검진은 「암관리법 시행령」에서 정한 바에 따르며, 영유아건강검진은 영유아의 나이 등을 고려하여 보건복지부장관이 정하여 고시하는 바에 따라 검진주기와 검진횟수를 다르게 할 수 있다.

(암관리법 시행령 제8조 : 암검진사업 대상 암의 종류·검진주기 등)

① 암검진사업의 대상이 되는 암의 종류는 다음 각 호와 같다.

1. 위암
2. 간암
3. 대장암
4. 유방암
5. 자궁경부암
6. 폐암

Answer 77 ① 78 ①

② 암의 종류별 검진주기와 연령 기준 등은 별표 1과 같다. 〈개정 2019.5.14.〉

암의 종류	검진주기	연령 기준 등
위암	2년	40세 이상의 남·여
간암	6개월	40세 이상의 남·여 중 간암 발생 고위험군
대장암	1년	50세 이상의 남·여
유방암	2년	40세 이상의 여성
자궁경부암	2년	20세 이상의 여성
폐암	2년	54세 이상 74세 이하의 남·여 중 폐암 발생 고위험군

79 「건강검진기본법」상 국가건강검진에 해당하지 않는 것은? 2023 부산 기출유사

① 「국외파견근로자 보호 등에 관한 법률」에 따른 일반건강진단

② 「노인복지법」에 따른 건강진단

③ 「모자보건법」에 따른 영유아에 대한 건강검진

④ 「학교보건법」에 따른 초·중·고등학교 학생의 건강검사

해설 **(건강검진기본법 제3조 제3호 : 정의)** "국가건강검진"이란 제11조 및 제12조에 따라 국가와 지방자치단체가 시행하는 건강검진으로 다음 각 목과 같다.

가. 「모자보건법」에 따른 영유아에 대한 건강검진
나. 「영유아보육법」에 따른 영유아에 대한 건강검진
다. 「학교보건법」에 따른 초·중·고등학교 학생의 건강검사
라. 「청소년복지지원법」에 따른 청소년 건강진단
마. 「국민건강보험법」에 따른 건강검진
바. 「산업안전보건법」에 따른 일반건강진단
사. 「의료급여법」에 따른 건강검진
아. 「암관리법」에 따른 암검진
자. 「노인복지법」에 따른 건강진단
차. 그 밖에 보건복지부령으로 정하는 건강검진

(건강검진기본법 제11조 제1항 : 건강검진종합계획) 보건복지부장관은 관계 중앙행정기관의 장과 협의하여 위원회의 심의를 거쳐 건강검진종합계획을 5년마다 수립하여야 한다.

(건강검진기본법 제12조 제1항 : 국가건강검진의 시행) 국가와 지방자치단체는 종합계획에 따라 국가건강검진을 시행하여야 한다.

80 「건강검진기본법」상 아래 괄호 안에 들어갈 올바른 내용은? 2025 광주 기출유사

> 국가는 (　　) 건강위험을 고려하여 국가건강검진을 계획하여야 한다.

① 생애주기별　　② 성·연령별

③ 소득분위별　　④ 직업별

해설 **(건강검진기본법 제5조 : 국가와 지방자치단체의 의무)**

① 국가와 지방자치단체는 국민건강의 보호·증진을 위하여 국가건강검진을 실시·지원함으로써 질병을 조기에 발견·진단·치료하고 사후관리가 될 수 있도록 적극 노력하여야 한다

② 국가는 성·연령별 건강위험을 고려하여 국가건강검진을 계획하여야 한다.

Answer 79 ①　80 ②

③ 국가와 지방자치단체는 국가건강검진 실시와 관련된 안내 및 건강검진의 결과를 당사자에게 적절한 방식으로 제공함으 로써 건강검진의 효과를 높이고 국민의 건강을 증진시켜야 한다. 국가와 지방자치단체는 종합계획에 따라 국가건강검진을 시행하여야 한다.

81 **「건강검진기본법」상 보건복지부장관 및 관계 중앙 행정기관의 장이 국가건강검진을 통하여 얻은 검진자료를 활용할 수 없는 경우는?** 2025 인천 기출유사

① 건강정책 수립 및 이를 위한 통계자료의 작성
② 검진자료를 활용한 신약개발지원 사업
③ 만성질환 관리 및 지원 사업
④ 지역사회 건강증진사업

해설 **(건강검진기본법 제18조 제1항 : 검진자료의 활용)** 보건복지부장관 및 관계 중앙행정기관의 장은 국가건강검진을 통하여 얻은 검진자료를 다음 각 호의 목적으로 활용할 수 있다.
1. 건강정책 수립 및 이를 위한 통계자료의 작성
2. 지역사회 건강증진사업
3. 만성질환 관리 및 지원 사업
4. 국가건강검진 검사항목 및 검진주기의 평가 및 지침 개발
5. 국가건강검진제도 개선 및 평가를 위한 연구사업

82 **「국민건강보험법」상 국민건강보험공단이 아래의 (가), (나) 대상자에 대한 건강검진을 실시하기 위해 통보해야 하는 사람이 올바르게 짝지어진 것은?** 2025 충청 기출유사

> (가) 직장가입자 A씨의 피부양자 5세 어린이
> (나) 지역가입자 B씨의 자녀 3세 어린이

	(가)	(나)
①	어린이의 엄마에게 통보	세대주에게 통보
②	어린이의 엄마에게 통보	지역가입자 B씨에게 통보
③	직장가입자 A씨에게 통보	세대주에게 통보
④	직장가입자 A씨에게 통보	지역가입자 B씨에게 통보

해설 **(국민건강보험법 시행령 제25조 제3항 제2호 : 건강검진)** 공단은 건강검진을 실시하려면 건강검진의 실시에 관한 사항을 다음 각 호의 구분에 따라 통보해야 한다.
1. 일반건강검진 및 암검진 : 직장가입자에게 실시하는 건강검진의 경우에는 해당 사용자에게, 직장가입자의 피부양자 및 지역가입자에게 실시하는 건강검진의 경우에는 검진을 받는 사람에게 통보
2. 영유아건강검진 : 직장가입자의 피부양자인 영유아에게 실시하는 건강검진의 경우에는 그 직장가입자에게, 지역가입자인 영유아에게 실시하는 건강검진의 경우에는 해당 세대주에게 통보

7

Answer 81 ② 82 ③

83 「국민건강보험법」상 보험급여의 제한 사유에 해당하는 사람은? 2017 강원, 2021 제주 기출유사

① 건강보험료를 체납한 자
② 교도소에 수감 중인 자
③ 국외에 여행 중인 자
④ 현역병, 전환복무된 사람 및 군간부후보생

해설 **(국민건강보험법 제53조 제3항 : 급여의 제한)** 공단은 가입자가 대통령령으로 정하는 기간 이상 다음 각 호의 보험료를 체납한 경우 그 체납한 보험료를 완납할 때까지 그 가입자 및 피부양자에 대하여 보험급여를 실시하지 아니할 수 있다. 다만, 월별 보험료의 총체납횟수(이미 납부된 체납보험료는 총체납횟수에서 제외하며, 보험료의 체납기간은 고려하지 아니한다)가 대통령령으로 정하는 횟수 미만이거나 가입자 및 피부양자의 소득·재산 등이 대통령령으로 정하는 기준 미만인 경우에는 그러하지 아니하다. 〈개정 2024.2.6.〉

1. 제69조 제4항 제2호에 따른 보수 외 소득월액보험료
2. 제69조 제5항에 따른 세대단위의 보험료

(국민건강보험법 제54조 : 급여의 정지) 보험급여를 받을 수 있는 사람이 다음 각 호의 어느 하나에 해당하면 그 기간에는 보험급여를 하지 아니한다. 다만, 제3호 및 제4호의 경우에는 제60조에 따른 요양급여를 실시한다. 〈개정 2020.4.7.〉

1. 삭제 〈2020.4.7.〉
2. 국외에 체류하는 경우
3. 제6조 제2항 제2호[「병역법」에 따른 현역병(지원에 의하지 아니하고 임용된 하사 포함), 전환복무된 사람 및 군간부후보생]에 해당하게 된 경우
4. 교도소, 그 밖에 이에 준하는 시설에 수용되어 있는 경우

(국민건강보험법 제53조 제1항 : 급여의 제한) 공단은 보험급여를 받을 수 있는 사람이 다음 각 호의 어느 하나에 해당하면 보험급여를 하지 아니한다.

1. 고의 또는 중대한 과실로 인한 범죄행위에 그 원인이 있거나 고의로 사고를 일으킨 경우
2. 고의 또는 중대한 과실로 공단이나 요양기관의 요양에 관한 지시에 따르지 아니한 경우
3. 고의 또는 중대한 과실로 제55조에 따른 문서와 그 밖의 물건의 제출을 거부하거나 질문 또는 진단을 기피한 경우
4. 업무 또는 공무로 생긴 질병·부상·재해로 다른 법령에 따른 보험급여나 보상 또는 보상을 받게 되는 경우

(국민건강보험법 제53조 제2항 : 급여의 제한) 공단은 보험급여를 받을 수 있는 사람이 다른 법령에 따라 국가나 지방자치단체로부터 보험급여에 상당하는 급여를 받거나 보험급여에 상당하는 비용을 지급받게 되는 경우에는 그 한도에서 보험급여를 하지 아니한다.

84 「국민건강보험법」상 공단은 가입자가 1개월 이상 보수 외 소득월액보험료나 세대단위 보험료를 체납한 경우 그 체납한 보험료를 완납할 때까지 그 가입자 및 피부양자에 대하여 보험급여를 실시하지 아니할 수 있다. 다음 중 그 예외사항에 해당하는 것을 모두 고른 것은?

가. 보험료를 체납한 가입자가 미성년자, 65세 이상인 사람 또는 장애인으로서 그 소득 및 재산에 대한 과세표준이 각각 공단이 정하는 금액 미만인 경우
나. 보험료를 체납한 가입자가 사업자등록을 한 사업에서 발생하는 소득이 없을 경우
다. 보험료를 체납한 가입자가 속한 세대의 소득이 336만원 미만이고, 그 세대의 재산에 대한 과세표준이 450만원 미만인 경우
라. 월별 보험료의 총 체납횟수가 6회 미만인 경우

① 가, 나, 다
② 가, 다
③ 나, 라
④ 가, 나, 다, 라

Answer 83 ① 84 ④

해설 (국민건강보험법 제53조 제3항) 공단은 가입자가 대통령령으로 정하는 기간 이상 다음 각 호의 보험료를 체납한 경우 그 체납한 보험료를 완납할 때까지 그 가입자 및 피부양자에 대하여 보험급여를 실시하지 아니할 수 있다. 다만, 월별 보험료의 총체납횟수가 대통령령으로 정하는 횟수 미만이거나 가입자 및 피부양자의 소득·재산 등이 대통령령으로 정하는 기준 미만인 경우에는 그러하지 아니하다. 〈개정 2024.2.6.〉

1. 제69조 제4항 제2호에 따른 보수 외 소득월액보험료
2. 제69조 제5항에 따른 세대단위의 보험료

(국민건강보험법 시행령 제26조 : 급여의 제한)

① 법 제53조 제3항 각 호 외의 부분 본문에서 "대통령령으로 정하는 기간"이란 1개월을 말한다.

② 법 제53조 제3항 각 호 외의 부분 단서에서 "대통령령으로 정하는 횟수"란 6회를 말한다.

③ 법 제53조 제3항 각 호 외의 부분 단서에서 "대통령령으로 정하는 기준 미만인 경우"란 다음 각 호의 요건을 모두 충족한 경우를 말한다. 이 경우 소득은 제41조 제1항에 따른 소득을 말하고, 재산은 제42조 제1항 제1호에 따른 재산을 말한다. 〈신설 2024.5.7.〉

1. 보험료를 체납한 가입자가 속한 세대의 소득이 336만원 미만이고, 그 세대의 재산에 대한 「지방세법」 제10조의2부터 제10조의6까지의 규정에 따른 과세표준이 450만원 미만일 것. 다만, 가입자가 미성년자, 65세 이상인 사람 또는 장애인인 경우에는 그 소득 및 재산에 대한 과세표준이 각각 공단이 정하는 금액 미만일 것
2. 보험료를 체납한 가입자가 「소득세법」에 따른 사업자등록을 한 사업에서 발생하는 소득이 없을 것

④ 제3항에 따른 소득 및 재산의 확인 절차, 방법 및 시기 등에 관한 구체적인 사항은 공단이 정한다.

85 「국민건강보험법」상 보험급여 정지사유에 해당하지 않는 것은?

2016 강원·경북, 2020 전남, 2021 광주·대구 기출유사

① 교도소에 수용되어 있는 경우
② 국외에서 업무에 종사하고 있는 경우
③ 국외에 여행 중인 경우
④ 다른 법률에 따라 보험급여를 받게 되는 경우

해설 (국민건강보험법 제53조 제2항 : 급여의 제한) 공단은 보험급여를 받을 수 있는 사람이 다른 법령에 따라 국가나 지방자치단체로부터 보험급여에 상당하는 급여를 받거나 보험급여에 상당하는 비용을 지급받게 되는 경우는 그 한도에서 보험급여를 하지 아니한다.

(국민건강보험법 제54조 : 급여의 정지) 보험급여를 받을 수 있는 사람이 다음 각 호의 어느 하나에 해당하면 그 기간에는 보험급여를 하지 아니한다. 다만, 제3호 및 제4호의 경우에는 제60조에 따른 요양급여를 실시한다. 〈개정 2020.4.7.〉

1. 삭제 〈2020.4.7.〉
2. 국외에 체류하는 경우
3. 제6조 제2항 제2호[「병역법」에 따른 현역병(지원에 의하지 아니하고 임용된 하사 포함), 전환복무된 사람 및 군간부후보생]에 해당하게 된 경우
4. 교도소, 그 밖에 이에 준하는 시설에 수용되어 있는 경우

Answer 85 ④

7

86 「국민건강보험법」상 공단은 속임수나 그 밖의 부당한 방법으로 보험급여를 받은 사람이나 보험급여 비용을 받은 요양기관에 대하여 그 보험급여나 보험급여 비용에 상당하는 금액의 전부 또는 일부를 징수할 수 있다. 다음 중 이에 대한 설명으로 올바른 것을 모두 고른 것은?

> 가. 공단은 속임수나 그 밖의 부당한 방법으로 보험급여를 받은 사람과 같은 세대에 속한 가입자에게 속임수나 그 밖의 부당한 방법으로 보험급여를 받은 사람과 연대하여 징수금을 내게 할 수 있다.
> 나. 사용자나 가입자의 거짓 보고나 거짓 증명 또는 요양기관의 거짓 진단에 따라 보험급여가 실시된 경우 공단은 이들에게 보험급여를 받은 사람과 연대하여 징수금을 내게 할 수 있다.
> 다. 속임수나 그 밖의 부당한 방법으로 보험급여 비용을 받은 요양기관이 약국을 개설할 수 없는 자가 약사 등의 면허를 대여받아 개설·운영하는 약국인 경우에는 해당 요양기관을 개설한 자에게 그 요양기관과 연대하여 같은 항에 따른 징수금을 납부하게 할 수 있다.
> 라. 속임수나 그 밖의 부당한 방법으로 보험급여 비용을 받은 요양기관이 의료기관을 개설할 수 없는 자가 의료인의 면허나 의료법인 등의 명의를 대여받아 개설·운영하는 의료기관인 경우에는 해당 요양기관을 개설한 자에게 그 요양기관과 연대하여 같은 항에 따른 징수금을 납부하게 할 수 있다.

① 가, 나, 다　　② 가, 다
③ 나, 라　　④ 가, 나, 다, 라

해설 **(국민건강보험법 제57조 : 부당이득의 징수)**

① 공단은 속임수나 그 밖의 부당한 방법으로 보험급여를 받은 사람·준요양기관 및 보조기기 판매업자나 보험급여 비용을 받은 요양기관에 대하여 그 보험급여나 보험급여 비용에 상당하는 금액을 징수한다. 〈개정 2023.5.19.〉

② 공단은 제1항에 따라 속임수나 그 밖의 부당한 방법으로 보험급여 비용을 받은 요양기관이 다음 각 호의 어느 하나에 해당하는 경우에는 해당 요양기관을 개설한 자에게 그 요양기관과 연대하여 같은 항에 따른 징수금을 납부하게 할 수 있다. 〈신설 2023.7.11.〉

1. 「의료법」 제33조 제2항을 위반하여 의료기관을 개설할 수 없는 자가 의료인의 면허나 의료법인 등의 명의를 대여받아 개설·운영하는 의료기관
2. 「약사법」 제20조 제1항을 위반하여 약국을 개설할 수 없는 자가 약사 등의 면허를 대여받아 개설·운영하는 약국
3. 「의료법」 제4조 제2항 또는 제33조 제8항·제10항을 위반하여 개설·운영하는 의료기관
4. 「약사법」 제21조 제1항을 위반하여 개설·운영하는 약국
5. 「약사법」 제6조 제3항·제4항을 위반하여 면허를 대여받아 개설·운영하는 약국

③ 사용자나 가입자의 거짓 보고나 거짓 증명(제12조 제6항을 위반하여 건강보험증이나 신분증명서를 양도·대여하여 다른 사람이 보험급여를 받게 하는 것을 포함), 요양기관의 거짓 진단이나 거짓 확인(제12조 제4항을 위반하여 건강보험증이나 신분증명서로 가입자 또는 피부양자의 본인 여부 및 그 자격을 확인하지 아니한 것을 포함) 또는 준요양기관이나 보조기기를 판매한 자의 속임수 및 그 밖의 부당한 방법으로 보험급여가 실시된 경우 공단은 이들에게 보험급여를 받은 사람과 연대하여 제1항에 따른 징수금을 내게 할 수 있다. 〈개정 2023.5.19.〉

④ 공단은 속임수나 그 밖의 부당한 방법으로 보험급여를 받은 사람과 같은 세대에 속한 가입자(속임수나 그 밖의 부당한 방법으로 보험급여를 받은 사람이 피부양자인 경우에는 그 직장가입자를 말한다)에게 속임수나 그 밖의 부당한 방법으로 보험급여를 받은 사람과 연대하여 제1항에 따른 징수금을 내게 할 수 있다.

⑤ 요양기관이 가입자나 피부양자로부터 속임수나 그 밖의 부당한 방법으로 요양급여비용을 받은 경우 공단은 해당 요양기관으로부터 이를 징수하여 가입자나 피부양자에게 지체 없이 지급하여야 한다. 이 경우 공단은 가입자나 피부양자에게 지급하여야 하는 금액을 그 가입자 및 피부양자가 내야 하는 보험료등과 상계할 수 있다.

Answer 86 ④

87 「국민건강보험법」상 아래 내용은 부당이득 징수금 체납자의 인적사항등 공개에 관한 것이다. 괄호 (가), (나)에 들어갈 내용이 순서대로 올바르게 짝지어진 것은? 2024 부산 기출유사

> 공단은 부당이득 징수금을 납무할 의무가 있는 요양기관 또는 요양기관을 개설한 자가 납입 고지 문서에 기재된 납부기한의 다음 날부터 (가)이 경과한 징수금을 (나) 이상 체납한 경우 징수금 발생의 원인이 되는 위반행위, 체납자의 인적사항 등을 공개할 수 있다.

① 1년, 5천만원　　② 1년, 1억원
③ 2년, 5천만원　　④ 2년, 1억원

해설 **(국민건강보험법 제57조의2 제1항 : 부당이득 징수금 체납자의 인적사항등 공개)** 공단은 제57조 제2항 각 호의 어느 하나에 해당하여 징수금을 납부할 의무가 있는 요양기관 또는 요양기관을 개설한 자가 납입 고지 문서에 기재된 납부기한의 다음 날부터 1년이 경과한 징수금을 1억원 이상 체납한 경우 징수금 발생의 원인이 되는 위반행위, 체납자의 인적사항 및 체납액 등 대통령령으로 정하는 사항을 공개할 수 있다. 다만, 체납된 징수금과 관련하여 제87조에 따른 이의신청, 제88조에 따른 심판청구가 제기되거나 행정소송이 계류 중인 경우 또는 그 밖에 체납된 금액의 일부 납부 등 대통령령으로 정하는 사유가 있는 경우에는 그러하지 아니하다.

88 「국민건강보험법」상 보험급여에 대한 설명으로 가장 올바르지 못한 것은?

① 국민건강보험공단은 제3자의 행위로 보험급여사유가 생겨 가입자 또는 피부양자에게 보험급여를 한 경우에는 그 한도에서 그 제3자에게 손해배상청구권을 갖는다.
② 보험급여를 받을 권리는 양도하거나 압류할 수 없다.
③ 요양급여비용은 공단의 이사장과 대통령령으로 정하는 의약계를 대표하는 사람들의 계약으로 정하고, 계약기간은 2년으로 한다.
④ 요양비등 수급계좌에 입금된 요양비등은 압류할 수 없다.

해설 **(국민건강보험법 제45조 제1항)** 요양급여비용은 공단의 이사장과 대통령령으로 정하는 의약계를 대표하는 사람들의 계약으로 정한다. 이 경우 계약기간은 1년으로 한다.

(국민건강보험법 제58조 : 구상권)

① 공단은 제3자의 행위로 보험급여사유가 생겨 가입자 또는 피부양자에게 보험급여를 한 경우에는 그 급여에 들어간 비용 한도에서 그 제3자에게 손해배상을 청구할 권리를 얻는다.
② 제1항에 따라 보험급여를 받은 사람이 제3자로부터 이미 손해배상을 받은 경우에는 공단은 그 배상액 한도에서 보험급여를 하지 아니한다.

(국민건강보험법 제59조 : 수급권 보호)

① 보험급여를 받을 권리는 양도하거나 압류할 수 없다.
② 요양비등 수급계좌에 입금된 요양비등은 압류할 수 없다.

7

Answer　87 ②　88 ③

89 「국민건강보험법」상 공단은 현역병, 전환복무된 사람 및 군간부후보생, 교도소등 시설에 수용되어 있는 사람이 요양기관에서 대통령령으로 정하는 치료 등 요양급여를 받은 경우에는 그에 따라 공단이 부담하는 요양급여비용과 요양비를 법무부장관 · 국방부장관 · 경찰청장 · 소방청장 또는 해양경찰청장으로부터 예탁받아 지급할 수 있다. 다음 중 위에서 언급한 현역병, 전환복무된 사람 및 군간부후보생, 교도소등 시설에 수용되어 있는 사람이 받을 수 있는 대통령령으로 정하는 요양급여 항목에 해당하지 않는 것은?

① 약제 · 치료재료의 지급　② 예방 · 재활
③ 입원　④ 처치 · 수술 및 그 밖의 치료

해설 **(국민건강보험법 제60조 제1항 : 현역병 등에 대한 요양급여비용 등의 지급)** 공단은 제54조 제3호 및 제4호에 해당하는 사람이 요양기관에서 대통령령으로 정하는 치료 등("요양급여")을 받은 경우 그에 따라 공단이 부담하는 요양급여비용과 요양비를 법무부장관 · 국방부장관 · 경찰청장 · 소방청장 또는 해양경찰청장으로부터 예탁받아 지급할 수 있다. 이 경우 법무부장관 · 국방부장관 · 경찰청장 · 소방청장 또는 해양경찰청장은 예산상 불가피한 경우 외에는 연간 들어갈 것으로 예상되는 요양급여비용과 요양비를 미리 공단에 예탁하여야 한다.

(국민건강보험법 시행령 제27조 제1항) 법 제60조 제1항 전단에서 "대통령령으로 정하는 치료 등"이란 법 제41조 제1항 제1호부터 제3호까지 및 제5호에 따른 요양급여를 말한다.

(국민건강보험법 제41조 제1항) 가입자와 피부양자의 질병, 부상, 출산 등에 대하여 다음 각 호의 요양급여를 실시한다.

1. 진찰 · 검사
2. 약제 · 치료재료의 지급
3. 처치 · 수술 및 그 밖의 치료
4. 예방 · 재활
5. 입원
6. 간호
7. 이송

(국민건강보험법 제54조) 보험급여를 받을 수 있는 사람이 다음 각 호의 어느 하나에 해당하면 그 기간에는 보험급여를 하지 아니한다. 다만, 제3호 및 제4호의 경우에는 제60조에 따른 요양급여를 실시한다. 〈개정 2020.4.7.〉

1. 삭제 〈2020.4.7.〉
2. 국외에 체류하는 경우
3. 제6조 제2항 제2호[현역병(지원에 의하지 아니하고 임용된 하사 포함), 전환복무된 사람 및 군간부후보생]에 해당하게 된 경우
4. 교도소, 그 밖에 이에 준하는 시설에 수용되어 있는 경우

90 「국민건강보험법」상 건강보험심사평가원의 업무 및 기능이 아닌 것은? 2016 인천 · 서울, 2018 서울 기출유사

① 급여비용 계약 체결　② 급여비용의 심사
③ 급여 적정성 평가　④ 평가기준의 개발

해설 **(국민건강보험법 제45조 제1항)** 요양급여비용은 공단의 이사장과 대통령령으로 정하는 의약계를 대표하는 사람들의 계약으로 정한다. 이 경우 계약기간은 1년으로 한다.

(국민건강보험법 제63조 제1항) 심사평가원은 다음 각 호의 업무를 관장한다. 〈개정 2022.6.10.〉

1. 요양급여비용의 심사
2. 요양급여의 적정성 평가
3. 심사기준 및 평가기준의 개발
4. 제1호부터 제3호까지의 규정에 따른 업무와 관련된 조사연구 및 국제협력

Answer　89 ②　90 ①

5. 다른 법률에 따라 지급되는 급여비용의 심사 또는 의료의 적정성 평가에 관하여 위탁받은 업무
6. 그 밖에 이 법 또는 다른 법령에 따라 위탁받은 업무
7. 건강보험과 관련하여 보건복지부장관이 필요하다고 인정한 업무
8. 그 밖에 보험급여 비용의 심사와 보험급여의 적정성 평가와 관련하여 대통령령으로 정하는 업무

(국민건강보험법 시행령 제28조 제1항) 법 제63조 제1항 제7호에서 "대통령령으로 정하는 업무"란 다음 각 호의 업무를 말한다. 〈개정 2022.12.27.〉

1. 요양급여비용의 심사청구와 관련된 소프트웨어의 개발 · 공급 · 검사 등 전산 관리
2. 요양급여의 적정성 평가 결과의 공개
3. 지급되는 요양비 중 보건복지부령으로 정하는 기관에서 받은 요양비에 대한 심사
4. 법 제63조 제1항 제1호부터 제7호까지 및 이 항 제1호부터 제3호까지의 업무를 수행하기 위한 환자 분류체계 및 요양급여 관련 질병 · 부상 분류체계의 개발 · 관리
5. 교육 · 홍보

91 「국민건강보험법」상 건강보험심사평가원의 업무에 해당하는 것을 모두 고른 것은?

2021 인천 · 서울, 2023 경기 · 경북 기출유사

> 가. 요양급여의 적정성 평가
> 나. 심사기준 및 평가기준의 개발
> 다. 보험급여 비용의 심사와 보험급여의 적정성 평가와 관련하여 대통령령으로 정하는 업무
> 라. 건강보험과 관련하여 건강보험공단이사장이 필요하다고 인정한 업무

① 가, 나, 다　② 가, 다
③ 나, 라　④ 가, 나, 다, 라

해설 **(국민건강보험법 제63조 제1항)** 90번 문제 해설 참조

7

92 「국민건강보험법」상 건강보험심사평가원에 설치하는 위원회는?

① 건강보험분쟁조정위원회　② 건강보험정책심의위원회
③ 재정운영위원회　④ 진료심사평가위원회

해설 **(국민건강보험법 제66조 제1항)** 심사평가원의 업무를 효율적으로 수행하기 위하여 심사평가원에 진료심사평가위원회를 둔다.

① **(국민건강보험법 제89조 제1항)** 심판청구를 심리 · 의결하기 위하여 보건복지부에 건강보험분쟁조정위원회를 둔다.
② **(국민건강보험법 제4조 제1항)** 건강보험정책에 관한 사항을 심의 · 의결하기 위하여 보건복지부장관 소속으로 건강보험정책심의위원회를 둔다.
③ **(국민건강보험법 제33조 제1항)** 요양급여비용의 계약 및 결손처분 등 보험재정에 관련된 사항을 심의 · 의결하기 위하여 공단에 재정운영위원회를 둔다.

Answer 91 ①　92 ④

93 「국민건강보험법」상 진료심사평가위원회에 대한 설명으로 올바르지 못한 것은?

① 건강보험심사평가원에 설치한다.

② 비상근 심사위원은 1천명 이내로 구성한다.

③ 상근 심사위원은 90명 이내로 구성한다.

④ 심사위원의 임기는 3년으로 한다.

해설 (국민건강보험법 시행규칙 제34조) 법 제66조 제6항에 따라 심사위원의 임기는 2년으로 한다.

(국민건강보험법 제66조 : 진료심사평가위원회)

① 심사평가원의 업무를 효율적으로 수행하기 위해 심사평가원에 진료심사평가위원회를 둔다.

② 심사위원회는 위원장을 포함하여 90명 이내의 상근 심사위원과 1천명 이내의 비상근 심사위원으로 구성하며, 진료과목별 분과위원회를 둘 수 있다.

94 「국민건강보험법」상 공단은 건강보험사업에 드는 비용에 충당하기 위하여 보험료의 납부의무자로부터 보험료를 징수한다. 다음 중 이에 대한 설명으로 가장 올바르지 못한 것은?

① 가입자의 자격을 매월 1일에 취득한 경우에 보험료는 그 달부터 징수한다.

② 보험료는 가입자의 자격을 취득한 날이 속하는 달의 다음 달부터 가입자의 자격을 잃은 날의 전날이 속하는 달까지 징수한다.

③ 보험료를 징수할 때 가입자의 자격이 변동된 경우에는 변동된 날이 속하는 달의 보험료는 변동되기 전의 자격을 기준으로 징수한다. 다만, 가입자의 자격이 매월 1일에 변동된 경우에는 변동된 자격을 기준으로 징수한다.

④ 유공자등 의료보호대상자 중 건강보험의 적용을 보험자에게 신청한 사람이 가입자의 자격을 취득하는 경우 보험료는 가입자 자격을 취득한 날이 속하는 달의 다음 달부터 징수한다.

해설 (국민건강보험법 제69조 제2항) 제1항에 따른 보험료는 가입자의 자격을 취득한 날이 속하는 달의 다음 달부터 가입자의 자격을 잃은 날의 전날이 속하는 달까지 징수한다. 다만, 가입자의 자격을 매월 1일에 취득한 경우 또는 제5조 제1항 제2호 가목에 따른 건강보험 적용 신청으로 가입자의 자격을 취득하는 경우에는 그 달부터 징수한다.

(국민건강보험법 제5조 제1항) 국내에 거주하는 국민은 건강보험의 가입자 또는 피부양자가 된다. 다만, 다음 각 호의 어느 하나에 해당하는 사람은 제외한다.

1. 「의료급여법」에 따라 의료급여를 받는 사람("수급권자")
2. 「독립유공자예우에 관한 법률」 및 「국가유공자 등 예우 및 지원에 관한 법률」에 따라 의료보호를 받는 사람("유공자등 의료보호대상자"). 다만, 다음 각 목의 어느 하나에 해당하는 사람은 가입자 또는 피부양자가 된다.
   가. 유공자등 의료보호대상자 중 건강보험의 적용을 보험자에게 신청한 사람
   나. 건강보험을 적용받고 있던 사람이 유공자등 의료보호대상자로 되었으나 건강보험의 적용 배제신청을 보험자에게 하지 아니한 사람

(국민건강보험법 제69조 제3항) 보험료를 징수할 때 가입자의 자격이 변동된 경우에는 변동된 날이 속하는 달의 보험료는 변동되기 전의 자격을 기준으로 징수한다. 다만, 가입자의 자격이 매월 1일에 변동된 경우에는 변동된 자격을 기준으로 징수한다.

Answer 93 ④ 94 ④

95 「국민건강보험법」상 월별 보험료액의 상한과 하한에 대한 설명으로 올바른 것은?

① 직장가입자의 보수월액 보험료의 상한은 보험료가 부과되는 연도의 전전년도 직장가입자 평균 보수월액보험료의 15배에 해당하는 금액을 고려해 보건복지부장관이 정해 고시하는 금액

② 직장가입자의 보수 외 소득월액보험료 및 지역가입자의 월별 보험료액의 상한은 보험료가 부과되는 연도의 전전년도 평균 보수월액보험료의 15배에 해당하는 금액을 고려하여 보건복지부장관이 정하여 고시하는 금액

③ 직장가입자의 보수월액 보험료의 하한은 보험료가 부과되는 연도의 전전년도 평균 보수월액보험료의 100분의 90 이상 100분의 100 이하 범위에서 보건복지부장관이 정해 고시하는 금액

④ 지역가입자의 월별 보험료액의 하한은 보험료가 부과되는 연도의 전전년도 평균 보수월액보험료의 1천분의 50 이상 1천분의 85 미만 범위에서 보건복지부장관이 정하여 고시하는 금액

해설 **(국민건강보험법 시행령 제32조 : 월별 보험료액의 상한과 하한)** 법 제69조 제6항에 따른 월별 보험료액의 상한 및 하한은 다음 각 호의 구분에 따른다. 〈개정 2024.5.7.〉

1. 월별 보험료액의 상한은 다음 각 목과 같다.
   가. 직장가입자의 보수월액보험료 : 보험료가 부과되는 연도의 전전년도 직장가입자 평균 보수월액보험료의 30배에 해당하는 금액을 고려하여 보건복지부장관이 정하여 고시하는 금액
   나. 직장가입자의 보수 외 소득월액보험료 및 지역가입자의 월별 보험료액 : 보험료가 부과되는 연도의 전전년도 평균 보수월액보험료의 15배에 해당하는 금액을 고려하여 보건복지부장관이 정하여 고시하는 금액
2. 월별 보험료액의 하한은 다음 각 목과 같다.
   가. 직장가입자의 보수월액보험료 : 보험료가 부과되는 연도의 전전년도 평균 보수월액보험료의 1천분의 50 이상 1천분의 85 미만의 범위에서 보건복지부장관이 정해 고시하는 금액
   나. 지역가입자의 월별 보험료액 : 가목에 따른 보수월액보험료의 100분의 90 이상 100분의 100 이하의 범위에서 보건복지부장관이 정하여 고시하는 금액

7

96 「국민건강보험법」상 직장가입자와 지역가입자의 보험료에 대한 설명으로 가장 올바른 것은?

2017충남 기출유사

① 재산 보험료부과점수는 직장가입자의 소득·재산·생활수준·경제활동참가율 등을 고려하여 정하되, 대통령령으로 정하는 기준에 따라 상한과 하한을 정할 수 있다.

② 지역가입자의 소득월액은 지역가입자의 연간 소득을 12개월로 나눈 값을 보건복지부령으로 정하는 바에 따라 평가하여 산정한다.

③ 지역가입자의 월별 보험료액은 세대 단위로 산정하되, 보수월액보험료와 보수 외 소득월액보험료로 구성된다.

④ 직장가입자의 월별 보험료액은 개인 단위로 산정하되, 보험료부과점수에 보험료부과점수당 금액을 곱한 금액으로 한다.

해설 **(국민건강보험법 제71조 제2항 : 소득월액)** 지역가입자의 소득월액은 지역가입자의 연간 소득을 12개월로 나눈 값을 보건복지부령으로 정하는 바에 따라 평가하여 산정한다. 〈신설 2024.2.6.〉

Answer 95 ② 96 ②

(국민건강보험법 제71조 제1항 : 소득월액) 직장가입자의 보수 외 소득월액은 제70조에 따른 보수월액의 산정에 포함된 보수 를 제외한 직장가입자의 소득("보수 외 소득")이 대통령령으로 정하는 금액을 초과하는 경우 다음의 계산식에 따른 값을 보건 복지부령으로 정하는 바에 따라 평가하여 산정한다. 〈개정 2024.2.6.〉

연간 보수 외 소득 – 대통령령으로 정하는 금액) × 1/12

(국민건강보험법 제69조 제4항 : 보험료) 직장가입자의 월별 보험료액은 다음 각 호에 따라 산정한 금액으로 한다. 〈개정 2024.2.6.〉

1. 보수월액보험료 : 제70조에 따라 산정한 보수월액에 제73조 제1항 또는 제2항에 따른 보험료율을 곱하여 얻은 금액
2. 보수 외 소득월액보험료 : 제71조 제1항에 따라 산정한 소득월액에 보험료율을 곱하여 얻은 금액

(국민건강보험법 제69조 제5항 : 보험료) 지역가입자의 월별 보험료액은 다음 각 호의 구분에 따라 산정한 금액을 합산한 금액으로 한다. 이 경우 보험료액은 세대 단위로 산정한다. 〈개정 2024.2.6.〉

1. 소득 : 제71조 제2항에 따라 산정한 지역가입자의 소득월액에 제73조 제3항에 따른 보험료율을 곱하여 얻은 금액
2. 재산 : 제72조에 따라 산정한 재산보험료 부과점수에 제73조 제3항에 따른 재산보험료 부과점수당 금액을 곱하여 얻은 금액

(국민건강보험법 제72조 제1항 : 재산보험료 부과점수) 제69조 제5항 제2호에 따른 재산보험료 부과점수는 지역가입자의 재산을 기준으로 산정한다. 다만, 대통령령으로 정하는 지역가입자가 실제 거주를 목적으로 대통령령으로 정하는 기준 이하의 주택을 구입 또는 임차하기 위하여 「금융실명거래 및 비밀보장에 관한 법률」 제2조 제1호에 따른 금융회사등으로부터 대출을 받고 그 사실을 공단에 통보하는 경우에는 해당 대출금액을 대통령령으로 정하는 바에 따라 평가하여 재산보험료 부과점수 산정 시 제외한다. 〈개정 2024.2.20.〉

1. 「금융실명거래 및 비밀보장에 관한 법률」 제2조 제1호에 따른 금융회사등으로부터 받은 대출
2. 「주택도시기금법」에 따른 주택도시기금을 재원으로 하는 대출 등 보건복지부장관이 정하여 고시하는 대출

97 「국민건강보험법」상 직장가입자의 월별 보험료액 산정의 기준이 되는 직장가입자의 보수월액은 직장가입자가 지급받는 보수를 기준으로 하여 산정하며, 보수는 근로자등이 근로를 제공하고 사용자·국가 또는 지방자치단체로부터 지급받는 금품으로서 대통령령으로 정하는 것을 말한다. 다음 중 보수에 포함되는 대통령령으로 정하는 금품에 해당하는 것은?

① 번역료 및 원고료　　② 비과세근로소득
③ 상여금　　④ 퇴직금

해설 **(국민건강보험법 시행령 제33조 제1항)** 법 제70조 제3항 전단에서 "대통령령으로 정하는 것"이란 근로의 대가로 받은 봉급, 급료, 보수, 세비, 임금, 상여, 수당, 그 밖에 이와 유사한 성질의 금품으로서 다음 각 호의 것을 제외한 것을 말한다.

1. 퇴직금
2. 현상금, 번역료 및 원고료
3. 「소득세법」에 따른 비과세근로소득. 다만, 「소득세법」 제12조 제3호 차목·파목 및 거목에 따라 비과세되는 소득은 제외한다.

(국민건강보험법 제70조 제3항) 제1항에 따른 보수는 근로자등이 근로를 제공하고 사용자·국가 또는 지방자치단체로부터 지급받는 금품(실비변상적 성격을 갖는 금품은 제외)으로서 대통령령으로 정하는 것을 말한다. 이 경우 보수 관련 자료가 없거나 불명확한 경우 등 대통령령으로 정하는 사유에 해당하면 보건복지부장관이 정하여 고시하는 금액을 보수로 본다.

Answer　97 ③

98 「국민건강보험법」상 직장가입자의 보수월액은 직장가입자가 지급받는 보수를 기준으로 하여 산정한다. 다음 중 이에 따른 보수가 지급되지 아니하는 직장가입자 사용자의 보수월액의 산정방법에 대한 설명으로 올바르지 못한 것은?

① 사용자가 수입을 확인할 수 있는 객관적인 자료 제출이나 수입금액을 통보하지 않고, 수입을 확인할 수 있는 객관적인 자료도 없는 경우는 해당 사업장 근로자의 보수월액을 평균한 금액으로 산정한다.

② 수입을 확인할 수 있는 객관적인 자료가 없어 사용자가 신고한 금액을 기준으로 산정한 보수월액이 해당 사업장에서 가장 높은 보수월액을 적용받는 근로자의 보수월액보다 낮은 경우는 해당 사업장 근로자의 보수월액을 평균한 금액으로 산정한다.

③ 해당 연도 중 해당 사업장에서 발생한 보건복지부령으로 정하는 수입을 확인할 수 있는 객관적인 자료도 없는 경우는 해당 사업장 근로자의 보수월액을 평균한 금액으로 산정한다.

④ 해당 연도 중 해당 사업장에서 발생한 보건복지부령으로 정하는 수입으로서 객관적인 자료를 통해 확인된 금액이 0원 이하인 경우는 해당 사업장 근로자의 보수월액을 평균한 금액으로 산정한다.

해설 **(국민건강보험법 시행령 제38조 제3항 : 보수가 지급되지 않는 사용자의 보수월액 결정)** 제1항 및 제2항에도 불구하고 다음 각 호의 어느 하나에 해당하는 경우 사용자의 보수월액은 그 각 호에서 정하는 금액으로 한다. 〈개정 2020.12.29.〉

1. 제1항 제1호 및 제2호에 따른 확인금액 또는 신고금액을 기준으로 산정한 보수월액이 해당 사업장에서 가장 높은 보수월액을 적용받는 근로자의 보수월액보다 낮은 경우(제2호 나목에 해당하는 경우는 제외) : 해당 사업장에서 가장 높은 보수월액을 적용받는 근로자의 보수월액
2. 다음 각 목의 어느 하나에 해당하는 경우 : 해당 사업장 근로자의 보수월액을 평균한 금액
   가. 사용자가 제1항 각 호 외의 부분 후단에 따른 자료 제출과 수입금액 통보를 하지 않고, 같은 항 제1호에 따른 수입을 확인할 수 있는 객관적인 자료도 없는 경우
   나. 제1항 제1호에 따른 확인금액이 0원 이하인 경우

(국민건강보험법 시행령 제38조 제1항 : 보수가 지급되지 않는 사용자의 보수월액 결정) 법 제70조 제4항에 따른 보수가 지급되지 아니하는 사용자의 보수월액은 다음 각 호의 방법으로 산정한다.

1. 해당 연도 중 해당 사업장에서 발생한 보건복지부령으로 정하는 수입으로서 객관적인 자료를 통하여 확인된 금액
2. 수입을 확인할 수 있는 객관적인 자료가 없는 경우에는 사용자의 신고금액

99 「국민건강보험법」상 소득월액은 제70조에 따른 보수월액의 산정에 포함된 보수를 제외한 직장가입자의 보수 외 소득이 대통령령으로 정하는 금액을 초과하는 경우 (연간 보수 외 소득 – 대통령령으로 정하는 금액) × 1/12의 계산식에 따라 산정한다. 여기에서 대통령령으로 정하는 금액이란 다음 중 연간 얼마의 금액을 말하는가?

① 연간 1,000만원　② 연간 2,000만원
③ 연간 3,400만원　④ 연간 4,000만원

해설 **(국민건강보험법 시행령 제41조 제4항)** 법 제71조 제1항 계산식에서 "대통령령으로 정하는 금액"이란 각각 연간 2천만원을 말한다. 〈개정 2022.8.31.〉

Answer 98 ② 99 ②

7

100 「국민건강보험법」상 지역가입자의 재산보험료의 부과점수 산정에 포함되지 않는 것은?

① 토지 ② 건축물

2014 서울 기출유사

③ 임차주택에 대한 보증금 ④ 종중재산

해설 (국민건강보험법 시행령 제42조 제1항 : 보험료부과점수의 산정기준) 법 제72조 제1항에 따른 재산보험료부과점수는 다음 각 호의 재산을 고려하여 산정하되, 구체적인 산정방법은 별표 4와 같다.

1. 「지방세법」 제105조에 따른 재산세의 과세대상이 되는 토지, 건축물, 주택, 선박 및 항공기. 다만, 종중재산, 마을공동재산, 그 밖에 이에 준하는 공동의 목적으로 사용하는 건축물 및 토지는 제외한다.
2. 주택을 소유하지 않은 지역가입자의 경우에는 임차주택에 대한 보증금 및 월세금액

[전문개정 2024.5.7.]

(국민건강보험법 제72조 제1항 : 재산보험료부과점수) 제69조 제5항 제2호에 따른 재산보험료부과점수는 지역가입자의 재산을 기준으로 산정한다. 다만, 대통령령으로 정하는 지역가입자가 실제 거주를 목적으로 대통령령으로 정하는 기준 이하의 주택을 구입 또는 임차하기 위하여 다음 각 호의 어느 하나에 해당하는 대출을 받고 그 사실을 공단에 통보하는 경우에는 해당 대출금액을 대통령령으로 정하는 바에 따라 평가하여 재산보험료 부과점수 산정 시 제외한다. 〈개정 2024.2.20.〉

1. 「금융실명거래 및 비밀보장에 관한 법률」 제2조 제1호에 따른 금융회사등으로부터 받은 대출
2. 「주택도시기금법」에 따른 주택도시기금을 재원으로 하는 대출 등 보건복지부장관이 정하여 고시하는 대출

101 「국민건강보험법」 상 지역가입자의 월별 보험료액 산정에 대한 설명으로 가장 올바르지 못한 것은?

① 공단이 지역가입자에게 부과하는 월별 보험료액은 지역가입자의 소득월액에 보험료율 곱해 산정한 금액과 재산보험료부과점수에 부과점수당 금액을 곱해 산정한 금액을 합산한 금액으로 한다.

② 재산보험료부과점수는 지역가입자가 속한 세대의 재산보험료 부담능력을 표시하는 점수다.

③ 재산보험료부과점수는 재산세의 기준이 되는 토지, 건축물, 주택, 선박 및 항공기와 주택을 소유하지 않은 지역가입자의 임차주택에 대한 보증금 및 월세금액을 보건복지부령으로 정하는 기준에 따라 평가한 금액을 합산한 금액에서 1억원 및 주택관련 대출금액 평가금액을 뺀 금액을 등급별로 구분하여 산정한다.

④ 지역가입자의 재산금액이 2억원인 경우, 재산등급별 점수는 2,000점이다.

해설 (국민건강보험법 시행령 시행령 제42조 제1항 [별표 4] : 재산보험료부과점수의 산정방법) 〈개정 2024.5.7.〉

1. 재산보험료부과점수는 지역가입자가 속한 세대의 재산보험료 부담능력을 표시하는 점수로서 다음 각 목의 금액을 합산한 금액에서 1억원 및 제42조의2 제3항 각 호의 구분에 따른 금액을 뺀 금액을 등급별로 구분하여 산정한다. 이 경우 재산의 등급별 점수는 제3호의 표에 따른다.
   가. 제42조 제1항 제1호에 따른 토지, 건축물, 주택, 선박 및 항공기의 재산세 과세표준금액
   나. 제42조 제1항 제2호에 따른 임차주택에 대한 보증금 및 월세금액을 보건복지부령으로 정하는 기준에 따라 평가한 금액
2. 삭제 〈2022.8.31.〉

Answer 100 ③ 101 ④

3. 재산등급별 점수

등급	재산금액(만원)	점수	등급	재산금액(만원)	점수
1	450 이하	22	31	38,800 초과~43,200 이하	757
2	450 초과~900 이하	44	32	43,200 초과~48,100 이하	785
3	900 초과~1,350 이하	66	33	48,100 초과~53,600 이하	812
4	1,350 초과~1,800 이하	97	34	53,600 초과~59,700 이하	841
5	1,800 초과~2,250 이하	122	35	59,700 초과~66,500 이하	881
6	2,250 초과~2,700 이하	146	36	66,500 초과~74,000 이하	921
7	2,700 초과~3,150 이하	171	37	74,000 초과~82,400 이하	961
8	3,150 초과~3,600 이하	195	38	82,400 초과~91,800 이하	1,001
9	3,600 초과~4,050 이하	219	39	91,800 초과~103,000 이하	1,041
10	4,050 초과~4,500 이하	244	40	103,000 초과~114,000 이하	1,091
11	4,500 초과~5,020 이하	268	41	114,000 초과~127,000 이하	1,141
12	5,020 초과~5,590 이하	294	42	127,000 초과~142,000 이하	1,191
13	5,590 초과~6,220 이하	320	43	142,000 초과~158,000 이하	1,241
14	6,220 초과~6,930 이하	344	44	158,000 초과~176,000 이하	1,291
15	6,930 초과~7,710 이하	365	45	176,000 초과~196,000 이하	1,341
16	7,710 초과~8,590 이하	386	46	196,000 초과~218,000 이하	1,391
17	8,590 초과~9,570 이하	412	47	218,000 초과~242,000 이하	1,451
18	9,570 초과~10,700 이하	439	48	242,000 초과~270,000 이하	1,511
19	10,700 초과~11,900 이하	465	49	270,000 초과~300,000 이하	1,571
20	11,900 초과~13,300 이하	490	50	300,000 초과~330,000 이하	1,641
21	13,300 초과~14,800 이하	516	51	330,000 초과~363,000 이하	1,711
22	14,800 초과~16,400 이하	535	52	363,000 초과~399,300 이하	1,781
23	16,400 초과~18,300 이하	559	53	399,300 초과~439,230 이하	1,851
24	18,300 초과~20,400 이하	586	54	439,230 초과~483,153 이하	1,921
25	20,400 초과~22,700 이하	611	55	483,153 초과~531,468 이하	1,991
26	22,700 초과~25,300 이하	637	56	531,468 초과~584,615 이하	2,061
27	25,300 초과~28,100 이하	659	57	584,615 초과~643,077 이하	2,131
28	28,100 초과~31,300 이하	681	58	643,077 초과~707,385 이하	2,201
29	31,300 초과~34,900 이하	706	59	707,385 초과~778,124 이하	2,271
30	34,900 초과~38,800 이하	731	60	778,124 초과	2,341

4. 삭제 〈2024.2.13.〉

102 「국민건강보험법」상 지역가입자의 재산보험료의 부과점수는 지역가입자의 재산을 기준으로 산정한다. 다만, 대통령령으로 정하는 지역가입자가 실제 거주를 목적으로 대통령령으로 정하는 기준 이하의 주택을 구입 또는 임차하기 위하여 금융회사등으로부터 대출을 받고 그 사실을 공단에 통보하는 경우에는 해당 대출금액을 대통령령으로 정하는 바에 따라 평가하여 보험료 부과점수 산정 시 제외한다. 다음 중 위에서 말한 '대통령령으로 정하는 지역가입자'에 해당하는 사람을 모두 고른 것은?

> 가. 1세대 무주택 세대에 속하는 지역가입자로서 임대차 계약증서의 입주일과 전입일 중 빠른 날부터 전후 3개월 이내에 보증금담보 대출등을 받은 지역가입자
> 나. 1세대 무주택 세대에 속하는 지역가입자로서 해당 세대가 임차한 주택에 거주하기 위해 임차인이 금융회사등으로부터 임차주택의 보증금담보 대출등을 받은 지역가입자
> 다. 1세대 1주택 세대에 속하는 지역가입자로서 주택 소유권을 취득한 날과 주민등록표 등본의 전입일 중 빠른 날부터 전후 3개월 이내에 주택담보 대출등을 받은 지역가입자
> 라. 1세대 1주택 세대에 속하는 지역가입자로서 해당 세대가 소유한 주택에 거주하기 위해 소유자가 금융회사등으로부터 주택담보 대출등을 받은 지역가입자

① 가, 나, 다　　② 가, 다
③ 나, 라　　④ 가, 나, 다, 라

해설 (국민건강보험법 시행령 제42조의2 : 주택 관련 대출금액의 재산보험료부과점수 제외)

① 법 제72조 제1항 단서에서 "대통령령으로 정하는 지역가입자"란 다음 각 호의 어느 하나에 해당하는 지역가입자를 말한다. 〈개정 2023.11.7.〉

1. 보건복지부장관이 정하여 고시하는 1세대 1주택 세대에 속하는 지역가입자로서 다음 각 목의 요건을 모두 갖춘 지역가입자("1세대1주택자")
   가. 해당 세대가 소유한 주택에 거주하기 위하여 소유자(소유자와 주민등록상 동일 세대를 구성하는 배우자나 직계존비속을 포함)가 「금융실명거래 및 비밀보장에 관한 법률」에 따른 금융회사등으로부터 주택을 담보로 하는 대출 등 보건복지부장관이 정하여 고시하는 대출[대출 이자율을 낮추거나 대출 기간을 연장하기 위하여 해당 주택을 담보로 새로 대출을 받아 대출일과 같은 날 종전의 대출을 상환한 경우 새로 받은 "주택담보전환대출"을 포함한 "주택담보대출등"]을 받을 것
   나. 해당 세대가 주택에 대하여 최초로 주택담보대출등(주택담보전환대출은 제외한다)을 받은 날이 주택 소유권을 취득한 날의 전후 3개월 이내일 것
2. 보건복지부장관이 정하여 고시하는 1세대 무주택 세대에 속하는 지역가입자로서 다음 각 목의 요건을 모두 갖춘 지역가입자("1세대무주택자")
   가. 해당 세대가 임차한 주택에 거주하기 위하여 임차인(임차인과 주민등록상 동일 세대를 구성하는 배우자나 직계존비속을 포함)이 금융회사등으로부터 임차주택의 보증금을 담보로 하는 대출 등 보건복지부장관이 정하여 고시하는 대출[대출 이자율을 낮추거나 대출 기간을 연장하기 위하여 해당 임차주택의 보증금을 담보로 새로 대출을 받아 대출일과 같은 날 종전의 대출을 상환한 경우 새로 받은 "보증금담보전환대출"을 포함한 "보증금담보대출등"을 받을 것
   나. 해당 세대가 주택에 대하여 최초로 보증금담보대출등(보증금담보전환대출은 제외한다)을 받은 날이 「주택임대차보호법」 제3조의2 제2항에 따른 임대차계약증서의 입주일과 전입일(외국인의 경우에는 「출입국관리법」에 따른 외국인등록표의 체류지 등록일 또는 변경신고일, 「재외동포의 출입국과 법적 지위에 관한 법률」에 따른 국내거소신고일 또는 이전신고일을 말한다) 중 빠른 날부터 전후 3개월(임대차계약을 변경·연장 또는 갱신하면서 대출받는 경우에는 임대차계약 변경일, 연장일 또는 갱신일부터 전후 3개월을 말함) 이내일 것

Answer　102 ④

② 법 제72조 제1항 단서에서 "대통령령으로 정하는 기준 이하의 주택"이란 다음 각 호의 구분에 따른 요건을 충족하는 주택을 말한다. 〈개정 2022.8.31.〉

1. 1세대1주택자의 경우 : 주택담보대출등을 받아 구입한 주택의 재산세 과세표준금액이 「소득세법」 제52조 제5항 본문에 따른 주택 기준시가에 「지방세법 시행령」 제109조의 공정시장가액비율을 곱한 금액 이하일 것
2. 1세대무주택자의 경우 : 보증금담보대출등을 받아 임차한 임차주택의 보증금 및 월세금액을 보건복지부령으로 정하는 기준에 따라 평가한 금액이 「소득세법」 제52조 제5항 본문에 따른 주택 기준시가의 30퍼센트 이하인 주택일 것

③ 법 제72조 제1항 단서에 따라 대출금액을 평가한 금액은 다음 각 호의 구분에 따른 금액으로 한다. 이 경우 주택담보전환대출 금액이나 보증금담보전환대출 금액이 종전의 대출금액보다 큰 경우에는 그 차액을 제외한 대출금액을 기준으로 평가한다. 〈개정 2022.12.27.〉

1. 1세대1주택자의 경우 : 주택담보대출등 금액의 합산액(상환한 금액은 제외)에 「지방세법 시행령」 제109조의 공정시장가액비율을 곱한 금액. 이 경우 그 금액이 해당 주택의 재산세 과세표준금액보다 큰 경우에는 재산세 과세표준금액으로 하며, 그 금액이 5천만원을 넘는 경우에는 5천만원으로 한다.
2. 1세대무주택자의 경우 : 보증금담보대출등 금액의 합산액(상환한 금액은 제외)의 30퍼센트. 이 경우 그 금액이 보증금의 30퍼센트에 해당하는 금액보다 큰 경우에는 보증금의 30퍼센트로 한다.

[본조신설 2022.6.30.] [제목개정 2024.5.7.]

103 **「국민건강보험법」상 지역가입자의 재산보험료의 부과점수는 지역가입자의 재산을 기준으로 산정한다. 다만, 대통령령으로 정하는 지역가입자가 실제 거주를 목적으로 대통령령으로 정하는 기준 이하의 주택을 구입 또는 임차하기 위하여 금융회사등으로부터 대출을 받고 그 사실을 공단에 통보하는 경우에는 해당 대출금액을 대통령령으로 정하는 바에 따라 평가하여 보험료 부과점수 산정 시 제외한다. 다음 중 위에서 말한 '대통령령으로 정하는 기준 이하의 주택'의 요건에 충족되는 주택은?**

① 1세대 무주택자의 경우 보증금담보 대출등을 받아 임차한 임차주택의 보증금 및 월세금액을 평가한 금액이 주택 기준시가의 30퍼센트 이하인 주택
② 1세대 무주택자의 경우 보증금담보 대출등을 받아 임차한 임차주택의 보증금 및 월세금액을 평가한 금액이 주택 기준시가의 50퍼센트 이하인 주택
③ 1세대 1주택자의 경우 주택담보 대출등을 받아 구입한 주택의 재산세 과세표준금액이 주택기준시가의 70퍼센트 이하인 경우
④ 1세대 1주택자의 경우 주택담보 대출등을 받아 구입한 주택의 재산세 과세표준금액이 주택기준시가의 80퍼센트 이하인 경우

해설 **(국민건강보험법 시행령 제42조의2)** : 102번 문제 해설 참조

104 **「국민건강보험법」상 직장가입자의 보험료율과 지역가입자의 재산보험료부과점수당 금액을 의결하는 곳은?** 2024 경기 기출유사

① 건강보험분쟁위원회
② 심평원
③ 국민건강보험공단
④ 건강보험정책심의위원회

해설 **(국민건강보험법 제73조 : 보험료율 등)**
① 직장가입자의 보험료율은 1천분의 80의 범위에서 심의위원회의 의결을 거쳐 대통령령으로 정한다.
③ 지역가입자의 보험료율과 재산보험료부과점수당 금액은 심의위원회의 의결을 거쳐 대통령령으로 정한다. 〈개정 2024.2.6.〉

Answer 103 ① 104 ④

7

105 **「국민건강보험법」상 보험료 부과제도 및 보험료율에 대한 설명으로 가장 올바르지 못한 것은?**

① 국외에서 업무에 종사하고 있는 직장가입자에 대한 보험료율은 정해진 보험료율의 100분의 50으로 한다.

② 보건복지부장관은 피부양자 인정기준과 보험료, 보수월액, 소득월액 및 재산보험료부과점수의 산정기준 및 방법 등에 대하여 적정성을 평가하고, 이 법 시행일로부터 4년이 경과한 때 이를 조정하여야 한다.

③ 지역가입자의 보험료율과 재산보험료부과점수당 금액은 심의위원회의 의결을 거쳐 대통령령으로 정한다.

④ 직장가입자의 보험료율은 심의위원회의 의결을 거쳐 대통령령으로 정한다.

해설 **(국민건강보험법 제73조 제1항 : 보험료율 등)** 직장가입자의 보험료율은 1천분의 80의 범위에서 심의위원회의 의결을 거쳐 대통령령으로 정한다.

(국민건강보험법 제73조 제2항) 국외에서 업무에 종사하고 있는 직장가입자에 대한 보험료율은 제1항에 따라 정해진 보험료율의 100분의 50으로 한다.

(국민건강보험법 제72조의3 제1항 : 보험료 부과제도에 대한 적정성 평가) 보건복지부장관은 제5조에 따른 피부양자 인정기준과 제69조부터 제72조까지의 규정에 따른 보험료, 보수월액, 소득월액 및 재산보험료부과점수의 산정기준 및 방법 등에 대하여 적정성을 평가하고, 이 법 시행일로부터 4년이 경과한 때 이를 조정하여야 한다. 〈개정 2024.2.6.〉

(국민건강보험법 제73조 제3항 : 보험료율 등) 지역가입자의 보험료율과 재산보험료부과점수당 금액은 심의위원회의 의결을 거쳐 대통령령으로 정한다. 〈개정 2024.2.6.〉

106 **「국민건강보험법」상 공단은 지역가입자를 해당 세대에서 분리하여 별도 세대로 구성할 수 있다. 다음 중 이에 해당하는 사람을 모두 고른 것은?**

가. 「대체역의 편입 및 복무 등에 관한 법률」에 따라 소집되어 대체복무요원으로 복무하는 사람
나. 「병역법」에 따라 소집되어 상근예비역 또는 사회복무요원으로 복무하는 사람
다. 해당 세대와 가계단위 및 생계를 달리하여 공단에 세대 분리를 신청한 사람
라. 희귀난치성질환자등으로서 본인부담액을 경감받는 사람

① 가, 나, 다　　② 가, 다
③ 나, 라　　④ 가, 나, 다, 라

해설 **(국민건강보험법 시행령 제43조 : 지역가입자의 세대 분리)** 공단은 지역가입자가 다음 각 호의 어느 하나의 사람에 해당하는 경우에는 그 가입자를 해당 세대에서 분리하여 별도 세대로 구성할 수 있다. 〈개정 2020.10.7.〉

1. 해당 세대와 가계단위 및 생계를 달리하여 공단에 세대 분리를 신청한 사람
2. 희귀난치성질환자등으로서 본인부담액을 경감받는 사람
3. 「병역법」에 따라 소집되어 상근예비역 또는 사회복무요원으로 복무하는 사람
4. 「대체역의 편입 및 복무 등에 관한 법률」에 따라 소집되어 대체복무요원으로 복무하는 사람

Answer　105 ④　106 ④

107 「국민건강보험법」상 직장가입자 및 지역가입자의 보험료율과 지역가입자의 재산보험료부과점수당 금액이 순서대로 올바르게 나열된 것은?

① 직장가입자 및 지역가입자 보험료율 : 1천분의 80, 지역가입자 재산보험료부과점수당 부과금액 : 195.5원
② 직장가입자 및 지역가입자 보험료율 : 1만분의 686, 지역가입자 재산보험료부과점수당 부과금액 : 201.5원
③ 직장가입자 및 지역가입자 보험료율 : 1만분의 699, 지역가입자 재산보험료부과점수당 부과금액 : 201.5원
④ 직장가입자 및 지역가입자 보험료율 : 1만분의 709, 지역가입자 재산보험료부과점수당 부과금액 : 208.4원

해설 **(국민건강보험법 시행령 제44조 : 보험료율 및 재산보험료부과점수당 금액)**
① 법 제73조 제1항에 따른 직장가입자의 보험료율 및 같은 조 제3항에 따른 지역가입자의 보험료율은 1만분의 709로 한다. 〈개정 2024.5.7.〉
② 법 제73조 제3항에 따른 지역가입자의 재산보험료부과점수당 금액은 208.4원으로 한다. 〈개정 2024.5.7.〉

108 「국민건강보험법」상 직장가입자의 보험료 면제사유에 해당하는 것은?

① 국내에서 업무에 종사하고, 국외에 피부양자가 없을 경우
② 국내에서 업무에 종사하고, 국외에 피부양자가 있을 경우
③ 국외에서 업무에 종사하고, 국내에 피부양자가 없을 경우
④ 국외에서 업무에 종사하고, 국내에 피부양자가 있을 경우

해설 **(국민건강보험법 제74조 제1항 : 보험료의 면제)** 공단은 직장가입자가 제54조 제2호부터 제4호까지의 어느 하나에 해당하는 경우(같은 조 제2호에 해당하는 경우에는 1개월 이상의 기간으로서 대통령령으로 정하는 기간 이상 국외에 체류하는 경우에 한정) 그 가입자의 보험료를 면제한다. 다만, 제54조 제2호에 해당하는 직장가입자의 경우에는 국내에 거주하는 피부양자가 없을 때에만 보험료를 면제한다. 〈개정 2020.4.7.〉
(국민건강보험법 제54조 : 급여의 정지) 보험급여를 받을 수 있는 사람이 다음 각 호의 어느 하나에 해당하면 그 기간에는 보험급여를 하지 아니한다. 다만, 제3호 및 제4호의 경우에는 제60조에 따른 요양급여를 실시한다. 〈개정 2020.4.7.〉
1. 삭제 〈2020.4.7.〉
2. 국외에 체류하는 경우
3. 제6조 제2항 제2호[「병역법」에 따른 현역병(지원에 의하지 아니하고 임용된 하사 포함), 전환복무된 사람 및 군간부후보생]에 해당하게 된 경우
4. 교도소, 그 밖에 이에 준하는 시설에 수용되어 있는 경우

7

Answer 107 ④ 108 ③

109 「국민건강보험법」상 공단은 직장가입자가 대통령령으로 정하는 기간 이상 국외에 체류하는 경우에 한정해서 국내에 거주하는 피부양자가 없을 때에는 그 가입자의 보험료를 면제한다. 다음 중 보험료가 면제되는 대통령령으로 정하는 직장가입자의 국외 체류기간은?

① 1개월 ② 3개월
③ 6개월 ④ 1년

해설 (국민건강보험법 시행령 제44조의2 : 보험료가 면제되는 국외 체류기간) 법 제74조 제1항 본문에서 "대통령령으로 정하는 기간"이란 3개월을 말한다. 다만, 업무에 종사하기 위해 국외에 체류하는 경우라고 공단이 인정하는 경우에는 1개월을 말한다. 〈개정 2021.10.14.〉
(국민건강보험법 제74조 제1항 : 보험료의 면제) 공단은 직장가입자가 제54조 제2호부터 제4호까지의 어느 하나에 해당하는 경우(같은 조 제2호에 해당하는 경우에는 1개월 이상의 기간으로서 대통령령으로 정하는 기간 이상 국외에 체류하는 경우에 한정) 그 가입자의 보험료를 면제한다. 다만, 제54조 제2호에 해당하는 직장가입자의 경우에는 국내에 거주하는 피부양자가 없을 때에만 보험료를 면제한다. 〈개정 2020.4.7.〉

110 「국민건강보험법」상 공단은 직장가입자가 대통령령으로 정하는 기간 이상 국외에 체류하는 경우에 한정해서 국내에 거주하는 피부양자가 없을 때에는 그 가입자의 보험료를 면제한다. 다음 중 직장가입자가 업무에 종사하기 위해 국외에 체류하는 경우라고 공단이 인정하는 경우에는 보험료가 면제되는 대통령령으로 정하는 직장가입자의 국외 체류기간은?

① 1개월 ② 3개월
③ 6개월 ④ 1년

해설 109번 문제 해설 참조

111 「국민건강보험법」상 보험료의 경감사유에 해당하는 것을 모두 고른 것은? 2016 울산·대구 기출유사

가. 65세 이상인 사람
나. 섬, 벽지, 농어촌 등 대통령령으로 정하는 지역 거주자
다. 휴직자
라. 천재지변으로 보험료경감이 필요하다고 대통령령으로 정한 자

① 가, 나, 다 ② 가, 다
③ 나, 라 ④ 가, 나, 다, 라

해설 (국민건강보험법 제75조 제1항) 다음 각 호의 어느 하나에 해당하는 가입자 중 보건복지부령으로 정하는 가입자에 대하여는 그 가입자 또는 그 가입자가 속한 세대의 보험료의 일부를 경감할 수 있다.
1. 섬·벽지·농어촌 등 대통령령으로 정하는 지역에 거주하는 사람
2. 65세 이상인 사람
3. 「장애인복지법」에 따라 등록한 장애인
4. 「국가유공자 등 예우 및 지원에 관한 법률」 제4조 제1항 제4호, 제6호, 제12호, 제15호 및 제17호에 따른 국가유공자
5. 휴직자
6. 그 밖에 생활이 어렵거나 천재지변 등의 사유로 보험료를 경감할 필요가 있다고 보건복지부장관이 정하여 고시하는 사람

Answer 109 ② 110 ① 111 ①

112 **「국민건강보험법」상 섬·벽지·농어촌 등 대통령령으로 정하는 지역에 거주하는 가입자 중 보건복지부령으로 정하는 가입자에 대하여는 그 가입자 또는 그 가입자가 속한 세대의 보험료의 일부를 경감할 수 있다. 다음 중 보험료 경감 대상지역인 "섬·벽지·농어촌 등 대통령령으로 정하는 지역"에 해당하지 않는 것은?**

① 개발제한구역에서 해제된 지역으로서 그 지역 주변에 있는 농경지가 개발제한구역 또는 「공공주택 특별법」에 따른 특별관리지역으로 남아 있는 지역

② 군 및 도농복합 형태 시의 읍·면 농어촌 지역

③ 「농지법」에 따라 지정된 농업진흥지역

④ 「지방자치법」에 따른 시와 군의 농어촌 지역 중 동 지역으로서 「국토의 계획 및 이용에 관한 법률」에 따라 지정된 주거지역·상업지역 및 공업지역

해설 **(국민건강보험법 시행령 제45조 : 보험료 경감 대상지역)** 법 제75조 제1항 제1호에서 "섬·벽지·농어촌 등 대통령령으로 정하는 지역"이란 다음 각 호의 어느 하나에 해당하는 지역을 말한다.

1. 요양기관까지의 거리가 멀거나 대중교통으로 이동하는 시간이 오래 걸리는 지역으로서 보건복지부장관이 정하여 고시하는 섬·벽지 지역
2. 다음 각 목의 어느 하나에 해당하는 농어촌지역
   가. 군 및 도농복합 형태 시의 읍·면 지역
   나. 「지방자치법」에 따른 시와 군의 지역 중 동(洞) 지역으로서 「국토의 계획 및 이용에 관한 법률」에 따라 지정된 주거지역·상업지역 및 공업지역을 제외한 지역
   다. 「농어촌주민의 보건복지 증진을 위한 특별법」 제33조에 해당하는 지역
3. 요양기관의 이용이 제한되는 근무지의 특성을 고려하여 보건복지부장관이 인정하는 지역

(농어촌주민의 보건복지 증진을 위한 특별법 제33조 : 준농어촌에 대한 특례) 농어촌 외의 지역으로서 다음 각 호의 어느 하나에 해당하는 지역은 농어촌으로 보아 그 지역에 거주하는 주민에게는 대통령령으로 정하는 바에 따라 필요한 지원을 할 수 있다. 다만, 제2호의2 및 제3호 단서의 특별관리지역에 대한 지원은 제27조에 따른 보험료의 지원에 한정한다.

1. 「농지법」에 따라 지정된 농업진흥지역
2. 「개발제한구역의 지정 및 관리에 관한 특별조치법」 제3조에 따라 지정된 개발제한구역

2의2. 「공공주택 특별법」 제6조의2 제1항에 따른 특별관리지역

3. 「개발제한구역의 지정 및 관리에 관한 특별조치법」 제3조에 따라 개발제한구역에서 해제된 지역으로서 대통령령으로 정하는 지역. 다만, 그 지역 주변에 있는 농경지가 개발제한구역 또는 「공공주택 특별법」 제6조의2 제1항에 따른 특별관리지역으로 남아 있는 지역만 해당한다.

113 **「국민건강보험법」상 보험료 경감대상에서 제외되는 사람은?**

① 군 및 도농복합 형태 시의 읍·면 지역에 거주하는 지역가입자로서 사업소득이 연간 500만원 이하인 사람

② 농업진흥지역에 거주하는 지역가입자로서 사업소득이 연간 500만원 이하인 사람

③ 요양기관까지의 거리가 멀고 보건복지부장관이 정하여 고시하는 섬·벽지 지역에 거주하는 가입자

④ 요양기관의 이용이 제한되는 근무지의 특성을 고려하여 보건복지부장관이 인정하는 지역에 거주하는 직장가입자로서 보건복지부장관이 정하여 고시하는 사람

Answer 112 ④ 113 ②

7

해설 **(국민건강보험법 시행규칙 제46조 : 보험료 경감 대상자)** 법 제75조 제1항 각 호 외의 부분에서 "보건복지부령으로 정하는 가입자"란 다음 각 호의 어느 하나에 해당하는 사람을 말한다.

1. 영 제45조 제1호에 해당하는 지역에 거주하는 가입자
2. 영 제45조 제2호에 해당하는 지역에 거주하는 지역가입자로서 다음 각 목의 어느 하나에 해당하는 사람. 다만, 영 제45조 제2호 나목 및 다목에 해당하는 지역의 경우 라목에 해당하는 사람은 제외한다.
   가. 농어업인
   나. 어업인
   다. 광업에 종사하는 사람
   라. 사업소득이 연간 500만원 이하인 사람
3. 영 제45조 제3호에 해당하는 지역에 거주하는 직장가입자로서 보건복지부장관이 정하여 고시하는 사람
4. 법 제75조 제1항 제2호부터 제4호까지에 해당하는 지역가입자
5. 법 제75조 제1항 제5호에 해당하는 직장가입자 중 휴직기간이 1개월 이상인 사람
6. 법 제75조 제1항 제6호에 해당하는 가입자

(국민건강보험법 시행령 제45조 : 보험료 경감 대상지역) 법 제75조 제1항 제1호에서 "섬·벽지·농어촌 등 대통령령으로 정하는 지역"이란 다음 각 호의 어느 하나에 해당하는 지역을 말한다.

1. 요양기관까지의 거리가 멀거나 대중교통으로 이동하는 시간이 오래 걸리는 지역으로서 보건복지부장관이 정하여 고시하는 섬·벽지 지역
2. 다음 각 목의 어느 하나에 해당하는 농어촌지역
   가. 군 및 도농복합 형태 시의 읍·면 지역
   나. 시와 군의 지역 중 동(洞) 지역으로서 주거지역·상업지역 및 공업지역을 제외한 지역
   다. 「농어촌주민의 보건복지 증진을 위한 특별법」 제33조에 해당하는 지역
3. 요양기관의 이용이 제한되는 근무지의 특성을 고려하여 보건복지부장관이 인정하는 지역

(농어촌주민의 보건복지 증진을 위한 특별법 제33조 : 준농어촌에 대한 특례) 농어촌 외의 지역으로서 다음 각 호의 어느 하나에 해당하는 지역은 농어촌으로 보아 그 지역에 거주하는 주민에게는 대통령령으로 정하는 바에 따라 필요한 지원을 할 수 있다. 다만, 제2호의2 및 제3호 단서의 특별관리지역에 대한 지원은 제27조에 따른 보험료의 지원에 한정한다.

1. 「농지법」 제28조에 따라 지정된 농업진흥지역
2. 「개발제한구역의 지정 및 관리에 관한 특별조치법」 제3조에 따라 지정된 개발제한구역

2의2. 「공공주택 특별법」 제6조의2 제1항에 따른 특별관리지역

3. 「개발제한구역의 지정 및 관리에 관한 특별조치법」 제3조에 따라 개발제한구역에서 해제된 지역으로서 대통령령으로 정하는 지역. 다만, 그 지역 주변에 있는 농경지가 개발제한구역 또는 「공공주택 특별법」 제6조의2 제1항에 따른 특별관리지역으로 남아 있는 지역만 해당한다.

114 「국민건강보험법」상 출산근로자가 육아휴직을 했을 때 보험료 산정방법으로 가장 올바른 것은?

2013 경기 기출유사

① 육아휴직기간 동안 보험료가 면제된다.
② 육아휴직 그 달 보수월액을 기준으로 산정한 보험료의 50%를 경감한다.
③ 육아휴직 그 전달 보수월액을 기준으로 산정한 보험료의 50%를 경감한다.
④ 육아휴직 그 전달 보수월액을 기준으로 산정한 보험료의 60%를 경감한다.

해설 **(보험료 경감고시 제2조 제1항 : 보험료 경감 적용방법)** 보험료 경감액(「농어촌주민의 보건복지증진을 위한 특별법」 제27조에 따른 농어업인에 대한 보험료 지원을 포함)은 가입자 또는 세대별 보험료액의 100분의 50에 해당하는 금액을 넘지 아니한다. 다만, 육아휴직자에 대하여 제8조 단서에 따라 경감하는 경우에는 100분의 50을 넘는 금액을 경감할 수 있다.

(보험료 경감고시 제8조 : 휴직자 경감) 규칙 제46조 제5호에 해당하는 직장가입자의 휴직기간 중 보수월액보험료는 휴직사유 발생 전월에 영 제34조 제1항에 따라 적용되는 정산 전 보수월액(휴직전월의 보수월액이 없는 자는 휴직당월의 보수월액)을 기준으로 산정한 보수월액보험료와 휴직기간에 해당 사업장에서 지급받은 보수를 기준으로 산정한 보험료 차액의 100분의 50을 경감한다. 다만, 육아휴직자는 휴직기간 중 사업장에서 지급받은 보수와 관계없이 휴직전월 정산 전 보수월액을 기준으로 산정한 보수월액보험료와 법 제69조 제6항에 따른 직장가입자의 보수월액보험료 하한 금액을 적용하여 산정한 보수월액보험료와의 차액만큼을 경감한다.

Answer 114 ④

(국민건강보험법 제69조 제6항) 월별 보험료액은 가입자의 보험료 평균액의 일정비율에 해당하는 금액을 고려하여 대통령령으로 정하는 기준에 따라 상한 및 하한을 정한다.

(국민건강보험법 시행령 제32조 제2호) 월별 보험료액의 하한은 다음 각 목과 같다. 〈개정 2024.5.7.〉

가. 직장가입자의 보수월액보험료 : 보험료가 부과되는 연도의 전전년도 평균 보수월액보험료의 1천분의 50 이상 1천분의 85 미만의 범위에서 보건복지부장관이 정하여 고시하는 금액

나. 지역가입자의 월별 보험료액 : 가목에 따른 보수월액보험료의 100분의 90 이상 100분의 100 이하의 범위에서 보건복지부장관이 정하여 고시하는 금액

115 「국민건강보험법」상 보험료의 부담을 짝지은 것으로 가장 올바른 것은? 2020 충남 기출유사

① 공무원인 교직원 – 피보험자 50%, 학교경영자 30%, 정부 20%

② 사립학교 교원 – 피보험자 50%, 학교경영자 20%, 정부 30%

③ 사립학교 사무직원 – 피보험자 50%, 학교경영자 20%, 정부 30%

④ 직장가입자의 보수 외 소득월액보험료 – 피보험자 100%

해설 (국민건강보험법 제77조 제1항 : 보험료 납부의무) 직장가입자의 보험료는 다음 각 호의 구분에 따라 그 각 호에서 정한 자가 납부한다. 〈개정 2024.2.6.〉

1. 보수월액보험료 : 사용자(사업장의 사용자가 2명 이상인 때는 그 사업장의 사용자는 해당 직장가입자의 보험료를 연대하여 납부한다.)
2. 보수 외 소득월액보험료 : 직장가입자

(국민건강보험법 제76조 제1항 : 보험료의 부담) 직장가입자의 보수월액보험료는 직장가입자와 다음 각 호의 구분에 따른 자가 각각 보험료액의 100분의 50씩 부담한다. 다만, 직장가입자가 교직원으로서 사립학교에 근무하는 교원이면 보험료액은 그 직장가입자가 100분의 50을, 제3조 제2호 다목에 해당하는 사용자가 100분의 30을, 국가가 100분의 20을 각각 부담한다.

1. 직장가입자가 근로자인 경우에는 제3조 제2호 가목에 해당하는 사업주
2. 직장가입자가 공무원인 경우에는 그 공무원이 소속되어 있는 국가 또는 지방자치단체
3. 직장가입자가 교직원(사립학교에 근무하는 교원은 제외)인 경우에는 제3조 제2호 다목에 해당하는 사용자

7

116 「국민건강보험법」 제76조에서 〈보기〉의 (가), (나), (다)에 들어갈 내용으로 옳은 것은? 2024 서울 기출유사

보기

직장가입자가 교직원으로서 사립학교에 근무하는 교원이면 보험료액은 그 직장가입자가 100분의 __(가)__을, 사용자가 100분의 __(나)__을, 국가가 100분의 __(다)__을 각각 부담한다.

	(가)	(나)	(다)
①	60	10	30
②	50	40	10
③	50	30	20
④	50	20	30

해설 (국민건강보험법 제76조 제1항 : 보험료의 부담) 115번 문제 해설 참조

Answer 115 ④ 116 ③

117 「국민건강보험법」상 지역가입자의 보험료는 그 가입자가 속한 세대의 지역가입자 전원이 연대하여 납부한다. 다만, 소득 및 재산이 없는 미성년자와 소득 및 재산 등을 고려하여 대통령령으로 정하는 기준에 해당하는 미성년자는 납부의무를 부담하지 아니한다. 다음 중 지역가입자의 보험료 연대납부의무 면제 대상 미성년자에 해당되지 않는 사람은?

① 부모가 모두 사망한 미성년자로서 소득이 없는 미성년자
② 사업자등록을 한 사업에서 발생하는 배당소득이 있는 미성년자
③ 소득의 합이 연간 100만원 이하인 미성년자
④ 재산 중 재산세의 과세대상이 되는 토지 및 주택등의 재산이 없는 미성년자

해설 라. **(국민건강보험법 시행령 제46조 : 지역가입자의 보험료 연대납부의무 면제 대상 미성년자)** 법 제77조 제2항 단서에서 "대통령령으로 정하는 기준에 해당하는 미성년자"란 다음 각 호의 어느 하나에 해당하는 미성년자를 말한다. 다만, 배당소득 또는 사업소득으로서 사업자등록을 한 사업에서 발생하는 소득이 있는 미성년자는 제외한다. 〈개정 2024.5.7.〉

1. 다음 각 목의 요건을 모두 갖춘 미성년자
   가. 제42조 제1항에 따른 소득의 합이 연간 100만원 이하일 것
   나. 재산 중 제42조 제1항 제1호에 해당하는 재산이 없을 것
2. 부모가 모두 사망한 미성년자로서 제1호 가목의 요건을 갖춘 미성년자

(국민건강보험법 제77조 제2항 : 보험료 납부의무) 지역가입자의 보험료는 그 가입자가 속한 세대의 지역가입자 전원이 연대하여 납부한다. 다만, 소득 및 재산이 없는 미성년자와 소득 및 재산 등을 고려하여 대통령령으로 정하는 기준에 해당하는 미성년자는 납부의무를 부담하지 아니한다.

(국민건강보험법 시행령 제42조 : 보험료부과점수의 산정기준)

① 법 제72조 제1항에 따른 재산보험료부과점수는 다음 각 호의 재산을 고려하여 산정하되, 구체적인 산정방법은 별표 4와 같다.
  1. 「지방세법」 제105조에 따른 재산세의 과세대상이 되는 토지, 건축물, 주택, 선박 및 항공기. 다만, 종중재산, 마을 공동재산, 그 밖에 이에 준하는 공동의 목적으로 사용하는 건축물 및 토지는 제외한다.
  2. 주택을 소유하지 않은 지역가입자의 경우에는 임차주택에 대한 보증금 및 월세금액

② 제1항에서 규정한 사항 외에 재산보험료부과점수의 산정에 필요한 세부 사항은 공단의 정관으로 정한다.
[전문개정 2024.5.7.]

118 「국민건강보험법」상 건강보험료의 체납에 대한 설명으로 가장 올바르지 못한 것은? 2024 충청 기출유사

① 공단은 보험료를 3회 이상 체납한 자에 대하여 분할납부를 신청할 수 있음을 알려야 한다.
② 공단은 분할납부 승인을 받은 자가 정당한 사유없이 5회 이상 그 승인된 보험료를 납부하지 아니하면 그 분할납부의 승인을 취소한다.
③ 체납자가 납부능력이 있음에도 불구하고 체납한 금액 총액이 500만원 이상이면 인적사항·체납액 등을 공개할 수 있다.
④ 체납자의 인적사항등에 대한 공개 여부를 심의하기 위하여 공단에 보험료정보공개심의위원회를 둔다.

해설 **(국민건강보험법 제83조 제1항 : 고액·상습체납자의 인적사항 공개)** 공단은 이 법에 따른 납부기한의 다음 날부터 1년이 경과한 보험료, 연체금과 체납처분비(제84조에 따라 결 손처분한 보험료, 연체금과 체납처분비로서 징수권 소멸시효가 완성되지 아니한 것을 포함한다)의 총액이 1천만원 이상인 체 납자가 납부능력이 있음에도 불구하고 체납한 경우 그 인적사 항·체납액 등("인적사항등"이라 한다)을 공개할 수 있다.

Answer 117 ② 118 ③

(국민건강보험법 제82조 : 체납보험료의 분할납부)

② 공단은 보험료를 3회 이상 체납한 자에 대하여 제81조 제3항에 따른 체납처분을 하기 전에 제1항에 따른 분할납부를 신청할 수 있음을 알리고, 보건복지부령으로 정하는 바에 따라 분할납부 신청의 절차·방법 등에 관한 사항을 안내하여야 한다.

③ 공단은 제1항에 따라 분할납부 승인을 받은 자가 정당한 사유 없이 5회(제1항에 따라 승인받은 분할납부 횟수가 5회 미만인 경우에는 해당 분할납부 횟수를 말한다) 이상 그 승인된 보험료를 납부하지 아니하면 그 분할납부의 승인을 취소한다.

(국민건강보험법 제83조 제2항 : 고액·상습체납자의 인적사항 공개) 제1항에 따른 체납자의 인적사항등에 대한 공개 여부를 심의하기 위하여 공단에 보험료정보공개심의위원회를 둔다.

119 다음 중 「국민건강보험법」상 요양급여의 적정성 평가에 대한 이의신청을 받는 기관은?

① 건강보험심사평가원 ② 국민건강보험공단

③ 법원 ④ 보건복지부

해설 (국민건강보험법 제87조 : 이의신청)

① 가입자 및 피부양자의 자격, 보험료등, 보험급여, 보험급여 비용에 관한 공단의 처분에 이의가 있는 자는 공단에 이의신청을 할 수 있다.

② 요양급여비용 및 요양급여의 적정성 평가 등에 관한 심사평가원의 처분에 이의가 있는 공단, 요양기관 또는 그 밖의 자는 심사평가원에 이의신청을 할 수 있다.

120 「국민건강보험법」상 이의신청의 제기기간으로 가장 올바른 것은?

① 처분이 있은 날부터 90일 이내, 처분이 있음을 안 날부터 180일 이내

② 처분이 있은 날부터 100일 이내, 처분이 있음을 안 날부터 200일 이내

③ 처분이 있음을 안 날부터 90일 이내, 처분이 있은 날부터 180일 이내

④ 처분이 있음을 안 날부터 100일 이내, 처분이 있은 날부터 200일 이내

해설 (국민건강보험법 제87조 제3항 : 이의신청) 제1항 및 제2항에 따른 이의신청은 처분이 있음을 안 날부터 90일 이내에 문서(전자문서 포함)로 하여야 하며 처분이 있은 날부터 180일을 지나면 제기하지 못한다. 다만, 정당한 사유로 그 기간에 이의신청을 할 수 없었음을 소명한 경우에는 그러하지 아니하다.

121 「국민건강보험법」상 건강보험분쟁조정위원회에 대한 설명으로 옳은 것은?

① 국민건강보험공단 및 건강보험심사평가원에 설치한다.

② 위원의 임기는 2년으로 한다.

③ 위원장을 포함하여 20인 이내의 위원으로 구성한다.

④ 회의는 총 9명으로 구성한다.

Answer 119 ① 120 ③ 121 ④

해설 (국민건강보험법 제89조 : 건강보험분쟁조정위원회)

① 제88조에 따른 심판청구를 심리·의결하기 위하여 보건복지부에 건강보험분쟁조정위원회를 둔다.

② 분쟁조정위원회는 위원장을 포함하여 60명 이내의 위원으로 구성하고, 위원장을 제외한 위원 중 1명은 당연직 위원으로 한다. 이 경우 공무원이 아닌 위원이 전체 위원의 과반수가 되도록 하여야 한다.

③ 분쟁조정위원회의 회의는 위원장, 당연직위원 및 위원장이 매 회의마다 지정하는 7명의 위원을 포함하여 총 9명으로 구성하되, 공무원이 아닌 위원이 과반수가 되도록 하여야 한다.

(국민건강보험법 시행령 제64조 제1항 : 분쟁조정위원회 위원장 및 위원의 임기 등) 분쟁조정위원회의 위원장 및 위원의 임기는 3년으로 한다. 다만, 제62조 제1항 제1호에 따른 위원 중 공무원인 위원의 임기는 그 직위에 재임하는 기간으로 한다. 〈개정 2025.9.16.〉

122 「국민건강보험법」상 보험료 및 보험급여와 관련된 권리의 소멸시효는? 2017 충북 기출유사

① 2년　② 3년

③ 5년　④ 10년

해설 (국민건강보험법 제91조 : 시효) 다음 각 호의 권리는 3년 동안 행사하지 아니하면 소멸시효가 완성된다.

1. 보험료, 연체금 및 가산금을 징수할 권리
2. 보험료, 연체금 및 가산금으로 과오납부한 금액을 환급받을 권리
3. 보험급여를 받을 권리
4. 보험급여 비용을 받을 권리
5. 과다납부된 본인일부부담금을 돌려받을 권리
6. 근로복지공단의 권리

123 「국민건강보험법」상 건강보험 관련서류의 보존기간이 각 대상자별로 올바르게 짝지어지지 않은 것은?

① 보조기기에 대한 보험급여를 청구한 자 – 보험급여를 지급받은 날부터 3년간 보험급여 청구에 관한 서류를 보존

② 사용자 – 3년간 자격 관리 및 보험료 산정 등 건강보험에 관한 서류를 보존

③ 약국 – 처방전을 요양급여비용을 청구한 날부터 5년간 보존

④ 요양기관 – 요양급여가 끝난 날부터 5년간 요양급여비용의 청구에 관한 서류 보존

해설 (국민건강보험법 제96조의4 : 서류의 보존)

① 요양기관은 요양급여가 끝난 날부터 5년간 보건복지부령으로 정하는 바에 따라 제47조에 따른 요양급여비용의 청구에 관한 서류를 보존하여야 한다. 다만, 약국 등 보건복지부령으로 정하는 요양기관(약국 및 한국희귀·필수의약품센터)은 처방전을 요양급여비용을 청구한 날부터 3년간 보존하여야 한다.

② 사용자는 3년간 보건복지부령으로 정하는 바에 따라 자격 관리 및 보험료 산정 등 건강보험에 관한 서류를 보존하여야 한다.

③ 제49조 제3항에 따라 요양비를 청구한 준요양기관은 요양비를 지급받은 날부터 3년간 보건복지부령으로 정하는 바에 따라 요양비 청구에 관한 서류를 보존하여야 한다. 〈신설 2020.12.29.〉

④ 제51조 제2항에 따라 보조기기에 대한 보험급여를 청구한 자는 보험급여를 지급받은 날부터 3년간 보건복지부령으로 정하는 바에 따라 보험급여 청구에 관한 서류를 보존하여야 한다. 〈신설 2020.12.29.〉

Answer 122 ②　123 ③

124 **「국민건강보험법」상 보건복지부장관은 약제를 요양급여에서 적용 정지하는 경우 환자 진료에 불편을 초래하는 등 공공복리에 지장을 줄 것으로 예상되는 때에는 요양급여의 적용 정지에 갈음하여 과징금을 부과 · 징수할 수 있다. 다음 중 상기와 같이 징수한 과징금을 반드시 사용해야 하는 용도는?**

① 공단이 요양급여비용으로 지급하는 자금

② 「산업재해보상보험법」 등에 따른 급여 제공 또는 비용 지원

③ 「응급의료에 관한 법률」에 따른 응급의료기금의 지원

④ 「재난적의료비 지원에 관한 법률」에 따른 재난적의료비 지원사업에 대한 지원

해설 **(국민건강보험법 제99조 제8항 : 과징금)** 제1항부터 제3항까지의 규정에 따라 징수한 과징금은 다음 각 호 외의 용도로는 사용할 수 없다. 이 경우 제2항 제1호 및 제3항 제1호에 따라 징수한 과징금은 제3호의 용도로 사용하여야 한다. 〈개정 2021.6.8.〉

1. 제47조 제3항에 따라 공단이 요양급여비용으로 지급하는 자금
2. 「응급의료에 관한 법률」에 따른 응급의료기금의 지원
3. 「재난적의료비 지원에 관한 법률」에 따른 재난적의료비 지원사업에 대한 지원

(국민건강보험법 제99조 제2항) 보건복지부장관은 제41조의2 제3항에 따라 약제를 요양급여에서 적용 정지하는 경우 다음 각 호의 어느 하나에 해당하는 때에는 요양급여의 적용 정지에 갈음하여 대통령령으로 정하는 바에 따라 다음 각 호의 구분에 따른 범위에서 과징금을 부과 · 징수할 수 있다. 이 경우 보건복지부장관은 12개월의 범위에서 분할납부를 하게 할 수 있다. 〈신설 2021.6.8.〉

1. 환자 진료에 불편을 초래하는 등 공공복리에 지장을 줄 것으로 예상되는 때 : 해당 약제에 대한 요양급여비용 총액의 100분의 200을 넘지 아니하는 범위
2. 국민 건강에 심각한 위험을 초래할 것이 예상되는 등 특별한 사유가 있다고 인정되는 때 : 해당 약제에 대한 요양급여비용 총액의 100분의 60을 넘지 아니하는 범위

(국민건강보험법 제99조 제3항) 보건복지부장관은 제2항 전단에 따라 과징금 부과 대상이 된 약제가 과징금이 부과된 날부터 5년의 범위에서 대통령령으로 정하는 기간 내에 다시 제2항 전단에 따른 과징금 부과 대상이 되는 경우에는 대통령령으로 정하는 바에 따라 다음 각 호의 구분에 따른 범위에서 과징금을 부과 · 징수할 수 있다. 〈신설 2021.6.8.〉

1. 제2항 제1호에서 정하는 사유로 과징금 부과대상이 되는 경우 : 해당 약제에 대한 요양급여비용 총액의 100분의 350을 넘지 아니하는 범위
2. 제2항 제2호에서 정하는 사유로 과징금 부과대상이 되는 경우 : 해당 약제에 대한 요양급여비용 총액의 100분의 100을 넘지 아니하는 범위

7

125 **「국민건강보험법」상 보건복지부장관이 요양급여의 적용 정지를 갈음하여 과징금을 부과할 수 있는 요양급여의 적용 정지 대상인 약제에 해당하지 않는 것은?**

① 요양급여의 대상으로 고시한 약제가 단일 품목으로서 동일 제제가 없는 의약품

② 응급의료의약품

③ 퇴장방지의약품

④ 희귀의약품

해설 **(국민건강보험법 시행령 제70조의2 제2항 : 과징금의 부과기준)** 보건복지부장관은 법 제41조의2 제3항에 따른 요양급여의 적용 정지 대상인 약제가 다음 각 호의 어느 하나에 해당하는 경우에는 법 제99조 제2항 제2호 또는 같은 조 제3항 제2호에 따라 요양급여의 적용 정지를 갈음하여 과징금을 부과할 수 있다. 〈개정 2021.12.7.〉

1. 퇴장방지의약품
2. 희귀의약품
3. 법 제41조 제3항에 따라 요양급여의 대상으로 고시한 약제가 단일 품목으로서 동일제제(투여경로 · 성분 · 함량 및 제형이 동일한 제품을 말한다)가 없는 의약품
4. 그 밖에 보건복지부장관이 특별한 사유가 있다고 인정한 약제

Answer 124 ④ 125 ②

(국민건강보험법 시행령 제70조의2 제1항 : 과징금의 부과기준) 보건복지부장관은 법 제41조의2 제3항에 따른 요양급여의 적용 정지 대상인 약제가 요양급여의 적용 정지 처분을 한 날이 속한 연도 또는 그 전년도에 요양기관으로부터 요양급여비용이 청구된 약제(제2항 각 호에 해당하는 약제는 제외)인 경우에는 법 제99조 제2항 제1호 또는 같은 조 제3항 제1호에 따라 요양급여의 적용 정지를 갈음하여 과징금을 부과할 수 있다. 〈신설 2021.12.7.〉

(국민건강보험법 제41조의2 제3항 : 약제에 대한 요양급여비용 상한금액의 감액 등) 보건복지부장관은 제2항에 따라 요양급여비용의 상한금액이 감액된 약제가 감액된 날부터 5년의 범위에서 대통령령으로 정하는 기간 내에 다시 「약사법」 제47조 제2항의 위반과 관련된 경우에는 해당 약제에 대하여 1년의 범위에서 기간을 정하여 요양급여의 적용을 정지할 수 있다.

126 「국민건강보험법」상 징수한 과징금의 용도별 지원규모에 대한 설명으로 올바른 것은?

① 공단이 요양급여비용으로 지급하는 자금 지원 : 과징금 수입의 100분의 30

② 「산업재해보상보험법」 등에 따른 급여 제공 또는 비용 지원 : 과징금 수입의 100분의 10

③ 「응급의료에 관한 법률」에 따른 응급의료기금 지원 : 과징금 수입의 100분의 15

④ 재난적의료비 지원사업에 대한 지원 : 과징금 수입의 100분의 65

해설 (국민건강보험법 시행령 제71조 제1항 : 과징금의 지원 규모 등) 법 제99조 제1항, 같은 조 제2항 제2호 또는 같은 조 제3항 제2호에 따라 징수한 과징금의 용도별 지원 규모는 다음 각 호와 같다. 〈개정 2023.11.7.〉

1. 「재난적의료비 지원에 관한 법률」에 따른 재난적의료비 지원사업에 대한 지원 : 과징금 수입의 100분의 65
2. 「응급의료에 관한 법률」에 따른 응급의료기금 지원 : 과징금 수입의 100분의 35

(국민건강보험법 제99조 : 과징금)

① 보건복지부장관은 요양기관이 제98조 제1항 제1호 또는 제3호에 해당하여 업무정지 처분을 하여야 하는 경우로서 그 업무정지 처분이 해당 요양기관을 이용하는 사람에게 심한 불편을 주거나 보건복지부장관이 정하는 특별한 사유가 있다고 인정되면 업무정지 처분을 갈음하여 속임수나 그 밖의 부당한 방법으로 부담하게 한 금액의 5배 이하의 금액을 과징금으로 부과·징수할 수 있다. 이 경우 보건복지부장관은 12개월의 범위에서 분할납부를 하게 할 수 있다.

② 보건복지부장관은 제41조의2 제3항에 따라 약제를 요양급여에서 적용 정지하는 경우 다음 각 호의 어느 하나에 해당하는 때에는 요양급여의 적용 정지에 갈음하여 대통령령으로 정하는 바에 따라 다음 각 호의 구분에 따른 범위에서 과징금을 부과·징수할 수 있다. 이 경우 보건복지부장관은 12개월의 범위에서 분할납부를 하게 할 수 있다. 〈신설 2021.6.8.〉

1. 환자 진료에 불편을 초래하는 등 공공복리에 지장을 줄 것으로 예상되는 때 : 해당 약제에 대한 요양급여비용 총액의 100분의 200을 넘지 아니하는 범위
2. 국민 건강에 심각한 위험을 초래할 것이 예상되는 등 특별한 사유가 있다고 인정되는 때 : 해당 약제에 대한 요양급여비용 총액의 100분의 60을 넘지 아니하는 범위

③ 보건복지부장관은 제2항 전단에 따라 과징금 부과 대상이 된 약제가 과징금이 부과된 날부터 5년의 범위에서 대통령령으로 정하는 기간 내에 다시 제2항 전단에 따른 과징금 부과대상이 되는 경우에는 대통령령으로 정하는 바에 따라 다음 각 호의 구분에 따른 범위에서 과징금을 부과·징수할 수 있다. 〈신설 2021.6.8.〉

1. 제2항 제1호에서 정하는 사유로 과징금 부과대상이 되는 경우 : 해당 약제에 대한 요양급여비용 총액의 100분의 350을 넘지 아니하는 범위
2. 제2항 제2호에서 정하는 사유로 과징금 부과대상이 되는 경우 : 해당 약제에 대한 요양급여비용 총액의 100분의 100을 넘지 아니하는 범위

⑧ 제1항부터 제3항까지의 규정에 따라 징수한 과징금은 다음 각 호 외의 용도로는 사용할 수 없다. 이 경우 제2항 제1호 및 제3항 제1호에 따라 징수한 과징금은 제3호의 용도로 사용하여야 한다. 〈개정 2021.6.8.〉

1. 제47조 제3항에 따라 공단이 요양급여비용으로 지급하는 자금
2. 「응급의료에 관한 법률」에 따른 응급의료기금의 지원
3. 「재난적의료비 지원에 관한 법률」에 따른 재난적의료비 지원사업에 대한 지원

Answer 126 ④

127 **「국민건강보험법」상 다음은 요양급여비용을 거짓으로 청구하여 행정처분을 받은 요양기관에 대하여 위반사실을 공표할 수 있는 요건이다. 다음 중 (가), (나)에 들어갈 말은?**

> 1. 거짓으로 청구한 금액이 (가)만원 이상인 경우
> 2. 요양급여비용총액 중 거짓으로 청구한 금액의 비율이 (나)% 이상인 경우

① 가 : 1,500, 나 : 20 ② 가 : 1,500, 나 : 30
③ 가 : 2,000, 나 : 20 ④ 가 : 2,000, 나 : 30

해설 **(국민건강보험법 제100조 제1항 : 위반사실의 공표)** 보건복지부장관은 관련 서류의 위조·변조로 요양급여비용을 거짓으로 청구하여 행정처분을 받은 요양기관이 다음 각 호의 어느 하나에 해당하면 그 위반행위, 처분내용, 해당 요양기관의 명칭·주소 및 대표자 성명, 그 밖에 다른 요양기관과의 구별에 필요한 사항으로서 대통령령으로 정하는 사항을 공표할 수 있다. 이 경우 공표 여부를 결정할 때에는 그 위반행위의 동기, 정도, 횟수 및 결과 등을 고려하여야 한다.
1. 거짓으로 청구한 금액이 1천 500만원 이상인 경우
2. 요양급여비용 총액 중 거짓으로 청구한 금액의 비율이 100분의 20 이상인 경우

128 **「국민건강보험법」상 국민건강보험공단이 포상금을 지급할 수 없는 사람은?**

① 부당이득 징수금을 납부하여야 하는 자의 은닉재산을 신고한 관련 직무공무원
② 속임수나 그 밖의 부당한 방법으로 다른 사람이 보험급여를 받도록 한 자를 신고한 사람
③ 속임수나 그 밖의 부당한 방법으로 보험급여를 받은 사람의 재산을 신고한 사람
④ 속임수나 그 밖의 부당한 방법으로 보험급여를 받은 보조기기 판매업자를 신고한 사람

해설 **(국민건강보험법 제104조 제1항 : 포상금 등의 지급)** 공단은 다음 각 호의 어느 하나에 해당하는 자 또는 재산을 신고한 사람에 대하여 포상금을 지급할 수 있다. 다만, 공무원이 그 직무와 관련하여 제4호에 따른 은닉재산을 신고한 경우에는 그러하지 아니한다. 〈개정 2022.12.27.〉
1. 속임수나 그 밖의 부당한 방법으로 보험급여를 받은 사람
2. 속임수나 그 밖의 부당한 방법으로 다른 사람이 보험급여를 받도록 한 자
3. 속임수나 그 밖의 부당한 방법으로 보험급여 비용을 받은 요양기관 또는 보험급여를 받은 준요양기관 및 보조기기 판매업자
4. 제57조(부당이익의 징수)에 따라 징수금을 납부하여야 하는 자의 은닉재산

7

129 **「국민건강보험법」상 국민건강보험공단이 징수하여야 할 금액 및 반환하여야 할 금액 중 징수 또는 반환하지 아니하는 소액처리의 기준은?**

① 건당 1백원 미만 ② 건당 5백원 미만
③ 건당 1천원 미만 ④ 건당 2천원 미만

해설 **(국민건강보험법 제106조 : 소액 처리)** 공단은 징수하여야 할 금액이나 반환하여야 할 금액이 1건당 2천원 미만인 경우(상계 처리할 수 있는 본인일부부담금 환급금 및 가입자나 피부양자에게 지급하여야 하는 금액은 제외)에는 징수 또는 반환하지 아니한다. 〈개정 2022.12.27.〉

Answer 127 ① 128 ① 129 ④

130 「국민건강보험법」상 국민건강보험공단이 국민건강증진기금에서 지원받은 자금으로 할 수 있는 사업이 아닌 것은? 2020 대구 기출유사

① 가입자와 피부양자의 흡연으로 인한 질병에 대한 보험급여

② 가입자와 피부양자 중 65세 이상 노인에 대한 보험급여

③ 건강검진 등 건강증진에 관한 사업

④ 건강보험사업에 대한 운영비

해설 **(국민건강보험법 제108조의2 : 보험재정에 대한 정부지원)**

① 국가는 매년 예산의 범위에서 해당 연도 보험료 예상 수입액의 100분의 14에 상당하는 금액을 국고에서 공단에 지원한다.

② 공단은 「국민건강증진법」에서 정하는 바에 따라 같은 법에 따른 국민건강증진기금에서 자금을 지원받을 수 있다.

③ 공단은 제1항에 따라 지원된 재원을 다음 각 호의 사업에 사용한다.

1. 가입자 및 피부양자에 대한 보험급여
2. 건강보험사업에 대한 운영비
3. 제75조 및 제110조 제4항에 따른 보험료 경감에 대한 지원

④ 공단은 제2항에 따라 지원된 재원을 다음 각 호의 사업에 사용한다.

1. 건강검진 등 건강증진에 관한 사업
2. 가입자와 피부양자의 흡연으로 인한 질병에 대한 보험급여
3. 가입자와 피부양자 중 65세 이상 노인에 대한 보험급여

[본조신설 2023.6.13.]

131 「국민건강보험법」상 외국인의 경우 국민건강보험의 지역가입자가 되기 위한 거주기간 요건은?

① 3개월 ② 6개월

③ 9개월 ④ 1년

해설 **(국민건강보험법 시행규칙 제61조의2 제1항)** 법 제109조 제3항 제1호에서 "보건복지부령으로 정하는 기간"이란 6개월 이상의 기간을 말하고, "보건복지부령으로 정하는 사유"란 다음 각 호의 어느 하나에 해당하는 경우를 말한다. 〈개정 2021.10.14.〉

1. 「출입국관리법」 제10조 제2호에 따른 영주자격을 받은 경우
2. 「출입국관리법 시행령」 별표 1의2 제21호에 따른 비전문취업(E-9) 체류자격을 받은 경우
3. 「출입국관리법 시행령」 별표 1의2 제27호에 따른 결혼이민의 체류자격을 받은 경우
4. 보건복지부장관이 정하여 고시하는 유학 또는 일반연수의 체류자격을 받은 경우

(국민건강보험법 제109조 제3항 : 외국인 등에 대한 특례) 제2항에 따른 직장가입자에 해당하지 아니하는 국내체류 외국인등이 다음 각 호의 요건을 모두 갖춘 경우에는 제5조에도 불구하고 지역가입자가 된다.

1. 보건복지부령으로 정하는 기간 동안 국내에 거주하였거나 해당 기간 동안 국내에 지속적으로 거주할 것으로 예상할 수 있는 사유로서 보건복지부령으로 정하는 사유에 해당될 것
2. 다음 각 목의 어느 하나에 해당할 것

   가. 제2항 제1호 또는 제2호에 해당하는 사람

   나. 「출입국관리법」 제31조에 따라 외국인등록을 한 사람으로서 보건복지부령으로 정하는 체류자격이 있는 사람

Answer 130 ④ 131 ②

132 「국민건강보험법」상 직장가입자에 해당하지 아니하는 국내체류 외국인등이 6개월 이상 국내에 거주하였거나 해당 기간 동안 국내에 지속적으로 거주할 것으로 예상할 수 있는 사유로서 보건복지부령으로 정하는 사유에 해당하는 경우에는 지역가입자가 된다. 다음 중 외국인의 경우 국민건강보험의 지역가입자가 될 수 있는 보건복지부령으로 정하는 사유에 해당하지 않는 경우는?

① 결혼이민의 체류자격을 받은 경우

② 계절근로(E-8) 체류자격을 받은 경우

③ 보건복지부장관이 정하여 고시하는 유학 또는 일반연수의 체류자격을 받은 경우

④ 비전문취업(E-9) 체류자격을 받은 경우

해설 **(국민건강보험법 시행규칙 제61조의2 제1항)** 법 제109조 제3항 제1호에서 "보건복지부령으로 정하는 기간"이란 6개월 이상의 기간을 말하고, "보건복지부령으로 정하는 사유"란 다음 각 호의 어느 하나에 해당하는 경우를 말한다. 〈개정 2021.10.14.〉

1. 「출입국관리법」 제10조 제2호에 따른 영주자격을 받은 경우
2. 「출입국관리법 시행령」 별표 1의2 제21호에 따른 비전문취업(E-9) 체류자격을 받은 경우
3. 「출입국관리법 시행령」 별표 1의2 제27호에 따른 결혼이민의 체류자격을 받은 경우
4. 보건복지부장관이 정하여 고시하는 유학 또는 일반연수의 체류자격을 받은 경우

(국민건강보험법 시행규칙 제61조의2 제2항 : 외국인 등의 지역가입자 자격취득 신고 등) 법 제109조 제3항 제2호 나목에서 "보건복지부령으로 정하는 체류자격"이란 별표 9에 따른 체류자격을 말한다.

[별표 9] 체류자격(제61조의2 제2항 관련) 〈개정 2024.10.4.〉

외국인의 체류자격(기호)
1. 문화예술(D-1), 유학(D-2), 산업연수(D-3), 일반연수(D-4), 취재(D-5), 종교(D-6), 주재(D-7), 기업투자(D-8), 무역경영(D-9), 구직(D-10)
2. 교수(E-1), 회화지도(E-2), 연구(E-3), 기술지도(E-4), 전문직업(E-5), 예술흥행(E-6), 특정활동(E-7), 비전문취업(E-9), 선원취업(E-10)
3. 방문동거(F-1), 거주(F-2), 동반(F-3), 재외동포(F-4), 영주(F-5), 결혼이민(F-6)
4. 기타(G-1)(「난민법」에 따라 인도적 체류 허가를 받은 사람과 공단이 정하는 사람으로 한정한다)
5. 관광취업(H-1), 방문취업(H-2)

(국민건강보험법 제109조 제3항 : 외국인 등에 대한 특례) 제2항에 따른 직장가입자에 해당하지 아니하는 국내체류 외국인등이 다음 각 호의 요건을 모두 갖춘 경우에는 제5조에도 불구하고 지역가입자가 된다.

1. 보건복지부령으로 정하는 기간 동안 국내에 거주하였거나 해당 기간 동안 국내에 지속적으로 거주할 것으로 예상할 수 있는 사유로서 보건복지부령으로 정하는 사유에 해당될 것
2. 다음 각 목의 어느 하나에 해당할 것
   가. 제2항 제1호 또는 제2호에 해당하는 사람
   나. 「출입국관리법」 제31조에 따라 외국인등록을 한 사람으로서 보건복지부령으로 정하는 체류자격이 있는 사람

Answer 132 ②

133 **「국민건강보험법」상 국내체류 외국인등의 피부양자 자격취득 시기에 대한 설명으로 가장 올바르지 못한 것은?**

① 국내거소신고 또는 외국인등록 등 “주민등록등”을 한 날부터 90일 이내에 피부양자 자격취득을 신청한 경우 : 해당 주민등록등을 한 날

② 보건복지부장관이 체류자격 등을 고려해 자격취득 시기를 국내거주 국민과 다르게 정할 필요가 있다고 인정하여 고시하는 경우 : 해당 고시에서 정하는 날

③ 직장가입자의 자녀인 신생아의 경우 : 출생한 날

④ 주민등록등을 한 이후에 직장가입이 된 경우로서 해당 직장가입이 된 날부터 90일 이내에 피부양자 자격취득을 신청한 경우 : 피부양자 자격취득을 신청한 날

해설 **(국민건강보험법 시행령 제76조의3 제1항)** 국내체류 외국인등은 법 제109조 제6항 단서에 따라 다음 각 호의 구분에 따른 날에 피부양자의 자격을 얻는다. 〈개정 2024.4.19.〉

1. 직장가입자의 자녀(배우자의 자녀를 포함)인 「모자보건법」 제2조 제4호에 따른 신생아의 경우 : 출생한 날
2. 법 제109조 제2항 각 호에 따른 주민등록, 국내거소신고 또는 외국인등록(이하 이 조에서 “주민등록등”이라 한다)을 한 날부터 90일 이내에 피부양자 자격취득을 신청한 경우
   가. 피부양자 자격취득 신청일 기준으로 법 제109조 제4항 각 호에 따른 요건을 모두 충족한 경우 : 해당 주민등록등을 한 날. 다만, 주민등록등을 한 이후에 직장가입이 된 경우에는 해당 직장가입이 된 날로 한다.
   나. 피부양자 자격취득 신청일 기준으로 법 제109조 제4항 제3호에 따른 요건만을 충족하지 못한 경우 : 법 제109조 제4항 제3호에 따른 요건을 충족하게 된 날
3. 주민등록등을 한 날부터 90일이 경과하여 피부양자 자격취득을 신청한 경우
   가. 피부양자 자격취득 신청일 기준으로 법 제109조 제4항 각 호에 따른 요건을 모두 충족한 경우 : 자격취득 신청일. 다만, 주민등록등을 한 이후에 직장가입이 된 경우로서 해당 직장가입이 된 날부터 90일 이내에 피부양자 자격취득을 신청한 경우에는 그 직장가입이 된 날로 한다.
   나. 피부양자 자격취득 신청일 기준으로 법 제109조 제4항 제3호에 따른 요건만을 충족하지 못한 경우 : 법 제109조 제4항 제3호에 따른 요건을 충족하게 된 날
4. 그 밖에 보건복지부장관이 체류자격, 체류기간 및 체류경위 등을 고려하여 그 자격취득 시기를 국내거주 국민과 다르게 정할 필요가 있다고 인정하여 고시하는 경우 : 해당 고시에서 정하는 날

(국민건강보험법 제109조 : 외국인 등에 대한 특례)

② 국내에 체류하는 재외국민 또는 외국인(이하 “국내체류 외국인등”이라 한다)이 적용대상사업장의 근로자, 공무원 또는 교직원이고 제6조 제2항 각 호의 어느 하나에 해당하지 아니하면서 다음 각 호의 어느 하나에 해당하는 경우에는 제5조에도 불구하고 직장가입자가 된다.
1. 「주민등록법」 제6조 제1항 제3호에 따라 등록한 사람
2. 「재외동포의 출입국과 법적 지위에 관한 법률」 제6조에 따라 국내거소신고를 한 사람
3. 「출입국관리법」 제31조에 따라 외국인등록을 한 사람

④ 제2항 각 호의 어느 하나에 해당하는 국내체류 외국인등이 다음 각 호의 요건을 모두 갖춘 경우에는 제5조에도 불구하고 공단에 신청하면 피부양자가 될 수 있다. 〈개정 2024.1.2.〉
1. 직장가입자와의 관계가 제5조 제2항 각 호의 어느 하나에 해당할 것
2. 제5조 제3항에 따른 피부양자 자격의 인정 기준에 해당할 것
3. 국내 거주기간 또는 거주사유가 제3항 제1호에 따른 기준에 해당할 것. 다만, 직장가입자의 배우자 및 19세 미만 자녀(배우자의 자녀를 포함한다)에 대해서는 그러하지 아니하다.

Answer 133 ④

134 아래 내용은 「국민건강보험법」상 국내체류 외국인등의 피부양자 자격상실 시기에 대한 설명이다. 다음 중 자격상실 시기를 올바르게 설명하고 있는 내용을 모두 고른 것은?

> 가. 강제퇴거명령서를 발급받은 날의 다음 날에 피부양자의 자격을 잃는다.
> 나. 보건복지부장관이 체류자격 등을 고려해 그 자격상실 시기를 국내거주 국민과 다르게 정할 필요가 있다고 인정해 고시하는 경우에 해당 고시에서 정하는 날에 피부양자 자격을 잃는다.
> 다. 부양자의 직장가입자가 자격상실한 날에 피부양자의 자격을 잃는다.
> 라. 체류기간이 종료된 날의 다음 날에 피부양자의 자격을 잃는다.

① 가, 나, 다 ② 가, 다
③ 나, 라 ④ 가, 나, 다, 라

해설 **(국민건강보험법 시행령 제76조의3 제2항)** 국내체류 외국인등은 법 제109조 제6항 본문에서 준용하는 법 제5조에 따라 같은 조 제3항에서 정한 날(사망, 부양자의 직장가입자 자격상실 또는 의료급여를 받는 경우만 해당한다)에 피부양자의 자격을 잃는다. 다만, 법 제109조 제6항 단서에 따라 다음 각 호의 어느 하나에 해당하는 날에도 그 자격을 잃는다.

1. 체류기간이 종료된 날의 다음 날
2. 강제퇴거명령서를 발급받은 날의 다음 날
3. 그 밖에 보건복지부장관이 체류자격, 체류기간 및 체류경위 등을 고려해 그 자격상실 시기를 국내거주 국민과 다르게 정할 필요가 있다고 인정해 고시하는 경우 : 해당 고시에서 정하는 날

(국민건강보험법 시행규칙 제2조 제3항) 피부양자는 다음 각 호의 어느 하나에 해당하게 된 날에 그 자격을 상실한다. 〈개정 2024.5.13.〉

1. 사망한 날의 다음 날
2. 대한민국의 국적을 잃은 날의 다음 날
3. 국내에 거주하지 아니하게 된 날의 다음 날
4. 직장가입자가 자격을 상실한 날
5. 법 제5조 제1항 제1호에 따른 수급권자가 된 날
6. 법 제5조 제1항 제2호에 따른 유공자등 의료보호대상자인 피부양자가 공단에 건강보험의 적용배제 신청을 한 날의 다음 날
7. 직장가입자 또는 다른 직장가입자의 피부양자 자격을 취득한 경우 그 자격을 취득한 날
8. 피부양자 자격을 취득한 사람이 본인의 신고에 따라 피부양자 자격 상실 신고를 한 경우에는 신고한 날의 다음 날
9. 제1항에 따른 요건을 충족하지 아니하는 경우에는 공단이 그 요건을 충족하지 아니한다고 확인한 날의 다음 날
10. 제9호에도 불구하고 「국민건강보험법 시행령」(이하 "영"이라 한다) 제41조의2 제3항에 따라 영 제41조 제1항 제3호 및 제4호의 소득(이하 "사업소득등"이라 한다)의 발생 사실과 그 금액을 신고하여 공단이 제1항 제2호에 따른 소득요건을 충족하지 않는다고 확인한 경우에는 그 사업소득등이 발생한 날이 속하는 달의 다음 달 말일
11. 제9호에도 불구하고 영 제41조의2에 따라 사업소득등의 발생 사실과 그 금액을 신고하지 않았으나 공단이 제1항 제2호에 따른 소득요건을 충족하지 않음을 확인한 경우에는 그 사업소득등이 발생한 날이 속하는 달의 말일
12. 제9호부터 제11호까지의 규정에도 불구하고 거짓이나 그 밖의 부정한 방법으로 영 제41조의2 제1항에 따른 소득월액의 조정 신청 또는 이 규칙에 따른 피부양자 자격 취득 신고를 하여 피부양자 자격을 취득한 것을 공단이 확인한 경우에는 그 자격을 취득한 날

7

Answer 134 ④

135 「국민건강보험법」에 규정되어 있는 특례 규정이 아닌 것은?

① 난민에 대한 특례
② 실업자에 대한 특례
③ 외국인 등에 대한 특례
④ 장애인에 대한 특례

해설 ① **(의료급여법 제3조의2 : 난민에 대한 특례)** 난민인정자로서 「국민기초생활 보장법」에 따른 의료급여 수급권자의 범위에 해당하는 사람은 수급권자로 본다.

② **(국민건강보험법 제110조 제1항 : 실업자에 대한 특례)** 사용관계가 끝난 사람 중 직장가입자로서의 자격을 유지한 기간이 보건복지부령으로 정하는 기간 동안 통산 1년 이상인 사람은 지역가입자가 된 이후 최초로 제79조에 따라 지역가입자 보험료를 고지받은 날부터 그 납부기한에서 2개월이 지나기 이전까지 공단에 직장가입자로서의 자격을 유지할 것을 신청할 수 있다.

③ **(국민건강보험법 제109조 제1항 : 외국인 등에 대한 특례)** 정부는 외국 정부가 사용자인 사업장의 근로자의 건강보험에 관하여는 외국 정부와 한 합의에 따라 이를 따로 정할 수 있다.

④ **(국민건강보험법 제51조 제1항 : 장애인에 대한 특례)** 공단은 장애인인 가입자 및 피부양자에게는 보조기기에 대하여 보험급여를 할 수 있다.

136 「국민건강보험법」상 사용관계가 끝난 사람 중 직장가입자로서의 자격을 유지한 기간이 보건복지부령으로 정하는 기간 동안 통산 1년 이상인 사람은 지역가입자가 된 이후 최초로 지역가입자 보험료를 고지받은 날부터 그 납부기한에서 2개월이 지나기 이전까지 공단에 직장가입자로서의 자격을 유지할 것을 신청할 수 있으며, 공단에 신청 후 최초로 내야 할 직장가입자 보험료를 그 납부기한부터 2개월이 지난 날까지 낸 경우에는 "임의계속가입자"로서 대통령령으로 정하는 기간 동안 직장가입자의 자격을 유지할 수 있다. 다음 중 상기의 대통령령으로 정하는 기간으로 가장 올바른 것은?

① 사용관계가 끝난 날의 다음 날부터 기산하여 2개월이 되는 날까지의 기간
② 사용관계가 끝난 날의 다음 날부터 기산하여 6개월이 되는 날까지의 기간
③ 사용관계가 끝난 날의 다음 날부터 기산하여 12개월이 되는 날까지의 기간
④ 사용관계가 끝난 날의 다음 날부터 기산하여 36개월이 되는 날까지의 기간

해설 **(국민건강보험법 시행령 제77조 제1항 : 임의계속가입자 적용기간)** 법 제110조 제2항 본문에서 "대통령령으로 정하는 기간"이란 사용관계가 끝난 날의 다음 날부터 기산하여 36개월이 되는 날까지의 기간을 말한다.

1. 법 제110조 제1항에 따라 공단에 신청한 가입자(이하 "임의계속가입자"라 한다)가 법 제9조 제1항 제2호에 따라 자격이 변동되기 전날까지의 기간
2. 임의계속가입자가 법 제10조 제1항에 따라 그 자격을 잃기 전날까지의 기간

(국민건강보험법 제110조 : 실업자에 대한 특례)

① 사용관계가 끝난 사람 중 직장가입자로서의 자격을 유지한 기간이 보건복지부령으로 정하는 기간 동안 통산 1년 이상인 사람은 지역가입자가 된 이후 최초로 제79조에 따라 지역가입자 보험료를 고지받은 날부터 그 납부기한에서 2개월이 지나기 이전까지 공단에 직장가입자로서의 자격을 유지할 것을 신청할 수 있다.

② 제1항에 따라 공단에 신청한 가입자(이하 "임의계속가입자"라 한다)는 제9조에도 불구하고 대통령령으로 정하는 기간 동안 직장가입자의 자격을 유지한다. 다만, 제1항에 따른 신청 후 최초로 내야 할 직장가입자 보험료를 그 납부기한부터 2개월이 지난 날까지 내지 아니한 경우에는 그 자격을 유지할 수 없다.

Answer 135 ① 136 ④

137 **「국민건강보험법」상 건강보험 가입자 및 피부양자의 개인정보를 누설한 국민건강보험공단 직원 L씨에 대한 벌칙으로 올바른 것은?** 2025광주 기출유사

① 5년 이하의 징역 또는 5천만원 이하의 벌금

② 3년 이하의 징역 또는 3천만원 이하의 벌금

③ 5백만원 이하의 벌금

④ 1백만원 이하의 과태료

해설 **(국민건강보험법 제115조 제1항 : 벌칙)** 제102조 제1호를 위반하여 가입자 및 피부양자의 개인정보를 누설하거나 직무상 목적 외의 용도로 이용 또는 정당한 사유 없이 제3자에게 제공한 자는 5년 이하의 징역 또는 5천만원 이하의 벌금에 처한다.

(국민건강보험법 제102조 : 정보의 유지 등) 공단, 심사평가원 및 대행청구단체에 종사하였던 사람 또는 종사하는 사람은 다음 각 호의 행위를 하여서는 아니 된다.

1. 가입자 및 피부양자의 개인정보를 누설하거나 직무상 목적 외의 용도로 이용 또는 정당한 사유 없이 제3자에게 제공하는 행위
2. 업무를 수행하면서 알게 된 정보(제1호의 개인정보는 제외)를 누설하거나 직무상 목적 외의 용도로 이용 또는 제3자에게 제공하는 행위

138 **「국민건강보험법」상 업무를 수행하면서 알게 된 개인정보 이외의 정보를 직무상 목적 외의 용도로 이용하거나 정당한 사유 없이 제3자에게 제공한 국민건강보험공단 직원의 처벌규정으로 올바른 것은?**

2020 인천 기출유사

① 5년 이하의 징역 또는 5천만원 이하의 벌금

② 3년 이하의 징역 또는 3천만원 이하의 벌금

③ 1년 이하의 징역 또는 1천만원 이하의 벌금

④ 1천만원 이하의 벌금

해설 **(국민건강보험법 제115조 제2항 : 벌칙)** 다음 각 호의 어느 하나에 해당하는 자는 3년 이하의 징역 또는 3천만원 이하의 벌금에 처한다.

1. 대행청구단체의 종사자로서 거짓이나 그 밖의 부정한 방법으로 요양급여비용을 청구한 자
2. 제102조 제2호를 위반하여 업무를 수행하면서 알게 된 정보를 누설하거나 직무상 목적 외의 용도로 이용 또는 제3자에게 제공한 자

(국민건강보험법 제102조 : 정보의 유지 등) 공단, 심사평가원 및 대행청구단체에 종사하였던 사람 또는 종사하는 사람은 다음 각 호의 행위를 하여서는 아니 된다.

1. 가입자 및 피부양자의 개인정보를 누설하거나 직무상 목적 외의 용도로 이용 또는 정당한 사유 없이 제3자에게 제공하는 행위
2. 업무를 수행하면서 알게 된 정보(제1호의 개인정보는 제외)를 누설하거나 직무상 목적 외의 용도로 이용 또는 제3자에게 제공하는 행위

7

Answer 137 ① 138 ②

139 「국민건강보험법」상 공단이 "가입자 및 피부양자의 자격 관리, 보험료의 부과 · 징수, 보험급여의 관리 등 건강보험사업의 수행"을 위해 공동으로 이용하는 전산정보자료를 상기 목적 외의 용도로 이용하거나 활용한 사람에 대한 처벌규정으로 다음 중 가장 올바른 것은?

① 3년 이하의 징역 또는 3천만원 이하의 벌금
② 3년 이하의 징역 또는 1천만원 이하의 벌금
③ 2년 이하의 징역 또는 2천만원 이하의 벌금
④ 1년 이하의 징역 또는 1천만원 이하의 벌금

해설 **(국민건강보험법 제115조 제3항)** 제96조의2 제3항을 위반하여 공동이용하는 전산정보자료를 같은 조 제1항에 따른 목적 외의 용도로 이용하거나 활용한 자는 3년 이하의 징역 또는 1천만원 이하의 벌금에 처한다. 〈개정 2020.12.29.〉
(국민건강보험법 제96조의3 : 가족관계등록 전산정보의 공동이용)
① 공단은 제96조 제1항 각 호의 업무를 수행하기 위하여 「전자정부법」에 따라 「가족관계의 등록 등에 관한 법률」에 따른 전산정보자료를 공동이용(「개인정보 보호법」에 따른 처리 포함)할 수 있다.
② 법원행정처장은 제1항에 따라 공단이 전산정보자료의 공동이용을 요청하는 경우 그 공동이용을 위하여 필요한 조치를 취하여야 한다.
③ 누구든지 제1항에 따라 공동이용하는 전산정보자료를 그 목적 외의 용도로 이용하거나 활용하여서는 아니 된다.
[본조신설 2020.12.29.]
(국민건강보험법 제96조 제1항 : 자료의 제공) 공단은 국가, 지방자치단체, 요양기관, 「보험업법」에 따른 보험회사 및 보험료율 산출 기관, 「공공기관의 운영에 관한 법률」에 따른 공공기관, 그 밖의 공공단체 등에 대하여 다음 각 호의 업무를 수행하기 위하여 주민등록 · 가족관계등록 · 국세 · 지방세 · 토지 · 건물 · 출입국관리 등의 자료로서 대통령령으로 정하는 자료를 제공하도록 요청할 수 있다.
1. 가입자 및 피부양자의 자격 관리, 보험료의 부과 · 징수, 보험급여의 관리 등 건강보험사업의 수행
2. 제14조 제1항 제11호에 따른 업무의 수행

140 「국민건강보험법」상 거짓이나 그 밖의 부정한 방법으로 보험급여를 받거나 타인으로 하여금 보험급여를 받게 한 사람에 대한 처벌규정은?

① 5년 이하의 징역 또는 5천만원 이하의 벌금
② 3년 이하의 징역 또는 3천만원 이하의 벌금
③ 2년 이하의 징역 또는 2천만원 이하의 벌금
④ 1천만원 이하의 징역 또는 1천만원 이하의 벌금

해설 **(국민건강보험법 제115조 제4항)** 거짓이나 그 밖의 부정한 방법으로 보험급여를 받거나 타인으로 하여금 보험급여를 받게 한 사람은 2년 이하의 징역 또는 2천만원 이하의 벌금에 처한다. 〈신설 2020.12.29.〉

141 「국민건강보험법」상 1년 이하의 징역 또는 1천만원 이하의 벌금에 처하는 행위가 아닌 것은?

2020인천 기출유사

① 대행청구단체가 아닌 자로 하여금 심사청구를 대행하게 한 요양기관
② 보건복지부장관의 보고 또는 서류제출 명령을 이행하지 아니한 요양기관
③ 선별급여의 실시를 제한하였음에도 선별급여를 제공한 요양기관의 개설자
④ 업무정지 처분을 받고도 해당 업무정지기간 중에 요양급여를 한 요양기관의 개설자

Answer 139 ② 140 ③ 141 ②

해설 **(국민건강보험법 제116조 : 벌칙)** 제97조 제2항을 위반하여 보고 또는 서류 제출을 하지 아니한 자, 거짓으로 보고하거나 거짓 서류를 제출한 자, 검사나 질문을 거부·방해 또는 기피한 자는 1천만원 이하의 벌금에 처한다.
(국민건강보험법 제97조 제2항 : 보고와 검사) 보건복지부장관은 요양기관(요양을 실시한 기관 포함)에 대하여 요양·약제의 지급 등 보험급여에 관한 보고 또는 서류 제출을 명하거나, 소속 공무원이 관계인에게 질문하게 하거나 관계 서류를 검사하게 할 수 있다.
(국민건강보험법 제115조 제5항 : 벌칙) 다음 각 호의 어느 하나에 해당하는 자는 1년 이하의 징역 또는 1천만원 이하의 벌금에 처한다. 〈개정 2022.12.27.〉

1. 제42조의2(요양기관의 선별급여 실시에 대한 관리) 제1항 및 제3항을 위반하여 선별급여를 제공한 요양기관의 개설자
2. 제47조(요양급여비용의 청구와 지급 등) 제7항을 위반하여 대행청구단체가 아닌 자로 하여금 대행하게 한 자
3. 제93조(근로자의 권익 보호)를 위반한 사용자
4. 제98조(업무정지) 제2항을 위반한 요양기관의 개설자

(국민건강보험법 제98조 제2항 : 업무정지) 업무정지 처분을 받은 자는 해당 업무정지기간 중에는 요양급여를 하지 못한다.

142 「국민건강보험법」상 정당한 이유 없이 요양급여를 거부한 요양기관이나 요양비 명세서나 요양 명세를 적은 영수증을 요양을 받은 사람에게 내주지 않은 요양을 실시한 기관에 대한 처벌규정은?

① 1천만원 이하의 벌금 ② 500만원 이하의 벌금
③ 500만원 이하의 과태료 ④ 100만원 이하의 과태료

해설 **(국민건강보험법 제117조 : 벌칙)** 제42조 제5항을 위반한 자 또는 제49조 제2항을 위반하여 요양비 명세서나 요양 명세를 적은 영수증을 내주지 아니한 자는 500만원 이하의 벌금에 처한다.
(국민건강보험법 제42조 제5항 : 요양기관) 제1항·제2항 및 제4항에 따른 요양기관은 정당한 이유 없이 요양급여를 거부하지 못한다.
(국민건강보험법 제49조 제2항 : 요양비) 준요양기관은 보건복지부장관이 정하는 요양비 명세서나 요양 명세를 적은 영수증을 요양을 받은 사람에게 내주어야 하며, 요양을 받은 사람은 그 명세서나 영수증을 공단에 제출하여야 한다. 〈개정 2020.12.29.〉

7

143 「국민건강보험법」상 해당 사업장에 휴업·폐업 등 보건복지부령으로 정하는 사유가 발생하였으나 보험자에게 신고를 하지 아니하거나 거짓으로 신고한 사업장의 사용자에 대한 처벌규정은?

① 1천만원 이하의 벌금 ② 500만원 이하의 벌금
③ 500만원 이하의 과태료 ④ 100만원 이하의 과태료

해설 **(국민건강보험법 제119조 제3항 : 과태료)** 다음 각 호의 어느 하나에 해당하는 자에게는 500만원 이하의 과태료를 부과한다.

1. 제7조를 위반하여 신고를 하지 아니하거나 거짓으로 신고한 사용자
2. 정당한 사유 없이 제94조 제1항을 위반하여 신고·서류제출을 하지 아니하거나 거짓으로 신고·서류제출을 한 자
3. 정당한 사유 없이 제97조 제1항, 제3항, 제4항, 제5항을 위반하여 보고·서류제출을 하지 아니하거나 거짓으로 보고·서류제출을 한 자
4. 제98조 제4항을 위반하여 행정처분을 받은 사실 또는 행정처분절차가 진행 중인 사실을 지체 없이 알리지 아니한 자
5. 정당한 사유 없이 제101조 제2항을 위반하여 서류를 제출하지 아니하거나 거짓으로 제출한 자

(국민건강보험법 제7조 : 사업장의 신고) 사업장의 사용자는 다음 각 호의 어느 하나에 해당하게 되면 그 때부터 14일 이내에 보건복지부령으로 정하는 바에 따라 보험자에게 신고하여야 한다. 제1호에 해당되어 보험자에게 신고한 내용이 변경된 경우에도 또한 같다.

Answer 142 ② 143 ③

1. 직장가입자가 되는 근로자·공무원 및 교직원을 사용하는 사업장이 된 경우
2. 휴업·폐업 등 보건복지부령으로 정하는 사유가 발생한 경우

(국민건강보험법 제94조 제1항 : 신고 등) 공단은 사용자, 직장가입자 및 세대주에게 다음 각 호의 사항을 신고하게 하거나 관계 서류를 제출하게 할 수 있다.

1. 가입자의 거주지 변경
2. 가입자의 보수·소득
3. 그 밖에 건강보험사업을 위하여 필요한 사항

(국민건강보험법 제97조 : 보고와 검사)

① 보건복지부장관은 사용자, 직장가입자 또는 세대주에게 가입자의 이동·보수·소득이나 그 밖에 필요한 사항에 관한 보고 또는 서류 제출을 명하거나, 소속 공무원이 관계인에게 질문하게 하거나 관계 서류를 검사하게 할 수 있다.

③ 보건복지부장관은 보험급여를 받은 자에게 해당 보험급여의 내용에 관하여 보고하게 하거나, 소속 공무원이 질문하게 할 수 있다.

④ 보건복지부장관은 요양급여비용의 심사청구를 대행하는 대행청구단체에 필요한 자료의 제출을 명하거나, 소속 공무원이 대행청구에 관한 자료 등을 조사·확인하게 할 수 있다. 〈개정 2022.12.27.〉

⑤ 보건복지부장관은 약제에 대한 요양급여비용 상한금액의 감액 및 요양급여의 적용 정지를 위하여 필요한 경우에는 의약품공급자에 대하여 금전, 물품, 편익, 노무, 향응, 그 밖의 경제적 이익등 제공으로 인한 의약품 판매 질서 위반 행위에 관한 보고 또는 서류 제출을 명하거나, 소속 공무원이 관계인에게 질문하게 하거나 관계 서류를 검사하게 할 수 있다.

(국민건강보험법 제98조 제4항 : 업무정지) 업무정지 처분을 받았거나 업무정지 처분의 절차가 진행 중인 자는 행정처분을 받은 사실 또는 행정처분절차가 진행 중인 사실을 보건복지부령으로 정하는 바에 따라 양수인 또는 합병 후 존속하는 법인이나 합병으로 설립되는 법인에 지체 없이 알려야 한다.

(국민건강보험법 제101조 제2항 : 제조업자 등의 금지행위 등) 보건복지부장관은 제조업자등이 제1항에 위반한 사실이 있는지 여부를 확인하기 위하여 그 제조업자등에게 관련 서류의 제출을 명하거나, 소속 공무원이 관계인에게 질문을 하게 하거나 관계 서류를 검사하게 하는 등 필요한 조사를 할 수 있다. 이 경우 소속 공무원은 그 권한을 표시하는 증표를 지니고 이를 관계인에게 보여주어야 한다.

144 「국민건강보험법」상 국민건강보험공단 또는 건강보험심사평가원, 국민건강보험의 유사명칭을 사용한 자에 대한 처벌규정은?

① 1천만원 이하의 벌금 ② 500만원 이하의 벌금
③ 500만원 이하의 과태료 ④ 100만원 이하의 과태료

해설 **(국민건강보험법 제119조 제4항 : 과태료)** 다음 각 호의 어느 하나에 해당하는 자에게는 100만원 이하의 과태료를 부과한다. 〈개정 2020.12.29.〉

1. 삭제 〈2016.3.22.〉 2. 삭제 〈2018.12.11.〉
3. 제12조 제4항을 위반하여 정당한 사유 없이 건강보험증이나 신분증명서로 가입자 또는 피부양자의 본인 여부 및 그 자격을 확인하지 아니하고 요양급여를 실시한 자
4. 제96조의3(서류의 보존)을 위반하여 서류를 보존하지 아니한 자
5. 제103조(공단 등에 대한 감독 등)에 따른 명령을 위반한 자
6. 제105조(유사명칭의 사용금지)를 위반한 자

(국민건강보험법 제105조 : 유사명칭의 사용금지)

① 공단이나 심사평가원이 아닌 자는 국민건강보험공단, 건강보험심사평가원 또는 이와 유사한 명칭을 사용하지 못한다.

② 이 법으로 정하는 건강보험사업을 수행하는 자가 아닌 자는 보험계약 또는 보험계약의 명칭에 국민건강보험이라는 용어를 사용하지 못한다.

Answer 144 ④

의료관계법규

08

국민건강증진법

08 국민건강증진법

01 「국민건강증진법」의 목적에 대한 설명으로 가장 올바른 것은? 2017 광주 기출유사

① 건강증진에 대하여 보험급여를 실시함으로써 국민보건 향상과 사회보장 증진에 이바지
② 국내외로 감염병이 번지는 것을 방지함으로써 국민의 건강을 유지·보호
③ 스스로 건강생활을 실천할 수 있는 여건을 조성함으로써 국민의 건강을 증진
④ 지역보건의료정책을 효율적으로 추진하여 지역주민의 건강 증진에 이바지

해설 **(국민건강증진법 제1조)** 이 법은 국민에게 건강에 대한 가치와 책임의식을 함양하도록 건강에 관한 바른 지식을 보급하고 스스로 건강생활을 실천할 수 있는 여건을 조성함으로써 국민의 건강을 증진함을 목적으로 한다.

① **(국민건강보험법 제1조)** 국민의 질병·부상에 대한 예방·진단·치료·재활과 출산·사망 및 건강증진에 대하여 보험급여를 실시함으로써 국민보건 향상과 사회보장 증진에 이바지함을 목적으로 한다.
② **(검역법 제1조)** 이 법은 우리나라로 들어오거나 외국으로 나가는 사람, 운송수단 및 화물을 검역하는 절차와 감염병을 예방하기 위한 조치에 관한 사항을 규정하여 국내외로 감염병이 번지는 것을 방지함으로써 국민의 건강을 유지·보호하는 것을 목적으로 한다. 〈개정 2020.3.4.〉
④ **(지역보건법 제1조)** 이 법은 보건소 등 지역보건의료기관의 설치·운영에 관한 사항과 보건의료 관련기관·단체와의 연계·협력을 통하여 지역보건의료기관의 기능을 효과적으로 수행하는 데 필요한 사항을 규정함으로써 지역보건의료정책을 효율적으로 추진하여 지역주민의 건강 증진에 이바지함을 목적으로 한다.

02 「국민건강증진법」상 '개인 또는 집단으로 하여금 건강에 유익한 행위를 자발적으로 수행하도록 하는 것'에 대한 가장 올바른 정의는? 2014 서울, 2025 인천 기출유사

① 건강증진교육　② 보건교육
③ 자기계발교육　④ 자조교육

해설 **(국민건강증진법 제2조 : 정의)** 이 법에서 사용하는 용어의 정의는 다음과 같다.

1. "국민건강증진사업"이라 함은 보건교육, 질병예방, 영양개선, 신체활동장려, 건강관리 및 건강생활의 실천등을 통하여 국민의 건강을 증진시키는 사업을 말한다.
2. "보건교육"이라 함은 개인 또는 집단으로 하여금 건강에 유익한 행위를 자발적으로 수행하도록 하는 교육을 말한다.
3. "영양개선"이라 함은 개인 또는 집단이 균형된 식생활을 통하여 건강을 개선시키는 것을 말한다.
4. "신체활동장려"란 개인 또는 집단이 일상생활 중 신체의 근육을 활용하여 에너지를 소비하는 모든 활동을 자발적으로 적극 수행하도록 장려하는 것을 말한다.
5. "건강관리"란 개인 또는 집단이 건강에 유익한 행위를 지속적으로 수행함으로써 건강한 상태를 유지하는 것을 말한다.
6. "건강친화제도"란 근로자의 건강증진을 위하여 직장 내 문화 및 환경을 건강친화적으로 조성하고, 근로자가 자신의 건강관리를 적극적으로 수행할 수 있도록 교육, 상담 프로그램 등을 지원하는 것을 말한다.

Answer 01 ③ 02 ②

03 「국민건강증진법」상 국민건강증진사업의 범위로 옳은 것을 모두 고른 것은? 2014 서울, 2021 부산 기출유사

가. 건강생활의 실천	나. 보건교육
다. 영양개선	라. 질병예방

① 가, 나, 다　　② 가, 다
③ 나, 라　　④ 가, 나, 다, 라

해설 2번 문제 해설 참조

04 「국민건강증진법」상 보건복지부 주관 기념일의 날짜 및 법적 근거가 잘못 짝지어진 것은?

2020 울산·전남, 2022 부산 기출유사

① 결핵예방의 날 – 3월 24일 – 결핵예방법
② 보건의 날 – 4월 17일 – 국민건강증진법
③ 인구의 날 – 7월 11일 – 저출산·고령사회기본법
④ 임산부의 날 – 10월 10일 – 모자보건법

해설 **(국민건강증진법 제3조의2 제1항)** 보건에 대한 국민의 이해와 관심을 높이기 위하여 매년 4월 7일을 보건의 날로 정하며, 보건의 날부터 1주간을 건강주간으로 한다.

05 「국민건강증진법」상 국민건강증진종합계획에 관한 설명으로 가장 올바르지 못한 것은?

2016 대구, 2018 서울, 2020 대전·충남 기출유사

① 국가는 실행계획 시행에 필요한 비용의 전부 또는 일부를 지방자치단체에 보조할 수 있다.
② 국민건강증진정책심의위원회가 5년마다 수립하여야 한다.
③ 미리 관계중앙행정기관의 장과 협의를 거쳐야 한다.
④ 사업추진에 필요한 인력관리 및 소요재원의 조달방안이 포함되어야 한다.

해설 **(국민건강증진법 제4조 제1항)** 보건복지부장관은 국민건강증진정책심의위원회의 심의를 거쳐 국민건강증진종합계획을 5년마다 수립하여야 한다. 이 경우 미리 관계중앙행정기관의 장과 협의를 거쳐야 한다.
(국민건강증진법 제4조 제2항) 국민건강증진종합계획에 포함되어야 할 사항은 다음과 같다.
1. 국민건강증진의 기본목표 및 추진방향
2. 국민건강증진을 위한 주요 추진과제 및 추진방법
3. 국민건강증진에 관한 인력의 관리 및 소요재원의 조달방안
4. 제22조의 규정에 따른 국민건강증진기금의 운용방안
4의2. 아동·여성·노인·장애인 등 건강취약 집단이나 계층에 대한 건강증진 지원방안
5. 국민건강증진 관련 통계 및 정보의 관리 방안
6. 그 밖에 국민건강증진을 위하여 필요한 사항

(국민건강증진법 제4조의2 제2항) 국가는 실행계획의 시행에 필요한 비용의 전부 또는 일부를 지방자치단체에 보조할 수 있다.

8

Answer 03 ④ 04 ② 05 ②

06 「국민건강증진법」상 국민건강증진종합계획의 내용에 해당하지 않는 것은? 2017 충남·전남, 2020 충남 기출유사

① 건강취약 집단이나 계층에 대한 건강증진 지원방안

② 국민건강증진의 기본목표 및 추진방향

③ 국민건강증진정책심의위원회의 운영 지원방안

④ 인력의 관리 및 소요재원의 조달방안

해설 5번 문제 해설 참조

07 「국민건강증진법」상 국민건강증진종합계획에 대한 설명으로 옳지 않은 것은? 2024 경북 기출유사

① 보건복지부장관이 5년마다 수립한다.

② 종합계획에는 아동, 여성, 노인, 장애인 등 건강취약 집단이나 계층에 대한 건강증진 지원방안이 포함되어야 한다.

③ 국민건강증진종합계획은 국민건강증진정책심의위원회의 심의를 거쳐 확정한다.

④ 보건복지부장관은 확정된 종합계획을 시장·군수·구청장에게 통보해야 한다.

해설 **(국민건강증진법 시행령 제2조 제3항 : 국민건강증진종합계획의 수립 등)** 보건복지부장관은 확정된 종합계획을 관계중앙행정기관의 장과 특별시장·광역시장·특별자치시장·도지사·특별자치도지사(이하 "시·도지사"라 한다)에게 통보해야 한다.
(국민건강증진법 제4조 : 국민건강증진종합계획의 수립) 5번 문제 해설 참조

08 「국민건강증진법」상 국민건강증진종합계획 등에 관한 설명으로 올바른 것은?

① 관계 중앙행정기관의 장은 종합계획안 작성지침에 따라 소관별 계획안을 작성하여 보건복지부장관에게 제출하여야 하나, 실행계획은 따로 수립·시행하지는 않는다.

② 시·도지사는 해당 시·도의 실행계획추진실적과 관할 시·군·구의 실행계획추진실적을 종합하여 다음해 2월 10일까지 보건복지부장관에게 통보해야 한다.

③ 시장·군수·구청장은 수립한 해당 시·군·구의 실행계획을 매년 2월 10일까지 시·도지사에게 통보해야 한다.

④ 종합계획안 작성지침을 시행 전전년도 12월 말까지 시·도지사에게 통보하여야 한다.

해설 **(국민건강증진법 시행규칙 제2조 제2항)** 시장·군수·구청장은 해당 연도의 실행계획추진실적을 다음해 1월 31일까지 시·도지사에게 통보해야 하며, 이를 통보받은 시·도지사는 해당 시·도의 실행계획추진실적과 관할 시·군·구의 실행계획추진실적을 종합하여 다음해 2월 10일까지 보건복지부장관에게 통보해야 한다. 〈개정 2023.11.17.〉

① **(국민건강증진법 제4조의2 제1항 : 실행계획의 수립 등)** 보건복지부장관, 관계중앙행정기관의 장, 특별시장·광역시장·특별자치시장·도지사·특별자치도지사("시·도지사") 및 시장·군수·구청장(자치구의 구청장에 한한다.)은 종합계획을 기초로 하여 소관 주요시책의 실행계획을 매년 수립·시행하여야 한다.

Answer 06 ③ 07 ④ 08 ②

③ **(국민건강증진법 시행규칙 제2조 제1항 : 실행계획의 통보)** 시장·군수·구청장(자치구의 구청장에 한한다)은 수립한 해당 시·군·구(자치구에 한한다.)의 실행계획을 매년 1월 31일까지 특별시장·광역시장·특별자치시장·도지사 또는 특별자치도지사("시·도지사")에게 통보해야 하며, 이를 통보받은 시·도지사는 수립한 당해 특별시·광역시·특별자치시·도 또는 특별자치도("시·도")의 실행계획과 관할 시·군·구의 실행계획을 종합하여 매년 2월 10일까지 보건복지부장관에게 통보해야 한다. 〈개정 2023.11.17.〉

④ **(국민건강증진법 시행령 제2조 제1항 : 국민건강증진종합계획의 수립 등)** 보건복지부장관은 국민건강증진종합계획의 효율적인 수립을 위해 미리 종합계획안 작성지침을 작성하여 종합계획이 시행되는 해의 전전년도 12월 말까지 관계 중앙행정기관의 장에게 통보하여야 한다.

09 「국민건강증진법」상 국민건강증진정책심의위원회의 심의사항에 해당하지 않는 것은?

① 국민건강의식을 잘못 이끄는 광고 등에 관하여 보건복지부장관이 심의를 요청한 사항

② 국민건강증진기금의 연도별 운용계획안·결산 및 평가

③ 국민건강증진정책심의위원회 위원장이 심의에 부치는 사항

④ 국민건강증진종합계획

해설 **(국민건강증진법 제5조 제2항)** 위원회는 다음 각 호의 사항을 심의한다.

1. 종합계획
2. 국민건강증진기금의 연도별 운용계획안·결산 및 평가
3. 2 이상의 중앙행정기관이 관련되는 주요 국민건강증진시책에 관한 사항으로서 관계중앙행정기관의 장이 심의를 요청하는 사항
4. 「국민영양관리법」 제9조(국민영양정책 등의 심의)에 따른 심의사항
5. 다른 법령에서 위원회의 심의를 받도록 한 사항
6. 그 밖에 위원장이 심의에 부치는 사항

10 「국민건강증진법」 및 동법 시행령상 국민건강증진정책심의위원회에 대한 설명으로 가장 옳은 것은?

2017 광주, 2021·2023 서울 기출유사

① 위원회는 위원장 1인을 포함하여 7인 이상 15인 이내의 위원으로 구성한다.

② 위원회는 국민건강증진기금의 연도별 운용계획안과 결산 및 평가를 심의한다.

③ 위원장은 보건복지부장관이 된다.

④ 위원의 임기는 3년이며, 연임할 수 있다.

해설 **(국민건강증진법 제5조 : 국민건강증진정책심의위원회)**

① 국민건강증진에 관한 주요사항을 심의하기 위하여 보건복지부에 국민건강증진정책심의위원회(이하 "위원회")를 둔다.

② 위원회는 다음 각 호의 사항을 심의한다.

1. 종합계획
2. 제22조의 규정에 따른 국민건강증진기금의 연도별 운용계획안·결산 및 평가
3. 2 이상의 중앙행정기관이 관련되는 주요 국민건강증진시책에 관한 사항으로서 관계중앙행정기관의 장이 심의를 요청하는 사항
4. 「국민영양관리법」 제9조(국민영양정책 등의 심의)에 따른 심의사항
5. 다른 법령에서 위원회의 심의를 받도록 한 사항
6. 그 밖에 위원장이 심의에 부치는 사항

Answer 09 ① 10 ②

(국민건강증진법 제5조의2 : 위원회의 구성과 운영)
① 위원회는 위원장 1인 및 부위원장 1인을 포함한 15인 이내의 위원으로 구성한다.
② 위원장은 보건복지부차관이 되고, 부위원장은 위원장이 공무원이 아닌 위원 중에서 지명한 자가 된다.
③ 위원은 국민건강증진·질병관리에 관한 학식과 경험이 풍부한 자, 「소비자기본법」에 따른 소비자단체 및 「비영리민간단체 지원법」에 따른 비영리민간단체가 추천하는 자, 관계공무원 중에서 보건복지부장관이 위촉 또는 지명한다.
④ 그 밖에 위원회의 구성·운영 등에 관하여 필요한 사항은 대통령령으로 정한다.
(국민건강증진법 시행령 제4조 제1항 : 국민건강증진정책심의위원회 위원의 임기 및 운영 등) 법 제5조에 따른 국민건강증진정책심의위원회(이하 "위원회") 위원의 임기는 2년으로 하되, 연임할 수 있다. 다만, 공무원인 위원의 임기는 그 재직기간으로 한다.

11 「국민건강증진법」 및 동법 시행령에 대한 설명으로 가장 올바른 것은? 2016 서울 기출유사

① 국무총리는 국민건강증진정책심의위원회의 심의를 거쳐 국민건강증진종합계획을 4년마다 수립하여야 한다.
② 보건복지부장관은 국민건강증진기금의 효율적인 운영과 국민건강증진사업의 원활한 추진을 위하여 필요한 정책수립의 지원과 사업평가 등의 업무를 수행할 수 있도록 한국건강증진개발원을 설립한다.
③ 보건에 대한 국민의 이해와 관심을 높이기 위하여 매년 4월 7일을 보건의 날로 정하며, 보건의 날부터 2주간을 건강주간으로 한다.
④ 「주세법」에 의하여 주류제조의 면허를 받은 자가 판매용 용기에 경고문구를 표기하여야 하는 주류는 알코올분 4도 이상이다.

해설 **(국민건강증진법 제5조의3 제1항)** 보건복지부장관은 국민건강증진기금의 효율적인 운영과 국민건강증진사업의 원활한 추진을 위하여 필요한 정책 수립의 지원과 사업평가 등의 업무를 수행할 수 있도록 한국건강증진개발원을 설립한다.
① **(국민건강증진법 제4조 제1항)** 보건복지부장관은 국민건강증진정책심의위원회의 심의를 거쳐 국민건강증진종합계획을 5년마다 수립하여야 한다. 이 경우 미리 관계중앙행정기관의 장과 협의를 거쳐야 한다.
③ **(국민건강증진법 제3조의2 제1항)** 보건에 대한 국민의 이해와 관심을 높이기 위하여 매년 4월 7일을 보건의 날로 정하며, 보건의 날부터 1주간을 건강주간으로 한다.
④ **(국민건강증진법 시행령 제13조)** 법 제8조 제4항에 따라 그 판매용 용기에 과다한 음주는 건강에 해롭다는 내용의 경고문구를 표기해야 하는 주류는 국내에 판매되는 「주세법」에 따른 주류 중 알코올분 1도 이상의 음료를 말한다.

12 「국민건강증진법」상 한국건강증진개발원의 업무에 해당하는 것은? 2017 강원, 2024 인천 기출유사

① 국민건강증진과 관련된 연구과제의 기획 및 평가
② 국민건강증진기금의 관리·운용
③ 국민건강증진종합계획 수립
④ 지역보건의료계획의 수립·평가

해설 **(국민건강증진법 제5조의3 제2항)** 개발원은 다음 각 호의 업무를 수행한다.
1. 국민건강증진 정책수립을 위한 자료개발 및 정책분석
2. 종합계획 수립의 지원
3. 위원회의 운영지원

Answer 11 ② 12 ①

4. 기금의 관리·운용의 지원 업무
5. 제25조 제1항 제1호부터 제10호까지의 사업에 관한 업무
6. 국민건강증진사업의 관리, 기술 지원 및 평가
7. 지역보건의료계획에 대한 기술 지원
8. 보건소의 설치와 운영에 필요한 비용의 보조
9. 국민건강증진과 관련된 연구과제의 기획 및 평가
10. 공중보건의사의 효율적 활용을 위한 지원
11. 지역보건사업의 원활한 추진을 위한 지원
12. 그 밖에 국민건강증진과 관련하여 보건복지부장관이 필요하다고 인정한 업무

(국민건강증진법 제25조 제1항) 기금은 다음 각 호의 사업에 사용한다.

1. 금연교육 및 광고, 흡연피해 예방 및 흡연피해자 지원 등 국민건강관리사업
2. 건강생활의 지원사업
3. 보건교육 및 그 자료의 개발
4. 보건통계의 작성·보급과 보건의료관련 조사·연구 및 개발에 관한 사업
5. 질병의 예방·검진·관리 및 암의 치료를 위한 사업
6. 국민영양관리사업
7. 신체활동장려사업
8. 구강건강관리사업
9. 시·도지사 및 시장·군수·구청장이 행하는 건강증진사업
10. 공공보건의료 및 건강증진을 위한 시설·장비의 확충
11. 기금의 관리·운용에 필요한 경비
12. 그 밖에 국민건강증진사업에 소요되는 경비로서 대통령령이 정하는 사업

13 「국민건강증진법」상 한국건강증진개발원의 재원에 해당하지 않는 것은?

① 건강보험료　　② 국민건강증진기금
③ 기부금　　④ 정부출연금

해설 **(국민건강증진법 제5조의3 제4항)** 개발원은 다음 각 호를 재원으로 한다.

1. 제22조에 따른 기금
2. 정부출연금
3. 기부금
4. 그 밖의 수입금

8

14 「국민건강증진법」상 혼인 당사자의 건강확인의 대상 질환에 해당하는 것은?

① 자녀에게 건강상 현저한 장애를 줄 수 있는 유전성질환
② 혼인당사자 또는 그 가족에게 건강상 현저한 장애를 줄 수 있는 비전염성질환
③ 혼인당사자 또는 그 가족에게 경제적 부담을 줄 수 있는 희귀난치성질환
④ 혼인당사자에게 정신적 장애를 줄 수 있는 정신질환

해설 **(국민건강증진법 시행규칙 제3조 제1항 : 건강확인의 내용 및 절차)** 「국민건강증진법」 제6조 제3항의 규정에 의한 건강확인의 내용은 다음 각 호의 질환으로서 보건복지부장관이 정하는 질환으로 한다.

1. 자녀에게 건강상 현저한 장애를 줄 수 있는 유전성질환
2. 혼인당사자 또는 그 가족에게 건강상 현저한 장애를 줄 수 있는 전염성질환

(국민건강증진법 제6조 제2항) 국가는 혼인과 가정생활을 보호하기 위하여 혼인 전에 혼인 당사자의 건강을 확인하도록 권장하여야 한다.

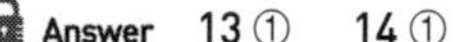

Answer　13 ①　14 ①

15 「국민건강증진법」상 국가 및 지방자치단체는 건강친화 환경을 조성하고, 국민이 건강생활을 실천할 수 있도록 지원하여야 한다. 다음 중 건강친화기업 인증에 대한 설명으로 올바르지 못한 것은?

① 건강친화인증의 유효기간은 인증을 받은 날부터 5년으로 하되, 대통령령으로 정하는 바에 따라 그 기간을 연장할 수 있다.

② 보건복지부장관은 건강친화 환경의 조성을 촉진하기 위해 건강친화제도를 모범적으로 운영하고 있는 기업에 대하여 건강친화인증을 할 수 있다.

③ 보건복지부장관은 건강친화인증을 받은 기업이 거짓이나 그 밖의 부정한 방법으로 인증을 받은 경우에는 건강친화인증을 취소하여야 한다.

④ 보건복지부장관은 거짓이나 그 밖의 부정한 방법으로 건강친화인증이 취소된 기업에 대해서는 그 취소된 날부터 3년이 지나지 아니한 경우에는 건강친화인증을 해서는 아니 된다.

해설 **(국민건강증진법 제6조의3 제1항 : 인증의 유효기간)** 인증의 유효기간은 인증을 받은 날부터 3년으로 하되, 대통령령으로 정하는 바에 따라 그 기간을 연장할 수 있다.

(국민건강증진법 제6조의2 제1항 : 건강친화기업 인증) 보건복지부장관은 건강친화 환경의 조성을 촉진하기 위하여 건강친화제도를 모범적으로 운영하고 있는 기업에 대하여 건강친화인증을 할 수 있다.

(국민건강증진법 제6조의4 : 인증의 취소)

① 보건복지부장관은 인증을 받은 기업이 다음 각 호의 어느 하나에 해당하면 보건복지부령으로 정하는 바에 따라 그 인증을 취소할 수 있다. 다만, 제1호에 해당하는 경우에는 인증을 취소하여야 한다.

1. 거짓이나 그 밖의 부정한 방법으로 인증을 받은 경우
2. 제6조의2 제6항에 따른 인증기준에 적합하지 아니하게 된 경우

② 보건복지부장관은 제1항 제1호에 따라 인증이 취소된 기업에 대해서는 그 취소된 날부터 3년이 지나지 아니한 경우에는 인증을 하여서는 아니 된다.

③ 보건복지부장관은 제1항에 따라 인증을 취소하고자 하는 경우에는 청문을 실시하여야 한다.

16 「국민건강증진법」상 보건복지부장관이 건강친화 환경의 조성을 촉진하기 위하여 건강친화제도를 모범적으로 운영하고 있는 기업을 대상으로 건강친화기업으로 인증하였을 때 인증의 유효기간은?

2025 경기 기출유사

① 1년 ② 2년
③ 3년 ④ 5년

해설 **(국민건강증진법 제6조의3 제1항 : 인증의 유효기간)** 15번 문제 해설 참조

17 「국민건강증진법」상 보건복지부장관이 건강친화제도를 모범적으로 운영하고 있는 기업에 대하여 건강친화인증을 하려는 경우에 심사·평가해야 할 사항이 아닌 것은?

① 건강친화 프로그램의 수립 및 실시
② 건강친화 환경 조성을 위한 경영의 적극성
③ 건강친화 홍보를 위한 정부활동에 대한 해당기업의 참여도
④ 직원의 건강증진을 위한 근로 환경 조성

Answer 15 ① 16 ③ 17 ③

해설 (국민건강증진법 시행령 제7조 제1항 : 건강친화기업 인증의 기준) 보건복지부장관은 법 제6조의2 제1항에 따라 "건강친화인증"을 하려는 경우 다음 각 호의 사항을 심사·평가해야 한다.

1. 건강친화 환경 조성을 위한 경영의 적극성
2. 직원의 건강증진을 위한 근로 환경 조성
3. 건강친화 프로그램의 수립 및 실시
4. 그 밖에 보건복지부장관이 건강친화 환경의 조성을 촉진하는 데 필요하다고 인정하여 고시하는 사항

[본조신설 2021.11.30.]

18 「국민건강증진법」상 건강친화기업 인증의 기준에 해당하는 것을 모두 고르면? 2025 경북 기출유사

> ㉠ 건강증진에 관한 인력의 관리 및 소요재원의 조달방안
> ㉡ 건강취약 집단이나 계층에 대한 건강증진 지원 방안
> ㉢ 건강친화 환경 조성을 위한 경영의 적극성
> ㉣ 직원의 건강증진을 위한 근로 환경 조성

① ㉠, ㉡ ② ㉠, ㉣
③ ㉡, ㉢ ④ ㉢, ㉣

해설 (국민건강증진법 시행령 제7조 제1항 : 건강친화기업 인증의 기준) 17번 문제 해설 참조

19 「국민건강증진법」상 지역사회 구성원들의 건강을 실현하도록 시민의 건강을 증진하고 도시의 물리적·사회적 환경을 지속적으로 조성·개선하는 "건강도시"를 이루도록 노력하여야 하는 사람은?

① 국가와 지방자치단체 ② 보건복지부장관
③ 질병관리청장 ④ 환경부장관

해설 (국민건강증진법 제6조의5 : 건강도시의 조성 등)

① 국가와 지방자치단체는 지역사회 구성원들의 건강을 실현하도록 시민의 건강을 증진하고 도시의 물리적·사회적 환경을 지속적으로 조성·개선하는 "건강도시"를 이루도록 노력하여야 한다.
② 보건복지부장관은 지방자치단체가 건강도시를 구현할 수 있도록 건강도시지표를 작성하여 보급하여야 한다.
③ 보건복지부장관은 건강도시 조성 활성화를 위하여 지방자치단체에 행정적·재정적 지원을 할 수 있다.
④ 그 밖에 건강도시지표의 작성 및 보급 등에 관해 필요한 사항은 보건복지부령으로 정한다.

[본조신설 2021.12.21.]

8

20 「국민건강증진법」상 광고가 금지되는 경우에 해당하지 않는 것은? 2015 부산 기출유사

① 과학적으로 검증되지 아니한 건강비법의 광고
② 담배의 광고
③ 의학적으로 검증되지 아니한 심령술 광고
④ 건강에 관한 잘못된 정보를 전하는 광고

Answer 18 ④ 19 ① 20 ②

해설 **(국민건강증진법 제9조의4 제1항 : 담배에 관한 광고의 금지 또는 제한)** 담배에 관한 광고는 다음 각 호의 방법에 한하여 할 수 있다.

1. 지정소매인의 영업소 내부에서 보건복지부령으로 정하는 광고물을 전시 또는 부착하는 행위. 다만, 영업소 외부에 그 광고내용이 보이게 전시 또는 부착하는 경우에는 그러하지 아니하다.
2. 품종군별로 연간 10회 이내(1회당 2쪽 이내)에서 잡지[등록 또는 신고되어 주 1회 이하 정기적으로 발행되는 제책된 정기간행물 및 등록된 주 1회 이하 정기적으로 발행되는 신문과 외국간행물로서 동일한 제호로 연 1회 이상 정기적으로 발행되는 "외국정기간행물"을 말하며, 여성 또는 청소년을 대상으로 하는 것은 제외]에 광고를 게재하는 행위. 다만, 보건복지부령으로 정하는 판매부수 이하로 국내에서 판매되는 외국정기간행물로서 외국문자로만 쓰여져 있는 잡지인 경우에는 광고게재의 제한을 받지 아니한다.
3. 사회·문화·음악·체육 등의 행사(여성 또는 청소년을 대상으로 하는 행사는 제외)를 후원하는 행위. 이 경우 후원하는 자의 명칭을 사용하는 외에 제품광고를 해서는 아니 된다.
4. 국제선의 항공기 및 여객선, 그 밖에 보건복지부령으로 정하는 장소 안에서 하는 광고

(국민건강증진법 제7조 제1항 : 광고의 금지 등)

① 보건복지부장 또는 시·도지사는 국민건강의식을 잘못 이끄는 광고를 한 자에 대하여 그 내용의 변경 등 시정을 요구하거나 금지를 명할 수 있다. 〈개정 2024.1.30.〉

② 제1항의 규정에 따라 보건복지부장관 또는 시·도지사가 광고내용의 변경 또는 광고의 금지를 명할 수 있는 광고는 다음 각 호와 같다. 〈개정 2024.1.30〉

1. 삭제 〈2020.12.29.〉
2. 의학 또는 과학적으로 검증되지 아니한 건강비법 또는 심령술의 광고
3. 그 밖에 건강에 관한 잘못된 정보를 전하는 광고로서 대통령령이 정하는 광고

(의료법 시행령 제23조 제1항 : 의료광고의 금지 기준) 법 제56조 제2항에 따라 금지되는 의료광고의 구체적인 기준은 다음 각 호와 같다.

1. 법 제53조에 따른 신의료기술평가를 받지 아니한 신의료기술에 관하여 광고하는 것
2. 특정 의료기관·의료인의 기능 또는 진료 방법이 질병 치료에 반드시 효과가 있다고 표현하거나 환자의 치료경험담이나 6개월 이하의 임상경력을 광고하는 것
3. 의료인, 의료기관, 의료서비스 및 의료 관련 각종 사항에 대하여 객관적인 사실과 다른 내용 등 거짓된 내용을 광고하는 것
4. 특정 의료기관 개설자, 의료기관의 장 또는 의료인("의료인등")이 수행하거나 광고하는 기능 또는 진료 방법이 다른 의료인등의 것과 비교하여 우수하거나 효과가 있다는 내용으로 광고하는 것
5. 다른 의료인등을 비방할 목적으로 해당 의료인등이 수행하거나 광고하는 기능 또는 진료방법에 관하여 불리한 사실을 광고하는 것
6. 의료인이 환자를 수술하는 장면이나 환자의 환부 등을 촬영한 동영상·사진으로서 일반인에게 혐오감을 일으키는 것을 게재하여 광고하는 것
7. 의료인등의 의료행위나 진료 방법 등을 광고하면서 예견할 수 있는 환자의 안전에 심각한 위해를 끼칠 우려가 있는 부작용 등 중요 정보를 빠뜨리거나 글씨 크기를 작게 하는 등의 방법으로 눈에 잘 띄지 않게 광고하는 것
8. 의료인, 의료기관, 의료서비스 및 의료 관련 각종 사항에 대하여 객관적인 사실을 과장하는 내용으로 광고하는 것
9. 법적 근거가 없는 자격이나 명칭을 표방하는 내용을 광고하는 것
10. 특정 의료기관·의료인의 기능 또는 진료 방법에 관한 기사나 전문가의 의견을 신문·인터넷신문 또는 정기간행물이나 방송에 싣거나 방송하면서 특정 의료기관·의료인의 연락처나 약도 등의 정보도 함께 싣거나 방송하여 광고하는 것
11. 심의 대상이 되는 의료광고를 심의를 받지 아니하고 광고하거나 심의 받은 내용과 다르게 광고하는 것
12. 외국인환자를 유치할 목적으로 법 제27조 제3항에 따른 행위를 하기 위하여 국내광고 하는 것
13. 비급여 진료비용의 할인·면제 금액, 대상, 기간이나 범위 또는 할인·면제 이전의 비급여 진료비용에 대하여 허위 또는 불명확한 내용이나 정보 등을 게재하여 광고하는 것
14. 각종 상장·감사장 등을 이용하여 광고하는 것 또는 인증·보증·추천을 받았다는 내용을 사용하거나 이와 유사한 내용을 표현하여 광고하는 것. 다만, 법 제56조 제2항 제14호 각 목의 어느 하나에 해당하는 경우는 제외한다.

21 아래 내용은 「국민건강증진법」상 주류광고 금지와 경고문구에 대한 설명이다. 다음 중 (가), (나)에 들어갈 숫자를 순서대로 올바르게 나열한 것은? 2014 서울 기출유사

> • 알코올분 (가)도 이상의 주류를 방송광고하지 않을 것
> • 주류의 판매용 용기에 과다한 음주는 건강에 해롭다는 내용의 경고문구를 표기하여야 하는 주류는 국내에 판매되는 주세법에 의한 주류 중 알코올분 (나)도 이상의 음료를 말한다.

① 2, 15　　② 10, 1
③ 15, 2　　④ 17, 1

해설 **(국민건강증진법 시행령 제10조 [별표 1] : 주류광고의 기준)** 〈개정 2021.6.15.〉
1. 음주행위를 지나치게 미화하는 표현을 하지 않을 것
2. 알코올분 17도 이상의 주류를 방송광고 하지 않을 것
3. 주류의 판매촉진을 위해 광고노래를 사용하지 않을 것
4. 다음 각 목의 어느 하나에 해당하는 방송광고를 하지 않을 것
   가. 「방송법」에 따른 텔레비전방송, 데이터방송, 이동멀티미디어방송 및 「인터넷 멀티미디어 방송사업법」에 따른 인터넷 멀티미디어 방송을 통한 7시부터 22시까지의 방송광고
   나. 「방송법」에 따른 라디오방송을 통한 17시부터 다음 날 8시까지의 방송광고 및 8시부터 17시까지 미성년자를 대상으로 하는 프로그램 전후의 방송광고
5. 「영화 및 비디오물의 진흥에 관한 법률」에 따른 영화상영관에서 같은 법 제29조 제2항 제1호부터 제3호까지의 규정에 따른 상영등급으로 분류된 영화의 상영 전후에 광고를 상영하지 않을 것
6. 다음 각 목의 시설, 장소나 행사에서 광고를 하지 않을 것
   가. 「대중교통의 육성 및 이용촉진에 관한 법률」 제2조 제2호에 따른 대중교통수단 또는 같은 조 제3호에 따른 대중교통시설
   나. 「택시운송사업의 발전에 관한 법률」 제2조 제1호에 따른 택시운송사업에 사용되는 자동차 또는 해당 자동차에 승객을 승차·하차시키거나 승객을 태우기 위해 대기하는 장소 또는 구역
   다. 「청소년 보호법」 제2조 제1호에 따른 청소년을 대상으로 개최하는 행사
7. 「옥외광고물 등의 관리와 옥외광고산업 진흥에 관한 법률 시행령」 제3조 제1호에 따른 벽면 이용 간판 또는 같은 조 제5호에 따른 옥상간판을 이용하여 7시부터 22시까지 동영상 광고를 하지 않을 것. 다만, 「주류 면허 등에 관한 법률」 제3조에 따라 주류 제조면허를 받은 자가 주류 제조장 시설의 간판을 이용하여 자사(自社)의 주류를 광고하는 경우는 제외한다.

(국민건강증진법 시행령 제13조) 법 제8조 제4항에 따라 그 판매용 용기에 과다한 음주는 건강에 해롭다는 내용의 경고문구를 표기해야 하는 주류는 국내에 판매되는 주류 중 알코올분 1도 이상의 음료를 말한다.

8

22 「국민건강증진법」상 금연구역으로 지정하여야 하는 곳은? 2019 서울 기출유사

① 16인승 이하 승합차
② 「주택법」에 따른 공동주택
③ 도지사의 승인을 받은 군립공원
④ 「유아교육법」에 따른 유치원 시설 경계선으로부터 30미터 지점

해설 **(국민건강증진법 제9조 제6항 : 금연을 위한 조치)** 특별자치시장·특별자치도지사·시장·군수·구청장은 흡연으로 인한 피해 방지와 주민의 건강 증진을 위하여 다음 각 호에 해당하는 장소를 금연구역으로 지정하고, 금연구역임을 알리는 안내표지를 설치하여야 한다. 이 경우 금연구역 안내표지 설치 방법 등에 필요한 사항은 보건복지부령으로 정한다. 〈신설 2023.8.16.〉
1. 「유아교육법」에 따른 유치원 시설의 경계선으로부터 30미터 이내의 구역(일반 공중의 통행·이용 등에 제공된 구역을 말한다)

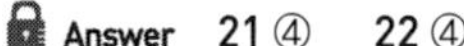
Answer 21 ④　22 ④

2. 「영유아보육법」에 따른 어린이집 시설의 경계선으로부터 30미터 이내의 구역(일반 공중의 통행·이용 등에 제공된 구역을 말한다)
3. 「초·중등교육법」에 따른 학교 시설의 경계선으로부터 30미터 이내의 구역(일반 공중의 통행·이용 등에 제공된 구역을 말한다)

23 「국민건강증진법」상 금연 및 절주운동에 관한 내용으로 가장 올바른 것은? 2015 대구 기출유사

① 과다한 음주는 건강에 해롭다는 내용의 경고문구는 알코올분 2도 이상의 주류에 표기하여야 한다.

② 국가 및 지방자치단체는 국민에게 담배의 직접흡연 또는 간접흡연과 과다한 음주가 국민건강에 해롭다는 것을 교육·홍보하여야 한다.

③ 담배사업법에 의한 지정소매인 기타 담배를 판매하는 자는 대통령령이 정하는 장소에서는 담배자동판매기를 설치하여 담배를 판매하여서는 아니 된다.

④ 해외수출용 주류에도 과다한 음주는 건강에 해롭다는 경고문구를 반드시 표기하여야 한다.

해설 **(국민건강증진법 제8조 제1항 : 금연 및 절주운동등)** 국가 및 지방자치단체는 국민에게 담배의 직접흡연 또는 간접흡연과 과다한 음주가 국민건강에 해롭다는 것을 교육·홍보하여야 한다.

① ④ **(국민건강증진법 시행령 제13조)** 법 제8조 제4항에 따라 그 판매용 용기에 과다한 음주는 건강에 해롭다는 내용의 경고문구를 표기해야 하는 주류는 국내에 판매되는 주류 중 알코올분 1도 이상의 음료를 말한다.

③ **(국민건강증진법 제9조 제2항)** 담배사업법에 의한 지정소매인 기타 담배를 판매하는 자는 대통령령이 정하는 장소 외에서 담배자동판매기를 설치하여 담배를 판매하여서는 아니 된다.

24 「국민건강증진법」상 주류광고에 대한 설명으로 올바르지 못한 것은?

① 주류 제조면허나 주류 판매업면허를 받은 자 및 주류를 수입하는 자를 제외하고는 주류에 관한 광고를 하여서는 아니 된다.

② 주류제조의 면허를 받은 자 또는 주류를 수입하여 판매하는 자는 대통령령이 정하는 주류의 판매용 용기에 과다한 음주는 건강에 해롭다는 내용, 음주운전은 자신과 다른 사람의 생명을 위태롭게 할 수 있다는 내용과 임신 중 음주는 태아의 건강을 해칠 수 있다는 내용의 경고문구 또는 경고그림을 표기하여야 한다.

③ 택시운송사업에 사용되는 자동차 또는 해당 자동차에 승객을 승차·하차시키거나 승객을 태우기 위해 대기하는 장소 또는 구역에서 주류광고를 하지 않는다.

④ 텔레비전방송, 데이터방송, 이동멀티미디어방송 및 인터넷 멀티미디어 방송을 통한 17시부터 다음 날 8시까지의 방송광고에서 주류광고를 하지 않는다.

해설 **(국민건강증진법 시행령 제10조 [별표 1] : 주류광고의 기준)** 〈개정 2021.6.15.〉

1. 음주행위를 지나치게 미화하는 표현을 하지 않을 것
2. 알코올분 17도 이상의 주류를 방송광고 하지 않을 것
3. 주류의 판매촉진을 위해 광고노래를 사용하지 않을 것
4. 다음 각 목의 어느 하나에 해당하는 방송광고를 하지 않을 것
   가. 텔레비전방송, 데이터방송, 이동멀티미디어방송 및 인터넷 멀티미디어 방송을 통한 7시부터 22시까지의 방송광고

Answer 23 ② 24 ④

나. 라디오방송을 통한 17시부터 다음 날 8시까지의 방송광고 및 8시부터 17시까지 미성년자를 대상으로 하는 프로그램 전후의 방송광고

5. 「영화 및 비디오물의 진흥에 관한 법률」에 따른 영화상영관에서 같은 법 제29조 제2항 제1호부터 제3호까지의 규정에 따른 상영등급으로 분류된 영화의 상영 전후에 광고를 상영하지 않을 것

6. 다음 각 목의 시설, 장소나 행사에서 광고를 하지 않을 것

가. 대중교통수단 또는 대중교통시설

나. 택시운송사업에 사용되는 자동차 또는 해당 자동차에 승객을 승차·하차시키거나 승객을 태우기 위해 대기하는 장소 또는 구역

다. 청소년을 대상으로 개최하는 행사

7. 벽면 이용 간판 또는 옥상간판을 이용하여 7시부터 22시까지 동영상 광고를 하지 않을 것. 다만, 「주류 면허 등에 관한 법률」에 따라 주류 제조면허를 받은 자가 주류 제조장 시설의 간판을 이용하여 자사의 주류를 광고하는 경우는 제외한다.

(국민건강증진법 제8조 제4항 : 금연 및 절주운동등) 「주류 면허 등에 관한 법률」에 의해 주류제조의 면허를 받은 자 또는 주류를 수입하여 판매하는 자는 대통령령이 정하는 주류의 판매용 용기에 과다한 음주는 건강에 해롭다는 내용, 음주운전은 자신과 다른 사람의 생명을 위태롭게 할 수 있다는 내용과 임신 중 음주는 태아의 건강을 해칠 수 있다는 내용의 경고문구 또는 경고그림을 표기하여야 한다. 〈개정 2025.3.18.〉

(국민건강증진법 제8조의2 : 주류광고의 제한·금지 특례)

① 「주류 면허 등에 관한 법률」에 따라 주류 제조면허나 주류 판매업면허를 받은 자 및 주류를 수입하는 자를 제외하고는 주류에 관한 광고를 하여서는 아니 된다.

② 제1항에 따른 광고 또는 그에 사용되는 광고물은 다음 각 호의 사항을 준수하여야 한다. 〈개정 2025.3.18.〉

1. 음주자에게 주류의 품명·종류 및 특징을 알리는 것 외에 주류의 판매촉진을 위해 경품 및 금품을 제공한다는 내용을 표시하지 아니할 것
2. 직접적 또는 간접적으로 음주를 권장 또는 유도하거나 임산부 또는 미성년자의 인물, 목소리 혹은 음주하는 행위를 묘사하지 아니할 것
3. 운전이나 작업 중에 음주하는 행위를 묘사하지 아니할 것
4. 제8조 제4항에 따른 경고문구 또는 경고그림을 광고와 주류의 용기에 표기하여 광고할 것. 다만, 경고문구 또는 경고그림이 표기되어 있지 아니한 부분을 이용하여 광고를 하고자 할 때에는 경고문구 또는 경고그림을 주류의 용기하단에 별도로 표기하여야 한다.
5. 음주가 체력 또는 운동 능력을 향상시킨다거나 질병의 치료 또는 정신건강에 도움이 된다는 표현 등 국민의 건강과 관련하여 검증되지 아니한 내용을 주류광고에 표시하지 아니할 것
6. 그 밖에 대통령령으로 정하는 광고의 기준에 관한 사항

③ 보건복지부장관은 「주세법」에 따른 주류의 광고가 제2항 각 호의 기준을 위반한 경우 그 내용의 변경 등 시정을 요구하거나 금지를 명할 수 있다.

[시행일 : 2026.3.19.] 제8조, 제8조의2

8

25 「국민건강증진법」상 주류광고에 대한 내용으로 올바르지 못한 것은? 2023 경북 기출유사

① 알코올분 20도 이상의 주류를 방송 광고하지 않을 것

② 운전이나 작업 중에 음주하는 행위를 묘사하지 아니할 것

③ 음주자에게 주류의 품명, 종류 및 특징을 알리는 것 외에 주류의 판매촉진을 위하여 경품 및 금품을 제공한다는 내용을 표시하지 아니할 것

④ 직접적 또는 간접적으로 음주를 권장 또는 유도하거나 임산부 또는 미성년자의 인물, 목소리 혹은 음주하는 행위를 묘사하지 아니할 것

해설 **(국민건강증진법 시행령 제10조 [별표 1] : 주류광고의 기준)** 〈개정 2021.6.15.〉

2. 알코올분 17도 이상의 주류를 방송광고 하지 않을 것

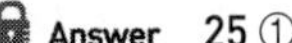

Answer 25 ①

(국민건강증진법 제8조의2 : 주류광고의 제한·금지 특례) : 24번 문제 해설 참조

26 **「국민건강증진법령」상 주류광고가 가능한 경우로 가장 옳은 것은?** 2024 서울·전북 기출유사

① 택시 승하차 구역에 주류 광고판을 설치한 경우

② 알코올분 16도 주류를 23시에 텔레비전에서 광고하는 경우

③ 주류 판매촉진을 위해 경품 제공내용이 포함된 광고물을 배포하는 경우

④ 알코올분 25도 지역 특산주를 정오에 지역 라디오에서 광고하는 경우

해설 24번 문제 해설 참조

27 **「국민건강증진법」상 주류제조의 면허를 받은 자 또는 주류를 수입해 판매하는 자는 주류의 판매용 용기에 과다한 음주가 건강에 해롭다는 사실을 명확히 알릴 수 있도록 경고문구를 표기하여야 한다. 다음 중 과음에 대한 경고문구의 표시방법에 대한 설명으로 가장 올바르지 못한 것은?**

① 경고문구는 사각형 선안에 "경고 : "라고 표시하고, 보건복지부장관이 정하는 경고문구 중 하나를 선택하여 기재하여야 한다.

② 경고문구는 판매용 용기에 부착되거나 새겨진 상표 또는 경고문구가 표시된 스티커에 상표면적의 10분의 1 이상에 해당하는 면적의 크기로 표기하여야 한다.

③ 경고문구 색상은 빨강 색상으로서, 상표에 표기하는 경우 상표의 하단에 표기하여야 한다.

④ 글자의 최소크기는 용기 용량이 300밀리리터 미만인 경우에는 7포인트 이상, 300밀리리터 이상인 경우에는 9포인트 이상으로 한다.

해설 **(국민건강증진법 시행규칙 제4조 제2항 [별표 1의2] : 과음에 관한 경고문구의 표시방법)** 〈개정 2021.12.3.〉

1. 표기방법 : 경고문구는 사각형의 선안에 한글로 "경고 : "라고 표시하고, 보건복지부장관이 정하는 경고문구 중 하나를 선택하여 기재하여야 한다.
2. 글자의 크기 등
   가. 경고문구는 판매용 용기에 부착되거나 새겨진 상표 또는 경고문구가 표시된 스티커에 상표면적의 10분의 1 이상에 해당하는 면적의 크기로 표기하여야 한다.
   나. 글자의 크기는 상표에 사용된 활자의 크기로 하되, 그 최소크기는 다음과 같다.
      (1) 용기의 용량이 300밀리리터 미만인 경우 : 7포인트 이상
      (2) 용기의 용량이 300밀리리터 이상인 경우 : 9포인트 이상
3. 색상 : 경고문구 색상은 상표도안의 색상과 보색관계 색상으로서 선명하여야 한다.
4. 글자체 : 고딕체
5. 표시위치 : 상표에 표기하는 경우에는 상표의 하단에 표기하여야 하며, 스티커를 사용하는 경우에는 상표밑의 잘 보이는 곳에 표기하여야 한다.

[과음 경고문구 표기내용(보건복지부고시 제2021-2호)]

- 알코올은 발암물질로 지나친 음주는 간암, 위암 등을 일으킵니다. 임신 중 음주는 기형아 출생 위험을 높입니다.
- 지나친 음주는 암 발생의 원인이 됩니다. 청소년 음주는 성장과 뇌 발달을 저해하며, 임신 중 음주는 태아의 기형 발생이나 유산의 위험을 높입니다.
- 지나친 음주는 뇌졸중, 기억력 손상이나 치매를 유발합니다. 임신 중 음주는 기형아 출생위험을 높입니다.

Answer 26 ② 27 ③

28 **「국민건강증진법」상 특별자치시장·특별자치도지사·시장·군수·구청장은 다수인이 모이거나 오고 가는 관할구역 안의 일정한 장소를 금주구역으로 지정하여 알리는 안내표지를 설치할 수 있다. 다음 중 금주구역을 알리는 안내표지를 설치하는 방법에 대한 설명으로 가장 올바르지 못한 것은?**

① 금주구역을 알리는 안내표지는 표지판이나 스티커 형태로 해당 장소를 이용하는 일반공중이 잘 볼 수 있도록 건물 담장, 벽면, 보도, 출입구 등에 설치하거나 부착해야 한다.

② 안내표지는 금주를 상징하는 그림이나 문자 위반시 조치사항을 포함해야 한다.

③ 안내표지의 글자는 한글로 표기하되, 국제어인 영어를 함께 표기할 수 있다.

④ 지정된 금주구역의 규모나 구조에 따라 안내표지의 크기를 다르게 할 수 있으며, 바탕색 및 글씨 색상 등은 그 내용이 눈에 잘 띄도록 배색하여야 한다.

해설 **(국민건강증진법 시행규칙 제5조 [별표 1의3] : 금주구역을 알리는 안내표지를 설치하는 방법)** 〈개정 2021.12.3.〉

1. 안내표지 부착 위치 : 금주구역을 알리는 안내표지는 표지판이나 스티커의 형태로 해당 장소를 이용하는 일반공중이 잘 볼 수 있도록 건물 담장, 벽면, 보도, 출입구 등에 설치하거나 부착해야 한다.
2. 안내표지 내용
   가. 안내표지는 다음의 사항을 포함해야 한다.
      1) 금주를 상징하는 그림이나 문자
      2) 위반시 조치사항 : (예시) 이 장소는 금주구역으로서 이 구역에서 음주를 할 수 없습니다. 위반 경우 「국민건강증진법」에 따라 10만원 이하 과태료가 부과됩니다.
   나. 지정된 금주구역의 규모나 구조에 따라 안내표지의 크기를 다르게 할 수 있으며, 바탕색 및 글씨 색상 등은 그 내용이 눈에 잘 띄도록 배색하여야 한다.
   다. 안내표지의 글자는 한글로 표기하되, 필요한 경우에는 영어나 일본어 또는 중국어 등 외국어를 함께 표기할 수 있다.
   라. 필요한 경우 안내표지 하단에 아래 사항을 기재할 수 있다.
      : 위반사항을 발견하신 분은 전화번호 ○○○-○○○○로 신고해주시기 바랍니다.

8

29 **「국민건강증진법」상 담배자동판매기의 설치가 허용되는 장소가 아닌 것은?**

① 공중이용시설의 흡연구역 ② 공중이용시설의 흡연실

③ 지정소매인의 점포 내부 ④ 청소년 출입금지업소

해설 **(국민건강증진법 시행령 제15조 제1항)** 법 제9조 제2항에 따라 담배자동판매기의 설치가 허용되는 장소는 다음 각 호와 같다.

1. 미성년자등을 보호하는 법령에서 19세 미만의 자의 출입이 금지되어 있는 장소
2. 지정소매인 기타 담배를 판매하는 자가 운영하는 점포 및 영업장의 내부
3. 법 제9조 제4항 각 호 외의 부분 후단에 따라 공중이 이용하는 시설 중 흡연자를 위해 설치한 흡연실. 다만, 담배자동판매기를 설치하는 자가 19세 미만의 자에게 담배자동판매기를 이용하지 못하게 할 수 있는 흡연실로 한정한다.

Answer 28 ③ 29 ①

30 「국민건강증진법」상 담배자동판매기 설치장소에 대한 설명내용으로 가장 올바르지 못한 것은?

2014 경북 기출유사

① 대통령령이 정하는 장소 외에서 담배자동판매기를 설치하여 판매하여서는 아니 된다.

② 대통령령이 정하는 장소 외에서 담배자동판매기를 설치할 경우에는 반드시 성인인증장치를 부착하여야 한다.

③ 미성년자등을 보호하는 법령에서 19세 미만의 자의 출입이 금지된 장소는 허용된다.

④ 지정소매인 기타 담배를 판매하는 자가 운영하는 점포 및 영업장의 내부는 허용된다.

해설 (국민건강증진법 제9조 제3항) 제2항의 규정에 따라 대통령령이 정하는 장소에 담배자동판매기를 설치하여 담배를 판매하는 자는 보건복지부령이 정하는 바에 따라 성인인증장치를 부착하여야 한다.

① (국민건강증진법 제9조 제2항) 담배사업법에 의한 지정소매인 기타 담배를 판매하는 자는 대통령령이 정하는 장소 외에서 담배자동판매기를 설치하여 담배를 판매하여서는 아니 된다.

③ ④ (국민건강증진법 시행령 제15조 제1항) 법 제9조 제2항에 따라 담배자동판매기의 설치가 허용되는 장소는 다음 각 호와 같다.

1. 미성년자등을 보호하는 법령에서 19세 미만의 자의 출입이 금지되어 있는 장소
2. 지정소매인 기타 담배를 판매하는 자가 운영하는 점포 및 영업장의 내부
3. 법 제9조 제4항 각 호 외의 부분 후단에 따라 공중이 이용하는 시설 중 흡연자를 위해 설치한 흡연실. 다만, 담배자동판매기를 설치하는 자가 19세 미만의 자에게 담배자동판매기를 이용하지 못하게 할 수 있는 흡연실로 한정한다.

31 「국민건강증진법」에서 규정하는 금연을 위한 조치사항에 해당하지 않는 것은? 2015 서울 기출유사

① 공중이 이용하는 시설 전체가 금연구역으로 지정되면 흡연실을 설치할 수 없다.

② 담배판매자는 담배자동판매기에 성인인증장치를 부착하여야 한다.

③ 지방자치단체는 관할 구역 안의 일정장소를 금연구역으로 지정할 수 있다.

④ 지정된 금연구역에서는 누구든지 흡연을 하면 안 된다.

해설 (국민건강증진법 제9조 제4항) 다음 각 호의 공중이 이용하는 시설의 소유자·점유자 또는 관리자는 해당 시설의 전체를 금연구역으로 지정하고 금연구역을 알리는 표지를 설치하여야 한다. 이 경우 흡연자를 위한 흡연실을 설치할 수 있으며, 금연구역을 알리는 표지와 흡연실을 설치하는 기준·방법 등은 보건복지부령으로 정한다. 〈개정 2025.4.1.〉

1. 국회의 청사
2. 정부 및 지방자치단체의 청사
3. 법원과 그 소속 기관의 청사
4. 공공기관의 청사
5. 지방공기업의 청사
6. 학교[교사와 운동장 등 모든 구역 포함]

6의2. 「대안교육기관에 관한 법률」에 따른 대안교육기관(교사와 운동장 등 모든 구역을 포함한다)

7. 학교의 교사
8. 의료기관, 보건소·보건의료원·보건지소
9. 어린이집
10. 청소년수련관, 청소년수련원, 청소년문화의집, 청소년특화시설, 청소년야영장, 유스호스텔, 청소년이용시설 등 청소년활동시설
11. 도서관
12. 어린이놀이시설
13. 학원 중 학교교과교습학원과 연면적 1천제곱미터 이상의 학원

Answer 30 ② 31 ①

14. 공항·여객부두·철도역·여객자동차터미널 등 교통 관련 시설의 대기실·승강장, 지하보도 및 16인승 이상의 교통수단으로서 여객 또는 화물을 유상으로 운송하는 것
15. 어린이운송용 승합자동차
16. 연면적 1천제곱미터 이상의 사무용건축물, 공장 및 복합용도의 건축물
17. 「공연법」에 따른 공연장으로서 객석 수 300석 이상의 공연장
18. 개설등록된 대규모점포와 상점가 중 지하도에 있는 상점가
19. 관광숙박업소
20. 체육시설로서 1천명 이상의 관객을 수용할 수 있는 체육시설과 실내에 설치된 체육시설
21. 사회복지시설
22. 목욕장
23. 청소년게임제공업소, 일반게임제공업소, 인터넷컴퓨터게임시설제공업소 및 복합유통게임 제공업소
24. 식품접객업 중 영업장의 넓이가 보건복지부령으로 정하는 넓이 이상인 휴게음식점영업소, 일반음식점영업소 및 제과점영업소와 같은 법에 따른 식품소분·판매업 중 보건복지부령으로 정하는 넓이 이상인 실내 휴게공간을 마련해 운영하는 식품자동판매기 영업소
25. 만화대여업소
26. 그 밖에 보건복지부령으로 정하는 시설 또는 기관

② **(국민건강증진법 제9조 제3항)** 대통령령이 정하는 장소에 담배자동판매기를 설치하여 담배를 판매하는 자는 보건복지부령이 정하는 바에 따라 성인인증장치를 부착하여야 한다.
③ **(국민건강증진법 제9조 제7항)** 지방자치단체는 흡연으로 인한 피해 방지와 주민의 건강 증진을 위하여 필요하다고 인정하는 경우 조례로 다수인이 모이거나 오고가는 관할 구역 안의 일정한 장소를 금연구역으로 지정할 수 있다.
④ **(국민건강증진법 제9조 제8항)** 누구든지 지정된 금연구역에서 흡연하여서는 아니 된다.

32 「국민건강증진법」상 금연을 위한 조치에 관한 설명으로 가장 올바른 것은? 2017 서울, 2020 대전 기출유사

① 「공연법」에 따른 공연장으로서 객석 수 500석 기준 이상의 공연장은 해당 시설의 전체를 금연구역으로 지정하여야 한다.
② 성인인증을 위한 담배자동판매기 이용자의 신분증은 주민등록증만 가능하다.
③ 시장·군수·구청장은 「주택법」에 따른 공동주택의 거주 세대 중 3분의 1 이상이 그 공동주택의 복도, 계단, 엘리베이터 및 지하주차장의 전부 또는 일부를 금연구역으로 지정하여 줄 것을 신청하면 그 구역을 금연구역으로 지정하여야 한다.
④ 지정소매인 기타 담배를 판매하는 자가 운영하는 점포 및 영업장 내부에 담배자동판매기의 설치가 허용된다.

8

해설 **(국민건강증진법 시행령 제15조 제1항)** 법 제9조 제2항에 따라 담배자동판매기의 설치가 허용되는 장소는 다음 각 호와 같다.
1. 미성년자등을 보호하는 법령에서 19세 미만의 자의 출입이 금지되어 있는 장소
2. 지정소매인 기타 담배를 판매하는 자가 운영하는 점포 및 영업장의 내부
3. 법 제9조 제4항 각 호 외의 부분 후단에 따라 공중이 이용하는 시설 중 흡연자를 위해 설치한 흡연실. 다만, 담배자동판매기를 설치하는 자가 19세 미만의 자에게 담배자동판매기를 이용하지 못하게 할 수 있는 흡연실로 한정한다.

① **(국민건강증진법 제9조 제4항)** 다음 각 호의 공중이 이용하는 시설의 소유자·점유자 또는 관리자는 해당 시설의 전체를 금연구역으로 지정하고 금연구역을 알리는 표지를 설치하여야 한다. 이 경우 흡연자를 위한 흡연실을 설치할 수 있으며, 금연구역을 알리는 표지와 흡연실을 설치하는 기준·방법 등은 보건복지부령으로 정한다. 〈개정 2021.12.21.〉
17. 「공연법」에 따른 공연장으로서 객석 수 300석 이상의 공연장
② **(국민건강증진법 시행규칙 제5조의2)** 법 제9조 제3항의 규정에 따라 담배자동판매기에 부착하여야 하는 성인인증장치는 다음 각 호의 1에 해당하는 장치로 한다.

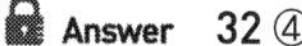 32 ④

1. 담배자동판매기 이용자의 신분증(주민등록증 또는 운전면허증에 한한다)을 인식하는 방법에 의하여 이용자가 성인임을 인증할 수 있는 장치
2. 담배자동판매기 이용자의 신용카드 · 직불카드 등 금융신용거래를 위한 장치를 이용하여 이용자가 성인임을 인증할 수 있는 장치
3. 그 밖에 이용자가 성인임을 인증할 수 있는 장치로서 보건복지부장관이 정하여 고시하는 장치

③ **(국민건강증진법 제9조 제5항)** 특별자치시장 · 특별자치도지사 · 시장 · 군수 · 구청장은 「주택법」에 따른 공동주택의 거주 세대 중 2분의 1 이상이 그 공동주택의 복도, 계단, 엘리베이터 및 지하주차장의 전부 또는 일부를 금연구역으로 지정하여 줄 것을 신청하면 그 구역을 금연구역으로 지정하고, 금연구역임을 알리는 안내표지를 설치하여야 한다. 이 경우 금연구역 지정 절차 및 금연구역 안내표지 설치 방법 등은 보건복지부령으로 정한다.

33 「국민건강증진법」상 전체를 금연구역으로 지정하여야 하는 시설이 아닌 것은? 2017 강원·부산·경북 기출유사

① 관광숙박업소 ② 연면적 1천제곱미터 이상의 공장
③ 자연녹지지역의 건축물 ④ 지방공기업의 청사

해설 31번 문제 해설 참조

34 「국민건강증진법」상 금연구역에 해당하는 것으로 옳은 것은? 2025 인천 기출유사

① 「고등교육법」에 따른 학교 교사의 운동장
② 「공연법」에 따른 공연장으로서 객석 수 100석의 공연장
③ 모든 휴게음식점영업소
④ 「학원의 설립·운영 및 과외교습에 관한 법률」에 따른 연면적 5백제곱미터의 학원

해설 **(국민건강증진법 제9조 제4항 : 금연을 위한 조치)** 31번 문제 해설 참조
(국민건강증진법 시행규칙 제6조 제1항 : 금연구역 등) 법 제9조 제4항 제24호에 따라 해당 시설의 전체를 금연구역으로 지정하여야 하는 휴게음식점영업소, 일반음식점영업소 및 제과점영업소는 다음 각 호의 구분에 따른 영업소로 한다.
1. 2013년 12월 31일까지 : 150제곱미터 이상인 영업소
2. 2014년 1월 1일부터 2014년 12월 31일까지 : 100제곱미터 이상인 영업소
3. 2015년 1월 1일부터 : 모든 영업소

35 「국민건강증진법」상 전체 금연구역 지정대상은? 2016 대구, 2020 충남 기출유사

가. 일반국도 휴게소	나. 일반음식점
다. 100석 공연장	라. 25인승 마을버스

① 가, 나, 다 ② 가, 다
③ 나, 라 ④ 가, 나, 다, 라

해설 31번 문제 해설 참조
(국민건강증진법 시행규칙 제6조 제3항) 법 제9조 제4항 제26호에서 "보건복지부령으로 정하는 시설 또는 기관"이란 「도로법」에 따른 휴게시설 중 고속국도에 설치한 휴게시설(주유소, 충전소 및 교통 · 관광안내소를 포함한다) 및 그 부속시설(지붕이 없는 건물 복도나 통로, 계단을 포함한다)을 말한다.

Answer 33 ③ 34 ③ 35 ③

36 「국민건강증진법」상 전체 금연시설 중 반드시 실외에 흡연실을 설치하여야 하는 시설이 아닌 것은?

① 도서관
② 청소년게임제공업소
③ 청소년문화의집
④ 청소년특화시설

해설 (국민건강증진법 시행규칙 제6조 제4항 [별표 2] 제2호 가목 : 흡연실의 설치 위치) 〈개정 2025.9.11.〉

1) 법 제9조 제4항 제6호, 제6호의2, 제8호, 제9호, 제10호, 제11호, 제12호 및 제15호에 해당하는 시설의 소유자·점유자 또는 관리자가 흡연실을 설치하는 경우에는 의료기관 등의 이용자 및 어린이·청소년의 간접흡연 피해를 예방하기 위해 실외에 흡연실을 설치하여야 한다. 이 경우 흡연실은 옥상에 설치하거나 각 시설의 출입구로부터 10미터 이상의 거리에 설치하여야 한다.
2) 법 제9조 제4항 각 호의 어느 하나에 해당하는 시설 중 1)에 따른 시설 외 시설의 소유자·점유자 또는 관리자는 가급적 실외에 흡연실을 설치하되, 부득이한 경우 건물 내에 흡연실을 설치할 수 있다.

(국민건강증진법 제9조 제4항) : 31번 문제 해설 참조

37 「국민건강증진법」상 아파트와 같은 공동주택은 거주세대 50% 이상이 신청하면 일정구역을 금연구역으로 지정할 수 있다. 이와 관련, 공동주택에서 금연구역으로 지정할 수 있는 장소에 해당하지 않는 곳은?

① 계단
② 베란다
③ 복도
④ 지하주차장

해설 (국민건강증진법 제9조 제5항) 특별자치시장·특별자치도지사·시장·군수·구청장은 「주택법」 제2조 제3호에 따른 공동주택의 거주 세대 중 2분의 1 이상이 그 공동주택의 복도, 계단, 엘리베이터 및 지하주차장의 전부 또는 일부를 금연구역으로 지정하여 줄 것을 신청하면 그 구역을 금연구역으로 지정하고, 금연구역임을 알리는 안내표지를 설치하여야 한다. 이 경우 금연구역 지정 절차 및 금연구역 안내표지 설치 방법 등은 보건복지부령으로 정한다.

38 「국민건강증진법」상 어린이집 시설의 경계선으로부터 몇 미터 이내의 구역을 금연구역으로 지정하고, 금연구역임을 알리는 안내표지를 설치하여야 하는가? 2021 광주, 2025 전남 기출유사

① 10미터
② 20미터
③ 30미터
④ 50미터

해설 (국민건강증진법 제9조 제6항) 특별자치시장·특별자치도지사·시장·군수·구청장은 흡연으로 인한 피해 방지와 주민의 건강 증진을 위하여 다음 각 호에 해당하는 장소를 금연구역으로 지정하고, 금연구역임을 알리는 안내표지를 설치하여야 한다. 이 경우 금연구역 안내표지 설치 방법 등에 필요한 사항은 보건복지부령으로 정한다. 〈신설 2023.8.16.〉

1. 「유아교육법」에 따른 유치원 시설의 경계선으로부터 30미터 이내의 구역(일반 공중의 통행·이용 등에 제공된 구역)
2. 「영유아교육법」에 따른 어린이집 시설의 경계선으로부터 30미터 이내의 구역(일반 공중의 통행·이용 등에 제공된 구역)
3. 「초·중등교육법」에 따른 학교 시설의 경계선으로부터 30미터 이내의 구역(일반공중의 통행·이용 등에 제공된 구역)

Answer 36 ② 37 ② 38 ③

39 「국민건강증진법」상 해당 시설의 소유자·점유자 또는 관리자가 흡연실을 설치하는 경우에 흡연실의 위치는 의료기관 등의 이용자 및 어린이·청소년의 간접흡연 피해를 예방하기 위해 반드시 실외에 흡연실을 설치하여야 하고, 흡연실은 옥상에 설치하거나 각 시설의 출입구로부터 10미터 이상의 거리에 설 치하여야 하는 기준에 해당하지 않는 시설은?

① 어린이놀이시설　　② 어린이집
③ 청소년야영장　　④ 학원 중 학교교과교습학원

해설 **(국민건강증진법 시행규칙 제6조 제4항 [별표 2] 제2호 가목 : 흡연실의 설치 위치)** : 36번 문제 해설 참조
(국민건강증진법 제9조 제4항 : 금연을 위한 조치) 31번 문제 해설 참조

40 「국민건강증진법」상 과음 경고문구의 예로 올바르지 못한 것은?

① 알코올은 발암물질로 지나친 음주는 간암, 위암 등을 일으킵니다.
② 임신 중 음주는 태아의 기형 발생이나 유산의 위험을 높입니다.
③ 지나친 음주는 뇌졸중, 기억력 손상이나 치매를 유발합니다.
④ 지나친 음주는 본인과 다른 사람의 건강을 위협할 수 있습니다.

해설 **(국민건강증진법 시행규칙 제4조 제1항)** 법 제8조 제4항에 따른 경고문구 표기는 과다한 음주가 건강에 해롭다는 사실을 명확하게 알릴 수 있도록 하되, 그 구체적인 표시내용은 보건복지부장관이 정하여 고시한다.
[과음 경고문구 표기내용(보건복지부고시 제2021-2호)]
- 알코올은 발암물질로 지나친 음주는 간암, 위암 등을 일으킵니다. 임신 중 음주는 기형아 출생 위험을 높입니다.
- 지나친 음주는 암 발생의 원인이 됩니다. 청소년 음주는 성장과 뇌 발달을 저해하며, 임신 중 음주는 태아의 기형 발생이나 유산의 위험을 높입니다.
- 지나친 음주는 뇌졸중, 기억력 손상이나 치매를 유발합니다. 임신 중 음주는 기형아 출생위험을 높입니다.

41 「국민건강증진법」상 담배의 제조자 또는 수입판매업자는 담배갑포장지 앞면·뒷면·옆면 및 대통령령으로 정하는 광고에 경고문구와 함께 발암성 물질을 각각 표기하여야 하는데, 다음 중 이러한 발암성 물질에 해당하지 않는 것은? 2016·2021 충남, 2025 인천 기출유사

① 나프틸아민　　② 비닐 크롤라이드
③ 비소　　④ 아세트알데히드

해설 **(국민건강증진법 제9조의2 제1항 : 담배에 관한 경고문구 등 표시)** 담배의 제조자 또는 수입판매업자는 담배갑포장지 앞면·뒷면·옆면 및 대통령령으로 정하는 광고에 다음 각 호의 내용을 인쇄하여 표기하여야 한다. 다만, 제1호의 표기는 담배갑포장지에 한정하되 앞면과 뒷면에 하여야 한다.
1. 흡연의 폐해를 나타내는 내용의 경고그림(사진을 포함)
2. 흡연이 폐암 등 질병의 원인이 될 수 있다는 내용 및 다른 사람의 건강을 위협할 수 있다는 내용의 경고문구
3. 타르 흡입량은 흡연자의 흡연습관에 따라 다르다는 내용의 경고문구

Answer 39 ④ 40 ④ 41 ④

4. 담배에 포함된 다음 각 목의 발암성 물질
   가. 나프틸아민
   나. 니켈
   다. 벤젠
   라. 비닐 크롤라이드
   마. 비소
   바. 카드뮴
5. 보건복지부령으로 정하는 금연상담전화의 전화번호(금연길라잡이 1544-9030)

42 「국민건강증진법」상 담배갑 앞면 · 뒷면에 표시하는 내용이 아닌 것은?

① 니코틴은 흡연자의 흡연습관에 따라 섭취하는 양이 다름 2016 전남, 2021 광주, 2024 전북 기출유사

② 담배에 포함된 발암성물질

③ 타르는 흡연자의 흡연습관에 따라 흡입하는 양이 다름

④ 흡연의 폐해를 나타내는 내용의 경고그림

해설 **(국민건강증진법 제9조의2 제1항 : 담배에 관한 경고문구 등 표시)** 40번 문제 해설 참조

43 「국민건강증진법」상 담배의 경고문구 등에 관한 내용으로 틀린 것은? 2015 충북 기출유사

① 금연상담전화의 전화번호인 "1544-9030"을 표기하여야 한다.

② 담배갑포장지 앞면·뒷면·옆면 및 대통령령으로 정하는 광고에 표기하여야 한다.

③ 담배에 포함된 모든 발암성물질을 표기하여야 한다.

④ 타르 흡입량은 흡연자의 흡연습관에 따라 다르다는 경고문구를 표기하여야 한다.

해설 **(국민건강증진법 제9조의2 제1항 : 담배에 관한 경고문구 등 표시)** 40번 문제 해설 참조

8

44 「국민건강증진법」상 담배갑포장지 앞면과 뒷면에 넣는 경고그림과 경고문구를 합친 크기는 담배갑포장지 전체 넓이의 얼마 이상이어야 하는가? 2017 경북 기출유사

① 10/100 이상 ② 30/100 이상

③ 50/100 이상 ④ 60/100 이상

해설 **(국민건강증진법 제9조의2 제2항)** 제1항에 따른 경고그림과 경고문구는 담배갑포장지의 경우 그 넓이의 100분의 50 이상에 해당하는 크기로 표기하여야 한다. 이 경우 경고그림은 담배갑포장지 앞면, 뒷면 각각의 넓이의 100분의 30 이상에 해당하는 크기로 하여야 한다.

Answer 42 ① 43 ③ 44 ③

45 「국민건강증진법」상 담배의 제조자등이 경고그림을 표기할 때 담배갑포장지 앞면, 뒷면 각각의 넓이의 얼마 이상의 크기로 하여야 하는가? 2021 서울 기출유사

① 100분의 10 이상 ② 100분의 20 이상
③ 100분의 25 이상 ④ 100분의 30 이상

해설 44번 문제 해설 참조

46 「국민건강증진법」상 담배갑포장지의 경고그림 및 경고문구의 구체적 표기내용을 정기적으로 고시해야 하는 주기는? 2023 서울 기출유사

① 6개월 ② 12개월
③ 24개월 ④ 36개월

해설 **(국민건강증진법 시행령 제16조 제3항 : 담배갑포장지에 대한 경고그림등의 표기내용 및 표기방법)** 보건복지부장관은 제2항에 따라 경고그림 및 경고문구의 구체적 표기내용을 고시하는 경우에는 다음 각 호의 구분에 따른다. 이 경우 해당 고시의 시행에 6개월 이상의 유예기간을 두어야 한다.
1. 정기 고시 : 10개 이하의 경고그림 및 경고문구를 24개월마다 고시한다.
2. 수시 고시 : 경고그림 및 경고문구의 표기내용을 새로 정하거나 변경하는 경우에는 수시로 고시한다.

47 「국민건강증진법」상 금연을 위한 조치에 대한 설명으로 가장 올바르지 못한 것은? 2020 대전 기출유사

① 공중이 이용하는 시설 중 흡연자를 위해 설치한 흡연실은 담배자동판매기의 설치가 허용된다. 다만, 담배자동판매기를 설치하는 자가 19세 미만의 자에게 담배자동판매기를 이용하지 못하게 할 수 있는 흡연실로 한정한다.
② 담배자동판매기를 설치하여 담배를 판매하는 자는 보건복지부령이 정하는 바에 따라 성인인증장치를 부착하여야 한다.
③ 제조자등은 담배에 가향물질을 포함하는 경우 이를 표시하는 문구나 그림·사진을 제품의 포장이나 광고에 사용할 수 있다.
④ 지정소매인 기타 담배를 판매하는 자가 운영하는 점포 및 영업장의 내부는 담배자동판매기의 설치가 허용된다.

해설 **(국민건강증진법 제9조의3 : 가향물질 함유 표시 제한)** 제조자등은 담배에 연초 외의 식품이나 향기가 나는 물질("가향물질")을 포함하는 경우 이를 표시하는 문구나 그림·사진을 제품의 포장이나 광고에 사용하여서는 아니 된다.

Answer 45 ④ 46 ③ 47 ③

48 「국민건강증진법」상 담배에 관한 광고의 금지 또는 제한의 내용으로 가장 올바르지 못한 것은?

2017 충남 기출유사

① 담배광고는 여성 또는 청소년의 인물을 묘사해서는 아니 된다.

② 사회·문화·음악·체육 등의 후원행사에서 후원하는 담배제조자 등의 명칭 사용 및 제품광고가 가능하다.

③ 잡지의 명칭, 내용, 독자, 그 밖의 그 성격을 고려할 때 여성 또는 청소년이 주로 구독하는 잡지에는 담배광고를 게재하여서는 아니 된다.

④ 흡연자에게 담배의 품명·종류 및 특징을 알리는 정도를 넘지 아니하여야 한다.

해설 **(국민건강증진법 제9조의4 제1항 제3호)** 사회·문화·음악·체육 등의 행사(여성 또는 청소년을 대상으로 하는 행사는 제외)를 후원하는 행위. 이 경우 후원하는 자의 명칭을 사용하는 외에 제품광고를 하여서는 아니 된다.

(국민건강증진법 제9조의4 제1항 : 담배에 관한 광고의 금지 또는 제한) 담배에 관한 광고는 다음 각 호의 방법에 한하여 할 수 있다.

1. 지정소매인의 영업소 내부에서 보건복지부령으로 정하는 광고물을 전시 또는 부착하는 행위. 다만, 영업소 외부에 그 광고내용이 보이게 전시 또는 부착하는 경우에는 그러하지 아니하다.
2. 품종군별로 연간 10회 이내(1회당 2쪽 이내)에서 잡지[등록 또는 신고되어 주 1회 이하 정기적으로 발행되는 제책된 정기간행물 및 등록된 주 1회 이하 정기적으로 발행되는 신문과 외국간행물로서 동일한 제호로 연 1회 이상 정기적으로 발행되는 "외국정기간행물"을 말하며, 여성 또는 청소년을 대상으로 하는 것은 제외한다]에 광고를 게재하는 행위. 다만, 보건복지부령으로 정하는 판매부수 이하로 국내에서 판매되는 외국정기간행물로서 외국문자로만 쓰여져 있는 잡지인 경우에는 광고게재의 제한을 받지 아니한다.
3. 사회·문화·음악·체육 등의 행사(여성 또는 청소년을 대상으로 하는 행사는 제외)를 후원하는 행위. 이 경우 후원하는 자의 명칭을 사용하는 외에 제품광고를 해서는 아니 된다.
4. 국제선의 항공기 및 여객선, 그 밖에 보건복지부령으로 정하는 장소 안에서 하는 광고

(국민건강증진법 제9조의4 제3항) 제1항에 따른 광고 또는 그에 사용되는 광고물은 다음 각 호의 사항을 준수하여야 한다.

1. 흡연자에게 담배의 품명·종류 및 특징을 알리는 정도를 넘지 아니할 것
2. 비흡연자에게 직접적 또는 간접적으로 흡연을 권장 또는 유도하거나 여성 또는 청소년의 인물을 묘사하지 아니할 것
3. 제9조의2에 따라 표기하는 흡연 경고문구의 내용 및 취지에 반하는 내용 또는 형태가 아닐 것
4. 국민의 건강과 관련하여 검증되지 아니한 내용을 표시하지 아니할 것. 이 경우 광고내용의 사실 여부에 대한 검증 방법·절차 등 필요한 사항은 대통령령으로 정한다.

8

49 「국민건강증진법」 및 동법 시행령상 담배갑포장지에 담배 특이 니트로사민, 포름알데히드 등이 포함되어 있다는 내용의 경고그림 및 경고문구를 표기하여야 하는 담배로 가장 옳은 것은?

2020 서울 기출유사

① 물담배　② 전자담배

③ 씹는 담배　④ 머금는 담배

해설 **(국민건강증진법 시행령 제16조의2 제2항 : 전자담배 등에 대한 경고그림등의 표기내용 및 표기방법)** 법 제9조의2 제4항에 따라 이 조 제1항 각 호에 해당하는 담배의 담배갑포장지에 표기하는 경고그림 및 경고문구의 표기내용은 흡연의 폐해, 흡연이 니코틴 의존 및 중독을 유발시킬 수 있다는 사실과 담배 특성에 따른 다음 각 호의 구분에 따른 사실 등을 명확하게 알릴 수 있어야 한다.

1. 제27조의2 제2호의 전자담배 : 담배 특이 니트로사민, 포름알데히드 등이 포함되어 있다는 내용
2. 제27조의2 제6호의 씹는 담배 및 제27조의2 제9호의 머금는 담배 : 구강암 등 질병의 원인이 될 수 있다는 내용
3. 제27조의2 제8호의 물담배 : 타르 검출 등 궐련과 동일한 위험성이 있다는 내용과 사용 방법에 따라 결핵 등 호흡기 질환에 감염될 위험성이 있다는 내용

Answer 48 ② 49 ②

50 「국민건강증진법」상 금연지도원의 직무에 해당하지 않는 것은?

① 금연구역 시설기준 이행상태 점검

② 금연조치 위반 시 과태료 부과징수

③ 지역사회 금연홍보 및 금연교육 지원 업무

④ 흡연행위 감시 및 계도

해설 **(국민건강증진법 제9조의5 제2항)** 금연지도원의 직무는 다음 각 호와 같다.

1. 금연구역의 시설기준 이행 상태 점검
2. 금연구역에서의 흡연행위 감시 및 계도
3. 금연을 위한 조치를 위반한 경우 관할 행정관청에 신고하거나 그에 관한 자료 제공
4. 그 밖에 금연 환경 조성에 관한 사항으로서 대통령령으로 정하는 사항

(국민건강증진법 시행령 제16조의5 제2항) 법 제9조의5 제2항 제4호에서 "대통령령으로 정하는 사항"이란 다음 각 호의 업무를 말한다. 〈개정 2021.11.30.〉

1. 지역사회 금연홍보 및 금연교육 지원 업무
2. 지역사회 금연 환경 조성을 위한 지도 업무

(국민건강증진법 시행령 제16조의5 제1항 : 금연지도원의 자격 등) 법 제9조의5 제1항에서 "대통령령으로 정하는 자격이 있는 사람"이란 다음 각 호의 어느 하나에 해당하는 사람을 말한다. 〈개정 2020.3.17.〉

1. 비영리법인 또는 비영리민간단체에 소속된 사람으로서 해당 법인 또는 단체의 장이 추천하는 사람
2. 시·도지사 또는 시장·군수·구청장이 정하는 건강·금연 등 보건정책 관련 교육과정을 4시간 이상 이수한 사람

51 「국민건강증진법」상 국민건강증진법에 대한 설명내용으로 틀린 것은? 2024 경기 기출유사

① 지방자치단체가 조례로 일정 구역을 흡연구역과 음주구역으로 정할 수 있다.

② 담배의 제조자 또는 수입판매업자는 흡연의 폐해를 나타내는 내용의 경고그림의 표기를 담배 갑포장지에 한정하되, 앞면과 뒷면에 하여야 한다.

③ 유치원, 어린이집, 「초·중등교육법」에 따른 학교 시설의 경계선으로부터 30미터 이내의 구역은 금연구역으로 지정되어야 한다.

④ 금연지도원이 직무를 단독으로 수행하려면 보건복지부 장관의 허가를 받아야 한다.

해설 **(국민건강증진법 제9조의5 제3항 : 금연지도원)** 금연지도원은 제2항의 직무를 단독으로 수행하려면 미리 시·도지사 또는 시장·군수·구청장의 승인을 받아야 하며, 시·도지사 또는 시장·군수·구청장은 승인서를 교부하여야 한다.

(국민건강증진법 제8조의4 제1항 : 금주구역 지정) 지방자치단체는 음주폐해 예방과 주민의 건강증진을 위하여 필요하다고 인정하는 경우 조례로 다수인이 모이거나 오고가는 관할구역 안의 일정한 장소를 금주구역으로 지정할 수 있다.

(국민건강증진법 제9조 제7항 : 금연을 위한 조치) 지방자치단체는 흡연으로 인한 피해 방지와 주민의 건강 증진을 위하여 필요하다고 인정하는 경우 조례로 다수인이 모이거나 오고가는 관할 구역 안의 일정한 장소를 금연구역으로 지정할 수 있다.

(국민건강증진법 제9조 제6항 : 금연을 위한 조치) 특별자치시장·특별자치도지사·시장·군수·구청장은 흡연으로 인한 피해 방지와 주민의 건강 증진을 위하여 다음 각 호에 해당하는 장소를 금연구역으로 지정하고, 금연구역임을 알리는 안내표지를 설치하여야 한다. 이 경우 금연구역 안내표지 설치방법 등에 필요한 사항은 보건복지부령으로 정한다. 〈신설 2023.8.16.〉

1. 「유아교육법」에 따른 유치원 시설의 경계선으로부터 30미터 이내의 구역(일반 공중의 통행·이용 등에 제공된 구역을 말한다)
2. 「영유아보육법」에 따른 어린이집 시설의 경계선으로부터 30미터 이내의 구역(일반 공중의 통행·이용 등에 제공된 구역을 말한다)

Answer 50 ② 51 ④

3. 「초·중등교육법」에 따른 학교 시설의 경계선으로부터 30미터 이내의 구역(일반 공중의 통행·이용 등에 제공된 구역을 말한다)

(국민건강증진법 제9조의2 제1항 : 담배에 관한 경고문구 등 표시) 「담배사업법」에 따른 담배의 제조자 또는 수입판매업자는 담배갑포장지 앞면·뒷면·옆면 및 대통령령으로 정하는 광고(판매촉진 활동을 포함)에 다음 각 호의 내용을 인쇄하여 표기하여야 한다. 다만, 제1호의 표기는 담배갑포장지에 한정하되 앞면과 뒷면에 하여야 한다.

1. 흡연의 폐해를 나타내는 내용의 경고그림(사진을 포함한다. 이하 같다)
2. 흡연이 폐암 등 질병의 원인이 될 수 있다는 내용 및 다른 사람의 건강을 위협할 수 있다는 내용의 경고문구
3. 타르 흡입량은 흡연자의 흡연습관에 따라 다르다는 내용의 경고문구
4. 담배에 포함된 다음 각 목의 발암성물질
   가. 나프틸아민
   나. 니켈
   다. 벤젠
   라. 비닐 크롤라이드
   마. 비소
   바. 카드뮴
5. 보건복지부령으로 정하는 금연상담전화의 전화번호

52 「국민건강증진법」상 국가 및 지방자치단체가 실시하는 보건교육의 내용으로 올바르지 못한 것은?

2016 대구·전남, 2023 경기 기출유사

① 공중위생에 관한 사항
② 구강건강에 관한 사항
③ 만성질환 및 감염병 등 질병의 치료에 관한 사항
④ 영양 및 식생활에 관한 사항

해설 **(국민건강증진법 시행령 제17조 : 보건교육의 내용)** 법 제12조에 따른 보건교육에는 다음 각 호의 사항이 포함되어야 한다.

1. 금연·절주등 건강생활의 실천에 관한 사항
2. 만성퇴행성질환등 질병의 예방에 관한 사항
3. 영양 및 식생활에 관한 사항
4. 구강건강에 관한 사항
5. 공중위생에 관한 사항
6. 건강증진을 위한 체육활동에 관한 사항
7. 그 밖에 건강증진사업에 관한 사항

53 「국민건강증진법」 및 같은 법 시행령상 국가 및 지방자치단체가 실시하는 보건교육에 포함되어야 하는 내용으로 옳지 않은 것은? 2025 전북 기출유사

① 건강증진을 위한 체육활동에 관한 사항
② 금연·절주 등 건강생활의 실천에 관한 사항
③ 만성퇴행성 질환등 질병의 예방에 관한 사항
④ 질병의 치료 및 보험급여에 관한 사항

해설 **(국민건강증진법 시행령 제17조 : 보건교육의 내용)** 52번 문제 해설 참조

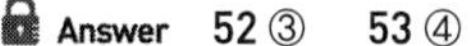
Answer 52 ③ 53 ④

54 「국민건강증진법」상 보건교육사에 대한 설명으로 가장 올바른 것은? 2017 부산, 2021·2023 충북 기출유사

① 교육부장관은 보건복지부장관과 협의하여 보건교육사 국가시험을 매년 1회 실시한다.

② 마약·대마·향정신성의약품 중독자는 보건교육사가 될 수 없다.

③ 보건교육사의 등급은 1급 내지 3급으로 한다.

④ 보건교육사 2급 자격을 취득한 후 보건복지부장관이 정하여 고시하는 보건교육 업무에 3년 이상 종사한 자는 보건교육사 1급 시험없이 보건교육사 1급 자격을 취득한다.

해설 **(국민건강증진법 제12조의2 : 보건교육사자격증의 교부 등)**

① 보건복지부장관은 국민건강증진 및 보건교육에 관한 전문지식을 가진 자에게 보건교육사의 자격증을 교부할 수 있다.

② 다음 각호의 1에 해당하는 자는 보건교육사가 될 수 없다.

1. 피성년후견인
2. 삭제 〈2013.7.30.〉
3. 금고 이상의 실형의 선고를 받고 그 집행이 종료되지 아니하거나 그 집행을 받지 아니하기로 확정되지 아니한 자
4. 법률 또는 법원의 판결에 의하여 자격이 상실 또는 정지된 자

③ 제1항의 규정에 의한 보건교육사의 등급은 1급 내지 3급으로 하고, 등급별 자격기준 및 자격증의 교부절차 등에 관하여 필요한 사항은 대통령령으로 정한다.

④ 보건교육사 1급의 자격증을 교부받고자 하는 자는 국가시험에 합격하여야 한다.

(국민건강증진법 시행령 제18조 제1항 : 보건교육사 등급별 자격기준 등) 법 제12조의2 제3항에 따른 보건교육사의 등급별 자격기준은 별표 2와 같다.

[별표 2] 보건교육사의 등급별 자격기준 〈개정 2023.9.26.〉

등급	자격기준
보건교육사 1급	보건교육사 1급 시험에 합격한 자
보건교육사 2급	1. 보건교육사 2급 시험에 합격한 자 2. 보건교육사 3급 자격을 취득한 후 보건복지부장관이 정하여 고시하는 보건교육 업무에 3년 이상 종사한 자
보건교육사 3급	보건교육사 3급 시험에 합격한 자

(국민건강증진법 시행령 제18조의2 제1항 : 국가시험의 시행 등) 보건복지부장관은 법 제12조의3에 따른 보건교육사 국가시험을 매년 1회 이상 실시한다.

55 「국민건강증진법」상 보건교육사의 결격사유에 해당하지 않는 것은?

① 금고 이상의 실형의 선고를 받고 그 집행이 종료되지 아니한 자

② 금고 이상의 실형의 선고를 받고 그 집행을 받지 아니하기로 확정되지 아니한 자

③ 파산선고를 받은 자로서 복권되지 아니한 사람

④ 피성년후견인

해설 54번 문제 해설 참조

Answer 54 ③ 55 ③

56 아래 내용은 「국민건강증진법」상 보건교육사에 대한 설명이다. 다음 중 올바르게 설명한 것을 모두 고른 것은?

가. 누구든지 보건교육사의 자격증을 빌려주거나 빌리는 금지된 행위를 알선하여서는 안 된다.
나. 보건복지부장관으로부터 보건교육사의 자격증을 교부받은 사람은 다른 사람에게 그 자격증을 빌려주어서는 아니 되고, 누구든지 그 자격증을 빌려서는 아니 된다.
다. 보건복지부장관은 보건교육사가 다른 사람에게 자격증을 빌려준 경우에는 그 자격을 취소하여야 한다.
라. 보건복지부장관은 보건교육사의 자격을 취소하려는 경우에는 청문을 하여야 한다.

① 가, 나, 다
② 가, 다
③ 나, 라
④ 가, 나, 다, 라

해설 **(국민건강증진법 제12조의2 제6항 · 제7항 : 보건교육사자격증의 교부 등)**
⑥ 제1항에 따라 자격증을 교부받은 사람은 다른 사람에게 그 자격증을 빌려주어서는 아니 되고, 누구든지 그 자격증을 빌려서는 아니 된다. 〈신설 2020.4.7.〉
⑦ 누구든지 제6항에 따라 금지된 행위를 알선하여서는 아니 된다. 〈신설 2020.4.7.〉
(국민건강증진법 제12조의5 : 보건교육사의 자격취소) 보건복지부장관은 보건교육사가 제12조의2 제6항을 위반하여 다른 사람에게 자격증을 빌려준 경우에는 그 자격을 취소하여야 한다.
(국민건강증진법 제12조의6 : 청문) 보건복지부장관은 제12조의5에 따라 자격을 취소하려는 경우에는 청문을 하여야 한다.

57 「국민건강증진법」상 국민건강증진 보건교육에 대한 설명으로 옳지 않은 것은? 2024 경기 기출유사

① 보건교육사 면허증을 대여한 사람은 1년 뒤에 재교부할 수 있다.
② 금고 실형받고 끝나지 아니한 자는 보건교육사 안 된다.
③ 국가 및 지방자치단체는 특성에 맞게 적절한 보건교육을 실시한다.
④ 보건교육사 자격증을 다른 사람에게 빌린 사람은 1년 이하의 징역에 처한다.

해설 **(국민건강증진법 제12조의2 제6항 : 보건교육사자격증의 교부 등)** 56번 문제 해설 참조
(국민건강증진법 제12조의5 : 보건교육사의 자격취소) 56번 문제 해설 참조
(국민건강증진법 제12조의2 제2항) 다음 각 호에 해당하는 자는 보건교육사가 될 수 없다.
1. 피성년후견인
2. 삭제 〈2013.9.30.〉
3. 금고 이상의 실형의 선고를 받고 그 집행이 종료되지 아니하거나 그 집행을 받지 아니하기로 확정되지 아니한 자
4. 법률 또는 법원의 판결에 의하여 자격이 상실 또는 정지된 자

(국민건강증진법 제12조 제1항 : 보건교육의 실시 등) 국가 및 지방자치단체는 모든 국민이 올바른 보건의료의 이용과 건강한 생활습관을 실천할 수 있도록 그 대상이 되는 개인 또는 집단의 특성 · 건강상태 · 건강의식 수준등에 따라 적절한 보건교육을 실시한다.
(국민건강증진법 제31조의2 : 벌칙) 다음 각 호의 어느 하나에 해당하는 자는 1년 이하의 징역 또는 1천만원 이하의 벌금에 처한다.
5. 제12조의2 제6항을 위반하여 다른 사람에게 자격증을 빌려주거나 빌린 자
6. 제12조의2 제7항을 위반하여 자격증을 빌려주거나 빌리는 것을 알선한 자

8

Answer 56 ④ 57 ①

58 「국민건강증진법」상 정기적으로 국민의 보건교육의 성과에 관하여 평가를 하여야 하는 사람은?

2021 충남 기출유사

① 대통령 ② 보건복지부장관

③ 보건소장 ④ 시·도지사

해설 **(국민건강증진법 제13조 제1항 : 보건교육의 평가)** 보건복지부장관은 정기적으로 국민의 보건교육의 성과에 관하여 평가를 하여야 한다.

59 「국민건강증진법」상 보건복지부장관은 국민의 보건교육의 성과에 관한 평가를 할 때에는 세부계획 및 그 추진실적에 기초하여 평가하여야 한다. 다음 중 보건복지부장관은 필요하다고 인정하는 경우에는 규정에 의한 평가 외에 추가로 조사 평가할 수 있는 항목이 아닌 것은?

① 건강에 관한 지식과 태도 및 실천 ② 국민의 영양상태

③ 주민의 부상 유무 등 건강상태 ④ 주민의 질병 등 건강상태

해설 **(국민건강증진법 시행규칙 제8조 제2항 : 보건교육의 평가방법 및 내용)** 보건복지부장관은 필요하다고 인정하는 경우에는 제1항의 규정에 의한 평가 외에 다음 각 호의 사항을 조사하여 평가할 수 있다.

1. 건강에 관한 지식·태도 및 실천
2. 주민의 질병·부상 유무 등 건강상태

60 「국민건강증진법」상 국가 및 지방자치단체의 영양개선사업이 아닌 것은?

① 국민의 영양상태평가사업 ② 영양개선 조사·연구사업

③ 영양교육사업 ④ 전통주 계승·연구사업

해설 **(국민건강증진법 제15조 제2항)** 국가 및 지방자치단체는 국민의 영양개선을 위하여 다음 각 호의 사업을 행한다.

1. 영양교육사업
2. 영양개선에 관한 조사·연구사업
3. 기타 영양개선에 관하여 보건복지부령이 정하는 사업

(국민건강증진법 시행규칙 제9조) 법 제15조 제2항 제3호에서 "보건복지부령이 정하는 사업"이라 함은 다음 각 호의 사업을 말한다.

1. 국민의 영양상태에 관한 평가사업
2. 지역사회의 영양개선사업

61 「국민건강증진법」상 질병관리청장이 보건복지부장관과 협의하여 정기적으로 실시하는 국민건강영양조사 내용에 해당하지 않는 것은?

① 건강상태조사 ② 식생활조사

③ 식품섭취조사 ④ 영양실태조사

해설 **(국민건강증진법 제16조 제1항)** 질병관리청장은 보건복지부장관과 협의하여 국민의 건강상태·식품섭취·식생활조사등 국민의 건강과 영양에 관한 조사("국민건강영양조사")를 정기적으로 실시한다. 〈개정 2023.3.28.〉

Answer 58 ② 59 ② 60 ④ 61 ④

62 「국민건강증진법」에 따라 국민건강영양조사를 수행하는 기관은? 2025 경북 기출유사

① 국민건강보험공단　② 보건복지부
③ 질병관리청　④ 질병보험심사평가원

해설 **(국민건강증진법 제16조 제1항 : 국민건강영양조사 등)** 61번 문제 해설 참조

63 「국민건강증진법」상 국민건강영양조사에 대한 설명으로 올바르지 못한 것은? 2017 충남, 2023 경기 기출유사

① 질병관리청장은 보건복지부장관과 협의하여 매년 구역과 기준을 정하여 선정한 가구 및 그 가구원에 대하여 국민건강영양조사를 행한다.
② 국민건강영양조사의 내용 및 방법 기타 국민건강영양조사와 영양에 관한 지도에 관하여 필요한 사항은 보건복지부령으로 정한다.
③ 질병관리청장은 보건복지부장관과 협의하여 국민의 건강상태·식품섭취·식생활조사 등 국민건강영양조사를 정기적으로 실시한다.
④ 특별시·광역시 및 도에는 국민건강영양조사와 영양에 관한 지도업무를 행하게 하기 위한 공무원을 두어야 한다.

해설 **(국민건강증진법 제16조 제4항)** 국민건강영양조사의 내용 및 방법, 그 밖에 국민건강영양조사와 영양에 관한 지도에 관하여 필요한 사항은 대통령령으로 정한다. 〈개정 2023.3.28.〉

① **(국민건강증진법 시행령 제20조 제1항)** 질병관리청장은 보건복지부장관과 협의하여 매년 구역과 기준을 정하여 선정한 가구 및 그 가구원에 대해 국민건강영양조사를 실시한다. 〈개정 2023.9.26.〉
③ **(국민건강증진법 제16조 제1항)** 질병관리청장은 보건복지부장관과 협의하여 국민의 건강상태·식품섭취·식생활조사등 국민의 건강과 영양에 관한 "국민건강영양조사"를 정기적으로 실시한다. 〈개정 2023.3.28.〉
④ **(국민건강증진법 제16조 제2항)** 특별시·광역시 및 도에는 국민건강영양조사와 영양에 관한 지도업무를 행하게 하기 위한 공무원을 두어야 한다. 〈개정 2023.3.28.〉

64 「국민건강증진법 시행령」상 국민건강영양조사에 대한 설명으로 가장 옳지 않은 것은? 2021 충남, 2025 서울 기출유사

① 국민건강영양조사는 매년 실시한다.
② 보건복지부장관은 질병관리청장과 협의하여 매년 구역과 기준을 정하여 선정한 가구 및 그 가구원에 대하여 국민건강영양조사를 실시한다.
③ 노인·임산부등 특히 건강 및 영양 개선이 필요하다고 판단되는 사람에 대해서는 따로 조사기간을 정하여 국민건강영양조사를 실시할 수 있다.
④ 국민건강영양조사는 건강조사와 영양조사로 구분하여 실시한다.

해설 **(국민건강증진법 시행령 제20조 제1항 : 조사대상)** 질병관리청장은 보건복지부장관과 협의하여 매년 구역과 기준을 정하여 선정한 가구 및 그 가구원에 대하여 국민건강영양조사를 실시한다. 〈개정 2023.9.26.〉
(국민건강증진법 시행령 제19조 : 국민건강영양조사의 주기) 법 제16조 제1항에 따른 국민건강영양조사는 매년 실시한다. 〈개정 2023.9.26.〉
(국민건강증진법 시행령 제20조 제2항 : 조사대상) 질병관리청장은 보건복지부장관과 협의하여 노인·임산부등 특히 건강 및 영양 개선이 필요하다고 판단되는 사람에 대해서는 따로 조사기간을 정하여 국민건강영양조사를 실시할 수 있다. 〈개정 2023.9.26.〉
(국민건강증진법 시행령 제21조 제1항 : 조사항목) 국민건강영양조사는 건강조사와 영양조사로 구분하여 실시한다. [전문개정 2023.9.26.]

Answer 62 ③ 63 ② 64 ②

8

65 「국민건강증진법」상 국민건강영양조사에 관한 설명으로 올바르지 못한 것은? 2015 울산 기출유사

① 관할 시·도지사는 조사가구와 조사대상자에게 그 뜻을 통지하여야 한다.

② 국민건강영양조사는 5년마다 실시한다.

③ 시장·군수·구청장은 영양지도원을 임명한다.

④ 질병관리청장은 국민건강영양조사원으로 건강조사원 및 영양조사원을 두어야 한다.

해설 **(국민건강증진법 시행령 제20조 제1항)** 질병관리청장은 보건복지부장관과 협의하여 매년 구역과 기준을 정하여 선정한 가구 및 그 가구원에 대하여 국민건강영양조사를 실시한다. 〈개정 2023.9.26.〉

① **(국민건강증진법 시행령 제20조 제3항)** 질병관리청장 또는 질병관리청장의 요청을 받은 시·도지사는 제1항에 따라 조사대상으로 선정된 가구와 제2항에 따라 조사대상이 된 사람에게 이를 통지해야 한다. 〈개정 2023.9.26.〉

③ **(국민건강증진법 시행령 제22조 제2항)** 특별자치시장·특별자치도지사·시장·군수·구청장은 법 제15조 및 법 제16조의 영양개선사업을 수행하기 위한 국민영양지도를 담당하는 사람("영양지도원")을 두어야 하며 그 영양지도원은 영양사의 자격을 가진 사람으로 임명한다. 다만, 영양사의 자격을 가진 사람이 없는 경우에는 「의료법」 제2조 제1항에 따른 의사 또는 간호사의 자격을 가진 사람 중에서 임명할 수 있다. 〈개정 2023.9.26.〉

④ **(국민건강증진법 시행령 제22조 제1항)** 질병관리청장은 국민건강영양조사를 담당하는 사람(이하 "국민건강영양조사원")으로 건강조사원 및 영양조사원을 두어야 한다. 이 경우 건강조사원 및 영양조사원은 다음 각 호의 구분에 따른 요건을 충족해야 한다. 〈개정 2024.11.26.〉

1. 건강조사원 : 다음 각 목의 어느 하나에 해당할 것
   가. 「의료법」 제2조 제1항에 따른 의료인
   나. 「약사법」 제2조 제2호에 따른 약사 또는 한약사
   다. 「의료기사 등에 관한 법률」 제2조 제1항에 따른 의료기사
   라. 「고등교육법」 제2조에 따른 학교에서 보건의료 관련 학과 또는 학부를 졸업한 사람(졸업 예정인 사람을 포함) 또는 이와 같은 수준 이상의 학력이 있다고 인정되는 사람
2. 영양조사원 : 다음 각 목의 어느 하나에 해당할 것
   가. 「국민영양관리법」 제15조에 따른 영양사
   나. 「고등교육법」 제2조에 따른 학교에서 식품영양 관련 학과 또는 학부를 졸업한 사람(졸업 예정인 사람을 포함) 또는 이와 같은 수준 이상의 학력이 있다고 인정되는 사람

66 「국민건강증진법」상 국민건강영양조사의 하나인 건강상태조사의 항목에 해당하지 않는 것은?

① 가구유형, 주거형태, 의료 이용 정도 2016 광주 기출유사

② 질환별 유병 및 치료 여부

③ 음식항목별 식품섭취량

④ 흡연·음주 행태, 신체활동 정도, 안전의식 수준

해설 **(국민건강증진법 시행령 제21조 : 조사항목)**

① 국민건강영양조사는 건강조사와 영양조사로 구분하여 실시한다.

② 건강조사는 국민의 건강 수준을 파악하기 위하여 다음 각 호의 사항에 대하여 실시한다.
1. 가구에 관한 사항
2. 건강상태에 관한 사항
3. 건강행태에 관한 사항

③ 영양조사는 국민의 영양 수준을 파악하기 위하여 다음 각 호의 사항에 대하여 실시한다.
1. 식품섭취에 관한 사항
2. 식생활에 관한 사항

④ 제2항 및 제3항에 따른 조사사항의 세부내용은 보건복지부령으로 정한다.

[전문개정 2023.9.26.]

Answer 65 ② 66 ③

(국민건강증진법 시행규칙 제12조 : 조사내용)
① 영 제21조 제2항에 따른 건강조사의 세부내용은 다음 각 호와 같다.
1. 가구에 관한 사항 : 가구유형, 주거형태, 소득수준, 경제활동 상태 등
2. 건강상태에 관한 사항 : 신체계측, 질환별 유병 및 치료 여부, 의료 이용 정도 등
3. 건강행태에 관한 사항 : 흡연·음주 행태, 신체활동 정도, 안전의식 수준 등
4. 그 밖에 건강상태 및 건강행태에 관하여 질병관리청장이 정하는 사항
② 영 제21조 제3항에 따른 영양조사의 세부 내용은 다음 각 호와 같다.
1. 식품섭취에 관한 사항 : 섭취 식품의 종류 및 섭취량 등
2. 식생활에 관한 사항 : 식사 횟수 및 외식 빈도 등
3. 그 밖에 식품섭취 및 식생활에 관하여 질병관리청장이 정하는 사항
[전문개정 2023.9.27.]

67 「국민건강증진법」상 영양지도원이 될 수 없는 사람은?

① 간호사
② 영양사
③ 위생사
④ 의사

해설 (국민건강증진법 시행령 제22조 제2항) 특별자치시장·특별자치도지사·시장·군수·구청장은 법 제15조 및 법 제16조의 영양개선사업을 수행하기 위한 국민영양지도를 담당하는 사람(이하 "영양지도원")을 두어야 하며 그 영양지도원은 영양사의 자격을 가진 사람으로 임명한다. 다만, 영양사의 자격을 가진 사람이 없는 경우에는 「의료법」 제2조 제1항에 따른 의사 또는 「간호법」 제2조 제1호에 따른 간호사의 자격을 가진 사람 중에서 임명할 수 있다. 〈개정 2025.6.20.〉

68 「국민건강증진법」상 영양지도원의 담당업무에 해당하지 않는 것은?

① 식생활에 관한 조사사항의 조사·기록
② 영양교육자료의 개발·보급 및 홍보
③ 영양지도의 기획·분석 및 평가
④ 집단급식시설에 대한 현황 파악 및 급식업무 지도

해설 (국민건강증진법 시행규칙 제13조 제1항 : 국민건강영양조사원) 영 제22조 제1항에 따른 (이하 "건강조사원"이라 한다) 및 영양조사원(이하 "영양조사원"이라 한다)의 직무는 다음 각 호와 같다.
1. 건강조사원 : 제12조 제1항에 따른 건강조사의 세부 내용에 대한 조사·기록
2. 영양조사원 : 제12조 제2항에 따른 영양조사의 세부 내용에 대한 조사·기록
[전문개정 2023.9.27.]
(국민건강증진법 시행규칙 제17조 : 영양지도원) 영 제22조 제2항에 따른 영양지도원의 업무는 다음 각 호와 같다.
〈개정 2023.9.27.〉
1. 영양지도의 기획·분석 및 평가
2. 지역주민에 대한 영양상담·영양교육 및 영양평가
3. 지역주민의 건상상태 및 식생활 개선을 위한 세부 방안 마련
4. 집단급식시설에 대한 현황 파악 및 급식업무 지도
5. 영양교육자료의 개발·보급 및 홍보
6. 그 밖에 제1호부터 제5호까지의 규정에 준하는 업무로서 지역주민의 영양관리 및 영양개선을 위하여 특히 필요한 업무

Answer 67 ③ 68 ①

69 「국민건강증진법」상 국민건강영양조사는 건강조사와 영양조사로 구분하여 매년 구역과 기준을 정하여 선정한 가구 및 그 가구원에 대하여 국민건강영양조사를 실시하며, 노인·임산부등 특히 영양개선이 필요하다고 판단되는 사람에 대해서는 따로 조사기간을 정하여 국민건강영양조사를 실시할 수 있다. 다음 중 이같은 국민건강영양조사가 끝난 후 조사표를 작성하여 분류·집계 등 통계처리를 하고 이를 매년 공표하여야 하는 사람은?

① 보건복지부장관 ② 시·도지사
③ 시장·군수·구청장 ④ 질병관리청장

해설 **(국민건강증진법 시행규칙 제15조 : 조사표 작성 등)** 질병관리청장은 국민건강영양조사가 끝난 때에는 조사표를 작성하여 분류·집계등 통계처리를 하고 이를 매년 공표하여야 한다. 〈개정 2023.9.27.〉

70 「국민건강증진법」상 신체활동장려에 관한 사업 계획을 수립·시행하여야 하는 사람은?

① 국가 및 지방자치단체 ② 문화체육관광부장관
③ 보건복지부장관 ④ 질병관리청장

해설 **(국민건강증진법 제16조의2 : 신체활동장려사업의 계획 수립·시행)** 국가 및 지방자치단체는 신체활동장려에 관한 사업 계획을 수립·시행하여야 한다.
(국민건강증진법 제16조의3 제1항 : 신체활동장려사업) 국가 및 지방자치단체는 국민의 건강증진을 위하여 신체활동을 장려할 수 있도록 다음 각 호의 사업을 한다.
1. 신체활동장려에 관한 교육사업
2. 신체활동장려에 관한 조사·연구사업
3. 그 밖에 신체활동장려를 위하여 대통령령으로 정하는 사업

71 「국민건강증진법」상 국민의 건강증진을 위하여 신체활동을 장려할 수 있는 사업에 해당하지 않는 것은?

① 금연·절주등 건강생활의 실천 및 건강증진을 위한 체육활동에 관한 사업
② 신체활동장려에 관한 조사·연구사업
③ 신체활동증진 프로그램의 개발 및 운영 사업
④ 체육시설이나 공원시설 등 신체활동장려를 위한 기반시설 마련 사업

해설 **(국민건강증진법 제16조의3 제1항 : 신체활동장려사업)** 국가 및 지방자치단체는 국민의 건강증진을 위하여 신체활동을 장려할 수 있도록 다음 각 호의 사업을 한다.
1. 신체활동장려에 관한 교육사업
2. 신체활동장려에 관한 조사·연구사업
3. 그 밖에 신체활동장려를 위하여 대통령령으로 정하는 사업
(국민건강증진법 시행령 제22조의2 : 신체활동장려사업) 법 제16조의3 제1항 제3호에서 "대통령령으로 정하는 사업"이란 다음 각 호의 사업을 말한다.
1. 신체활동증진 프로그램의 개발 및 운영 사업
2. 체육시설이나 공원시설 등 신체활동장려를 위한 기반시설 마련 사업
3. 신체활동장려에 관한 홍보사업
4. 그 밖에 보건복지부장관이 신체활동장려를 위해 필요하다고 인정하는 사업
[본조신설 2021.11.30.]

Answer 69 ④ 70 ① 71 ①

72 「국민건강증진법」상 구강건강사업에 해당하지 않는 것은?

① 건강치아친구표장사업 ② 불소용액양치사업
③ 수돗물불소농도조정사업 ④ 치아홈메우기사업

해설 **(국민건강증진법 제18조 제1항 : 구강건강사업)** 국가 및 지방자치단체는 국민의 구강질환의 예방과 구강건강의 증진을 위하여 다음 각 호의 사업을 행한다. 〈개정 2024.2.20.〉
1. 구강건강에 관한 교육사업
2. 수돗물불소농도조정사업
3. 구강건강에 관한 조사·연구사업
4. 아동·노인·장애인·임산부 등 건강취약계층을 위한 구강건강증진사업
5. 기타 구강건강의 증진을 위하여 대통령령이 정하는 사업

(국민건강증진법 시행령 제23조) 법 제18조 제1항 제4호에서 "대통령령이 정하는 사업"이란 다음 각 호의 사업을 말한다.
1. 충치예방을 위한 치아홈메우기사업
2. 불소용액양치사업
3. 구강건강의 증진을 위하여 보건복지부령이 정하는 사업

73 「국민건강증진법」상 시장·군수·구청장이 보건소장으로 하여금 하게 할 수 있는 건강증진사업에 해당하지 않는 것은? 2015 대전·2020·2021 서울, 2024 전남 기출유사

① 건강교실 운영 ② 검진 및 처방
③ 구강건강관리 ④ 급식업무지도

해설 **(국민건강증진법 제19조 제2항 : 건강증진사업 등)** 특별자치시장·특별자치도지사·시장·군수·구청장은 지역주민의 건강증진을 위하여 보건복지부령이 정하는 바에 의하여 보건소장으로 하여금 다음 각 호의 사업을 하게 할 수 있다.
1. 보건교육 및 건강상담
2. 영양관리
3. 신체활동장려
4. 구강건강의 관리
5. 질병의 조기발견을 위한 검진 및 처방
6. 지역사회의 보건문제에 관한 조사·연구
7. 기타 건강교실의 운영등 건강증진사업에 관한 사항

74 「국민건강증진법」상 건강증진사업을 행하는 보건소장이 확보하여야 하는 시설 및 장비로 볼 수 없는 것은?

① 건강검진실 및 건강검진에 필요한 장비
② 시청각교육실 및 시청각교육장비
③ 신체활동지도실 및 신체활동 지도에 필요한 장비
④ 진단용 방사선 발생장치 및 특수의료장비

해설 **(국민건강증진법 시행규칙 제19조 제3항)** 법 제19조 제2항의 규정에 따라 건강증진사업을 행하는 보건소장은 다음 각 호의 시설 및 장비를 확보하여 지역주민에 대한 건강증진사업을 수행하여야 한다. 〈개정 2021.12.3.〉
1. 시청각교육실 및 시청각교육장비
2. 건강검진실 및 건강검진에 필요한 장비
3. 신체활동지도실 및 신체활동 지도에 필요한 장비
4. 영양관리·구강건강사업등 건강증진사업에 필요한 시설 및 장비

Answer 72 ① 73 ④ 74 ④

75 「국민건강증진법」상 건강검진에 대한 설명으로 가장 올바르지 못한 것은?

① 건강검진은 연령별·대상별로 검진항목을 정하여 실시하여야 한다.

② 건강검진을 한 자 또는 검진기관에 근무하는 자는 불가피한 경우를 제외하고는 정당한 사유없이 검진결과를 공개하여서는 아니 된다.

③ 국가가 건강검진을 실시하는 경우에는 시장·군수·구청장으로 하여금 보건소장이 이를 실시하도록 하여야 한다.

④ 필요한 경우에는 「의료법」에 의한 병원 및 의원(치과의원 및 한의원을 포함한다)에 위탁하여 건강검진을 실시하게 할 수 있다.

해설 **(국민건강증진법 시행규칙 제20조 제1항)** 법 제20조의 규정에 의하여 국가가 건강검진을 실시하는 경우에는 특별자치시장·특별자치도지사·시장·군수·구청장으로 하여금 보건소장이 이를 실시하도록 하여야 한다. 다만, 필요한 경우에는 영 제32조 제2항 제2호 또는 제3호의 기관에 위탁하여 실시하게 할 수 있다.

(국민건강증진법 시행령 제32조 제2항) 보건복지부장관이 법 제29조 제2항에 따라 그 업무의 일부를 위탁할 수 있는 법인 또는 단체는 다음 각 호의 기관으로 한다.

1. 「국민건강보험법」에 의한 국민건강보험공단
2. 「의료법」에 의한 종합병원 및 병원(치과병원 및 한방병원을 포함)
3. 보건복지부장관이 정하여 고시하는 보건교육 관련 법인 또는 단체

3의2. 법 제5조의3에 따른 한국건강증진개발원

4. 기타 건강증진사업을 행하는 법인 또는 단체

① **(국민건강증진법 시행규칙 제20조 제2항)** 건강검진은 연령별·대상별로 검진항목을 정하여 실시하여야 한다.

② **(국민건강증진법 제21조 : 검진결과의 공개금지)** 건강검진을 한 자 또는 검진기관에 근무하는 자는 국민의 건강증진사업의 수행을 위하여 불가피한 경우를 제외하고는 정당한 사유없이 검진결과를 공개하여서는 아니 된다.

③ **(국민건강증진법 시행규칙 제20조 제1항)** 국가가 건강검진을 실시하는 경우에는 특별자치시장·특별자치도지사·시장·군수·구청장으로 하여금 보건소장이 이를 실시하도록 하여야 한다.

76 「국민건강증진법」상 국민건강증진기금에 대한 설명으로 가장 올바른 것은?

① 국민건강증진기금의 재원은 국민건강보험의 보험료 및 기금의 운용 수익금으로 조성한다.

② 국민건강증진부담금은 담배에만 부과·징수된다.

③ 국민건강보험공단은 국민건강증진사업의 원활한 추진에 필요한 재원을 확보하기 위하여 국민건강증진기금을 설치한다.

④ 담배에 부과되는 국민건강증진부담금은 종류에 관계없이 모두 1g당 30.2원이다.

해설 **(국민건강증진법 제23조 제1항 : 국민건강증진부담금의 부과·징수 등)** 보건복지부장관은 제조자 및 수입판매업자가 판매하는 담배(담배소비세가 면제되는 것, 담배소비세액이 공제 또는 환급되는 것은 제외)에 다음 각 호의 구분에 따른 부담금을 부과·징수한다. 〈개정 2021.7.27.〉

1. 궐련 : 20개비당 841원
2. 전자담배
   가. 니코틴 용액을 사용하는 경우 : 1밀리리터당 525원
   나. 연초 및 연초 고형물을 사용하는 경우
      1) 궐련형 : 20개비당 750원
      2) 기타 유형 : 1그램당 73원
3. 파이프담배 : 1그램당 30.2원
4. 엽궐련 : 1그램당 85.8원

Answer 75 ④ 76 ②

5. 각련 : 1그램당 30.2원
6. 씹는 담배 : 1그램당 34.4원
7. 냄새 맡는 담배 : 1그램당 21.4원
8. 물담배 : 1그램당 1050.1원
9. 머금는 담배 : 1그램당 534.5원

① **(국민건강증진법 제22조 제2항)** 기금은 다음 각 호의 재원으로 조성한다.
1. 제23조 제1항의 규정에 의한 부담금
2. 기금의 운용 수익금

③ **(국민건강증진법 제22조 제1항)** 보건복지부장관은 국민건강증진사업의 원활한 추진에 필요한 재원을 확보하기 위하여 국민건강증진기금("기금")을 설치한다.

77 **「국민건강증진법」상 국민건강증진사업 추진에 필요한 재원으로 올바른 것은?** 2011 서울 기출유사

① 담배부담금 ② 자동차 부담금
③ 정부부담금 ④ 주류부담금

해설 76번 문제 해설 참조

78 **「국민건강증진법」에 의해 보건복지부장관이 제조자 및 수입판매업자가 판매하는 담배에 부과·징수하는 부담금으로 가장 올바른 것은?** 2015 서울, 2020 울산 기출유사

① 궐련 : 20개비당 641원
② 씹는 담배 : 1그램당 344원
③ 전자담배 : 니코틴 용액 1밀리리터당 525원과 연초 고형물 1그램당 73원
④ 파이프담배 : 1그램당 302원

해설 76번 문제 해설 참조

8

79 **「국민건강증진법」상 제조자 등이 판매하는 담배에 보건복지부장관이 부과·징수하는 부담금의 액수가 가장 많은 경우로 옳은 것은?** 2024 서울 기출유사

① 50그램인 파이프담배 ② 30그램인 엽궐련
③ 5그램인 물담배 ④ 8그램인 머금는 담배

해설 ① 50 x 30.2원 = 1,510원 ② 30 x 85.8원 = 2,574원
③ 5 x 1050.1원 = 5,250원 ④ 8 x 534.5원 = 4,276원
(국민건강증진법 제23조 제1항 : 국민건강증진부담금의 부과·징수 등) 76번 문제 해설 참조

Answer 77 ① 78 ③ 79 ③

80 「국민건강증진법」상 국민건강증진부담금의 부과·징수에 관한 설명으로 가장 올바르지 못한 것은?

2011 전북 기출유사

① 보건복지부장관은 국민건강증진부담금을 납부하여야 할 자가 납부기한 이내에 국민건강증진부담금을 내지 아니하는 경우 납부기한이 지난 후 10일 이내에 30일 이상의 기간을 정하여 독촉장을 발부하여야 한다.

② 보건복지부장관은 제조자 및 수입판매업자로부터 자료를 제출 받은 때에는 그 날부터 5일 이내에 국민건강증진부담금의 금액과 납부기한 등을 명시하여 제조자 및 수입판매업자에게 납부고지를 하여야 한다.

③ 보건복지부장관은 제조자 및 수입판매업자가 판매하는 담배 중 궐련은 20개비당 841원, 전자담배는 니코틴 용액 1mL당 525원과 연초 고형물 1g당 73원의 국민건강증진부담금을 부과·징수한다.

④ 제조자 및 수입판매업자는 매월 1일부터 말일까지 제조장 또는 보세구역에서 반출된 궐련의 수량과 산출된 국민건강증진부담금의 내역에 관한 자료를 다음 달 10일까지 보건복지부장관에게 제출하여야 한다.

해설 **(국민건강증진법 제23조 제2항)** 제조자 및 수입판매업자는 매월 1일부터 말일까지 제조장 또는 보세구역에서 반출된 담배의 수량과 산출된 부담금의 내역에 관한 자료를 다음 달 15일까지 보건복지부장관에게 제출하여야 한다. 〈개정 2021.7.27.〉

① **(국민건강증진법 제23조 제5항)** 보건복지부장관은 부담금을 납부하여야 할 자가 납부기한 이내에 부담금을 내지 아니하는 경우 납부기한이 지난 후 10일 이내에 30일 이상의 기간을 정해 독촉장을 발부해야 하며, 체납된 부담금에 대해서는 가산금을 징수한다.

② **(국민건강증진법 제23조 제3항)** 보건복지부장관은 제2항의 규정에 의한 자료를 제출 받은 때에는 그 날부터 5일 이내에 부담금의 금액과 납부기한 등을 명시하여 해당 제조자 및 수입판매업자에게 납부고지를 하여야 한다. 〈개정 2021.7.27.〉

81 「국민건강증진법」상 국민건강증진부담금의 납부담보에 대한 설명으로 가장 올바르지 못한 것은?

① 국민건강증진부담금의 납부담보를 제공한 자가 기한 내 부담금을 납부하지 아니하거나 부족하게 납부한 때에는 그 담보물로 부담금·가산금 및 체납처분비에 충당할 수 있다.

② 담배수입판매업자가 수입한 담배를 통관하려는 때에는 보건복지부장관이 발행한 국민건강증진부담금 납부담보확인서를 통관지 세관장에게 제출하여야 하며, 세관장은 납부담보확인서에 기재된 담보의 범위 내에서 통관을 허용하여야 한다.

③ 보건복지부장관은 국민건강증진부담금의 납부 보전을 위하여 대통령령이 정하는 바에 따라 담배제조자 및 담배수입판매업자에게 담보의 제공을 요구할 수 있다.

④ 보건복지부장관은 국민건강증진부담금의 납부담보 제공의 요구를 받은 담배제조자 및 담배수입판매업자가 담보를 제공하지 아니하거나 요구분의 일부만을 제공한 경우 담배제조자 및 담배수입판매업자에게 담배의 반출금지를 요구할 수 있다.

Answer 80 ④ 81 ④

해설 (국민건강증진법 제23조의2 제2항 : 부담금의 납부담보) 보건복지부장관은 제1항에 따라 담보제공의 요구를 받은 제조자 및 수입판매업자가 담보를 제공하지 아니하거나 요구분의 일부만을 제공한 경우 특별시장·광역시장·특별자치시장·특별자치도지사·시장·군수 및 세관장에게 담배의 반출금지를 요구할 수 있다. 〈개정 2021.7.27.〉

① (국민건강증진법 시행령 제27조의6 : 담보에 의한 부담금충당) 제27조의3에 따른 담보를 제공한 자가 기한 내에 부담금을 납부하지 아니하거나 부족하게 납부한 때에는 그 담보물로 부담금·가산금 및 체납처분비에 충당할 수 있다. 이 경우 부족액이 있는 때에는 이를 징수하며, 잔액이 있는 때에는 이를 반환한다.

② (국민건강증진법 시행령 제27조의3 제3항 : 국민건강증진부담금의 납부담보) 담배수입판매업자가 수입한 담배를 통관하려는 때에는 보건복지부장관이 보건복지부령이 정하는 바에 따라 발행한 국민건강증진부담금 납부담보확인서를 통관지 세관장에게 제출하여야 하며, 세관장은 납부담보확인서에 기재된 담보의 범위 내에서 통관을 허용하여야 한다.

③ (국민건강증진법 제23조의2 제1항) 보건복지부장관은 부담금의 납부 보전을 위하여 대통령령이 정하는 바에 따라 제23조 제1항에 따른 제조자 및 수입판매업자에게 담보의 제공을 요구할 수 있다. 〈개정 2021.7.27.〉

82 「국민건강증진법」상 국민건강증진부담금의 납부담보의 종류가 아닌 것은?

① 건설기계 ② 공장재단
③ 자동차 ④ 토지

해설 (국민건강증진법 시행령 제27조의3 제2항 : 국민건강증진부담금의 납부담보) 담보의 종류는 다음 각 호의 어느 하나에 해당하는 것에 한한다.

1. 금전
2. 국채 또는 지방채
3. 보건복지부장관이 정하여 고시하는 유가증권
4. 납부보증보험증권
5. 토지
6. 보험에 든 등기 또는 등록된 건물·공장재단·광업재단·선박·항공기나 건설기계

83 「국민건강증진법」상 국민건강증진부담금의 담보율이 110%인 납부담보물은?

① 국채 ② 납부보증보험증권
③ 유가증권 ④ 토지

해설 (국민건강증진법 시행령 제27조의3 제1항 : 국민건강증진부담금의 납부담보) 법 제23조의2에 따라 담배의 제조자 또는 수입판매업자로부터 제공받을 수 있는 국민건강증진부담금의 담보액은 다음 각 호에서 정한 금액의 100분의 120(현금 또는 납부보증보험증권의 경우에는 100분의 110) 이상으로 한다.

1. 담배제조자의 경우에는 다음 각 목의 금액을 합한 금액
   가. 법 제23조 제3항에 따라 당해 제조자에게 납부고지할 예정인 부담금의 금액
   나. 납부고지한 부담금 중 납부하지 아니한 금액
2. 담배수입판매업자의 경우에는 다음 각 목의 금액을 합한 금액
   가. 법 제23조 제3항에 따라 당해 수입판매업자에게 납부고지할 예정인 부담금의 금액
   나. 납부고지한 부담금 중 납부하지 아니한 금액

Answer 82 ③ 83 ②

84 「국민건강증진법」상 보건복지부장관은 국민건강증진부담금의 납부 보전을 위하여 대통령령이 정하는 바에 따라 제조자 및 수입판매업자에게 담보의 제공을 요구할 수 있다. 다음 중 부담금의 납부담보에 대한 설명으로 올바른 것을 모두 고른 것은?

가. 담배수입판매업자가 수입한 담배를 통관하려는 때에는 보건복지부장관이 발행한 국민건강증진부담금 납부담보확인서를 통관지 세관장에게 제출하여야 하며, 세관장은 납부담보확인서에 기재된 담보의 범위 내에서 통관을 허용하여야 한다.
나. 담보를 제공한 자가 기한 내에 부담금을 납부하지 아니하거나 부족하게 납부한 때에는 그 담보물로 부담금·가산금 및 체납처분비에 충당할 수 없다.
다. 보건복지부장관은 담보제공의 요구를 받은 제조자 및 수입판매업자가 담보를 제공하지 아니하거나 요구분의 일부만을 제공한 경우 특별시장·광역시장·특별자치시장·특별자치도지사·시장·군수 및 세관장에게 담배의 반출금지를 요구할 수 있다.
라. 토지·건물·공장재단·광업재단·선박·항공기 또는 건설기계를 부담금 담보로 제공하려는 자는 그 등기필증 또는 등록필증을 행정안전부장관에게 제시하여야 하며, 행정안전부장관은 이에 따라 저당권의 설정을 위한 등기 또는 등록절차를 밟아야 한다.

① 가, 나, 다 ② 가, 다
③ 나, 라 ④ 가, 나, 다, 라

해설 나. **(국민건강증진법 시행령 제27조의6 : 담보에 의한 부담금충당)** 제27조의3에 따른 담보를 제공한 자가 기한 내에 부담금을 납부하지 아니하거나 부족하게 납부한 때에는 그 담보물로 부담금·가산금 및 체납처분비에 충당할 수 있다. 이 경우 부족액이 있는 때에는 이를 징수하며, 잔액이 있는 때에는 이를 반환한다.

라. **(국민건강증진법 시행령 제27조의4 제1항 : 담보의 제공방법 및 평가 등)** 부담금의 담보제공방법은 다음 각 호와 같다.

1. 부담금담보를 금전 또는 유가증권으로 제공하려는 자는 이를 공탁하고 그 공탁수령증을 보건복지부장관에게 제출하여야 한다. 다만, 등록된 국채·지방채 또는 사채의 경우에는 담보 제공의 뜻을 등록하고 그 등록필증을 제출하여야 한다.
2. 납부보증보험증권을 부담금담보로 제공하려는 자는 그 보험증권을 보건복지부장관에게 제출하여야 한다.
3. 토지·건물·공장재단·광업재단·선박·항공기 또는 건설기계를 부담금담보로 제공하려는 자는 그 등기필증 또는 등록필증을 보건복지부장관에게 제시하여야 하며, 보건복지부장관은 이에 따라 저당권의 설정을 위한 등기 또는 등록절차를 밟아야 한다.

(국민건강증진법 제23조의2 : 부담금의 납부담보)

① 보건복지부장관은 부담금의 납부 보전을 위하여 대통령령이 정하는 바에 따라 제23조 제1항에 따른 제조자 및 수입판매업자에게 담보의 제공을 요구할 수 있다. 〈개정 2021.7.27.〉
② 보건복지부장관은 제1항에 따라 담보제공의 요구를 받은 제조자 및 수입판매업자가 담보를 제공하지 아니하거나 요구분의 일부만을 제공한 경우 특별시장·광역시장·특별자치시장·특별자치도지사·시장·군수 및 세관장에게 담배의 반출금지를 요구할 수 있다. 〈개정 2021.7.27.〉

(국민건강증진법 시행령 제27조의3 제3항 : 국민건강증진부담금의 납부담보) 담배수입판매업자가 수입한 담배를 통관하려는 때에는 보건복지부장관이 보건복지부령이 정하는 바에 따라 발행한 국민건강증진부담금 납부담보확인서를 통관지 세관장에게 제출하여야 하며, 세관장은 납부담보확인서에 기재된 담보의 범위 내에서 통관을 허용하여야 한다.

Answer 84 ②

85 「국민건강증진법」상 국민건강증진기금의 운용권자는 누구인가? 2016 광주 기출유사

① 기획재정부장관
② 국민건강보험공단
③ 국민건강증진정책심의위원회
④ 보건복지부장관

해설 **(국민건강증진법 제24조 제1항 : 기금의 관리 · 운용)** 기금은 보건복지부장관이 관리 · 운용한다.

86 「국민건강증진법」상 국민건강증진기금의 사용 용도로 옳지 않은 것은?

2016 부산, 2017 울산 · 대전, 2022 서울, 2024 경북, 2025 전북 기출유사

① 구강건강관리사업
② 국민건강보험료 경감에 대한 지원
③ 금연교육 및 광고, 흡연피해 예방 및 흡연피해자 지원, 절주교육 및 광고, 음주폐해 예방
④ 신체활동장려사업

해설 **(국민건강증진법 제25조 제1항 : 기금의 사용 등)** 기금은 다음 각호의 사업에 사용한다. 〈개정 2025.3.18.〉

1. 금연교육 및 광고, 흡연피해 예방 및 흡연피해자 지원, 절주교육 및 광고, 음주폐해 예방 등 국민건강관리사업
2. 건강생활의 지원사업
3. 보건교육 및 그 자료의 개발
4. 보건통계의 작성 · 보급과 보건의료관련 조사 · 연구 및 개발에 관한 사업
5. 질병의 예방 · 검진 · 관리 및 암의 치료를 위한 사업
6. 국민영양관리사업
7. 신체활동장려사업
8. 구강건강관리사업
9. 시 · 도지사 및 시장 · 군수 · 구청장이 행하는 건강증진사업
10. 공공보건의료 및 건강증진을 위한 시설 · 장비의 확충
11. 기금의 관리 · 운용에 필요한 경비
12. 그 밖에 국민건강증진사업에 소요되는 경비로서 대통령령이 정하는 사업

8

87 「국민건강증진법」상 국민건강증진기금의 사용 용도로 옳은 것을 모두 고른 것은? 2025 부산 기출유사

가. 건강도시의 조성사업
나. 건강생활의 지원사업
다. 국민영양관리사업
라. 질병의 예방 · 검진 · 관리 및 암의 치료를 위한 사업

① 가, 나, 다
② 가, 나, 라
③ 가, 다, 라
④ 나, 다, 라

해설 **(국민건강증진법 제25조 제1항 : 기금의 사용 등)** 86번 문제 해설 참조

Answer 85 ④ 86 ② 87 ④

88 「국민건강증진법」상 국민건강증진기금을 사용하여 수행할 수 있는 사업으로만 연결된 것은?

2025 전남 기출유사

① 감염병예방사업, 만성퇴행성질환관리사업
② 공중위생관리사업, 구강건강관리사업
③ 국민영양관리사업, 보건교육자료개발사업
④ 의료취약계층지원사업, 흡연피해자지원사업

해설 **(국민건강증진법 제25조 제1항 : 기금의 사용 등)** 86번 문제 해설 참조
(국민건강증진법 시행령 제30조 : 기금의 사용) 법 제25조 제1항 제12호에서 "대통령령이 정하는 사업"이란 다음 각 호의 사업을 말한다. 〈개정 2021.11.30.〉

1. 만성퇴행성질환의 관리사업
2. 법 제27조의 규정에 의한 지도·훈련사업
3. 건강증진을 위한 신체활동 지원사업
4. 금연지도원 제도 운영 등 지역사회 금연 환경 조성 사업
5. 건강친화인증 기업 지원 사업
6. 절주문화 조성 사업

89 「국민건강증진법」상 건강증진기금에 대한 설명으로 옳은 것은? 2024 경기 기출유사

가. 기금의 재원은 담배부담금과 주류세를 포함한다.
나. 질병관리청장이 관리한다.
다. 담배수익금으로 금연교육을 한다.
라. 담배 공장등의 토지 등을 담보로 할 수 있다.

① 가, 나, 다
② 라
③ 가, 나, 라
④ 다, 라

해설 **(국민건강증진법 제22조 제2항 : 기금의 설치 등)** 기금은 다음 각호의 재원으로 조성한다.

1. 제23조 제1항의 규정에 의한 부담금
2. 기금의 운용 수익금

(국민건강증진법 제23조 제1항 : 국민건강증진부담금의 부과·징수 등) 보건복지부장관은 「지방세법」 제47조 제4호 및 제6호에 따른 제조자 및 수입판매업자가 판매하는 같은 조 제1호에 따른 담배에 다음 각 호의 구분에 따른 부담금을 부과·징수한다.
(국민건강증진법 제24조 제1항 : 기금의 관리·운용) 기금은 보건복지부장관이 관리·운용한다.
(국민건강증진법 제25조 제1항 : 기금의 사용 등) 기금은 다음 각 호의 사업에 사용한다. 〈개정 2025.3.18.〉

1. 금연교육 및 광고, 흡연피해 예방 및 흡연피해자 지원, 절주교육 및 광고, 음주폐해 예방 등 국민건강관리사업
2. 건강생활의 지원사업
3. 보건교육 및 그 자료의 개발
4. 보건통계의 작성·보급과 보건의료관련 조사·연구 및 개발에 관한 사업
5. 질병의 예방·검진·관리 및 암의 치료를 위한 사업
6. 국민영양관리사업
7. 신체활동장려사업
8. 구강건강관리사업
9. 시·도지사 및 시장·군수·구청장이 행하는 건강증진사업
10. 공공보건의료 및 건강증진을 위한 시설·장비의 확충
11. 기금의 관리·운용에 필요한 경비
12. 그 밖에 국민건강증진사업에 소요되는 경비로서 대통령령이 정하는 사업

Answer 88 ③ 89 ④

(국민건강증진법 시행령 제27조의3 제2항 : 국민건강증진부담금의 납부담보) 담보의 종류는 다음 각 호의 어느 하나에 해당하는 것에 한한다.
1. 금전
2. 국채 또는 지방채
3. 보건복지부장관이 정하여 고시하는 유가증권
4. 납부보증보험증권
5. 토지
6. 보험에 든 등기 또는 등록된 건물 · 공장재단 · 광업재단 · 선박 · 항공기나 건설기계

90 「국민건강증진법」상 보건복지부장관 또는 질병관리청장은 보건교육을 담당하거나 국민건강영양조사 및 영양에 관한 지도를 담당하는 공무원 또는 보건복지부령이 정하는 단체 및 공공기관에 종사하는 담당자의 자질향상을 위하여 필요한 지도와 훈련을 할 수 있다. 다음 중 해당 훈련기관을 지정할 수 없는 사람은?

① 보건복지부장관　② 시 · 도지사
③ 질병관리청장　④ 한국보건사회연구원장

해설 (국민건강증진법 시행규칙 제22조 : 훈련방법 등)
① 법 제27조의 규정에 의한 훈련은 보건복지부장관, 질병관리청장 또는 한국보건사회연구원장이 지정한 훈련기관이 행한다. 〈개정 2020.9.11.〉
② 훈련기관의 장이 훈련대상자를 선발할 때에는 보건복지부장관 또는 질병관리청장이 정하는 바에 의하여 훈련을 받을 자가 공무원인 경우에는 보건복지부장관, 질병관리청장 또는 시 · 도지사, 단체 및 공공기관의 종사자인 경우에는 당해 소속단체 및 공공기관의 장의 추천을 받아야 한다. 〈개정 2020.9.11.〉
(국민건강증진법 제27조 제1항 : 지도 · 훈련) 보건복지부장관 또는 질병관리청장은 보건교육을 담당하거나 국민건강영양조사 및 영양에 관한 지도를 담당하는 공무원 또는 보건복지부령으로 정하는 단체 및 공공기관 종사하는 담당자의 자질향상을 위하여 필요한 지도와 훈련을 할 수 있다. 〈개정 2023.3.28.〉

8

91 「국민건강증진법」상 보건복지부장관, 시 · 도지사 및 시장 · 군수 · 구청장이 보고와 검사를 할 수 있는 경우나 대상이 아닌 것은?

① 국가 건강검진을 위탁받은 의료기관
② 국민건강의식을 잘못 이끄는 광고를 한 자
③ 담배자동판매기설치자
④ 주류수입판매자

해설 (국민건강증진법 제28조 제1항 : 보고 · 검사) 보건복지부장관, 시 · 도지사 및 시장 · 군수 · 구청장은 필요하다고 인정하는 때에는 제7조 제1항, 제8조 제4항, 제8조의2, 제9조 제2항부터 제4항까지, 제9조의2, 제9조의4 또는 제23조 제1항의 규정에 해당하는 자에 대하여 당해 업무에 관한 보고를 명하거나 관계공무원으로 하여금 그의 사업소 또는 사업장에 출입하여 장부 · 서류 기타의 물건을 검사하게 할 수 있다. 〈개정 2020.12.29.〉
(국민건강증진법 제7조 제1항 : 광고의 금지 등) 보건복지부장관은 국민건강의식을 잘못 이끄는 광고를 한 자에 대하여 그 내용의 변경 등 시정을 요구하거나 금지를 명할 수 있다.

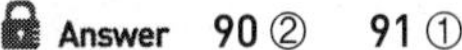

Answer　90 ②　91 ①

(국민건강증진법 제8조 제4항 : 금연 및 절주운동 등) 「주류 면허 등에 관한 법률」에 의하여 주류제조의 면허를 받은 자 또는 주류를 수입하여 판매하는 자는 대통령령이 정하는 주류의 판매용 용기에 과다한 음주는 건강에 해롭다는 내용과 임신 중 음주는 태아의 건강을 해칠 수 있다는 내용의 경고문구를 표기하여야 한다. 〈개정 2020.12.29.〉

(국민건강증진법 제8조의2 : 주류광고의 제한·금지 특례)

① 「주류 면허 등에 관한 법률」에 따라 주류 제조면허나 주류 판매업면허를 받은 자 및 주류를 수입하는 자를 제외하고는 주류에 관한 광고를 하여서는 아니 된다.

② 제1항에 따른 광고 또는 그에 사용되는 광고물은 다음 각 호의 사항을 준수하여야 한다.

1. 음주자에게 주류의 품명·종류 및 특징을 알리는 것 외에 주류의 판매촉진을 위하여 경품 및 금품을 제공한다는 내용을 표시하지 아니할 것
2. 직접적 또는 간접적으로 음주를 권장 또는 유도하거나 임산부 또는 미성년자의 인물, 목소리 혹은 음주하는 행위를 묘사하지 아니할 것
3. 운전이나 작업 중에 음주하는 행위를 묘사하지 아니할 것
4. 제8조 제4항에 따른 경고문구를 광고와 주류의 용기에 표기하여 광고할 것. 다만, 경고문구가 표기되어 있지 아니한 부분을 이용하여 광고를 하고자 할 때에는 경고문구를 주류의 용기하단에 별도로 표기하여야 한다.
5. 음주가 체력 또는 운동 능력을 향상시킨다거나 질병의 치료 또는 정신건강에 도움이 된다는 표현 등 국민의 건강과 관련하여 검증되지 아니한 내용을 주류광고에 표시하지 아니할 것
6. 그 밖에 대통령령으로 정하는 광고의 기준에 관한 사항

③ 보건복지부장관은 「주세법」에 따른 주류의 광고가 제2항 각 호의 기준을 위반한 경우 그 내용의 변경 등 시정을 요구하거나 금지를 명할 수 있다.

[본조신설 2020.12.29.]

(국민건강증진법 제9조 : 금연을 위한 조치)

② 담배사업법에 의한 지정소매인 기타 담배를 판매하는 자는 대통령령이 정하는 장소 외에서 담배자동판매기를 설치하여 담배를 판매하여서는 아니 된다.

③ 제2항의 규정에 따라 대통령령이 정하는 장소에 담배자동판매기를 설치하여 담배를 판매하는 자는 보건복지부령이 정하는 바에 따라 성인인증장치를 부착하여야 한다.

④ 다음 각 호의 공중이 이용하는 시설의 소유자·점유자 또는 관리자는 해당 시설의 전체를 금연구역으로 지정하고 금연구역을 알리는 표지를 설치해야 한다.

※ 31번 문제 해설 참조

(국민건강증진법 제9조의2 : 담배에 관한 경고문구 등 표시)

(국민건강증진법 제9조의4 : 담배에 관한 광고의 금지 또는 제한)

(국민건강증진법 제23조 제1항) 보건복지부장관은 제조자 및 수입 판매업자가 판매하는 담배에 부담금을 부과·징수한다. 〈개정 2021.7.27.〉

92 「국민건강증진법」상 보건복지부장관이 업무를 위탁할 수 있는 법인 또는 단체에 해당하지 않는 것은?

① 국민건강보험공단
② 대한의사회
③ 종합병원
④ 한국건강증진개발원

해설 **(국민건강증진법 시행령 제32조 제2항 : 벌칙)** 보건복지부장관이 법 제29조 제2항에 따라 그 업무의 일부를 위탁할 수 있는 법인 또는 단체는 다음 각 호의 기관으로 한다.

1. 「국민건강보험법」에 의한 국민건강보험공단
2. 「의료법」에 의한 종합병원 및 병원(치과병원 및 한방병원을 포함)
3. 보건복지부장관이 정하여 고시하는 보건교육 관련 법인 또는 단체

3의2. 법 제5조의3에 따른 한국건강증진개발원

4. 기타 건강증진사업을 행하는 법인 또는 단체

Answer 92 ②

(국민건강증진법 시행령 제32조 제1항 : 업무위탁) 법 제29조 제2항에 따라 보건복지부장관은 다음 각 호의 업무를 제2항에 따른 법인 또는 단체에 위탁할 수 있다. 〈개정 2021.11.30.〉

1. 법 제6조 제1항에 따른 건강친화 환경 조성과 건강생활의 지원사업

1의2. 법 제6조의2 및 제6조의3에 따른 건강친화인증과 그 유효기간 연장에 관한 접수·심사·평가

2. 법 제12조 제1항에 따른 보건교육의 실시
3. 법 제12조의2 제1항에 따른 보건교육사 자격증 교부를 위한 업무
4. 건강증진 및 만성퇴행성질환의 예방을 위한 조사·연구
5. 법 제20조에 따른 건강검진
6. 건강증진을 위한 신체활동장려와 절주문화 조성에 관한 사항
7. 제16조의4 제3항에 따른 담배 광고내용의 사실 여부에 대한 검증에 필요한 자료의 조사·확인 업무
8. 법 제34조 제5항에 따른 교육 또는 금연지원 서비스를 받았는지 여부 확인 및 과태료 감면대상자의 정보 관리에 관한 업무

93 「국민건강증진법」상 법 제21조를 위반하여 정당한 사유없이 건강검진의 결과를 공개한 자에 대한 벌칙으로 올바른 것은? 2025 광주 기출유사

① 5년 이하의 징역 또는 5천만원 이하의 벌금
② 3년 이하의 징역 또는 3천만원 이하의 벌금
③ 1년 이하의 징역 또는 1천만원 이하의 벌금
④ 1백만원 이하의 벌금

해설 (국민건강증진법 제31조 : 벌칙) 제21조를 위반하여 정당한 사유 없이 건강검진의 결과를 공개한 자는 3년 이하의 징역 또는 3천만원 이하의 벌금에 처한다.

94 「국민건강증진법」상 경고문구·발암성물질·금연상담 전화번호를 표기하지 아니하거나 이와 다른 경고문구·발암성물질·금연상담 전화번호를 표기한 자에 대한 벌칙은? 2016 서울 기출유사

① 3년 이하의 징역 또는 3천만원 이하의 벌금
② 1년 이하의 징역 또는 1천만원 이하의 벌금
③ 6개월 이하의 징역 또는 500만원 이하의 과태료
④ 1개월 이하의 징역 또는 100만원 이하의 벌금

해설 (국민건강증진법 제31조의2 : 벌칙) 다음 각 호의 어느 하나에 해당하는 자는 1년 이하의 징역 또는 1천만원 이하의 벌금에 처한다. 〈개정 2025.3.18.〉

1. 정당한 사유 없이 제8조의2 제3항에 따른 광고내용의 변경 등 명령이나 광고의 금지 명령을 이행하지 아니한 자
2. 제8조 제4항을 위반하여 경고문구 또는 경고그림을 표기하지 아니하거나 이와 다른 경고문구 또는 경고그림을 표기한 자
3. 제9조의2를 위반하여 경고그림·경고문구·발암성물질·금연상담전화번호를 표기하지 아니하거나 이와 다른 경고그림·경고문구·발암성물질·금연상담전화번호를 표기한 자
4. 제9조의4를 위반하여 담배에 관한 광고를 한 자
5. 제12조의2 제6항을 위반하여 다른 사람에게 자격증을 빌려주거나 빌린 자
6. 제12조의2 제7항을 위반하여 자격증을 빌려주거나 빌리는 것을 알선한 자

[시행일 : 2026.3.19.] 제31조의2

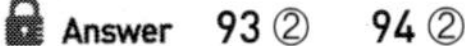
Answer 93 ② 94 ②

8

(국민건강증진법 제8조의2 : 주류광고의 제한 · 금지 특례)

① 「주류 면허 등에 관한 법률」에 따라 주류 제조면허나 주류 판매업면허를 받은 자 및 주류를 수입하는 자를 제외하고는 주류에 관한 광고를 하여서는 아니 된다.

② 제1항에 따른 광고 또는 그에 사용되는 광고물은 다음 각 호의 사항을 준수하여야 한다.

1. 음주자에게 주류의 품명 · 종류 및 특징을 알리는 것 외에 주류의 판매촉진을 위하여 경품 및 금품을 제공한다는 내용을 표시하지 아니할 것
2. 직접적 또는 간접적으로 음주를 권장 또는 유도하거나 임산부 또는 미성년자의 인물, 목소리 혹은 음주하는 행위를 묘사하지 아니할 것
3. 운전이나 작업 중에 음주하는 행위를 묘사하지 아니할 것
4. 제8조 제4항에 따른 경고문구를 광고와 주류의 용기에 표기하여 광고할 것. 다만, 경고문구가 표기되어 있지 아니한 부분을 이용하여 광고를 하고자 할 때에는 경고문구를 주류의 용기하단에 별도로 표기하여야 한다.
5. 음주가 체력 또는 운동 능력을 향상시킨다거나 질병의 치료 또는 정신건강에 도움이 된다는 표현 등 국민의 건강과 관련하여 검증되지 아니한 내용을 주류광고에 표시하지 아니할 것
6. 그 밖에 대통령령으로 정하는 광고의 기준에 관한 사항

③ 보건복지부장관은 「주세법」에 따른 주류의 광고가 제2항 각 호의 기준을 위반한 경우 그 내용의 변경 등 시정을 요구하거나 금지를 명할 수 있다.

[본조신설 2020.12.29.]

95 다음 중 「국민건강증진법」상 「주세법」에 따른 주류의 광고가 기준을 위반하여 보건복지부장관이 그 내용의 변경 등 시정을 요구하거나 금지를 명했음에도 불구하고, 정당한 사유없이 광고의 내용변경 또는 금지의 명령을 이행하지 아니한 사람에 대한 벌칙은?

① 3년 이하 징역 또는 3천만원 이하 벌금
② 1년 이하 징역 또는 1천만원 이하 벌금
③ 500만원 이하의 과태료
④ 100만원 이하의 벌금

해설 94번 문제 해설 참조

96 「국민건강증진법」상 아래 A, B에 해당하는 위반행위에 대한 벌칙을 올바르게 나열한 것은?

A : 국민건강의식을 잘못 이끄는 광고를 하여 보건복지부장관이 광고금지를 명했지만, 정당한 사유없이 광고의 내용변경 또는 금지의 명령을 이행하지 아니한 자
B : 대통령령이 정하는 설치장소가 아닌 곳에서 담배자동판매기를 설치하여 담배를 판매한 자

① A : 300만원 이하 과태료, B : 500만원 이하 과태료
② A : 500만원 이하 과태료, B : 300만원 이하 과태료
③ A : 100만원 이하 벌금, B : 500만원 이하 과태료
④ A : 500만원 이하 과태료, B : 100만원 이하 벌금

해설 **(국민건강증진법 제32조 : 벌칙)** 제7조 제1항의 규정에 위반하여 정당한 사유 없이 광고의 내용변경 또는 금지의 명령을 이행하지 아니한 자는 100만원 이하의 벌금에 처한다.

Answer 95 ② 96 ③

(국민건강증진법 제7조 : 광고의 금지 등)

① 보건복지부장관은 국민건강의식을 잘못 이끄는 광고를 한 자에 대하여 그 내용의 변경 등 시정을 요구하거나 금지를 명할 수 있다.

② 제1항의 규정에 따라 보건복지부장관이 광고내용의 변경 또는 광고의 금지를 명할 수 있는 광고는 다음 각 호와 같다.

1. 삭제 〈2020.12.29.〉
2. 의학 또는 과학적으로 검증되지 아니한 건강비법 또는 심령술의 광고
3. 그 밖에 건강에 관한 잘못된 정보를 전하는 광고로서 대통령령이 정하는 광고

(국민건강증진법 제34조 제1항 : 과태료) 다음 각 호의 어느 하나에 해당하는 자에게는 500만원 이하의 과태료를 부과한다.

1. 거짓이나 그 밖의 부정한 방법으로 제6조의2 제1항에 따른 인증을 받은 자
1의2. 제6조의2 제4항을 위반하여 인증표시 또는 이와 유사한 표시를 한 자
1의3. 제9조 제2항의 규정에 위반하여 담배자동판매기를 설치하여 담배를 판매한 자
2. 제9조 제9항에 따른 시정명령을 따르지 아니한 자
3. 제9조의3을 위반하여 가향물질을 표시하는 문구나 그림·사진을 제품의 포장이나 광고에 사용한 자
4. 제23조 제2항의 규정에 위반하여 자료를 제출하지 아니하거나 허위의 자료를 제출한 자

(국민건강증진법 제9조 제2항) 담배사업법에 의한 지정소매인 기타 담배를 판매하는 자는 대통령령이 정하는 장소 외에서 담배자동판매기를 설치하여 담배를 판매하여서는 아니 된다.

(국민건강증진법 제6조의2 : 건강친화기업 인증)

① 보건복지부장관은 건강친화 환경의 조성을 촉진하기 위하여 건강친화제도를 모범적으로 운영하고 있는 기업에 대하여 건강친화인증을 할 수 있다.

④ 인증을 받지 아니한 기업은 인증표시 또는 이와 유사한 표시를 하여서는 아니 된다.

97 「국민건강증진법」상 성인인증장치가 부착되지 아니한 담배자동판매기를 설치하여 담배를 판매한 사람에 대한 벌칙은?

① 500만원 이하 과태료　　② 300만원 이하 벌금

③ 300만원 이하 과태료　　④ 20만원 이하 벌금

해설 (국민건강증진법 제34조 제2항 : 과태료) 다음 각 호의 1에 해당하는 자는 300만원 이하의 과태료에 처한다.

1. 성인인증장치가 부착되지 아니한 담배자동판매기를 설치하여 담배를 판매한 자
2. 삭제 〈2011.6.7.〉
3. 제28조의 규정에 의한 보고를 하지 아니하거나 허위로 보고한 자와 관계공무원의 검사를 거부·방해 또는 기피한 자

98 「국민건강증진법」상 금연구역에서 흡연한 사람에 대한 벌칙은?

① 10만원 이하 과태료　　② 10만원 이하 벌금

③ 20만원 이하 과태료　　④ 20만원 이하 벌금

해설 (국민건강증진법 제34조 제3항 : 과태료) 다음 각 호의 어느 하나에 해당하는 자에게는 10만원 이하의 과태료를 부과한다.

〈신설 2020.12.29.〉

1. 제8조의4 제2항을 위반하여 금주구역에서 음주를 한 사람
2. 제9조 제8항을 위반하여 금연구역에서 흡연을 한 사람

Answer 97 ③ 98 ①

99 「국민건강증진법」상 금주구역에서 음주 시 과태료의 부과료는? 2023 경북 기출유사

① 3만원 이하　② 5만원 이하
③ 7만원 이하　④ 10만원 이하

해설 **(국민건강증진법 제34조 제3항 : 과태료)** 98번 문제 해설 참조

100 「국민건강증진법」상 제조자등은 담배에 연초 외의 식품이나 향기가 나는 물질인 "가향물질"을 포함하는 경우 이를 표시하는 문구나 그림·사진을 제품의 포장이나 광고에 사용하여서는 아니 된다. 이를 위반하여 가향물질을 표시하는 문구나 그림·사진을 제품의 포장이나 광고에 사용한 자에 대한 과태료의 부가권자로 다음 중 올바른 사람은?

① 보건복지부장관
② 보건복지부장관, 시·도지사 또는 시장·군수·구청장
③ 시·도지사 또는 시장·군수·구청장
④ 특별자치시장·특별자치도지사·시장·군수·구청장

해설 **(국민건강증진법 시행령 제33조 제2항 : 과태료의 부과기준 등)** 법 제34조에 따른 과태료의 부과권자는 다음 각 호의 구분에 따른다. 〈개정 2021.11.30.〉

1. 법 제34조 제1항 제1호 및 제1호의2의 경우 : 보건복지부장관
1의2. 법 제34조 제1항 제1호의3·제2호, 같은 조 제2항 제1호 및 같은 조 제3항 제2호(법 제9조 제4항부터 제6항까지의 규정에 따른 금연구역에서 흡연한 경우만 해당)의 경우 : 특별자치시장·특별자치도지사·시장·군수·구청장
2. 법 제34조 제1항 제3호 및 제4호의 경우 : 보건복지부장관
3. 법 제34조 제2항 제3호의 경우 : 보건복지부장관, 시·도지사 또는 시장·군수·구청장
3의2. 법 제34조 제3항 제1호의 경우 : 해당 금주구역을 지정한 시·도지사 또는 시장·군수·구청장
4. 법 제34조 제3항 제2호(법 제9조제7항에 따른 금연구역에서 흡연한 경우만 해당)의 경우 : 해당 금연구역을 지정한 시·도지사 또는 시장·군수·구청장

(국민건강증진법 제34조 제1항 : 과태료) 다음 각 호의 어느 하나에 해당하는 자에게는 500만원 이하의 과태료를 부과한다.

1. 거짓이나 그 밖의 부정한 방법으로 제6조의2 제1항에 따른 인증을 받은 자
1의2. 제6조의2 제4항을 위반하여 인증표시 또는 이와 유사한 표시를 한 자
1의3. 제9조 제2항의 규정에 위반하여 담배자동판매기를 설치하여 담배를 판매한 자
2. 제9조 제9항에 따른 시정명령을 따르지 아니한 자
3. 제9조의3을 위반하여 가향물질을 표시하는 문구나 그림·사진을 제품의 포장이나 광고에 사용한 자
4. 제23조 제2항의 규정에 위반하여 자료를 제출하지 아니하거나 허위의 자료를 제출한 자

(국민건강증진법 제9조의3 : 가향물질 함유 표시 제한) 제조자등은 담배에 연초 외의 식품이나 향기가 나는 물질(이하 "가향물질"이라 한다)을 포함하는 경우 이를 표시하는 문구나 그림·사진을 제품의 포장이나 광고에 사용하여서는 아니 된다.

(국민건강증진법 제23조의2 제2항 : 부담금의 납부담보) 보건복지부장관은 제1항에 따라 담보제공의 요구를 받은 제조자 및 수입판매업자가 담보를 제공하지 아니하거나 요구분의 일부만을 제공한 경우 특별시장·광역시장·특별자치시장·특별자치도지사·시장·군수 및 세관장에게 담배의 반출금지를 요구할 수 있다. 〈개정 2021.7.27.〉

Answer 99 ④ 100 ①

101 **「국민건강증진법」상 담배사업법에 의한 지정소매인 기타 담배를 판매하는 자는 대통령령이 정하는 장소 외에서 담배자동판매기를 설치하여 담배를 판매하여서는 아니된다. 다음 중 이를 위반하여 담배자동판매기를 설치하고 담배를 판매한 자에 대한 과태료의 부가권자는?**

① 보건복지부장관

② 보건복지부장관, 시·도지사 또는 시장·군수·구청장

③ 시·도지사 또는 시장·군수·구청장

④ 특별자치시장·특별자치도지사·시장·군수·구청장

해설 **(국민건강증진법 시행령 제33조 제2항 : 과태료의 부과기준 등)** 법 제34조에 따른 과태료의 부과권자는 다음 각 호의 구분에 따른다. 〈개정 2021.11.30.〉

1. 법 제34조 제1항 제1호 및 제1호의2의 경우 : 보건복지부장관

1의2. 법 제34조 제1항 제1호의3·제2호, 같은 조 제2항 제1호 및 같은 조 제3항 제2호(법 제9조 제4항부터 제6항까지의 규정에 따른 금연구역에서 흡연한 경우만 해당)의 경우 : 특별자치시장·특별자치도지사·시장·군수·구청장

2. 법 제34조 제1항 제3호 및 제4호의 경우 : 보건복지부장관

3. 법 제34조 제2항 제3호의 경우 : 보건복지부장관, 시·도지사 또는 시장·군수·구청장

3의2. 법 제34조 제3항 제1호의 경우 : 해당 금주구역을 지정한 시·도지사 또는 시장·군수·구청장

4. 법 제34조 제3항 제2호(법 제9조 제7항에 따른 금연구역에서 흡연한 경우만 해당)의 경우 : 해당 금연구역을 지정한 시·도지사 또는 시장·군수·구청장

(국민건강증진법 제34조 제1항 : 과태료) 다음 각 호의 어느 하나에 해당하는 자에게는 500만원 이하의 과태료를 부과한다.

1. 거짓이나 그 밖의 부정한 방법으로 제6조의2 제1항에 따른 인증을 받은 자

1의2. 제6조의2 제4항을 위반하여 인증표시 또는 이와 유사한 표시를 한 자

1의3. 제9조 제2항의 규정에 위반하여 담배자동판매기를 설치하여 담배를 판매한 자

2. 제9조 제9항에 따른 시정명령을 따르지 아니한 자

3. 제9조의3을 위반하여 가향물질을 표시하는 문구나 그림·사진을 제품의 포장이나 광고에 사용한 자

4. 제23조 제2항의 규정에 위반하여 자료를 제출하지 아니하거나 허위의 자료를 제출한 자

(국민건강증진법 제9조 제2항 : 금연을 위한 조치) 담배사업법에 의한 지정소매인 기타 담배를 판매하는 자는 대통령령이 정하는 장소 외에서 담배자동판매기를 설치하여 담배를 판매하여서는 아니 된다.

(국민건강증진법 시행령 제15조 : 담배자동판매기의 설치장소)

① 법 제9조 제2항에 따라 담배자동판매기의 설치가 허용되는 장소는 다음 각 호와 같다.

1. 미성년자등을 보호하는 법령에서 19세 미만의 자의 출입이 금지되어 있는 장소
2. 지정소매인 기타 담배를 판매하는 자가 운영하는 점포 및 영업장의 내부
3. 법 제9조 제4항 각 호 외의 부분 후단에 따라 공중이 이용하는 시설 중 흡연자를 위해 설치한 흡연실. 다만, 담배자동판매기를 설치하는 자가 19세 미만의 자에게 담배자동판매기를 이용하지 못하게 할 수 있는 흡연실로 한정한다.

② 제1항의 규정에 불구하고 미성년자등을 보호하는 법령에서 담배자동판매기의 설치를 금지하고 있는 장소에 대하여는 담배자동판매기의 설치를 허용하지 아니한다.

8

Answer 101 ④

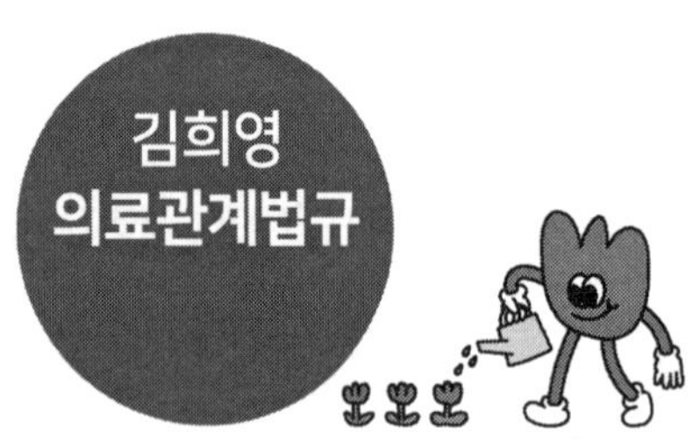
김희영
의료관계법규

의료관계법규

09

지역보건법

09 지역보건법

01 「지역보건법」의 목적으로 올바르지 못한 것은? 2017 대전, 2020 부산 기출유사

① 보건소 등의 설치·운영
② 지역보건의료정책의 효율적 추진
③ 지역주민의 건강증진에 기여
④ 지자체 간의 경쟁 촉진

해설 (지역보건법 제1조) 이 법은 보건소 등 지역보건의료기관의 설치·운영에 관한 사항과 보건의료 관련기관·단체와의 연계·협력을 통하여 지역보건의료기관의 기능을 효과적으로 수행하는 데 필요한 사항을 규정함으로써 지역보건의료정책을 효율적으로 추진하여 지역주민의 건강 증진에 이바지함을 목적으로 한다.

02 「지역보건법」상 '지역보건의료기관'에 해당하는 것을 모두 고른 것은? 2017 부산·충북 기출유사

가. 건강생활지원센터	나. 보건소
다. 보건지소	라. 보건진료소

① 가, 나, 다
② 가, 다
③ 나, 라
④ 가, 나, 다, 라

해설 (지역보건법 제2조 제1호) "지역보건의료기관"이란 지역주민의 건강을 증진하고 질병을 예방·관리하기 위하여 이 법에 따라 설치·운영하는 보건소, 보건의료원, 보건지소 및 건강생활지원센터를 말한다.

03 다음 중 보건지소의 설치근거 법령은?

① 국민건강보험법
② 농어촌 등 보건의료를 위한 특별조치법
③ 의료법
④ 지역보건법

해설 (지역보건법 제2조 제1호) "지역보건의료기관"이란 지역주민의 건강을 증진하고 질병을 예방·관리하기 위하여 이 법에 따라 설치·운영하는 보건소, 보건의료원, 보건지소 및 건강생활지원센터를 말한다.
(농어촌 등 보건의료를 위한 특별조치법 제2조 제4호) "보건진료소"란 의사가 배치되어 있지 아니하고 계속하여 의사를 배치하기 어려울 것으로 예상되는 의료 취약지역에서 보건진료 전담공무원으로 하여금 의료행위를 하게 하기 위하여 시장·군수가 설치·운영하는 보건의료시설을 말한다.

Answer 01 ④ 02 ① 03 ④

04 「지역보건법」에서 지역보건의료기관에 해당하는 것은? 2024 경북 기출유사

① 국립대학교병원
② 도립의료원
③ 보건의료원
④ 지방의료원

해설 (지역보건법 제2조 제1호 : 정의) 3번 문제 해설 참조

05 「지역보건법」상 ㉠~㉡에 들어갈 용어로 바르게 연결된 것은? 2025 전남 기출유사

> 지역보건의료서비스란 지역주민의 건강을 증진하고 질병을 예방·관리하기 위하여 (㉠)가(이) 직접 제공하거나 보건의료 관련기관·단체를 통하여 제공하는 서비스로서 (㉡)이 행하는 모든 활동을 말한다.

	㉠	㉡
①	국가 및 지방자치단체	보건의료인
②	국가 및 지방자치단체	의료인
③	지역보건의료기관	보건의료인
④	지역보건의료기관	의료인

해설 (지역보건법 제2조 제2호 : 정의) "지역보건의료서비스"란 지역주민의 건강을 증진하고 질병을 예방·관리하기 위하여 지역보건의료기관이 직접 제공하거나 보건의료 관련기관·단체를 통하여 제공하는 서비스로서 보건의료인(「보건의료기본법」 제3조 제3호에 따른 보건의료인을 말한다.)이 행하는 모든 활동을 말한다.

06 「지역보건법」상 국가와 지방자치단체의 책무에 해당하지 않는 것은? 2014 울산 기출유사

① 국민영양조사의 매년 실시
② 인력의 양성·확보 및 고용 안정과 자질 향상
③ 정보의 수집, 관리, 활용, 보호
④ 지역보건의료에 관한 조사·연구

해설 (지역보건법 제3조 제1항) 국가 및 지방자치단체는 지역보건의료에 관한 조사·연구, 정보의 수집·관리·활용·보호, 인력의 양성·확보 및 고용 안정과 자질 향상 등을 위하여 노력하여야 한다.

9

07 「지역보건법」에 따른 지역사회 건강실태조사 실시 목적이다. ㉠, ㉡에 들어갈 내용으로 옳은 것은?

2021 광주, 2024 충청, 2025 경북 기출유사

> 질병관리청장과 특별자치시장·특별자치도지사·시장·군수·구청장은 지역주민의 (㉠) 및 (㉡) 등을 파악하기 위하여 매년 지역사회 건강실태조사를 실시하여야 한다.

Answer 04 ③ 05 ③ 06 ① 07 ①

㉠ ㉡

① 건강상태 건강문제의 원인

② 건강상태 지역보건의료서비스의 장단기 공급대책

③ 건강수요 건강문제의 원인

④ 건강수요 지역보건의료서비스의 장단기 공급대책

해설 **(지역보건법 제4조 제1항 : 지역사회 건강실태조사)** 질병관리청장과 특별자치시장·특별자치도지사·시장·군수·구청장(구청장은 자치구의 구청장을 말하며, 이하 "시장·군수·구청장"이라 한다)은 지역주민의 건강상태 및 건강문제의 원인 등을 파악하기 위하여 매년 지역사회 건강실태조사를 실시하여야 한다. 〈개정 2023.3.28.〉

08 「지역보건법」상 국가와 지방자치단체는 지역사회 건강실태조사를 실시하여야 한다. 지역사회 건강실태조사에 대한 설명으로 가장 옳은 것은? 2017 울산·서울, 2019 서울 기출유사

① 격년제로 실시함

② 전수조사를 원칙으로 함

③ 사고 및 중독에 관한 사항 포함

④ 지역 내 전문기관이 조사의 주체임

해설 **(지역보건법 시행령 제2조 : 지역사회 건강실태조사의 방법 및 내용)**

① 질병관리청장은 보건복지부장관과 협의하여 「지역보건법」 제4조 제1항에 따른 지역사회 건강실태조사를 매년 지방자치단체의 장에게 협조를 요청하여 실시한다. 〈개정 2020.9.11.〉

② 제1항에 따라 협조 요청을 받은 지방자치단체의 장은 매년 보건소(보건의료원을 포함)를 통하여 지역 주민을 대상으로 지역사회 건강실태조사를 실시하여야 한다. 이 경우 지방자치단체의 장은 지역사회 건강실태조사의 결과를 질병관리청장에게 통보하여야 한다. 〈개정 2020.9.11.〉

③ 지역사회 건강실태조사는 표본조사를 원칙으로 하되, 필요한 경우 전수조사를 할 수 있다.

④ 지역사회 건강실태조사의 내용에는 다음 각 호의 사항이 포함되어야 한다. 〈개정 2020.9.11.〉

1. 흡연, 음주 등 건강 관련 생활습관에 관한 사항
2. 건강검진 및 예방접종 등 질병 예방에 관한 사항
3. 질병 및 보건의료서비스 이용 실태에 관한 사항
4. 사고 및 중독에 관한 사항
5. 활동의 제한 및 삶의 질에 관한 사항
6. 그 밖에 지역사회 건강실태조사에 포함되어야 한다고 질병관리청장이 정하는 사항

09 「지역보건법」상 지역사회 건강실태조사에 대한 설명으로 옳은 것은? 2025 경북 기출유사

① 지방자치단체의 장은 실태조사 결과를 보건복지부장관에게 통보하여야 한다.

② 지역사회 건강실태조사는 전수조사를 원칙으로 한다.

③ 지역사회 건강실태조사는 3년마다 실시한다.

④ 질병관리청장은 조사 전 미리 보건복지부장관과 협의하여야 한다.

해설 **(지역보건법 시행령 제2조 : 지역사회 건강실태조사의 방법 및 내용)** 8번 문제 해설 참조

Answer 08 ③ 09 ④

10 「지역보건법」에서 질병관리청장과 특별자치시장·특별자치도지사·시장·군수·구청장이 지역주민의 건강 상태 및 건강 문제의 원인 등을 파악하기 위하여 실시하는 '지역사회 건강실태조사'의 주기는?

2021 서울, 2023 경북·전북 기출유사

① 6개월　　② 1년

③ 2년　　④ 4년

해설 **(지역보건법 제4조 : 지역사회 건강실태조사)**

① 질병관리청장과 특별자치시장·특별자치도지사·시장·군수·구청장(구청장은 자치구의 구청장을 말하며, 이하 "시장·군수·구청장"이라 한다)은 지역주민의 건강 상태 및 건강 문제의 원인 등을 파악하기 위하여 매년 지역사회 건강실태조사를 실시하여야 한다. 〈개정 2023.3.28.〉

② 질병관리청장은 제1항에 따라 지역사회 건강실태조사를 실시할 때에는 미리 보건복지부장관과 협의하여야 한다. 〈신설 2023.3.28.〉

③ 제1항에 따른 지역사회 건강실태조사의 방법, 내용 등에 관하여 필요한 사항은 대통령령으로 정한다. 〈개정 2023.3.28.〉

(지역보건법 시행령 제2조 제1항) 질병관리청장은 보건복지부장관과 협의하여 「지역보건법」 제4조 제1항에 따른 지역사회 건강실태조사를 매년 지방자치단체의 장에게 협조를 요청하여 실시한다. 〈개정 2020.9.11.〉

11 「지역보건법」에서 명시된 지역사회 건강실태조사를 실시하는 이유는? 2021 광주 기출유사

① 인력, 조직, 재정 등 보건의료자원의 조달 및 관리를 효율적으로 하기 위하여

② 지역보건의료기관의 기능을 효과적으로 수행하기 위하여

③ 지역주민의 건강상태 및 건강문제의 원인 등을 파악하기 위하여

④ 지역주민의 건강을 증진하고 질병을 예방·관리하기 위하여

해설 **(지역보건법 제4조 제1항 : 지역사회 건강실태조사)** 질병관리청장과 특별자치시장·특별자치도지사·시장·군수·구청장(구청장은 자치구의 구청장을 말하며, 이하 "시장·군수·구청장"이라 한다)은 지역주민의 건강상태 및 건강 문제의 원인 등을 파악하기 위해 매년 지역사회 건강실태조사를 실시하여야 한다. 〈개정 2023.3.28.〉

① **(지역보건법 제7조 제1항 : 지역보건의료계획의 수립 등)** 시·도지사 또는 시장·군수·구청장은 지역주민의 건강 증진을 위하여 다음 각 호의 사항이 포함된 지역보건의료계획을 4년마다 제3항 및 제4항에 따라 수립하여야 한다. 〈개정 2023.3.28.〉
1. 보건의료 수요의 측정
2. 지역보건의료서비스에 관한 장기·단기 공급대책
3. 인력·조직·재정 등 보건의료자원의 조달 및 관리
4. 지역보건의료서비스의 제공을 위한 전달체계 구성 방안
5. 지역보건의료에 관련된 통계의 수집 및 정리

② **(지역보건법 제1조 : 목적)** 이 법은 보건소 등 지역보건의료기관의 설치·운영에 관한 사항과 보건의료 관련기관·단체와의 연계·협력을 통하여 지역보건의료기관의 기능을 효과적으로 수행하는 데 필요한 사항을 규정함으로써 지역보건의료정책을 효율적으로 추진하여 지역주민의 건강 증진에 이바지함을 목적으로 한다.

④ **(지역보건법 제10조 제1항 : 보건소의 설치)** 지역주민의 건강을 증진하고 질병을 예방·관리하기 위하여 시·군·구에 1개소의 보건소(보건의료원을 포함)를 설치한다. 다만, 시·군·구의 인구가 30만 명을 초과하는 등 지역주민의 보건의료를 위하여 특별히 필요하다고 인정되는 경우에는 대통령령으로 정하는 기준에 따라 해당 지방자치단체의 조례로 보건소를 추가로 설치할 수 있다. 〈개정 2021.8.17.〉

9

Answer 10 ② 11 ③

12 「지역보건법」상 지역사회 건강실태조사의 내용으로 가장 올바른 것은? 2017 광주 기출유사

① 감염병환자등의 분포, 임상적인 증상, 실험실 진단 결과 등에 관한 사항
② 건강검진 및 예방접종 등 질병 예방에 관한 사항
③ 국민의 보건의료 수요 및 이용 행태에 관한 사항
④ 조리시설과 환경 및 식품섭취상황에 관한 사항

해설 **(지역보건법 시행령 제2조 제4항)** 지역사회 건강실태조사의 내용에는 다음 각 호의 사항이 포함되어야 한다. 〈개정 2020.9.11.〉

1. 흡연, 음주 등 건강 관련 생활습관에 관한 사항
2. 건강검진 및 예방접종 등 질병 예방에 관한 사항
3. 질병 및 보건의료서비스 이용 실태에 관한 사항
4. 사고 및 중독에 관한 사항
5. 활동의 제한 및 삶의 질에 관한 사항
6. 그 밖에 지역사회 건강실태조사에 포함되어야 한다고 질병관리청장이 정하는 사항

13 「지역보건법」상 지역사회 건강실태조사의 내용에 포함되지 않는 것은? 2025 전남 기출유사

① 건강검진 및 예방접종 등 질병 예방에 관한 사항
② 의료 사용량 및 의료비 지출에 관한 사항
③ 활동의 제한 및 삶의 질에 관한 사항
④ 흡연, 음주 등 건강 관련 생활 습관에 관한 사항

해설 **(지역보건법 시행령 제2조 제4항 : 지역사회 건강실태조사의 방법 및 내용)** 12번 문제 해설 참조

14 「지역보건법」상 지역보건의료기관의 기능을 수행하는 데 필요한 각종 자료 및 정보의 효율적 처리와 기록·관리 업무의 전자화를 위하여 구축·운영할 수 있는 시스템은?

① 지역보건의료계획시스템
② 지역보건의료정보시스템
③ 지역사회보건정보시스템
④ 지역사회의료정보시스템

해설 **(지역보건법 제5조 제1항)** 보건복지부장관은 지역보건의료기관(보건진료소를 포함)의 기능 및 업무를 수행하는 데 필요한 각종 자료 및 정보의 효율적 처리(「개인정보 보호법」 제2조 제2호의 처리를 말한다. 이하 이 조에서 같다)를 위하여 지역보건의료정보시스템을 구축·운영할 수 있다. 〈개정 2023.3.28.〉

15 「지역보건법」상 지역보건의료심의위원회의 심의 내용에 해당하지 않는 것은?

2016 인천, 2021 광주, 2022 서울 기출유사

① 전문인력 배치에 관한 사항
② 지역보건의료계획의 수립·시행 및 평가에 관한 사항
③ 지역보건의료시책의 추진을 위하여 필요한 사항
④ 지역보건의료의 실태조사에 관한 사항

해설 **(지역보건법 제6조 제1항)** 지역보건의료에 관한 다음 각 호의 사항을 심의하기 위하여 특별시·광역시·도("시·도") 및 특별자치시·특별자치도·시·군·구("시·군·구")에 지역보건의료심의위원회를 둔다.

Answer 12 ② 13 ② 14 ② 15 ①

1. 지역사회 건강실태조사 등 지역보건의료의 실태조사에 관한 사항
2. 지역보건의료계획 및 연차별 시행계획의 수립·시행 및 평가에 관한 사항
3. 지역보건의료계획의 효율적 시행을 위하여 보건의료 관련기관·단체, 학교, 직장 등과의 협력이 필요한 사항
4. 그 밖에 지역보건의료시책의 추진을 위하여 필요한 사항

16 「지역보건법」상 지역보건의료심의위원회의 위원으로 임명 또는 위촉하는 사람이 아닌 사람은?

① 모자보건 관계자
② 산업안전·보건 관계자
③ 지역주민 대표
④ 학교보건 관계자

해설 **(지역보건법 제6조 제3항)** 위원회의 위원은 지역주민 대표, 학교보건 관계자, 산업안전·보건 관계자, 보건의료 관련기관·단체의 임직원 및 관계 공무원 중에서 해당 위원회가 속하는 지방자치단체의 장이 임명하거나 위촉한다.

17 「지역보건법」상 지역보건의료심의위원회에 관한 설명으로 가장 올바른 것은?

① 다른 위원회와 기능을 통합하여 운영할 수 있다.
② 위원장은 해당 지방자치단체의 단체장이 된다.
③ 위원장 1명을 포함한 15명 이내의 위원으로 구성한다.
④ 위원회는 보건복지부, 시·군·구, 시·도에 각각 둔다.

해설 **(지역보건법 제6조 제4항)** 위원회는 그 기능을 담당하기에 적합한 다른 위원회가 있고 그 위원회의 위원이 제3항에 따른 자격을 갖춘 경우에는 시·도 또는 시·군·구의 조례에 따라 위원회의 기능을 통합하여 운영할 수 있다.

② ③ **(지역보건법 제6조 제2항)** 위원회는 위원장 1명을 포함한 20명 이내의 위원으로 구성하며, 위원장은 해당 지방자치단체의 부단체장(부단체장이 2명 이상인 지방자치단체에서는 대통령령으로 정하는 부단체장을 말한다)이 된다. 다만, 제4항에 따라 다른 위원회가 위원회의 기능을 대신하는 경우 위원장은 조례로 정한다.

④ **(지역보건법 제6조 제1항)** 지역보건의료에 관한 다음 각 호의 사항을 심의하기 위하여 특별시·광역시·도("시·도") 및 특별자치시·특별자치도·시·군·구("시·군·구")에 지역보건의료심의위원회를 둔다.

1. 지역사회 건강실태조사 등 지역보건의료의 실태조사에 관한 사항
2. 지역보건의료계획 및 연차별 시행계획의 수립·시행 및 평가에 관한 사항
3. 지역보건의료계획의 효율적 시행을 위하여 보건의료 관련기관·단체, 학교, 직장 등과의 협력이 필요한 사항
4. 그 밖에 지역보건의료시책의 추진을 위하여 필요한 사항

18 K 광역시는 광역시장 아래 행정1부시장, 행정2부시장, 정무부시장이 있다. 다음 중 「지역보건법」상 지역보건의료심의위원회 위원장이 될 수 있는 사람은?

① 광역시장
② 정무부시장
③ 행정1부시장
④ 행정2부시장

9

해설 **(지역보건법 시행령 제3조 제1항)** 법 제6조 제2항 본문에서 "대통령령으로 정하는 부단체장"이란 「지방자치법 시행령」 제71조 제2항에 따른 행정부시장이나 행정부지사를 말한다. 이 경우 행정부시장이나 행정부지사가 2명 있는 지방자치단체는 행정(1)부시장이나 행정(1)부지사를 말한다. 〈개정 2021.12.16.〉
(지역보건법 제6조 제2항) 위원회는 위원장 1명을 포함한 20명 이내의 위원으로 구성하며, 위원장은 해당 지방자치단체의 부단체장(부단체장이 2명 이상인 지방자치단체에서는 대통령령으로 정하는 부단체장을 말한다)이 된다. 다만, 제4항에 따라 다른 위원회가 위원회의 기능을 대신하는 경우 위원장은 조례로 정한다.

Answer 16 ① 17 ① 18 ③

19 「지역보건법」상 지역보건의료계획은 몇 년마다 수립하는가? 2017 인천, 2020·2021 충남 기출유사

① 1년　　② 2년
③ 4년　　④ 5년

해설 **(지역보건법 제7조 제1항 : 지역보건의료계획의 수립 등)** 시·도지사 또는 시장·군수·구청장은 지역주민의 건강 증진을 위하여 다음 각 호의 사항이 포함된 지역보건의료계획을 4년마다 제3항 및 제4항에 따라 수립하여야 한다. 〈개정 2023.3.28.〉

1. 보건의료 수요의 측정
2. 지역보건의료서비스에 관한 장기·단기 공급대책
3. 인력·조직·재정 등 보건의료자원의 조달 및 관리
4. 지역보건의료서비스의 제공을 위한 전달체계 구성 방안
5. 지역보건의료에 관련된 통계의 수집 및 정리

20 「지역보건법」상 지역보건의료계획에 포함되어야 할 사항을 모두 고른 것은?

2017 울산, 2022 인천·울산, 2024 인천·부산 기출유사

가. 인력·조직·재정 등 보건의료자원의 조달 및 관리
나. 지역보건의료서비스에 관한 장기·단기 공급대책
다. 지역보건의료서비스의 제공을 위한 전달체계 구성방안
라. 지역보건의료에 관련된 통계의 수립 및 정리

① 가, 나, 다　　② 가, 나, 라
③ 나, 다, 라　　④ 가, 나, 다, 라

해설 **(지역보건법 제7조 제1항 : 지역보건의료계획의 수립 등)** 19번 문제 해설 참조

21 「지역보건법」상 지역보건의료계획의 수립에 관한 설명으로 올바른 것은? 2017 충남, 2022 대전 기출유사

① 보건복지부장관은 지역보건의료계획을 4년마다 수립하여야 한다.
② 시·도지사는 시장·군수·구청장에게 지역보건의료계획의 조정을 권고할 수 있다.
③ 시·도지사 또는 시장·군수·구청장은 지역보건의료계획을 5년마다 수립하여야 한다.
④ 시·도지사 또는 시장·군수·구청장은 2년마다 지역보건의료계획에 따라 시행계획을 수립하여야 한다.

해설 **(지역보건법 제7조 제7항)** 지역보건의료계획의 내용에 관하여 필요하다고 인정하는 경우 보건복지부장관은 특별자치시장·특별자치도지사 또는 시·도지사에게, 시·도지사는 시장·군수·구청장에게 각각 보건복지부령으로 정하는 바에 따라 그 조정을 권고할 수 있다.

① ③ **(지역보건법 제7조 제1항)** 시·도지사 또는 시장·군수·구청장은 지역주민의 건강 증진을 위하여 지역보건의료계획을 4년마다 제3항 및 제4항에 따라 수립하여야 한다. 〈개정 2023.3.28.〉

1. 보건의료 수요의 측정
2. 지역보건의료서비스에 관한 장기·단기 공급대책
3. 인력·조직·재정 등 보건의료자원의 조달 및 관리

Answer 19 ③　20 ④　21 ②

4. 지역보건의료서비스의 제공을 위한 전달체계 구성 방안
5. 지역보건의료에 관련된 통계의 수집 및 정리

④ **(지역보건법 제7조 제2항)** 시·도지사 또는 시장·군수·구청장은 지역보건의료계획에 따라 연차별 시행계획을 수립하여야 한다.

22 「지역보건법」상 시·군·구 지역보건의료계획에 포함시켜야 하는 사항이 아닌 것을 모두 고르면?

2017 대전·경기, 2020 강원, 2025 대구 기출유사

가. 보건소의 기능 및 업무의 추진계획과 추진현황
나. 의료기관의 병상의 수요·공급
다. 지역보건의료와 사회복지사업 사이의 연계성 확보 계획
라. 정신질환 등의 치료를 위한 전문치료시설의 수요·공급

① 가, 나, 다
② 가, 다
③ 나, 라
④ 가, 나, 다, 라

해설 **(지역보건법 시행령 제4조 : 지역보건의료계획의 세부 내용)**

① 시·도지사 및 특별자치시장·특별자치도지사는 "지역보건의료계획"에 다음 각 호의 내용을 포함시켜야 한다. 〈개정 2023.9.26.〉
1. 지역보건의료계획의 달성 목표
2. 지역현황과 전망
3. 지역보건의료기관과 보건의료 관련기관·단체 간의 기능 분담 및 발전 방향
4. 보건소의 기능 및 업무의 추진계획과 추진현황
5. 지역보건의료기관의 인력·시설 등 자원 확충 및 정비 계획
6. 취약계층의 건강관리 및 지역주민의 건강 상태 격차 해소를 위한 추진계획
7. 지역보건의료와 사회복지사업 사이의 연계성 확보 계획
8. 의료기관의 병상의 수요·공급
9. 정신질환 등의 치료를 위한 전문치료시설의 수요·공급
10. 특별자치시·특별자치도·시·군·구(구는 자치구를 말하며, 이하 "시·군·구"라 한다) 지역보건의료기관의 설치·운영지원
11. 시·군·구 지역보건의료기관 인력의 교육훈련
12. 지역보건의료기관과 보건의료 관련기관·단체 간의 협력·연계
13. 그 밖에 시·도지사 및 특별자치시장·특별자치도지사가 지역보건의료계획을 수립함에 있어서 필요하다고 인정하는 사항

② 시장·군수·구청장은 지역보건의료계획에 다음 각 호의 내용을 포함시켜야 한다. 〈개정 2023.9.26.〉
1. 제1항 제1호부터 제7호까지의 내용
2. 그 밖에 시장·군수·구청장이 지역보건의료계획을 수립함에 있어서 필요하다고 인정하는 사항

9

23 「지역보건법 시행령」상 시·도의 지역보건의료계획에 포함되지 않는 것은? 2015 서울 기출유사

① 보건의료의 수요체계
② 의료기관의 병상수급에 관한 사항
③ 지역보건의료계획의 달성목표
④ 지역현황과 전망

해설 22번 문제 해설 참조

Answer 22 ③ 23 ①

24 「지역보건법」상 지역보건의료계획의 세부내용으로 가장 올바른 것은? 2017 경북 기출유사

① 건강검진 및 예방접종 등 질병 예방에 관한 사항

② 지역보건의료와 사회복지사업 사이의 연계성 확보 계획

③ 질병 및 보건의료서비스 이용 실태에 관한 사항

④ 흡연, 음주 등 건강 관련 생활습관에 관한 사항

해설 22번 문제 해설 참조

25 아래 내용은 「지역보건법 시행령」상 지역보건의료계획의 수립방법 등에 대한 설명이다. 다음 중 올바르게 설명한 것을 모두 고른 것은?

가. 시·도지사 또는 시장·군수·구청장은 지역 내 보건의료실태 조사 결과에 따라 해당 지역에 필요한 사업 계획을 포함하여 지역보건의료계획을 수립하되 국가 또는 특별시·광역시·도("시·도")의 보건의료시책에 맞춰 수립하여야 한다.

나. 시·도지사 또는 시장·군수·구청장은 지역보건의료계획을 수립하기 전에 지역 내 보건의료실태와 지역주민의 보건의료의식·행동양상 등에 대하여 조사하고 자료를 수집하여야 한다.

다. 시·도지사(특별자치시장·특별자치도지사를 포함)는 지역보건의료계획을 계획 시행연도 2월 말일까지 보건복지부장관에게 제출하여야 한다.

라. 시장·군수·구청장은 지역 내 인구의 급격한 변화 등 예측하지 못한 보건의료환경 변화에 따라 지역보건의료계획을 변경할 필요가 있는 경우에는 시·군·구(특별자치시·특별자치도는 제외) 위원회의 심의를 거쳐 변경한 후 시·군·구 의회에 변경 사실 및 변경 내용을 보고하고, 시·도지사에게 지체 없이 변경 사실 및 변경 내용을 제출하여야 한다.

① 가, 나, 다　　② 가, 다

③ 나, 라　　④ 가, 나, 다, 라

해설 **(지역보건법 시행령 제5조 : 지역보건의료계획의 수립 방법 등)**

① 시·도지사 또는 시장·군수·구청장은 지역보건의료계획을 수립하기 전에 지역 내 보건의료실태와 지역주민의 보건의료의식·행동양상 등에 대하여 조사하고 자료를 수집하여야 한다. 〈개정 2023.9.26.〉

② 시·도지사 또는 시장·군수·구청장은 제1항에 따른 지역 내 보건의료실태 조사 결과에 따라 해당 지역에 필요한 사업 계획을 포함하여 지역보건의료계획을 수립하되 국가 또는 특별시·광역시·도("시·도")의 보건의료시책에 맞춰 수립하여야 한다.

(지역보건법 시행령 제6조 : 지역보건의료계획의 제출 시기 등)

② 시·도지사(특별자치시장·특별자치도지사를 포함)는 지역보건의료계획을 계획 시행연도 2월 말일까지 보건복지부장관에게 제출하여야 한다.

③ 시장·군수·구청장은 지역 내 인구의 급격한 변화 등 예측하지 못한 보건의료환경 변화에 따라 지역보건의료계획을 변경할 필요가 있는 경우에는 시·군·구(특별자치시·특별자치도는 제외) 위원회의 심의를 거쳐 변경한 후 시·군·구 의회에 변경 사실 및 변경 내용을 보고하고, 시·도지사에게 지체 없이 변경 사실 및 변경 내용을 제출하여야 한다.

④ 시·도지사(특별자치시장·특별자치도지사를 포함)는 지역 내 인구의 급격한 변화 등 예측하지 못한 보건의료환경 변화에 따라 지역보건의료계획을 변경할 필요가 있는 경우에는 시·도(특별자치시·특별자치도를 포함) 위원회의 심의를 거쳐 변경한 후 시·도 의회에 변경 사실 및 변경 내용을 보고하고, 보건복지부장관에게 지체 없이 변경 사실 및 변경 내용을 제출하여야 한다.

Answer 24 ② 25 ④

26 「지역보건법」상 지역보건의료계획의 수립시기와 주요 내용의 공고기간을 옳게 짝지은 것은?

2020 서울 기출유사

① 4년마다 수립, 2주 이상 공고

② 5년마다 수립, 2주 이상 공고

③ 4년마다 수립, 4주 이상 공고

④ 5년마다 수립, 4주 이상 공고

해설 **(지역보건법 제7조 제1항 : 지역보건의료계획의 수립 등)** 시·도지사 또는 시장·군수·구청장은 지역주민의 건강 증진을 위하여 다음 각 호의 사항이 포함된 지역보건의료계획을 4년마다 제3항 및 제4항에 따라 수립하여야 한다. 〈개정 2023.3.28.〉

1. 보건의료 수요의 측정
2. 지역보건의료서비스에 관한 장기·단기 공급대책
3. 인력·조직·재정 등 보건의료자원의 조달 및 관리
4. 지역보건의료서비스의 제공을 위한 전달체계 구성 방안
5. 지역보건의료에 관련된 통계의 수집 및 정리

(지역보건법 시행령 제5조 제3항 : 지역보건의료계획의 수립 방법 등) 시·도지사 또는 시장·군수·구청장은 지역보건의료계획을 수립하는 경우에 그 주요 내용을 시·도 또는 시·군·구의 홈페이지 등에 2주 이상 공고하여 지역주민의 의견을 수렴하여야 한다.

27 보건소에 근무하는 공무원 K씨는 「지역보건법」에 의거하여 보건의료계획서를 수립하려고 한다. 다음 중 보건소 근무 공무원 K씨가 고려해야 할 사항으로 가장 올바른 것은?

2015 서울 기출유사

① 시·도지사 또는 시장·군수·구청장은 지역보건의료계획을 수립하는 경우에 그 주요 내용을 시·도 또는 시·군·구의 홈페이지 등에 1주 이상 공고하여 지역주민의 의견을 수렴하여야 한다.

② 시·도지사 또는 시장·군수·구청장은 지역보건의료계획을 5년마다 수립하여야 한다.

③ 시장·군수·구청장은 해당 시·군·구 지역보건의료계획의 연차별 시행계획에 따른 시행결과를 매 시행연도 다음 해 1월 31일까지 보건복지부장관에게 제출하여야 한다.

④ 지역보건의료계획 및 그 연차별 시행계획의 제출 시기는 시장·군수·구청장의 경우에는 계획 시행연도 1월 31일까지 해야 한다.

해설 **(지역보건법 시행령 제6조 제1항)** 시장·군수·구청장(특별자치시장·특별자치도지사는 제외)은 지역보건의료계획(연차별 시행계획을 포함)을 계획 시행연도 1월 31일까지 시·도지사에게 제출하여야 한다.

(지역보건법 시행령 제5조 제3항) 시·도지사 또는 시장·군수·구청장은 지역보건의료계획을 수립하는 경우에 그 주요 내용을 시·도 또는 시·군·구의 홈페이지 등에 2주 이상 공고하여 지역주민의 의견을 수렴하여야 한다.

(지역보건법 제7조 제1항) 시·도지사 또는 시장·군수·구청장은 지역주민의 건강증진을 위하여 다음 각 호의 사항이 포함된 지역보건의료계획을 4년마다 제3항 및 제4항에 따라 수립하여야 한다. 〈개정 2023.3.28.〉

1. 보건의료 수요의 측정
2. 지역보건의료서비스에 관한 장기·단기 공급대책
3. 인력·조직·재정 등 보건의료자원의 조달 및 관리
4. 지역보건의료서비스의 제공을 위한 전달체계 구성 방안
5. 지역보건의료에 관련된 통계의 수집 및 정리

(지역보건법 시행령 제7조 : 지역보건의료계획 시행 결과의 평가)

① 시장·군수·구청장은 지역보건의료계획 시행결과의 평가를 위하여 해당 시·군·구 지역보건의료계획의 연차별 시행계획에 따른 시행결과를 매 시행연도 다음 해 1월 31일까지 시·도지사에게 제출하여야 한다.

② 시·도지사(특별자치시장·특별자치도지사를 포함)는 지역보건의료계획 시행 결과의 평가를 위하여 해당 시·도 지역보건의료계획의 연차별 시행계획에 따른 시행 결과를 매 시행연도 다음 해 2월 말일까지 보건복지부장관에게 제출하여야 한다.

9

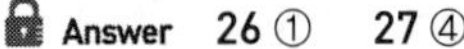
Answer 26 ① 27 ④

28 지역보건법령상 지역보건의료계획의 수립·시행에 관한 설명으로 가장 옳지 않은 것은?

2024 서울 기출유사

① 시·도지사 또는 시장·군수·구청장은 지역주민의 건강증진을 위하여 지역보건의료계획을 4년마다 수립하여야 한다.

② 시장·군수·구청장은 지역보건의료계획을 수립하는 데에 필요하다고 인정하는 경우에는 보건의료 관련 기관·단체, 학교, 직장 등에 중복·유사 사업의 조정 등에 관한 의견을 듣거나 자료의 제공 및 협력을 요청할 수 있다.

③ 시·도지사 또는 시장·군수·구청장은 매년 지역보건의료계획에 따라 연차별 시행계획을 수립하여야 한다.

④ 시·도지사는 지역보건의료계획을 수립하는 경우에 그 주요 내용을 시·도의 홈페이지 등에 10일 이상 공고하여 지방의회의 의견을 청취하여야 한다.

해설 **(지역보건법 시행령 제5조 제3항 : 지역보건의료계획의 수립 방법 등)** 시·도지사 또는 시장·군수·구청장은 지역보건의료계획을 수립하는 경우에 그 주요 내용을 시·도 또는 시·군·구의 홈페이지 등에 2주 이상 공고하여 지역주민의 의견을 수렴하여야 한다.

(지역보건법 제7조 : 지역보건의료계획의 수립 등)

① 시·도지사 또는 시장·군수·구청장은 지역주민의 건강증진을 위하여 다음 각 호의 사항이 포함된 지역보건의료계획을 4년마다 제3항 및 제4항에 따라 수립하여야 한다. 〈개정 2023.3.28.〉

1. 보건의료 수요의 측정
2. 지역보건의료서비스에 관한 장기·단기 공급대책
3. 인력·조직·재정 등 보건의료자원의 조달 및 관리
4. 지역보건의료서비스의 제공을 위한 전달체계 구성 방안
5. 지역보건의료에 관련된 통계의 수집 및 정리

② 시·도지사 또는 시장·군수·구청장은 매년 제1항에 따른 지역보건의료계획에 따라 연차별 시행계획을 수립하여야 한다.

⑥ 특별자치시장·특별자치도지사, 시·도지사 또는 시장·군수·구청장은 제3항 또는 제4항에 따라 지역보건의료계획을 수립하는 데에 필요하다고 인정하는 경우에는 보건의료 관련기관·단체, 학교, 직장 등에 중복·유사 사업의 조정 등에 관한 의견을 듣거나 자료의 제공 및 협력을 요청할 수 있다. 이 경우 요청을 받은 해당 기관은 정당한 사유가 없으면 그 요청에 협조하여야 한다.

29 「지역보건법」상 지역보건의료계획에 대한 설명으로 가장 올바른 것은? 2022 울산 기출유사

① 시·도지사는 지역보건의료계획을 계획 시행연도 3월 31일까지 보건복지부장관에게 제출하여야 한다.

② 시장·군수·구청장은 지역보건의료계획을 계획 시행연도 2월 말일까지 시·도지사에게 제출하여야 한다.

③ 지역보건의료계획은 사회보장 기본계획, 지역사회보장계획 및 국민건강증진종합계획과 연계되도록 하여야 한다.

④ 지역보건의료계획의 세부내용, 수립 방법·시기 등에 관하여 필요한 사항은 대통령령으로 정한다.

Answer 28 ④ 29 ③

해설 **(지역보건법 제7조 제5항 : 지역보건의료계획의 수립 등)** 제3항 및 제4항에 따른 지역보건의료계획은 「사회보장기본법」 제16조에 따른 사회보장 기본계획, 「사회보장급여의 이용·제공 및 수급권자 발굴에 관한 법률」에 따른 지역사회보장 계획 및 「국민건강증진법」 제4조에 따른 국민건강증진종합계획과 연계되도록 하여야 한다.

(지역보건법 제7조 제8항) 제1항부터 제7항까지에서 규정한 사항 외에 지역보건의료계획의 세부 내용, 수립 방법·시기 등에 관하여 필요한 사항은 대통령령으로 정한다.

(지역보건법 시행령 제6조 : 지역보건의료계획의 제출 시기 등)

① 시장·군수·구청장(특별자치시장·특별자치도지사는 제외) 은 지역보건의료계획(연차별 시행계획을 포함)을 계획 시행연도 1월 31일까지 시·도지사에게 제출하여야 한다.

② 시·도지사(특별자치시장·특별자치도지사를 포함)는 지역 보건의료계획을 계획 시행연도 2월 말일까지 보건복지부장관에게 제출하여야 한다.

30 「지역보건법」상 지역보건의료계획의 평가에 관한 설명으로 가장 올바르지 못한 것은?

2017 광주 기출유사

① 보건복지부장관은 특별자치시·특별자치도 또는 시·도의 지역보건의료계획의 시행결과를 평가할 수 있다.

② 시·도지사는 시·군·구의 지역보건의료계획의 시행결과를 평가할 수 있다.

③ 시장·군수·구청장은 시·도의 지역보건의료계획의 시행결과를 평가할 수 있다.

④ 시장·군수·구청장은 연차별 시행계획에 따른 시행결과를 매 시행연도 다음 해 1월 31일까지 시·도지사에게 제출하여야 한다.

해설 **(지역보건법 제9조 제1항 : 지역보건의료계획 시행 결과의 평가)** 제8조 제1항에 따라 지역보건의료계획을 시행한 때에는 보건복지부장관은 특별자치시·특별자치도 또는 시·도의 지역보건의료계획의 시행결과를, 시·도지사는 시·군·구(특별자치시·특별자치도는 제외)의 지역보건의료계획의 시행결과를 대통령령으로 정하는 바에 따라 각각 평가할 수 있다.

(지역보건법 시행령 제7조 제1항 : 지역보건의료계획 시행 결과의 평가) 시장·군수·구청장은 법 제9조 제1항에 따른 지역보건의료계획 시행결과의 평가를 위하여 해당 시·군·구 지역보건의료계획의 연차별 시행계획에 따른 시행결과를 매 시행연도 다음 해 1월 31일까지 시·도지사에게 제출하여야 한다.

31 「지역보건법」상 지역보건의료계획의 연차별 시행계획에 따른 시행 결과를 평가하려는 경우, 평가기준에 해당되는 것을 모두 고른 것은? 2020 부산 기출유사

가. 보건의료자원의 협력 정도
나. 지역보건의료계획 내용의 충실성
다. 지역보건의료계획 시행 결과의 목표달성도
라. 지역보건의료에 관련된 통계의 수집 및 정리
마. 지역주민의 참여도와 만족도

① 가, 나, 다
② 가, 나, 다, 마
③ 나, 다, 마
④ 다, 라, 마

Answer 30 ③ 31 ②

해설 (지역보건법 시행령 제7조 제3항 : 지역보건의료계획 시행 결과의 평가) 보건복지부장관 또는 시·도지사는 제1항 또는 제2항에 따라 제출받은 지역보건의료계획의 연차별 시행계획에 따른 시행 결과를 평가하려는 경우에는 다음 각 호의 기준에 따라 평가하여야 한다.

1. 지역보건의료계획 내용의 충실성
2. 지역보건의료계획 시행 결과의 목표달성도
3. 보건의료자원의 협력 정도
4. 지역주민의 참여도와 만족도
5. 그 밖에 지역보건의료계획의 연차별 시행계획에 따른 시행 결과를 평가하기 위하여 보건복지부장관이 필요하다고 정하는 기준

32 「지역보건법」상 보건소의 궁극적인 목적으로 가장 옳은 것은?

① 보건의료 관련기관·단체와의 연계·협력
② 지역보건의료정책의 기획·시행·평가
③ 지역주민의 건강증진, 질병의 예방·관리
④ 질 높은 지역보건의료서비스의 제공

해설 (지역보건법 제10조 제1항 : 보건소의 설치) 지역주민의 건강을 증진하고 질병을 예방·관리하기 위해 시·군·구에 1개소의 보건소(보건의료원을 포함)를 설치한다. 다만, 시·군·구의 인구가 30만 명을 초과하는 등 지역주민의 보건의료를 위하여 특별히 필요하다고 인정되는 경우에는 대통령령으로 정하는 기준에 따라 해당 지방자치단체의 조례로 보건소를 추가로 설치할 수 있다. 〈개정 2021.8.17.〉

33 「지역보건법」에 따라 보건소를 반드시 설치해야 하는 행정구역은? 2025 경북 기출유사

① 모든 도
② 모든 시·군·구
③ 모든 읍·면
④ 모든 특별시 및 광역시

해설 (지역보건법 제10조 제1항 : 보건소의 설치) 32번 문제 해설 참조

34 「지역보건법」 제10조에서 〈보기〉의 (가)에 들어갈 내용으로 가장 옳은 것은?

2016 인천, 2023 경북, 2024 서울 기출유사

보기

지역주민의 건강을 증진하고 질병을 예방·관리하기 위하여 시·군·구에 1개소의 보건소(보건의료원을 포함한다. 이하 같다)를 설치한다. 다만 시·군·구의 인구가 (가) 명을 초과하는 등 지역주민의 보건의료를 위하여 특별히 필요하다고 인정되는 경우에는 대통령령으로 정하는 기준에 따라 해당 지방자치단체의 조례로 보건소를 추가로 설치할 수 있다.

① 10만
② 20만
③ 30만
④ 50만

해설 (지역보건법 제10조 제1항 : 보건소의 설치) 32번 문제 해설 참조

Answer 32 ③ 33 ② 34 ③

35 전북특별자치도는 6개의 시와 8개의 군, 15개의 읍, 144개의 면 등으로 편성되어 있다. 「지역보건법」상 전북특별자치도에는 몇 개의 보건소를 설치하여야 하는가? 2025 전북 기출유사

① 14개 ② 29개
③ 144개 ④ 173개

해설 **(지역보건법 제10조 제1항 : 보건소의 설치)** 32번 문제 해설 참조
(6개의 시 + 8개의 군)에 각각 1개소의 보건소 = 14개 보건소

36 광역시에 1개의 군, 10개의 구, 20개의 읍이 있다. 다음 중 「지역보건법」상 보건소 설치기준에 따른 보건소 설치 개수로 가장 올바른 것은? 2015 경북 기출유사

① 10개 ② 11개
③ 20개 ④ 31개

해설 **(지역보건법 시행령 제8조 제1항 : 보건소의 추가 설치)** 법 제10조 제1항 단서에 따라 보건소를 추가로 설치할 수 있는 경우는 다음 각 호의 어느 하나에 해당하는 경우로 한다. 〈개정 2022.8.9.〉
1. 해당 시·군·구의 인구가 30만명을 초과하는 경우
2. 해당 시·군·구의 「보건의료기본법」에 따른 보건의료기관 현황 등 보건의료 여건과 아동·여성·노인·장애인 등 보건의료 취약계층의 보건의료 수요 등을 고려하여 보건소를 추가로 설치할 필요가 있다고 인정되는 경우

37 「지역보건법」상 보건소에 관한 설명으로 가장 올바른 것은? 2017 전북·광주, 2020 강원 기출유사

① 동일한 시·군·구에는 2개 이상의 보건소를 설치할 수 없다.
② 보건소를 추가로 설치하려는 경우에는 「지방자치법 시행령」상 "직속기관의 설치" 규정에 따르고, 이 경우 해당 지방자치단체의 장은 보건복지부장관과 미리 협의하여야 한다.
③ 시·군·구에 보건복지부령으로 정하는 기준에 따라 해당 지방자치단체의 조례로 보건소를 설치한다.
④ 지방자치단체의 통폐합이나 행정구역의 변경 등으로 동일한 시·군·구에 2개 이상의 보건소가 설치된 경우, 1개의 보건소로 통합하여야 한다.

해설 **(지역보건법 시행령 제8조 제2항 : 보건소의 추가 설치)** 법 제10조 제1항 단서 및 이 조 제1항에 따라 보건소를 추가로 설치하려는 경우에는 「지방자치법 시행령」 제73조에 따른다. 이 경우 해당 지방자치단체의 장은 보건복지부장관과 미리 협의하여야 한다. 〈개정 2022.11.1.〉
(지방자치법 시행령 제73조 : 직속기관의 설치) 지방자치단체는 소관 사무의 성격상 별도의 전문기관에서 수행하는 것이 효율적인 경우에는 법 제126조에 따라 조례로 직속기관을 설치할 수 있다.
(지역보건법 제10조 : 보건소의 설치)
① 지역주민의 건강을 증진하고 질병을 예방·관리하기 위해 시·군·구에 1개소의 보건소(보건의료원을 포함)를 설치한다. 다만, 시·군·구의 인구가 30만 명을 초과하는 등 지역주민의 보건의료를 위하여 특별히 필요하다고 인정되는 경우에는 대통령령으로 정하는 기준에 따라 해당 지방자치단체의 조례로 보건소를 추가로 설치할 수 있다. 〈개정 2021.8.17.〉
② 동일한 시·군·구에 2개 이상의 보건소가 설치되어 있는 경우 해당 지방자치단체의 조례로 정하는 바에 따라 업무를 총괄하는 보건소를 지정하여 운영할 수 있다.

Answer 35 ① 36 ② 37 ②

9

38 「지역보건법」상 지역보건의료 및 지역보건의료기관에 대한 설명으로 가장 올바르지 못한 것은?

① 국가와 지방자치단체는 매년 지역사회 건강실태조사를 실시하여야 한다. 2023 경기 기출유사

② 시·도지사 또는 시장·군수·구청장은 지역보건의료계획을 4년마다 수립하여야 한다.

③ 지방자치단체는 대통령령이 정하는 기준에 따라 해당 지방자치단체의 조례로 보건소의 지소를 설치할 수 있다.

④ 지역주민의 건강을 증진하고 질병을 예방·관리하기 위하여 시·군·구에 1개소의 보건소(보건의료원 포함, 이하 같다)를 설치하고 시·군·구의 인구가 30만명을 초과하는 경우 보건의료원을 추가로 설치할 수 있다.

해설 **(지역보건법 제4조 제1항 : 지역사회 건강실태조사)** 질병관리청장과 특별자치시장·특별자치도지사·시장·군수·구청장(구청장은 자치구의 구청장을 말하며, 이하 "시장·군수·구청장"이라 한다)은 지역주민의 건강 상태 및 건강 문제의 원인 등을 파악하기 위하여 매년 지역사회 건강실태조사를 실시하여야 한다. 〈개정 2023.3.28.〉

② **(지역보건법 제7조 제1항 : 지역보건의료계획의 수립 등)** 시·도지사 또는 시장·군수·구청장은 지역주민의 건강 증진을 위하여 다음 각 호의 사항이 포함된 지역보건의료계획을 4년마다 제3항 및 제4항에 따라 수립하여야 한다. 〈개정 2023.3.28.〉

1. 보건의료 수요의 측정
2. 지역보건의료서비스에 관한 장기·단기 공급대책
3. 인력·조직·재정 등 보건의료자원의 조달 및 관리
4. 지역보건의료서비스의 제공을 위한 전달체계 구성 방안
5. 지역보건의료에 관련된 통계의 수집 및 정리

③ **(지역보건법 제13조 : 보건지소의 설치)** 지방자치단체는 보건소의 업무수행을 위하여 필요하다고 인정하는 경우에는 대통령령으로 정하는 기준에 따라 해당 지방자치단체의 조례로 보건소의 지소("보건지소")를 설치할 수 있다.

④ **(지역보건법 제10조 제1항 : 보건소의 설치)** 지역주민의 건강을 증진하고 질병을 예방·관리하기 위해 시·군·구에 1개소의 보건소(보건의료원을 포함, 이하 같다)를 설치한다. 다만, 시·군·구의 인구가 30만 명을 초과하는 등 지역주민의 보건의료를 위하여 특별히 필요하다고 인정되는 경우에는 대통령령으로 정하는 기준에 따라 해당 지방자치단체의 조례로 보건소를 추가로 설치할 수 있다. 〈개정 2021.8.17.〉

39 「지역보건법」상 보건소의 기능 및 업무로 옳지 않은 것은? 2016 대구, 2017 광주, 2025 전북 기출유사

① 감염병의 예방 및 관리

② 국민건강증진·구강건강·영양관리사업 및 보건교육

③ 여성·노인·장애인 등 보건의료 취약계층의 건강유지·증진

④ 예방접종의 실시기준과 방법에 관한 심의

해설 **(지역보건법 제11조 제1항 : 보건소의 기능 및 업무)** 보건소는 해당 지방자치단체의 관할 구역에서 다음 각 호의 기능 및 업무를 수행한다.

1. 건강 친화적인 지역사회 여건의 조성
2. 지역보건의료정책의 기획, 조사·연구 및 평가
3. 보건의료인 및 「보건의료기본법」 제3조 제4호에 따른 보건의료기관 등에 대한 지도·관리·육성과 국민보건 향상을 위한 지도·관리
4. 보건의료 관련기관·단체, 학교, 직장 등과의 협력체계 구축

Answer 38 ① 39 ④

5. 지역주민의 건강증진 및 질병예방·관리 위한 다음 각목의 지역보건의료서비스의 제공
   가. 국민건강증진·구강건강·영양관리사업 및 보건교육
   나. 감염병의 예방 및 관리
   다. 모성과 영유아의 건강유지·증진
   라. 여성·노인·장애인 등 보건의료 취약계층의 건강유지·증진
   마. 정신건강증진 및 생명존중에 관한 사항
   바. 지역주민에 대한 진료, 건강검진 및 만성질환 등의 질병관리에 관한 사항
   사. 가정 및 사회복지시설 등을 방문하여 행하는 보건의료 및 건강관리사업
   아. 난임의 예방 및 관리

40 **「지역보건법」상 보건소의 기능과 업무 중 지역주민의 건강증진 및 질병예방 관리를 위한 지역보건의료서비스로 옳은 것은?** 2016 서울, 2025 경북 기출유사

① 건강 친화적인 지역사회 여건 조성
② 난임의 예방 및 관리
③ 보건의료 관련 기관과의 협력체계 구축
④ 보건의료기관 등에 대한 지도 및 관리

해설 **(지역보건법 제11조 제1항 제5호 : 보건소의 기능 및 업무)** 39번 문제 해설 참조

41 **「지역보건법」에서 보건소의 지역주민의 건강증진 및 질병예방 관리를 위한 지역보건의료서비스의 제공에 대한 사항으로 옳지 않은 것은?** 2024 경북 기출유사

① 여성노인장애인 등 보건의료취약계층의 건강유지 증진
② 모성과 영유아의 건강유지 증진
③ 응급의료에 관한 사항
④ 정신건강증진 및 생명존중에 관한 사항

해설 **(지역보건법 제11조 제1항 : 보건소의 기능 및 업무)** 39번 문제 해설 참조

9

42 **「지역보건법」상 보건소의 기능 및 업무에 해당하지 않는 것은?** 2021 서울, 2023 경북 기출유사

① 난임의 예방 및 관리
② 보건의료인 및 보건의료기관 등에 대한 지도 관리 육성
③ 신의료기술평가
④ 지역보건의료정책의 기획, 조사, 연구 및 평가

해설 39번 문제 해설 참조

Answer 40 ② 41 ③ 42 ③

43 「지역보건법」상 보건소가 수행하는 지역주민의 건강증진 및 질병예방·관리를 위한 '지역보건의료서비스'에 해당하는 것은? 2021 광주, 2023 서울 기출유사

① 감염병의 예방 및 관리 ② 전문인력의 교육
③ 지역보건의료계획의 수립 ④ 지역보건의료업무의 전자화

해설 **(지역보건법 제11조 제1항 제5호 : 보건소의 기능 및 업무)** 보건소는 해당 지방자치단체의 관할 구역에서 다음 각 호의 기능 및 업무를 수행한다.

5. 지역주민의 건강증진 및 질병예방·관리를 위한 다음 각 목의 지역보건의료서비스의 제공
   가. 국민건강증진·구강건강·영양관리사업 및 보건교육
   나. 감염병의 예방 및 관리
   다. 모성과 영유아의 건강유지·증진
   라. 여성·노인·장애인등 보건의료취약계층의 건강유지·증진
   마. 정신건강증진 및 생명존중에 관한 사항
   바. 지역주민에 대한 진료, 건강검진 및 만성질환 등의 질병관리에 관한 사항
   사. 가정 및 사회복지시설 등을 방문하여 행하는 보건의료 및 건강관리사업
   아. 난임의 예방 및 관리

44 「지역보건법」상 보건소 업무의 세부사항에 해당하지 않는 것은? 2017 경북 기출유사

① 가정 및 사회복지시설 등을 방문하여 행하는 보건의료사업
② 국민건강증진사업, 구강건강사업, 영양관리사업, 보건교육
③ 정신질환자의 입원, 치료, 재활, 사회복귀훈련
④ 지역보건의료계획의 수립, 시행, 평가

해설 **(지역보건법 제11조 제1항)** : 39번 문제 해설 참조
(지역보건법 시행령 제9조 : 보건소의 기능 및 업무의 세부 사항)

① 법 제11조 제1항 제2호에 따른 지역보건의료정책의 기획, 조사·연구 및 평가의 세부 사항은 다음 각 호와 같다.
   1. 지역보건의료계획 등 보건의료 및 건강증진에 관한 중장기 계획 및 실행계획의 수립·시행 및 평가에 관한 사항
   2. 지역사회 건강실태조사 등 보건의료 및 건강증진에 관한 조사·연구에 관한 사항
   3. 보건에 관한 실험 또는 검사에 관한 사항

② 법 제11조 제1항 제3호에 따른 보건의료인 및 「보건의료기본법」 제3조 제4호에 따른 보건의료기관 등에 대한 지도·관리·육성과 국민보건 향상을 위한 지도·관리의 세부 사항은 다음 각 호와 같다.
   1. 의료인 및 의료기관에 대한 지도 등에 관한 사항
   2. 의료기사·보건의료정보관리사 및 안경사에 대한 지도 등에 관한 사항
   3. 응급의료에 관한 사항
   4. 「농어촌 등 보건의료를 위한 특별조치법」에 따른 공중보건의사, 보건진료 전담공무원 및 보건진료소에 대한 지도 등에 관한 사항
   5. 약사에 관한 사항과 마약·향정신성의약품의 관리에 관한 사항
   6. 공중위생 및 식품위생에 관한 사항

③ 법 제11조 제2항에서 "대통령령으로 정하는 업무"란 난임시술 주사제 투약에 관한 지원 및 정보 제공을 말한다. 〈신설 2020.6.2.〉

Answer 43 ① 44 ③

45 「지역보건법」상 보건소의 기능 및 업무 중 지역보건의료정책의 기획, 조사·연구 및 평가의 세부 내용에 해당하는 것은? 2021 경북 기출유사

① 보건에 관한 실험 또는 검사에 관한 사항
② 응급의료에 관한 사항
③ 의료기사, 보건의료정보관리사 및 안경사에 대한 지도 등에 관한 사항
④ 의료인 및 의료기관에 대한 지도 등에 관한 사항

해설 44번 문제 해설 참조

46 「지역보건법」상 보건소의 업무내용에 해당하는 것을 모두 고른 것은? 2013 서울 기출유사

가. 마약, 향정신성의약품의 관리	나. 보험급여의 관리
다. 보건의료기관에 대한 지도, 관리, 육성	라. 의료급여의 적정성에 대한 평가

① 가, 나, 다
② 가, 다
③ 나, 라
④ 가, 나, 다, 라

해설 44번 문제 해설 참조

47 「지역보건법」상 보건소의 역할로 옳지 않은 것은? 2024 경기 기출유사

① 중장기적 계획 및 실행계획의 수립
② 통계 측정
③ 영양관리사업
④ 정신건강증진 및 생명존중에 관한 사항

해설 **(지역보건법 제11조 제1항 : 보건소의 기능 및 업무)** 43번 문제 해설 참조
(지역보건법 시행령 제9조 제1항 : 보건소의 기능 및 업무의 세부 사항)
법 제11조 제1항 제2호에 따른 지역보건의료정책의 기획, 조사·연구 및 평가의 세부 사항은 다음 각 호와 같다.
1. 지역보건의료계획 등 보건의료 및 건강증진에 관한 중장기 계획 및 실행계획의 수립·시행 및 평가에 관한 사항
2. 지역사회 건강실태조사 등 보건의료 및 건강증진에 관한 조사·연구에 관한 사항
3. 보건에 관한 실험 또는 검사에 관한 사항

9

48 「의료법」 제3조에 따른 의료기관 및 「지역보건법」 제10조에 따른 보건소가 「건강검진기본법」상 국가건강검진을 수행하기 위하여 검진기관으로 지정을 받고자 하는 경우, 지정주체는? 2022 서울 기출유사

① 질병관리청장
② 보건복지부장관
③ 국무총리
④ 시·도지사

Answer 45 ① 46 ② 47 ② 48 ②

해설 (건강검진기본법 제14조 제1항 : 검진기관의 지정) 「의료법」 제3조에 따른 의료기관 및 「지역보건법」 제10조에 따른 보건소(보건의료원을 포함)가 국가건강검진을 수행하고자 하는 경우에는 보건복지부장관으로부터 검진기관으로 지정을 받아야 한다.

(지역보건법 제11조 제1항 : 보건소의 기능 및 업무) 보건소는 해당 지방자치단체의 관할 구역에서 다음 각 호의 기능 및 업무를 수행한다.

1. 건강 친화적인 지역사회 여건의 조성
2. 지역보건의료정책의 기획, 조사·연구 및 평가
3. 보건의료인 및 「보건의료기본법」 제3조 제4호에 따른 보건의료기관 등에 대한 지도·관리·육성과 국민보건 향상을 위한 지도·관리
4. 보건의료 관련기관·단체, 학교, 직장 등과의 협력체계 구축
5. 지역주민의 건강증진 및 질병예방·관리를 위한 다음 각 목의 지역보건의료서비스의 제공
   가. 국민건강증진·구강건강·영양관리사업 및 보건교육
   나. 감염병의 예방 및 관리
   다. 모성과 영유아의 건강유지·증진
   라. 여성·노인·장애인 등 보건의료 취약계층의 건강유지·증진
   마. 정신건강증진 및 생명존중에 관한 사항
   바. 지역주민에 대한 진료, 건강검진 및 만성질환 등의 질병관리에 관한 사항
   사. 가정 및 사회복지시설 등을 방문하여 행하는 보건의료 및 건강관리사업
   아. 난임의 예방 및 관리

49 「지역보건법」상 보건복지부장관이 지정하여 고시하는 의료취약지역의 보건소에서 수행할 수 있는 대통령령으로 정하는 업무에 해당하는 것은?

① 가정 및 사회복지시설 등을 방문하여 행하는 보건의료 및 건강관리

② 난임의 예방 및 관리를 위한 난임시술 주사제 투약에 관한 지원 및 정보 제공

③ 여성·노인·장애인 등 보건의료 취약계층의 건강유지·증진

④ 지역주민에 대한 진료, 건강검진 및 만성질환 등의 질병관리

해설 **(지역보건법 시행령 제9조 제3항)** 법 제11조 제2항에서 "대통령령으로 정하는 업무"란 난임시술 주사제 투약에 관한 지원 및 정보 제공을 말한다. 〈신설 2020.6.2.〉

(지역보건법 제11조 제2항 : 보건소의 기능 및 업무) 보건복지부장관이 지정하여 고시하는 의료취약지의 보건소는 제1항 제5호 아목 중 대통령령으로 정하는 업무를 수행할 수 있다.

50 「지역보건법 시행령」상 읍·면 단위에 설치할 수 있는 지역보건의료기관은? 2016 서울 기출유사

① 보건소 ② 보건의료원

③ 보건지소 ④ 보건진료소

해설 **(지역보건법 시행령 제10조 : 보건지소의 설치)** 법 제13조에 따른 보건지소는 읍·면(보건소가 설치된 읍·면은 제외)마다 1개씩 설치할 수 있다. 다만, 지역주민의 보건의료를 위하여 특별히 필요하다고 인정되는 경우에는 필요한 지역에 보건지소를 설치· 운영하거나 여러 개의 보건지소를 통합하여 설치·운영할 수 있다.

Answer 49 ② 50 ③

51 「지역보건법」상 병원의 요건을 갖춘 보건소가 사용할 수 있는 명칭에 해당하는 것은?

2017 전북 기출유사

① 보건소병원
② 보건의료원
③ 보건진료원
④ 지방의료원

해설 **(지역보건법 제12조 : 보건의료원)** 보건소 중 「의료법」 제3조 제2항 제3호 가목에 따른 병원의 요건을 갖춘 보건소는 보건의료원이라는 명칭을 사용할 수 있다.

52 「지역보건법」상 보건지소의 설치에 관한 설명으로 올바른 것을 고른 것은? 2017 전북 기출유사

가. 대통령령으로 정하는 기준에 따라 해당 지방자치단체의 조례로 설치할 수 있다.
나. 시·군·구별로 1개씩 설치하되, 특별히 필요하다고 인정되는 경우에는 보건지소를 추가로 설치·운영할 수 있다.
다. 보건소가 설치된 읍·면은 제외하고, 읍·면마다 1개씩 설치할 수 있다.
라. 특별히 필요하다고 인정되는 경우라도 보건지소를 추가로 설치할 수 없다.

① 가, 나, 다
② 가, 다
③ 나, 라
④ 가, 나, 다, 라

해설 가. **(지역보건법 제13조 : 보건지소의 설치)** 지방자치단체는 보건소의 업무수행을 위하여 필요하다고 인정하는 경우에는 대통령령으로 정하는 기준에 따라 해당 지방자치단체의 조례로 보건소의 지소("보건지소")를 설치할 수 있다.

나. **(지역보건법 제10조 제1항 : 보건소의 설치)** 지역주민의 건강을 증진하고 질병을 예방·관리하기 위해 시·군·구에 1개소의 보건소(보건의료원을 포함)를 설치한다. 다만, 시·군·구의 인구가 30만 명을 초과하는 등 지역주민의 보건의료를 위하여 특별히 필요하다고 인정되는 경우에는 대통령령으로 정하는 기준에 따라 해당 지방자치단체의 조례로 보건소를 추가로 설치할 수 있다. 〈개정 2021.8.17.〉

다, 라. **(지역보건법 시행령 제10조 : 보건지소의 설치)** 법 제13조에 따른 보건지소는 읍·면(보건소가 설치된 읍·면은 제외)마다 1개씩 설치할 수 있다. 다만, 지역주민의 보건의료를 위하여 특별히 필요하다고 인정되는 경우에는 필요한 지역에 보건지소를 설치·운영하거나 여러 개의 보건지소를 통합하여 설치·운영할 수 있다.

9

53 「지역보건법」상 해당 지방자치단체의 조례로 설치할 수 있는 지역보건의료기관은?

2019 서울, 2021 전북 기출유사

가. 보건소
나. 보건지소
다. 건강생활지원센터
라. 보건진료소

① 가, 나, 다
② 가, 다
③ 나, 라
④ 가, 나, 다, 라

Answer 51 ② 52 ② 53 ①

해설 (지역보건법 제10조 제1항 : 보건소의 설치) 지역주민의 건강을 증진하고 질병을 예방·관리하기 위해 시·군·구에 1개소의 보건소(보건의료원을 포함)를 설치한다. 다만, 시·군·구의 인구가 30만 명을 초과하는 등 지역주민의 보건의료를 위하여 특별히 필요하다고 인정되는 경우에는 대통령령으로 정하는 기준에 따라 해당 지방자치단체의 조례로 보건소를 추가로 설치할 수 있다. 〈개정 2021.8.17.〉

(지역보건법 제13조 : 보건지소의 설치) 지방자치단체는 보건소의 업무수행을 위하여 필요하다고 인정하는 경우에는 대통령령으로 정하는 기준에 따라 해당 지방자치단체의 조례로 보건소의 지소("보건지소")를 설치할 수 있다.

(지역보건법 제14조 : 건강생활지원센터의 설치) 지방자치단체는 보건소의 업무 중에서 특별히 지역주민의 만성질환 예방 및 건강한 생활습관 형성을 지원하는 건강생활지원센터를 대통령령으로 정하는 기준에 따라 해당 지방자치단체의 조례로 설치할 수 있다.

(농어촌 등 보건의료를 위한 특별조치법 제15조 제1항 : 보건진료소의 설치·운영) 시장[도농복합형태의 시의 시장으로 읍·면 지역에서 보건진료소를 설치·운영하는 경우만 해당] 또는 군수는 보건의료 취약지역의 주민에게 보건의료를 제공하기 위하여 보건진료소를 설치·운영한다. 다만, 시·구의 관할구역의 도서지역에는 해당 시장·구청장이 보건진료소를 설치·운영할 수 있으며, 군 지역에 있는 보건진료소의 행정구역이 행정구역의 변경 등으로 시 또는 구 지역으로 편입된 경우에는 보건복지부장관이 정하는 바에 따라 해당 시장 또는 구청장이 보건진료소를 계속 운영할 수 있다.

54 「지역보건법」상 보건지소의 설치에 관한 설명으로 가장 올바르지 못한 것은? 2011 충남 기출유사

① 보건소가 설치된 읍·면에 1개소씩 설치한다.

② 보건지소는 지방자치단체의 조례로 설치할 수 있다.

③ 주민의 보건의료를 위하여 통합보건지소를 설치·운영할 수 있다.

④ 필요한 지역에 보건지소를 추가로 설치·운영할 수 있다.

해설 (지역보건법 시행령 제10조 : 보건지소의 설치) 법 제13조에 따른 보건지소는 읍·면(보건소가 설치된 읍·면은 제외)마다 1개씩 설치할 수 있다. 다만, 지역주민의 보건의료를 위하여 특별히 필요하다고 인정되는 경우에는 필요한 지역에 보건지소를 설치·운영하거나 여러 개의 보건지소를 통합하여 설치·운영할 수 있다.

(지역보건법 제13조 : 보건지소의 설치) 지방자치단체는 보건소의 업무수행을 위하여 필요하다고 인정하는 경우에는 대통령령으로 정하는 기준에 따라 해당 지방자치단체의 조례로 보건소의 지소("보건지소")를 설치할 수 있다.

55 「지역보건법」상 지역보건의료조직에 대한 설명으로 가장 올바른 것은? 2020 부산 기출유사

① 보건복지부장관은 지역보건의료기관의 조직 기준을 정하는 경우 미리 행정안전부장관과 협의하여야 한다.

② 보건복지부장관은 지역보건의료기관의 조직 기준을 정하는 경우 해당 시·군·구의 인구규모, 지역특성, 보건의료 수요 등을 고려하여야 하고, 다른 지방자치단체와의 균형을 유지하도록 합리적으로 정하여야 한다.

③ 지방자치단체는 보건소의 업무수행을 위하여 필요하다고 인정하는 경우에는 보건복지부령으로 정하는 기준에 따라 해당 지방자치단체의 조례로 보건지소를 설치할 수 있다.

④ 지방자치단체는 지역주민의 만성질환 예방 및 건강한 생활습관 형성을 지원하는 건강생활지원센터를 대통령령으로 정하는 기준에 따라 해당 지방자치단체의 조례로 설치할 수 있다.

Answer 54 ① 55 ④

해설 **(지역보건법 제14조 : 건강생활지원센터의 설치)** 지방자치단체는 보건소의 업무 중에서 특별히 지역주민의 만성질환 예방 및 건강한 생활습관 형성을 지원하는 건강생활지원센터를 대통령령으로 정하는 기준에 따라 해당 지방자치단체의 조례로 설치할 수 있다.

① ② **(지역보건법 시행령 제12조 : 지역보건의료기관의 조직 기준)**

① 행정안전부장관은 법 제15조 제1항에 따라 지역보건의료기관의 조직 기준을 정하는 경우에 미리 보건복지부장관과 협의하여야 한다. 〈개정 2024.7.2.〉

② 행정안전부장관은 제1항에 따른 지역보건의료기관의 조직 기준을 정하는 경우에 해당 시·군·구의 인구 규모, 지역 특성, 보건의료 수요 등을 고려하여야 하고, 다른 지방자치단체와의 균형을 유지하도록 합리적으로 정하여야 한다.

(지역보건법 제15조 제1항 : 지역보건의료기관의 조직) 지역보건의료기관의 조직은 대통령령으로 정하는 사항 외에는 「지방자치법」 제125조에 따른다. 〈개정 2024.1.2.〉

③ **(지역보건법 제13조 : 보건지소의 설치)** 지방자치단체는 보건소의 업무수행을 위하여 필요하다고 인정하는 경우에는 대통령령으로 정하는 기준에 따라 해당 지방자치단체의 조례로 보건지소를 설치할 수 있다.

56 「지역보건법 시행령」상 보건소장을 지휘·감독하는 자는? 2020 서울 기출유사

① 질병관리청장
② 보건복지부장관
③ 식품의약품안전처장
④ 시장·군수·구청장

해설 **(지역보건법 시행령 제13조 제3항 : 보건소장)** 보건소장은 시장·군수·구청장의 지휘·감독을 받아 보건소의 업무를 관장하고 소속 공무원을 지휘·감독하며, 관할 보건지소, 건강생활지원센터 및 「농어촌 등 보건의료를 위한 특별조치법」 제2조 제4호에 따른 보건진료소의 직원 및 업무에 대하여 지도·감독한다.

57 「지역보건법」상 보건소장에 대한 설명으로 가장 올바르지 못한 것은? 2023 서울 기출유사

① 관할 보건지소, 건강생활지원센터의 직원 및 업무에 대하여 지도·감독한다.
② 보건복지부장관의 지휘·감독을 받는다.
③ 보건소의 업무를 관장하고 소속 공무원을 지휘·감독한다.
④ 보건진료소의 직원 및 업무에 대하여 지도·감독한다.

해설 56번 문제 해설 참조

9

58 「지역보건법」상 지역보건의료기관에 관한 설명으로 가장 올바른 것은? 2017 강원 기출유사

① 건강생활지원센터장은 보건지소장의 지휘·감독을 받아 건강생활지원센터의 업무를 관장하고 소속 직원을 지휘·감독한다.
② 보건소 중 병원의 요건을 갖춘 것을 보건의료원이라 한다.
③ 보건소를 추가로 설치하려는 경우에는 해당 지방자치단체의 장은 행정안전부장관과 미리 협의하여야 한다.
④ 보건지소는 읍·면(보건소가 설치된 읍·면을 포함)마다 1개씩 설치할 수 있다.

Answer 56 ④ 57 ② 58 ②

해설 (지역보건법 제12조 : 보건의료원) 보건소 중 「의료법」에 따른 병원의 요건을 갖춘 보건소는 보건의료원이라는 명칭을 사용할 수 있다.

① (지역보건법 시행령 제15조 제2항) 건강생활지원센터장은 보건소장의 지휘·감독을 받아 건강생활지원센터의 업무를 관장하고 소속 직원을 지휘·감독한다.

③ (지역보건법 시행령 제8조 제2항) 보건소를 추가로 설치하려는 경우에는 「지방자치법 시행령」 제73조에 따른다. 이 경우 해당 지방자치단체의 장은 보건복지부장관과 미리 협의하여야 한다. 〈개정 2022.11.1.〉

④ (지역보건법 시행령 제10조) 보건지소는 읍·면(보건소가 설치된 읍·면은 제외)마다 1개씩 설치할 수 있다. 다만, 지역주민의 보건의료를 위하여 특별히 필요하다고 인정되는 경우에는 필요한 지역에 보건지소를 설치·운영하거나 여러 개의 보건지소를 통합하여 설치·운영할 수 있다.

59 「지역보건법」상 지역보건의료기관에 대한 설명으로 가장 올바르지 못한 것은? 2025 인천·충청 기출유사

① 건강생활지원센터는 시·도마다 1개씩 설치할 수 있다.

② 보건소는 시·군·구마다 1개씩 설치한다.

③ 보건의료원은 「의료법」상 병원의 요건을 갖춘 보건소를 말한다.

④ 보건지소는 읍·면마다 1개씩 설치할 수 있다.

해설 (지역보건법 시행령 제11조 : 건강생활지원센터의 설치) 법 제14조에 따른 건강생활지원센터는 읍·면·동(보건소가 설치된 읍·면·동은 제외)마다 1개씩 설치할 수 있다.

(지역보건법 제10조 제1항 : 보건소의 설치) 지역주민의 건강을 증진하고 질병을 예방·관리하기 위하여 시·군·구에 1개 소의 보건소(보건의료원을 포함)를 설치한다. 다만, 시·군·구의 인구가 30만명을 초과하는 등 지역주민의 보건의료를 위하여 특별히 필요하다고 인정되는 경우에는 대통령령으로 정하는 기준에 따라 해당 지방자치단체의 조례로 보건소를 추가로 설치할 수 있다. 〈개정 2021.8.17.〉

(지역보건법 제12조 : 보건의료원) 보건소 중 「의료법」 제3조 제2항 제3호 가목에 따른 병원의 요건을 갖춘 보건소는 보건의료원이라는 명칭을 사용할 수 있다.

(지역보건법 시행령 제10조 : 보건지소의 설치) 법 제13조에 따른 보건지소는 읍·면(보건소가 설치된 읍·면은 제외)마다 1개씩 설치할 수 있다. 다만, 지역주민의 보건의료를 위하여 특별히 필요하다고 인정되는 경우에는 필요한 지역에 보건지 소를 설치·운영하거나 여러 개의 보건지소를 통합하여 설치·운영할 수 있다.

60 「지역보건법」에 따른 건강생활지원센터 업무로 가장 옳은 것은? 2020 서울, 2024 전남 기출유사

① 건강 친화적인 지역사회 여건의 조성

② 정신건강증진 및 생명존중에 관한 지역보건의료서비스 제공

③ 만성질환 예방 및 건강한 생활습관 형성 지원

④ 감염병의 예방 및 관리에 관한 지역보건의료서비스 제공

해설 (지역보건법 제14조 : 건강생활지원센터의 설치) 지방자치단체는 보건소의 업무 중에서 특별히 지역주민의 만성질환 예방 및 건강한 생활습관 형성을 지원하는 건강생활지원센터를 대통령령으로 정하는 기준에 따라 해당 지방자치단체의 조례로 설치할 수 있다.

Answer 59 ① 60 ③

61 「지역보건법」상 보건소 전문인력의 적정 배치에 관한 설명으로 올바른 것은? 2015 대구 기출유사

① 보건복지부장관과 시·도지사(특별자치시장·특별자치도지사 포함)는 지역보건의료기관의 전문인력의 자질 향상을 위하여 필요한 교육훈련을 시행하여야 한다.

② 시·도지사는 전문인력의 배치 및 운영이 부적절하다고 판단될 때에는 그 시정을 위하여 시장·군수·구청장에게 권고할 수 있다.

③ 시장·군수·구청장(특별자치시장·특별자치도지사 포함)은 전문인력을 적정하게 배치하기 위하여 지역보건의료기관 간에 전문인력의 교류를 할 수 있다.

④ 전문인력의 임용 자격 기준은 필요한 면허·자격 또는 전문지식이 있는 사람으로 하되, 해당 분야의 업무에서 5년 이상 종사한 사람을 우선적으로 임용하여야 한다.

해설 **(지역보건법 제16조 : 전문인력의 적정 배치 등)**

② 시·도지사(특별자치시장·특별자치도지사를 포함)는 지역보건의료기관의 전문인력을 적정하게 배치하기 위하여 필요한 경우 「지방공무원법」에 따라 지역보건의료기관 간에 전문인력의 교류를 할 수 있다.

③ 보건복지부장관과 시·도지사(특별자치시장·특별자치도지사를 포함)는 지역보건의료기관의 전문인력의 자질 향상을 위하여 필요한 교육훈련을 시행하여야 한다.

④ 보건복지부장관은 지역보건의료기관의 전문인력의 배치 및 운영 실태를 조사할 수 있으며, 그 배치 및 운영이 부적절하다고 판단될 때에는 그 시정을 위하여 시·도지사 또는 시장·군수·구청장에게 권고할 수 있다.

(지역보건법 시행령 제17조) 전문인력의 임용 자격 기준은 지역보건의료기관의 기능을 수행하는 데 필요한 면허·자격 또는 전문지식이 있는 사람으로 하되, 해당 분야의 업무에서 2년 이상 종사한 사람을 우선적으로 임용하여야 한다.

62 「지역보건법」상 전문인력을 적정하게 배치하기 위해 지역보건의료기관 간 전문인력을 교류시킬 수 있는 사람은? 2025 경기 기출유사

① 보건소장 ② 시·군·구청장

③ 시·도지사 ④ 질병관리청장

해설 **(지역보건법 제16조 제2항 : 전문인력의 적정 배치 등)** 시·도지사(특별자치시장·특별자치도지사를 포함)는 지역보건의료기관의 전문인력을 적정하게 배치하기 위하여 필요한 경우 「지방공무원법」 제30조의2 제2항에 따라 지역보건의료기관 간에 전문인력의 교류를 할 수 있다.

9

63 「지역보건법」상 지역보건의료기관의 전문인력의 배치 및 운영이 부적절하다고 판단될 때에는 시·도지사 또는 시장·군수·구청장에게 그 시정을 권고할 수 있는 사람은? 2017 전북 기출유사

① 보건복지부장관 ② 인사혁신처장

③ 지역보건의료심의위원회 ④ 행정안전부장관

해설 **(지역보건법 제16조 제4항)** 보건복지부장관은 지역보건의료기관의 전문인력의 배치 및 운영 실태를 조사할 수 있으며, 그 배치 및 운영이 부적절하다고 판단될 때에는 그 시정을 위하여 시·도지사 또는 시장·군수·구청장에게 권고할 수 있다.

Answer 61 ① 62 ③ 63 ①

64 「지역보건법」상 전문인력의 최소 배치 기준 중 특별시의 구(區) 보건소에 두어야 하는 의사의 최소 배치 수는? 2017 부산 기출유사

① 1명　　② 2명

③ 3명　　④ 4명

해설 **(지역보건법 시행규칙 제4조 제1항 [별표 2] 제1호)** 영 제16조에 따른 전문인력의 면허 또는 자격의 종류에 따른 최소 배치 기준은 [별표 2]와 같다.

보건소의 특별시의 구는 의사 3명을 배치해야 한다.

전문인력의 면허 또는 자격의 종류에 따른 최소 배치 기준(제4조 제1항 관련)

1. 보건소　(단위 : 명)

직종별 \ 구분	특별시의 구	광역시의 구, 인구 50만명 이상인 시의 구 및 인구 30만명 이상인 시	인구 30만명 미만인 시	도농복합 형태의 시	군	보건의료원이 설치된 군
의사	3	3	2	2	1	6
치과의사	1	1	1	1	1	1
한의사	1	1	1	1	1	1
조산사	(1)	(1)	(1)	(1)	(1)	(1)
간호사	18	14	10	14	10	23
약사	3	2	1	1	1	2
임상병리사	4	4	3	4	2	4
방사선사	2	2	2	2	2	3
물리치료사	1	1	1	1	1	2
작업치료사	1	1	1	1	1	2
치과위생사	1	1	1	1	1	1
영양사	1	1	1	1	1	2
간호조무사	(2)	(2)	(2)	(2)	(2)	(6)
보건의료정보관리사	–	–	–	–	–	1
위생사	(3)	(3)	(2)	(2)	(2)	(2)
보건교육사	1	1	1	1	1	1
정신건강 전문요원	1	1	1	1	1	1
정보처리기사 및 정보처리기능사	(1)	(1)	(1)	(1)	(1)	(1)
응급구조사	–	–	–	–	(1)	1

※ 비고

1. 이 기준은 보건소장을 제외한 기준이며, 해당 지방자치단체의 실정에 따라 이 기준을 초과하여 필요한 전문인력을 배치할 수 있다.
2. 의사, 치과의사, 한의사는 공중보건의사를 포함한다.
3. 조산사 및 간호조무사는 간호사 전체 인력의 범위에서 간호사에 갈음하여 배치할 수 있다.
4. 위생사의 기준은 보건소에서 위생 업무를 관장하는 경우에 한정하여 적용한다.
5. 정보처리기사·정보처리기능사 및 응급구조사의 기준 중 (　)로 표시된 기준은 해당 시·군·구의 여건에 따라 조정할 수 있다.
6. 영양사는 인구 5만명 미만의 군(보건의료원이 설치된 군은 제외한다)의 경우에는 해당 군의 여건에 따라 이 기준을 조정하여 배치할 수 있다.

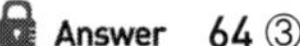

Answer　64 ③

2. 보건지소 (단위 : 명)

구분	의사	치과의사	한의사	간호사 또는 간호조무사	치과위생사
보건지소	1	1	1	3	1
통합 보건지소	1 × 관할 읍·면수	1 × 관할 읍·면수	1 × 관할 읍·면수	3 × 관할 읍·면수	1 × 관할 읍·면수

※ 비고

1. 치과의사 및 한의사는 공중보건의사로서의 치과의사 및 한의사의 인력 사정에 따라 이 기준을 조정하여 배치할 수 있다.
2. 치과위생사는 치과의사의 배치를 고려하여 이 기준을 조정하여 배치할 수 있다.

3. 건강생활지원센터 (단위 : 명)

구분	의사 또는 한의사	간호사 또는 간호조무사	물리치료사 또는 체육지도자	영양사
건강생활지원센터	1	3	1	1

※ 비고

1. 의사 또는 한의사는 촉탁 등 비상근으로 배치할 수 있다.
2. 건강생활지원센터 사업 규모, 사업 내용 등에 따라 지방자치단체 여건에 맞게 기준을 조정하여 배치할 수 있다.

65 「지역보건법」상 인구 30만명 미만인 보령시의 보건소 전문인력 최소 배치 기준으로 가장 올바른 것은?

2022 충남 기출유사

① 물리치료사 – 2명

② 방사선사 – 3명

③ 임상병리사 – 2명

④ 치과위생사 – 1명

해설 (지역보건법 시행규칙 제4조 제1항 [별표 2] : 전문인력의 면허 또는 자격의 종류에 따른 최소 배치 기준) 64번 문제 해설 참조

66 「지역보건법 시행규칙」상 보건소 전문인력 배치 시, 전문인력의 면허 또는 자격의 종류에 따른 최소 배치 기준으로 가장 옳지 않은 것은? 2025 서울 기출유사

① 보건의료원이 설치된 군의 물리치료사 최소 배치 기준은 2명이다.

② 인구 30만명 미만인 시의 보건교육사 최소 배치 기준은 1명이다.

③ 특별시의 구의 간호사 최소 배치 기준은 18명이다.

④ 인구 30만명 이상인 시의 임상병리사 최소 배치 기준은 3명이다.

해설 (지역보건법 시행규칙 제4조 제1항 [별표 2] : 전문인력의 면허 또는 자격의 종류에 따른 최소 배치 기준) 64번 문제 해설 참조

9

Answer 65 ④ 66 ④

67 「지역보건법」상 보건소장을 4급 공무원으로 임용하는 경우에 갖추어야 할 자격 요건으로 가장 올바르지 못한 것은? 2025 대구 기출유사

① 보건등 분야에서의 근무·연구 경력이 2년 이상이면서 치과의사·한의사·간호사·조산사·약사 면허를 취득한 이후의 근무·연구 경력이 1년 이상인 사람

② 보건소에서 실제로 보건등과 관련된 업무를 하는 공무원인 경우 보건등 분야에서의 근무 경력이 1년 이상이면서 4급 또는 이에 상응하는 공무원(「지방공무원 임용령」 별표 1에 따른 보건등 직렬의 공무원으로 한정한다)으로 근무한 경력이 있는 사람

③ 보건소에서 실제로 보건등과 관련된 업무를 하는 공무원인 경우 보건등 분야에서의 근무 경력이 3년 이상이면서 5급 또는 이에 상응하는 공무원(「지방공무원 임용령」 별표 1에 따른 보건등 직렬의 공무원으로 한정한다)으로 근무한 경력이 있는 사람

④ 치과의사·한의사·간호사·조산사·약사 면허 소지자인 경우 보건등 분야에서의 근무·연구 경력이 2년 이상이면서 법인 또는 등록된 비영리민간단체에서 보건소장 직위에 상응하는 직위의 근무 경력이 있는 사람

해설 **(지역보건법 시행령 제13조 제1항 : 보건소장)** 법 제15조 제2항 단서에서 "대통령령으로 정하는 자격을 갖춘 사람"이란 다음 각 호의 구분에 따른 자격을 갖춘 사람을 말한다. 〈개정 2024.7.2.〉

1. 4급 공무원으로 임용하는 경우 : 다음 각 목의 구분에 따른 요건을 갖출 것
   가. 치과의사·한의사·간호사·조산사·약사 면허 소지자
      1) 보건·식품위생·의료기술·의무·약무·간호·보건진료(이하"보건등") 분야에서의 근무·연구 경력이 4년 이상이면서 치과의사·한의사·간호사·조산사·약사 면허를 취득한 이 후의 근무·연구 경력이 2년 이상인 사람
      2) 보건등 분야에서의 근무·연구 경력이 2년 이상이면서 법인 또는 「비영리민간단체 지원법」 제4조에 따라 등록된 비영리 민간단체에서 보건소장 직위에 상응하는 직위의 근무 경력이 있는 사람
   나. 보건소에서 실제로 보건 등과 관련된 업무를 하는 공무원
      1) 보건등 분야에서의 근무 경력이 1년 이상이면서 4급 또는 이에 상응하는 공무원(「지방공무원 임용령」 별표 1에 따른 보건등 직렬의 공무원으로 한정한다)으로 근무한 경력이 있는 사람
      2) 보건등 분야에서의 근무 경력이 3년 이상이면서 5급 또는 이에 상응하는 공무원(「지방공무원 임용령」 별표 1에 따른 보건등 직렬의 공무원으로 한정한다)으로 근무한 경력이 있는 사람
      3) 보건등 분야에서의 근무·연구 경력이 2년 이상이면서 법인 또는 「비영리민간단체 지원법」 제4조에 따라 등록된 비영리 민간단체에서 보건소장 직위에 상응하는 직위의 근무 경력이 있는 사람
2. 5급 공무원으로 임용하는 경우 : 다음 각 목의 구분에 따른 요건을 갖출 것
   가. 치과의사·한의사·간호사·조산사·약사 면허 소지자
      1) 보건등 분야에서의 근무·연구 경력이 2년 이상이면서 치과의사·한의사·간호사·조산사·약사 면허를 취득한 이후의 근무·연구 경력이 1년 이상인 사람
      2) 보건등 분야에서의 근무·연구 경력이 1년 이상이면서 법인 또는 「비영리민간단체 지원법」 제4조에 따라 등록된 비영리 민간단체에서 보건소장 직위에 상응하는 직위의 근무 경력이 있는 사람
   나. 보건소에서 실제로 보건 등과 관련된 업무를 하는 공무원
      1) 보건등 분야에서의 근무 경력이 1년 이상이면서 5급 또는 이에 상응하는 공무원(「지방공무원 임용령」 별표 1에 따른 보건등 직렬의 공무원으로 한정한다)으로 근무한 경력이 있는 사람
      2) 보건등 분야에서의 근무 경력이 3년 이상이면서 6급 또는 이에 상응하는 공무원(「지방공무원 임용령」 별표 1에 따른 보건등 직렬의 공무원으로 한정한다)으로 근무한 경력이 있는 사람
      3) 보건등 분야에서의 근무·연구 경력이 1년 이상이면서 법인 또는 「비영리민간단체 지원법」 제4조에 따라 등록된 비영리 민간단체에서 보건소장 직위에 상응하는 직위의 근무 경력이 있는 사람

Answer 67 ①

68 「지역보건법」상 지역보건의료기관의 전문인력의 임용에 대한 설명으로 가장 올바르지 못한 것은?

① 보건소에 보건소장 1명을 두되, 의사 면허가 있는 사람 중에서 보건소장을 임용한다.

② 의사 면허가 있는 사람 중에서 임용하기 어려운 경우에는 치과의사·한의사·간호사·조산사, 약사 또는 보건소에서 실제로 보건 등과 관련된 업무를 하는 공무원으로서 대통령령으로 정하는 자격을 갖춘 사람을 보건소장으로 임용할 수 있다.

③ 보건지소에 보건지소장 1명을 두되, 보건등(보건·식품위생·의료기술·의무·약무·간호·보건진료) 직렬의 공무원을 보건지소장으로 임용한다

④ 건강생활지원센터에 건강생활지원센터장 1명을 두되, 보건등(보건·식품위생·의료기술·의무·약무·간호·보건진료) 직렬의 공무원 또는 보건의료관계 법령에서 정하는 바에 따라 자격·면허 등을 취득하거나 보건의료서비스에 종사하는 것이 허용된 보건의료인을 건강생활지원센터장으로 임용한다.

해설 **(지역보건법 시행령 제14조 제1항 : 보건지소장)** 보건지소에 보건지소장 1명을 두되, 지방의무직공무원 또는 임기제공무원을 보건지소장으로 임용한다.

①② **(지역보건법 제15조 제2항 : 지역보건의료기관의 조직)** 보건소에 보건소장(보건의료원의 경우에는 원장을 말한다) 1명을 두되, 의사 면허가 있는 사람 중에서 보건소장을 임용한다. 다만, 의사 면허가 있는 사람 중에서 임용하기 어려운 경우에는 「의료법」 제2조 제2항에 따른 치과의사·한의사·조산사, 「간호법」 제12조에 따른 간호사, 「약사법」 제2조 제2호에 따른 약사 또는 보건소에서 실제로 보건 등과 관련된 업무를 하는 공무원으로서 대통령령으로 정하는 자격을 갖춘 사람을 보건소장으로 임용할 수 있다. 〈개정 2024.9.20.〉

④ **(지역보건법 시행령 제15조 제1항 : 건강생활지원센터장)** 건강생활지원센터에 건강생활지원센터장 1명을 두되, 보건등 직렬의 공무원 또는 「보건의료기본법」 제3조 제3호에 따른 보건의료인을 건강생활지원센터장으로 임용한다.

69 「지역보건법 시행규칙」상 인구 30만명 미만인 시의 보건소에 두어야 하는 최소 배치 기준에 포함되는 전문인력은? 2021 서울 기출유사

① 보건의료정보관리사　　② 언어재활사

③ 응급구조사　　④ 보건교육사

해설 64번 문제 해설 참조

70 「지역보건법」상 보건인력을 채용할 때 우선임용자의 경력기간은?

① 2년 이상　　② 3년 이상

③ 5년 이상　　④ 7년 이상

해설 **(지역보건법 시행령 제17조 : 전문인력의 임용 자격 기준)** 전문인력의 임용 자격 기준은 지역보건의료기관의 기능을 수행하는 데 필요한 면허·자격 또는 전문지식이 있는 사람으로 하되, 해당 분야의 업무에서 2년 이상 종사한 사람을 우선적으로 임용하여야 한다.

Answer 68 ③ 69 ④ 70 ①

71 「지역보건법」상 보건복지부장관 또는 시·도지사(특별자치시장·특별자치도지사 포함)는 전문인력에 대하여 기본교육훈련과 직무분야별 전문교육훈련을 실시하여야 한다. 교육훈련을 소속 교육훈련기관에서 받게 하거나 다음 중 어느 하나에 해당하는 기관에 위탁하여 받게 할 수 있다. 해당되지 않는 기관은?

① 건강생활지원센터　　② 다른 행정기관 소속의 교육훈련기관
③ 민간교육기관　　④ 질병관리청장

해설 (지역보건법 시행령 제18조 제2항 : 전문인력에 대한 교육훈련) 보건복지부장관 또는 시·도지사는 제1항에 따른 교육훈련을 소속 교육훈련기관에서 받게 하거나 다음 각 호의 어느 하나에 해당하는 기관에 위탁하여 받게 할 수 있다. 〈개정 2020.9.11.〉

1. 질병관리청장
2. 다른 행정기관 소속의 교육훈련기관
3. 민간교육기관

72 「지역보건법」상 보건소 전문인력의 교육훈련에 대한 설명으로 가장 올바른 것은? 2020 광주 기출유사

① 기본교육훈련은 재직자를 대상으로 실시한다.
② 기본교육훈련은 3주 동안 실시한다.
③ 전문교육훈련은 신규임용자를 대상으로 실시한다.
④ 전문교육훈련은 2주 동안 실시한다.

해설 (지역보건법 시행령 제19조 : 교육훈련의 대상 및 기간) 법 제16조 제3항에 따른 교육훈련 과정별 교육훈련의 대상 및 기간은 다음 각 호의 구분에 따른다.

1. 기본교육훈련 : 해당 직급의 공무원으로서 필요한 능력과 자질을 배양할 수 있도록 신규로 임용되는 전문인력을 대상으로 하는 3주 이상의 교육훈련
2. 직무 분야별 전문교육훈련 : 보건소에서 현재 담당하고 있거나 담당할 직무 분야에 필요한 전문적인 지식과 기술을 습득할 수 있도록 재직중인 전문인력을 대상으로 하는 1주 이상의 교육훈련

73 「지역보건법」상 보건복지부장관은 전문인력 등의 운영실태조사를 정기적으로 몇 년마다 실시하는가?

① 1년　　② 2년
③ 3년　　④ 4년

해설 (지역보건법 시행령 제20조 제1항) 보건복지부장관은 법 제16조 제4항에 따라 지역보건의료기관의 전문인력 배치 및 운영 실태를 2년마다 조사하여야 하며, 필요한 경우에는 시·도 또는 시·군·구에 대하여 수시로 조사할 수 있다.

74 「지역보건법」상 지역보건의료기관 간 전문인력의 교류를 권고할 수 있는 사람은? 2017 울산 기출유사

① 보건복지부장관　　② 시·도지사
③ 시장·군수·구청장　　④ 행정안전부장관

해설 (지역보건법 시행령 제20조 제2항) 보건복지부장관은 실태 조사 결과 전문인력의 적절한 배치 및 운영에 필요하다고 판단하는 경우에는 시·도지사(특별자치시장·특별자치도지사를 포함)에게 전문인력의 교류를 권고할 수 있다.

Answer 71 ① 72 ② 73 ② 74 ①

75 아래 내용은 「지역보건법」상 지역보건의료기관에 대한 설명이다. 다음 중 올바르게 설명하고 있는 것을 모두 고른 것은?

가. 국가는 방문건강관리 전담공무원의 배치에 필요한 비용의 전부 또는 일부를 보조할 수 있다.
나. 방문건강관리사업을 담당하게 하기 위하여 지역보건의료기관에 보건복지부령으로 정하는 전문인력을 방문건강관리 전담공무원으로 둘 수 있다.
다. 시·도지사(특별자치시장·특별자치도지사를 포함) 또는 시장·군수·구청장(특별자치시장·특별자치도지사는 제외)은 지역보건의료기관에 전문인력의 결원이 생겼을 때에는 지체 없이 결원 보충에 필요한 조치를 하여야 한다.
라. 지역보건의료기관은 보건의료에 관한 실험 또는 검사를 위하여 의사·치과의사·한의사·약사 등에게 그 시설을 이용하게 하거나, 타인의 의뢰를 받아 실험 또는 검사를 할 수 있다.

① 가, 나, 다
② 가, 다
③ 나, 라
④ 가, 나, 다, 라

해설 **(지역보건법 시행령 제21조 : 전문인력의 결원 보충)** 시·도지사(특별자치시장·특별자치도지사를 포함) 또는 시장·군수·구청장(특별자치시장·특별자치도지사는 제외)은 지역보건의료기관에 전문인력의 결원이 생겼을 때에는 지체 없이 결원 보충에 필요한 조치를 하여야 한다.
(지역보건법 제16조의2 : 방문건강관리 전담공무원)
① 방문건강관리사업을 담당하게 하기 위하여 지역보건의료기관에 보건복지부령으로 정하는 전문인력을 방문건강관리 전담공무원으로 둘 수 있다.
② 국가는 제1항에 따른 방문건강관리 전담공무원의 배치에 필요한 비용의 전부 또는 일부를 보조할 수 있다.
(지역보건법 제18조 : 시설의 이용) 지역보건의료기관은 보건의료에 관한 실험 또는 검사를 위하여 의사·치과의사·한의사·약사 등에게 그 시설을 이용하게 하거나, 타인의 의뢰를 받아 실험 또는 검사를 할 수 있다.

76 「지역보건법」상 방문건강관리 전담공무원이 될 수 없는 사람은?

2021 제주, 2022 부산, 2023 전북, 2024 경기 기출유사

① 간호조무사
② 영양사
③ 작업치료사
④ 치과위생사

해설 **(지역보건법 시행규칙 제4조의2 제1항 : 방문건강관리 전담공무원)** 법 제16조의2에 따른 방문건강관리 전담공무원은 다음 각 호의 어느 하나에 해당하는 사람으로 한다. 〈개정 2025.6.20.〉
1. 「의료법」 제2조 제1항에 따른 의사, 치과의사, 한의사 및 「간호법」 제12조에 따른 간호사
2. 물리치료사, 작업치료사 및 치과위생사
3. 영양사
4. 약사 및 한약사
5. 「국민체육진흥법」 제2조 제6호에 따른 체육지도자
6. 그 밖에 법 제11조 제1항 제5호 사목에 따른 방문건강관리사업에 관한 전문지식과 경험이 있다고 보건복지부장관이 인정하여 고시하는 사람

9

Answer 75 ④ 76 ①

77 「지역보건법 시행규칙」상 방문건강관리 전담공무원이 될 수 있는 사람을 〈보기〉에서 모두 고른 것은?

2025 서울 기출유사

보기

ㄱ. 간호사　　ㄴ. 영양사　　ㄷ. 한약사　　ㄹ. 체육지도자

① ㄱ, ㄷ　　② ㄴ, ㄹ

③ ㄱ, ㄴ, ㄷ　　④ ㄱ, ㄴ, ㄷ, ㄹ

해설 **(지역보건법 시행규칙 제4조의2 제1항 : 방문건강관리 전담공무원)** 76번 문제 해설 참조

78 「지역보건법」상 방문건강관리사업을 담당하는 방문건강관리 전담공무원으로서 전문인력에 해당되지 않는 사람은? 2022 대전, 2023 전북 기출유사

① 「국민영양관리법」에 따른 영양사

② 「국민체육진흥법」에 따른 체육지도자

③ 「약사법」에 따른 한약사

④ 「의료기사 등에 관한 법률」에 따른 임상병리사

해설 **(지역보건법 시행규칙 제4조의2 : 방문건강관리 전담공무원)** : 76번 문제 해설 참조

79 「지역보건법」상 지역보건의료서비스를 제공받으려면 누구에게 신청할 수 있는가?

① 관할 보건소장　　② 보건복지부장관

③ 시·도지사　　④ 시장·군수·구청장

해설 **(지역보건법 제19조 제1항)** 지역보건의료서비스 중 보건복지부령으로 정하는 서비스를 필요로 하는 사람("서비스대상자")과 그 친족, 그 밖의 관계인은 관할 시장·군수·구청장에게 지역보건의료서비스의 제공을 신청할 수 있다.

80 「지역보건법」상 지역보건의료서비스의 신청과 관련하여 "부양의무자"의 범위로 가장 올바른 것은?

① 배우자, 직계 존속·비속, 배우자의 직계 존속

② 배우자, 직계 존속·비속, 형제자매

③ 1촌 직계혈족 및 그 배우자

④ 2촌 직계혈족 및 그 배우자

해설 **(지역보건법 제19조 제2항)** 시장·군수·구청장이 제1항에 따른 서비스 제공 신청을 받는 경우 제20조에 따라 조사하려 하거나 제출받으려는 자료 또는 정보에 관하여 서비스대상자와 그 서비스대상자의 1촌 직계혈족 및 그 배우자("부양의무자")에게 다음 각 호의 사항을 알리고, 해당 자료 또는 정보의 수집에 관한 동의를 받아야 한다.

1. 법적 근거, 이용 목적 및 범위
2. 이용 방법
3. 보유기간 및 파기방법

Answer 77 ④　78 ④　79 ④　80 ③

81 「지역보건법」상 지역보건의료서비스 제공 신청을 받은 후 조사하려는 자료 또는 정보에 관하여 서비스 대상자와 부양의무자에게 알려야 할 사항에 해당하지 않는 것은?

① 법적 근거, 이용 목적 및 범위 ② 보유기간 및 파기방법
③ 업무의 위탁 및 대행 방법 ④ 이용 방법

해설 80번 문제 해설 참조

82 「지역보건법」상 지역보건의료서비스는 ( ), ( ), ( ) 등에 따라 선별하여 제공하는 서비스를 말한다. 다음 중 괄호 안에 들어갈 말이 아닌 것은?

① 건강상태 ② 생활습관
③ 소득 ④ 재산

해설 **(지역보건법 시행규칙 제8조 제1항)** 법 제19조 제1항에서 "지역보건의료서비스 중 보건복지부령으로 정하는 서비스"란 소득, 재산, 건강상태 등에 따라 선별하여 제공하는 서비스를 말한다.

83 「지역보건법」상 지역보건의료서비스 제공 신청 시 조사해야 할 사항에 해당하지 않는 것은?

① 대상자의 최종학력 ② 부양의무자의 소득 2016 충남, 2021 충북 기출유사
③ 부양의무자의 재산 ④ 서비스대상자의 소득

해설 **(지역보건법 제20조 : 신청에 따른 조사)** 시장·군수·구청장은 제19조 제1항에 따라 서비스 제공 신청을 받으면 서비스대상자와 부양의무자의 인적사항·가족관계·소득·재산·사회보장급여 수급이력·건강상태 등에 관한 자료 및 정보에 대하여 조사하고 처리할 수 있다. 다만, 서비스대상자와 부양의무자에 대한 조사가 필요하지 아니하거나 그 밖에 대통령령으로 정하는 사유에 해당하는 경우는 제외한다. 〈개정 2023.3.28.〉

(지역보건법 시행령 제22조의2 제1항) 법 제20조 제1항 단서에서 "대통령령으로 정하는 사유"란 다음 각 호의 사유를 말한다.

1. 다른 법령에 따라 법 제19조 제1항에 따른 서비스대상자가 사회보장급여를 받고 있는 경우로서 수급자격의 증명만으로 지역보건의료서비스 제공의 실시 여부를 결정할 수 있는 경우
2. 「의료법」 제17조에 따른 진단서 등에 의한 서비스대상자의 건강상태 확인만으로 지역보건의료서비스 제공의 실시 여부를 결정할 수 있는 경우
3. 그 밖에 시장·군수·구청장이 소득·재산·건강상태에 관한 조사가 필요하지 않다고 인정하는 경우

[본조신설 2023.9.26.]

84 「지역보건법」상 지역보건의료서비스 제공의 실시 여부를 결정할 때, 서비스대상자와 그 부양의무자의 소득·재산 수준이 보건복지부장관이 정하는 기준 이하인 경우에 관련 조사의 일부를 생략하고 서비스 제공의 실시를 결정할 수 있는 자는? 2022 서울 기출유사

① 대통령 ② 보건복지부장관
③ 시·도지사 ④ 시장·군수·구청장

Answer 81 ③ 82 ② 83 ① 84 ④

해설 (지역보건법 제21조 : 서비스 제공의 결정 및 실시)

① 시장·군수·구청장은 제20조에 따른 조사를 하였을 때에는 예산 상황 등을 고려하여 서비스 제공의 실시 여부를 결정한 후 이를 서면이나 전자문서로 신청인에게 통보하여야 한다.

② 시장·군수·구청장은 제1항에 따른 서비스 제공의 실시 여부를 결정할 때 제20조 제2항부터 제4항까지에 따라 조사한 자료·정보의 전부 또는 일부를 통하여 평가한 서비스대상자와 그 부양의무자의 소득·재산 수준 및 건강상태가 보건복지부장관이 정하는 기준 이하인 경우에는 관련 조사의 일부를 생략하고 서비스 제공의 실시를 결정할 수 있다. 〈신설 2023.3.28.〉

③ 시장·군수·구청장은 서비스대상자에게 서비스 제공을 하기로 결정하였을 때에는 서비스 제공기간 등을 계획하여 그 계획에 따라 지역보건의료서비스를 제공하여야 한다. 〈개정 2021.7.27.〉

85 「지역보건법」상 지역보건의료서비스의 신청과 관련하여 조사하거나 제출받은 정보 중 서비스대상자가 아닌 사람의 정보는 몇 년을 초과하여 보유할 수 없는가? 2024 부산 기출유사

① 3년 ② 4년
③ 5년 ④ 10년

해설 (지역보건법 제22조 제1항 : 정보의 파기) 시장·군수·구청장은 제20조에 따라 조사하거나 제출받은 정보 중 서비스대상자가 아닌 사람의 정보는 5년을 초과하여 보유할 수 없다. 이 경우 시장·군수·구청장은 정보의 보유기한이 지나면 지체 없이 이를 파기하여야 한다.

86 「지역보건법」상 시장·군수·구청장은 지역보건의료서비스 신청과 관련, 보유기한을 넘긴 정보가 지역보건의료정보시스템 또는 「사회보장기본법」에 따른 정보시스템에 수집되어 있는 경우 누구에게 해당 정보의 파기를 요청할 수 있는가?

① 과학기술정보통신부장관 ② 보건복지부장관
③ 시·도지사 ④ 행정안전부장관

해설 (지역보건법 제22조 제2항 : 정보의 파기) 시장·군수·구청장은 제1항에 따른 정보가 지역보건의료정보시스템 또는 「사회보장기본법」 제37조 제2항에 따른 사회보장 정보시스템에 수집되어 있는 경우 보건복지부장관에게 해당 정보의 파기를 요청할 수 있다. 이 경우 보건복지부장관은 지체 없이 이를 파기하여야 한다. 〈개정 2023.3.28.〉

87 「지역보건법」상 의료인이 아님에도 의료행위를 할 수 있는 사람이 지역주민 다수를 대상으로 무료순회진료를 실시할 경우 사전에 필요한 행정조치로 가장 올바른 것은? 2017 강원 기출유사

① 관할 보건소장에게 신고 ② 시·도지사에게 신고
③ 시장·군수·구청장에게 신고 ④ 시장·군수·구청장의 허가

해설 (지역보건법 제23조 제1항) 「의료법」 제27조 제1항 각 호의 어느 하나에 해당하는 사람이 지역주민 다수를 대상으로 건강검진 또는 순회 진료 등 주민의 건강에 영향을 미치는 행위("건강검진등")를 하려는 경우에는 보건복지부령으로 정하는 바에 따라 건강검진등을 하려는 지역을 관할하는 보건소장에게 신고하여야 한다.

(의료법 제27조 제1항 : 무면허 의료행위 등 금지) 의료인이 아니면 누구든지 의료행위를 할 수 없으며 의료인도 면허된 것 이외의 의료행위를 할 수 없다. 다만, 다음 각 호의 어느 하나에 해당하는 자는 보건복지부령으로 정하는 범위에서 의료행위를 할 수 있다.

Answer 85 ③ 86 ② 87 ①

1. 외국의 의료인 면허를 가진 자로서 일정 기간 국내에 체류하는 자
2. 의과대학, 치과대학, 한의과대학, 의학전문대학원, 치의학전문대학원, 한의학전문대학원, 종합병원 또는 외국 의료원조기관의 의료봉사 또는 연구 및 시범사업을 위하여 의료행위를 하는 자
3. 의학 · 치과의학 · 한방의학 또는 간호학을 전공하는 학교의 학생

88 **「지역보건법」상 의료기관이 부득이한 사유로 의료기관 외의 장소에서 지역주민 다수를 대상으로 건강검진 등을 하려는 경우에는 그 지역을 관할하는 (가)에게 신고하여야 한다. (가)에 해당하는 기관은?**

2017 충북, 2018 서울, 2020 충북 기출유사

① 병원장　　② 경찰서장
③ 보건소장　　④ 소방서장

해설 **(지역보건법 제23조 : 건강검진 등의 신고)**
① 「의료법」 제27조 제1항 각 호의 어느 하나에 해당하는 사람이 지역주민 다수를 대상으로 건강검진 또는 순회 진료 등 주민의 건강에 영향을 미치는 행위(이하 "건강검진등")를 하려는 경우에는 보건복지부령으로 정하는 바에 따라 건강검진등을 하려는 지역을 관할하는 보건소장에게 신고하여야 한다.
② 의료기관이 「의료법」 제33조 제1항 각 호의 어느 하나에 해당하는 사유로 의료기관 외의 장소에서 지역주민 다수를 대상으로 건강검진등을 하려는 경우에도 제1항에 따른 신고를 하여야 한다.
③ 보건소장은 제1항 및 제2항에 따른 신고를 받은 경우에는 그 내용을 검토하여 이 법에 적합하면 신고를 수리하여야 한다.

89 **「지역보건법」상 전라북도 A시 소재 의료기관이 경상북도 B군 지역주민 다수를 대상으로 건강검진을 하려는 경우, 다음 중 거쳐야 할 행정절차로 가장 올바른 것은?** 2021 대구 기출유사

① 경상북도 B군 보건소장에게 신고　　② 경상북도 B군 보건소장의 허가
③ 전라북도 A시 보건소장에게 신고　　④ 전라북도 A시 보건소장의 허가

해설 88번 문제 해설 참조

90 **아래 내용은 「지역보건법」상 지역보건의료기관에 대한 비용보조를 나타낸 것이다. 다음 중 (가), (나)에 들어갈 올바른 내용은?** 2015 경북, 2022 광주, 2024 경북 기출유사

> 국가와 시·도는 지역보건의료기관의 설치와 운영에 필요한 비용 및 지역보건의료계획의 시행에 필요한 비용의 일부를 보조할 수 있다. 보조금을 지급하는 경우 설치비와 부대비에 있어서는 그 (가) 이내로 하고, 운영비 및 지역보건의료계획의 시행에 필요한 비용에 있어서는 그 (나) 이내로 한다.

① 가 : 3분의 1, 나 : 2분의 1　　② 가 : 3분의 2, 나 : 2분의 1
③ 가 : 2분의 1, 나 : 2분의 1　　④ 가 : 2분의 1, 나 : 3분의 1

Answer　88 ③　89 ①　90 ②

9

해설 (지역보건법 제24조 : 비용의 보조)

① 국가와 시·도는 지역보건의료기관의 설치와 운영에 필요한 비용 및 지역보건의료계획의 시행에 필요한 비용의 일부를 보조할 수 있다.

② 제1항에 따라 보조금을 지급하는 경우 설치비와 부대비에 있어서는 그 3분의 2 이내로 하고, 운영비 및 지역보건의료계획의 시행에 필요한 비용에 있어서는 그 2분의 1 이내로 한다.

91 「지역보건법」상 지역보건의료기관에서 징수하는 수수료와 진료비는 어떠한 방법으로 정하는가?

2017 인천 기출유사

① 대통령령으로 정하는 기준에 따라 해당 지방자치단체의 조례로 정한다.

② 보건복지부장관이 고시하는 기준에 따라 해당 지방자치단체의 조례로 정한다.

③ 시·도지사가 정하는 기준에 따라 해당 지방자치단체의 조례로 정한다.

④ 시장·군수·구청장이 정하는 기준에 따라 해당 지방자치단체의 조례로 정한다.

해설 (지역보건법 제25조 : 수수료 등)

① 지역보건의료기관은 그 시설을 이용한 자, 실험 또는 검사를 의뢰한 자 또는 진료를 받은 자로부터 수수료 또는 진료비를 징수할 수 있다.

② 제1항에 따른 수수료와 진료비는 보건복지부령으로 정하는 기준에 따라 해당 지방자치단체의 조례로 정한다.

92 「지역보건법」상 지역보건의료기관의 시설 이용에 대한 설명으로 옳은 것은? 2023 전북 기출유사

① 지역보건의료기관은 그 시설을 이용한 자로부터 수수료를 징수할 수 있다.

② 지역보건의료기관은 보건의료에 관한 실험 또는 검사를 위하여 누구든지 그 시설을 이용하게 할 수 있다.

③ 지역보건의료기관은 진료를 받은 자로부터 진료비를 징수할 수 없다.

④ 지역보건의료기관은 타인의 의뢰를 받아 실험 또는 검사를 할 수 없다.

해설 (지역보건법 제25조 : 수수료 등) : 91번 문제 해설 참조

(지역보건법 제18조 : 시설의 이용) 지역보건의료기관은 보건의료에 관한 실험 또는 검사를 위하여 의사·치과의사·한의사·약사 등에게 그 시설을 이용하게 하거나, 타인의 의뢰를 받아 실험 또는 검사를 할 수 있다.

93 「지역보건법」상 보건소에서 징수하는 수수료 등을 정하는 방법으로 가장 올바른 것은?

2017 전북 기출유사

① 「국민건강보험법」상 보건복지부장관이 고시하는 요양급여비용 명세의 기준에 따라 지방자치단체의 조례로 정한다.

② 「국민건강보험법」상 보건복지부장관이 고시하는 요양급여비용 명세의 기준에 따라 행정안전부령으로 정한다.

③ 「지방자치법」상 수수료 등의 징수기준에 따라 지방자치단체의 조례로 정한다.

④ 「지방자치법」상 수수료 등의 징수기준에 따라 행정안전부령으로 정한다.

Answer 91 ② 92 ① 93 ①

해설 (지역보건법 시행규칙 제10조) 법 제25조 제2항에 따라 지역보건의료기관에서 징수하는 수수료와 진료비는 「국민건강보험법」에 따라 보건복지부장관이 고시하는 요양급여비용 명세의 기준에 따라 지방자치단체의 조례로 정한다. 다만, 「전자정부법」에 따른 전자민원창구를 통하여 증명서를 발급받는 경우에는 수수료를 면제한다.

94 아래 내용은 「지역보건법」상 지역보건의료기관의 회계에 관한 내용이다. 다음 중 (가), (나)에 들어갈 올바른 내용은? 2022 부산 기출유사

> 지역보건의료기관의 수수료 및 진료비의 수입은 「지방회계법」 제26조에 따른 (가)로 직접 지출할 수 있으며, 회계 사무는 해당 지방자치단체의 (나)(으)로 정하는 바에 따라 간소화할 수 있다.

① 가 : 명시 이월비, 나 : 규칙
② 가 : 명시 이월비, 나 : 조례
③ 가 : 수입 대체 경비, 나 : 규칙
④ 가 : 수입 대체 경비, 나 : 조례

해설 (지역보건법 제26조 : 지역보건의료기관의 회계) 지역보건의료기관의 수수료 및 진료비의 수입은 「지방회계법」 제26조에 따른 수입 대체 경비로 직접 지출할 수 있으며, 회계 사무는 해당 지방자치단체의 규칙으로 정하는 바에 따라 간소화할 수 있다.

95 「지역보건법」상 보건소의 업무 중에서 보건의료 관련기관·단체에 위탁할 수 있는 업무를 모두 고른 것은? 2016 전남 기출유사

> 가. 가정 및 사회복지시설 등을 방문하여 행하는 보건의료사업
> 나. 감염병의 예방 및 관리
> 다. 지역보건의료계획의 시행
> 라. 지역사회 건강실태조사

① 가, 나, 다
② 가, 다
③ 나, 라
④ 가, 나, 다, 라

해설 (지역보건법 시행령 제23조 제1항) 법 제30조 제3항에 따라 시·도지사 또는 시장·군수·구청장은 다음 각 호의 업무를 보건의료 관련기관·단체에 위탁할 수 있다. 〈개정 2023.9.26.〉

1. 지역사회 건강실태조사에 관한 업무
2. 지역보건의료계획의 시행에 관한 업무
3. 감염병의 예방 및 관리에 관한 업무
4. 지역주민에 대한 진료, 건강검진 및 만성질환 등 질병관리에 관한 사항 중 전문지식 및 기술이 필요한 진료, 실험 또는 검사 업무
5. 가정 및 사회복지시설 등을 방문하여 행하는 보건의료사업에 관한 업무

96 「지역보건법」상 보건소는 「의료법」상 의료기관에 속하지는 않지만, 특례를 두어 의료기관의 하나로 보고 있다. 다음 중 간주되는 의료기관의 종류에 해당하지 않는 것은? 2017 전북 기출유사

① 병원
② 의원
③ 치과의원
④ 한의원

Answer 94 ③ 95 ④ 96 ①

9

해설 (지역보건법 제31조 : 「의료법」에 대한 특례) 제12조에 따른 보건의료원은 「의료법」 제3조 제2항 제3호 가목에 따른 병원 또는 같은 항 제1호 나목·다목에 따른 치과의원 또는 한의원으로 보고, 보건소·보건지소 및 건강생활지원센터는 같은 호에 따른 의원·치과의원 또는 한의원으로 본다.

97 「지역보건법」상 보건의료원은 「의료법」상 어떤 의료기관으로 간주하는가?

① 병원, 치과병원, 한방병원
② 병원, 치과의원, 한의원
③ 의원, 치과병원, 한방병원
④ 의원, 치과의원, 한의원

해설 96번 문제 해설 참조

98 「지역보건법」상 보건의료인이 진료과정(건강검진을 포함)에서 알게 된 개인 및 가족의 진료 정보를 누설한 경우의 처벌규정은? 2017 부산, 2024 부산·충청 기출유사

① 5년 이하의 징역 또는 5천만원 이하의 벌금
② 5년 이하의 징역 또는 3천만원 이하의 벌금
③ 3년 이하의 징역 또는 3천만원 이하의 벌금
④ 3년 이하의 징역 또는 2천만원 이하의 벌금

해설 (지역보건법 제32조 : 벌칙)

① 다음 각 호의 어느 하나에 해당하는 자는 5년 이하의 징역 또는 5천만원 이하의 벌금에 처한다. 〈개정 2023.3.28.〉
  1. 제5조 제3항을 위반하여 정당한 접근 권한 없이 또는 허용된 접근 권한을 넘어 지역보건의료정보시스템의 정보를 훼손·멸실·변경·위조 또는 유출한 자
  2. 제28조(개인정보의 누설금지)를 위반하여 같은 조 제1호부터 제4호까지의 어느 하나에 해당하는 정보를 사용·제공·누설한 자 및 그 사정을 알면서도 영리 목적 또는 부정한 목적으로 해당 정보를 제공받은 자

② 삭제 〈2017.9.19.〉

③ 제5조 제3항을 위반하여 정당한 접근 권한 없이 또는 허용된 접근 권한을 넘어 지역보건의료정보시스템의 정보를 검색 또는 복제한 자는 3년 이하의 징역 또는 3천만원 이하의 벌금에 처한다.

(지역보건법 제28조 : 개인정보의 누설금지) 지역보건의료기관(보건진료소 포함)의 기능 수행과 관련한 업무에 종사하였거나 종사하고 있는 사람 또는 지역보건의료정보시스템을 구축·운영하였거나 구축·운영하고 있는 자(제30조 제3항 및 제5항에 따라 위탁받거나 대행하는 업무에 종사하거나 종사하였던 자를 포함)는 업무상 알게 된 다음 각 호의 정보를 업무 외의 목적으로 사용하거나 다른 사람에게 제공 또는 누설하여서는 아니 된다. 〈개정 2023.3.28.〉

1. 보건의료인이 진료과정(건강검진을 포함)에서 알게 된 개인 및 가족의 진료 정보
2. 제5조에 따라 수집·관리·보유하거나 제공받은 자료 또는 정보
3. 제20조에 따라 조사하거나 제출받은 다음 각 호의 정보
   가. 금융정보(「국민기초생활보장법」 제21조 제3항 제1호의 금융정보를 말한다.)
   나. 신용정보 또는 보험정보(「국민기초생활 보장법」 제21조 제3항 제2호·제3호의 신용정보 및 보험정보를 말한다.)
4. 제1호부터 제3호까지에 따른 자료 또는 정보를 제외한 개인정보(「개인정보 보호법」 제2조 제1호의 개인정보를 말한다.)

Answer 97 ② 98 ①

99 「지역보건법」상 3년 이하의 징역 또는 3천만원 이하의 벌금에 처하는 행위에 해당하는 것은?

2022 부산 기출유사

① 보건소, 보건의료원, 보건지소 또는 건강생활지원센터가 아닌 자가 이와 동일 명칭을 사용한 경우

② 정당한 접근 권한 없이 지역보건의료정보시스템의 정보를 훼손·멸실한 자

③ 지역보건의료기관의 기능수행과 관련한 업무에 종사하고 있는 사람이 업무상 알게 된 개인정보를 사용·제공·누설한 경우

④ 허용된 접근 권한을 넘어 지역보건의료정보시스템의 정보를 검색 또는 복제한 자

해설 **(지역보건법 제32조 제3항)** 제5조 제3항을 위반하여 정당한 접근 권한 없이 또는 허용된 접근 권한을 넘어 지역보건의료정보시스템의 정보를 검색 또는 복제한 자는 3년 이하의 징역 또는 3천만원 이하의 벌금에 처한다.

(지역보건법 제32조 제1항) 다음 각 호의 어느 하나에 해당하는 자는 5년 이하의 징역 또는 5천만원 이하의 벌금에 처한다. 〈개정 2023.3.28.〉

1. 제5조 제3항을 위반하여 정당한 접근 권한 없이 또는 허용된 접근 권한을 넘어 지역보건의료정보시스템의 정보를 훼손·멸실·변경·위조 또는 유출한 자
2. 제28조(개인정보의 누설금지)를 위반하여 같은 조 제1호부터 제4호까지의 어느 하나에 해당하는 정보를 사용·제공·누설한 자 및 그 사정을 알면서도 영리 목적 또는 부정한 목적으로 해당 정보를 제공받은 자

100 「지역보건법」상 시·도지사, 시장·군수·구청장, 보건의료 관련 기관·단체 또는 의료인은 제5조 제5항 및 제6항에 따라 제공받은 자료 또는 정보를 5년이 지나면 파기하여야 한다. 이를 위반하여 정보 또는 자료를 파기하지 아니한 자에 대한 처벌은?

① 5년 이하의 징역 또는 5천만원 이하의 벌금

② 3년 이하의 징역 또는 3천만원 이하의 벌금

③ 3000만원 이하의 과태료

④ 300만원 이하의 과태료

① 5년 이하의 징역 또는 5천만원

해설 **(지역보건법 제34조 제1항 : 과태료)** 제22조(정보의 파기) 제3항을 위반하여 정보 또는 자료를 파기하지 아니한 자에게는 3천만원 이하의 과태료를 부과한다. 〈신설 2023.3.28.〉

9

101 「지역보건법」상 보건소, 보건의료원, 보건지소 또는 건강생활지원센터와 동일 명칭을 사용한 자에 대한 처벌은?

① 5년 이하의 징역 또는 5천만원 이하의 벌금

② 3년 이하의 징역 또는 3천만원 이하의 벌금

③ 500만원 이하의 과태료

④ 300만원 이하의 과태료

Answer 99 ④ 100 ③ 101 ④

해설 **(지역보건법 제34조 제2항)** 다음 각 호의 어느 하나에 해당하는 자에게는 300만원 이하의 과태료를 부과한다. 〈개정 2023.3.28.〉

1. 제23조(건강검진 등의 신고)에 따른 신고를 하지 아니하거나 거짓으로 신고하고 건강검진등을 한 자
2. 제29조(동일 명칭 사용 금지)를 위반하여 동일 명칭을 사용한 자

(지역보건법 제29조 : 동일 명칭 사용금지) 이 법에 따른 보건소, 보건의료원, 보건지소 또는 건강생활지원센터가 아닌 자는 각각 보건소, 보건의료원, 보건지소 또는 건강생활지원센터라는 명칭을 사용하지 못한다.

102 「지역보건법」상 300만원 이하의 과태료를 부과할 수 있는 것은? 2017 서울 기출유사

① 권한을 넘어 지역보건의료정보시스템의 정보를 검색·복제한 자

② 권한을 넘어 지역보건의료정보시스템의 정보를 위조·유출한 자

③ 신고를 하지 않고 건강검진 또는 순회진료를 행한 자

④ 업무상 알게 된 금융정보, 신용정보 또는 보험정보를 사용·제공·누설한 자

해설 **(지역보건법 제34조 제2항)** 다음 각 호의 어느 하나에 해당하는 자에게는 300만원 이하의 과태료를 부과한다. 〈개정 2023.3.28.〉

1. 제23조(건강검진 등의 신고)에 따른 신고를 하지 아니하거나 거짓으로 신고하고 건강검진등을 한 자
2. 제29조(동일 명칭 사용 금지)를 위반하여 동일 명칭을 사용한 자

(지역보건법 제32조 : 벌칙)

① 다음 각 호의 어느 하나에 해당하는 자는 5년 이하의 징역 또는 5천만원 이하의 벌금에 처한다. 〈개정 2023.3.28.〉
  1. 제5조 제3항을 위반하여 정당한 접근 권한 없이 또는 허용된 접근 권한을 넘어 지역보건의료정보시스템의 정보를 훼손·멸실·변경·위조 또는 유출한 자
  2. 제28조(개인정보의 누설금지)를 위반하여 같은 조 제1호부터 제4호까지의 어느 하나에 해당하는 정보를 사용·제공·누설한 자 및 그 사정을 알면서도 영리 목적 또는 부정한 목적으로 해당 정보를 제공받은 자

② 삭제 〈2017.9.19.〉

③ 제5조 제3항을 위반하여 정당한 접근 권한 없이 또는 허용된 접근 권한을 넘어 지역보건의료정보시스템의 정보를 검색 또는 복제한 자는 3년 이하의 징역 또는 3천만원 이하의 벌금에 처한다.

(지역보건법 제5조 제3항) 누구든지 정당한 접근 권한 없이 또는 허용된 접근 권한을 넘어 지역보건의료정보시스템의 정보를 훼손·멸실·변경·위조·유출하거나 검색·복제하여서는 아니 된다.

(지역보건법 제28조 : 개인정보의 누설금지) 지역보건의료기관(보건진료소 포함)의 기능 수행과 관련한 업무에 종사하였거나 종사하고 있는 사람 또는 지역보건의료정보시스템을 구축·운영하였거나 구축·운영하고 있는 자(제30조 제3항 및 제5항에 따라 위탁받거나 대행하는 업무에 종사하거나 종사하였던 자를 포함)는 업무상 알게 된 다음 각 호의 정보를 업무 외의 목적으로 사용하거나 다른 사람에게 제공 또는 누설하여서는 아니 된다. 〈개정 2023.3.28.〉

1. 보건의료인이 진료과정(건강검진을 포함)에서 알게 된 개인 및 가족의 진료 정보
2. 제5조에 따라 수집·관리·보유하거나 제공받은 자료 또는 정보
3. 제20조에 따라 조사하거나 제출받은 다음 각 호의 정보
   가. 금융정보(「국민기초생활 보장법」 제21조 제3항 제1호의 금융정보를 말한다.)
   나. 신용정보 또는 보험정보(「국민기초생활 보장법」 제21조 제3항 제2호·제3호의 신용정보 및 보험정보를 말한다.)
4. 제1호부터 제3호까지에 따른 자료 또는 정보를 제외한 개인정보(「개인정보 보호법」 제2조 제1호의 개인정보를 말한다)

Answer 102 ③

10

혈액관리법

10 혈액관리법

01 다음 중 「혈액관리법」의 목적으로 가장 올바르지 못한 것은? 2016 전북 기출유사

① 수혈자 보호
② 적절한 혈액관리
③ 헌혈자 보호
④ 환자 보호

해설 **(혈액관리법 제1조 : 목적)** 이 법은 혈액관리업무에 관하여 필요한 사항을 규정함으로써 수혈자와 헌혈자를 보호하고 혈액관리를 적절하게 하여 국민보건의 향상에 이바지함을 목적으로 한다.

02 「혈액관리법」상 용어의 정의에 대한 설명으로 가장 올바르지 못한 것은? 2023 충북 기출유사

① 특정수혈부작용이란 채혈한 후에 헌혈자에게 나타날 수 있는 혈관미주신경반응 또는 피하출혈 등 미리 예상하지 못한 부작용을 말한다.
② 헌혈환급예치금이란 수혈비용을 보상하거나 헌혈사업에 사용할 목적으로 혈액원이 보건복지부장관에게 예치하는 금액을 말한다.
③ 혈액관리업무란 수혈이나 혈액제제의 제조에 필요한 혈액을 채혈·검사·제조·보존·공급 또는 품질관리하는 업무를 말한다.
④ 혈액원이란 혈액관리업무를 수행하기 위하여 보건복지부장관의 허가를 받은 자를 말한다.

해설 **(혈액관리법 제2조 제7호)** "특정수혈부작용"이란 수혈한 혈액제제로 인하여 발생한 부작용으로서 보건복지부령으로 정하는 것을 말한다.
(혈액관리법 제2조 제11호) "채혈부작용"이란 채혈한 후에 헌혈자에게 나타날 수 있는 혈관미주신경반응 또는 피하출혈 등 미리 예상하지 못한 부작용을 말한다.
(혈액관리법 제2조 : 정의) 이 법에서 사용하는 용어의 뜻은 다음과 같다. 〈개정 2021.12.21.〉

1. "혈액"이란 인체에서 채혈한 혈구 및 혈장을 말한다.
5. "부적격혈액"이란 채혈 시 또는 채혈 후에 이상이 발견된 혈액 또는 혈액제제로서 보건복지부령으로 정하는 혈액 또는 혈액제제를 말한다.
6. "채혈금지대상자"란 감염병 환자, 약물복용 환자 등 건강기준에 미달하는 사람으로서 헌혈을 하기에 부적합하다고 보건복지부령으로 정하는 사람을 말한다.
8. "혈액제제"란 혈액을 원료로 하여 제조한 「약사법」 제2조에 따른 의약품으로서 다음 각 목의 어느 하나에 해당하는 것 을 말한다.
   가. 전혈　나. 농축적혈구　다. 신선동결혈장　라. 농축혈소판
   마. 그 밖에 보건복지부령으로 정하는 혈액 관련 의약품

8의2. "원료혈장"이란 혈액제제 중 혈장분획제제(혈장을 원료로 일련의 제조과정을 거쳐 얻어진 의약품)의 제조를 위하여 혈액원이 혈장분획제제 제조업자에게 공급하는 혈장을 말한다.

Answer 01 ④ 02 ①

03 「혈액관리법 시행규칙」상 다음의 혈액 선별검사 결과 중 부적격 혈액인 항목에 해당하는 것은?

2017 강원 기출유사

① 매독 : 음성
② A형간염 : 양성
③ ALT : 60 IU/L
④ B형간염 : 양성

해설 **(혈액관리법 시행규칙 제2조 : 부적격혈액 및 판정기준)** 「혈액관리법」 제2조 제5호에 따른 부적격혈액의 범위와 법 제8조 제3항에 따른 혈액 및 혈액제제의 적격여부에 관한 판정기준은 별표 1과 같다.

[별표 1] 부적격혈액의 범위 및 혈액·혈액제제의 적격여부 판정기준

1. 채혈과정에서 응고 또는 오염된 혈액 및 혈액제제
2. 다음의 혈액선별검사에서 부적격기준에 해당되는 혈액 및 혈액제제

검사항목 및 검사방법		부적격기준
비(B)형간염검사	B형간염표면항원(HBsAg) 검사	양성
	B형간염바이러스(HBV) 핵산증폭검사	양성
시(C)형간염검사	C형간염바이러스(HCV) 항체 검사	양성
	C형간염바이러스(HCV) 핵산증폭검사	양성
후천성면역결핍증검사	사람면역결핍바이러스(HIV) 항체 검사	양성
	사람면역결핍바이러스(HIV) 핵산증폭검사	양성
사람T세포림프친화 바이러스(HTLV) 검사 (혈장성분은 제외한다)	사람T세포림프친화바이러스(HTLV) Ⅰ형/Ⅱ형 항체 검사(혈장성분은 제외한다)	양성
매독검사		양성
간기능검사(ALT검사, 수혈용으로 사용되는 혈액만 해당한다)		101 IU/L 이상
※ B형간염표면항원(HBsAg) 검사, C형간염바이러스(HCV) 항체 검사, 사람면역결핍바이러스(HIV) 항체 검사, 사람T세포림프친화바이러스(HTLV) Ⅰ형/Ⅱ형 항체 검사의 검사방법은 효소면역측정법(EIA) 또는 이와 동등이상의 감도를 가진 시험방법에 따라야 함		

※ 비고 : 위 검사항목 외에 국민보건을 위하여 긴급하게 필요하다고 판단되는 혈액검사의 부적격 기준은 보건복지부장관이 별도로 정한다.

3. 제7조에 따른 채혈금지대상자 기준 중 감염병 요인, 약물 요인 및 선별검사결과 부적격 요인에 해당하는 자로부터 채혈된 혈액 및 혈액제제
4. 심한 혼탁을 보이거나 변색 또는 용혈된 혈액 및 혈액제제
5. 혈액용기의 밀봉 또는 표지가 파손된 혈액 및 혈액제제
6. 제12조 제2호 가목에 따른 보존기간이 경과한 혈액 및 혈액제제
7. 그 밖에 안전성 등의 이유로 부적격 요인에 해당한다고 보건복지부장관이 정하는 혈액 및 혈액제제

04 「혈액관리법」상 혈액 및 혈액제제의 적격여부를 판정하는 혈액선별검사의 종류로만 짝지어진 것은?

2020 울산 기출유사

① 장티푸스검사, 간기능검사, HTLV검사
② 파상풍검사, B형간염검사, C형간염검사
③ 후천성면역결핍증검사, B형간염검사, 매독검사
④ A형간염검사, B형간염검사, 말라리아검사

해설 3번 문제 해설 참조

Answer 03 ④ 04 ③

05 「혈액관리법 시행규칙」상 부적격혈액에 해당하지 않는 것은? 2019 서울 기출유사

① 혈액용기의 표지가 파손된 혈액제제　② ALT가 90 IU/L
③ HBsAg 검사가 양성인 자　④ HBV 핵산증폭검사 양성인 자

해설 3번 문제 해설 참조

06 「혈액관리법 시행규칙」상 채혈이 가능한 사람은? 2015·2020 서울 기출유사

① 수혈 후 3개월이 경과한 자
② 각막을 이식받은 경험이 있는 자
③ 전혈채혈일로부터 1개월이 경과한 자
④ 분만 후 3주가 경과하여 자신이 출산한 아기에게 수혈하려는 자

해설 **(혈액관리법 시행규칙 제2조의2 : 채혈금지대상자)** 법 제2조 제6호에서 "보건복지부령으로 정하는 사람"이란 별표 1의2에 해당하는 사람을 말한다.

[별표 1의2] 채혈금지대상자(제2조의2 및 제7조 관련) 〈개정 2020.6.25.〉

Ⅰ. 공통기준

1. 건강진단관련 요인
   가. 체중이 남자는 50킬로그램 미만, 여자는 45킬로그램 미만인 자
   나. 체온이 섭씨 37.5도를 초과하는 자
   다. 수축기혈압이 90밀리미터(수은주압) 미만 또는 180밀리미터(수은주압) 이상인 자
   라. 이완기혈압이 100밀리미터(수은주압) 이상인 자
   마. 맥박이 1분에 50회 미만 또는 100회를 초과하는 자
2. 질병관련 요인
   가. 감염병
      1) 만성 B형간염, C형간염, 후천성면역결핍증, 바베스열원충증, 샤가스병 또는 크로이츠펠트-야콥병 등 「감염병의 예방 및 관리에 관한 법률」에 따른 감염병 중 보건복지부장관이 지정하는 혈액 매개 감염병의 환자, 의사환자, 병원체보유자
      2) 일정기간 채혈금지 대상자
         가) 말라리아 병력자로 치료종료 후 3년이 경과하지 아니한 자
         나) 브루셀라증 병력자로 치료종료 후 2년이 경과하지 아니한 자
         다) 매독 병력자로 치료종료 후 1년이 경과하지 아니한 자
         라) 급성 B형간염 병력자로 완치 후 6개월이 경과하지 아니한 자
         마) 그 밖에 보건복지부장관이 정하는 혈액 매개 감염병환자 또는 병력자
   나. 그 밖의 질병
      1) 발열, 인후통, 설사 등 급성 감염성 질환이 의심되는 증상이 없어진지 3일이 경과하지 아니한 자
      2) 암환자, 만성폐쇄성폐질환 등 호흡기질환자, 간경변 등 간질환자, 심장병환자, 당뇨병환자, 류마티즘 등 자가면역질환자, 신부전 등 신장질환자, 혈우병, 적혈구증다증등 혈액질환자, 한센병환자, 성병환자(매독환자는 제외한다), 알콜중독자, 마약중독자 또는 경련환자. 다만, 의사가 헌혈가능하다고 판정한 경우는 그러하지 아니하다.
3. 약물 또는 예방접종 관련 요인
   가. 약물
      1) 혈소판 기능에 영향을 주는 약물인 아스피린을 투여받은 후 3일, 티클로피딘 등을 투여받은 후 2주가 경과하지 아니한 자(혈소판 헌혈의 경우에 한한다)
      2) 이소트레티노인, 피나스테라이드 성분의 약물을 투여받고 4주가 경과하지 아니한 자
      3) 두타스테라이드 성분의 약물을 투여받고 6개월이 경과하지 아니한 자

Answer 05 ② 06 ④

4) B형간염 면역글로불린, 태반주사제를 투여받고 1년이 경과하지 아니한 자
5) 아시트레틴 성분의 약물을 투여받고 3년이 경과하지 아니한 자
6) 제9조 제2호 마목에 따라 보건복지부장관이 인정하여 고시하는 약물의 투여자로서 해당 약물의 성격, 효과 및 유해성 등을 고려하여 보건복지부장관이 정하는 기간을 경과하지 아니한 자
7) 과거에 에트레티네이트 성분의 약물을 투여받은 적이 있는 자, 소에서 유래한 인슐린을 투여 받은 적이 있는 자, 뇌하수체 유래 성장호르몬을 투여받은 적이 있는 자, 변종크로이츠펠트-야콥병의 위험지역에서 채혈된 혈액의 혈청으로 제조된 진단시약 등 투여자, 제9조 제1호 마목에 따라 보건복지부장관이 인정하여 고시하는 약물의 투여자는 영구 금지

나. 예방접종
1) 콜레라, 디프테리아, 인플루엔자, A형간염, B형간염, 주사용 장티푸스, 주사용 소아마비, 파상풍, 백일해, 일본뇌염, 신증후군출혈열(유행성출혈열), 탄저, 공수병 예방접종을 받은 후 24시간이 경과하지 않은 사람
2) 홍역, 유행성이하선염, 황열, 경구용 소아마비, 경구용 장티푸스 예방접종을 받은 날부터 2주가 경과하지 않은 사람
3) 풍진, 수두 예방접종 또는 BCG 접종을 받은 날부터 4주가 경과하지 않은 사람

4. 진료 및 처치 관련 요인
가. 임신 중인 자, 분만 또는 유산 후 6개월 이내인 자. 다만, 본인이 출산한 신생아에게 수혈하고자 하는 경우에는 그러하지 아니하다.
나. 수혈 후 1년이 경과하지 아니한 자
다. 전혈채혈일로부터 8주, 혈장성분채혈, 혈소판혈장성분채혈 및 두단위혈소판성분채혈일로부터 14일, 백혈구성분채혈 및 한단위혈소판성분채혈일로부터 72시간, 두단위적혈구성분채혈일로부터 16주가 경과하지 아니한 자
라. 과거 경막 또는 각막을 이식받은 경험이 있는 자

5. 선별검사결과 부적격 요인
과거 헌혈검사에서 B형간염검사, C형간염검사, 후천성면역결핍증검사, 인체(T)림프영양성바이러스검사(혈장성분헌혈의 경우는 제외한다) 및 그 밖에 보건복지부장관이 별도로 정하는 혈액검사 결과 부적격 기준에 해당되는 자

6. 그 밖의 요인
가. 제6조 제2항 제2호의 문진 결과 헌혈불가로 판정된 자
나. 그 밖에 의사 진단에 의해 건강상태가 불량하거나 채혈이 부적당하다고 인정되는 자

Ⅱ. 개별기준

채혈의 종류	기준
320밀리리터 전혈채혈	1. 16세 미만인 자 또는 70세 이상인 자 2. 혈액의 비중이 1.053 미만인 자, 혈액 100밀리리터당 혈색소량이 12.5그램 미만인 자 또는 적혈구용적률이 38퍼센트 미만인 자 3. 과거 1년 이내에 전혈채혈횟수가 5회 이상인 자
400밀리리터 전혈채혈	1. 17세 미만인 자 또는 70세 이상인 자 2. 체중이 50킬로그램 미만인 자 3. 혈액의 비중이 1.053 미만인 자, 혈액 100밀리리터당 혈색소량이 12.5그램 미만인 자 또는 적혈구용적률이 38퍼센트 미만인 자 4. 과거 1년 이내에 전혈채혈횟수가 5회 이상인 자
혈장 성분채혈	1. 17세 미만인 자 또는 70세 이상인 자 2. 혈액의 비중이 1.052 미만 또는 혈액 100밀리리터당 혈색소량이 12.0그램 미만인 자 3. 직전 헌혈혈액검사 결과 혈액 100밀리리터당 혈청단백량이 6.0그램 미만인 자
한단위 혈소판 성분채혈	1. 17세 미만인 자 또는 60세 이상인 자 2. 혈액의 비중이 1.052 미만 또는 혈액 100밀리리터당 혈색소량이 12.0그램 미만인 자 3. 혈액 1마이크로리터당 혈소판수가 15만개 미만인 자 4. 한단위 혈소판성분채혈 72시간이 경과하지 아니한 자 5. 과거 1년 이내에 성분채혈횟수가 24회 이상인 자

10

두단위 혈소판 성분채혈	1. 17세 미만인 자 또는 60세 이상인 자 2. 혈액의 비중이 1.052 미만 또는 혈액 100밀리리터당 혈색소량이 12.0그램 미만인 자 3. 혈액 1마이크로리터당 혈소판수가 25만개 미만인 자 4. 과거 1년 이내에 성분채혈횟수가 24회 이상인 자
혈소판 혈장 성분채혈	1. 17세 미만인 자 또는 60세 이상인 자 2. 혈액의 비중이 1.052 미만 또는 혈액 100밀리리터당 혈색소량이 12.0그램 미만인 자 3. 직전 헌혈혈액검사 결과 혈액 100밀리리터당 혈청단백량이 6.0그램 미만인 자 4. 혈액 1마이크로리터당 혈소판수가 15만개 미만인 자 5. 과거 1년 이내에 성분채혈횟수가 24회 이상인 자
두단위 적혈구 성분채혈	1. 17세 미만인 자 또는 60세 이상인 자 2. 체중이 70킬로그램 미만인자 3. 혈액 100밀리리터당 혈색소량이 14.0그램 미만인 자 4. 과거 1년 이내에 전혈채혈횟수가 4회 이상 또는 성분채혈횟수가 24회 이상 또는 두단위적혈구성분채혈횟수가 2회 이상인 자

※ 비고 : 65세 이상인 자의 헌혈은 60세부터 64세까지 헌혈한 경험이 있는 자에만 가능함

07 「혈액관리법」상 채혈금지대상자에 해당하는 사람은? 2015 울산 기출유사

① 과거 각막을 이식받은 경험이 있는 사람 ② 몸무게가 48kg인 여성
③ 유산 후 8개월이 지난 사람 ④ B형간염 예방접종 후 1주일이 지난 사람

해설 6번 문제 해설 참조

08 「혈액관리법」상 채혈금지대상자가 아닌 사람은? 2015 전남, 2022 충북, 2023 충북 기출유사

① 맥박이 1분에 110회인 사람
② 수축기혈압이 100mmHg인 사람
③ 체온이 37.6℃인 사람
④ 체중이 48kg인 남자

해설 6번 문제 해설 참조(혈액관리법 시행규칙 제2조의2, 별표 1의2 : 채혈금지대상자)
Ⅰ. 공통기준
1. 건강진단관련 요인
가. 체중이 남자는 50킬로그램 미만, 여자는 45킬로그램 미만인 자
나. 체온이 섭씨 37.5도를 초과하는 자
다. 수축기혈압이 90밀리미터(수은주압) 미만 또는 180밀리미터(수은주압) 이상인 자
라. 이완기혈압이 100밀리미터(수은주압) 이상인 자
마. 맥박이 1분에 50회 미만 또는 100회를 초과하는 자

09 「혈액관리법」상 말라리아에 감염된 환자의 헌혈가능 시기는? 2011 서울 기출유사

① 치료종료 후 6일 경과 ② 치료종료 후 12일 경과
② 치료종료 후 2년 경과 ④ 치료종료 후 3년 경과

해설 6번 문제 해설 참조

Answer 07 ① 08 ② 09 ④

10 「혈액관리법」상 혈액원이 헌혈자의 건강진단 결과 채혈을 할 수 있는 사람은?

① 급성 B형간염 병력자로 완치 후 3개월이 경과된 자

② 수혈 후 6개월이 경과된 자

③ 유산 후 3개월이 경과된 자

④ 일본뇌염 예방접종 후 1주가 경과된 자

해설 6번 문제 해설 참조

11 「혈액관리법」상 채혈금지대상자에 해당하지 않는 사람은? 2023 서울 기출유사

① 수축기혈압이 100밀리미터(수은주압) 미만 또는 160밀리미터(수은주압) 이상인 자

② 수혈 후 1년이 경과하지 아니한 자

③ 체온이 섭씨 37.5도를 초과하는 자

④ 풍진, 수두 예방접종 또는 BCG 접종을 받은 날부터 4주가 경과하지 않은 사람

해설 6번 문제 해설 참조

12 「혈액관리법」상 17세 미만 또는 60세 이상인 자의 금지 채혈이 아닌 것은? 2020 전남 기출유사

① 두단위 적혈구 성분채혈 ② 두단위 혈소판 성분채혈

③ 한단위 혈소판 성분채혈 ④ 혈장 성분채혈

해설 6번 문제 해설 참조(혈액관리법 시행규칙 제2조의2, 별표 1의2 Ⅱ. 개별기준 : 채혈의 종류별 채혈금지 대상 연령 기준)

1) 16세 미만 또는 70세 이상인 자의 금지 채혈 : 320mL 전혈채혈
2) 17세 미만 또는 70세 이상인 자의 금지 채혈 : 400mL 전혈채혈, 혈장 성분채혈
3) 17세 미만 또는 60세 이상인 자의 금지 채혈 : 한단위 및 두단위 혈소판 성분채혈, 혈소판 혈장 성분채혈, 두단위 적혈구 성분채혈

13 예방접종 후 24시간이 경과하지 아니한 자에 대하여 채혈이 금지되는 감염병은?

① 수두 ② 유행성이하선염

③ 홍역 ④ A형간염

해설 **(혈액관리법 시행규칙 제2조의2 : 채혈금지대상자)** 법 제2조 제6호에서 "보건복지부령으로 정하는 사람"이란 별표 1의2에 해당하는 사람을 말한다.

[별표 1의2] 채혈금지대상자(제2조의2 및 제7조 관련) 〈개정 2020.6.25.〉

3. 약물 또는 예방접종 관련 요인
   - 나. 예방접종
     1) 콜레라, 디프테리아, 인플루엔자, A형간염, B형간염, 주사용 장티푸스, 주사용 소아마비, 파상풍, 백일해, 일본뇌염, 신증후군출혈열(유행성출혈열), 탄저, 공수병 예방접종을 받은 후 24시간이 경과하지 않은 사람
     2) 홍역, 유행성이하선염, 황열, 경구용 소아마비, 경구용 장티푸스 예방접종을 받은 날부터 2주가 경과하지 않은 사람
     3) 풍진, 수두 예방접종 또는 BCG 접종을 받은 날부터 4주가 경과하지 않은 사람

Answer 10 ④ 11 ① 12 ④ 13 ④

14 「혈액관리법」상 특정수혈부작용에 해당하지 않는 것은? 2020 대구 기출유사

① 바이러스 등에 감염되는 질병　② 사망
③ 입원치료를 요하는 부작용　④ 혈관미주신경 반응

해설 **(혈액관리법 시행규칙 제3조 : 특정수혈부작용)** 법 제2조 제7호에 따른 특정수혈부작용은 다음 각 호의 1과 같다.
1. 사망
2. 장애(「장애인복지법」 제2조의 규정에 의한 장애)
3. 입원치료를 요하는 부작용
4. 바이러스등에 의하여 감염되는 질병
5. 의료기관의 장이 제1호 내지 제4호의 규정에 의한 부작용과 유사하다고 판단하는 부작용

(혈액관리법 제2조 제11호) "채혈부작용"이란 채혈한 후에 헌혈자에게 나타날 수 있는 혈관미주신경반응 또는 피하출혈 등 미리 예상하지 못한 부작용을 말한다.

15 「혈액관리법」상 혈액제제에 해당하는 것을 모두 고른 것은? 2017 경북 기출유사

가. 농축 백혈구	나. 농축 적혈구
다. 신선 동결 혈장	라. 전혈

① 가, 나, 다　② 가, 다
③ 나, 라　④ 가, 나, 다, 라

해설 **(혈액관리법 제2조 제8호)** "혈액제제"란 혈액을 원료로 하여 제조한 「약사법」 제2조에 따른 의약품으로서 다음 각 목의 어느 하나에 해당하는 것을 말한다.
가. 전혈
나. 농축 적혈구
다. 신선 동결 혈장
라. 농축 혈소판
마. 그 밖에 보건복지부령으로 정하는 혈액 관련 의약품

(혈액관리법 시행규칙 제4조 [별표 2] : 혈액 관련 의약품) 〈개정 2022.10.12.〉

1. 백혈구제거적혈구	15. 성분채혈백혈구혈소판
2. 백혈구여과제거적혈구	16. 성분채혈혈소판
3. 세척적혈구	17. 백혈구여과제거 성분채혈혈소판
4. 동결해동적혈구	18. 성분채혈혈장
5. 농축백혈구	19. 다종백혈구여과제거성분채혈혈소판
6. 혈소판풍부혈장	20. 다종성분채혈혈장
7. 백혈구여과제거혈소판	21. 방사선조사(照射) 농축적혈구
8. 세척혈소판	22. 방사선조사 백혈구여과제거적혈구
9. 신선액상혈장	23. 방사선조사 세척적혈구
10. 동결혈장	24. 방사선조사 농축혈소판
11. 동결침전제제	25. 방사선조사 백혈구여과제거성분채혈혈소판
12. 동결침전물제거혈장	26. 방사선조사 다종백혈구여과제거성분채혈혈소판
13. 성분채혈적혈구	27. 방사선조사 세척혈소판
14. 성분채혈백혈구	

Answer 14 ④　15 ④

16 「혈액관리법」에서 금지하는 행위에 해당하지 않는 것은?

① 금전을 받고 자신의 혈액을 제공하는 행위

② 재산상 이익을 주고 타인의 혈액을 제공받는 행위

③ 헌혈증서를 주고 무상으로 수혈받는 행위

④ 혈액 매매행위를 교사·방조·알선하는 행위

해설 **(혈액관리법 제14조 제3항 : 헌혈증서의 발급 및 수혈비용의 보상 등)** 제1항에 따른 헌혈자 또는 그 헌혈자의 헌혈증서를 양도받은 사람은 의료기관에 그 헌혈증서를 제출하면 무상으로 혈액제제를 수혈받을 수 있다. 다만, 재발급되어 유효하지 아니하게 된 헌혈증서를 사용한 경우 혈액제제의 수혈비용은 수혈자가 부담하여야 한다. 〈개정 2021.3.23.〉

(혈액관리법 제3조 : 혈액 매매행위 등의 금지)

① 누구든지 금전, 재산상의 이익 또는 그 밖의 대가적 급부를 받거나 받기로 하고 자신의 혈액(제14조에 따른 헌혈증서를 포함)을 제공하거나 제공할 것을 약속하여서는 아니 된다.

② 누구든지 금전, 재산상의 이익 또는 그 밖의 대가적 급부를 주거나 주기로 하고 다른 사람의 혈액(제14조에 따른 헌혈증서를 포함)을 제공받거나 제공받을 것을 약속하여서는 아니 된다.

③ 누구든지 제1항 및 제2항에 위반되는 행위를 교사·방조 또는 알선하여서는 아니 된다.

④ 누구든지 제1항 및 제2항에 위반되는 행위가 있음을 알았을 때에는 그 행위와 관련되는 혈액을 채혈하거나 수혈하여서는 아니 된다.

17 「혈액관리법」상 적극적인 헌혈 기부문화를 조성하고 건강한 국민의 헌혈을 장려할 수 있도록 대국민 교육 및 홍보 등 필요한 지원책을 수립·시행하여야 하는 곳은?

① 국가 및 지방자치단체 ② 대한적십자사

③ 보건복지부 ④ 혈액원

해설 **(혈액관리법 제4조 : 국가와 지방자치단체의 책무)** 국가와 지방자치단체는 적극적인 헌혈기부문화를 조성하고 건강한 국민의 헌혈을 장려할 수 있도록 대국민 교육 및 홍보 등 필요한 지원책을 수립·시행하여야 한다.
[본조신설 2020.12.29.]

18 「혈액관리법」상 헌혈 기부문화 조성과 헌혈 장려를 위한 정책 방향의 설정 및 협력·조정, 제도 개선 및 예산 지원에 관한 사항을 심의하는 국가헌혈추진협의회의 소속 주관 부처는?

① 국가 및 지방자치단체 ② 대한적십자사

③ 보건복지부 ④ 행정안전부

해설 **(혈액관리법 제4조의2 : 국가헌혈추진협의회 구성 및 운영)**

① 제4조에 따른 책무를 수행하기 위해 보건복지부장관 소속으로 국가헌혈추진협의회를 둔다.

② 국가헌혈협의회는 다음 각 호의 사항을 심의한다.

1. 헌혈 기부문화 조성과 헌혈 장려를 위한 정책 방향의 설정 및 협력·조정
2. 헌혈 기부문화 조성과 헌혈 장려를 위한 제도 개선 및 예산 지원에 관한 사항
3. 그 밖에 헌혈 기부문화 조성과 헌혈 장려를 위하여 보건복지부장관이 필요하다고 인정하는 사항

③ 국가헌혈협의회의 구성·운영 등에 필요한 사항은 대통령령으로 정한다.
[본조신설 2020.12.29.]

Answer 16 ③ 17 ① 18 ③

19 「혈액관리법」상 국가헌혈추진협의회의 구성에 관한 설명으로 가장 올바르지 못한 것은?

① 국가헌혈추진협의회는 위원장 1명을 포함하여 10명 이내의 위원으로 구성한다.

② 국가헌혈추진협의회의 위원 소속 중앙행정기관은 "기획재정부, 교육부, 국방부, 행정안전부, 국무조정실, 기타 보건복지부장관이 필요하다고 인정하는 행정기관"으로 한다.

③ 국가헌혈추진협의회의 위원은 중앙행정기관 소속 3급 공무원, 고위공무원단에 속하는 일반직 공무원 또는 이에 상당하는 공무원 중에서 소속 기관의 장이 지명하는 사람이 된다.

④ 국가헌혈추진협의회의 위원장은 보건복지부장관으로 한다.

해설 **(혈액관리법 시행령 제2조 : 국가헌혈추진협의회의 구성)**

① 「혈액관리법」 제4조의2 제1항에 따른 국가헌혈추진협의회는 위원장 1명을 포함하여 10명 이내의 위원으로 구성한다.

② 국가헌혈협의회의 위원장은 보건복지부 제2차관으로 한다.

③ 국가헌혈협의회의 위원은 다음 각 호의 중앙행정기관 소속 3급 공무원, 고위공무원단에 속하는 일반직공무원 또는 이에 상당하는 공무원 중에서 소속 기관의 장이 지명하는 사람이 된다.

1. 기획재정부
2. 교육부
3. 국방부
4. 행정안전부
5. 국무조정실
6. 그 밖에 보건복지부장관이 필요하다고 인정하는 중앙행정기관

[본조신설 2021.6.15.]

20 「혈액관리법」상 헌혈을 권장하는 사람으로 규정된 사람은? 2016 전남 기출유사

① 대한적십자회장　　② 보건복지부장관

③ 식품의약품안전처장　　④ 혈액원장

해설 **(혈액관리법 제4조의3 제1항 : 헌혈 권장 등)** 매년 6월 14일을 헌혈자의 날로 하고, 보건복지부장관은 헌혈자의 날의 취지에 적합한 기념행사를 실시하는 등 건강한 국민에게 헌혈을 권장할 수 있다. 〈개정 2021.12.21.〉

21 「혈액관리법」상 헌혈 권장에 관한 설명으로 가장 올바른 것은?

① 국가 및 지방자치단체의 기관은 헌혈권장에 적극 협조해야 하며, 대한적십자사 회장은 혈액의 수급조절을 위하여 공공단체·민간단체 또는 혈액원에 대하여 헌혈권장 등 필요한 협력을 요청할 수 있다.

② 대한적십자사 회장은 국민의 헌혈정신을 고취하고 헌혈권장을 위하여 헌혈사상 고취기간을 설정할 수 있다.

③ 대한적십자사 회장은 혈액의 수급조절의 적정을 기하기 위하여 매년 헌혈권장에 관한 계획을 수립·시행해야 한다.

④ 대한적십자사 회장은 혈액원에 혈액관리업무에 필요한 경비의 전부 또는 일부를 보조할 수 있다.

Answer 19 ④　20 ②　21 ①

해설 **(혈액관리법 시행령 제2조의3 제2항)** 국가 및 지방자치단체의 기관은 제1항에 따른 헌혈권장에 적극 협조해야 하며, 대한적십자사 회장은 혈액의 수급조절을 위하여 공공단체·민간단체 또는 혈액원에 대하여 헌혈권장 등 필요한 협력을 요청할 수 있다.

(혈액관리법 시행령 제2조의3 : 헌혈의 권장)

① 보건복지부장관은 법 제4조의3 제3항에 따라 혈액의 수급조절의 적정을 기하기 위해 매년 헌혈권장에 관한 계획을 수립·시행해야 한다. 〈개정 2021.6.15.〉

③ 보건복지부장관은 국민의 헌혈정신을 고취하고 헌혈권장을 위해 헌혈사상 고취기간을 설정할 수 있다. 〈개정 2023.5.9.〉

④ 삭제 〈2023.5.9.〉

(혈액관리법 제4조의3 제2항 : 헌혈 권장 등) 보건복지부장관은 혈액원에 혈액관리업무에 필요한 경비의 전부 또는 일부를 보조할 수 있다.

22 「혈액관리법」상 헌혈자 보호와 의무에 대한 설명 내용으로 가장 올바르지 못한 것은?

2015 경북, 2023 전북 기출유사

① 헌혈자는 안전한 혈액의 채혈 및 공급을 위하여 신상 및 병력에 대한 정보를 사실대로 성실하게 제공하여야 한다.

② 헌혈자에게 채혈 부작용이 나타나는 경우 혈액원은 지체 없이 적절한 조치를 하여야 한다.

③ 혈액원은 헌혈자가 자유의사로 헌혈할 수 있도록 헌혈에 관한 유의사항을 설명하여야 하며, 헌혈자로부터 채혈에 대한 동의를 받아야 한다.

④ 혈액원이 헌혈자로부터 채혈할 때에는 헌혈자의 개인비밀이 보호될 수 있는 환경에서 하여야 한다.

해설 **(혈액관리법 제4조의4 제3항 : 헌혈자 보호와 의무 등)** 혈액원이 헌혈자로부터 채혈할 때에는 쾌적하고 안전한 환경에서 하여야 한다.

(혈액관리법 제4조의4 제5항) 헌혈 적격 여부를 판정하기 위한 문진 사항의 기록과 면담은 헌혈자의 개인비밀이 보호될 수 있는 환경에서 하여야 한다.

① **(혈액관리법 제4조의4 제2항)** 헌혈자는 안전한 혈액의 채혈 및 공급을 위하여 신상 및 병력에 대한 정보를 사실대로 성실하게 제공하여야 한다.

② **(혈액관리법 제4조의4 제7항)** 헌혈자에게 채혈부작용이 나타나는 경우 혈액원은 지체 없이 적절한 조치를 하여야 한다.

③ **(혈액관리법 제4조의4 제4항)** 혈액원은 헌혈자가 자유의사로 헌혈할 수 있도록 헌혈에 관한 유의 사항을 설명하여야 하며, 헌혈자로부터 채혈에 대한 동의를 받아야 한다.

10

23 「혈액관리법」상 보건복지부장관은 혈액관리위원회의 심의를 거쳐 혈액관리에 관한 기본계획을 다음 중 몇 년마다 수립하여야 하는가?

① 매년　　② 3년
③ 5년　　④ 10년

해설 **(혈액관리법 제4조의5 제1항 : 혈액관리기본계획의 수립)** 보건복지부장관은 혈액의 안정적 수급 및 관리에 관한 정책을 효율적으로 추진하기 위하여 제5조에 따른 혈액관리위원회의 심의를 거쳐 혈액관리에 관한 기본계획을 5년마다 수립하여야 한다.

Answer 22 ④　23 ③

24 「혈액관리법」상 혈액관리기본계획에 포함되어야 할 사항이 아닌 것은?

① 헌혈 기부문화 조성과 헌혈 장려를 위한 정책 방향의 설정 및 협력·조정 방안
② 헌혈 및 수혈의 안전성 향상 방안
③ 헌혈 증진과 혈액관리의 발전 방향 및 목표
④ 혈액제제의 안전성 향상, 안정적 수급 및 적정한 사용 방안

해설 **(혈액관리법 제4조의5 제2항 : 혈액관리기본계획의 수립)** 기본계획에는 다음 각 호의 사항이 포함되어야 한다.
1. 헌혈 증진과 혈액관리의 발전 방향 및 목표
2. 혈액관리에 관한 각 부처 및 기관·단체의 협조에 관한 사항
3. 헌혈 및 수혈의 안전성 향상 방안
4. 혈액제제의 안전성 향상, 안정적 수급 및 적정한 사용 방안
5. 그 밖에 보건복지부장관이 혈액관리를 위하여 필요하다고 인정하는 사항

25 「혈액관리법」상 원료혈장의 공급 가격 관리 및 배분 등 안정적 수급을 도모하기 위하여 필요한 조치를 취할 수 있는 사람은?

① 대한적십자회장　　② 보건복지부장관
③ 식품의약품안전처장　　④ 혈액원장

해설 **(혈액관리법 제4조의7 : 원료혈장 수급 관리 등)**
① 보건복지부장관은 원료혈장의 공급 가격 관리 및 배분 등 안정적 수급을 도모하기 위하여 필요한 조치를 취할 수 있다.
② 원료혈장의 안정적 수급을 위하여 필요한 사항은 대통령령으로 정한다.
[본조신설 2021.12.21.]

26 「혈액관리법」상 혈액관리위원회에 대한 설명으로 가장 올바른 것은?

① 대한적십자사 소속으로 설치한다.
② 위원은 10명 이내로 구성한다.
③ 위촉위원의 임기는 2년으로 한다.
④ 위원장은 대한적십자사 혈액관리본부장으로 한다.

해설 **(혈액관리법 제5조 제2항 : 혈액관리위원회의 설치 및 운영)** 위원회는 위원장 1명과 부위원장 1명을 포함하여 15명 이내의 위원으로 구성하고, 그 임기는 2년으로 한다. 다만, 공무원인 위원의 임기는 그 재임기간으로 한다.
(혈액관리법 제5조 제1항) 혈액관리에 관한 다음 각 호의 사항을 심의하기 위하여 보건복지부장관 소속으로 혈액관리위원회를 둔다.
1. 혈액관리제도의 개선 및 헌혈 추진 방안
2. 제15조 제2항에 따른 헌혈환급적립금의 활용 방안
3. 혈액 수가의 조정
4. 혈액제제의 수급 및 안전성에 관한 사항
5. 혈액원의 개설 및 혈액관리업무의 심사평가에 관한 사항
6. 특정수혈부작용에 관한 사항
7. 기본계획의 수립에 관한 사항
8. 그 밖에 혈액관리에 관하여 보건복지부장관이 위원회의 회의에 부치는 사항
(혈액관리법 제5조 제3항) 위원회의 위원장은 혈액관리에 관한 학식과 행정 경험을 두루 갖추고 생명윤리에 대한 인식이 확고한 사람 중에서 보건복지부장관이 위촉한다.

Answer 24 ①　25 ②　26 ③

27 「혈액관리법」상 혈액관리위원회의 심의사항으로 가장 올바르지 못한 것은?

① 특정수혈부작용에 관한 사항

② 헌혈환급적립금의 활용 방안

③ 혈액 수가의 조정

④ 혈액원의 개설 허가의 취소

해설 **(혈액관리법 제5조 제1항 : 혈액관리위원회의 설치 및 운영)** 혈액관리에 관한 다음 각 호의 사항을 심의하기 위하여 보건복지부장관 소속으로 혈액관리위원회를 둔다.

1. 혈액관리제도의 개선 및 헌혈 추진 방안
2. 제15조 제2항에 따른 헌혈환급적립금의 활용 방안
3. 혈액 수가의 조정
4. 혈액제제의 수급 및 안전성에 관한 사항
5. 혈액원의 개설 및 혈액관리업무의 심사평가에 관한 사항
6. 특정수혈부작용에 관한 사항
7. 기본계획의 수립에 관한 사항
8. 그 밖에 혈액관리에 관하여 보건복지부장관이 위원회의 회의에 부치는 사항

(혈액관리법 제17조의3 제1항 : 개설허가의 취소 등) 보건복지부장관은 혈액원이 다음 각 호의 어느 하나에 해당하면 혈액원의 개설허가를 취소하거나 6개월의 범위에서 업무의 정지 또는 위반 사항에 대한 시정을 명할 수 있다.

1. 혈액원 개설허가를 받은 날부터 3개월이 지나도록 정당한 사유 없이 그 업무를 시작하지 아니한 경우
2. 개설허가를 받은 혈액원의 시설이 시설·장비 기준에 적합하지 아니한 경우
3. 혈액원이 제조관리자를 두지 아니한 경우
4. 혈액원에 대한 검사 또는 심사평가 결과 혈액관리업무가 부적절하였음이 발견된 경우
5. 혈액원이 사업계획, 예산안, 수입·지출결산서 또는 회계감사 보고서를 제출하지 아니한 경우
6. 그 밖에 이 법 또는 이 법에 따른 명령을 위반한 경우

28 「혈액관리법」상 혈액원 설립 허가 요건에 포함되지 않는 것은? 2025 인천 기출유사

① 필요 시설 및 장비

② 필요 전문인력

③ 혈액사업 운영계획

④ 헌혈자 개인정보 수집 동의서

해설 **(혈액관리법 제5조의3 제1항 : 혈액원의 개설허가 및 변경허가)** 법 제6조 제3항의 규정에 의하여 혈액원의 개설허가를 받고자 하는 자는 별지 제1호 서식에 의한 신청서에 다음 각호의 서류를 첨부하여 보건복지부장관에게 제출하여야 한다.

1. 의료기관개설신고확인증 또는 의료기관개설허가증 사본(의료기관인 경우에 한한다)
2. 법 제6조의3 제2항의 규정에 의한 혈액제제제조관리자의 의사면허증 사본(법 제17조의3의 규정에 의하여 혈액 제제를 자체에서 소비할 목적으로 공급하는 혈액원을 제외한다)
3. 혈액원으로 사용하고자 하는 건물 부분의 평면도와 구조설명서
4. 혈액원의 시설·장비 및 인력 현황을 기재한 서류
5. 혈액사업계획서
6. 제조하고자 하는 혈액제제의 품목 현황을 기재한 서류
7. 업무지침서

10

Answer 27 ④ 28 ④

29 「혈액관리법」상 혈액관리업무를 할 수 없는 곳은? 2015 충북, 2016 울산, 2023 충남 기출유사

① 대한적십자사 ② 보건소

③ 의료기관 ④ 혈액제제 제조업자

해설 **(혈액관리법 제6조 제1항 : 혈액관리업무)** 혈액관리업무는 다음 각 호의 어느 하나에 해당하는 자만이 할 수 있다. 다만, 제3호에 해당하는 자는 혈액관리업무 중 채혈을 할 수 없다.

1. 「의료법」에 따른 의료기관
2. 「대한적십자사 조직법」에 따른 대한적십자사
3. 보건복지부령으로 정하는 혈액제제 제조업자

(혈액관리법 시행규칙 제5조 : 혈액제제제조업자) 법 제6조 제1항 제3호에서 "보건복지부령이 정하는 혈액제제제조업자"라 함은 「약사법」 제31조에 따라 법 제2조 제8호에 따른 혈액제제의 제조업허가를 받은 자를 말한다.

30 「혈액관리법」상 혈액관리업무를 할 수 있는 자에 해당하지 않는 것은? 2022 서울 기출유사

① 「의료법」에 따른 의료기관

② 보건복지부령으로 정하는 혈액제제 제조업자

③ 「대한적십자사 조직법」에 따른 대한적십자사

④ 「의료법」에 따른 보건소

해설 **(혈액관리법 제6조 제1항 : 혈액관리업무)** : 29번 문제 해설 참조

31 「혈액관리법」상 혈액원과 관련된 설명으로 가장 옳지 않은 것은? 2024 서울 기출유사

① 혈액원은 채혈한 혈액을 안전하고 신속하게 공급하기 위하여 혈액 공급 차량을 운영할 수 있다.

② 혈액원에는 1명 이상의 의사를 두고 혈액의 검사·제조·보존 등 혈액제제 제조업무를 관리하게 하여야 한다.

③ 혈액원의 개설자가 그 업무를 휴업하려는 경우 보건복지부장관에게 신고하여야 한다.

④ 의료기관은 혈액원으로 허가받지 않았어도 혈액원 또는 이와 유사한 명칭을 사용할 수 있다.

해설 **(혈액관리법 제6조의2 : 혈액관리업무의 금지 등)**

① 제6조 제3항에 따라 보건복지부장관의 허가를 받지 아니한 자는 혈액관리업무를 하지 못한다. 다만, 제6조 제1항 제3호에 해당하는 자는 그러하지 아니하다.

② 이 법에 따라 혈액원으로 허가받지 아니한 자는 혈액원 또는 이와 유사한 명칭을 사용하지 못한다.

(혈액관리법 제6조 : 혈액관리업무)

① 혈액관리업무는 다음 각 호의 어느 하나에 해당하는 자만이 할 수 있다. 다만, 제3호에 해당하는 자는 혈액관리업무 중 채혈을 할 수 없다.

1. 「의료법」에 따른 의료기관
2. 「대한적십자사 조직법」에 따른 대한적십자사
3. 보건복지부령으로 정하는 혈액제제 제조업자

③ 제1항 제1호 또는 제2호에 해당하는 자로서 혈액원을 개설하려는 자는 보건복지부령으로 정하는 바에 따라 보건복지부장관의 허가를 받아야 한다. 허가받은 사항 중 보건복지부령으로 정하는 중요한 사항을 변경하려는 경우에도 또한 같다.

Answer 29 ② 30 ④ 31 ④

(혈액관리법 제6조의3 제1항 : 혈액제제 제조관리자 등) 혈액원에는 1명 이상의 의사를 두고 혈액의 검사·제조·보존 등 혈액제제 제조업무를 관리하게 하여야 한다.
(혈액관리법 제6조의4 제1항 : 혈액원의 휴업 등의 신고) 혈액원의 개설자가 그 업무를 휴업·폐업 또는 재개업하려는 경우에는 보건복지부령으로 정하는 바에 따라 보건복지부장관에게 신고하여야 한다. 이 경우 보건복지부장관은 그 내용을 검토하여 이 법에 적합하면 신고를 수리하여야 한다.
(혈액관리법 제9조 제2항 : 혈액의 관리 등) 혈액원은 채혈한 혈액을 안전하고 신속하게 공급하기 위하여 혈액 공급 차량을 운영할 수 있다.

32 「혈액관리법」상 혈액관리업무에 대한 설명으로 가장 올바른 것은?

① 혈액관리업무를 하는 의료기관과 대한적십자사는 대통령령으로 정하는 기준에 적합한 시설·장비를 갖추어야 한다.
② 혈액관리업무를 하려는 자는 의약품 제조업의 허가를 받아야 하며, 이 허가를 받은 경우에는 품목별 품목허가를 받거나 품목신고를 한 것으로 본다.
③ 혈액원에는 혈액제제 제조관리자로서 1명 이상의 의사를 두어야 한다.
④ 혈액원을 개설하려는 의료기관과 대한적십자사는 시장·군수·구청장의 허가를 받아야 한다.

해설 (혈액관리법 제6조의3 제1항 : 혈액제제 제조관리자 등) 혈액원에는 1명 이상의 의사를 두고 혈액의 검사·제조·보존 등 혈액제제 제조업무를 관리하게 하여야 한다.
① (혈액관리법 제6조 제2항) 제1항 제1호("의료기관") 및 제2호("대한적십자사")에 따라 혈액관리업무를 하는 자는 보건복지부령으로 정하는 기준에 적합한 시설·장비를 갖추어야 한다.
② (혈액관리법 제6조 제4항) 혈액관리업무를 하려는 자는 「약사법」 제31조에 따라 의약품 제조업의 허가를 받아야 하며, 품목별로 품목허가를 받거나 품목신고를 하여야 한다.
④ (혈액관리법 제6조 제3항) 제1항 제1호("의료기관") 및 제2호("대한적십자사")에 해당하는 자로서 혈액원을 개설하려는 자는 보건복지부령으로 정하는 바에 따라 보건복지부장관의 허가를 받아야 한다. 허가받은 사항 중 보건복지부령으로 정하는 중요한 사항을 변경하려는 경우에도 또한 같다.

33 「혈액관리법」상 혈액원의 제조관리자가 준수하여야 하는 사항으로 가장 올바르지 못한 것은?

① 혈액제제 제조과정에 대한 시험검사를 실시할 것
② 혈액제제 제조업무가 업무지침서에 맞게 수행되는지 여부를 연 1회 이상 점검하고 그 내용을 기록할 것
③ 혈액제제 제조업무에 종사하는 자에 대한 교육계획을 수립하고 연 1회 이상 교육을 실시할 것
④ 혈액제제의 제조업무에 필요한 시설 및 장비를 위생적으로 관리할 것

해설 (혈액관리법 시행규칙 제5조의4 : 제조관리자의 준수사항) 법 제6조의3 제2항의 규정에 의하여 혈액원의 제조관리자가 준수하여야 하는 사항은 다음 각 호와 같다.
1. 보건위생상 위해가 없도록 혈액의 검사·혈액제제의 제조·보존 등 혈액제제의 제조업무에 필요한 시설 및 장비를 위생적으로 관리할 것
2. 혈액제제 제조업무에 종사하는 자에 대한 교육계획을 수립하고 연 2회 이상 교육을 실시할 것
3. 혈액제제 제조업무가 업무지침서에 맞게 수행되는지 여부를 연 1회 이상 점검하고 그 내용을 기록할 것
4. 혈액제제 제조과정에 대한 시험검사를 실시할 것

Answer 32 ③ 33 ③

34 아래 내용은 「혈액관리법」상 혈액원의 휴업 절차에 관한 설명이다. 다음 중 (가), (나)에 들어갈 내용이 순서대로 올바르게 나열된 것은?

- 혈액원의 개설자가 그 업무를 휴업하려는 경우에는 (가)에게 신고하여야 한다.
- 혈액원의 개설자는 휴업신고를 할 때에는 혈액관리업무기록 등을 (나)에게 이관하여야 한다. 다만, 혈액원의 개설자가 혈액관리업무기록 등의 보관계획서를 제출하여 (가)의 허가를 받은 경우에는 이를 직접 보관할 수 있다.

① 가 : 보건복지부장관, 나 : 관할 보건소장
② 가 : 보건복지부장관, 나 : 대한적십자사 회장
③ 가 : 시장·군수·구청장, 나 : 관할 보건소장
④ 가 : 시장·군수·구청장, 나 : 대한적십자사 회장

해설 **(혈액관리법 제6조의4 : 혈액원의 휴업 등의 신고)**
① 혈액원의 개설자가 그 업무를 휴업·폐업 또는 재개업하려는 경우에는 보건복지부령으로 정하는 바에 따라 보건복지부장관에게 신고하여야 한다. 이 경우 보건복지부장관은 그 내용을 검토하여 이 법에 적합하면 신고를 수리하여야 한다.
② 혈액원의 개설자는 제1항에 따라 폐업 또는 휴업의 신고를 할 때에는 제12조 또는 제12조의2에 따라 기록·보존하고 있는 혈액관리업무기록 등을 대한적십자사 회장에게 이관하여야 한다. 다만, 혈액원의 개설자가 보건복지부령으로 정하는 바에 따라 혈액관리업무기록등의 보관계획서를 제출하여 보건복지부장관의 허가를 받은 경우에는 이를 직접 보관할 수 있다.

35 「혈액관리법」상 혈액원이 헌혈자에 대하여 채혈 전에 실시하는 건강진단의 내용에 해당하는 것을 모두 고른 것은? 2020 대구, 2024 전남 기출유사

가. 혈압측정　　나. 체중측정
다. 빈혈검사　　라. 신장측정

① 가, 나, 다　　② 가, 다
③ 나, 라　　④ 가, 나, 다, 라

해설 **(혈액관리법 시행규칙 제6조 제2항 : 헌혈자의 건강진단 등)** 제1항에 따른 신원확인 후에 혈액원은 헌혈자에 대하여 채혈을 실시하기 전에 다음 각 호에 해당하는 건강진단을 실시하여야 한다.
1. 과거의 헌혈경력 및 혈액검사결과와 채혈금지대상자 여부의 조회
2. 문진·시진 및 촉진
3. 체온 및 맥박 측정
4. 체중 측정
5. 혈압 측정
6. 다음 각 목의 어느 하나에 따른 빈혈검사
　가. 황산구리법에 따른 혈액비중검사
　나. 혈색소검사
　다. 적혈구용적률검사
7. 혈소판계수검사(혈소판성분채혈의 경우에만 해당한다)

Answer 34 ② 35 ①

36 「혈액관리법」상 헌혈할 때 혈액원의 주의사항으로 올바르지 못한 것은? 2017 대전 기출유사

① 혈액원은 채혈 전에 헌혈자에 대하여 신원 확인 및 건강진단을 하여야 한다.

② 혈액원은 헌혈자로부터 채혈하기 전에 채혈금지대상 여부 및 과거 헌혈경력과 그 검사 결과를 조회하여야 한다.

③ 혈액원의 신원 확인은 학생, 군인 등의 단체헌혈의 경우 그 관리·감독자의 확인으로 갈음할 수 있다.

④ 헌혈자 본인에게 수혈하기 위하여 채혈하는 경우에도 채혈 전에 채혈금지대상 여부 및 과거 헌혈경력과 그 검사 결과를 조회하여야 한다.

해설 **(혈액관리법 시행규칙 제6조 제5항)** 법 제7조 제5항 단서에 따라 제2항 제1호에 따른 조회를 하지 않을 수 있는 경우는 다음 각 호와 같다.

1. 헌혈자 본인에게 수혈하기 위하여 채혈하는 경우
2. 천재지변, 재해, 그 밖에 이에 준하는 사유로 인하여 전산 또는 유선 등의 방법으로 정보조회가 불가능한 경우
3. 긴급하게 수혈하지 아니하면 수혈자의 생명이 위태로운 경우로서 신속한 정보조회가 불가능한 경우

① **(혈액관리법 제7조 제1항)** 혈액원은 보건복지부령으로 정하는 바에 따라 채혈 전에 헌혈자에 대하여 신원 확인 및 건강진단을 하여야 한다.

② **(혈액관리법 제7조 제5항)** 혈액원은 보건복지부령으로 정하는 바에 따라 헌혈자로부터 채혈하기 전에 채혈금지대상 여부 및 과거 헌혈경력과 그 검사 결과를 조회하여야 한다. 다만, 천재지변, 긴급 수혈 등 보건복지부령으로 정하는 경우에는 그러하지 아니하다.

③ **(혈액관리법 시행규칙 제6조 제1항)** 법 제7조 제1항에 따라 혈액원은 헌혈자로부터 채혈하기 전에 사진이 붙어 있어 본인임을 확인할 수 있는 주민등록증, 여권, 학생증, 그 밖의 신분증명서에 따라 그 신원을 확인하여야 한다. 다만, 학생, 군인 등의 단체헌혈의 경우 그 관리·감독자의 확인으로 갈음할 수 있다.

37 「혈액관리법」상 혈액관리에 대한 설명으로 가장 올바른 것은? 2023 경기 기출유사

① 수혈 후 3개월이 경과한 자는 채혈금지대상자가 아니다.

② 혈액원등은 부적격혈액을 발견한 경우 헌혈자 및 그의 혈액검사에 관한 정보를 질병관리청장에게 즉시 보고해야 한다.

③ 혈액원은 신원 확인에 필요한 요구에 따르지 아니하는 사람으로부터 채혈을 하여서는 아니 된다.

④ 혈액원은 헌혈이 직접적인 원인이 되어 질병이 발생한 경우 채혈부작용이 헌혈자의 중대한 과실로 발생하여도 보상금을 지급하여야 한다.

해설 **(혈액관리법 제7조 제3항 : 헌혈자의 신원 확인 및 건강진단 등)** 혈액원은 신원이 확실하지 아니하거나 신원 확인에 필요한 요구에 따르지 아니하는 사람으로부터 채혈을 하여서는 아니 된다.

① **(혈액관리법 시행규칙 제2조의2 [별표 1의2] : 채혈금지대상자)**

4. 진료 및 처치 관련 요인

가. 임신 중인 자, 분만 또는 유산 후 6개월 이내인 자. 다만, 본인이 출산한 신생아에게 수혈하고자 하는 경우에는 그러하지 아니하다.

나. 수혈 후 1년이 경과하지 아니한 자

Answer 36 ④ 37 ③

10

다. 전혈채혈일로부터 8주, 혈장성분채혈, 혈소판혈장성분채혈 및 두단위 혈소판성분채혈일로부터 14일, 백혈구성분채혈 및 한단위 혈소판성분채혈일로부터 72시간, 두단위 적혈구성분채혈일로부터 16주가 경과하지 아니한 자

라. 과거 경막 또는 각막을 이식 받은 경험이 있는 자

② **(혈액관리법 제8조 제2항 : 혈액 등의 안전성 확보)** 혈액원 등 혈액관리업무를 하는 자(이하 "혈액원등"이라 한다)는 제1항에 따른 검사 결과 부적격혈액을 발견하였을 때에는 보건복지부령으로 정하는 바에 따라 이를 폐기처분하고 그 결과를 보건복지부장관에게 보고해야 한다. 다만, 부적격혈액을 예방접종약의 원료로 사용하는 등 대통령령으로 정하는 경우에는 그러하지 아니하다.

④ **(혈액관리법 제10조의2 제1항 : 특정수혈부작용 및 채혈부작용의 보상)** 혈액원은 다음 각 호의 어느 하나에 해당하는 사람에 대하여 특정수혈부작용 및 채혈부작용에 대한 보상금을 지급할 수 있다.

1. 헌혈이 직접적인 원인이 되어 질병이 발생하거나 사망한 채혈부작용자
2. 혈액원이 공급한 혈액이 직접적 원인이 되어 질병이 발생하거나 사망한 특정수혈부작용자

38 **「혈액관리법」상 혈액원은 선별검사결과 부적격 요인에 해당하는 사람 중 채혈금지기간이 지난 후 안전성 검사를 통과한 사람으로부터 채혈할 수 있다. 다음의 B형간염 부적격 요인에 해당하는 사람 중 "B형간염표면항원(HBsAg) 검사, B형간염핵심항체(Anti-HBc) 검사, B형간염바이러스(HBV) 핵산증폭검사" 3개의 안전성 검사결과, 채혈금지대상 해제기준에 해당하는 사람을 모두 고른 것은?**

가. 3개의 안전성 검사결과가 모두 음성일 것
나. B형간염 핵심항체(Anti-HBc) 검사결과가 양성인 경우, 완치 후 6개월이 지났을 것
다. B형간염 핵심항체(Anti-HBc) 검사결과가 양성인 경우, B형간염 표면항원(HBsAg) 검사결과 및 B형간염 바이러스(HBV) 핵산증폭 검사(PCR 포함)결과가 음성일 것
라. B형간염 핵심항체(Anti-HBc) 검사결과가 양성인 경우, B형간염 표면항체(Anti-HBs)의 추가 검사결과가 100mIU/mL 이상일 것

① 가, 나, 다
② 가, 다
③ 나, 라
④ 가, 나, 다, 라

해설 **(혈액관리법 제7조의2 제2항 · 제3항 : 채혈금지대상자의 관리)** 혈액원은 채혈금지대상자로부터 채혈을 하여서는 아니 된다. 그럼에도 불구하고 혈액원은 보건복지부령으로 정하는 안전성검사를 통과한 채혈금지대상자에 대하여는 채혈을 할 수 있다. 이 경우 그 결과를 보건복지부령으로 정하는 바에 따라 보건복지부장관에게 보고하여야 한다.
(혈액관리법 시행규칙 제7조의2 제2항 : 채혈금지대상자의 관리 등) 법 제7조의2 제3항에 따라 혈액원은 선별검사결과 부적격 요인에 해당하는 사람 중 채혈금지기간이 지난 후 [별표 4의2]의 안전성 검사를 통과한 사람으로부터 채혈할 수 있다.

Answer 38 ④

[별표 4의2] 선별검사결과 부적격자에 대한 안전성검사 및 판정기준 〈개정 2020.6.25.〉

부적격 요인	안전성검사 방법	채혈금지대상 해제기준
B형간염	B형간염표면항원 (HBsAg) 검사	다음 각 호의 어느 하나에 해당할 것 1. 모두 음성일 것 2. B형간염핵심항체(Anti-HBc) 검사 결과가 양성인 경우는 다음 각 목에 모두 해당할 것 가. 완치 후 6개월이 지났을 것 나. B형간염표면항원(HBsAg) 검사결과 및 B형간염바이러스(HBV)핵산증폭검사(PCR 포함) 결과가 음성일 것 다. B형간염표면항체(Anti-HBs)추가검사 결과가 100mlU/mL 이상일 것
	B형간염핵심항체 (Anti-HBc) 검사	
	B형간염바이러스 (HBV) 핵산증폭검사 [중합효소연쇄반응 (PCR) 포함]	
C형간염	C형간염바이러스 (HCV) 항체 검사	모두 음성일 것
	C형간염바이러스 (HCV) 핵산증폭검사 [중합효소연쇄반응 (PCR) 포함]	
사람T세포림프친화 바이러스(HTLV)감염증 (혈장성분 헌혈의 경우 제외)	사람T세포림프친화 바이러스(HLTV) Ⅰ형/Ⅱ형 항체 검사	
후천성면역결핍증 (AIDS)	사람면역결핍바이러스 (HIV) 항체 검사	
	사람면역결핍바이러스 (HIV) 핵산증폭검사 [중합효소연쇄반응 (PCR) 포함]	

비고

1. B형간염표면항원(HBsAg), B형간염핵심항체(Anti-HBc), C형간염바이러스(HCV) 항체, 사람면역결핍바이러스(HIV) 항체 및 사람T세포림프친화바이러스(HTLV) I형/II 형 항체의 검사는 효소면역측정법(EIA) 또는 이와 같은 수준 이상의 감도를 가진 시험방법에 따라야 한다.
2. 위 검사 방법 외에 국민보건을 위하여 긴급하게 필요하다고 판단되는 안전성 검사 방법 및 채혈금지대상 해제기준은 보건복지부장관이 별도로 정한다.

39 「혈액관리법」상 채혈금지대상자의 관리에 대한 설명으로 가장 옳은 것은? 2018 서울, 2020 강원 기출유사

① 혈액원은 보건복지부령으로 정하는 안전성검사를 통과한 채혈금지대상자라도 채혈을 할 수 없다.
② 혈액원은 질병관리청장 또는 건강보험심사평가원장으로부터 감염병환자 또는 약물복용환자 등의 관련 정보를 받아 관리·유지하여야 한다.
③ 보건복지부장관은 채혈금지대상자 명부에 있는 사람에게 명부의 기재사항 등을 시·도지사가 정하는 바에 따라 개별적으로 알릴 수 있다.
④ 채혈금지대상자의 명부를 작성·관리하는 업무에 종사하는 사람 또는 종사하였던 사람은 업무상 알게 된 비밀을 정당한 사유 없이 누설하여서는 아니 된다.

해설 (혈액관리법 제7조의2 : 채혈금지대상자의 관리)
① 보건복지부장관은 보건복지부령으로 정하는 바에 따라 채혈금지대상자의 명부를 작성·관리할 수 있다.
② 혈액원은 채혈금지대상자로부터 채혈을 하여서는 아니 된다.
③ 제2항에도 불구하고 혈액원은 보건복지부령으로 정하는 안전성검사를 통과한 채혈금지대상자에 대하여는 채혈을 할 수 있다. 이 경우 그 결과를 보건복지부령으로 정하는 바에 따라 보건복지부장관에게 보고하여야 한다.
④ 보건복지부장관은 채혈금지대상자 명부에 있는 사람에게 명부의 기재 사항 등을 대통령령으로 정하는 바에 따라 개별적으로 알릴 수 있다.
⑤ 제1항에 따른 채혈금지대상자의 명부를 작성·관리하는 업무에 종사하는 사람 또는 종사하였던 사람은 업무상 알게 된 비밀을 정당한 사유 없이 누설하여서는 아니 된다.

40 「혈액관리법」상 헌혈에 관한 다음 서술 가운데 옳은 것만을 모두 고른 것은? 2025 경기 기출유사

㉠ 헌혈자는 안전한 혈액의 채혈 및 공급을 위하여 신상 및 병력에 대한 정보를 사실대로 성실하게 제공하여야 한다.
㉡ 혈액원은 보건복지부령으로 정하는 감염병 환자 및 건강 기준에 적합한 사람이라면 신원 확인 없이 채혈할 수 있다.
㉢ 혈액원은 채혈금지대상자이지만 보건복지부령으로 정하는 안전성검사를 통과한 사람이라면 채혈을 할 수 있다.
㉣ 혈액원은 헌혈자가 자유의사로 헌혈할 수 있도록 헌혈에 관한 유의 사항을 설명하여야 하며, 헌혈자로부터 채혈에 대한 동의를 받아야 한다.

① ㉠, ㉡, ㉢
② ㉠, ㉡, ㉣
③ ㉡, ㉢, ㉣
④ ㉠, ㉢, ㉣

해설 (혈액관리법 제4조의4 : 헌혈자 보호와 의무 등)
② 헌혈자는 안전한 혈액의 채혈 및 공급을 위하여 신상 및 병력에 대한 정보를 사실대로 성실하게 제공하여야 한다.
④ 혈액원은 헌혈자가 자유의사로 헌혈할 수 있도록 헌혈에 관한 유의 사항을 설명하여야 하며, 헌혈자로부터 채혈에 대한 동의를 받아야 한다.
(혈액관리법 제7조 : 헌혈자의 신원 확인 및 건강진단 등)
① 혈액원은 보건복지부령으로 정하는 바에 따라 채혈 전에 헌혈자에 대하여 신원 확인 및 건강진단을 하여야 한다.
② 혈액원은 보건복지부령으로 정하는 감염병 환자 및 건강기준에 미달하는 사람으로부터 채혈을 하여서는 아니 된다.

Answer 39 ④ 40 ④

(혈액관리법 제7조의2 : 채혈금지대상자의 관리)

② 혈액원은 채혈금지대상자로부터 채혈을 하여서는 아니 된다.

③ 제2항에도 불구하고 혈액원은 보건복지부령으로 정하는 안전성검사를 통과한 채혈금지대상자에 대하여는 채혈을 할 수 있다. 이 경우 그 결과를 보건복지부령으로 정하는 바에 따라 보건복지부장관에게 보고하여야 한다.

41 「혈액관리법」상 혈액의 적격여부 검사 항목에 해당하는 것은? 2015 전남 기출유사

① 후천성면역결핍증검사, AST 검사　　② A형간염검사, 매독검사

③ B형간염검사, C형간염검사　　④ ALT 검사, A형간염검사

해설 **(혈액관리법 시행규칙 제8조 제1항 : 혈액의 적격여부 검사등)** 혈액원은 법 제8조 제1항에 따라 헌혈자로부터 혈액을 채혈한 때에는 지체 없이 그 혈액에 대한 간기능검사(ALT검사, 수혈용으로 사용되는 혈액만 해당), B형간염검사, C형간염검사, 매독검사, 후천성면역결핍증검사, 사람T세포림프친화바이러스(HTLV) 검사(혈장성분은 제외), 그 밖에 보건복지부장관이 정하는 검사를 실시하고, 혈액 및 혈액제제의 적격 여부를 확인하여야 한다. 다만, 다음 각 호의 어느 하나에 해당하는 경우로서 [별표 1] 제2호에 따른 혈액선별검사 중 B형간염바이러스(HBV)·C형간염바이러스(HCV)·사람면역결핍바이러스(HIV) 핵산증폭검사 및 사람T세포림프친화바이러스(HTLV) 검사를 하는 경우에는 그 결과를 수혈 후에 확인할 수 있다.

1. 섬 지역에서 긴급하게 수혈하지 아니하면 생명이 위태로운 상황 또는 기상악화 등으로 적격 여부가 확인된 혈액·혈액제제를 공급받을 수 없는 경우
2. 성분채혈백혈구 또는 성분채혈백혈구혈소판을 수혈하는 경우

42 「혈액관리법」상 영구적 헌혈금지약물에 해당하는 것은?

① 두타스테라이드(dutasteride) 성분의 약물

② 아시트레틴(acitretin) 성분의 약물

③ 에트레티네이트(etretinate) 성분의 약물

④ 이소트레티노인(isotretinoin) 성분의 약물

해설 **(혈액관리법 시행규칙 제9조 : 헌혈금지약물의 범위)** 법 제8조 제1항 제2호에서 "보건복지부령으로 정하는 헌혈금지약물"이란 다음 각 호의 구분에 따른 약물을 말한다.

1. 영구적 헌혈금지약물 : 복용한 경우에는 영구적으로 헌혈이 금지되는 다음 각 목의 약물
   가. 에트레티네이트(Etretinate, 중증건선치료제) 성분의 약물
   나. 뇌하수체 유래 성장호르몬
   다. 소에서 유래한 인슐린
   라. 변종크로이츠펠트-야콥병(vCJD) 위험지역에서 채혈된 혈액 혈청으로 제조된 진단시약
   마. 그 밖에 약물의 성분이나 특성 등을 고려하여 영구적 헌혈 제한이 필요하다고 보건복지부장관이 인정하여 고시하는 약물
2. 상대적 헌혈금지약물 : 복용한 경우에는 일정기간 동안 헌혈이 금지되는 다음 각 목의 약물
   가. 아시트레틴 성분의 약물
   나. B형간염 면역글로불린 또는 태반주사제
   다. 두타스테라이드 성분의 약물
   라. 이소트레티노인 또는 피나스테라이드 성분의 약물
   마. 그 밖에 약물의 성분이나 특성 등을 고려하여 일정기간 헌혈 제한이 필요하다고 보건복지부장관이 인정하여 고시하는 약물

Answer 41 ③ 42 ③

43 「혈액관리법」상 혈액원이 혈액 및 혈액제제의 적격여부를 검사하고 부적격혈액을 발견하여 폐기처분하였다면, 그 결과를 다음 중 누구에게 보고하여야 하는가? 2016 서울 기출유사

① 대한적십자사회장
② 보건복지부장관
③ 시·도지사
④ 시장·군수·구청장

해설 **(혈액관리법 제8조 제2항 : 혈액 등의 안전성 확보)** 혈액원 등 혈액관리업무를 하는 자("혈액원등")는 제1항에 따른 검사 결과 부적격혈액을 발견하였을 때에는 보건복지부령으로 정하는 바에 따라 이를 폐기처분하고 그 결과를 보건복지부장관에게 보고하여야 한다. 다만, 부적격혈액을 예방접종약의 원료로 사용하는 등 대통령령으로 정하는 경우에는 그러하지 아니하다.
(혈액관리법 시행령 제6조 : 부적격혈액 폐기처분의 예외) 법 제8조 제2항 단서에 따라 부적격혈액을 폐기처분하지 아니할 수 있는 경우는 다음 각 호와 같다.
1. 예방접종약의 원료로 사용되는 경우
2. 의학연구 또는 의약품·의료기기 개발에 사용되는 경우
3. 혈액제제 등의 의약품이나 의료기기의 품질관리를 위한 시험에 사용되는 경우

44 아래 내용은 「혈액관리법」상 혈액등의 안전성 확보에 대한 설명이다. 다음 중 올바르게 설명하고 있는 것을 모두 고른 것은?

가. 보건복지부장관은 부적격혈액의 수혈 등으로 사고가 발생할 위험이 있거나 사고가 발생하였을 때에는 혈액원등에 대하여 관련 혈액 및 혈액제제의 폐기 등 필요한 조치를 하거나 이를 하도록 명할 수 있으며, 필요하다고 인정하면 식품의약품안전처장 등 유관기관에 협조를 요청할 수 있다.
나. 혈액원은 부적격혈액의 수혈 등으로 사고가 발생할 위험이 있거나 사고가 발생하였을 때에는 이를 그 혈액을 수혈받은 사람에게 알려야 한다.
다. 혈액원은 헌혈자 본인에게 수혈하기 위하여 헌혈자로부터 혈액을 채혈한 때에는 혈액의 적격여부 검사를 실시하지 아니할 수 있다.
라. 혈액원은 확인 결과 부적격혈액을 발견하였으나 그 혈액이 이미 의료기관으로 출고된 경우에는 해당 의료기관에 부적격혈액에 대한 사항을 즉시 알리고, 부적격혈액을 폐기처분하도록 조치를 하여야 한다.

① 가, 나, 다
② 가, 다
③ 나, 라
④ 가, 나, 다, 라

해설 **(혈액관리법 제8조 제4항)** 혈액원은 제1항 제2호에 따른 확인 결과 부적격혈액을 발견하였으나 그 혈액이 이미 의료기관으로 출고된 경우에는 해당 의료기관에 부적격혈액에 대한 사항을 즉시 알리고, 부적격혈액을 폐기처분하도록 조치를 하여야 한다.
(혈액관리법 제8조 제5항) 혈액원은 부적격혈액의 수혈 등으로 사고가 발생할 위험이 있거나 사고가 발생하였을 때에는 이를 그 혈액을 수혈받은 사람에게 알려야 한다.
(혈액관리법 시행규칙 제8조 제2항 : 혈액의 적격여부 검사등) 혈액원은 헌혈자 본인에게 수혈하기 위하여 헌혈자로부터 혈액을 채혈한 때에는 혈액의 적격여부 검사를 실시하지 아니할 수 있다.
(혈액관리법 제8조의2 : 혈액사고 발생 시의 조치 등)
① 보건복지부장관은 부적격혈액의 수혈 등으로 사고가 발생할 위험이 있거나 사고가 발생하였을 때에는 보건복지부령으로 정하는 바에 따라 혈액원등에 대하여 관련 혈액 및 혈액제제의 폐기 등 필요한 조치를 하거나 이를 하도록 명할 수 있다.
② 보건복지부장관은 제1항에 따른 조치를 하거나 이를 하도록 명할 때 필요하다고 인정하면 식품의약품안전처장 등 유관기관에 협조를 요청할 수 있다.

Answer 43 ② 44 ④

45 「혈액관리법」상 헌혈자의 혈액정보 통보에 대한 설명으로 가장 올바르지 못한 것은?

① 혈액원은 헌혈자 및 그의 혈액검사에 관한 정보를 보건복지부령으로 정하는 바에 따라 보건복지부장관에게 보고하여야 한다.

② 혈액원은 헌혈자에 대한 인적사항 및 혈액검사결과 등의 혈액정보를 채혈일부터 7일 이내에 통보서에 기재하여 대한적십자사 회장에게 통보해야 한다.

③ 혈액원은 혈액정보를 통보한 혈액을 혈액제제로 제조해 공급한 경우에는 혈액제제의 공급일자 및 공급처를 기재하여 공급일부터 7일 이내에 대한적십자사 회장에게 통보해야 한다.

④ 혈액원은 혈액정보를 통보한 혈액이 부적격혈액으로 분류되어 폐기처분한 경우에는 혈액제제의 폐기일자 및 폐기사유를 기재하여 공급일 또는 폐기일부터 7일 이내에 대한적십자사 회장에게 통보해야 한다.

해설 **(혈액관리법 시행규칙 제11조의4 : 헌혈자의 혈액정보 통보)**

① 혈액원은 법 제8조 제6항에 따라 헌혈자에 대한 다음 혈액정보를 채혈일부터 3일 이내 통보서(전자문서 포함)에 기재하여 대한적십자사 회장에게 통보해야 한다.

1. 헌혈자의 인적사항
2. 혈액 및 혈액제제 종류
3. 헌혈일자 및 헌혈증서번호
4. 혈액검사 결과

② 혈액원은 제1항에 따라 혈액정보를 통보한 혈액을 공급하거나 폐기한 때에는 통보서(전자문서 포함)에 다음에 해당하는 사항을 기재하여 공급일 또는 폐기일부터 7일 이내에 대한적십자사 회장에게 통보해야 한다.

1. 혈액을 혈액제제로 제조해 공급한 경우 : 혈액제제의 공급일자 및 공급처(자체에서 소비할 목적으로 제조하는 경우 포함)
2. 혈액이 부적격혈액으로 분류되어 폐기처분한 경우 : 혈액제제의 폐기일자 및 폐기사유

(혈액관리법 제8조 제6항 : 혈액 등의 안전성 확보) 혈액원은 헌혈자 및 그의 혈액검사에 관한 정보를 보건복지부령으로 정하는 바에 따라 보건복지부장관에게 보고하여야 한다.

46 「혈액관리법」상 성분채혈 시 한도 채혈량은? 2015 충남 기출유사

① 300mL ② 400mL
③ 500mL ④ 600mL

해설 **(혈액관리법 시행규칙 제12조 제1호 다목 : 혈액관리업무)** 혈액원등이 법 제9조에 따른 혈액관리업무를 수행하는 때에는 다음 각 호의 구분에 따라 행하여야 한다.

다. 1인 1회 채혈량(항응고제 및 검사용 혈액을 제외)은 다음 한도의 110퍼센트를 초과하여서는 아니 된다. 다만, 희귀혈액을 채혈하는 경우에는 그러하지 아니하다.

(1) 전혈채혈 : 400밀리리터
(2) 성분채혈 : 500밀리리터
(3) 2종류 이상의 혈액성분을 동시에 채혈하는 다종성분채혈 : 600밀리리터

10

Answer 45 ② 46 ③

47 「혈액관리법」상 전혈채혈의 1인 1회 실제 채혈 가능한 채혈량은?

① 340mL ② 360mL
③ 440mL ④ 500mL

해설 46번 문제 해설 참조

48 「혈액관리법」상 혈액제제 제조를 위하여 채혈된 혈액을 제조하기까지 관리하는 방법으로 가장 올바른 것은? 2017 서울 기출유사

① 전혈채혈 : 섭씨 20도 이상 24도 이하
② 혈소판성분채혈 : 섭씨 −18도 이하
③ 혈소판제조용 전혈채혈 : 섭씨 1도 이상 10도 이하
④ 혈장성분채혈 : 섭씨 6도 이하

해설 **(혈액관리법 시행규칙 제12조 제1호 마목 : 혈액관리업무)** 혈액원등이 법 제9조에 따른 혈액관리업무를 수행하는 때에는 다음 각 호의 구분에 따라 행하여야 한다.

마. 혈액제제제조를 위하여 채혈된 혈액은 제조하기까지 다음의 방법에 따라 관리하여야 한다.
(1) 전혈채혈 : 섭씨 1도 이상 10도 이하에서 관리할 것. 다만, 혈소판제조용의 경우에는 섭씨 20도 이상 24도 이하에서 관리할 것
(2) 혈소판성분채혈 : 섭씨 20도 이상 24도 이하에서 관리할 것
(3) 혈장성분채혈 : 섭씨 6도 이하에서 관리할 것

49 「혈액관리법」상 혈액관리업무에 관한 설명으로 가장 올바른 것은? 2011 충남 기출유사

① 성분채혈의 1인 1회 채혈량 한도는 600밀리리터로, 110퍼센트를 초과하여서는 아니 된다.
② 전혈채혈은 섭씨 20도 이상 24도 이하에서 관리할 것
③ 전혈채혈의 1인 1회 채혈량 한도는 400밀리리터로, 110퍼센트를 초과하여서는 아니 된다.
④ 혈소판성분채혈은 섭씨 1도 이상 10도 이하에서 관리할 것

해설 46번, 48번 문제 해설 참조

50 「혈액관리법」상 수혈관리실의 업무수행 내용이 아닌 것은?

① 수혈 관련 부작용의 발생 감시 및 대응
② 수혈의 적정성에 대한 평가
③ 수혈용 혈액의 보관·사용·폐기 현황의 관리
④ 수혈용 혈액의 안정적인 수급 방안

Answer 47 ③ 48 ④ 49 ③ 50 ④

해설 **(혈액관리법 시행규칙 제12조의3 제3항 : 수혈관리위원회 및 수혈관리실의 설치 등)** 수혈관리실은 다음 각 호의 업무를 수행한다.

1. 수혈용 혈액의 보관·사용·폐기 현황의 관리
2. 수혈 관련 자료의 수집·분석 및 평가
3. 수혈의 적정성에 대한 평가
4. 수혈 관련 부작용의 발생 감시 및 대응
5. 수혈 관련 교육 및 홍보
6. 그 밖에 수혈관리에 필요한 업무

[본조신설 2020.12.31.]

(혈액관리법 시행규칙 제12조의3 제2항) 수혈관리위원회는 다음 각 호의 사항을 심의한다.

1. 수혈관리계획의 수립 및 시행
2. 안전하고 적정한 수혈관리를 위한 자체 규정
3. 수혈용 혈액의 보관량·사용량·폐기량의 적정성
4. 수혈용 혈액의 안정적인 수급 방안
5. 수혈 관련 부작용의 예방·대응방법
6. 수혈 관련 교육 및 홍보 방법
7. 그 밖에 안전하고 적정한 혈액 사용을 위하여 보건복지부장관이 정하는 사항

[본조신설 2020.12.31.]

51 「혈액관리법」상 특정수혈부작용이 발생한 경우의 조치로 옳은 것은? 2021 경북 기출유사

① 시·도지사는 보건복지부장관에게 통보하여야 한다.

② 시·도지사는 질병관리청장에게 통보하여야 한다.

③ 의료기관의 장은 보건복지부장관에게 신고하여야 한다.

④ 의료기관의 장은 질병관리청장에게 신고하여야 한다.

해설 **(혈액관리법 제10조 : 특정수혈부작용에 대한 조치)**

① 의료기관의 장은 특정수혈부작용이 발생한 경우에는 보건복지부령으로 정하는 바에 따라 그 사실을 시·도지사에게 신고하여야 한다. 〈개정 2020.2.18.〉

② 시·도지사는 제1항에 따른 특정수혈부작용의 발생 신고를 받은 때에는 이를 보건복지부장관에게 통보하여야 한다. 〈신설 2020.2.18.〉

③ 보건복지부장관은 제2항에 따라 특정수혈부작용의 발생 신고를 통보받으면 그 발생 원인의 파악 등을 위한 실태조사를 하여야 한다. 이 경우 특정수혈부작용과 관련된 의료기관의 장과 혈액원등은 실태조사에 협조하여야 한다. 〈개정 2020.2.18.〉

52 「혈액관리법」상 특정수혈부작용에 대한 조치 및 신고사항에 대한 설명으로 올바른 것은?

2023 경기 기출유사

① 시·도지사는 매월 말 기준 특정수혈부작용발생 현황보고서를 작성하여 다음달 1일까지 질병관리청장에게 제출한다.

② 의료기관의 장은 특정수혈부작용이 발생한 사실을 확인한 날부터 15일 이내 보건소장을 거쳐 시·도지사에게 신고해야 한다.

③ 질병관리청장은 특정수혈부작용의 발생 신고를 통보받은 후 실태조사를 한다.

④ 특정수혈부작용과 관련된 수혈자는 실태조사에 협력해야 하며, 실태조사를 위해 수혈자의 보관검체 검사결과와 채혈혈액 검사결과를 확인해야 한다.

Answer 51 ① 52 ②

해설 (혈액관리법 시행규칙 제13조 : 특정수혈부작용의 신고 등)

① 의료기관의 장은 법 제10조 제1항에 따라 특정수혈부작용이 발생한 사실을 확인한 날부터 15일 이내에 해당 의료기관 소재지의 보건소장을 거쳐 특별시장 · 광역시장 · 특별자치시장 · 도지사 · 특별자치도지사("시 · 도지사")에게 특정수혈부작용이 발생한 사실을 신고해야 한다. 다만, 사망의 경우에는 지체 없이 신고해야 한다. 〈개정 2020.12.31.〉

② 시 · 도지사는 매월 말일을 기준으로 특정수혈부작용 발생현황 보고서를 작성하여 다음 달 10일까지 보건복지부장관에게 제출해야 한다. 다만, 사망의 경우에는 지체 없이 제출해야 한다. 〈개정 2020.12.31.〉

③ 법 제10조 제3항에 따른 실태조사에는 다음 각 호의 내용이 포함되어야 한다. 〈신설 2020.12.31.〉

1. 수혈자의 인적사항, 수혈기록 및 의무기록 조사
2. 헌혈자의 헌혈기록 및 과거 헌혈혈액 검사결과 조회
3. 수혈자 및 헌혈자의 특정수혈부작용 관련 진료내역 및 검사결과 확인
4. 헌혈혈액 보관검체 검사결과 확인
5. 헌혈자 채혈혈액 검사결과 확인

53 「혈액관리법」상 특정수혈부작용 및 채혈부작용으로 질병이 발생하거나 사망한 경우, 보상금을 지급하는 자는? 2015 대구 기출유사

① 보건복지부장관　　② 시 · 도지사
③ 식품의약품안전처장　　④ 혈액원

해설 (혈액관리법 제10조의2 제1항 : 특정수혈부작용 및 채혈부작용의 보상) 혈액원은 다음 각 호의 어느 하나에 해당하는 사람에 대하여 특정수혈부작용 및 채혈부작용에 대한 보상금을 지급할 수 있다.

1. 헌혈이 직접적인 원인이 되어 질병이 발생하거나 사망한 채혈부작용자
2. 혈액원이 공급한 혈액이 직접적인 원인이 되어 질병이 발생하거나 사망한 특정수혈부작용자

54 「혈액관리법」상 혈액원이 공급한 혈액이 직접적인 원인이 되어 질병이 발생하거나 사망한 특정수혈부작용자에게 지급할 수 있는 보상금은? (단, 혈액의 공급과정에서 혈액원의 과실이 없는 경우로 가정한다.) 2024 경기, 2025 서울 기출유사

① 위자료　　② 장제비
③ 진료비　　④ 사망한 자에 대한 일시보상금

해설 (혈액관리법 제10조의2 제4항 제6호 : 특정수혈부작용 및 채혈부작용의 보상)

① 혈액원은 다음 각 호의 어느 하나에 해당하는 사람에 대하여 특정수혈부작용 및 채혈부작용에 대한 보상금을 지급할 수 있다.

1. 헌혈이 직접적인 원인이 되어 질병이 발생하거나 사망한 채혈부작용자
2. 혈액원이 공급한 혈액이 직접적인 원인이 되어 질병이 발생하거나 사망한 특정수혈부작용자

④ 제1항에 따라 지급할 수 있는 보상금의 범위는 다음 각 호와 같다. 다만, 혈액의 공급과정에서 혈액원의 과실이 없는 경우에는 제6호의 위자료만 지급할 수 있다.

1. 진료비
2. 장애인이 된 자에 대한 일시보상금
3. 사망한 자에 대한 일시보상금
4. 장제비
5. 일실(逸失)소득
6. 위자료

Answer 53 ④ 54 ①

55 「혈액관리법」상 혈액원이 헌혈자로부터 채혈하여 제조한 혈액제제를 의료기관에 공급하는 가격과 혈액원으로부터 혈액제제를 공급받은 의료기관이 수혈자에게 공급하는 가격은 다음 중 누가 결정하는가?

① 보건복지부장관　② 의료기관의 장
③ 질병관리청장　④ 혈액원장

해설 **(혈액관리법 제11조 : 혈액제제의 수가)** 혈액원이 헌혈자로부터 채혈하여 제조한 혈액제제를 의료기관에 공급하는 가격과 혈액원으로부터 혈액제제를 공급받은 의료기관이 수혈자에게 공급하는 가격은 보건복지부장관이 정하여 고시한다.

56 「혈액관리법」상 혈액원이 부적격혈액의 수혈정보를 수혈자에게 알려야 하는 경우에 해당하지 않는 것은?

① 성분채혈백혈구 또는 성분채혈백혈구혈소판을 수혈하는 경우
② 수혈자의 생명과 안전을 확보하기 위해 부적격혈액의 수혈정보를 통보할 필요가 있다고 보건복지부장관이 인정하는 경우
③ 혈액원의 혈액관리업무 수행 기준 위반으로 인해 부적격혈액이 출고되어 수혈된 경우
④ B형간염검사 등 혈액매개감염병 관련 혈액선별검사 결과 부적격혈액으로 판정된 혈액이 출고되어 수혈된 경우

해설 **(혈액관리법 시행규칙 제11조의3 제1항 : 부적격혈액의 수혈자 통보 등)** 혈액원은 다음 각 호의 어느 하나에 해당하는 경우 법 제8조 제5항에 따라 부적격혈액의 수혈정보를 수혈자에게 알려야 한다. 〈신설 2024.10.14.〉

1. 제8조 제1항에 따른 비(B)형간염검사 등 혈액매개감염병 관련 혈액선별검사 결과 부적격혈액으로 판정된 혈액이 출고되어 수혈된 경우
2. 혈액원의 제12조 각 호에 따른 혈액관리업무 수행 기준 위반으로 인해 부적격혈액이 출고되어 수혈된 경우
3. 그 밖에 수혈자의 생명과 안전을 확보하기 위하여 부적격혈액의 수혈정보를 통보할 필요가 있다고 보건복지부장관이 인정하는 경우

57 「혈액관리법」 및 동법 시행규칙상 혈액원 등은 혈액관리업무에 관한 기록을 작성하여 기록된 날로부터 몇 년 동안 보존하여야 하는가? 2025 경기 기출유사

① 3년　② 5년
③ 10년　④ 15년

해설 **(혈액관리법 시행규칙 제14조 제2항 : 서류의 작성등)** 법 제12조 제2항에서 "보건복지부령이 정하는 기간"이라 함은 10년을 말한다.

(혈액관리법 제12조 : 기록의 작성 등)

① 혈액원 등은 보건복지부령으로 정하는 바에 따라 혈액관리업무에 관한 기록을 작성하여 갖추어 두어야 한다.
② 제1항에 따른 기록(제12조의2 제1항에 따른 전자혈액관리업무기록을 포함한다)은 기록한 날부터 보건복지부령으로 정하는 기간 동안 보존하여야 한다.

Answer　55 ①　56 ①　57 ③

10

58 「혈액관리법」상 혈액관리업무에 관한 기록에 대한 설명으로 가장 올바르지 못한 것은?

① 누구든지 정당한 사유 없이 전자혈액관리업무기록에 저장된 개인정보를 탐지하거나 누출·변조 또는 훼손하여서는 아니 된다.

② 헌혈증서를 가져온 사람으로부터 수혈을 요구받은 의료기관이 헌혈증의 유효성 여부를 확인하기 위한 목적이더라도 전자혈액관리업무기록을 조회할 수 없다.

③ 혈액관리업무에 종사하는 자는 혈액관리법 또는 다른 법령에 특별히 규정된 경우를 제외하고는 건강진단·채혈·검사 등 업무상 알게 된 다른 사람의 비밀을 누설하거나 발표하여서는 아니 된다.

④ 혈액원등은 헌혈자 대장 등을 「전자서명법」에 따른 전자서명이 기재된 전자혈액관리업무기록으로 작성·보관할 수 있다.

해설 **(혈액관리법 제12조의2 제4항 : 전자혈액관리업무기록 등)** 제14조 제3항에 따라 수혈을 요구받은 의료기관은 헌혈증의 유효성 여부를 확인하기 위하여 전자혈액관리업무기록을 조회할 수 있다. 〈신설 2021.3.23.〉
(혈액관리법 제14조 제3항 : 헌혈증서의 발급 및 수혈비용의 보상 등) 헌혈자 또는 그 헌혈자의 헌혈증서를 양도받은 사람은 의료기관에 그 헌혈증서를 제출하면 무상으로 혈액제제를 수혈받을 수 있다. 다만, 재발급되어 유효하지 아니하게 된 헌혈증서를 사용한 경우 혈액제제의 수혈비용은 수혈자가 부담하여야 한다. 〈개정 2021.3.23.〉
(혈액관리법 제12조 제3항 : 기록의 작성 등) 혈액관리업무에 종사하는 자는 이 법 또는 다른 법령에 특별히 규정된 경우를 제외하고는 건강진단·채혈·검사 등 업무상 알게 된 다른 사람의 비밀을 누설하거나 발표하여서는 아니 된다.
(혈액관리법 제12조의2 제3항 : 전자혈액관리업무기록 등) 누구든지 정당한 사유 없이 전자혈액관리업무기록에 저장된 개인정보를 탐지하거나 누출·변조 또는 훼손하여서는 아니 된다.

59 「혈액관리법」상 혈액관리에 대한 설명내용으로 가장 올바르지 못한 것은?

① 누구든지 정당한 사유 없이 전자혈액관리업무기록에 저장된 개인정보를 탐지하거나 누출·변조 또는 훼손하여서는 아니 된다.

② 의료기관이 개설한 혈액원 중 혈액제제를 자체에서 소비할 목적으로 공급하는 경우 혈액원으로부터 혈액을 공급받은 의료기관의 장은 해당 의료기관의 혈액사용량·재고량·폐기량 등 혈액 사용에 관한 정보를 보건복지부장관에게 제출하여야 한다.

③ 혈액관리업무에 종사하는 자는 혈액관리법 또는 다른 법령에 특별히 규정된 경우를 제외하고는 건강진단·채혈·검사 등 업무상 알게 된 다른 사람의 비밀을 누설하거나 발표하여서는 아니 된다.

④ 혈액원은 혈액 공급량·재고량·폐기량 등 혈액관리에 관한 정보를 보건복지부장관에게 제출하여야 한다.

해설 **(혈액관리법 제13조의2 제2항)** 혈액원(의료기관이 개설한 혈액원 중 혈액제제를 자체에서 소비할 목적으로 공급하는 경우는 제외)으로부터 혈액을 공급받은 의료기관의 장은 해당 의료기관의 혈액 사용량·재고량·폐기량 등 혈액 사용에 관한 정보를 보건복지부장관에게 제출하여야 한다.
(혈액관리법 제12조의2 제3항 : 전자혈액관리업무기록 등) 누구든지 정당한 사유 없이 전자혈액 관리업무기록에 저장된 개인정보를 탐지하거나 누출·변조 또는 훼손하여서는 아니 된다.
(혈액관리법 제12조 제3항 : 기록의 작성 등) 혈액관리업무에 종사하는 자는 이 법 또는 다른 법령에 특별히 규정된 경우를 제외하고는 건강진단·채혈·검사 등 업무상 알게 된 다른 사람의 비밀을 누설하거나 발표하여서는 아니 된다.
(혈액관리법 제13조의2 제1항 : 혈액원 및 의료기관의 혈액수급정보 제출) 혈액원은 혈액 공급량·재고량·폐기량 등 혈액관리에 관한 정보를 보건복지부장관에게 제출하여야 한다.

Answer 58 ② 59 ②

60 「혈액관리법」상 헌혈증서의 발급 및 사용 등에 대한 설명으로 가장 올바르지 못한 것은?

① 보건복지부장관은 의료기관이 헌혈증서 제출자에게 수혈을 하였을 때에는 헌혈환급적립금에서 그 비용을 해당 의료기관에 보상하여야 한다.

② 헌혈증서는 휴대전화에 의한 문자메시지, 전자우편 등의 수단으로 제공할 수 있다.

③ 헌혈자의 헌혈증서를 양도받은 사람으로부터 수혈을 요구받은 의료기관은 헌혈증의 유효성 여부를 확인할 목적으로 전자혈액관리업무기록을 조회하여서는 아니 된다.

④ 혈액원이 헌혈자로부터 헌혈을 받았을 때에는 헌혈증서를 그 헌혈자에게 발급하여야 한다.

해설 **(혈액관리법 제12조의2 제4항 : 전자혈액관리업무기록 등)** 제14조 제3항에 따라 수혈을 요구받은 의료기관은 헌혈증의 유효성 여부를 확인하기 위하여 전자혈액관리업무기록을 조회할 수 있다. 〈신설 2021.3.23.〉

(혈액관리법 제14조 : 헌혈증서의 발급 및 수혈비용의 보상 등)

① 혈액원이 헌혈자로부터 헌혈을 받았을 때에는 보건복지부령으로 정하는 바에 따라 헌혈증서를 그 헌혈자에게 발급하여야 한다. 이 경우 헌혈증서를 잃어버리거나 훼손되어 못쓰게 된 것이 확인된 경우에는 보건복지부령으로 정하는 바에 따라 재발급 받을 수 있다. 〈개정 2021.3.23.〉

② 제1항에 따른 헌혈증서는 휴대전화에 의한 문자메시지, 전자우편 등의 수단으로 제공할 수 있다. 〈신설 2021.3.23.〉

③ 제1항에 따른 헌혈자 또는 그 헌혈자의 헌혈증서를 양도받은 사람은 의료기관에 그 헌혈증서를 제출하면 무상으로 혈액제제를 수혈받을 수 있다. 다만, 재발급되어 유효하지 아니하게 된 헌혈증서를 사용한 경우 혈액제제의 수혈비용은 수혈자가 부담하여야 한다. 〈개정 2021.3.23.〉

④ 제3항에 따라 수혈을 요구받은 의료기관은 정당한 이유 없이 그 요구를 거부하지 못한다. 〈개정 2021.3.23.〉

⑤ 보건복지부장관은 의료기관이 제3항에 따라 헌혈증서 제출자에게 수혈을 하였을 때에는 보건복지부령으로 정하는 바에 따라 제15조 제2항에 따른 헌혈환급적립금에서 그 비용을 해당 의료기관에 보상하여야 한다. 〈개정 2021.3.23.〉

61 「혈액관리법」상 헌혈환급예치금 및 헌혈환급적립금에 대한 설명내용으로 가장 올바르지 못한 것은?

① 대한적십자사 회장은 예치금납부의 면제신청을 받은 때에는 혈액원이 이미 납부한 예치금 중에서 환불해야 한다.

② 헌혈 혈액이 검사 결과 부적격혈액으로 판정된 경우에는 헌혈환급예치금의 전부 또는 일부를 돌려주거나 면제할 수 있다.

③ 헌혈환급적립금의 조성·관리업무를 위탁받은 대한적십자사 회장은 적립금을 대한적십자사의 회계와 연계하여 명확하게 계정을 운영해야 한다.

④ 혈액원이 부적격혈액에 대한 예치금의 납부를 면제받고자 하는 때에는 매월말 기준으로 헌혈환급예치금 납부면제신청서를 작성해 다음달 10일까지 대한적십자사회장에게 신청해야 한다.

해설 **(혈액관리법 시행령 제9조 : 헌혈환급적립금의 관리 및 운영)**

① 헌혈환급적립금의 조성·관리업무를 위탁받은 대한적십자사 회장은 적립금을 대한적십자사의 다른 회계와 구분하여 독립된 계정으로 운영해야 한다. 〈개정 2020.9.8.〉

② 대한적십자사 회장은 적립금의 수입과 지출을 명확히 하기 위하여 「은행법」에 따른 은행에 적립금 계좌를 설정해야 한다.

Answer 60 ③ 61 ③

62 「혈액관리법」상 헌혈환급적립금으로 사용할 수 없는 경우는? 2011 충남 기출유사

① 수혈비용의 보상
② 특정수혈부작용에 대한 연구
③ 헌혈의 장려
④ 혈액관리와 관련된 평가

해설 **(혈액관리법 제15조 제3항 : 헌혈환급예치금 및 헌혈환급적립금)** 적립금은 다음 각 호의 어느 하나에 해당하는 용도에만 사용하여야 한다. 〈개정 2021.3.23.〉

1. 제14조 제5항에 따른 수혈비용의 보상
2. 헌혈의 장려
3. 혈액관리와 관련된 연구
4. 그 밖에 대통령령으로 정하는 용도

(혈액관리법 시행령 제8조) 법 제15조 제3항 제4호에서 "대통령령으로 정하는 용도"란 다음 각 호의 어느 하나에 해당하는 용도를 말한다.

1. 특정수혈부작용에 대한 실태조사 및 연구
2. 혈액원 혈액관리업무의 전산화에 대한 지원
3. 삭제 〈2009.1.30.〉

63 「혈액관리법」상 군의료기관에 설치하는 혈액원의 혈액관리업무를 정하는 방법으로 가장 올바른 것은?

① 국방부장관이 국방부령으로 정한다.
② 국방부장관이 보건복지부장관과 협의한 후 국방부령으로 정한다.
③ 보건복지부장관이 국방부장관과 협의한 후 보건복지부령으로 정한다.
④ 보건복지부장관이 보건복지부령으로 정한다.

해설 **(혈액관리법 제16조 : 군의료기관에 대한 특례)** 군의료기관에 설치하는 혈액원의 혈액관리업무에 관하여는 제4조의3(헌혈 권장 등), 제6조(혈액관리업무), 제8조(혈액 등의 안전성 확보), 제8조의2(혈액사고 발생시의 조치 등), 제9조(혈액의 관리 등), 제10조(특정수혈부작용에 대한 조치), 제12조(기록의 작성 등), 제12조의2(전자혈액관리업무기록 등) 및 제13조부터 제15조(검사 등, 헌혈증서의 발급 및 수혈비용의 보상 등, 헌혈환급예치금 및 헌혈환급적립금)까지의 규정에도 불구하고 국방부장관이 보건복지부장관과 협의한 후 국방부령으로 정한다. 〈개정 2020.12.29.〉

64 「혈액관리법」상 보건복지부장관이 대통령령이 정하는 바에 의하여 대한적십자사 회장에게 위탁할 수 있는 업무에 해당하지 않는 것은?

① 헌혈자의 혈액정보관리에 관한 업무
② 헌혈환급예치금의 수납업무
③ 헌혈환급적립금의 조성·관리업무
④ 「혈액관리법」상 과태료의 부과·징수업무

해설 **(혈액관리법 제17조 제2항 : 권한의 위임·위탁)** 보건복지부장관은 이 법에 따른 다음 각 호의 업무를 대통령령으로 정하는 바에 따라 대한적십자사 회장에게 위탁할 수 있다. 〈개정 2021.3.23.〉

1. 채혈금지대상자 명부의 작성·관리 및 통지에 관한 업무
2. 헌혈자의 혈액정보 관리에 관한 업무
3. 제14조 제5항에 따른 보상업무
4. 헌혈환급예치금의 수납업무
5. 적립금의 조성·관리 업무

Answer 62 ④ 63 ② 64 ④

65 「혈액관리법」상 보건복지부장관이 대한적십자사 회장의 업무수행에 필요한 경비를 보조할 수 있는 경우에 해당하지 않는 것은?

① 특정수혈부작용 발생신고의 접수업무
② 헌혈자의 헌혈경력 조회업무
③ 헌혈자의 혈액정보 관리에 관한 업무
④ 헌혈증서의 발급 및 수혈비용의 보상 업무

해설 (혈액관리법 제17조 제3항 : 권한의 위임 · 위탁) 보건복지부장관은 제2항에 따라 대한적십자사 회장에게 위탁한 업무 및 대한적십자사 회장이 수행하는 다음 각 호의 어느 하나에 해당하는 업무에 대하여 매년 예산의 범위에서 그 수행에 필요한 경비를 보조할 수 있다.

1. 혈액원의 개설자로부터 이관받은 혈액관리업무기록(전자혈액관리업무기록 포함) 보존업무
2. 헌혈자의 헌혈경력 조회업무
3. 헌혈자의 혈액정보 관리에 관한 업무
4. 제14조에 따른 헌혈증서의 발급 및 수혈비용의 보상 업무

66 아래 내용은 「혈액관리법」상 개설허가의 취소사유 중 하나이다. 다음 중 괄호 안에 들어갈 올바른 것은?

> 혈액원이 개설허가를 받은 날부터 ( )이 지나도록 정당한 사유 없이 그 업무를 시작하지 아니한 경우에는 보건복지부장관은 혈액원의 개설허가를 취소하거나 업무의 정지 또는 시정명령을 발할 수 있다.

① 1개월
② 2개월
③ 3개월
④ 6개월

해설 (혈액관리법 제17조의3 제1항 : 개설허가의 취소 등) 보건복지부장관은 혈액원이 다음 각 호의 어느 하나에 해당하면 혈액원의 개설허가를 취소하거나 6개월의 범위에서 업무의 정지 또는 위반 사항에 대한 시정을 명할 수 있다.

1. 혈액원 개설허가를 받은 날부터 3개월이 지나도록 정당한 사유 없이 그 업무를 시작하지 아니한 경우
2. 개설허가를 받은 혈액원의 시설이 제6조 제2항에 따른 시설 · 장비 기준에 적합하지 아니한 경우
3. 혈액원이 제조관리자를 두지 아니한 경우
4. 혈액원에 대한 제13조 제1항에 따른 검사 또는 같은 조 제3항에 따른 심사평가 결과 혈액관리업무가 부적절하였음이 발견된 경우
5. 혈액원이 제17조의2 제3항 및 제4항을 위반하여 사업계획, 예산안, 수입 · 지출결산서 또는 회계감사 보고서를 제출하지 아니한 경우
6. 그 밖에 이 법 또는 이 법에 따른 명령을 위반한 경우

10

67 「혈액관리법」상 보건복지부장관이 혈액원의 개설허가를 취소하거나 업무의 정지 또는 시정명령을 발할 수 있는 경우에 해당하지 않는 것은?

① 개설허가를 받은 혈액원의 시설이 시설·장비 기준에 적합하지 아니한 경우
② 신원이 확실하지 아니하거나 신원 확인에 필요한 요구에 따르지 아니하는 사람으로부터 채혈을 한 경우

Answer 65 ① 66 ③ 67 ②

③ 혈액원 개설허가를 받은 날부터 3개월이 지나도록 정당한 사유 없이 그 업무를 시작하지 아니한 경우

④ 혈액원이 제조관리자를 두지 아니한 경우

해설 66번 문제 해설 참조

68 **「혈액관리법」상 보건복지부장관은 혈액원 및 의료기관이 위반행위를 한 경우에는 행정처분을 할 수 있다. 다음 중 허가취소의 행정처분을 내릴 수 있는 위반행위에 해당하지 않는 것은?**

① 개설허가를 받은 혈액원의 시설이 시설·장비 기준에 적합하지 않은 경우로, 3차 이상 위반

② 혈액원 개설허가를 받은 날부터 3개월이 지나도록 정당한 사유 없이 그 업무를 시작하지 않은 경우로 1차 위반

③ 혈액원에 대한 검사 또는 심사평가 결과 혈액관리업무가 부적절했음이 발견된 경우로, 3차 이상 위반

④ 혈액원이 제조관리자를 두지 않은 경우로, 3차 이상 위반

해설 **(혈액관리법 시행규칙 제20조 [별표 6] 제2호 : 행정처분의 기준)** 법 제17조의3에 따른 행정처분의 기준은 별표 6과 같다. 〈개정 2020.12.31.〉

2. 개별기준

위반행위	근거 법조문	행정처분의 기준		
		1차 위반	2차 위반	3차 이상 위반
가. 혈액원 개설허가를 받은 날부터 3개월이 지나도록 정당한 사유 없이 그 업무를 시작하지 않은 경우	법 제17조의3 제1항 제1호	허가취소		
나. 개설허가를 받은 혈액원의 시설이 법 제6조 제2항에 따른 시설·장비 기준에 적합하지 않은 경우	법 제17조의3 제1항 제2호	시정명령	업무정지 6개월	허가취소
다. 혈액원이 제조관리자를 두지 않은 경우	법 제17조의3 제1항 제3호	업무정지 3개월	업무정지 6개월	허가취소
라. 혈액원에 대한 법 제13조 제1항에 따른 검사 또는 같은 조 제3항에 따른 심사평가 결과 혈액관리업무가 부적절했음이 발견된 경우	법 제17조의3 제1항 제4호	시정명령	업무정지 3개월	업무정지 6개월
마. 혈액원이 사업계획, 예산안, 수입·지출결산서 또는 회계감사 보고서를 제출하지 않은 경우	법 제17조의3 제1항 제5호	시정명령	업무정지 3개월	업무정지 6개월
바. 그 밖에 법 또는 법에 따른 명령을 위반한 경우	법 제17조의3 제1항 제6호			
1) 법 제6조의4 제1항에 따른 휴업 또는 재개업 신고를 하지 않은 경우		시정명령	업무정지 3개월	업무정지 6개월
2) 폐업 또는 휴업 신고 시 혈액관리업무기록 등을 대한적십자사 회장에게 이관하지 않은 경우		시정명령	업무정지 3개월	업무정지 6개월
3) 업무정지 명령을 위반하여 업무를 한 경우		업무정지 6개월	허가취소	
4) 시정명령에 따르지 않은 경우		업무정지 1개월	업무정지 3개월	업무정지 6개월

Answer 68 ③

69 「혈액관리법」상 의료기관이 개설한 혈액원 중 혈액제제를 자체에서 소비할 목적으로 공급하는 경우, 적용을 받지 않는 「혈액관리법」 항목을 모두 고른 것은?

> 가. 매년 사업계획 및 예산안을 작성하여 해당 회계연도가 시작되기 1개월 전에 보건복지부장관에게 제출하여야 한다.
> 나. 의약품 제조업의 허가를 받아야 하며, 품목별로 품목허가를 받거나 품목신고를 하여야 한다.
> 다. 혈액 공급량·재고량·폐기량 등 혈액관리에 관한 정보를 보건복지부장관에게 제출해야 한다.
> 라. 1명 이상의 의사를 두고 혈액의 검사·제조·보존 등 혈액제제 제조업무를 관리하게 하여야 한다.

① 가, 나, 다　② 가, 다
③ 나, 라　④ 가, 나, 다, 라

해설 **(혈액관리법 제17조의4 : 적용의 배제)** 제6조 제1항 제1호에 해당하는 자가 개설한 혈액원 중 혈액제제를 자체에서 소비할 목적으로 공급하는 경우에는 같은 조 제4항, 제6조의3, 제13조의2 제1항 및 제17조의2를 적용하지 아니한다.
(혈액관리법 제6조 제1항 : 혈액관리업무) 혈액관리업무는 다음 각 호의 어느 하나에 해당하는 자만이 할 수 있다. 다만, 제3호에 해당하는 자는 혈액관리업무 중 채혈을 할 수 없다.
1. 「의료법」에 따른 의료기관
2. 「대한적십자사 조직법」에 따른 대한적십자사
3. 보건복지부령으로 정하는 혈액제제 제조업자

(혈액관리법 제6조 제4항) 혈액관리업무를 하려는 자는 「약사법」 제31조에 따라 의약품 제조업의 허가를 받아야 하며, 품목별로 품목허가를 받거나 품목신고를 하여야 한다.
(혈액관리법 제6조의3 제1항 : 혈액제제 제조관리자 등) 혈액원에는 1명 이상의 의사를 두고 혈액의 검사·제조·보존 등 혈액제제 제조업무를 관리하게 하여야 한다.
(혈액관리법 제13조의2 제1항 : 혈액원 및 의료기관의 혈액수급정보 제출) 혈액원은 혈액 공급량·재고량·폐기량 등 혈액관리에 관한 정보를 보건복지부장관에게 제출하여야 한다.
(혈액관리법 제17조의2 제3항 : 사업계획의 제출 등) 혈액원은 매년 사업계획 및 예산안을 작성하여 해당 회계연도가 시작되기 1개월 전에 보건복지부장관에게 제출하여야 한다.

70 「혈액관리법」상 금전·재산상의 이익 기타 대가적 급부를 받거나 받기로 하고 자신의 혈액을 제공하거나 이를 약속한 자에 대한 벌칙은? 2024 전남 기출유사

① 300만원 이하의 벌금
② 1년 이하의 징역 또는 500만원 이하의 벌금
③ 2년 이하의 징역 또는 500만원 이하의 벌금
④ 5년 이하의 징역 또는 5천만원 이하의 벌금

해설 **(혈액관리법 제18조 : 벌칙)** 다음 각 호의 어느 하나에 해당하는 자는 5년 이하의 징역 또는 5천만원 이하의 벌금에 처한다.
1. 제3조를 위반하여 혈액 매매행위 등을 한 자
2. 제6조 제1항을 위반하여 혈액관리업무를 할 수 있는 자가 아니면서 혈액관리업무를 한 자
3. 제6조 제3항을 위반하여 허가받지 아니하고 혈액원을 개설한 자 또는 변경허가를 받지 아니하고 중요 사항을 변경한 자
4. 제6조 제4항을 위반하여 의약품 제조업의 허가를 받지 아니하고 혈액관리업무를 한 자 또는 품목별로 품목허가를 받거나 품목신고를 하지 아니하고 혈액관리업무를 한 자
5. 제6조의2 제1항을 위반하여 허가받지 아니하고 혈액관리업무를 한 자

Answer 69 ④ 70 ④

(혈액관리법 제3조 : 혈액 매매행위 등의 금지)

① 누구든지 금전, 재산상의 이익 또는 그 밖의 대가적 급부를 받거나 받기로 하고 자신의 혈액(헌혈증서를 포함)을 제공하거나 제공할 것을 약속하여서는 아니 된다.

② 누구든지 금전, 재산상의 이익 또는 그 밖의 대가적 급부를 주거나 주기로 하고 다른 사람의 혈액(헌혈증서를 포함)을 제공받거나 제공받을 것을 약속하여서는 아니 된다.

③ 누구든지 제1항 및 제2항에 위반되는 행위를 교사·방조 또는 알선하여서는 아니 된다.

④ 누구든지 제1항 및 제2항에 위반되는 행위가 있음을 알았을 때에는 그 행위와 관련되는 혈액을 채혈하거나 수혈하여서는 아니 된다.

71 「혈액관리법」상 혈액관리업무에 종사하는 자는 혈액관리법 또는 다른 법령에서 특별히 규정된 경우를 제외하고는 건강진단·채혈·검사 등 업무상 지득한 타인의 비밀을 누설하거나 발표하여서는 아니 된다. 다음 중 이를 위반한 경우의 벌칙은?

① 100만원 이하의 벌금　　② 200만원 이하의 과태료

③ 300만원 이하의 벌금　　④ 2년 이하의 징역 또는 2천만원 이하의 벌금

해설 (혈액관리법 제19조 : 벌칙) 다음 각 호의 어느 하나에 해당하는 자는 2년 이하의 징역 또는 2천만원 이하의 벌금에 처한다.

1. 제6조 제2항을 위반하여 보건복지부령으로 정하는 기준에 적합한 시설·장비를 갖추지 아니한 자
2. 제7조 제1항을 위반하여 채혈 전에 헌혈자에 대하여 신원 확인 및 건강진단을 하지 아니한 자
3. 제7조 제2항을 위반하여 보건복지부령으로 정하는 감염병 환자 또는 건강기준에 미달하는 사람으로부터 채혈을 한 자
4. 제7조 제3항을 위반하여 신원이 확실하지 아니하거나 신원 확인에 필요한 요구에 따르지 아니하는 사람으로부터 채혈을 한 자
5. 제7조 제5항을 위반하여 채혈하기 전에 채혈금지대상 여부 및 과거 헌혈경력과 그 검사 결과를 조회하지 아니한 자
6. 제7조의2 제2항 및 제3항을 위반하여 보건복지부령으로 정하는 안전성검사를 통과하지 못한 채혈금지대상자로부터 채혈을 하거나 안전성검사를 통과한 채혈금지대상자로부터 채혈을 한 후 그 결과를 보건복지부장관에게 보고하지 아니한 자
7. 제7조의2 제5항을 위반하여 채혈금지대상자 명부의 작성·관리 업무상 알게 된 비밀을 정당한 사유 없이 누설한 자
8. 제8조 제1항을 위반하여 보건복지부령으로 정하는 바에 따라 혈액과 혈액제제의 적격 여부를 검사하지 아니하거나 검사 결과를 확인하지 아니한 자
9. 제8조 제2항을 위반하여 보건복지부령으로 정하는 바에 따라 부적격혈액을 폐기처분하지 아니하거나 폐기처분 결과를 보건복지부장관에게 보고하지 아니한 자

9의2. 제8조 제4항을 위반하여 부적격혈액의 정보를 해당 의료기관에 알리지 아니하거나 폐기처분하지 아니한 자

9의3. 제8조 제5항을 위반하여 부적격혈액을 수혈받은 사람에게 이를 알리지 아니한 자

10. 제9조 제1항을 위반하여 채혈 시의 혈액량, 혈액관리의 적정 온도 등 보건복지부령으로 정하는 기준에 따라 혈액관리업무를 하지 아니한 자
11. 제12조 제3항을 위반하여 건강진단·채혈·검사 등 업무상 알게 된 다른 사람의 비밀을 누설하거나 발표한 자
12. 제12조의2 제3항을 위반하여 정당한 사유 없이 전자혈액관리업무기록에 저장된 개인정보를 탐지하거나 누출·변조 또는 훼손한 자

(혈액관리법 제12조 제3항 : 기록의 작성 등) 혈액관리업무에 종사하는 자는 이 법 또는 다른 법령에 특별히 규정된 경우를 제외하고는 건강진단·채혈·검사 등 업무상 알게 된 다른 사람의 비밀을 누설하거나 발표하여서는 아니 된다.

Answer 71 ④

72 「혈액관리법」상 헌혈자에게 헌혈증서를 발급하지 아니하거나, 의료기관에 헌혈증서를 제출하면서 무상으로 혈액제제 수혈을 요구한 사람에 대하여 정당한 이유 없이 그 요구를 거절한 자에 대한 벌칙으로 가장 올바른 것은?

① 100만원 이하의 벌금　② 500만원 이하의 벌금
③ 1년 이하 징역 또는 1천만원 이하의 벌금　④ 2년 이하 징역 또는 2천만원 이하의 벌금

해설 **(혈액관리법 제20조 : 벌칙)** 다음 각 호의 어느 하나에 해당하는 자는 1년 이하의 징역 또는 1천만원 이하의 벌금에 처한다. 〈개정 2021.3.23.〉

1. 제14조 제1항 또는 제4항을 위반하여 헌혈자에게 헌혈증서를 발급하지 아니하거나, 의료기관에 헌혈증서를 제출하면서 무상으로 혈액제제 수혈을 요구한 사람에 대하여 정당한 이유 없이 그 요구를 거절한 자
2. 거짓이나 그 밖의 부정한 방법으로 헌혈환급예치금을 내지 아니한 자

(혈액관리법 제14조 : 헌혈증서의 발급 및 수혈비용의 보상 등)

① 혈액원이 헌혈자로부터 헌혈을 받았을 때에는 보건복지부령으로 정하는 바에 따라 헌혈증서를 그 헌혈자에게 발급하여야 한다. 이 경우 헌혈증서를 잃어버리거나 훼손되어 못쓰게 된 것이 확인된 경우에는 보건복지부령으로 정하는 바에 따라 재발급 받을 수 있다. 〈개정 2021.3.23.〉
② 제1항에 따른 헌혈증서는 휴대전화에 의한 문자메시지, 전자우편 등의 수단으로 제공할 수 있다. 〈신설 2021.3.23.〉
③ 제1항에 따른 헌혈자 또는 그 헌혈자의 헌혈증서를 양도받은 사람은 의료기관에 그 헌혈증서를 제출하면 무상으로 혈액제제를 수혈받을 수 있다. 다만, 재발급되어 유효하지 아니하게 된 헌혈증서를 사용한 경우 혈액제제의 수혈비용은 수혈자가 부담하여야 한다. 〈개정 2021.3.23.〉
④ 제3항에 따라 수혈을 요구받은 의료기관은 정당한 이유 없이 그 요구를 거부하지 못한다. 〈개정 2021.3.23.〉
⑤ 보건복지부장관은 의료기관이 제3항에 따라 헌혈증서 제출자에게 수혈을 하였을 때에는 보건복지부령으로 정하는 바에 따라 제15조제2항에 따른 헌혈환급적립금에서 그 비용을 해당 의료기관에 보상하여야 한다. 〈개정 2021.3.23.〉

73 「혈액관리법」상 고시된 혈액제제의 수가를 위반하여 혈액제제를 공급한 자에 대한 벌칙으로 가장 올바른 것은?

① 100만원 이하의 벌금　② 500만원 이하의 벌금
③ 1년 이하 징역 또는 1천만원 이하의 벌금　④ 2년 이하 징역 또는 2천만원 이하의 벌금

해설 **(혈액관리법 제21조 : 벌칙)**

① 제17조의3 제2항에 따른 시정명령을 이행하지 아니한 자는 500만원 이하의 벌금에 처한다.
② 다음 각 호의 어느 하나에 해당하는 자는 100만원 이하의 벌금에 처한다.
  1. 제6조의3 제2항을 위반한 자
  2. 고시된 혈액제제의 수가를 위반하여 혈액제제를 공급한 자

(혈액관리법 제17조의3 제2항 : 개설허가의 취소 등) 보건복지부장관은 의료기관이 제9조의2 제1항을 위반한 경우 위반사항에 대한 시정을 명할 수 있다.

(혈액관리법 제9조의2 제1항 : 의료기관의 준수사항) 병상 수와 혈액 사용량을 고려하여 보건복지부령으로 정하는 의료기관의 장은 안전하고 적정한 혈액 사용을 위하여 수혈관리위원회와 수혈관리실을 설치·운영하고 혈액 관련 업무를 전담하는 인력을 두는 등 필요한 조치를 하여야 한다.

(혈액관리법 제6조의3 제2항 : 혈액제제 제조관리자 등) 혈액제제의 제조업무를 관리하는 사람("제조관리자")은 혈액제제의 제조업무에 종사하는 사람에 대한 지도·감독에 관한 사항과 품질관리, 제조시설의 관리 및 그 밖에 그 제조관리에 관하여 보건복지부령으로 정하는 사항을 준수하여야 한다.

Answer 72 ③ 73 ①

10

74 「혈액관리법」상 보건복지부장관으로부터 혈액원으로 허가받지 아니한 사람이 혈액원 또는 이와 유사한 명칭을 사용한 사람에 대한 벌칙으로 가장 올바른 것은?

① 100만원 이하의 과태료
② 100만원 이하의 벌금
③ 200만원 이하의 과태료
④ 500만원 이하의 벌금

해설 **(혈액관리법 제23조 제1항 : 과태료)** 다음 각 호의 어느 하나에 해당하는 자에게는 200만원 이하의 과태료를 부과한다. 〈개정 2020.2.18.〉

1. 제6조의2 제2항을 위반하여 혈액원 또는 이와 유사한 명칭을 사용한 자
2. 제8조 제6항을 위반하여 보고를 하지 아니하거나 거짓으로 보고한 자
3. 제10조 제1항을 위반하여 신고를 하지 아니한 자
4. 제10조 제3항 후단을 위반하여 실태조사에 협조하지 아니한 자
5. 제13조 제1항에 따른 보고를 하지 아니하거나 거짓으로 보고한 자 또는 검사를 거부·기피 또는 방해한 자
6. 제13조의2 제1항·제2항에 따른 제출을 하지 아니하거나 거짓으로 제출한 자

(혈액관리법 제6조의2 제2항 : 혈액관리업무의 금지 등) 이 법에 따라 혈액원으로 허가받지 아니한 자는 혈액원 또는 이와 유사한 명칭을 사용하지 못한다.

(혈액관리법 제8조 제6항 : 혈액 등의 안전성 확보) 혈액원은 헌혈자 및 그의 혈액검사에 관한 정보를 보건복지부령으로 정하는 바에 따라 보건복지부장관에게 보고하여야 한다.

(혈액관리법 제10조 : 특정수혈부작용에 대한 조치)

① 의료기관의 장은 특정수혈부작용이 발생한 경우에는 보건복지부령으로 정하는 바에 따라 그 사실을 시·도지사에게 신고하여야 한다. 〈개정 2020.2.18.〉

③ 보건복지부장관은 특정수혈부작용의 발생 신고를 통보받으면 그 발생 원인의 파악 등을 위한 실태조사를 하여야 한다. 이 경우 특정수혈부작용과 관련된 의료기관의 장과 혈액원등은 실태조사에 협조하여야 한다. 〈개정 2020.2.18.〉

(혈액관리법 제13조 제1항 : 검사 등) 보건복지부장관은 혈액의 품질관리를 위하여 필요하다고 인정하면 혈액원등에 대통령령으로 정하는 바에 따라 필요한 보고를 하도록 명하거나, 관계 공무원에게 혈액원등의 사무실, 사업장, 그 밖에 필요한 장소에 출입하여 장부·서류 또는 그 밖의 물건을 검사하게 할 수 있다.

(혈액관리법 제13조의2 : 혈액원 및 의료기관의 혈액수급정보 제출)

① 혈액원은 혈액 공급량·재고량·폐기량 등 혈액관리에 관한 정보를 보건복지부장관에게 제출하여야 한다.

② 혈액원(의료기관이 개설한 혈액원 중 혈액제제를 자체에서 소비할 목적으로 공급하는 경우는 제외)으로부터 혈액을 공급받은 의료기관의 장은 해당 의료기관의 혈액 사용량·재고량·폐기량 등 혈액 사용에 관한 정보를 보건복지부장관에게 제출하여야 한다.

Answer 74 ③

의료관계법규

11

마약류 관리에 관한 법률
(약칭 : 마약류관리법)

11 마약류 관리에 관한 법률

01 「마약류 관리에 관한 법률」상 마약류에 해당하지 않는 것은? 2017 경북 기출유사

① 대마
② 마약
③ 본드
④ 향정신성의약품

해설 **(마약류관리법 제2조 제1호 : 정의)** 이 법에서 사용하는 용어의 뜻은 다음과 같다.
1. "마약류"란 마약·향정신성의약품 및 대마를 말한다.

02 「마약류 관리에 관한 법률」상 마약에 관한 설명으로 올바른 것을 고른 것은? 2016 대구, 2024 전남 기출유사

가. 대마 – 대마초와 그 수지
나. 양귀비 – 파파베르 솜니페룸 엘, 파파베르 세티게룸 디시
다. 아편 – 양귀비의 액즙이 응결된 것과 이를 의약품으로 가공한 것
라. 코카엽 – 코카 관목의 잎

① 가, 나, 다
② 가, 다
③ 나, 라
④ 가, 나, 다, 라

해설 **(마약류관리법 제2조 제2호)** "마약"이란 다음 각 목의 어느 하나에 해당하는 것을 말한다.
가. 양귀비 : 양귀비과의 파파베르 솜니페룸 엘(Papaver somniferum L.), 파파베르 세티게룸 디시(Papaver setigerum DC.) 또는 파파베르 브락테아툼(Papaver bracteatum)
나. 아편 : 양귀비의 액즙이 응결된 것과 이를 가공한 것. 다만, 의약품으로 가공한 것은 제외한다.
다. 코카 잎[엽] : 코카 관목[에리드록시론속의 모든 식물을 말한다]의 잎. 다만, 엑고닌·코카인 및 엑고닌 알칼로이드 성분이 모두 제거된 잎은 제외한다.
라. 양귀비, 아편 또는 코카 잎에서 추출되는 모든 알카로이드 및 그와 동일한 화학적 합성품으로서 대통령령으로 정하는 것
마. 가목부터 라목까지에 규정된 것 외에 그와 동일하게 남용되거나 해독작용을 일으킬 우려가 있는 화학적 합성품으로서 대통령령으로 정하는 것
바. 가목부터 마목까지에 열거된 것을 함유하는 혼합물질 또는 혼합제제. 다만, 다른 약물이나 물질과 혼합되어 가목부터 마목까지에 열거된 것으로 다시 제조하거나 제제할 수 없고, 그것에 의하여 신체적 또는 정신적 의존성을 일으키지 아니하는 것으로서 총리령으로 정하는 것["한외마약"이라 한다]은 제외한다.

(마약류관리법 제2조 제1호) 이 법에서 사용하는 용어의 뜻은 다음과 같다.
1. "마약류"란 마약·향정신성의약품 및 대마를 말한다.

Answer 01 ③ 02 ③

03 「마약류 관리에 관한 법률」상 마약에 해당하지 않는 것은? 2011 서울·충남 기출유사

① 양귀비

② 양귀비에서 추출되는 모든 알카로이드로서 대통령령으로 정하는 것

③ 양귀비 혼합물질

④ 한외마약

해설 2번 문제 해설 참조

11

04 「마약류 관리에 관한 법률」상 대마를 취급하는 '마약류취급자'에 해당하는 사람은? 2022 충북 기출유사

① 대마도매업자

② 대마수출입업자

③ 대마원료사용자

④ 대마재배자

해설 (마약류관리법 제2조 제5호 : 정의) "마약류취급자"란 다음 가목부터 사목까지의 어느 하나에 해당하는 자로서 이 법에 따라 허가 또는 지정을 받은 자와 아목 및 자목에 해당하는 자를 말한다.

가. 마약류수출입업자 : 마약 또는 향정신성의약품의 수출입을 업(業)으로 하는 자

나. 마약류제조업자 : 마약 또는 향정신성의약품의 제조[제제 및 소분포함]를 업으로 하는 자

다. 마약류원료사용자 : 한외마약 또는 의약품을 제조할 때 마약 또는 향정신성의약품을 원료로 사용하는 자

라. 대마재배자 : 섬유 또는 종자를 채취할 목적으로 대마초를 재배하는 자

마. 마약류도매업자 : 마약류소매업자, 마약류취급의료업자, 마약류관리자 또는 마약류취급학술연구자에게 마약 또는 향정신성의약품을 판매하는 것을 업으로 하는 자

바. 마약류관리자 : 「의료법」에 따른 의료기관에 종사하는 약사로서 그 의료기관에서 환자에게 투약하거나 투약하기 위하여 제공하는 마약 또는 향정신성의약품을 조제·수수하고 관리하는 책임을 진 자

사. 마약류취급학술연구자 : 학술연구를 위하여 마약 또는 향정신성의약품을 사용하거나, 대마초를 재배하거나 대마를 수입하여 사용하는 자

아. 마약류소매업자 : 「약사법」에 따라 등록한 약국개설자로서 마약류취급의료업자의 처방전에 따라 마약 또는 향정신성의약품을 조제하여 판매하는 것을 업으로 하는 자

자. 마약류취급의료업자 : 의료기관에서 의료에 종사하는 의사·치과의사·한의사 또는 「수의사법」에 따라 동물 진료에 종사하는 수의사로서 의료나 동물 진료를 목적으로 마약 또는 향정신성의약품을 투약하거나 투약하기 위하여 제공하거나 마약 또는 향정신성의약품을 기재한 처방전을 발급하는 자

05 「마약류 관리에 관한 법률」상 "마약류관리자"에 해당하는 사람은? 2015 충북, 2022 광주 기출유사

① 동물병원에서 근무하는 수의사

② 약국을 개설하여 근무하는 약사

③ 의료기관에서 근무하는 약사

④ 의료기관에서 근무하는 의사

해설 (마약류관리법 제2조 제5호 바목) "마약류취급자"란 다음 가목부터 사목까지의 어느 하나에 해당하는 자로서 이 법에 따라 허가 또는 지정을 받은 자와 아목 및 자목에 해당하는 자를 말한다.

바. 마약류관리자 : 「의료법」에 따른 의료기관에 종사하는 약사로서 그 의료기관에서 환자에게 투약하거나 투약하기 위하여 제공하는 마약 또는 향정신성의약품을 조제·수수하고 관리하는 책임을 진 자

아. 마약류소매업자 : 「약사법」에 따라 등록한 약국개설자로서 마약류취급의료업자의 처방전에 따라 마약 또는 향정신성의약품을 조제하여 판매하는 것을 업으로 하는 자

Answer 03 ④ 04 ④ 05 ③

06 「마약류 관리에 관한 법률」상 마약류와 마약류취급자에 대한 설명으로 가장 올바른 것은?

2015 서울 기출유사

① 대마초의 종자·뿌리 및 성숙한 대마초의 줄기와 그 제품은 마약류에 포함된다.

② 마약류 소매업자는 「약사법」에 따라 등록한 약국개설자로서 마약류취급의료업자의 처방전에 따라 마약 또는 향정신성의약품을 조제하여 판매하는 것을 업으로 하는 자이다.

③ 마약류 취급의료업자는 의사·치과의사 또는 수의사로, 한의사는 마약류 취급의료업자에서 제외한다.

④ 마약에는 양귀비, 아편, 코카 잎, 대마 등이 해당된다.

해설 **(마약류관리법 제2조 제5호 아목)** "마약류취급자"란 다음 가목부터 사목까지의 어느 하나에 해당하는 자로서 이 법에 따라 허가 또는 지정을 받은 자와 아목 및 자목에 해당하는 자를 말한다.

아. 마약류소매업자 : 「약사법」에 따라 등록한 약국개설자로서 마약류취급의료업자의 처방전에 따라 마약 또는 향정신성의약품을 조제하여 판매하는 것을 업으로 하는 자

(마약류관리법 제2조 제4호) "대마"란 다음 각 목의 어느 하나에 해당하는 것을 말한다. 다만, 대마초[칸나비스 사티바 엘(Cannabis sativa L)]의 종자·뿌리 및 성숙한 대마초의 줄기와 그 제품은 제외한다.

가. 대마초와 그 수지

나. 대마초 또는 그 수지를 원료로 하여 제조된 모든 제품

다. 가목 또는 나목에 규정된 것과 동일한 화학적 합성품으로서 대통령령으로 정하는 것

라. 가목부터 다목까지에 규정된 것을 함유하는 혼합물질 또는 혼합제제

(마약류관리법 제2조 제5호 자목) 마약류취급의료업자 : 의료기관에서 의료에 종사하는 의사·치과의사·한의사 또는 「수의사법」에 따라 동물 진료에 종사하는 수의사로서 의료나 동물 진료를 목적으로 마약 또는 향정신성의약품을 투약하거나 투약하기 위하여 제공하거나 마약 또는 향정신성의약품을 기재한 처방전을 발급하는 자

(마약류관리법 제2조 제2호) : 2번 문제 해설 참조

07 「마약류 관리에 관한 법률」상 마약류취급의료업자가 아닌 사람은? 2015 울산 기출유사

① 수의사 ② 약사

③ 의사 ④ 한의사

해설 **(마약류관리법 제2조 제5호 자목)** "마약류취급자"란 다음 가목부터 사목까지의 어느 하나에 해당하는 자로서 이 법에 따라 허가 또는 지정을 받은 자와 아목 및 자목에 해당하는 자를 말한다.

자. 마약류취급의료업자 : 의료기관에서 의료에 종사하는 의사·치과의사·한의사 또는 「수의사법」에 따라 동물 진료에 종사하는 수의사로서 의료나 동물 진료를 목적으로 마약 또는 향정신성의약품을 투약하거나 투약하기 위하여 제공하거나 마약 또는 향정신성의약품을 기재한 처방전을 발급하는 자

08 「마약류 관리에 관한 법률」상 마약에 대한 설명으로 가장 올바르지 못한 것은? 2021 충북 기출유사

① 대마는 대마초와 그 수지 등을 말하는데, 그 종자는 마약에 포함되지 아니한다.

② 대마재배자로 허가를 받으면 마약류취급자가 된다.

③ 아편은 양귀비의 액즙이 응결된 것으로, 의약품으로 가공한 것도 마약에 포함된다.

④ 향정신성의약품은 잠금장치가 설치된 장소에 저장하여야 한다.

Answer 06 ② 07 ② 08 ③

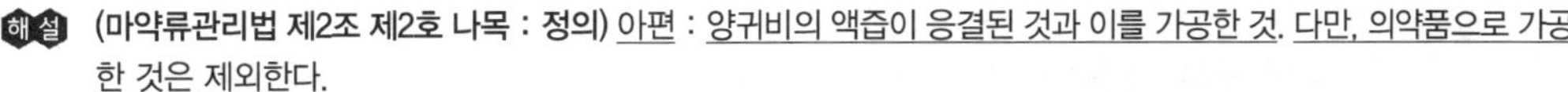

해설 **(마약류관리법 제2조 제2호 나목 : 정의)** 아편 : 양귀비의 액즙이 응결된 것과 이를 가공한 것. 다만, 의약품으로 가공한 것은 제외한다.

(마약류관리법 제2조 제4호) "대마"란 다음 각 목의 어느 하나에 해당하는 것을 말한다. 다만, 대마초의 종자·뿌리 및 성숙한 대마초의 줄기와 그 제품은 제외한다.

가. 대마초와 그 수지
나. 대마초 또는 그 수지를 원료로 하여 제조된 모든 제품
다. 가목 또는 나목에 규정된 것과 동일한 화학적 합성품으로서 대통령령으로 정하는 것
라. 가목부터 다목까지에 규정된 것을 함유하는 혼합물질 또는 혼합제제

(마약류관리법 제6조 제1항 : 마약류취급자의 허가 등) 마약류취급자가 되려는 다음 각 호의 어느 하나에 해당하는 자로서 총리령으로 정하는 바에 따라 제1호·제2호 및 제4호에 해당하는 자는 식품의약품안전처장의 허가를 받아야 하고, 제3호에 해당하는 자는 특별시장·광역시장·특별자치시장·도지사 또는 특별자치도지사("시·도지사")의 허가를 받아야 하며, 제5호에 해당하는 자는 특별자치시장·시장·군수 또는 구청장의 허가를 받아야 한다. 허가받은 사항을 변경할 때에도 또한 같다.

1. 마약류수출입업자 : 「약사법」에 따른 수입자로서 식품의약품안전처장에게 의약품 품목허가를 받거나 품목신고를 한 자
2. 마약류제조업자 및 마약류원료사용자 : 「약사법」에 따라 의약품제조업의 허가를 받은 자
3. 마약류도매업자 : 「약사법」에 따라 등록된 약국개설자 또는 의약품 도매상 허가를 받은 자
4. 마약류취급학술연구자 : 연구기관 및 학술기관 등에서 학술연구를 위하여 마약류의 사용을 필요로 하는 자
5. 대마재배자 : 「농업·농촌 및 식품산업 기본법」 제3조 제2호에 따른 농업인으로서 섬유나 종자를 채취할 목적으로 대마초를 재배하려는 자

(마약류관리법 시행규칙 제26조 : 마약류의 저장) 법 제15조에 따른 마약류, 예고임시마약류 또는 임시마약류의 저장기준은 다음 각 호와 같다. 〈개정 2020.5.22.〉

1. 마약류, 예고임시마약류 또는 임시마약류의 저장장소(대마의 저장장소를 제외)는 마약류취급자, 마약류취급승인자 또는 법 제4조 제2항 제3호부터 제5호까지 및 법 제5조의2 제6항 각 호에 따라 마약류, 예고임시마약류 또는 임시마약류를 취급하는 자의 업소 또는 사무소(법 제57조 및 「약사법 시행규칙」 제37조 제2항에 따라 마약류의 보관·배송 등의 업무를 위탁받은 마약류도매업자의 업소 또는 사무소를 포함한다)안에 있어야 하고, 마약류, 예고임시마약류 또는 임시마약류저장시설은 일반인이 쉽게 발견할 수 없는 장소에 설치하되 이동할 수 없도록 설치할 것
2. 마약은 이중으로 잠금장치가 설치된 철제금고(철제와 동등 이상의 견고한 재질로 만들어진 금고를 포함)에 저장할 것
3. 향정신성의약품, 예고임시마약류 또는 임시마약류는 잠금장치가 설치된 장소에 저장할 것. 다만, 마약류소매업자·마약류취급의료업자 또는 마약류관리자가 원활한 조제를 목적으로 업무시간중 조제대에 비치하는 향정신성의약품은 제외한다.
4. 대마의 저장장소에는 대마를 반출·반입하는 경우를 제외하고는 잠금장치를 설치하고 다른 사람의 출입을 제한하는 조치를 취할 것

09 「마약류 관리에 관한 법률」상 국가와 지방자치단체의 책임사항이 아닌 것은?

① 마약류 중독 등의 폐해 예방을 위한 홍보·교육·연구 등 필요한 조치를 하여야 한다.
② 마약류 중독자에 대하여 치료의 대상으로 인식하고 건강한 사회구성원으로 자립할 수 있도록 협조하여야 한다.
③ 청소년을 대상으로 한 마약류 중독 예방 교육을 실시하여야 한다.
④ 치료보호 또는 치료감호가 종료된 사람의 사회복귀 및 재활을 위한 사후관리체계를 구축하여야 한다.

Answer 09 ②

해설 (마약류관리법 제2조의2 : 국가 등의 책임)

① 국가와 지방자치단체는 국민이 마약류 등을 남용하는 것을 예방하고 마약류 중독자에 대한 치료보호와 사회복귀 촉진을 위하여 연구·조사 등 필요한 조치를 하고 재원 등을 마련하여야 한다.

② 국가와 지방자치단체는 「청소년보호법」 제2조 제1호의 청소년을 대상으로 한 마약류 중독 예방교육("청소년 마약 중독 예방교육")을 실시하여야 한다.

③ 국가와 지방자치단체는 국민보건 향상과 건강한 사회 조성을 위하여 마약류 중독 등의 폐해 예방을 위한 홍보·교육·연구 등 필요한 조치를 하여야 한다.

④ 국가와 지방자치단체는 치료보호 또는 치료감호(「치료감호 등에 관한 법률」 제2조 제1항 제2호에 따른 치료감호 대상자에 관한 경우로 한정)가 종료된 사람의 사회복귀 및 재활을 위한 사후관리체계를 구축하여야 한다. 〈신설 2024.10.22.〉

⑤ 국민은 마약류 중독자에 대하여 치료의 대상으로 인식하고 건강한 사회구성원으로 자립할 수 있도록 협조하여야 한다. 〈개정 2024.10.22.〉

[전문개정 2023.8.16.]

10 「마약류 관리에 관한 법률」상 국민이 마약류 등을 남용하는 것을 예방하고, 마약류 중독자에 대한 치료보호와 사회복귀 촉진을 위하여 연구·조사 등 필요한 조치를 하고 재원 등을 마련하여야 하는 자는?

2025 경기 기출유사

① 경찰청장
② 국가와 지방자치단체
③ 보건복지부장관
④ 질병관리청장

해설 (마약류관리법 제2조의2 제1항 : 국가 등의 책임) 9번 문제 해설 참조

11 「마약류관리에 관한 법률」상 마약류관리 기본계획에 대한 설명으로 옳은 것을 모두 고른 것은?

2024 인천, 2025 광주 기출유사

가. 관계 중앙행정기관의 장은 기본계획에 따라 2년마다 연도별 시행계획을 수립하여 국무총리에게 제출하여야 한다.
나. 관계 중앙행정기관의 장은 5년마다 소관 마약류 관리에 관한 계획을 수립하여 국무총리에게 제출하여야 한다.
다. 국무총리는 4년마다 마약류관리기본계획을 수립한 후 관계 중앙행정기관의 장에게 통보하여야 한다.
라. 마약류관리기본계획에는 마약류관리와 오남용 예방 및 마약류 중독자 관리에 관한 관계기관 및 단체의 역할과 협조에 필요한 사항이 포함되어야 한다.

① 가, 나
② 나, 다
③ 나, 라
④ 다, 라

해설 (마약류관리에 관한 법률 제2조의3 : 마약류관리 기본계획)

① 관계 중앙행정기관의 장은 5년마다 소관 마약류 관리에 관한 계획을 수립하여 국무총리에게 제출하여야 한다.

② 국무총리는 제1항에 따라 제출받은 관계 중앙행정기관의 마약류관리에 관한 계획을 종합하여 제2조의4에 따른 마약류대책협의회의 협의·조정을 거쳐 마약류관리 기본계획을 수립한 후 관계 중앙행정기관의 장에게 통보하여야 한다.

Answer 10 ② 11 ③

③ 기본계획에는 다음 각 호의 사항이 포함되어야 한다. 〈개정 2025.4.1.〉

1. 마약류 관리와 오남용 예방 및 마약류 중독자 관리에 관한 기본목표 및 추진방향
2. 마약류 관리와 오남용 예방 및 마약류 중독자 관리에 관한 추진계획 및 추진방법
3. 마약류 관리와 오남용 예방 및 마약류 중독자 관리에 관한 관계 기관 및 단체의 역할과 협조에 필요한 사항
4. 그 밖에 마약류 관리와 오남용 예방 및 마약류 중독자 관리의 체계적·효율적 수행을 위하여 필요한 사항

12 **「마약류 관리에 관한 법률」상 마약류대책협의회에 대한 설명으로 가장 올바르지 못한 것은?**

① 국무총리 소속으로 마약류대책협의회를 둔다.

② 마약류대책협의회는 마약류 관련 국내외 정보의 공유 및 관리, 국제협력·수사·단속·치료·재활·교육·홍보 등을 위한 관계 기관의 협조에 관한 사항을 협의·조정한다.

③ 마약류대책협의회의 의장은 국무총리로 한다.

④ 마약류대책협의회는 의장 1인을 포함한 20인 이내의 위원으로 구성한다.

해설 **(마약류관리법 제2조의4 : 마약류대책협의회)**

① 마약류의 오남용을 방지하고 마약류 문제에 대응하기 위하여 국무총리 소속으로 마약류대책협의회(이하 "협의회")를 둔다.

② 협의회는 다음 각 호의 사항을 협의·조정한다.

1. 기본계획과 시행계획의 수립·추진에 관한 사항
2. 마약류 관련 국내외 정보의 공유 및 관리, 국제협력·수사·단속·치료·재활·교육·홍보 등을 위한 관계 기관 및 단체의 협조에 관한 사항
3. 그 밖에 마약류와 관련하여 관계 기관 및 단체의 협의·조정이 필요한 사항

③ 협의회는 의장 1인을 포함한 20인 이내의 위원으로 구성한다.

④ 협의회의 의장은 국무조정실장으로 하고, 위원은 다음 각 호의 사람으로 한다. 이 경우 복수의 차관·차장 또는 상임위원이 있는 기관은 해당 기관의 장이 지명하는 차관·차장 또는 상임위원으로 한다. 〈개정 2025.10.1.〉

1. 교육부차관·외교부차관·법무부차관·행정안전부차관·보건복지부차관·기획예산처차관·방송미디어통신위원회상임위원·국가정보원차장·식품의약품안전처차장·대검찰청차장검사·관세청차장·경찰청차장·해양경찰청차장 및 국무조정실 사회조정실장
2. 그 밖에 대통령령으로 정하는 중앙행정기관의 고위공무원단에 속하는 공무원
3. 마약류와 관련하여 학계·언론계·기관·단체에 종사하는 등 마약류 관련 분야에 관한 학식과 경험이 풍부한 사람 중에서 의장이 위촉하는 사람

[본조신설 2023.8.16.] [시행일 : 2026.1.2.]

13 **「마약류 관리에 관한 법률」상 식품의약품안전처장이 마약류 사건보도로 인한 마약류사범 발생을 방지하기 위하여 언론의 마약류 사건보도에 대한 권고기준을 수립하려는 경우, 다음 중 협의해야 하는 대상이 되는 사람이 아닌 것은?**

① 국가정보원장 ② 교육부장관
③ 보건복지부장관 ④ 질병관리청장

Answer 12 ③ 13 ④

해설 (마약류관리법 제2조의5 제1항 : 마약류 사건보도 권고기준 수립 및 준수 협조요청) 식품의약품안전처장은 마약류 사건보도로 인한 마약류사범 발생을 방지하기 위하여 대통령령으로 정하는 관계 중앙행정기관의 장과 협의하여 언론의 마약류 사건보도에 대한 권고기준을 수립하고 그 이행확보 방안을 마련하여야 한다.
[전문개정 2024.1.2.]
(마약류관리법 시행령 제2조의7 : 마약류 사건보도 권고기준 수립 시 협의 기관)
① 법 제2조의5 제1항에서 "대통령령으로 정하는 관계 중앙행정기관의 장"이란 다음 각 호의 중앙행정기관의 장을 말한다. 〈개정 2025.10.1.〉

1. 기획재정부장관
2. 교육부장관
3. 외교부장관
4. 법무부장관
5. 국방부장관
6. 행정안전부장관
7. 보건복지부장관
8. 성평등가족부장관
9. 방송미디어통신위원회위원장
10. 국무조정실장
11. 관세청장
12. 검찰총장
13. 병무청장
14. 경찰청장
15. 해양경찰청장

② 식품의약품안전처장은 법 제2조의5 제1항에 따라 언론의 마약류 사건보도에 대한 권고기준을 수립하려는 경우 국가정보원장과 협의해야 한다.
[본조신설 2024.7.2.]

14 **「마약류 관리에 관한 법률」상 누구든지 '마약의 원료가 되는 식물을 재배하거나 그 성분을 함유하는 원료·종자·종묘를 소지, 소유, 관리, 수출입, 수수, 매매 또는 매매의 알선을 하거나 그 성분을 추출하는 행위'와 '헤로인, 그 염류 또는 이를 함유하는 것을 소지, 소유, 관리, 수입, 제조, 매매, 매매의 알선, 수수, 운반, 사용, 투약하거나 투약하기 위하여 제공하는 행위', 그리고 '마약 또는 향정신성의약품을 제조할 목적으로 원료물질을 제조, 수출입, 매매, 매매의 알선, 수수, 소지, 소유 또는 사용하는 행위'를 하여서는 아니 된다. 다만, 대통령령으로 정하는 바에 따라 식품의약품안전처장으로부터 마약 또는 원료물질 등의 취급에 관한 승인을 받을 수 있는 경우는 제외한다. 다음 중 식품의약품안전처장으로부터 마약 또는 원료물질 등의 취급에 관한 승인을 받을 수 있는 경우에 해당하지 않는 것은?**

① 공무상 필요에 따라 취급하려는 경우
② 마약류 제조업자가 시험용으로 향정신성의약품을 필요로 하는 경우
③ 마약류 취급 학술연구자가 학술연구를 위하여 필요한 양만 취급하려는 경우
④ 무역거래자가 물품매도 확약서를 발행하여 구매의 알선행위를 하는 경우

해설 **(마약류관리법 시행령 제3조 제1항 : 일반 행위 금지의 예외)** 법 제3조 제2호 단서, 제3호 단서 또는 제4호 단서에 따라 식품의약품안전처장으로부터 마약 또는 원료물질 등의 취급에 관한 승인을 받을 수 있는 경우는 다음 각 호와 같다. 〈개정 2021.1.5.〉

1. 마약류취급학술연구자가 학술연구를 위하여 필요한 양만 취급하려는 경우
2. 공무상 필요에 따라 취급하려는 경우
3. 마약류제조업자 또는 「약사법」에 따른 의약품제조업자가 향정신성의약품의 품목허가를 받기 위한 시험제품을 제조하기 위하여 원료물질을 취급하려는 경우
4. 「대외무역법」 제2조 제3호에 따른 무역거래자가 물품매도확약서를 발행하여 구매의 알선행위를 하는 경우
5. 제1호부터 제4호까지에 준하는 경우로서 마약 또는 원료물질 등을 취급할 필요가 있다고 식품의약품안전처장이 인정하는 경우

Answer 14 ②

15 「마약류 관리에 관한 법률」상 누구든지 대마를 수출입·제조·매매하거나 매매를 알선하는 행위를 하여서는 아니 된다. 다만, 공무, 학술연구 또는 의료 목적을 위하여 대통령령으로 정하는 바에 따라 식품의약품안전처장의 승인을 받은 경우는 제외한다. 다음 중 식품의약품안전처장으로부터 대마를 수출입·제조·매매하거나 매매를 알선하는 행위를 승인받을 수 있는 경우에 해당하는 것을 모두 고른 것은?

가. 마약류취급학술연구자가 학술연구를 위하여 필요한 경우
나. 한국희귀·필수의약품센터가 국민보건상 긴급하게 도입할 필요가 있다고 식품의약품안전처장이 인정하는 의약품으로서의 대마를 수입·매매하는 경우
다. 한국희귀·필수의약품센터가 국내에 대체 가능한 의약품이 없어 환자가 센터에 수입해 판매할 것을 요청하는 의약품으로서의 대마를 수입·매매하는 경우
라. 환자가 질병의 치료를 위하여 한국희귀·필수의약품센터가 수입하는 의약품으로서의 대마가 필요한 경우

① 가, 나, 다 ② 가, 다
③ 나, 라 ④ 가, 나, 다, 라

해설 **(마약류관리법 시행령 제3조 제3항 : 일반 행위 금지의 예외)** 법 제3조 제7호 단서에 따라 식품의약품안전처장으로부터 대마를 수출입·제조[제제 및 소분을 포함]·매매하거나 매매를 알선하는 행위를 승인받을 수 있는 경우는 다음 각 호와 같다. 〈개정 2022.12.9.〉

1. 공무상 마약류를 취급하는 공무원이 공무상 필요한 경우
2. 마약류취급학술연구자가 학술연구를 위하여 필요한 경우
3. 「약사법」에 따른 한국희귀·필수의약품센터가 다음 각 목의 어느 하나에 해당하는 대마를 수입·매매하는 경우
   가. 「약사법」에 따라 국민보건상 긴급하게 도입할 필요가 있다고 식품의약품안전처장이 인정하는 의약품으로서의 대마
   나. 국내에 대체 가능한 의약품이 없어 환자가 센터에 수입하여 판매할 것을 요청하는 의약품으로서의 대마
4. 환자가 질병의 치료를 위하여 제3호에 따라 센터가 수입하는 의약품으로서의 대마가 필요한 경우
5. 환자가 자가치료를 목적으로 의약품으로서의 대마를 휴대하고 출입국하는 경우

16 「마약류 관리에 관한 법률」상 마약류취급자가 아닌 자가 마약류를 취급할 수 있는 경우에 해당하는 것을 모두 고른 것은?

가. 의약품제조업자 등이 마약·향정신성의약품 또는 한외마약의 품목허가를 받기 위한 임상연구나 시제품을 제조하기 위하여 취급하는 경우
나. 외국의 수출자의 위임을 받은 무역거래자가 물품매도확약서를 발행해 마약류의 구매의 알선 행위를 하는 경우
다. 자가치료를 목적으로 마약 또는 향정신성의약품을 휴대하고 출입국하는 경우
라. 「항공안전법」에 따른 구급의료용품 탑재 등 식품의약품안전처장이 필요하다고 인정하여 공고하는 경우

① 가, 나, 다 ② 가, 다
③ 나, 라 ④ 가, 나, 다, 라

Answer 15 ④ 16 ④

해설 **(마약류관리법 시행규칙 제5조 제1항 : 마약류취급자가 아닌 자의 마약류 취급)** 법 제4조 제2항 제7호에 따라 마약류취급자가 아닌 자가 마약류를 취급할 수 있는 경우는 다음 각 호와 같다. 〈개정 2021.9.10.〉

1. 의약품제조업자 등이 마약·향정신성의약품 또는 한외마약의 품목허가를 받기 위한 임상연구나 시험제품을 제조하기 위하여 취급하는 경우

1의2. 법 제2조 제3호 마목 단서에 해당하는 제제가 포함된 의약품의 품목허가를 받거나 품목신고를 하기 위한 임상연구나 시험제품을 제조하기 위하여 취급하는 경우

2. 의약품제조업자 등이 품질관리를 목적으로 취급하는 경우

2의2. 의약품을 분류·포장하는 기계·기구 등을 제작하는 자가 시험제품을 제작하거나 제품의 성능을 시험하기 위하여 향정신성의약품을 취급하는 경우

3. 공무수행 또는 공무수행을 보조하기 위하여 부득이 마약류 취급을 필요로 하는 경우
4. 「대외무역법」에 의한 외국의 수출자의 위임을 받은 무역거래자가 물품매도확약서를 발행하여 마약류의 구매의 알선행위를 하는 경우
5. 도핑(doping) 검사 및 그 검사를 위한 시험을 목적으로 마약류 취급을 필요로 하는 경우
6. 자가치료를 목적으로 마약 또는 향정신성의약품을 휴대하고 출입국하는 경우

6의2. 국내에 대체치료수단이 없어 자가치료를 목적으로 한국희귀·필수의약품센터를 통하여 수입된 마약 또는 향정신성의약품을 취급하는 경우

7. 의료봉사 단체 또는 의료기관 등이 해외 의료봉사·원조·지원을 위하여 취급하는 경우
8. 「항공안전법」에 따른 구급의료용품 탑재 등 식품의약품안전처장이 필요하다고 인정하여 공고하는 경우

17 「마약류 관리에 관한 법률」상 식품의약품안전처장으로부터 마약 또는 원료물질 등의 취급에 관한 승인을 받을 수 있는 경우에 해당하는 것을 모두 고른 것은?

> 가. 공무상 필요에 따라 취급하려는 경우
> 나. 마약류취급학술연구자가 학술연구를 위하여 필요한 양만 취급하려는 경우
> 다. 무역거래자가 물품매도확약서를 발행하여 구매의 알선행위를 하는 경우
> 라. 의약품제조업자가 향정신성의약품의 품목허가를 받기 위한 시험제품을 제조하기 위하여 원료물질을 취급하려는 경우

① 가, 나, 다 ② 가, 다
③ 나, 라 ④ 가, 나, 다, 라

해설 **(마약류관리법 시행령 제3조 제1항 : 일반 행위 금지의 예외)** 법 제3조 제2호 단서, 제3호 단서 또는 제4호 단서에 따라 식품의약품안전처장으로부터 마약 또는 원료물질 등의 취급에 관한 승인을 받을 수 있는 경우는 다음 각 호와 같다. 〈개정 2021.1.5.〉

1. 마약류취급학술연구자가 학술연구를 위하여 필요한 양만 취급하려는 경우
2. 공무상 필요에 따라 취급하려는 경우
3. 마약류제조업자 또는 「약사법」에 따른 의약품제조업자가 향정신성의약품의 품목허가를 받기 위한 시험제품을 제조하기 위하여 원료물질을 취급하려는 경우
4. 「대외무역법」 제2조 제3호에 따른 무역거래자가 물품매도확약서를 발행하여 구매의 알선행위를 하는 경우
5. 제1호부터 제4호까지에 준하는 경우로서 마약 또는 원료물질 등을 취급할 필요가 있다고 식품의약품안전처장이 인정하는 경우

(마약류관리법 제3조 : 일반 행위의 금지) 누구든지 다음 각 호의 어느 하나에 해당하는 행위를 하여서는 아니 된다. 〈개정 2025.4.1.〉

1. 이 법에 따르지 아니한 마약류의 사용
2. 마약의 원료가 되는 식물을 재배하거나 그 성분을 함유하는 원료·종자·종묘를 소지, 소유, 관리, 수출입, 수수, 매매 또는 매매의 유인·권유· 알선을 하거나 그 성분을 추출하는 행위. 다만, 대통령령으로 정하는 바에 따라 식품의약품안전처장의 승인을 받은 경우는 제외한다.

Answer 17 ④

3. 헤로인, 그 염류 또는 이를 함유하는 것을 소지, 소유, 관리, 수입, 제조, 매매, 매매의 유인·권유·알선, 수수, 운반, 사용, 투약하거나 투약하기 위하여 제공하는 행위. 다만, 대통령령으로 정하는 바에 따라 식품의약품안전처장의 승인을 받은 경우는 제외한다.
4. 마약 또는 향정신성의약품을 제조할 목적으로 원료물질을 제조, 수출입, 매매, 매매의 유인·권유·알선, 수수, 소지, 소유 또는 사용하는 행위. 다만, 대통령령으로 정하는 바에 따라 식품의약품안전처장의 승인을 받은 경우는 제외한다.

18 「마약관리법」상 마약류 관리법에 따라 금지하는 행위가 아닌 것은? 2024 경기 기출유사

① 흡연 또는 섭취할 목적으로 대마초 종자 또는 대마초 종자의 껍질을 소지하는 행위
② 마약 관련 원료로 버섯에서 추출
③ 마약의 원료가 되는 식물을 재배하는 행위
④ 식품의약품안전처장의 승인을 받고 공무상 필요하여 공무원이 대마를 매매하는 행위

해설 (마약류관리법 시행령 제3조 : **일반 행위 금지의 예외**)

① 법 제3조 제2호 단서, 제3호 단서 또는 제4호 단서에 따라 식품의약품안전처장으로부터 마약 또는 원료물질 등의 취급에 관한 승인을 받을 수 있는 경우는 다음 각 호와 같다.
1. 마약류취급학술연구자가 학술연구를 위하여 필요한 양만 취급하려는 경우
2. 공무상 필요에 따라 취급하려는 경우
3. 마약류제조업자 또는 「약사법」에 따른 의약품제조업자가 향정신성의약품의 품목허가를 받기 위한 시험제품을 제조하기 위하여 원료물질을 취급하려는 경우
4. 「대외무역법」 제2조 제3호에 따른 무역거래자가 물품매도확약서를 발행하여 구매의 알선행위를 하는 경우
5. 제1호부터 제4호까지에 준하는 경우로서 마약 또는 원료물질 등을 취급할 필요가 있다고 식품의약품안전처장이 인정하는 경우

② 법 제3조 제5호 단서 또는 제6호 단서에 따라 식품의약품안전처장으로부터 향정신성의약품등의 취급에 관한 승인을 받을 수 있는 경우는 다음 각 호와 같다.
1. 마약류취급학술연구자가 학술연구를 위하여 필요한 양만 취급하려는 경우
2. 공무상 필요에 따라 취급하려는 경우
3. 마약류제조업자가 시험용으로 향정신성의약품을 필요로 하는 경우
4. 「대외무역법」 제2조 제3호에 따른 무역거래자가 물품매도확약서를 발행하여 구매의 알선행위를 하는 경우
5. 제1호부터 제4호까지에 준하는 경우로서 향정신성의약품 등을 취급할 필요가 있다고 식품의약품안전처장이 인정하는 경우

③ 법 제3조 제7호 단서에 따라 식품의약품안전처장으로부터 대마를 수출입·제조[제제 및 소분을 포함]·매매하거나 매매를 알선하는 행위를 승인받을 수 있는 경우는 다음 각 호와 같다.
1. 공무상 마약류를 취급하는 공무원이 공무상 필요한 경우
2. 마약류취급학술연구자가 학술연구를 위하여 필요한 경우
3. 「약사법」 제91조에 따른 한국희귀·필수의약품센터가 다음 각 목의 어느 하나에 해당하는 대마를 수입·매매하는 경우
   가. 「약사법」 제91조 제1항 제3호에 따라 국민보건상 긴급하게 도입할 필요가 있다고 식품의약품안전처장이 인정하는 의약품으로서의 대마
   나. 국내에 대체 가능한 의약품이 없어 환자가 센터에 수입하여 판매할 것을 요청하는 의약품으로서의 대마
4. 환자가 질병의 치료를 위하여 제3호에 따라 센터가 수입하는 의약품으로서의 대마가 필요한 경우
5. 환자가 자가치료를 목적으로 의약품으로서의 대마를 휴대하고 출입국하는 경우

(마약류관리법 제3조 : 일반 행위의 금지) 누구든지 다음 각 호의 어느 하나에 해당하는 행위를 하여서는 아니 된다. 〈개정 2025.4.1.〉
1. 이 법에 따르지 아니한 마약류의 사용
2. 마약의 원료가 되는 식물을 재배하거나 그 성분을 함유하는 원료·종자·종묘를 소지, 소유, 관리, 수출입, 수수, 매매 또는 매매의 유인·권유·알선을 하거나 그 성분을 추출하는 행위. 다만, 대통령령으로 정하는 바에 따라 식품의약품안전처장의 승인을 받은 경우는 제외한다.

Answer 18 ④

3. 헤로인, 그 염류(鹽類) 또는 이를 함유하는 것을 소지, 소유, 관리, 수입, 제조, 매매, 매매의 유인·권유·알선, 수수, 운반, 사용, 투약하거나 투약하기 위하여 제공하는 행위. 다만, 대통령령으로 정하는 바에 따라 식품의약품안전처장의 승인을 받은 경우는 제외한다.
4. 마약 또는 향정신성의약품을 제조할 목적으로 원료물질을 제조, 수출입, 매매, 매매의 유인·권유·알선, 수수, 소지, 소유 또는 사용하는 행위. 다만, 대통령령으로 정하는 바에 따라 식품의약품안전처장의 승인을 받은 경우는 제외한다.
5. 제2조 제3호 가목의 향정신성의약품 또는 이를 함유하는 향정신성의약품을 소지, 소유, 사용, 관리, 수출입, 제조, 매매, 매매의 유인·권유·알선 또는 수수하는 행위. 다만, 대통령령으로 정하는 바에 따라 식품의약품안전처장의 승인을 받은 경우는 제외한다.
6. 제2조 제3호 가목의 향정신성의약품의 원료가 되는 식물 또는 버섯류에서 그 성분을 추출하거나 그 식물 또는 버섯류를 수출입, 매매, 매매의 유인·권유·알선, 수수, 흡연 또는 섭취하거나 흡연 또는 섭취할 목적으로 그 식물 또는 버섯류를 소지·소유하는 행위. 다만, 대통령령으로 정하는 바에 따라 식품의약품안전처장의 승인을 받은 경우는 제외한다.
7. 대마를 수출입·제조·매매하거나 매매를 유인·권유·알선하는 행위. 다만, 공무, 학술연구 또는 의료 목적을 위하여 대통령령으로 정하는 바에 따라 식품의약품안전처장의 승인을 받은 경우는 제외한다.
8. 삭제 〈2016.2.3.〉
9. 삭제 〈2016.2.3.〉
10. 다음 각 목의 어느 하나에 해당하는 행위
   가. 대마 또는 대마초 종자의 껍질을 흡연 또는 섭취하는 행위(제7호 단서에 따라 의료 목적으로 섭취하는 행위는 제외한다)
   나. 가목의 행위를 할 목적으로 대마, 대마초 종자 또는 대마초 종자의 껍질을 소지하는 행위
   다. 가목 또는 나목의 행위를 하려 한다는 정(情)을 알면서 대마초 종자나 대마초 종자의 껍질을 매매하거나 매매를 유인·권유·알선하는 행위
11. 제4조 제1항 또는 제1호부터 제10호까지의 규정에서 금지한 행위를 하기 위한 장소·시설·장비·자금 또는 운반 수단을 타인에게 제공하는 행위
12. 다음 각 목의 어느 하나에 해당하는 규정에서 금지하는 행위에 관한 정보를 타인에게 알리거나 제시하는 행위. 다만, 마약류 오남용 예방교육 등 공익적 목적인 경우는 제외한다.
   가. 제1호부터 제11호까지의 규정
   나. 제4조 제1항 또는 제3항
   다. 제5조 제1항 또는 제2항
   라. 제5조의2 제5항
13. 타인에게 마약류의 투약, 흡연 또는 섭취를 유인 또는 권유하는 행위. 다만, 제18조 제2항 제1호 또는 제21조 제2항에 따라 허가를 받은 마약 또는 향정신성의약품은 제외한다.

19 「마약류 관리에 관한 법률」에 의해 금지되는 행위는? 2025 경기 기출유사

① 마약류취급의료업자가 동물진료를 목적으로 마약 또는 향정신성의약품을 기재한 처방전을 발급하는 행위

② 마약류취급학술연구자가 학술연구를 위하여 식품의약품안전처장으로부터 승인을 받아 마약의 원료가 되는 식물을 필요한 양만 재배하는 행위

③ 한국 희귀·필수의약품센터가 국내에 대체 가능한 의약품이 없어 환자가 센터에 수입하여 판매할 것을 요청하는 의약품으로서의 대마를 식품의약품안전처장의 승인을 받아 수입하는 경우

④ 환자가 자가치료를 목적으로 의약품으로서의 대마를 휴대하고 출입국하는 경우

Answer 19 ②

해설 (마약류관리법 시행령 제3조 제1항 제1호 : 일반 행위 금지의 예외) 18번 문제 해설 참조

① 법 제3조 제2호 단서, 제3호 단서 또는 제4호 단서에 따라 식품의약품안전처장으로부터 마약 또는 원료물질 등의 취급에 관한 승인을 받을 수 있는 경우는 다음 각 호와 같다. 〈개정 2021.1.5.〉

1. 마약류취급학술연구자가 학술연구를 위하여 필요한 양만 취급하려는 경우

(마약류관리법 제3조 제2호 : 일반 행위의 금지) 누구든지 다음 각 호의 어느 하나에 해당하는 행위를 하여서는 아니 된다. 〈개정 2025.4.1.〉

2. 마약의 원료가 되는 식물을 재배하거나 그 성분을 함유하는 원료·종자·종묘를 소지, 소유, 관리, 수출입, 수수, 매매 또는 매매의 유인·권유·알선을 하거나 그 성분을 추출하는 행위. 다만, 대통령령으로 정하는 바에 따라 식품의약품안전처장의 승인을 받은 경우는 제외한다.

(마약류관리법 제30조 제1항 : 마약류 투약 등) 마약류취급의료업자가 아니면 의료나 동물 진료를 목적으로 마약 또는 향정신성의약품을 투약하거나 투약하기 위하여 제공하거나 마약 또는 향정신성의약품을 기재한 처방전을 발급하여서는 아니 된다.

11

20 「마약류관리에 관한 법률」상 마약류취급자가 아님에도 불구하고 마약류를 취급할 수 있는 경우에 해당하는 것을 모두 고른 것은? 2025 충청 기출유사

가. 공무상 마약류를 압류·수거 또는 몰수하여 관리하는 경우
나. 마약류소매업자로부터 구입하거나 압수하여 소지하는 경우
다. 마약류취급자격상실자등이 마약류취급자에게 그 마약류를 인계하기 전까지 소지하는 경우
라. 총리령으로 정하는 바에 따라 식품의약품안전처장의 승인을 받은 경우

① 가, 나　　② 다, 라
③ 가, 나, 라　　④ 가, 나, 다, 라

해설 **(마약류관리법 제4조 제2항 : 마약류취급자가 아닌 자의 마약류 취급 금지)**

① 마약류취급자가 아니면 다음 각 호의 어느 하나에 해당하는 행위를 하여서는 아니 된다. 〈개정 2025.4.1.〉

1. 마약 또는 향정신성의약품을 소지, 소유, 사용, 운반, 관리, 수입, 수출, 제조, 조제, 투약, 수수, 매매, 매매의 유인·권유·알선 또는 제공하는 행위
2. 대마를 재배·소지·소유·수수·운반·보관 또는 사용하는 행위
3. 마약 또는 향정신성의약품을 기재한 처방전을 발급하는 행위
4. 한외마약을 제조하는 행위

② 제1항에도 불구하고 다음 각 호의 어느 하나에 해당하는 경우에는 마약류취급자가 아닌 자도 마약류를 취급할 수 있다.

1. 이 법에 따라 마약 또는 향정신성의약품을 마약류취급의료업자로부터 투약받아 소지하는 경우
2. 이 법에 따라 마약 또는 향정신성의약품을 마약류소매업자로부터 구입하거나 양수하여 소지하는 경우
3. 이 법에 따라 마약류취급자를 위하여 마약류를 운반·보관·소지 또는 관리하는 경우
4. 공무상 마약류를 압류·수거 또는 몰수하여 관리하는 경우
5. 제13조에 따라 마약류 취급 자격 상실자 등이 마약류취급자에게 그 마약류를 인계하기 전까지 소지하는 경우
6. 제3조 제7호 단서에 따라 의료 목적으로 사용하기 위하여 대마를 운반·보관 또는 소지하는 경우
7. 그 밖에 총리령으로 정하는 바에 따라 식품의약품안전처장의 승인을 받은 경우

Answer 20 ④

21 「마약류 관리에 관한 법률」상 식품의약품안전처장으로부터 마약류 취급에 관한 승인을 받을 수 있는 경우에 해당하는 것을 모두 고른 것은?

> 가. 마약류수출입업자가 마약류 품질관리를 목적으로 취급하려는 경우
> 나. 마약류수출입업자가 한외마약의 품목허가를 받기 위한 임상연구를 위하여 취급하려는 경우
> 다. 마약류원료사용자가 마약·향정신성의약품의 품목허가를 받기 위한 시험제품을 제조하기 위하여 취급하려는 경우
> 라. 마약류취급학술연구자가 한외마약의 품목허가를 받기 위한 임상연구를 위해 취급하려는 경우

① 가, 나, 다
② 가, 다
③ 나, 라
④ 가, 나, 다, 라

해설 **(마약류관리법 시행령 제4조 제1항 : 마약류취급자의 예외적인 마약류 취급)** 법 제4조 제3항 단서에 따라 마약류취급자가 식품의약품안전처장으로부터 마약류 취급에 관한 승인을 받을 수 있는 경우는 다음 각 호와 같다. 〈개정 2021.1.5.〉

1. 마약류수출입업자·마약류제조업자·마약류원료사용자 또는 마약류취급학술연구자가 마약류 품질관리를 목적으로 취급하려는 경우
2. 마약류수출입업자·마약류제조업자·마약류원료사용자 또는 마약류취급학술연구자가 마약·향정신성의약품 또는 한외마약의 품목허가를 받기 위한 임상연구나 시험제품을 제조하기 위하여 취급하려는 경우
3. 제1호 및 제2호에 준하는 경우로서 마약류를 취급할 필요가 있다고 식품의약품안전처장이 인정하는 경우

(마약류관리법 제4조 제3항 : 마약류취급자가 아닌 자의 마약 류 취급 금지) 마약류취급자는 이 법에 따르지 아니하고는 마약류를 취급하여서는 아니 된다. 다만, 대통령령으로 정하는 바에 따라 식품의약품안전처장의 승인을 받은 경우에는 그러하지 아니하다.

22 「마약류 관리에 관한 법률」상 다음의 설명내용 중 가장 올바르지 못한 것은?

① 대마를 운반·보관 또는 소지하는 것을 신고하려는 자는 대마 운반·보관·소지 신고서를 식품의약품안전처장에게 제출하여야 한다.
② 마약 또는 원료물질 등의 취급승인을 받으려는 자는 마약류·원료물질 취급승인 신청서를 식품의약품안전처장에게 제출하여야 한다.
③ 마약류취급자가 아닌 자가 마약류 취급승인을 받으려는 경우에는 신청서를 식품의약품안전처장에게 제출하여야 한다.
④ 예외적인 마약류, 예고임시마약류 또는 임시마약류의 취급승인을 받으려는 자는 신청서를 식품의약품안전처장에게 제출하여야 한다.

해설 **(마약류관리법 시행규칙 제7조 제1항 : 대마의 운반·보관 등)** 법 제4조 제4항 전단에 따라 대마를 운반·보관 또는 소지하는 것을 신고하려는 자는 별지 제4호서식의 대마 운반·보관·소지 신고서를 관할 특별자치시장·시장(「제주특별자치도 설치 및 국제자유도시 조성을 위한 특별법」에 따른 행정시장을 포함)·군수 또는 구청장(자치구의 구청장)에게 제출하여야 한다.

Answer 21 ④ 22 ①

(마약류관리법 시행규칙 제4조 : 취급승인 신청) 「마약류 관리에 관한 법률 시행령」 제3조에 따라 취급승인을 받으려는 자는 마약류 · 원료물질 취급승인 신청서(전자문서로 된 신청서를 포함한다)에 다음 각 호의 구분에 따른 서류(전자문서를 포함한다)를 첨부하여 식품의약품안전처장에게 제출해야 한다. 〈개정 2023.6.2.〉

1. 영 제3조 제1항, 제2항 및 제3항 제1호부터 제3호까지에 해당하는 경우 : 해당 자격을 증명하는 서류 사본 및 취급계획서
2. 영 제3조 제3항 제4호에 해당하는 경우 : 국내 의료기관의 해당 질환 전문의가 발행한 다음 각 목의 서류
   가. 진단서(의약품명, 1회 투약량, 1일 투약횟수, 총 투약일수, 용법 등이 명시된 것을 말한다. 이하 이 조 및 제5조에서 같다)
   나. 진료기록
   다. 국내 대체치료수단이 없다고 판단한 의학적 소견서
3. 영 제3조 제3항 제5호에 해당하는 경우 : 다음 각 목의 서류
   가. 출입국을 증명하는 서류 사본(식품의약품안전처장이 「전자정부법」 제36조 제1항에 따른 행정정보의 공동이용을 통하여 첨부서류에 대한 정보를 확인할 수 있는 경우에는 그 확인으로 첨부서류를 갈음하며, 신청인이 확인에 동의하지 않는 경우에는 이를 제출해야 한다)
   나. 휴대약품명, 휴대약품의 수량, 체류기간, 출입국의 목적 등을 기재한 서류
   다. 국내외 의료기관의 의사가 발행한 진단서 또는 입국자의 경우 반출하려는 국가의 정부에서 발행한 자가치료 목적의 의약품으로서의 대마 반출승인서

(마약류관리법 시행규칙 제5조 제2항 : 마약류취급자가 아닌 자의 마약류 취급) 마약류취급자가 아닌 자가 제1항 각 호의 어느 하나에 해당되어 마약류 취급승인을 받으려는 경우에는 별지 제3호서식에 의한 신청서(전자문서로 된 신청서를 포함한다)에 다음 각 호의 구분에 따른 서류(전자문서를 포함한다)를 첨부하여 식품의약품안전처장에게 제출하여야 한다. 〈개정 2023.6.2.〉

1. 제1항 제1호, 제1호의2, 제2호, 제2호의2, 제3호부터 제5호까지 및 제8호에 해당하는 경우
   가. 해당 자격을 증명하는 서류 사본
   나. 취급계획서
2. 제1항 제6호에 해당하는 경우
   가. 출입국을 증명하는 서류 사본(식품의약품안전처장이 「전자정부법」 제36조 제1항에 따른 행정정보의 공동이용을 통하여 첨부서류에 대한 정보를 확인할 수 있는 경우에는 그 확인으로 첨부서류를 갈음하되, 신청인이 확인에 동의하지 않는 경우에는 이를 제출하여야 한다)
   나. 휴대약품명, 휴대약품의 수량, 체류기간, 출입국의 목적 등을 기재한 서류
   다. 국내외 의료기관의 의사가 발행한 진단서 또는 입국자의 경우 반출하려는 국가의 정부에서 발행한 자가치료 목적의 마약 또는 향정신성의약품 반출승인서

2의2. 제1항 제6호의2에 해당하는 경우 : 국내 의료기관의 해당 질환 전문의가 발행한 다음 각 목의 서류
   가. 진단서
   나. 진료기록
   다. 국내 대체치료수단이 없다고 판단한 의학적 소견서

3. 제1항 제7호에 해당하는 경우 : 해외 의료봉사 · 원조 또는 지원 목적임을 증명하는 서류로서 취급하려는 마약 또는 향정신성의약품의 품명, 수량 등이 기재된 해당 국가의 정부 또는 그 밖에 권한이 있는 기관이 발행한 서류

(마약류관리법 시행규칙 제6조 : 마약류취급자의 예외적인 취급승인 신청) 법 제4조 제3항 단서, 제5조의2 제6항 제2호, 같은 법 시행령 제4조 및 제5조의3에 따라 마약류, 예고임시마약류 또는 임시마약류의 취급승인을 받으려는 자는 신청서에 그 자격을 증명하는 서류 사본 및 취급계획서를 첨부하여 식품의약품안전처장에게 제출하여야 한다.

23 「마약류 관리에 관한 법률」상 식품의약품안전처장은 공익을 위하여 필요하다고 인정하는 때에는 대마를 제외한 마약류 또는 임시마약류의 수입·수출·제조·판매 또는 사용을 금지 또는 제한하거나 그 밖의 필요한 조치를 할 수 있다. 다음 중 이에 해당하는 경우가 아닌 것은?

① 국내의 수요량 및 보유량을 고려하여 마약 또는 향정신성의약품을 제조·수입 또는 수출할 필요가 없다고 인정하는 경우

② 마약류 품목허가증에 기재된 용법, 효능·효과, 사용상의 주의사항을 벗어나 마약 또는 향정신성의약품을 처방·투약하거나 투약하기 위하여 제공하는 경우

③ 마약류 품목허가증에 기재된 용량 이상의 마약 또는 향정신성의약품을 남용하였다고 인정하는 경우

④ 환자의 치료를 위하여 사용이 필요하거나 의학적 타당성 등이 있다고 확인된 경우

해설 **(마약류관리법 시행령 제5조 제1항 : 마약류 취급의 금지 및 제한)** 법 제5조 제3항 제5호에서 "대통령령으로 정하는 경우"란 마약류 품목허가증에 기재된 용법, 효능·효과, 사용상의 주의사항을 벗어나 마약 또는 향정신성의약품을 처방·투약하거나 투약하기 위하여 제공하는 경우를 말한다. 다만, 환자의 치료를 위하여 사용이 필요하거나 의학적 타당성 등이 있다고 확인된 경우는 제외한다. 〈신설 2021.12.14.〉

(마약류관리법 제5조 제3항 : 마약류 등의 취급 제한) 식품의약품안전처장은 공익을 위하여 필요하다고 인정하는 때에는 다음 각 호의 어느 하나에 해당하는 경우 마약류(대마는 제외) 또는 임시마약류의 수입·수출·제조·판매 또는 사용을 금지 또는 제한하거나 그 밖의 필요한 조치를 할 수 있다.

1. 국내의 수요량 및 보유량을 고려하여 마약 또는 향정신성의약품을 제조·수입 또는 수출할 필요가 없다고 인정하는 경우
2. 이미 제조 또는 수입된 품종 또는 품목의 마약 또는 향정신성의약품과 동일한 품종 또는 품목의 마약 또는 향정신성의약품을 국내의 수급여건 등을 고려하여 다른 제조업자 또는 수입업자가 제조 또는 수입할 필요가 없다고 인정하는 경우
3. 마약류 품목허가증에 기재된 용량 이상의 마약 또는 향정신성의약품을 남용하였다고 인정하는 경우
4. 마약 또는 향정신성의약품에 대한 신체적·정신적 의존성을 야기하게 할 염려가 있을 정도로 마약 또는 향정신성의약품을 장기 또는 계속 투약하거나 투약하기 위하여 제공하는 경우
5. 그 밖에 대통령령으로 정하는 경우

24 「마약류 관리에 관한 법률」상 임시마약류 지정권자에 해당하는 사람은? 2015 대전 기출유사

① 법무부장관 ② 보건복지부장관

③ 시·도지사 ④ 식품의약품안전처장

해설 **(마약류관리법 제5조의2 제1항 : 임시마약류 지정 등)** 식품의약품안전처장은 마약류가 아닌 물질·약물·제제·제품 등("물질등") 중 오용 또는 남용으로 인한 보건상의 위해가 우려되어 긴급히 마약류에 준하여 취급·관리할 필요가 있다고 인정하는 물질등을 임시마약류로 지정할 수 있다. 이 경우 임시마약류는 다음 각 호에서 정하는 바와 같이 구분하여 지정한다.

1. 1군 임시마약류 : 중추신경계에 작용하거나 마약류와 구조적·효과적 유사성을 지닌 물질로서 의존성을 유발하는 등 신체적·정신적 위해를 끼칠 가능성이 높은 물질
2. 2군 임시마약류 : 의존성을 유발하는 등 신체적·정신적 위해를 끼칠 가능성이 있는 물질

Answer 23 ④ 24 ④

25 「마약류 관리에 관한 법률」상 마약류안전관리심의위원회가 심의하는 사항이 아닌 것은?

2020 인천 기출유사

① 마약류의 안전사용 기준에 관한 사항

② 마약류의 오남용 방지를 위한 조치기준에 관한 사항

③ 마약류 통합정보의 제공 및 활용에 관한 사항

④ 그 밖에 보건복지부장관이 필요하다고 인정하는 사항

해설 **(마약류관리법 제5조의3 : 마약류안전관리심의위원회)**

① 다음 각 호의 사항을 심의하기 위하여 식품의약품안전처에 마약류안전관리심의위원회를 둔다.

1. 마약류의 오남용 방지를 위한 조치기준에 관한 사항
2. 마약류의 안전사용 기준에 관한 사항
3. 제11조의2 제1항에 따른 마약류 통합정보의 제공 및 활용에 관한 사항
4. 그 밖에 식품의약품안전처장이 필요하다고 인정하는 사항

② 심의위원회는 위원장 1명을 포함하여 30명 이내의 위원으로 구성하며, 위원장은 식품의약품안전처 차장이 된다.

(마약류관리법 시행령 제5조의4) 법 제5조의3 제1항에 따른 마약류안전관리심의위원회의 위원 임기는 다음 각 호의 구분에 따른다.

1. 법 제5조의3 제3항 제1호에 따라 임명되거나 위촉된 공무원위원 : 같은 호에 따른 마약류의 안전관리 등의 업무를 담당하는 직위에 재직하는 기간
2. 법 제5조의3 제3항 제2호부터 제4호까지의 규정에 따라 위촉된 위원 : 2년. 다만, 위원의 사임 등으로 새로 위촉된 위원의 임기는 전임위원 임기의 남은 기간으로 한다.

[본조신설 2020.6.2.]

26 「마약류 관리에 관한 법률」상 마약류안전관리심의위원회에 대한 설명으로 올바르지 못한 것은?

2020 전남, 2021 대구, 2023 경북·충남 기출유사

① 마약류의 안전 사용 기준에 관한 사항을 심의한다.

② 심의위원회는 위원장 1명을 포함하여 30명 이내의 위원으로 구성한다.

③ 심의위원회의 위원장은 질병관리청장이 된다.

④ 식품의약품안전처에 마약류안전관리심의위원회를 둔다.

해설 25번 문제 해설 참조

27 「마약류 관리에 관한 법률」상 마약류 허가권자에 관한 설명으로 올바른 것은? 2017 서울, 2020 대구 기출유사

① 대마재배자는 식품의약품안전처장의 허가를 받아야 한다.

② 마약류도매업자는 특별자치시장·시장·군수 또는 구청장의 허가를 받아야 한다.

③ 마약류취급의료업자는 시·도지사의 허가를 받아야 한다.

④ 마약류취급학술연구자는 특별자치시장·시장·군수·구청장의 허가를 받아야 한다.

해설 **(마약류관리법 제6조 제1항 : 마약류취급자의 허가 등)** 마약류 취급자가 되려는 다음 각 호의 어느 하나에 해당하는 자로서 총리령으로 정하는 바에 따라 제1호·제2호 및 제4호에 해당하는 자는 식품의약품안전처장의 허가를 받아야 하고, 제3호 및 5호에 해당하는 자는 특별자치시장·시장·군수 또는 구청장의 허가를 받아야 한다. 허가받은 사항을 변경할 때에도 또한 같다. 〈개정 2022.6.10.〉

Answer 25 ④ 26 ③ 27 ②

1. 마약류수출입업자 : 「약사법」에 따른 수입자로서 식품의약품안전처장에게 의약품 품목허가를 받거나 품목신고를 한 자 → 식품의약품안전처장의 허가
2. 마약류제조업자 및 마약류원료사용자 : 「약사법」에 따라 의약품제조업의 허가를 받은 자 → 식품의약품안전처장의 허가
3. 마약류도매업자 : 「약사법」에 따라 등록된 약국개설자 또는 의약품 도매상 허가를 받은 자 → 특별자치시장·시장·군수 또는 구청장의 허가
4. 마약류취급학술연구자 : 연구기관 및 학술기관 등에서 학술연구를 위하여 마약류의 사용을 필요로 하는 자 → 식품의약품안전처장의 허가
5. 대마재배자 : 「농업·농촌 및 식품산업 기본법」에 따른 농업인으로서 섬유나 종자를 채취할 목적으로 대마초를 재배하려는 자 → 특별자치시장·시장·군수 또는 구청장의 허가

28 **「마약류 관리에 관한 법률」상 마약류취급자가 되려는 자 중 총리령으로 정하는 바에 따라 특별자치시장·시장·군수·구청장의 허가를 받아야 하는 자는?** 2019 서울 기출유사

① 마약류도매업자 ② 마약류수출입업자
③ 마약류제조업자 ④ 마약류취급학술연구자

해설 27번 문제 해설 참조

29 **「마약류 관리에 관한 법률」상 식품의약품안전처장의 허가를 요하는 자에 해당하지 않는 사람은?** 2020 강원·울산 기출유사

① 마약류수출입업자 ② 마약류원료사용자
③ 마약류취급의료업자 ④ 마약류취급학술연구자

해설 27번 문제 해설 참조

30 **「마약류 관리에 관한 법률」상 의과대학 약리학 교수가 프로포폴의 약리작용을 연구하려고 할 때, 다음 중 필요한 절차는?**

① 보건복지부장관의 허가 ② 시·도지사의 허가
③ 식품의약품안전처장의 허가 ④ 특별자치시장·시장·군수·구청장의 허가

해설 27번 문제 해설 참조

31 **「마약류 관리에 관한 법률」상 마약류취급자가 되려는 자 중 농업인으로서 섬유나 종자를 채취할 목적으로 대마초를 재배하려는 자는 누구의 허가를 받아야 하는가?** 2018 서울, 2023·2024 전북 기출유사

① 보건복지부장관 ② 식품의약품안전처장
③ 시·도지사 ④ 특별자치시장·시장·군수 또는 구청장

해설 **(마약류관리법 제6조 제1항 : 마약류취급자의 허가 등)** 27번 문제 해설 참조

Answer 28 ① 29 ③ 30 ③ 31 ④

32 「마약류 관리에 관한 법률」상 마약류관리자가 되려면 마약류취급의료업자가 있는 의료기관에 종사하는 약사로서 다음 중 누구의 지정을 받을 필요가 없는가?

① 구청장 ② 군수
③ 시·도지사 ④ 특별자치시장·시장

해설 **(마약류관리법 제6조 제2항 : 마약류취급자의 허가 등)** 마약류관리자가 되려면 마약류취급의료업자가 있는 의료기관에 종사하는 약사로서 총리령으로 정하는 바에 따라 특별자치시장·시장·군수 또는 구청장의 지정을 받아야 한다. 지정받은 사항을 변경할 때에도 또한 같다. 〈개정 2022.6.10.〉

11

33 「마약류 관리에 관한 법률」상 마약류취급자에 대한 설명으로 올바른 것은? 2023 경기 기출유사

① 마약류도매업자는 식품의약품안전처장의 허가를 받아야 한다.
② 마약류취급학술연구자는 특별자치시장·시장·군수 또는 구청장의 허가를 받아야 한다.
③ 약사법을 위반하여 금고 이상의 형을 선고받고 그 집행이 끝난 후 5년이 지나지 아니한 사람은 마약류수출입업자로 허가를 받을 수 없다.
④ 피성년후견인, 피한정후견인은 대마재배자로 허가를 받을 수 없다.

해설 **(마약류관리법 제6조 제3항 : 마약류취급자의 허가 등)** 다음 각 호의 어느 하나에 해당하는 사람은 마약류수출입업자, 마약류취급학술연구자 또는 대마재배자로 허가를 받을 수 없다. 〈개정 2024.10.22.〉

1. 피성년후견인, 피한정후견인 또는 미성년자
2. 「정신건강증진 및 정신질환자 복지서비스 지원에 관한 법률」에 따른 정신질환자(정신건강의학과 전문의가 마약류에 관한 업무를 담당하는 것이 적합하다고 인정한 사람은 제외) 또는 마약류 중독자
3. 이 법이나 「약사법」·「의료법」·「보건범죄 단속에 관한 특별조치법」 또는 그 밖에 마약류 관련 법률을 위반한 죄를 범하여 금고 이상의 실형을 선고받고 그 집행이 끝나거나(집행이 끝난 것으로 보는 경우를 포함한다) 집행이 면제된 날부터 3년이 지나지 아니한 사람
4. 제3호의 죄를 범하여 금고 이상의 형의 집행유예를 선고받고 그 유예기간 중에 있는 사람

(마약류관리법 제6조 제1항 : 마약류취급자의 허가 등) : 25번 문제 해설 참조

34 「마약류 관리에 관한 법률」상 아래 (가), (나)에 들어갈 올바른 내용은?

> 마약류취급자의 허가 취소처분을 받고 (가)이 지나지 아니한 자 또는 지정 취소처분을 받고 (나)이 지나지 아니한 자에 대하여는 제1항이나 제2항에 따른 허가 또는 지정을 할 수 없다.

① 가 : 5년, 나 : 3년 ② 가 : 3년, 나 : 2년
③ 가 : 3년, 나 : 1년 ④ 가 : 2년, 나 : 1년

해설 **(마약류관리법 제6조 제4항 : 마약류취급자의 허가 등)** 제44조에 따라 마약류취급자의 허가 취소처분을 받고 2년이 지나지 아니한 자 또는 지정 취소처분을 받고 1년이 지나지 아니한 자에 대하여는 제1항이나 제2항에 따른 허가 또는 지정을 할 수 없다. 다만, 제3항 제1호에 해당하여 허가 또는 지정이 취소된 경우는 제외한다.

Answer 32 ③ 33 ④ 34 ④

35 「마약류 관리에 관한 법률」상 원료물질수출입업자등이 업을 하기 위해 필요한 것은?

① 시·도지사의 지정을 받아야 한다.
② 시·도지사의 허가를 받아야 한다.
③ 식품의약품안전처장에게 신고하여야 한다.
④ 식품의약품안전처장의 허가를 받아야 한다.

해설 **(마약류관리법 제6조의2 제1항)** 대통령령으로 정하는 원료물질의 수출입 또는 제조를 업으로 하려는 자는 총리령으로 정하는 바에 따라 식품의약품안전처장의 허가를 받아야 한다. 허가받은 사항을 변경할 때에도 또한 같다.

36 「마약류 관리에 관한 법률」상 대통령령으로 정하는 원료물질의 수출입 또는 제조를 업으로 하려는 자는 총리령으로 정하는 바에 따라 식품의약품안전처장의 허가를 받아야 한다. 다음 중 상기 "대통령령으로 정하는 원료물질"에 해당하지 않는 것은?

① 과망간산칼륨
② 에페드린
③ 초산페닐
④ 톨루엔

해설 **(마약류관리법 시행령 제6조 : 원료물질의 수출입업 또는 제조업의 허가)** 법 제6조의2 제1항 전단에서 "대통령령으로 정하는 원료물질"이란 별표 8 중 1군에 해당하는 원료물질을 말한다.
(마약류관리법 시행령 제2조 제5항 : 마약 등) 법 제2조 제6호에 따른 원료물질은 별표 8과 같다.
[별표 8] 원료물질, 최대거래량 및 최고농도(제2조 제5항, 제6조, 제19조 제1항·제3항 및 제20조 제1항 관련)
〈개정 2025.2.6.〉
1. 원료물질은 다음의 것과 그 염류로 한다
가. 1군

구분	품명	최대거래량	최고농도
1	에페드린(Ephedrine)	1킬로그램	10%
2	에르고메트린(Ergometrine)	10킬로그램	50%
3	에르고타민(Ergotamine)	20킬로그램	50%
4	리서직산(Lysergic acid)		50%
5	1-페닐-2-프로파논(1-phenyl-2-propanone)		
6	슈도에페드린(Pseudoephedrine)	1킬로그램	10%
7	엔-아세틸안트라닐산(N-acetyl-anthranilic acid)	40킬로그램	50%
8	이소사프롤(Isosafrole)		50%
9	3,4-메틸렌디옥시페닐-2-프로파논 (3,4- Methylenedioxy-phenyl-2-propanone)	20킬로그램	50%
10	피페로날(Piperonal)		50%
11	사프롤(Safrole)		50%
12	노르에페드린(Norephedrine)		50%
13	무수초산(Acetic anhydride)	1,000킬로그램(920리터)	50%
14	아세톤(Acetone)	1,500킬로그램(1,893리터)	50%
15	과망간산칼륨(Potassium Permanganate)	500킬로그램(185리터)	15%
16	감마부티롤락톤(gamma-butyrolactone)		70%
17	1,4-부탄디올(1,4-Butanediol)		100%

Answer 35 ④ 36 ④

18	디히드로리서직산메틸에스테르 (Dihydrolysergic acid methyl ester)		100%
19	페닐초산(Phenylacetic acid)	1킬로그램	40%
20	벤질시아니드(Benzyl cyanide)	1킬로그램	20%
21	벤즈알데히드(Benzaldehyde)	4킬로그램	50%
22	메틸아민(Methylamine)	1킬로그램	20%
23	에틸아민(Ethylamine)	1킬로그램	20%
24	알파페닐아세토아세토니트릴 (alplha-Phenylacetoacetonitrile, APAAN)		
25	엔-펜에틸-4-피페리돈(N-Phenethyl-4-piperidone, NPP)		50%
26	4-아닐리노-엔-펜에틸피페리딘 (4-Anilino-N-phenethylpiperidine, ANPP)		50%
27	3,4-메틸렌디옥시페닐-2-프로파논메틸글리시딕엑시드 (3,4-methylenedioxyphenyl-2-propanone methyl glycidic acid, 3,4-MDP-2-P methyl glycidic acid)		50%
28	3,4-메틸렌디옥시페닐-2-프로파논메틸글리시딕엑시드메틸에스테르(3,4-methylenedioxyphenyl-2-propanone methyl glycidic acid methyl ester, 3,4-MDP-2-P methyl glycidic acid methyl ester)		50%
29	알파-페닐아세토아세트아마이드 (alpha-Phenylacetoacetamide, APAA)		
30	메틸-알파-페닐-아세토아세테이트 (Methyl-alpha-phenyl-acetoacetate, MAPA)		
31	4-피페리돈 (4-piperidone)		100%
32	1-삼차-부틸옥시카르보닐-4-피페리돈 (1-tert-Butyloxycarbonyl-4-piperidone, 1-Boc-4-piperidone)		100%
33	피-2-피 메틸 글리시드산 (P-2-P methyl glycidic acid)		100%
34	피-2-피 메틸 글리시드산, 메틸 에스테르 (P-2-P methyl glycidic acid, methyl ester)		100%
35	피-2-피 메틸 글리시드산, 에틸 에스테르 (P-2-P methyl glycidic acid, ethyl ester)		100%
36	피-2-피 메틸 글리시드산, 프로필 에스테르 (P-2-P methyl glycidic acid, propyl ester)		100%
37	피-2-피 메틸 글리시드산, 이소프로필 에스테르 (P-2-P methyl glycidic acid, isopropyl ester)		100%
38	피-2-피 메틸 글리시드산, 부틸 에스테르 (P-2-P methyl glycidic acid, butyl ester)		100%
39	피-2-피 메틸 글리시드산, 이소부틸 에스테르 (P-2-P methyl glycidic acid, isobutyl ester)		100%
40	피-2-피 메틸 글리시드산, 이차-부틸 에스테르 (P-2-P methyl glycidic acid, sec-butyl ester)		100%
41	피-2-피 메틸 글리시드산, 삼차-부틸 에스테르 (P-2-P methyl glycidic acid, tert-butyl ester)		100%

42	3,4-엠디피-2-피 메틸 글리시드산, 에틸 에스테르 (3,4-MDP-2-P methyl glycidic acid, ethyl ester)		100%
43	3,4-엠디피-2-피 메틸 글리시드산, 프로필 에스테르 (3,4-MDP-2-P methyl glycidic acid, propyl ester)		100%
44	3,4-엠디피-2-피 메틸 글리시드산, 이소프로필 에스테르 (3,4-MDP-2-P methyl glycidic acid, isopropyl ester)		100%
45	3,4-엠디피-2-피 메틸 글리시드산, 부틸 에스테르 (3,4-MDP-2-P methyl glycidic acid, butyl ester)		100%
46	3,4-엠디피-2-피 메틸 글리시드산, 이소부틸 에스테르 (3,4-MDP-2-P methyl glycidic acid, isobutyl ester)		100%
47	3,4-엠디피-2-피 메틸 글리시드산, 이차-부틸 에스테르 (3,4-MDP-2-P methyl glycidic acid, sec-butyl ester)		100%
48	3,4-엠디피-2-피 메틸 글리시드산, 삼차-부틸 에스테르 (3,4-MDP-2-P methyl glycidic acid, tert-butyl ester)		100%

나. 2군

구분	품명	최대거래량	최고농도
1	안트라닐산(Anthranilic acid)	30킬로그램	50%
2	에틸에테르(Ethyl ether)	1,400킬로그램(1,902리터)	90%
3	피페리딘(Piperidine)	500그램	90%
4	염산(염류 제외)(Hydrochloric acid)		30%
5	메틸에틸케톤(Methyl ethyl Ketone, 2-Butanone)	1,460킬로그램(1,814리터)	90%
6	황산(염류 제외)(Sulphuric acid)		90%
7	톨루엔(Toluene)	1,600킬로그램(1,845리터)	90%

2. 제1호의 물질 중 최고거래량 또는 최고농도가 설정되지 않은 물질은 각각 다른 면제사유가 없으면 거래를 할 때마다 그 기록을 작성하고 이를 2년간 보존해야 한다.

37 「마약류 관리에 관한 법률」상 마약류취급자의 허가 또는 마약류관리자의 지정과 원료물질의 수출입업 또는 제조업의 허가를 하며, 마약류취급자나 원료물질 수출입업 또는 제조업 허가를 받은 자 명부에 그 내용을 기록하고 허가증 또는 지정서를 발급하여야 하는 허가관청에 해당하지 않는 것은?

① 시장·군수 또는 구청장
② 시·도지사
③ 식품의약품안전처장
④ 특별자치시장

해설 **(마약류관리법 제7조 제1항 : 허가증 등의 발급과 등재)** 제6조 제1항·제2항이나 제6조의2 제1항에 따라 허가 또는 지정을 하는 식품의약품안전처장, 특별자치시장·시장·군수 또는 구청장(이하 "허가관청"이라 한다)은 총리령으로 정하는 바에 따라 마약류취급자나 원료물질의 수출입업 또는 제조업 허가를 받은 자("원료물질수출입업자등") 명부에 그 내용을 기록하고 허가증 또는 지정서를 발급하여야 한다. 허가 또는 지정한 사항을 변경할 때에도 또한 같다. 〈개정 2022.6.10.〉

Answer 37 ②

38 「마약류 관리에 관한 법률」상 마약류도매업자 A 법인이 해산한 경우, 신고의무자 및 신고 대상 관청을 차례대로 나열한 것은?

① 상속인, 시·도지사　　② 상속인, 식품의약품안전처장
③ 청산인, 시장·군수·구청장　　④ 청산인, 식품의약품안전처장

해설 **(마약류관리법 제8조 제3항 : 허가증 등의 양도 금지와 폐업 등의 신고 등)** 마약류취급자나 원료물질수출입업자등이 다음 각 호의 어느 하나에 해당하게 되었을 때에는 각 호의 구분에 따른 자는 총리령으로 정하는 바에 따라 해당 허가관청에 그 사실 및 소지 마약류 또는 원료물질의 품명, 수량 등 총리령으로 정하는 사항을 신고하여야 한다.
1. 사망한 경우 : 상속인(상속인이 분명하지 아니한 경우에는 그 상속재산의 관리인)
2. 피성년후견인 또는 피한정후견인이 된 경우 : 후견인
3. 법인이 해산한 경우 : 청산인
4. 학술연구를 마친 경우 : 마약류취급학술연구자

(마약류관리법 제6조 제1항 마약류취급자의 허가 등) 27번 문제 해설 참조

39 「마약류 관리에 관한 법률」상 마약류취급자의 사망·법인해산 등의 사실이 있을 때 당해 허가관청에 이를 신고하여야 하는 의무자를 올바르게 짝지어지지 못한 것은?

① 사망한 경우 – 상속인
② 법인이 해산한 경우 – 청산인
③ 피성년후견인 또는 피한정후견인이 된 경우 – 후견인
④ 학술연구를 마친 경우 – 마약류관리자

해설 37번 문제 해설 참조

40 「마약류 관리에 관한 법률」상 마약류통합관리시스템을 통하여 식품의약품안전처장에게 보고하여야 하는 마약류 취급의 보고에 대한 설명으로 가장 올바르지 못한 것은?

① 마약류원료사용자, 마약류취급학술연구자 및 마약류취급승인자가 마약 또는 향정신성의약품을 취급한 경우에는 그 취급한 달의 다음 달 10일까지 마약류통합관리시스템을 통하여 식품의약품안전처장에게 보고하여야 한다.
② 마약류취급의료업자, 마약류관리자, 마약류취급학술연구자 및 마약류취급승인자가 임상시험을 목적으로 마약 또는 향정신성의약품을 사용한 경우에는 해당 임상시험을 종료한 달의 다음 달 10일까지 마약류통합관리시스템을 통하여 식품의약품안전처장에게 보고하여야 한다.
③ 「수의사법」에 따라 수의사가 진료부에 사용하려는 마약 또는 향정신성의약품의 품명과 수량을 적고 이를 동물에게 직접 투약하거나 제공하기 위해 품목허가를 받은 마약 또는 향정신성의약품을 취급한 경우에는 그 취급한 달의 다음 달 10일까지 마약류통합관리시스템을 통하여 식품의약품안전처장에게 보고하여야 한다.

Answer 38 ③ 39 ④ 40 ④

④ 「약사법」에 따라 자신이 직접 조제할 수 있는 마약류취급의료업자가 진료기록부에 그가 사용하려는 마약의 품명과 수량을 적고 이를 직접 투약하거나 제공하기 위하여 품목허가를 받은 마약을 취급한 경우에는 그 취급한 달의 다음 달 10일까지 마약류통합관리시스템을 통하여 식품의약품안전처장에게 보고하여야 한다.

해설 **(마약류관리법 시행규칙 제21조 제1항 : 마약류 취급의 보고 등)** 마약류취급자 또는 마약류취급 승인자는 수출입·제조·판매·양수·양도·구입·사용·폐기·조제·투약하거나 투약하기 위하여 제공 또는 학술연구를 위하여 사용한 마약 또는 향정신성의약품에 관한 사항을 다음 각 호의 구분에 따라 마약류통합관리시스템을 통하여 식품의약품안전처장에게 보고하여야 한다. 보고사항을 변경할 때에도 또한 같다. 〈개정 2021.4.12.〉

1. 마약류취급자(마약류원료사용자·마약류취급학술연구자 및 법 제4조 제3항 단서에 따른 승인을 받은 마약류취급자가 그 승인받은 마약 또는 향정신성의약품을 취급하는 경우는 제외)가 다음 각 목의 마약 또는 향정신성의약품을 취급한 경우에는 그 취급한 날부터 7일 이내에 보고할 것. 다만, 전산 장애 등 그 밖의 불가피한 사유가 있는 경우 그 사유가 해소된 날부터 3일 이내에 보고하여야 한다.
   가. 제32조 제1항 제1호에 따라 품목허가를 받은 마약
   나. 제32조 제1항 제1호에 따라 품목허가를 받은 향정신성의약품 중 식품의약품안전처장이 공고한 향정신성의약품
2. 마약류취급자(마약류원료사용자·마약류취급학술연구자 및 법 제4조 제3항 단서에 따른 승인을 받은 마약류취급자가 그 승인받은 마약 또는 향정신성의약품을 취급하는 경우는 제외)가 다음 각 목의 마약 또는 향정신성의약품을 취급한 경우에는 그 취급한 달의 다음 달 10일까지 보고할 것. 다만, 제조·수입·수출한 경우 그 취급한 날부터 10일 이내에 보고하여야 한다.
   가. 제32조 제1항 제1호에 따라 품목허가를 받은 향정신성의약품. 다만, 제1호 나목에 따라 식품의약품안전처장이 공고한 향정신성의약품은 제외한다.
   나. 제32조 제1항 제2호에 따라 품목허가를 받은 마약 또는 향정신성의약품
   다. 제32조 제1항에 따른 품목허가를 받지 아니한 마약 또는 향정신성의약품
3. 마약류원료사용자, 마약류취급학술연구자, 법 제4조 제3항 단서에 따른 승인을 받은 마약류취급자(그 승인받은 마약 또는 향정신성의약품을 취급하는 경우만 해당) 및 마약류취급승인자가 마약 또는 향정신성의약품을 취급한 경우에는 그 취급한 달의 다음 달 10일까지 보고할 것. 다만, 다음 각 목에 따른 목적으로 사용되는 마약류에 대한 보고는 다음 각 목의 구분에 따라 규정된 달의 다음 달 10일까지 한꺼번에 보고할 수 있다.
   가. 해외봉사·원조·지원을 목적으로 마약 또는 향정신성의약품을 사용한 경우 : 해당 해외봉사·원조·지원 등을 종료한 달
   나. 품질관리를 목적으로 마약 또는 향정신성의약품을 사용하고 그 상세 사용내역을 기록·보관한 경우 : 그 마약 또는 향정신성의약품의 포장단위별로 사용이 종료된 달
   다. 도핑검사 및 그 검사를 위한 시험을 목적으로 마약 또는 향정신성의약품을 사용한 경우 : 포장단위별로 사용이 종료된 달
4. 제1호부터 제3호까지의 규정에도 불구하고 마약류취급의료업자, 마약류관리자, 마약류취급학술연구자, 법 제4조 제3항 단서에 따라 승인을 받은 마약류취급자 및 마약류취급승인자가 「약사법」 제2조 제15호에 따른 임상시험을 목적으로 마약 또는 향정신성의약품을 사용한 경우에는 해당 임상시험을 종료한 달의 다음 달 10일까지 보고할 것

(마약류관리법 제32조 제1항 : 처방전의 기재) 마약류취급의료업자는 처방전에 따르지 아니하고는 마약 또는 향정신성의약품을 투약하거나 투약하기 위하여 제공하여서는 아니 된다. 다만, 다음 각 호의 어느 하나에 해당하는 경우에는 그러하지 아니하다.

1. 「약사법」에 따라 자신이 직접 조제할 수 있는 마약류취급의료업자가 진료기록부에 그가 사용하려는 마약 또는 향정신성의약품의 품명과 수량을 적고 이를 직접 투약하거나 투약하기 위하여 제공하는 경우
2. 「수의사법」에 따라 수의사가 진료부에 사용하려는 마약 또는 향정신성의약품의 품명과 수량을 적고 이를 동물에게 직접 투약하거나 투약하기 위하여 제공하는 경우

41 「마약류 관리에 관한 법률」상 마약류취급자 또는 마약류취급승인자는 수출입·제조·판매·양수·양도·구입·사용·폐기·조제·투약하거나 투약하기 위하여 제공 또는 학술연구를 위하여 사용한 마약 또는 향정신성의약품에 관한 사항을 마약류통합관리시스템을 통하여 식품의약품안전처장에게 보고하여야 한다. 보고한 사항에 변경이 있을 때에는 정해진 보고기한 종료일부터 다음 중 며칠 이내에 변경보고를 하여야 하는가?

① 5일 이내 ② 7일 이내
③ 10일 이내 ④ 14일 이내

11

해설 **(마약류관리법 시행규칙 제21조 제6항 : 마약류 취급의 보고 등)** 제1항에 따라 보고한 사항에 변경이 있을 때에는 제1항 각 호에서 정한 보고기한 종료일부터 14일 이내에 별지 제19호의9 서식에 따라 변경 보고를 하여야 한다. 〈개정 2022.1.17.〉

42 「마약류 관리에 관한 법률」상 마약류취급의료업자 또는 마약류소매업자가 조제·투약보고를 하는 경우로서 해당 정보를 식품의약품안전처장에게 보고하지 않을 수 있는 경우에 해당하지 않는 것은?

① 국가안전보장에 관련된 정보 및 보안을 위하여 처방전을 공개할 수 없는 경우에 해당 환자 또는 처방의사의 성명이나 환자의 주민등록번호
② 마약 또는 향정신성의약품을 조제 또는 투약받거나 투약하기 위하여 제공받은 환자가 외국인인 경우에 해당 환자의 여권번호 또는 외국인 등록번호 및 한국표준질병·사인분류에 따른 질병분류기호
③ 수의사가 동물진료를 목적으로 마약 또는 향정신성의약품의 투약을 동물병원 내에서 완료한 경우에 해당 동물의 소유자 또는 관리자의 주민등록번호
④ 처방전에 질병분류기호 또는 질병명이 기재되지 아니한 경우에 해당 질병분류기호 또는 질병명(마약류소매업자에 한정)

해설 **(마약류관리법 제11조 제4항 : 마약류 취급의 보고)** 제2항에도 불구하고 마약류취급의료업자 또는 마약류소매업자가 조제·투약보고를 하는 경우로서 다음 각 호 어느 하나에 해당하는 경우는 해당 정보를 식품의약품안전처장에게 보고하지 아니할 수 있다.

1. 처방전에 질병분류기호 또는 질병명이 기재되지 아니한 경우 : 해당 질병분류기호 또는 질병명(마약류소매업자에 한정)
2. 수의사가 동물진료를 목적으로 마약 또는 향정신성의약품의 투약을 동물병원 내에서 완료한 경우 : 해당 동물의 소유자 또는 관리자의 주민등록번호
3. 국가안전보장에 관련된 정보 및 보안을 위하여 처방전을 공개할 수 없는 경우 : 해당 환자 또는 처방의사의 성명이나 환자의 주민등록번호

(마약류관리법 제11조 제2항) 마약류취급의료업자와 마약류소매업자는 제1항에서 정한 사항 외에 다음 각 호의 사항을 식품의약품안전처장에게 보고하여야 한다.

1. 마약 또는 향정신성의약품을 조제 또는 투약 받거나 투약하기 위하여 제공받은 환자의 주민등록번호(외국인인 경우에는 여권번호 또는 외국인 등록번호) 및 「통계법」에 따라 작성·고시된 한국표준질병·사인분류에 따른 질병분류기호(마약 또는 향정신성의약품의 조제 또는 투약의 대상이 동물인 경우에는 그 종류, 질병명과 소유자 또는 관리자의 주민등록번호)
2. 마약 또는 향정신성의약품을 투약하거나 투약하기 위하여 제공하거나 제32조 제2항에 따라 이를 기재한 처방전을 발급한 자의 업소명칭, 성명 및 면허번호

Answer 41 ④ 42 ②

43 「마약류 관리에 관한 법률」상 마약류통합정보관리센터의 장은 매 회계연도 시작 전까지 다음 연도의 사업계획서와 함께 다음의 서류를 첨부한 예산서를 이사회에서 의결한 후 식품의약품안전처장의 승인을 받아야 한다. 다음 중 첨부해야 하는 서류에 해당하지 않는 것은?

① 자금의 수입·지출 계획서 ② 추정대차대조표
③ 추정손익계산서 ④ 추정재무상태표

해설 **(마약류관리법 시행령 제8조 제2항 : 마약류통합정보관리센터의 지정 등)** 통합정보센터의 장은 매 회계연도 시작 전까지 다음 연도의 사업계획서와 다음 각 호의 서류를 첨부한 예산서를 이사회에서 의결한 후 식품의약품안전처장의 승인을 받아야 한다. 사업계획서와 예산서를 변경하는 경우에도 또한 같다. 〈신설 2021.1.5.〉
1. 추정재무상태표
2. 추정손익계산서
3. 자금의 수입·지출 계획서

44 「마약류 관리에 관한 법률」상 식품의약품안전처장 및 마약류통합정보관리센터의 장은 마약류 통합정보 및 그 업무와 관련성이 있는 주민등록전산정보자료등 제공받은 자료를 제3자에게 제공해서는 아니 된다. 다음 중 이에 대한 예외 사항으로 대통령령으로 정하는 바에 따라 마약류 통합정보를 제공할 수 있는 경우를 올바르게 설명한 것을 모두 고른 것은?

가. 검찰, 경찰, 그 밖의 수사기관이 법원이 발부한 압수·수색영장에 따라 범죄수사에 관련된 자료제공을 요구하는 경우
나. 마약류취급의료업자가 마약 또는 향정신성의약품의 과다·중복 처방 등 오남용을 방지하기 위하여 투약내역을 요청하는 경우. 이 경우 마약류취급의료업자는 환자에게 열람요청 사실을 사전에 알려야 한다.
다. 시·도지사 또는 시장·군수·구청장이 마약류의 취급 감시 등 안전관리 업무수행을 위하여 필요한 경우
라. 식품의약품안전처장이 공익목적을 위하여 정보제공이 필요하다고 인정하는 경우. 이 경우 심의위원회의 심의를 거쳐야 한다.

① 가, 나, 다 ② 가, 다
③ 나, 라 ④ 가, 나, 다, 라

해설 **(마약류관리법 제11조의4 : 마약류 통합정보의 제공 등)**
① 식품의약품안전처장 및 통합정보센터의 장은 마약류의 오남용 방지 및 안전한 취급·관리를 위하여 마약류 통합정보(개인정보는 제외)를 대통령령으로 정하는 행정기관 및 공공기관에 제공할 수 있다.
② 식품의약품안전처장 및 통합정보센터의 장은 마약류 통합정보 및 제11조의2 제2항에 따라 제공받은 자료를 제3자에게 제공해서는 아니 된다. 다만, 다음 각 호의 어느 하나에 해당하는 경우에는 대통령령으로 정하는 바에 따라 마약류 통합정보를 제공할 수 있다. 〈개정 2022.6.10.〉
1. 특별시장·광역시장·특별자치시장·도지사 또는 특별자치도지사(이하 "시·도지사"라 한다) 또는 시장·군수·구청장이 제41조에 따른 마약류의 취급 감시 등 안전관리 업무수행을 위하여 필요한 경우
2. 검찰, 경찰, 그 밖의 수사기관이 법원이 발부한 압수·수색영장에 따라 범죄수사에 관련된 자료제공을 요구하는 경우
3. 마약류취급의료업자가 마약 또는 향정신성의약품의 과다·중복 처방 등 오남용을 방지하기 위하여 투약내역(일자, 약품정보, 수량)을 요청하는 경우. 이 경우 마약류취급의료업자는 환자에게 열람요청 사실을 사전에 알려야 한다.
4. 그 밖에 식품의약품안전처장이 공익목적을 위하여 정보제공이 필요하다고 인정하는 경우. 이 경우 심의위원회의 심의를 거쳐야 한다.

Answer 43 ② 44 ④

45 「마약류 관리에 관한 법률」상 식품의약품안전처장 및 통합정보센터의 장은 마약류 오남용으로 인한 보건상의 위해를 방지할 목적으로 일정한 경우에 한정하여 마약류 통합정보(개인정보는 제외)를 가공해 활용할 수 있다. 다음 중 그 같은 경우라고 할지라도 해당 자료제공의 내용 및 대상등에 관하여 반드시 심의위원회의 심의를 거쳐야 하는 경우에 해당하는 것은?

① 관련 행정기관 또는 공공기관 등에 마약류 오남용에 관한 통계 자료 등을 제공하여 관련 정책 수립 및 집행에 활용하도록 하는 경우

② 마약류소매업자 또는 마약류취급의료업자에게 마약류 오남용 사례 및 통계 자료 등을 제공하여 과다 처방을 억제하도록 하기 위한 경우

③ 마약류 오남용 관련 연구, 조사 및 교육 등을 위하여 마약류 오남용 관련 통계 자료 등을 제공하거나 공개하는 경우

④ 식품의약품안전처장이 공익목적을 위하여 가공 및 활용이 필요하다고 인정하는 경우

해설 **(마약류관리법 제11조의5 : 마약류 통합정보의 가공 및 활용)** 식품의약품안전처장 및 통합정보센터의 장은 마약류 오남용으로 인한 보건상의 위해를 방지할 목적으로 다음 각 호의 어느 하나에 해당하는 경우에 한정하여 대통령령으로 정하는 바에 따라 마약류 통합정보(개인정보는 제외)를 가공하여 활용할 수 있다.

1. 관련 행정기관 또는 공공기관 등에 마약류 오남용에 관한 통계 자료 등을 제공하여 관련 정책 수립 및 집행에 활용하도록 하는 경우
2. 마약류소매업자 또는 마약류취급의료업자에게 마약류 오남용 사례 및 통계 자료 등을 제공하여 과다 처방을 억제하도록 하기 위한 경우. 이 경우 자료제공의 내용 및 대상 등에 관하여는 심의위원회의 심의를 거쳐야 한다.
3. 마약류 오남용 관련 연구, 조사 및 교육 등을 위하여 마약류 오남용 관련 통계 자료 등을 제공하거나 공개하는 경우
4. 그 밖에 식품의약품안전처장이 공익목적을 위하여 가공 및 활용이 필요하다고 인정하는 경우

46 「마약류 관리에 관한 법률」상 마약류취급자 또는 마약류취급승인자가 소지하고 있는 마약류를 도난당한 경우, 다음 중 누구에게 지체없이 보고하여야 하는가? 2017 부산 기출유사

① 검찰청에 보고하여야 한다.
② 경찰청에 보고하여야 한다.
③ 식품의약품안전처에 보고하여야 한다.
④ 해당 허가관청에 보고하여야 한다.

해설 **(마약류관리법 제12조 제1항)** 마약류취급자 또는 마약류취급승인자는 소지하고 있는 마약류에 대하여 다음 각 호의 어느 하나에 해당하는 사유가 발생하면 총리령으로 정하는 바에 따라 해당 허가관청(마약류취급의료업자의 경우에는 해당 의료기관의 개설허가나 신고관청을 말하며, 마약류소매업자의 경우에는 약국 개설 등록관청을 말한다. 이하 같다)에 지체 없이 그 사유를 보고하여야 한다.

1. 재해로 인한 상실(喪失)
2. 분실 또는 도난
3. 변질·부패 또는 파손

47 다음 중 사고마약류로서 지체 없이 그 사유를 허가관청에 보고하여야 하는 경우에 해당하지 않는 것은?

① 도난당한 경우
② 부패된 경우
③ 압류된 경우
④ 파손된 경우

해설 46번 문제 해설 참조

Answer 45 ② 46 ④ 47 ③

48 「마약류 관리에 관한 법률」상 병원의 마약류취급의료업자가 마약을 도난당하였을 때에는 다음 중 누구에게 보고하여야 하는가? 2016 서울 기출유사

① 관할 경찰서장
② 관할 보건소장
③ 관할 시·도지사
④ 관할 시장·군수·구청장

해설 **(마약류관리법 제12조 제1항)** 마약류취급자 또는 마약류취급승인자는 소지하고 있는 마약류에 대하여 다음 각 호의 어느 하나에 해당하는 사유가 발생하면 총리령으로 정하는 바에 따라 해당 허가관청(마약류취급의료업자의 경우에는 해당 의료기관의 개설허가나 신고관청을 말하며, 마약류소매업자의 경우에는 약국 개설 등록관청을 말한다. 이하 같다)에 지체 없이 그 사유를 보고하여야 한다.

1. 재해로 인한 상실
2. 분실 또는 도난
3. 변질·부패 또는 파손

(마약류관리법 제12조 제3항) 마약류취급의료업자가 병원급 의료기관은 허가관청인 시·도지사에게, 의원급 의료기관은 신고관청인 시장·군수·구청장에게 도난 사실을 보고하여야 한다.

〈사고마약류 발생보고에서의 허가 및 신고관청〉

(1) 병원, 치과병원, 한방병원, 요양병원, 종합병원 → 시·도지사(법 제12조)
(2) 의원, 치과의원, 한의원 → 시장·군수·구청장(법 제12조)
(3) 마약류소매업자(약국) → 약국 개설 등록관청인 시장·군수·구청장(법 제12조)
(4) 마약류도매업자 → 허가관청인 시장·군수·구청장(법 제6조)
(5) 마약류제조업자, 마약류수출업자, 마약류취급학술연구자, 마약류원료사용자 → 허가관청인 식품의약품안전처장(지방식품의약품안전청장)(법 제6조)
(6) 대마재배자 → 허가관청인 특별자치시장·시장·군수·구청장(법 제6조)

49 「마약류 관리에 관한 법률」상 서울특별시 중구 소재 병원의 마약류취급의료업자가 보관 중이던 마약류가 도난당한 사실을 알았을 때 지체 없이 그 사유를 보고해야 하는 대상은? 2024 서울 기출유사

① 질병관리청장
② 식품의약품안전처장
③ 서울특별시장
④ 서울특별시 중구청장

해설 48번 문제 해설 참조

50 충청남도 보령시 지역 내 내과의원에서 기침약으로 보관 중이던 코데인을 분실하였다. 다음 중 「마약류 관리에 관한 법률」상 누구에게 사고마약류 발생보고를 하여야 하는가?

① 보령시 보건소장
② 보령시장
③ 식품의약품안전처장
④ 충남도지사

해설 48번 문제 해설 참조

Answer 48 ③ 49 ③ 50 ②

51 **S 의료기관은 향정신성의약품인 테트라제팜(Tetrazepam)이 도난당한 사실을 알았다. 이 경우 다음 중 「마약류 관리에 관한 법률」상 S 의료기관이 조치해야 할 사항은?** 2014 서울 기출유사

① 도난당한 사실을 안 날로부터 5일 이내에 시·도지사 또는 시장·군수·구청장에게 보고해야 한다.

② 도난당한 사실을 안 날로부터 10일 이내에 지방식품의약품안전청장에게 보고해야 한다.

③ 즉시 관할 보건소장에게 보고해야 한다.

④ 즉시 지방식품의약품안전청장에게 보고해야 한다.

해설 **(마약류관리법 시행규칙 제23조 : 사고마약류 등의 처리)**

① 마약류취급자 또는 마약류취급승인자가 법 제12조 제1항에 따라 사고마약류의 보고를 하려는 경우에는 그 사유가 발생한 것을 안 날부터 5일 이내에 보고서에 그 사실을 증명하는 서류를 첨부하여 지방식품의약품안전청장, 특별시장·광역시장·특별자치시장·도지사 또는 특별자치도지사(이하 "시·도지사"라 한다) 또는 시장·군수·구청장에게 제출해야 한다. 다만, 법 제12조 제1항 제3호의 사유가 발생하여 보고하는 경우에는 그 사실을 증명하는 서류를 첨부하지 않는다. 〈개정 2023.6.2.〉

② 제1항의 규정에 의하여 사고마약류의 보고를 받은 지방식품의약품안전청장, 시·도지사 또는 시장·군수·구청장은 이를 식품의약품안전처장에게 보고하여야 한다.

③ 제1항의 사실을 증명하는 서류는 다음 각 호의 기관에서 발급하는 서류에 한한다.

1. 법 제12조 제1항 제1호의 사유 : 관할 시·도지사
2. 법 제12조 제1항 제2호의 사유 : 수사기관

(마약류관리법 제12조 제1항) 마약류취급자 또는 마약류취급승인자는 소지하고 있는 마약류에 대하여 다음 각 호의 어느 하나에 해당하는 사유가 발생하면 총리령으로 정하는 바에 따라 해당 허가관청(마약류취급의료업자의 경우에는 해당 의료기관의 개설허가나 신고관청을 말하며, 마약류소매업자의 경우에는 약국 개설 등록관청을 말한다. 이하 같다)에 지체 없이 그 사유를 보고하여야 한다.

1. 재해로 인한 상실(喪失)
2. 분실 또는 도난
3. 변질·부패 또는 파손

52 **성형외과 전문의 P씨는 자신의 병원에 보관되어 있던 수면유도제 프로포폴이 분실된 사실을 알았다. 이러한 경우 다음 중 「마약류 관리에 관한 법률」상 사고마약류 발생보고는 사유가 발생한 것을 안 날부터 며칠 이내에 해야 하는가?**

① 5일 ② 10일

③ 15일 ④ 20일

해설 51번 문제 해설 참조

53 **「마약류관리에 관한 법률」상 품목 허가를 받은 마약 또는 향정신성의약품의 광고 매체 또는 수단이 아닌 것은?** 2017·2022 울산 기출유사

① 의학·약학·수의학에 관한 사항을 전문적으로 취급하는 신문

② 의학·약학·수의학에 관한 사항을 전문적으로 취급하는 잡지

③ 의학·약학·수의학에 관한 사항을 전문적으로 취급하는 TV 방송

④ 제품설명회

Answer 51 ① 52 ① 53 ③

해설 (마약류관리법 제14조 : 광고)

① 제3조 제12호에도 불구하고 마약류제조업자·마약류수출입업자는 제18조 또는 제21조에 따라 품목허가를 받은 마약 또는 향정신성의약품을 의학·약학·수의학에 관한 전문가 등을 대상으로 하는 매체 또는 수단에 의한 경우에 한정하여 광고할 수 있다. 〈개정 2020.3.31.〉

② 제1항에 따른 광고의 매체 또는 수단은 다음 각 호와 같다. 〈개정 2020.3.31.〉

1. 의학·약학·수의학에 관한 사항을 전문적으로 취급하는 신문 또는 잡지
2. 제품설명회. 이 경우 설명 내용에는 부작용 등 사용 시 주의사항에 관한 정보가 포함되어야 한다.

54 「마약류 관리에 관한 법률」상 마약 및 향정신성의약품의 광고기준으로 가장 올바르지 못한 것은?

① 마약 및 향정신성의약품에 관하여 그 사용자의 감사장이나 체험기를 이용하거나 구입·주문쇄도 기타 이와 유사한 뜻을 표현하는 광고를 하여서는 아니 된다.

② 마약 및 향정신성의약품에 관하여 의사·치과의사·수의사 또는 약사등 전문의료인의 성명 등을 공개하여 이들이 지정·공인·추천·지도 또는 신용하고 있음을 사실확인해주는 투명한 광고를 해야 된다.

③ 마약 및 향정신성의약품의 제조방법, 효능이나 효과 등에 관하여 광고에 문헌을 인용하는 경우에는 의학 또는 약학상 인정된 문헌에 한하여 인용하되, 연구자의 성명, 문헌명과 발표 연월일을 명시하여야 한다.

④ 마약 및 향정신성의약품의 효능이나 효과를 광고하는 때에는 우수한 치료효과를 나타낸다는 등으로 그 사용결과를 확실하게 표시하는 광고를 해서는 안 된다.

해설 **(마약류관리법 시행규칙 제25조 : 마약 및 향정신성의약품의 광고기준)** 법 제14조 제3항에 따른 마약 및 향정신성의약품의 광고기준은 다음 각 호와 같다. 〈개정 2020.5.22.〉

1. 마약 및 향정신성의약품의 명칭, 제조방법, 효능이나 효과에 관하여 허가를 받은 사항 외의 광고를 하여서는 아니 된다.
2. 마약 및 향정신성의약품의 효능이나 효과를 광고하는 때에는 다음 각 목의 광고를 하여서는 아니 된다.
   가. 우수한 치료효과를 나타낸다는 등으로 그 사용결과를 표시 또는 암시하는 광고
   나. 적응증상을 서술적 또는 위협적인 표현으로 표시 또는 암시하는 광고
   다. 마약 및 향정신성의약품의 사용을 직접 또는 간접적으로 강요하는 광고
3. 마약 및 향정신성의약품의 사용에 있어서 이를 오·남용하게 할 염려가 있는 표현의 광고를 하여서는 아니 된다.
4. 마약 및 향정신성의약품에 관하여 의사·치과의사·수의사 또는 약사나 기타의 자가 이를 지정·공인·추천·지도 또는 신용하고 있다는 등의 광고를 하여서는 아니 된다.
5. 의사·치과의사·수의사 또는 약사가 마약 및 향정신성의약품의 제조방법, 효능이나 효과 등에 관하여 연구 또는 발견한 사실에 대하여 의학 또는 약학상 공인된 사항 이외의 광고를 하여서는 아니 된다.
6. 마약 및 향정신성의약품에 관하여 그 사용자의 감사장이나 체험기를 이용하거나 구입·주문쇄도 기타 이와 유사한 뜻을 표현하는 광고를 하여서는 아니 된다.
7. 마약 및 향정신성의약품의 제조방법, 효능이나 효과 등에 관하여 광고에 문헌을 인용하는 경우에는 의학 또는 약학상 인정된 문헌에 한하여 인용하되, 인용문헌의 본뜻을 정확하게 전하여야 하며 연구자의 성명, 문헌명과 발표연월일을 명시하여야 한다.
8. 마약 및 향정신성의약품을 광고할 때에는 다른 의약품·마약 또는 향정신성의약품을 비방하거나 비난한다고 의심되는 광고 또는 외국제품과 유사하다거나 보다 우수하다는 내용 등의 모호한 표현의 광고를 하여서는 아니 된다.
9. 마약 및 향정신성의약품의 부작용을 부정하는 표현 또는 부당하게 안전성을 강조하는 표현의 광고를 하여서는 아니 된다.
10. 마약 및 향정신성의약품을 판매하는 때에는 사은품 또는 현상품을 제공하거나 마약 및 향정신성의약품을 상품으로 제공하는 방법에 의한 광고를 하여서는 아니 된다.

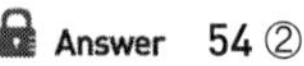 54 ②

55 「마약류관리에 관한 법률」상 마약류의 저장에 대한 설명으로 가장 올바른 것은? 2023 충북 기출유사

① 대마의 저장장소에는 대마를 반출·반입하는 경우를 포함하여 모든 경우에 잠금장치를 설치하고 다른 사람의 출입을 제한하는 조치를 취해야 한다.

② 마약류는 업소 또는 사무소 밖에 있어야 한다.

③ 마약류는 일반인이 쉽게 발견할 수 없는 장소에 설치하되 이동할 수 있도록 설치해야 한다.

④ 향정신성의약품은 잠금장치가 설치된 장소에 저장하되, 마약류소매업자·마약류취급의료업자 또는 마약류관리자가 원활한 조제를 목적으로 업무시간 중조제대에 비치하는 향정신성의약품은 제외한다.

11

해설 **(마약류관리법 시행규칙 제26조 : 마약류의 저장)** 법 제15조에 따른 마약류, 예고임시마약류 또는 임시마약류의 저장기준은 다음 각 호와 같다. 〈개정 2020.5.22.〉

1. 마약류, 예고임시마약류 또는 임시마약류의 저장장소(대마 의 저장장소를 제외)는 마약류취급자, 마약류취급승인자 또는 마약류, 예고임시마약류 또는 임시마약류를 취급하는 자의 업소 또는 사무소(마약류의 보관·배송 등의 업무를 위탁받은 마약류 도매업자의 업소 또는 사무소를 포함) 안에 있어야 하고, 마약류, 예고임시마약류 또는 임시마약류 저장시설은 일반인이 쉽게 발견할 수 없는 장소에 설치하되 이동할 수 없도록 설치할 것
2. 마약은 이중으로 잠금장치가 설치된 철제금고(철제와 동등 이상의 견고한 재질로 만들어진 금고를 포함)에 저장할 것
3. 향정신성의약품, 예고임시마약류 또는 임시마약류는 잠금 장치가 설치된 장소에 저장할 것. 다만, 마약류소매업자·마약류 취급의료업자 또는 마약류관리자가 원활한 조제를 목적으로 업무시간 중 조제대에 비치하는 향정신성의약품은 제외한다.
4. 대마의 저장장소에는 대마를 반출·반입하는 경우를 제외하고는 잠금장치를 설치하고 다른 사람의 출입을 제한하는 조치를 취할 것

56 「마약류 관리에 관한 법률」상 마약류 판매에 대한 설명으로 가장 올바르지 못한 것은?

① 마약류 소매업자가 아니면 마약류취급의료업자가 발급한 마약 또는 향정신성의약품을 기재한 처방전에 따라 조제한 마약 또는 향정신성의약품을 판매하지 못한다.

② 마약류 수출입업자는 수입한 마약 또는 향정신성의약품을 마약류 제조업자, 마약류 원료사용자 및 마약류 도매업자 외의 자에게 판매하지 못한다.

③ 마약류 제조업자가 제조한 향정신성의약품은 마약류 수출입업자, 마약류 도매업자, 마약류 소매업자 또는 마약류 취급의료업자 외의 자에게 판매하여서는 아니 된다.

④ 마약류 제조업자는 제조한 마약을 마약류 수출입업자, 마약류 도매업자, 마약류 소매업자 또는 마약류 취급의료업자 외의 자에게 판매하여서는 아니 된다.

해설 **(마약류관리법 제22조 제1항)** 마약류제조업자는 제조한 마약을 마약류도매업자 외의 자에게 판매하여서는 아니 된다.
(마약류관리법 제28조) 마약류 소매업자가 아니면 마약류취급의료업자가 발급한 마약 또는 향정신성의약품을 기재한 처방전에 따라 조제한 마약 또는 향정신성의약품을 판매하지 못한다.
(마약류관리법 제20조) 마약류수출입업자는 수입한 마약 또는 향정신성의약품을 마약류제조업자, 마약류원료사용자 및 마약류도매업자 외의 자에게 판매하지 못한다.
(마약류관리법 제22조 제2항) 마약류제조업자가 제조한 향정신성의약품은 마약류수출입업자, 마약류도매업자, 마약류소매업자 또는 마약류취급의료업자 외의 자에게 판매해서는 아니 된다.

Answer 55 ④ 56 ④

57 「마약류 관리에 관한 법률」상 마약류의 판매에 대한 설명으로 가장 올바르지 못한 것은?

① 마약류도매업자는 그 영업소가 있는 특별시·광역시·특별자치시·도 또는 특별자치도 내의 마약류소매업자, 마약류취급의료업자, 마약류관리자 또는 마약류취급학술연구자 외의 자에게 마약을 판매하여서는 아니 된다.

② 마약류도매업자는 마약류취급학술연구자, 마약류도매업자, 마약류소매업자, 마약류취급의료업자 또는 마약류관리자 외의 자에게 향정신성의약품을 판매하여서는 아니 된다.

③ 마약류소매업자가 아니면 마약류취급의료업자가 「약사법」에 따라 자신이 직접 조제한 마약 또는 향정신성의약품을 판매하지 못한다.

④ 마약류제조업자가 제조한 향정신성의약품은 마약류수출입업자, 마약류도매업자, 마약류소매업자 또는 마약류취급의료업자 외의 자에게 판매하여서는 아니 된다.

해설 **(마약류관리법 제28조 제1항 : 마약류의 소매)** 마약류소매업자가 아니면 마약류취급의료업자가 발급한 마약 또는 향정신성의약품을 기재한 처방전에 따라 조제한 마약 또는 향정신성의약품을 판매하지 못한다. 다만, 마약류취급의료업자가 「약사법」에 따라 자신이 직접 조제할 수 있는 경우는 제외한다.

(마약류관리법 제22조 제2항 : 제조한 마약 등의 판매) 마약류제조업자가 제조한 향정신성의약품은 마약류수출입업자, 마약류도매업자, 마약류소매업자 또는 마약류취급의료업자 외의 자에게 판매하여서는 아니 된다.

(마약류관리법 제26조 : 마약류의 도매)

① 마약류도매업자는 그 영업소가 있는 특별시·광역시·특별자치시·도 또는 특별자치도 내의 마약류소매업자, 마약류취급의료업자, 마약류관리자 또는 마약류취급학술연구자 외의 자에게 마약을 판매하여서는 아니 된다. 다만, 해당 허가관청의 승인을 받아 판매하는 경우에는 그러하지 아니하다.

② 마약류도매업자는 마약류취급학술연구자, 마약류도매업자, 마약류소매업자, 마약류취급의료업자 또는 마약류관리자 외의 자에게 향정신성의약품을 판매하여서는 아니 된다. 다만, 해당 허가관청의 승인을 받아 판매하는 경우에는 그러하지 아니하다.

58 「마약류 관리에 관한 법률」상 마약류취급의료업자는 대통령령으로 정하는 마약 또는 향정신성의약품을 기재한 처방전을 발급하는 경우에는 식품의약품안전처장 및 통합정보센터의 장에게 투약내역의 제공을 요청하여 확인하여야 한다. 다음 중 이에 대한 예외사항에 해당하지 않는 것은?

① 긴급한 사유가 있는 경우

② 복합부위통증증후군 환자 또는 이에 준하는 난치성 만성 통증 환자의 통증을 완화하기 위한 경우로서 식품의약품안전처장이 인정하는 경우

③ 오남용 우려가 없는 경우

④ 입원 환자가 퇴원할 때 지속적인 치료를 위하여 마약 또는 향정신성의약품을 기재한 처방전을 발급하는 경우

해설 **(마약류관리법 시행령 제11조 제3항·제4항 : 마약류 투약 등)** ③ 법 제30조 제3항 제3호에서 "대통령령으로 정하는 경우"란 「통계법」 제22조 제1항 전단에 따라 작성·고시된 질병·사인(死因)에 관한 표준분류에 따른 복합부위통증증후군 환자 또는 이에 준하는 난치성 만성 통증 환자의 통증을 완화하기 위한 경우로서 식품의약품안전처장이 인정하는 경우를 말한다. 〈개정 2025.9.9.〉

④ 법 제30조 제3항 제4호에서 "대통령령으로 정하는 경우"란 다음 각 호의 경우를 말한다. 〈신설 2025.9.9.〉

1. 입원 환자가 퇴원할 때 지속적인 치료를 위하여 마약 또는 향정신성의약품을 기재한 처방전을 발급하는 경우
2. 마약류통합관리시스템의 물리적 결함이나 손상, 전산장애로 마약류통합관리시스템을 사용할 수 없는 경우

Answer 57 ③ 58 ③

59 「마약류 관리에 관한 법률」상 마약류취급의료업자의 처방전 또는 진료기록부 보존기간은?

2022 서울 기출유사

① 1년 ② 2년
③ 3년 ④ 5년

해설 (마약류관리법 제32조 : 처방전의 기재)

① 마약류취급의료업자는 처방전에 따르지 아니하고는 마약 또는 향정신성의약품을 투약하거나 투약하기 위하여 제공하여서는 아니 된다. 다만, 다음 각 호의 어느 하나에 해당하는 경우에는 그러하지 아니하다.

1. 「약사법」에 따라 자신이 직접 조제할 수 있는 마약류취급의료업자가 진료기록부에 그가 사용하려는 마약 또는 향정신성의약품의 품명과 수량을 적고 이를 직접 투약하거나 투약하기 위하여 제공하는 경우
2. 「수의사법」에 따라 수의사가 진료부에 사용하려는 마약 또는 향정신성의약품의 품명과 수량을 적고 이를 동물에게 직접 투약하거나 투약하기 위하여 제공하는 경우

② 마약류취급의료업자가 마약 또는 향정신성의약품을 기재한 처방전을 발급할 때에는 그 처방전에 발급자의 업소 소재지, 상호 또는 명칭, 면허번호와 환자나 동물의 소유자·관리자의 성명 및 주민등록번호를 기입하여 서명 또는 날인하여야 한다.

③ 제1항과 제2항에 따른 처방전 또는 진료기록부는 2년간 보존하여야 한다.

11

60 「마약류 관리에 관한 법률」상 마약류의 관리에 대한 설명으로 가장 옳은 것은? 2019 서울 기출유사

① 마약류관리자는 의사 4인 이상이 근무하는 의료기관에 지정된 의사이다.
② 향정신성의약품은 이중으로 잠금장치가 된 철제금고에 저장하여야 한다.
③ 마약은 의사가 원활한 조제를 목적으로 업무시간 중 조제대에 비치할 수 있다.
④ 의사는 진료기록부에 향정신성의약품 품명과 수량을 적고 환자에게 직접 투약할 수 있다.

해설 **(마약류관리법 제32조 제1항 : 처방전의 기재)** 마약류취급의료업자는 처방전에 따르지 아니하고는 마약 또는 향정신성의약품을 투약하거나 투약하기 위하여 제공하여서는 아니 된다. 다만, 다음 각 호의 어느 하나에 해당하는 경우에는 그러하지 아니하다.

1. 「약사법」에 따라 자신이 직접 조제할 수 있는 마약류취급의료업자가 진료기록부에 그가 사용하려는 마약 또는 향정신성의약품의 품명과 수량을 적고 이를 직접 투약하거나 투약하기 위하여 제공하는 경우
2. 「수의사법」에 따라 수의사가 진료부에 사용하려는 마약 또는 향정신성의약품의 품명과 수량을 적고 이를 동물에게 직접 투약하거나 투약하기 위하여 제공하는 경우

(마약류관리법 제33조 제1항) 4명 이상의 마약류취급의료업자가 의료에 종사하는 의료기관의 대표자는 그 의료기관에 마약류관리자를 두어야 한다. 다만, 향정신성의약품만을 취급하는 의료기관의 경우에는 그러하지 아니하다.

(마약류관리법 시행규칙 제26조 제2호·제3호 : 마약류의 저장) 법 제15조에 따른 마약류, 예고임시마약류 또는 임시마약류의 저장기준은 다음 각 호와 같다. 〈개정 2020.5.22.〉

1. 마약류, 예고임시마약류 또는 임시마약류의 저장장소(대마의 저장장소를 제외)는 마약류취급자, 마약류취급승인자 또는 마약류, 예고임시마약류 또는 임시마약류를 취급하는 자의 업소 또는 사무소(마약류의 보관·배송 등의 업무를 위탁받은 마약류도매업자의 업소 또는 사무소를 포함) 안에 있어야 하고, 마약류, 예고임시마약류 또는 임시마약류저장시설은 일반인이 쉽게 발견할 수 없는 장소에 설치하되 이동할 수 없도록 설치할 것
2. 마약은 이중으로 잠금장치가 설치된 철제금고에 저장할 것
3. 향정신성의약품, 예고임시마약류 또는 임시마약류는 잠금장치가 설치된 장소에 저장할 것. 다만, 마약류소매업자·마약류취급의료업자 또는 마약류관리자가 원활한 조제를 목적으로 업무시간중 조제대에 비치하는 향정신성의약품은 제외한다.
4. 대마의 저장장소에는 대마를 반출·반입하는 경우를 제외하고는 잠금장치를 설치하고 다른 사람의 출입을 제한하는 조치를 취할 것

Answer 59 ② 60 ④

61 「마약류 관리에 관한 법률」상 의료기관에 마약류취급의료업자가 몇 명 이상 있으면 마약류관리자를 두어야 하는가?

① 2명 ② 3명
③ 4명 ④ 5명

해설 **(마약류관리법 제33조 : 마약류관리자)** 4명 이상의 마약류취급의료업자가 의료에 종사하는 의료기관의 대표자는 그 의료기관에 마약류관리자를 두어야 한다. 다만, 향정신성의약품만을 취급하는 의료기관의 경우에는 그러하지 아니하다.

62 「마약류 관리에 관한 법률」상 대마재배자는 그가 재배한 대마초 중 그 종자·뿌리 및 성숙한 줄기를 제외하고는 이를 소각·매몰하거나 그 밖에 그 유출을 방지할 수 있는 방법으로 폐기하고 그 결과를 총리령으로 정하는 바에 따라 보고하여야 한다. 다음 중 폐기 보고서를 제출하야 하는 대상이 아닌 사람은?

① 구청장 ② 시장・군수
③ 지방식품의약품안전처장 ④ 특별자치시장

해설 **(마약류관리법 시행규칙 제39조 : 대마의 폐기보고)** 법 제36조 제2항에 따라 대마재배자는 그가 재배한 대마초중 종자·뿌리 및 성숙한 줄기를 제외하고는 이를 특별자치시장·시장·군수 또는 구청장이 지정하는 공무원의 참관하에 폐기해야 하며, 참관자의 확인을 받아 그 폐기한 날부터 10일 이내에 보고서를 특별자치시장·시장·군수 또는 구청장에게 제출해야 한다. 〈개정 2021.9.10.〉

(마약류관리법 제36조 제2항 : 대마재배자의 보고) 대마재배자는 그가 재배한 대마초 중 그 종자·뿌리 및 성숙한 줄기를 제외하고는 이를 소각·매몰하거나 그 밖에 그 유출을 방지할 수 있는 방법으로 폐기하고 그 결과를 총리령으로 정하는 바에 따라 특별자치시장·시장·군수 또는 구청장에게 보고하여야 한다.

(마약류관리법 시행규칙 제23조 제4항·제5항 : 사고마약류 등의 처리) 마약류취급자 또는 마약류취급승인자는 사고마약류 등을 폐기하려는 때에는 신청서를 지방식품의약품안전청장, 시·도지사 또는 시장·군수·구청장에게 제출하여야 하며, 폐기신청을 받은 지방식품의약품안전청장, 시·도지사 또는 시장·군수·구청장은 해당 폐기처분대상 마약류가 해당하는지 여부 등을 관계 공무원 참관하에 확인한 후 폐기방법에 따라 폐기처분해야 한다. 〈개정 2021.9.10.〉

63 「마약류 관리에 관한 법률」상 마약류취급의료업자가 치료보호기관에서 마약 중독자에게 중독 증상을 완화하기 위하여 마약을 투약하고자 할 때, 다음 중 누구의 허가를 받아야 하는가? 2020 광주 기출유사

① 관할 보건소장 ② 보건복지부장관 또는 시·도지사
③ 시장·군수·구청장 ④ 식품의약품안전처장

해설 **(마약류관리법 제39조 : 마약 사용의 금지)** 마약류취급의료업자는 마약 중독자에게 그 중독 증상을 완화시키거나 치료하기 위하여 다음 각 호의 어느 하나에 해당하는 행위를 하여서는 아니 된다. 다만, 제40조에 따른 치료보호기관에서 보건복지부장관 또는 시·도지사의 허가를 받은 경우에는 그러하지 아니하다.

1. 마약을 투약하는 행위
2. 마약을 투약하기 위하여 제공하는 행위
3. 마약을 기재한 처방전을 발급하는 행위

(마약류관리법 시행령 제13조 마약 중독자에 대한 마약 사용) 법 제39조 각 호 외의 부분 단서에 따른 마약의 투약은 법 제40조 제1항에 따른 치료보호기관의 장이 중독자의 증상을 고려하여 특히 필요하다고 인정하는 경우로서 보건복지부령으로 정하는 바에 따라 보건복지부장관 또는 특별시장·광역시장·특별자치시장·도지사 또는 특별자치도지사(이하 "시·도지사"라 한다)의 허가를 받은 경우로 한정한다.

(마약류관리법 제40조 제1항 마약류 중독자의 치료보호) 보건복지부장관 또는 시·도지사는 마약류 사용자의 마약류 중독 여부를 판별하거나 마약류 중독자로 판명된 사람을 치료보호하기 위하여 치료보호기관을 설치·운영하거나 지정할 수 있다.

Answer 61 ③ 62 ③ 63 ②

64 「마약류 관리에 관한 법률」상 아래 (가), (나)에 들어갈 올바른 내용은? 2022 전남 기출유사

> 보건복지부장관 또는 시·도지사의 마약류 중독자에 대한 치료 보호와 관련하여 치료보호기관에서의 마약류 사용자에 대한 마약류 중독 여부 판별검사기간은 (가) 이내로, 마약류 중독자로 판명된 자에 대한 치료보호기간은 (나) 이내로 한다.

① 가 : 1개월, 나 : 6개월　　② 가 : 1개월, 나 : 12개월
③ 가 : 3개월, 나 : 6개월　　④ 가 : 3개월, 나 : 12개월

해설 **(마약류관리법 제40조 제7항 : 마약류 중독자의 치료보호)** 보건복지부장관 또는 시·도지사는 마약류 사용자에 대하여 제1항에 따른 치료보호기관에서 마약류 중독 여부의 판별검사를 받게 하거나 마약류 중독자로 판명된 사람에 대하여 치료보호를 받게 할 수 있다. 이 경우 판별검사 기간은 1개월 이내로 하고, 치료보호 기간은 12개월 이내로 한다. 〈신설 2024.2.6.〉

65 「마약류 관리에 관한 법률」상 마약류 중독자의 치료보호에 대한 설명으로 가장 올바른 것은?

2023 서울 기출유사

① 마약류 사용자에 대하여 마약류 중독 여부의 판별검사 또는 마약류 중독자로 판명된 사람에 대한 치료보호를 하려면 식품의약품안전처장의 승인을 받아야 한다.
② 마약류 사용자에 대하여 마약류 중독 여부의 판별검사 또는 마약류 중독자로 판명된 사람에 대한 치료보호에 관한 사항을 심의하기 위하여 치료보호기관에 치료보호심사위원회를 둔다.
③ 마약류 사용자에 대하여 치료보호기관에서 마약류 중독 여부의 판별검사를 받게 하는 경우 판별검사 기간은 1개월 이내로 하고, 마약류 중독자로 판명된 사람에 대하여 치료보호를 받게 하는 경우 치료보호 기간은 12개월 이내로 한다.
④ 식품의약품안전처장은 마약류 사용자의 마약류 중독 여부를 판별하거나 마약류 중독자로 판명된 사람을 치료보호하기 위하여 치료보호기관을 설치·운영하거나 지정할 수 있다.

해설 **(마약류관리법 제40조 : 마약류 중독자의 치료보호)**

① 보건복지부장관 또는 시·도지사는 마약류 사용자의 마약류 중독 여부를 판별하거나 마약류 중독자로 판명된 사람을 치료보호하기 위하여 치료보호기관을 설치·운영하거나 지정할 수 있다.
② 제1항에 따른 치료보호기관은 다음 각 호의 시설 및 인력을 갖추어야 한다. 이 경우 국가와 지방자치단체는 예산의 범위에서 다음 각 호의 시설 및 인력을 갖추는 데에 드는 비용의 전부 또는 일부를 지원할 수 있다. 〈개정 2024.10.22.〉
   1. 마약류 사용 여부 감정을 위한 소변, 모발 등 생체시료를 분석할 수 있는 기기 및 장비
   2. 마약류 중독 여부 판별을 위하여 정신건강의학과 전문의의 의학적 판단 등에 필요한 보조적 검사장비
   3. 정신건강의학과 전문의 및 「정신건강증진 및 정신질환자 복지서비스 지원에 관한 법률」 제17조 제1항에 따른 정신건강전문요원
   4. 그 밖에 대통령령으로 정하는 마약류 중독자 치료보호에 필요한 시설 및 장비
③ 시·도지사가 제1항에 따라 치료보호기관을 설치·운영하거나 지정한 경우에는 이를 보건복지부장관에게 통보하여야 한다. 〈개정 2024.2.6.〉
④ 보건복지부장관 또는 시·도지사는 제1항에 따라 지정한 치료보호기관이 제2항 각 호의 시설 및 인력을 갖추었는지 여부와 치료보호 실적 등을 3년마다 평가하여 치료보호기관으로 재지정할 수 있다. 〈개정 2024.2.6.〉

Answer 64 ② 65 ③

⑤ 보건복지부장관 또는 시·도지사는 제1항 또는 제4항에 따라 지정하거나 재지정한 치료보호기관이 다음 각 호의 어느 하나에 해당하는 경우에는 그 지정 또는 재지정을 취소할 수 있다. 다만, 제1호에 해당하는 경우에는 그 지정 또는 재지정을 취소하여야 한다. 〈개정 2024.2.6.〉

1. 거짓이나 그 밖의 부정한 방법으로 지정 또는 재지정을 받은 경우
2. 지정 또는 재지정의 취소를 요청하는 경우
3. 제4항에 따른 평가 결과 제2항 각 호의 시설 및 인력을 갖추지 못한 것으로 확인된 경우

⑥ 보건복지부장관은 제1항에 따른 치료보호기관에 종사하는 인력의 전문성 향상을 위하여 제7항에 따른 판별검사 및 치료보호를 위한 전문교육을 개발·운영하여야 하며, 이를 대통령령으로 정하는 전문기관에 위탁할 수 있다. 〈개정 2024.2.6.〉

⑦ 보건복지부장관 또는 시·도지사는 마약류 사용자에 대하여 제1항에 따른 치료보호기관에서 마약류 중독 여부의 판별검사를 받게 하거나 마약류 중독자로 판명된 사람에 대하여 치료보호를 받게 할 수 있다. 이 경우 판별검사 기간은 1개월 이내로 하고, 치료보호 기간은 12개월 이내로 한다. 〈신설 2024.2.6.〉

⑧ 보건복지부장관 또는 시·도지사는 제7항에 따른 판별검사 또는 치료보호를 하려면 치료보호심사위원회의 심의를 거쳐야 한다. 〈신설 2024.2.6.〉

⑨ 제8항에 따른 판별검사 및 치료보호에 관한 사항을 심의하기 위하여 보건복지부에 중앙치료보호심사위원회를 두고, 특별시, 광역시, 특별자치시, 도 및 특별자치도에 지방치료보호심사위원회를 둔다. 〈신설 2024.2.6.〉

⑩ 중앙치료보호심사위원회 및 지방치료보호심사위원회의 심의 내용에 관한 사항은 다음 각 호에 따른다. 〈신설 2024.2.6.〉

1. 중앙치료보호심사위원회는 다음 각 목의 사항을 심의한다.
   가. 마약류 중독자 치료보호의 기본방향에 관한 사항
   나. 판별검사의 기준에 관한 사항
   다. 보건복지부장관이 설치·운영하거나 지정한 치료보호기관에서의 치료보호 및 판별검사에 관한 사항
   라. 마약류 중독자의 치료보호 시작·종료와 치료보호기간 연장에 관한 사항
   마. 그 밖에 마약류 중독자의 치료보호 및 판별검사에 관하여 보건복지부장관이 필요하다고 인정하는 사항
2. 지방치료보호심사위원회는 다음 각 목의 사항을 심의한다.
   가. 시·도지사가 설치·운영하거나 지정한 치료보호기관에서의 치료보호 및 판별검사에 관한 사항
   나. 마약류 중독자의 치료보호 시작·종료와 치료보호기간 연장에 관한 사항
   다. 그 밖에 마약류 중독자의 치료보호 및 판별검사에 관하여 시·도지사가 필요하다고 인정하는 사항

⑪ 국가 및 지방자치단체는 제7항에 따른 판별검사 및 치료보호에 드는 비용을 부담한다. 〈신설 2024.2.6.〉

⑫ 제1항부터 제11항까지에 따른 치료보호기관의 설치·운영 및 지정·재지정, 판별검사 및 치료보호, 치료보호심사위원회의 구성·운영·직무 등에 관하여 필요한 사항은 대통령령으로 정한다. 〈신설 2024.2.6.〉

66 「마약류 관리에 관한 법률」상 마약류 중독자 치료보호에 대한 설명으로 가장 올바르지 못한 것은?

2024 충청 기출유사

① 마약류 사용자에 대한 마약류 중독 여부의 판별검사 기간은 3개월 이내로 한다.
② 마약류 중독자로 판명된 사람에 대한 치료보호 기간은 12개월 이내로 한다.
③ 보건복지부장관 또는 시·도지사는 지정한 치료보호기관이 시설 및 인력을 갖추었는지 여부와 치료보호 실적등을 3년마다 평가하여 치료보호기관으로 재지정할 수 있다.
④ 보건복지부장관 또는 시·도지사는 판별검사 또는 치료보호를 하려면 치료보호심사위원회의 심의를 거쳐야 한다.

해설 **(마약류관리법 제40조 : 마약류 중독자의 치료보호)** 65번 문제 해설 참조

⑦ 보건복지부장관 또는 시·도지사는 마약류 사용자에 대하여 제1항에 따른 치료보호기관에서 마약류 중독 여부의 판별검사를 받게 하거나 마약류 중독자로 판명된 사람에 대하여 치료보호를 받게 할 수 있다. 이 경우 판별검사 기간은 1개월 이내로 하고, 치료보호 기간은 12개월 이내로 한다. 〈신설 2024.2.6.〉

Answer 66 ①

67 「마약류 관리에 관한 법률」상 마약류를 투약, 흡연 또는 섭취한 사람(이하 마약류사범)에 대하여 형의 선고를 유예하는 경우에는 몇 년 동안 보호관찰을 받을 수 있는가?

① 1년 ② 2년

③ 3년 ④ 4년

해설 (마약류관리법 제40조의2 : 형벌과 수강명령 등의 병과)

① 법원은 제3조, 제4조 또는 제5조를 위반하여 마약류를 투약, 흡연 또는 섭취한 사람("마약 류사범")에 대하여 형의 선고를 유예하는 경우에는 1년 동안 보호관찰을 받을 것을 명할 수 있다.

② 법원은 마약류사범에 대하여 유죄판결(선고유예는 제외)을 선고하거나 약식명령을 고지하는 경우에는 200시간의 범위에서 재범예방에 필요한 교육의 수강명령 또는 재활교육 프로그램의 이수명령을 병과하여야 한다.

③ 수강명령은 형의 집행을 유예하는 경우에 그 집행유예기간 내에서 병과하고, 이수명령은 벌금 이상의 형을 선고하거나 약식명령을 고지하는 경우에 병과한다.

④ 법원이 마약류사범에 대하여 형의 집행을 유예하는 경우에는 수강명령 외에 그 집행유예기간 내에서 보호관찰 또는 사회봉사 중 하나 이상의 처분을 병과할 수 있다.

⑤ 수강명령 또는 이수명령은 형의 집행을 유예하는 경우에는 그 집행유예기간 내에, 벌금형을 선고하거나 약식명령을 고지하는 경우에는 형 확정일부터 6개월 이내에, 징역형 이상의 실형을 선고하는 경우에는 형기 내에 각각 집행한다.

⑥ 수강명령 또는 이수명령이 형의 집행유예 또는 벌금형과 병과된 경우에는 보호관찰소의 장이 집행하고, 징역형 이상의 실형과 병과된 경우에는 교정시설의 장이 집행한다. 다만, 징역형 이상의 실형과 병과된 이수명령을 모두 이행하기 전에 석방 또는 가석방되거나 미결구금일수 산입 등의 사유로 형을 집행할 수 없게 된 경우에는 보호관찰소의 장이 남은 이수명령을 집행한다.

68 「마약류 관리에 관한 법률」상 마약류취급자의 허가, 지정 또는 승인을 취소하는 사유에 해당하는 것은?

2017 강원 기출유사

① 대마재배자가 정당한 사유 없이 2년간 계속하여 대마초를 재배하지 아니한 경우

② 마약류취급자의 관리의무를 위반한 경우

③ 마약류 취급 제한 규정을 2회 이상 위반한 경우

④ 수출입 승인 또는 변경승인 의무를 2회 이상 위반한 경우

해설 (마약류관리법 제44조 제1항 : 허가 등의 취소와 업무정지) 마약류취급자, 마약류취급승인자 또는 원료물질 수출입업자등이 다음 각 호의 어느 하나에 해당하는 경우에는 해당 허가관청은 이 법에 따른 허가(품목허가를 포함), 지정 또는 승인을 취소하거나 1년의 범위에서 그 업무 또는 마약류 및 원료물질 취급의 전부 또는 일부의 정지를 명할 수 있다. 다만, 국민보건에 위해를 끼쳤거나 끼칠 우려가 있는 마약, 향정신성의약품 또는 한외마약의 경우에는 그 취급자에게 책임질 사유가 없고 그 약품의 성분·처방 등을 변경함으로써 그 허가 목적을 달성할 수 있다고 인정되는 경우에는 그 변경만을 명할 수 있다. 〈개정 2024.2.6.〉

1. 업무 또는 마약류 및 원료물질 취급의 전부 또는 일부의 정지를 명하는 경우
   가. 마약류 취급 제한 규정을 위반한 경우
   나. 제5조 제3항의 조치를 위반한 때
   다. 제6조 제1항 각 호 외의 부분 후단 및 같은 조 제2항 후단에 따른 변경허가 또는 변경지정을 받지 아니한 경우
   라. 제6조의2 제1항 후단에 따른 변경허가를 받지 아니한 경우
   마. 제7조 제2항에 따른 허가증 또는 지정서를 재발급받지 아니한 경우
   바. 제9조 제2항 및 제3항을 위반하여 마약류를 양도한 경우

Answer 67 ① 68 ③

사. 삭제 〈2015.5.18.〉
아. 삭제 〈2015.5.18.〉
자. 제11조를 위반하여 보고하지 아니하거나 거짓으로 보고한 경우
차. 제12조를 위반하여 보고하지 아니하거나 사고 마약류 등을 폐기한 경우
카. 제14조를 위반하여 마약류를 광고한 경우
타. 제15조를 위반하여 마약류를 저장한 경우
파. 마약류를 봉함하지 아니하거나 봉함하지 아니한 마약류를 수수한 경우
하. 제17조를 위반하여 기재를 하지 아니하거나 거짓으로 기재한 경우
거. 삭제 〈2015.5.18.〉
너. 제20조·제22조 및 제26조를 위반하여 판매한 경우
더. 처방전에 따르지 아니하고 투약 등을 하거나 처방전을 거짓으로 기재한 경우 및 처방전을 작성·비치·보존하지 아니한 경우
러. 마약류관리자를 두지 아니한 경우
머. 기록·보존을 하지 아니하거나 거짓으로 기록한 경우
버. 대마재배자가 정당한 사유 없이 2년간 계속하여 대마초를 재배하지 아니한 경우
서. 마약류취급자의 관리의무를 위반한 경우
어. 관계 공무원의 검사·질문·수거를 거부·방해하거나 기피한 경우
저. 마약류취급자 또는 원료물질수출입업자등이 교육을 받지 아니한 경우
처. 원료물질의 수출입 승인을 받지 아니하고 수출입한 경우나 승인받은 내용과 다르게 수출입한 경우
커. 원료물질의 제조, 수출입, 수수 또는 매매에 대한 기록을 작성·보존하지 아니하거나 거짓으로 기록한 경우
터. 원료물질의 수출입, 수수 또는 매매에 대한 기록 작성의 의무를 회피할 목적으로 소량으로 나누어 원료물질을 거래한 경우
퍼. 제51조 제3항에 따른 신고를 하지 아니한 경우
허. 제18조 제2항 제2호에 따른 수출입 승인 또는 변경승인을 받지 아니한 경우

2. 허가(품목허가를 포함), 지정 또는 승인을 취소하는 경우
가. 제6조 제3항 각 호의 결격사유에 해당한 경우
나. 제18조 제2항 제1호·제21조 제2항 및 제24조 제2항에 따른 허가 또는 변경허가를 받지 아니한 경우
다. 제1호 가목·파목·어목 또는 제9조 제2항을 2회 이상 위반한 경우
라. 제1호 자목·차목·러목·허목 또는 제9조 제3항을 3회 이상 위반한 경우
마. 마약의 유효성분 함량이나 제제할 때 발생하는 마약의 손실률 등에 대하여 총리령으로 정하는 기준을 3회 이상 위반한 경우
바. 마약류취급자가 마약류취급자가 되기 위하여 필요한 약사 등의 자격을 상실하거나 「약사법」에 따른 의약품제조업, 의약품 도매상 등의 허가가 취소 등이 된 경우
사. 원료물질수출입업자등이 「부가가치세법」에 따라 관할 세무서장에게 폐업신고를 하거나 관할 세무서장이 사업자등록을 말소한 경우
아. 거짓이나 그 밖의 부정한 방법으로 제3조 제2호부터 제7호까지의 규정, 제4조 제2항 제7호 또는 같은 조 제3항에 따른 승인을 받은 경우
자. 거짓이나 그 밖의 부정한 방법으로 제6조 제1항 또는 제6조의2 제1항에 따른 허가 또는 변경허가를 받은 경우
차. 거짓이나 그 밖의 부정한 방법으로 제18조 제2항 제1호, 제21조 제2항 또는 제24조 제2항에 따른 허가 또는 변경허가를 받은 경우
카. 업무정지기간 중에 업무를 한 경우

69 **「마약류 관리에 관한 법률」상 마약류취급자, 마약류취급승인자 또는 원료물질수출입업자 등이 해당 허가관청으로부터 허가(품목허가 포함), 지정 또는 승인을 취소당할 수 있는 경우에 해당하지 않는 것은?**

① 마약류제조업자가 마약 또는 향정신성의약품을 제조하려고 거짓이나 그 밖의 부정한 방법으로 품목마다 식품의약품안전처장의 허가를 받은 경우

② 마약류수출입업자가 마약 또는 향정신성의약품을 수출입하려고 거짓이나 그 밖의 부정한 방법으로 품목마다 식품의약품안전처장의 허가를 받은 경우

③ 원료물질의 수출입 또는 제조를 업으로 하려는 자가 거짓이나 그 밖의 부정한 방법으로 식품의약품안전처장의 허가를 받은 경우

④ 원료물질의 수출입 또는 제조를 업으로 하려는 자가 허가받은 사항을 변경하면서 식품의약품안전처장의 변경허가를 받지 아니한 경우

11

해설 **(마약류관리법 제44조 제1항 제1호·제2호 : 허가 등의 취소와 업무정지)** 68번 문제 해설 참조

(마약류관리법 제44조 제1항 제1호 : 허가 등의 취소와 업무정지)

1. 업무 또는 마약류 및 원료물질 취급의 전부 또는 일부의 정지를 명하는 경우
   라. 제6조의2 제1항 후단에 따른 변경허가를 받지 아니한 경우

(마약류관리법 제6조의2 제1항 : 원료물질의 수출입업 또는 제조업의 허가) 대통령령으로 정하는 원료물질의 수출입 또는 제조를 업으로 하려는 자는 총리령으로 정하는 바에 따라 식품의약품안전처장의 허가를 받아야 한다. 허가받은 사항을 변경할 때에도 또한 같다.

(마약류관리법 제18조 제2항 : 마약류 수출입의 허가 등) 마약류수출입업자가 마약 또는 향정신성의약품을 수출입하려면 총리령으로 정하는 바에 따라 다음 각 호의 허가 또는 승인을 받아야 한다.

1. 품목마다 식품의약품안전처장의 허가를 받을 것. 허가받은 사항을 변경할 때에도 같다.
2. 수출입할 때마다 식품의약품안전처장의 승인을 받을 것. 승인받은 사항을 변경할 때에도 같다.

(마약류관리법 제21조 제2항 : 마약류 제조의 허가 등) 마약류제조업자가 마약 또는 향정신성의약품을 제조하려면 총리령으로 정하는 바에 따라 품목마다 식품의약품안전처장의 허가를 받아야 한다. 허가받은 사항을 변경할 때에도 또한 같다.

(마약류관리법 제24조 제2항 : 마약류 원료 사용의 허가 등) 마약류원료사용자가 한외마약을 제조하려면 총리령으로 정하는 바에 따라 품목마다 식품의약품안전처장의 허가를 받아야 한다. 허가받은 사항을 변경할 때에도 또한 같다.

70 **「마약류 관리에 관한 법률」상 마약류취급자에 대한 허가, 지정 또는 승인의 취소사유에 해당하지 않는 것은?**

① 금고 이상의 형을 받고 그 집행이 종료된 후 5년이 경과되지 아니한 자

② 마약류 수출입업자가 식품의약품안전처장의 허가 또는 변경허가를 받지 아니한 때

③ 마약류 취급자가 마약류 취급 제한 규정을 2회 이상 위반한 경우

④ 정신질환자 또는 마약류의 중독자

해설 **(마약류관리법 제6조 제3항 : 마약류취급자의 허가 등)** 다음 각 호의 어느 하나에 해당하는 사람은 마약류수출입업자, 마약류취급학술연구자 또는 대마재배자로 허가를 받을 수 없다. 〈개정 2024.10.22.〉

1. 피성년후견인, 피한정후견인 또는 미성년자
2. 「정신건강증진 및 정신질환자 복지서비스 지원에 관한 법률」에 따른 정신질환자(정신건강의학과 전문의가 마약류에 관한 업무를 담당하는 것이 적합하다고 인정한 사람은 제외) 또는 마약류 중독자

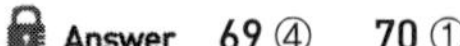
Answer 69 ④ 70 ①

3. 이 법이나 「약사법」·「의료법」·「보건범죄 단속에 관한 특별조치법」 또는 그 밖에 마약류 관련 법률을 위반한 죄를 범하여 금고 이상의 실형을 선고받고 그 집행이 끝나거나(집행이 끝난 것으로 보는 경우를 포함한다) 집행이 면제된 날부터 3년이 지나지 아니한 사람
4. 제3호의 죄를 범하여 금고 이상의 형의 집행유예를 선고받고 그 유예기간 중에 있는 사람

(마약류관리법 제44조 제1항) : 68번 문제 해설 참조

(마약류관리법 제18조 제2항 : 마약류 수출입의 허가 등) 마약류수출입업자가 마약 또는 향정신성의약품을 수출입하려면 총리령으로 정하는 바에 따라 다음 각 호의 허가 또는 승인을 받아야 한다.

1. 품목마다 식품의약품안전처장의 허가를 받을 것. 허가받은 사항을 변경할 때에도 같다.
2. 수출입할 때마다 식품의약품안전처장의 승인을 받을 것. 승인받은 사항을 변경할 때에도 같다.

(마약류관리법 제21조 제2항 : 마약류 제조의 허가 등) 마약류제조업자가 마약 또는 향정신성의약품을 제조하려면 총리령으로 정하는 바에 따라 품목마다 식품의약품안전처장의 허가를 받아야 한다. 허가받은 사항을 변경할 때에도 또한 같다.

(마약류관리법 제24조 제2항 : 마약류 원료 사용의 허가 등) 마약류원료사용자가 한외마약을 제조하려면 총리령으로 정하는 바에 따라 품목마다 식품의약품안전처장의 허가를 받아야 한다. 허가받은 사항을 변경할 때에도 또한 같다.

71 「마약류 관리에 관한 법률」상 지방식품의약품안전청장이 실시하는 마약류 또는 원료물질 관리에 관한 교육을 받아야 하는 사람은? 2021 전북 기출유사

① 마약류관리자 ② 마약류도매업자
③ 마약류원료사용자 ④ 마약류취급의료업자

해설 **(마약류관리법 시행규칙 제47조 제1항 : 마약류취급자와 원료물질수출입업자등의 교육)** 법 제50조에 따라 마약류수출입업자·마약류제조업자·마약류원료사용자·마약류취급학술연구자 및 원료물질수출입업자등은 지방식품의약품안전청장이, 마약류도매업자·마약류소매업자·마약류관리자 및 마약류취급의료업자(법 제6조 제2항에 따른 마약류관리자를 둔 의료기관의 마약류취급의료업자를 제외)는 시·도지사가 실시하는 마약류 또는 원료물질 관리에 관한 교육을 받아야 한다.

72 「마약류 관리에 관한 법률」상 원료물질을 제조하거나 수출입·수수 또는 매매하는 자는 제조, 수출입·수수 또는 매매(이하 "거래")에 대한 기록을 작성하고 이를 2년간 보존해야 한다. 다음 중 이같이 원료물질 거래기록의 작성 및 보존이 면제되는 경우를 모두 고른 것은?

가. 「약사법」에 따라 제조·거래에 대한 기록을 작성·보존하고 있는 제조·거래의 경우
나. 통상적인 사업 수행을 위한 합법적인 거래로서 국가 또는 지방자치단체를 상대방으로 하는 수수 및 매매 거래의 경우
다. 통상적인 사업 수행을 위한 합법적인 거래로서 생산국 정부가 발행한 제조 증명서 또는 판매 증명서를 첨부하는 수입 거래의 경우
라. 원료물질을 대통령령으로 정하는 농도 이하로 함유하는 원료물질 복합제를 제조·거래하는 경우

① 가, 나, 다 ② 가, 다
③ 나, 라 ④ 가, 나, 다, 라

Answer 71 ③ 72 ④

해설 (마약류관리법 제51조 제2항 : 원료물질의 관리) 원료물질을 제조하거나 수출입·수수 또는 매매하는 자는 제조, 수출입·수수 또는 매매(이하"거래")에 대한 기록을 작성하고 이를 2년간 보존하여야 한다. 다만, 다음 각 호의 어느 하나에 해당하는 경우는 제외한다. 〈개정 2023.8.16.〉

1. 「약사법」에 따라 제조·거래에 대한 기록을 작성·보존하고 있는 제조·거래의 경우
2. 「화학물질관리법」에 따라 제조·거래에 대한 기록을 작성·보존하고 있는 제조·거래의 경우
3. 원료물질을 대통령령으로 정하는 농도 이하로 함유하는 원료물질 복합제를 제조·거래하는 경우
4. 통상적인 사업 수행을 위한 합법적인 거래로서 대통령령으로 정하는 거래의 경우
5. 대통령령으로 정하는 수량 이하로 거래하는 경우

(마약류관리법 시행령 제19조 제2항 : 원료물질 거래기록의 작성 및 보존이 면제되는 거래) 법 제51조 제2항 제4호에 따라 원료물질 거래기록의 작성 및 보존이 면제되는 거래는 다음 각 호의 거래로 한다. 〈개정 2024.7.2.〉

1. 수입의 경우 : 생산국 정부가 발행한 제조증명서 또는 판매증명서를 첨부하는 거래
2. 수출의 경우 : 대한민국 정부가 발행한 수출증명서를 첨부하는 거래
3. 수수 및 매매의 경우 : 국가 또는 지방자치단체를 상대방으로 하는 거래

11

73 「마약류 관리에 관한 법률」상 보건복지부장관과 식품의약품안전처장이 실시하는 마약류 사용·중독·확산 및 예방·치료·재활·시설 현황 등에 대한 실태조사는 몇 년마다 실시하는가? 2021 전남 기출유사

① 1년 ② 3년
③ 4년 ④ 5년

해설 (마약류관리법 제51조의4 제1항 : 실태조사) 보건복지부장관과 식품의약품안전처장은 이 법의 적절한 시행을 위하여 마약류 사용·중독·확산 및 예방·치료·재활·시설 현황 등에 대한 실태조사를 3년마다 실시하여야 한다. [본조신설 2023.8.16.]

74 「마약류 관리에 관한 법률」상 한국마약퇴치운동본부가 수행하는 사업에 해당하지 않는 것은?

① 마약류 관련 예방교육을 위한 자료의 개발 및 보급
② 마약류 사용·중독·확산 및 예방·치료·재활·시설 현황 등에 대한 실태조사
③ 마약류 중독자의 사회복귀를 위한 사회복지 사업
④ 마약류 중독자 재활 및 예방 관련 전문인력의 양성 지원

해설 (마약류관리법 제51조의6 제1항 : 한국마약퇴치운동본부의 설립) 마약류에 대한 다음 각 호의 사업을 수행하기 위하여 한국마약퇴치운동본부를 둔다.

1. 마약류의 폐해에 대한 대국민 홍보·계몽 및 교육 사업
2. 마약류 중독자의 사회복귀를 위한 사회복지 사업
3. 마약류 관련 예방교육을 위한 자료의 개발 및 보급
4. 마약류 중독자 재활 및 예방 관련 전문인력의 양성 지원
5. 그 밖에 식품의약품안전처장이 필요하다고 인정하는 불법 마약류 및 약물 오용·남용 퇴치와 관련된 사업

[본조신설 2023.8.16.]

Answer 73 ② 74 ②

75 「마약류 관리에 관한 법률」상 공공하수처리시설 등에서 하수를 채집하여 마약류 사용 행태를 추정·분석하기 위한 "하수역학 마약류 사용 행태조사"를 실시하고 그 결과를 공표해야 하는 사람과 행태조사의 실시주기가 올바르게 짝지어진 것은?

① 보건복지부장관, 1년 ② 보건복지부장관, 3년
③ 식품의약품안전처장, 1년 ④ 식품의약품안전처장, 3년

해설 **(마약류관리법 제51조의7 제1항 : 하수역학 마약류 사용 행태조사)** 식품의약품안전처장은 「하수도법」 제2조 제9호에 따른 공공하수처리시설 등에서 하수를 채집하여 마약류 사용 행태를 추정·분석하기 위한 조사("하수역학 마약류 사용 행태조사")를 매년 실시한고, 그 결과를 공표하여야 한다.
〈개정 2025.4.1.〉

76 「마약류 관리에 관한 법률」상 몰수한 마약류는 누구에게 인계하여야 하는가?

① 관할 경찰서장 ② 관할 보건소장
③ 시·도지사 ④ 시장·군수·구청장

해설 **(마약류관리법 제53조 제1항 : 몰수 마약류의 처분방법 등)** 이 법이나 그 밖의 법령에서 정하는 바에 따라 몰수된 마약류는 시·도지사에게 인계하여야 한다.

77 「마약류 관리에 관한 법률」상 몰수 마약류의 폐기방법으로 가장 올바르지 못한 것은?

2015 대구 기출유사

① 가연성이 있는 마약류는 보건위생상 위해가 발생할 우려가 없는 경우 저장·보관한다.
② 중화·가수분해·산화·환원·희석 또는 그 밖의 방법으로 마약류가 아닌 것으로 변화시킨다.
③ 지하수를 오염시킬 우려가 없는 지하 1미터 이상의 땅속에 파묻는다.
④ 해수면 위에 떠오를 우려가 없는 방법으로 바닷물 속에 가라앉힌다.

해설 **(마약류관리법 시행령 제21조 : 몰수 마약류의 폐기방법)** 시·도지사는 법 제53조 제2항에 따라 몰수 마약류를 폐기하는 경우에는 다음 각 호의 방법으로 하여야 한다.

1. 가연성이 있는 마약류는 보건위생상 위해가 발생할 우려가 없는 장소에서 태워버릴 것
2. 중화·가수분해·산화·환원·희석 또는 그 밖의 방법으로 마약류가 아닌 것으로 변화시킬 것
3. 제1호 또는 제2호의 방법으로 마약류를 폐기할 수 없는 경우에는 지하수를 오염시킬 우려가 없는 지하 1미터 이상의 땅속에 파묻거나, 해수면 위에 떠오를 우려가 없는 방법으로 바닷물 속에 가라앉히거나, 그 밖에 보건위생상 위해가 발생할 우려가 없는 방법으로 처리할 것

Answer 75 ③ 76 ③ 77 ①

78 「마약류 관리에 관한 법률」상 시·도지사는 몰수된 마약류를 입수하였을 때에는 몰수마약을 폐기하거나 그 밖에 필요한 처분을 하여야 한다. 다음 중 상기의 필요한 처분에 해당하는 것을 모두 고른 것은?

가. 공무상 시험용으로 쓰고자 하는 경우
나. 마약류취급학술연구자가 필요한 양에 한하여 연구용으로 쓰고자 하는 경우
다. 몰수마약류가 법의 규정에 의하여 제조·수입된 것으로서 재활용하고자 하는 경우
라. 치료보호소에서 마약 중독자의 증상을 완화시키고자 하는 경우

① 가, 나, 다　　② 가, 다
③ 나, 라　　④ 가, 나, 다, 라

해설 **(마약류관리법 시행령 제22조 제1항 : 몰수 마약류의 처분)** 법 제53조 제2항에 따른 "필요한 처분"은 다음 각 호의 어느 하나에 해당하는 경우로서 시·도지사가 몰수 마약류를 이에 제공할 필요가 있다고 인정하여 실시하는 처분으로 한다.
1. 마약류취급 학술연구자가 연구용으로 필요한 양만 쓰려는 경우
2. 공무상 시험용으로 쓰려는 경우
3. 몰수 마약류를 법에 따라 제조 또는 수입 등이 된 마약류로 재활용하려는 경우
(마약류관리법 제53조 제2항) 시·도지사는 제1항의 마약류를 인수하였을 때에는 이를 폐기하거나 그 밖에 필요한 처분을 하여야 한다.

79 「마약류 관리에 관한 법률」상 식품의약품안전처장의 권한은 대통령령으로 정하는 바에 따라 그 일부를 소속 기관의 장 또는 시·도지사에게 위임할 수 있다. 다음의 식품의약품안전처장의 권한 중 지방식품의약품안전청장에게 위임할 수 있는 권한이 아닌 것은?

① 마약류의 폐기 명령 및 폐기 처분
② 마약류취급학술연구자의 허가 및 변경허가
③ 원료물질의 수출입업 또는 제조업의 허가 및 변경허가
④ 임시마약류 등의 유해성 평가에 관한 권한

해설 **(마약류관리법 시행령 제28조 제1항 : 권한의 위임)** 식품의약품안전처장은 법 제56조에 따라 법 제52조의2에 따른 임시마약류 등의 유해성 평가에 관한 권한을 식품의약품안전평가원장에게 위임한다.
(마약류관리법 시행령 제28조 제2항) 식품의약품안전처장은 법 제56조에 따라 다음 각 호의 권한을 지방식품의약품안전청장에게 위임한다. 〈개정 2024.1.30.〉
1. 법 제6조 제1항 제4호에 따른 마약류취급학술연구자의 허가 및 변경허가
1의2. 법 제6조의2 제1항에 따른 원료물질의 수출입업 또는 제조업의 허가 및 변경허가
1의3. 마약류취급학술연구자 및 원료물질수출입업자등의 명부 기록 및 허가증 또는 지정서 발급 및 재발급
2. 마약류취급학술연구자 또는 원료물질수출입업자등의 마약류 또는 원료물질 취급에 관한 업무의 폐업 등의 신고의 수리
3. 법 제9조 제2항 제1호 및 같은 조 제3항에 따른 마약류 양도의 승인
4. 사고 마약류의 처리 및 이에 대한 보고의 접수
5. 마약류취급학술연구자의 자격 상실 등에 따른 소지 중인 마약류의 처분 승인
6. 마약류취급학술연구자에 대한 무봉함 마약 및 향정신성의약품 수수의 승인
7. 마약류취급학술연구자의 대마의 학술연구용 사용 보고와 대마초 재배 보고의 접수
8. 삭제 〈2020.9.22.〉

Answer　78 ①　79 ④

9. 법 제42조에 따른 마약류의 폐기 명령 및 폐기 처분
10. 법 제43조에 따른 업무 보고 등 명령에 관한 업무
11. 마약류취급학술연구자 또는 원료물질수출입업자등에 대한 허가의 취소와 그 업무 또는 마약류 사용의 전부나 일부의 정지명령 및 마약류취급학술연구자 또는 원료물질수출입업자등에 대한 과징금의 부과·징수
12. 법 제47조에 따른 부정 마약의 처분
13. 마약류 명예지도원의 위촉·위촉해제 및 그 운영
14. 마약류수출입업자·마약류제조업자·마약류원료사용자·마약류취급학술연구자 및 원료물질수출입업자등에 대한 교육 및 수료증 발급

14의2. 법 제51조 제3항에 따른 신고의 접수

15. 마약류취급학술연구자 또는 원료물질수출입업자등에 대한 과태료의 부과·징수

80 「마약류관리에 관한 법률」상 제4조 제1항을 위반하여 마약류취급자가 아닌 자가 상습적으로 마약을 수출입한 경우의 벌칙에 해당하는 것은? 2022 인천 기출유사

① 사형·무기 또는 10년 이상의 징역

② 무기 또는 5년 이상의 징역

③ 3년 이상의 유기징역

④ 2년 이상의 유기징역

해설 **(마약류관리법 제58조 : 벌칙)**

① 다음 각 호 어느 하나에 해당하는 자는 무기 또는 5년 이상의 징역에 처한다. 〈개정 2025.4.1.〉

1. 제3조 제2호·제3호, 제4조 제1항, 제18조 제1항 또는 제21조 제1항을 위반하여 마약을 수출입·제조·매매하거나 매매를 유인·권유·알선한 자 또는 그러할 목적으로 소지·소유한 자
2. 제3조 제4호를 위반하여 마약 또는 향정신성의약품을 제조할 목적으로 그 원료가 되는 물질을 제조·수출입하거나 그러할 목적으로 소지·소유한 자
3. 제3조 제5호를 위반하여 제2조 제3호 가목에 해당하는 향정신성의약품 또는 그 물질을 함유하는 향정신성의약품을 제조·수출입·매매·매매의 유인·권유·알선 또는 수수하거나 그러할 목적으로 소지·소유한 자
4. 제3조 제6호를 위반하여 제2조 제3호 가목에 해당하는 향정신성의약품의 원료가 되는 식물 또는 버섯류에서 그 성분을 추출한 자 또는 그 식물 또는 버섯류를 수출입하거나 수출입할 목적으로 소지·소유한 자
5. 제3조 제7호를 위반하여 대마를 수입하거나 수출한 자 또는 그러할 목적으로 대마를 소지·소유한 자
6. 제4조 제1항을 위반하여 제2조 제3호 나목에 해당하는 향정신성의약품 또는 그 물질을 함유하는 향정신성의약품을 제조 또는 수출입하거나 그러할 목적으로 소지·소유한 자
7. 제4조 제1항 또는 제5조의2 제5항을 위반하여 미성년자에게 마약을 수수·조제·투약·제공한 자 또는 향정신성의약품이나 임시마약류를 매매·수수·조제·투약·제공한 자
8. 1군 임시마약류에 대하여 제5조의2 제5항 제1호 또는 제2호를 위반한 자

② 영리를 목적으로 하거나 상습적으로 제1항의 행위를 한 자는 사형·무기 또는 10년 이상의 징역에 처한다.

③ 제1항과 제2항에 규정된 죄의 미수범은 처벌한다.

④ 제1항(제7호는 제외) 및 제2항에 규정된 죄를 범할 목적으로 예비 또는 음모한 자는 10년 이하의 징역에 처한다.

(마약류관리법 제4조 제1항 : 마약류취급자가 아닌 자의 마약류 취급 금지) 마약류취급자가 아니면 다음 각 호의 어느 하나에 해당하는 행위를 하여서는 아니 된다. 〈개정 2025.4.1.〉

1. 마약 또는 향정신성의약품을 소지, 소유, 사용, 운반, 관리, 수입, 수출, 제조, 조제, 투약, 수수, 매매, 매매의 유인·권유·알선 또는 제공하는 행위
2. 대마를 재배·소지·소유·수수·운반·보관 또는 사용하는 행위
3. 마약 또는 향정신성의약품을 기재한 처방전을 발급하는 행위
4. 한외마약을 제조하는 행위

Answer 80 ①

81 「마약류 관리에 관한 법률」상 미성년자에게 대마를 수수·제공하거나 대마 또는 대마초 종자의 껍질을 흡연 또는 섭취하게 한 자에 대한 벌칙으로 올바른 것은?

① 무기 또는 5년 이상의 징역
② 2년 이상의 유기징역
③ 10년 이하의 징역 또는 1억원 이하의 벌금
④ 5년 이하의 징역 또는 5천만원 이하의 벌금

해설 (마약류관리법 제58조의2 : 벌칙)
① 제3조 제10호 또는 제4조 제1항을 위반하여 미성년자에게 대마를 수수·제공하거나 대마 또는 대마초 종자의 껍질을 흡연 또는 섭취하게 한 자는 2년 이상의 유기징역에 처한다.
② 상습적으로 제1항의 죄를 범한 자는 3년 이상의 유기징역에 처한다.
③ 제1항 및 제2항에 규정된 죄의 미수범은 처벌한다.
[본조신설 2023.3.28.]

11

82 「마약류 관리에 관한 법률」상 〈보기〉의 위반행위에 대한 벌칙으로 가장 옳은 것은? 2021 서울 기출유사

보기

대마를 제조하거나 매매·매매의 유인·권유·알선을 한 자 또는 그러할 목적으로 대마를 소지·소유한 자

① 1년 이상의 유기징역
② 무기 또는 5년 이상의 징역
③ 10년 이하의 징역 또는 1억원 이하의 벌금
④ 5년 이하의 징역 또는 5천만원 이하의 벌금

해설 (마약류관리법 제59조 : 벌칙)
① 다음 각 호의 어느 하나에 해당하는 자는 1년 이상의 유기징역에 처한다. 〈개정 2025.4.1.〉
1. 수출입·매매 또는 제조할 목적으로 마약의 원료가 되는 식물을 재배하거나 그 성분을 함유하는 원료·종자·종묘를 소지·소유한 자
2. 마약의 성분을 함유하는 원료·종자·종묘를 관리·수수하거나 그 성분을 추출하는 행위를 한 자
3. 헤로인이나 그 염류 또는 이를 함유하는 것을 소지·소유·관리·수수·운반·사용 또는 투약하거나 투약하기 위하여 제공하는 행위를 한 자
4. 마약 또는 향정신성의약품을 제조할 목적으로 그 원료가 되는 물질을 매매하거나 매매를 유인·권유·알선하거나 수수한 자 또는 그러할 목적으로 소지·소유 또는 사용한 자
5. 향정신성의약품 또는 그 물질을 함유하는 향정신성의약품을 소지·소유·사용·관리한 자
6. 향정신성의약품의 원료가 되는 식물 또는 버섯류를 매매하거나 매매를 유인·권유·알선하거나 수수한 자 또는 그러할 목적으로 소지·소유한 자
7. 대마를 제조하거나 매매·매매의 유인·권유·알선을 한 자 또는 그러할 목적으로 대마를 소지·소유한 자
8. 삭제 〈2023.3.28.〉
9. 마약을 소지·소유·관리 또는 수수하거나 한외마약을 제조한 자
10. 향정신성의약품 또는 그 물질을 함유하는 향정신성의약품을 제조 또는 수출입하거나 그러할 목적으로 소지·소유한 자
11. 대마의 수출·매매 또는 제조할 목적으로 대마초를 재배한 자
12. 마약류(대마는 제외)를 취급한 자
13. 1군 임시마약류에 대하여 제5조의2 제5항 제3호를 위반한 자
14. 제18조 제1항·제21조 제1항 또는 제24조 제1항을 위반하여 향정신성의약품을 수출입 또는 제조하거나 의약품을 제조한 자

② 상습적으로 제1항의 죄를 범한 자는 3년 이상의 유기징역에 처한다.
③ 제1항(제5호 및 제13호는 제외) 및 제2항에 규정된 죄의 미수범은 처벌한다.
④ 제1항 제7호의 죄를 범할 목적으로 예비 또는 음모한 자는 10년 이하의 징역에 처한다.

Answer 81 ② 82 ①

83 「마약류 관리에 관한 법률」상 1군 임시마약류와 관련된 금지행위를 하기 위한 장소 · 시설 · 장비 · 자금 또는 운반 수단을 타인에게 제공한 경우의 벌칙으로 올바른 것은?

① 무기 또는 5년 이상의 징역
② 1년 이상의 유기징역
③ 10년 이하의 징역 또는 1억원 이하의 벌금
④ 5년 이하의 징역 또는 5천만원 이하의 벌금

해설 **(마약류관리법 제60조 제1항 : 벌칙)** 다음 각 호의 어느 하나에 해당하는 자는 10년 이하의 징역 또는 1억원 이하의 벌금에 처한다. 〈개정 2025.4.1.〉

1. 제3조 제1호를 위반하여 마약 또는 제2조 제3호 가목에 해당하는 향정신성의약품을 사용하거나 제3조 제11호를 위반하여 마약 또는 제2조 제3호 가목에 해당하는 향정신성의약품과 관련된 금지된 행위를 하기 위한 장소 · 시설 · 장비 · 자금 또는 운반 수단을 타인에게 제공한 자
2. 제4조 제1항을 위반하여 제2조 제3호 나목 및 다목에 해당하는 향정신성의약품 또는 그 물질을 함유하는 향정신성의약품을 매매, 매매의 유인 · 권유 · 알선, 수수, 소지, 소유, 사용, 관리, 조제, 투약, 제공한 자 또는 향정신성의약품을 기재한 처방전을 발급한 자
3. 제4조 제1항을 위반하여 제2조 제3호 라목에 해당하는 향정신성의약품 또는 그 물질을 함유하는 향정신성의약품을 제조 또는 수출입하거나 그러할 목적으로 소지 · 소유한 자
4. 제5조 제1항 · 제2항, 제9조 제1항, 제28조 제1항, 제30조 제1항 · 제2항, 제35조 제1항 또는 제39조를 위반하여 마약을 취급하거나 그 처방전을 발급한 자
5. 1군 임시마약류에 대하여 제5조의2 제5항 제4호를 위반한 자
6. 2군 임시마약류에 대하여 제5조의2 제5항 제1호를 위반한 자

(마약류관리법 제5조의2 제5항) 누구든지 예고임시마약류 또는 임시마약류에 대하여 다음 각 호의 어느 하나에 해당하는 행위를 하여서는 아니 된다. 〈개정 2025.4.1.〉

1. 재배 · 추출 · 제조 · 수출입하거나 그러할 목적으로 소지 · 소유
2. 매매 · 매매의 유인 · 권유 · 알선 · 수수 · 제공하거나 그러할 목적으로 소지 · 소유
3. 소지 · 소유 · 사용 · 운반 · 관리 · 투약 · 보관
4. 1군 또는 2군 임시마약류와 관련된 금지행위를 하기 위한 장소 · 시설 · 장비 · 자금 또는 운반 수단을 타인에게 제공

84 「마약류 관리에 관한 법률」상 대마초를 피운 경우 벌칙으로 올바른 것은?

① 무기 또는 5년 이상의 징역
② 1년 이상의 유기징역
③ 10년 이하의 징역 또는 1억원 이하의 벌금
④ 5년 이하의 징역 또는 5천만원 이하의 벌금

해설 **(마약류관리법 제61조 : 벌칙)**

① 다음 각 호의 어느 하나에 해당하는 자는 5년 이하의 징역 또는 5천만원 이하의 벌금에 처한다. 〈개정 2025.4.1.〉

1. 제3조 제1호를 위반하여 향정신성의약품(제2조 제3호 가목에 해당하는 향정신성의약품은 제외) 또는 대마를 사용하거나 제3조 제11호를 위반하여 향정신성의약품(제2조 제3호 가목에 해당하는 향정신성의약품은 제외) 및 대마와 관련된 금지된 행위를 하기 위한 장소 · 시설 · 장비 · 자금 또는 운반 수단을 타인에게 제공한 자
2. 제3조 제2호를 위반하여 마약의 원료가 되는 식물을 재배하거나 그 성분을 함유하는 원료 · 종자 · 종묘를 소지 · 소유한 자

2의2. 거짓이나 그 밖의 부정한 방법으로 제3조 제2호부터 제7호까지의 규정, 제4조 제2항 제7호 또는 같은 조 제3항에 따른 승인을 받은 자

Answer 83 ③ 84 ④

3. 제3조 제6호를 위반하여 제2조 제3호 가목에 해당하는 향정신성의약품의 원료가 되는 식물 또는 버섯류를 흡연·섭취하거나 그러할 목적으로 소지·소유한 자 또는 다른 사람에게 흡연·섭취하게 할 목적으로 소지·소유한 자
4. 제3조 제10호를 위반하여 다음 각 목의 어느 하나에 해당하는 행위를 한 자
   가. 대마 또는 대마초 종자의 껍질을 흡연하거나 섭취한 자
   나. 가목의 행위를 할 목적으로 대마, 대마초 종자 또는 대마초 종자의 껍질을 소지하고 있는 자
   다. 가목 또는 나목의 행위를 하려 한다는 정을 알면서 대마초 종자나 대마초 종자의 껍질을 매매하거나 매매를 유인·권유·알선한 자
5. 제4조 제1항을 위반하여 제2조 제3호 라목에 해당하는 향정신성의약품 또는 그 물질을 함유하는 향정신성의약품을 매매, 매매의 유인·권유·알선, 수수, 소지, 소유, 사용, 관리, 조제, 투약, 제공한 자 또는 향정신성의약품을 기재한 처방전을 발급한 자
6. 제4조 제1항을 위반하여 대마를 재배·소지·소유·수수·운반·보관하거나 이를 사용한 자
7. 제5조 제1항·제2항, 제9조 제1항 또는 제35조 제1항을 위반하여 향정신성의약품, 대마 또는 임시마약류를 취급하거나 그 처방전을 발급한 자
8. 2군 임시마약류에 대하여 제5조의2 제5항 제2호부터 제4호까지의 규정을 위반한 자

8의2. 거짓이나 그 밖의 부정한 방법으로 제6조 제1항, 제6조의2 제1항, 제18조 제2항 제1호, 제21조 제2항 또는 제24조 제2항에 따른 허가 또는 변경허가를 받은 자

9. 제6조의2를 위반하여 원료물질을 수출입하거나 제조한 자
10. 제11조의6 제1호를 위반하여 마약류 통합정보에 포함된 개인정보를 업무상 목적 외의 용도로 이용하거나 제3자에게 제공한 자

10의2. 제51조의2 제5항 제1호를 위반하여 개인정보를 업무상 목적 외의 용도로 이용하거나 제3자에게 제공한 자

10의3. 제18조 제2항 제1호를 위반하여 마약 또는 향정신성의약품을 수출입한 자

10의4. 제21조 제2항을 위반하여 마약 또는 향정신성의약품을 제조한 자

10의5. 제24조 제2항을 위반하여 마약을 원료로 사용한 한외마약을 제조한 자

11. 제28조 제1항 또는 제30조 제1항·제2항을 위반하여 향정신성의약품을 취급하거나 그 처방전을 발급한 자
12. 제28조 제3항을 위반하여 마약 또는 향정신성의약품을 전자거래를 통하여 판매한 자

② 상습적으로 제1항의 죄를 범한 자는 그 죄에 대하여 정하는 형의 2분의 1까지 가중한다.

③ 제1항(제2호·제3호 및 제9호는 제외) 및 제2항(제1항 제2호·제3호 및 제9호를 위반한 경우는 제외)에 규정된 죄의 미수범은 처벌한다.

85 「마약류 관리에 관한 법률」상 5년 이하의 징역 또는 5천만원 이하의 벌금에 처할 수 있는 경우에 해당하지 않는 것은?

① 대마를 수출입·제조·매매하거나 매매를 알선하는 행위를 하고도 거짓이나 그 밖의 부정한 방법으로 식품의약품안전처장의 승인을 받은 자

② 원료물질의 수출입 또는 제조를 업으로 하려는 자가 거짓이나 그 밖의 부정한 방법으로 식품의약품안전처장의 허가 또는 변경허가를 받은 자

③ 마약류수출입업자가 마약 또는 향정신성의약품을 수출입하면서 품목마다 식품의약품안전처장의 허가를 받지 않고 마약 또는 향정신성의약품을 수출입한 자

④ 마약류수출입업자가 마약 또는 향정신성의약품을 수출입하면서 수출입할 때마다 식품의약품안전처장의 승인을 받지 않고서 마약 또는 향정신성의약품을 취급한 자

Answer 85 ④

해설 **(마약류관리법 제62조 제1항 : 벌칙)** 다음 각 호의 어느 하나에 해당하는 자는 3년 이하의 징역 또는 3천만원 이하의 벌금에 처한다. 〈개정 2025.4.1.〉

1. 제8조 제1항을 위반하여 마약의 취급에 관한 허가증 또는 지정서를 타인에게 빌려주거나 양도한 자 또는 제9조 제2항·제3항, 제18조 제2항 제2호, 제20조, 제22조 제1항, 제26조 제1항을 위반하여 마약을 취급한 자
4. 제51조의2 제5항 제2호를 위반하여 개인정보를 제외한 정보를 업무상 목적 외의 용도로 이용하거나 제3자에게 제공한 자

(마약류관리법 제63조 제1항 : 벌칙) 다음 각 호의 어느 하나에 해당하는 자는 2년 이하의 징역 또는 2천만원 이하의 벌금에 처한다. 〈개정 2025.4.1.〉

11. 제18조 제2항 제2호를 위반하여 향정신성의약품을 취급한 자

(마약류관리법 제61조 제1항 : 벌칙) : 84번 문제 해설 참조

86 「마약류 관리에 관한 법률」상 마약의 취급에 관한 허가증 또는 지정서를 타인에게 빌려주거나 양도한 자에 대한 벌칙으로 올바른 것은?

① 5년 이하의 징역 또는 5천만원 이하의 벌금
② 3년 이하의 징역 또는 3천만원 이하의 벌금
③ 2년 이하의 징역 또는 2천만원 이하의 벌금
④ 1년 이하의 징역 또는 2천만원 이하의 벌금

해설 **(마약류관리법 제62조 제1항 : 벌칙)** 다음 각 호의 어느 하나에 해당하는 자는 3년 이하의 징역 또는 3천만원 이하의 벌금에 처한다. 〈개정 2025.4.1.〉

1. 제8조 제1항을 위반하여 마약의 취급에 관한 허가증 또는 지정서를 타인에게 빌려주거나 양도한 자 또는 제9조 제2항·제3항, 제18조 제2항 제2호, 제20조, 제22조 제1항, 제26조 제1항을 위반하여 마약을 취급한 자
2. 제9조 제2항, 제20조, 제22조 제1항, 제26조 제1항의 위반행위의 상대방이 되어 마약을 취급한 자
3. 마약류 통합정보 중 개인정보 이외의 정보를 업무상 목적 외의 용도로 이용하거나 제3자에게 제공한 자
4. 제51조의2 제5항 제2호를 위반하여 개인정보를 제외한 정보를 업무상 목적 외의 용도로 이용하거나 제3자에게 제공한 자
5. 금지되는 행위에 관한 정보를 타인에게 널리 알리거나 제시한 자(예고임시마약류에 대해서는 제외)

87 「마약류 관리에 관한 법률」상 3년 이하의 징역 또는 3천만원 이하의 벌금에 처할 수 있는 경우에 해당하지 않는 것은?

① 마약류도매업 영업소가 있는 특별시·광역시·특별자치시·도 또는 특별자치도 내의 마약류소매업자, 마약류취급의료업자, 마약류관리자 또는 마약류취급학술연구자 외의 자에게 마약을 판매한 마약도매업자
② 마약 또는 향정신성의약품을 전자거래를 통하여 판매한 마약류소매업자
③ 수입한 마약 또는 향정신성의약품을 마약류제조업자, 마약류원료사용자 및 마약류도매업자 외의 자에게 판매한 마약류수출입업자
④ 제조한 마약을 마약류도매업자 외의 자에게 판매한 마약류제조업자

Answer 86 ② 87 ②

해설 (마약류관리법 제61조 제1항 : 벌칙) 다음 각 호의 어느 하나에 해당하는 자는 5년 이하의 징역 또는 5천만원 이하의 벌금에 처한다. 〈개정 2025.4.1.〉

12. 제28조 제3항을 위반하여 마약 또는 향정신성의약품을 전자거래를 통하여 판매한 자

(마약류관리법 제28조 제3항 : 마약류의 소매) 마약류소매업자는 「전자문서 및 전자거래 기본법」 제2조 제5호에 따른 전자거래를 통한 마약 또는 향정신성의약품의 판매를 하여서는 아니 된다.

(마약류관리법 제62조 제1항 : 벌칙) 다음 각 호의 어느 하나에 해당하는 자는 3년 이하의 징역 또는 3천만원 이하의 벌금에 처한다. 〈개정 2025.4.1.〉

1. 제8조 제1항을 위반하여 마약의 취급에 관한 허가증 또는 지정서를 타인에게 빌려주거나 양도한 자 또는 제9조 제2항·제3항, 제18조 제2항 제2호, 제20조, 제22조 제1항, 제26조 제1항을 위반하여 마약을 취급한 자
2. 제9조 제2항, 제20조, 제22조 제1항, 제26조 제1항의 위반행위의 상대방이 되어 마약을 취급한 자
3. 마약류 통합정보 중 개인정보 이외의 정보를 업무상 목적 외의 용도로 이용하거나 제3자에게 제공한 자
4. 제51조의2 제5항 제2호를 위반하여 개인정보를 제외한 정보를 업무상 목적 외의 용도로 이용하거나 제3자에게 제공한 자
5. 금지되는 행위에 관한 정보를 타인에게 널리 알리거나 제시한 자(예고임시마약류에 대해서는 제외)

(마약류관리법 제20조 : 수입한 마약 등의 판매) 마약류수출입업자는 수입한 마약 또는 향정신성의약품을 마약류제조업자, 마약류원료사용자 및 마약류도매업자 외의 자에게 판매하지 못한다.

(마약류관리법 제22조 제1항 : 제조한 마약 등의 판매) 마약류제조업자는 제조한 마약을 마약류도매업자 외의 자에게 판매하여서는 아니 된다.

(마약류관리법 제26조 제1항 : 마약류의 도매) 마약류도매업자는 그 영업소가 있는 특별시·광역시·특별자치시·도 또는 특별자치도 내의 마약류소매업자, 마약류취급의료업자, 마약류관리자 또는 마약류취급학술연구자 외의 자에게 마약을 판매하여서는 아니 된다. 다만, 해당 허가관청의 승인을 받아 판매하는 경우에는 그러하지 아니하다.

88 「마약류 관리에 관한 법률」상 향정신성의약품의 취급에 관한 허가증 또는 지정서를 타인에게 빌려주거나 양도한 자에 대한 벌칙으로 올바른 것은?

① 5년 이하의 징역 또는 5천만원 이하의 벌금
② 3년 이하의 징역 또는 3천만원 이하의 벌금
③ 2년 이하의 징역 또는 2천만원 이하의 벌금
④ 1년 이하의 징역 또는 2천만원 이하의 벌금

해설 **(마약류관리법 제63조 제1항 : 벌칙)** 다음 각 호의 어느 하나에 해당하는 자는 2년 이하의 징역 또는 2천만원 이하의 벌금에 처한다. 〈개정 2025.4.1.〉

1. 제51조 제1항부터 제4항까지의 규정을 위반한 자
2. 향정신성의약품의 취급에 관한 허가증 또는 지정서를 타인에게 빌려주거나 양도한 자 또는 제9조 제2항·제3항, 제20조·제22조 제2항 또는 제28조 제2항을 위반하여 향정신성의약품을 취급한 자
3. 대마의 취급에 관한 허가증을 타인에게 빌려주거나 양도한 자 또는 제9조 제2항·제3항을 위반하여 대마를 취급한 자
4. 제9조 제2항, 제20조 및 제22조 제2항의 위반행위의 상대방이 되어 향정신성의약품을 취급한 자
5. 제9조 제2항의 위반행위의 상대방이 되어 대마를 취급한 자

Answer 88 ③

6. 제11조 제1항부터 제3항까지 및 제5항, 제16조, 제28조 제2항, 제32조 제1항 및 제2항, 제33조 제1항, 제34조를 위반하여 마약을 취급한 자
7. 제11조 제1항부터 제3항까지 및 제5항의 규정에 따른 보고 또는 변경보고를 거짓으로 하거나 제32조 제2항에 따른 처방전에 거짓으로 기재하여 마약을 취급한 자
8. 제17조를 위반하여 기재하지 아니하거나 거짓으로 기재하여 마약을 취급한 자

8의2. 제43조에 따른 명령을 위반하여 보고하지 아니하거나 거짓된 보고를 하여 마약을 취급한 자

9. 제12조 제1항을 위반하여 거짓으로 보고하여 마약을 취급하거나 제12조 제2항을 위반하여 마약을 폐기한 자
10. 제13조 제1항, 제33조 제2항을 위반하여 마약을 취급한 자(제69조 제1항 제8호에 해당하는 자는 제외)
11. 제18조 제2항 제2호를 위반하여 향정신성의약품을 취급한 자
12. 제40조 제1항에 따른 치료보호기관을 정당한 이유 없이 이탈한 자 또는 이탈한 자를 은닉한 자
13. 제40조 제7항에 따른 중독 판별검사 또는 치료보호를 정당한 이유 없이 거부·방해 또는 기피한 자
14. 마약을 취급하는 자로서 정당한 이유 없이 제41조 제1항에 따른 출입, 검사, 수거 등을 거부·방해 또는 기피한 자 또는 제47조에 따른 처분을 거부·방해 또는 기피한 자
15. 제44조에 따른 업무정지기간에 그 업무를 하여 마약을 취급한 자
16. 제51조 제2항에 따른 기록작성의 의무를 회피할 목적으로 소량으로 나누어 원료물질을 거래한 자
17. 제3조 제13호를 위반하여 타인에게 마약류의 투약, 흡연 또는 섭취를 유인 또는 권유한 자

89 **「마약류 관리에 관한 법률」상 다음 중 그 죄에 대하여 정하는 형의 2분의 1까지 가중하는 벌칙에 해당하지 않는 자는?**

① 상습적으로 치료보호기관을 정당한 이유 없이 이탈한 18세 박씨
② 상습적으로 향정신성의약품의 취급에 관한 지정서를 50세 김씨에게 양도한 65세 이씨
③ 18세 이씨에게 마약류의 흡연 또는 섭취를 유인 또는 권유한 40세 최씨
④ 20세 김씨에게 마약류의 투약 또는 섭취를 유인 또는 권유한 60세 정씨

해설 **(마약류관리법 제63조 제2항 : 벌칙)** 다음 각 호의 어느 하나에 해당하는 자는 그 죄에 대하여 정하는 형의 2분의 1까지 가중한다. 〈개정 2025.4.1.〉

1. 상습적으로 제1항 제2호부터 제5호까지, 제11호·제12호의 죄를 범한 자
2. 미성년자에 대하여 제1항 제17호의 죄를 범한 자

(마약류관리법 제63조 제1항 : 벌칙)

2. 향정신성의약품의 취급에 관한 허가증 또는 지정서를 타인에게 빌려주거나 양도한 자 또는 제9조 제2항·제3항, 제20조·제22조 제2항 또는 제28조 제2항을 위반하여 향정신성의약품을 취급한 자
3. 대마의 취급에 관한 허가증을 타인에게 빌려주거나 양도한 자 또는 제9조 제2항·제3항을 위반하여 대마를 취급한 자
4. 제9조 제2항, 제20조 및 제22조 제2항의 위반행위의 상대방이 되어 향정신성의약품을 취급한 자
5. 제9조 제2항의 위반행위의 상대방이 되어 대마를 취급한 자
11. 제18조 제2항 제2호를 위반하여 향정신성의약품을 취급한 자
12. 제40조 제1항에 따른 치료보호기관을 정당한 이유 없이 이탈한 자 또는 이탈한 자를 은닉한 자
17. 제3조 제13호를 위반하여 타인에게 마약류의 투약, 흡연 또는 섭취를 유인 또는 권유한 자

Answer 89 ④

90 「마약류 관리에 관한 법률」상 임시마약류를 취급하는 자로서 정당한 이유 없이 검사·수거·압류 또는 처분을 거부·방해 또는 기피한 자에 대한 벌칙으로 올바른 것은?

① 5년 이하의 징역 또는 5천만원 이하의 벌금
② 3년 이하의 징역 또는 3천만원 이하의 벌금
③ 2년 이하의 징역 또는 2천만원 이하의 벌금
④ 1년 이하의 징역 또는 1천만원 이하의 벌금

해설 **(마약류관리법 제64조 : 벌칙)** 다음 각 호의 어느 하나에 해당하는 자는 1년 이하의 징역 또는 1천만원 이하의 벌금에 처한다. 〈개정 2023.6.13.〉

1. 제8조 제2항·제3항에 따른 신고를 거짓으로 한 자
2. 제11조 제1항부터 제3항까지 및 제5항을 위반하여 보고 또는 변경보고를 하지 아니하거나 거짓으로 보고하여 향정신성의약품을 취급한 자
3. 제12조 제1항을 위반하여 거짓으로 보고하여 향정신성의약품을 취급하거나 또는 제17조에 따른 기재를 하지 아니하거나 거짓으로 기재하여 향정신성의약품을 취급한 자
4. 제36조 또는 제43조에 따른 명령을 위반하거나 보고 또는 신고를 하지 아니한 자 또는 명령을 위반하거나 거짓된 보고 또는 신고를 하여 대마를 취급한 자
5. 제12조 제2항을 위반하여 향정신성의약품을 폐기한 자
6. 제12조 제2항을 위반하여 대마를 폐기한 자
7. 제13조 제1항을 위반하여 대마를 취급한 자
8. 제13조 제1항, 제16조, 제26조 제2항, 제32조 제1항 및 제2항, 제33조 제2항 또는 제34조를 위반하여 향정신성의약품을 취급한 자
9. 제13조 제1항, 제33조 제2항을 위반하여 마약류취급자에게 향정신성의약품을 양도 또는 인계하지 아니한 자
10. 제14조를 위반한 자
11. 제15조를 위반하여 마약류(향정신성의약품은 제외)를 저장한 자
12. 제26조 제2항의 위반행위의 상대방이 되어 향정신성의약품을 취급한 자

12의2. 제32조 제2항에 따른 처방전에 거짓으로 기재하여 향정신성의약품을 취급한 자

13. 제35조 제2항 및 제3항을 위반하여 장부를 작성하지 아니하거나 거짓으로 작성하거나 보고한 자
14. 제36조 제2항 또는 제42조 제2항을 위반하여 대마를 폐기하지 아니하거나 처분을 거부·방해 또는 기피한 자
15. 제38조 제2항을 위반하여 마약류를 판매하거나 사용한 자
16. 향정신성의약품, 예고임시마약류, 임시마약류를 취급하는 자 또는 원료물질취급자로서 정당한 이유 없이 제41조 제1항, 제42조, 제43조 또는 제47조에 따른 명령을 위반하거나 거짓된 보고를 하거나 검사·수거·압류 또는 처분을 거부·방해 또는 기피한 자
17. 대마를 취급하는 자로서 정당한 이유 없이 제41조 제1항에 따른 출입·검사 또는 수거를 거부·방해 또는 기피한 자
18. 제44조에 따른 업무정지기간에 그 업무를 하여 향정신성의약품을 취급한 자
19. 제44조에 따른 업무정지기간에 그 업무를 하여 대마를 취급한 자
20. 제51조 제7항에 따른 보고를 거짓으로 한 자

Answer 90 ④

91 「마약류 관리에 관한 법률」상 법원은 마약류사범에 대하여 유죄판결을 선고하거나 약식명령을 고지하는 경우에는 200시간의 범위에서 재범예방에 필요한 교육의 수강명령 또는 재활교육 프로그램의 이수명령을 병과할 수 있다. 다음 중 재활교육 프로그램의 이수명령을 부과받은 사람이 보호관찰소의 장 또는 교정시설의 장의 이수명령 이행에 관한 지시에 불응하여 경고를 받은 후 재차 정당한 사유 없이 이수명령 이행에 관한 지시에 불응한 경우에 해당하는 벌칙으로 가장 올바른 것은?

① 징역형 이상의 실형과 병과된 경우에는 1년 이하의 징역 또는 1천만원 이하의 벌금에 처하며, 벌금형과 병과된 경우에는 5백만원 이하의 벌금에 처한다.

② 징역형 이상의 실형과 병과된 경우에는 1년 이하의 징역 또는 1천만원 이하의 벌금에 처하며, 벌금형과 병과된 경우에는 1천만원 이하의 벌금에 처한다.

③ 징역형 이상의 실형과 병과된 경우에는 2년 이하의 징역 또는 2천만원 이하의 벌금에 처하며, 벌금형과 병과된 경우에는 1천만원 이하의 벌금에 처한다.

④ 징역형 이상의 실형과 병과된 경우에는 2년 이하의 징역 또는 2천만원 이하의 벌금에 처하며, 벌금형과 병과된 경우에는 2천만원 이하의 벌금에 처한다.

해설 **(마약류관리법 제65조의2 : 벌칙)** 제40조의2 제2항에 따라 이수명령을 부과받은 사람이 보호관찰소의 장 또는 교정시설의 장의 이수명령 이행에 관한 지시에 불응하여 「보호관찰 등에 관한 법률」 또는 「형의 집행 및 수용자의 처우에 관한 법률」에 따른 경고를 받은 후 재차 정당한 사유 없이 이수명령 이행에 관한 지시에 불응한 경우에는 다음 각 호에 따른다.

1. 징역형 이상의 실형과 병과된 경우에는 1년 이하의 징역 또는 1천만원 이하의 벌금에 처한다.
2. 벌금형과 병과된 경우에는 1천만원 이하의 벌금에 처한다.

(마약류관리법 제40조의2 : 형벌과 수강명령 등의 병과)

① 법원은 제3조, 제4조 또는 제5조를 위반하여 마약류를 투약, 흡연 또는 섭취한 사람("마약류사범")에 대하여 형의 선고를 유예하는 경우에는 1년 동안 보호관찰을 받을 것을 명할 수 있다.

② 법원은 마약류사범에 대하여 유죄판결(선고유예는 제외)을 선고하거나 약식명령을 고지하는 경우에는 200시간의 범위에서 재범예방에 필요한 교육의 수강명령 또는 재활교육 프로그램의 이수명령을 병과하여야 한다. 다만, 수강명령 또는 이수명령을 부과할 수 없는 특별한 사정이 있는 경우에는 그러하지 아니하다.

Answer 91 ②

의료관계법규

12

학교보건법

12 학교보건법

01 「학교보건법」의 목적에 해당하지 않는 것은?

① 교직원의 건강을 보호·증진한다.
② 학교보건에 대한 국가의 책임을 규정한다.
③ 학교의 보건 관리에 필요한 사항을 규정한다.
④ 학생의 건강을 보호·증진한다.

해설 **(학교보건법 제1조 목적)** 이 법은 학교의 보건관리에 필요한 사항을 규정하여 학생과 교직원의 건강을 보호·증진함을 목적으로 한다.

02 「학교보건법」상 아래 내용의 괄호 안에 들어갈 올바른 내용은?

> 건강검사란 신체의 발달상황 및 능력, 정신건강 상태, (　　　), 질병의 유무 등에 대하여 조사하거나 검사하는 것을 말한다.

① 가정환경　　② 생활습관
③ 지적능력　　④ 학업성취능력

해설 **(학교보건법 제2조 제1호)** "건강검사"란 신체의 발달상황 및 능력, 정신건강 상태, 생활습관, 질병의 유무 등에 대하여 조사하거나 검사하는 것을 말한다. 〈개정 2020.10.20.〉

03 「학교보건법」상 학교와 지도·감독기관인 해당 관할청이 올바르게 짝짓지 못한 것은?

① 국립유치원 및 국립학교 – 교육부장관
② 공립유치원 및 공립학교 – 교육부장관
③ 사립유치원 및 사립학교 – 교육감
④ 산업대학, 기술대학, 방송통신대학 및 사이버대학 – 교육부장관

해설 **(학교보건법 제2조 제3호)** "관할청"이란 다음 각 목의 구분에 따른 지도·감독기관을 말한다. 〈개정 2020.10.20.〉
가. 「유아교육법」 제7조 제1호에 따른 국립유치원 및 「초·중등교육법」 제3조 제1호에 따른 국립학교 : 교육부장관
나. 「유아교육법」 제7조 제2호·제3호에 따른 공립유치원·사립유치원 및 「초·중등교육법」 제3조 제2호·제3호에 따른 공립학교·사립학교 : 교육감
다. 「고등교육법」 제2조에 따른 학교 : 교육부장관

Answer 01 ② 02 ② 03 ②

(유아교육법 제7조) 유치원은 다음 각 호와 같이 구분한다.
1. 국립유치원 : 국가가 설립·경영하는 유치원
2. 공립유치원 : 지방자치단체가 설립·경영하는 유치원(시립유치원과 도립유치원)
3. 사립유치원 : 법인 또는 사인이 설립·경영하는 유치원

(초·중등교육법 제3조) 제2조 각 호의 학교는 설립주체에 따라 다음과 같이 구분한다.
1. 국립학교 : 국가가 설립·경영하는 학교 또는 국립대학법인이 부설하여 경영하는 학교
2. 공립학교 : 지방자치단체가 설립·경영하는 학교(시립학교·도립학교)
3. 사립학교 : 법인이나 개인이 설립·경영하는 학교(국립대학법인 부설 학교는 제외)

(고등교육법 제2조) 고등교육을 실시하기 위하여 다음 각 호의 학교를 둔다.
1. 대학
2. 산업대학
3. 교육대학
4. 전문대학
5. 방송대학·통신대학·방송통신대학 및 사이버대학("원격대학")
6. 기술대학
7. 각종학교

12

04 「학교보건법」상 학생과 교직원의 건강을 보호·증진하기 위한 기본계획을 수립·시행하고, 이에 필요한 시책을 마련하여야 하는 사람은?

① 각 시·도 교육청 ② 국가와 지방자치단체
③ 보건복지부장관 ④ 학교장

해설 **(학교보건법 제2조의2 : 국가와 지방자치단체의 의무)** 국가와 지방자치단체는 학생과 교직원의 건강을 보호·증진하기 위한 기본계획을 수립·시행하고, 이에 필요한 시책을 마련하여야 한다.

05 「학교보건법」상 교육부장관은 몇 년마다 학생의 신체 및 정신건강 증진을 위한 학생건강증진 기본계획을 수립·시행하여야 하는가? 2025 서울 기출유사

① 1년 ② 3년
③ 5년 ④ 10년

해설 **(학교보건법 제2조의3 : 학생건강증진 기본계획의 수립·시행)**
① 교육부장관은 5년마다 학생의 신체 및 정신건강 증진을 위한 기본계획을 수립·시행하여야 한다.
② 기본계획에는 다음 각 호의 사항이 포함되어야 한다.
1. 학생의 건강증진을 위한 기본방향 및 목표
2. 학생의 건강증진을 위한 주요 추진과제 및 추진방법
3. 그 밖에 학생의 건강증진을 위하여 필요한 사항

Answer 04 ② 05 ③

06 「학교보건법」상 보건실을 설치하고 학교보건에 필요한 시설과 기구 및 용품을 갖추어야 하는 사람은?

① 각 시·도 교육청
② 보건복지부장관
③ 학교의 설립자·경영자
④ 학교장

해설 (학교보건법 제3조 : 보건시설 등) 학교의 설립자·경영자는 대통령령으로 정하는 바에 따라 보건실을 설치하고 학교보건에 필요한 시설과 기구 및 용품을 갖춰야 한다.

07 「학교보건법」상 보건실의 설치기준 중 원칙적인 설치면적은?

① 33제곱미터 이상
② 44제곱미터 이상
③ 55제곱미터 이상
④ 66제곱미터 이상

해설 (학교보건법 시행령 제2조 제1항 제2호) 법 제3조에 따른 보건실의 설치기준은 다음 각 호와 같다. 〈개정 2023.2.14.〉
2. 면적 : 66제곱미터 이상. 다만, 교육부장관(대학만 해당) 또는 교육감(「고등학교 이하 각급 학교 설립·운영 규정」 제2조에 따른 각급 학교만 해당)은 학생수 등을 고려하여 학생과 교직원의 건강관리에 지장이 없는 범위에서 그 면적을 완화할 수 있다.

08 「학교보건법」상 아래 〈보기〉의 (가), (나)에 들어갈 내용이 순서대로 올바르게 나열된 것은?

보기
학교의 장은 학교시설에서의 환경위생 및 식품위생을 적절히 유지·관리하기 위해 교육부령으로 정하는 바에 따라 (가) 점검하고, 그 결과를 기록·보존 및 보고하여야 하며, 학교의 장은 점검결과가 교육부령으로 정하는 기준에 맞지 않은 경우에는 (나)시설의 보완 등 필요한 조치를 하고, 이를 교육부장관 및 교육감에게 보고하여야 한다.

① 매년, 1개월 이내에
② 매년, 지체없이
③ 연 2회 이상, 1주일 이내에
④ 연 2회 이상, 지체없이

해설 (학교보건법 제4조 : 학교의 환경위생 및 식품위생)
② 학교의 장은 제1항에 따라 학교시설에서의 환경위생 및 식품위생을 적절히 유지·관리하기 위하여 교육부령으로 정하는 바에 따라 연 2회 이상 점검하고, 그 결과를 기록·보존 및 보고하여야 한다. 이 경우 환경위생 점검을 위한 공기 질 점검 시 학교운영위원회 위원 또는 학부모가 참관을 요청하는 경우에는 이를 허용하여야 한다. 〈개정 2021.12.28.〉
④ 학교의 장은 제2항과 제3항에 따른 점검 결과가 교육부령으로 정하는 기준에 맞지 아니한 경우에는 지체 없이 시설의 보완 등 필요한 조치를 하고 이를 교육부장관 및 교육감에게 보고하여야 한다. 〈개정 2021.12.28.〉

Answer 06 ③ 07 ④ 08 ④

09 아래 내용은 「학교보건법」상 학교의 장이 유지·관리해야 하는 학교시설에서의 환기·채광·조명·온습도의 조절기준과 환기설비의 구조 및 설치기준에 대한 설명이다. 다음 중 올바르게 설명하고 있는 것을 모두 고른 것은?

> 가. 교실의 조명도는 책상면을 기준으로 300럭스 이상이 되도록 할 것
> 나. 비교습도는 30퍼센트 이상 80퍼센트 이하로 할 것
> 다. 직사광선을 포함하지 않는 천공광에 의한 옥외 수평조도와 실내조도와의 비가 평균 5% 이상으로 하되, 최소 2% 미만이 되지 않도록 할 것
> 라. 환기용 창 등을 수시로 개방하거나 기계식 환기설비를 수시로 가동하여 1인당 환기량이 시간당 21.6m^3 이상이 되도록 할 것

① 가, 나, 다　　② 가, 다
③ 나, 라　　④ 가, 나, 다, 라

12

해설 **(학교보건법 시행규칙 제3조 제1항 제1호 [별표 2])**
환기·채광·조명·온습도의 조절기준과 환기설비의 구조 및 설치기준

1. 환기
   가. 환기의 조절기준 : 환기용 창 등을 수시로 개방하거나 기계식 환기설비를 수시로 가동하여 1인당 환기량이 시간당 21.6세제곱미터 이상이 되도록 할 것
   나. 환기설비의 구조 및 설치기준(환기설비의 구조 및 설치기준을 두는 경우에 한한다)
      1) 환기설비는 교사 안에서의 공기의 질의 유지기준을 충족할 수 있도록 충분한 외부공기를 유입하고 내부공기를 배출할 수 있는 용량으로 설치할 것
      2) 교사의 환기설비에 대한 용량의 기준은 환기의 조절기준에 적합한 용량으로 할 것
      3) 교사 안으로 들어오는 공기의 분포를 균등하게 하여 실내공기의 순환이 골고루 이루어지도록 할 것
      4) 중앙관리방식의 환기설비를 계획할 경우 환기닥트는 공기를 오염시키지 않는 재료로 만들 것
2. 채광(자연조명)
   가. 직사광선을 포함하지 아니하는 천공광에 의한 옥외 수평조도와 실내조도와의 비가 평균 5퍼센트 이상으로 하되, 최소 2퍼센트 미만이 되지 아니하도록 할 것
   나. 최대조도와 최소조도의 비율이 10대 1을 넘지 아니하도록 할 것
   다. 교실 바깥의 반사물로부터 눈부심이 발생되지 아니하도록 할 것
3. 조도(인공조명)
   가. 교실의 조명도는 책상면을 기준으로 300럭스 이상이 되도록 할 것
   나. 최대조도와 최소조도의 비율이 3대 1을 넘지 아니하도록 할 것
   다. 인공조명에 의한 눈부심이 발생되지 아니하도록 할 것
4. 실내온도 및 습도
   가. 실내온도는 섭씨 18도 이상 28도 이하로 하되, 난방온도는 섭씨 18도 이상 20도 이하, 냉방온도는 섭씨 26도 이상 28도 이하로 할 것
   나. 비교습도는 30퍼센트 이상 80퍼센트 이하로 할 것

Answer　09 ④

10 「학교보건법」상 학교의 장이 유지·관리해야 하는 학교시설에서의 환경위생 및 식품위생에 대한 점검의 종류 및 시기에 대한 설명으로 가장 올바르지 못한 것은?

① 학교의 장은 공기 질의 위생점검을 상·하반기에 각각 1회 이상 실시하여야 한다.

② 학교의 장은 매 학년 1회 이상 정기점검을 실시하여야 한다.

③ 학교의 장은 오염물질 중 라돈에 대한 정기점검의 경우 최초 실시 학년도 및 그 다음 학년도의 점검 결과가 각각 유지기준의 50% 미만에 해당하는 기숙사 및 1층 교사에 대해서는 교육부장관이 정하는 바에 따라 정기점검의 주기를 늘릴 수 있다.

④ 학교의 장은 학교를 신축·개축·개수 등을 하거나, 책상·의자·컴퓨터 등 새로운 비품을 학교시설로 반입하여 폼알데하이드 및 휘발성유기화합물이 발생할 우려가 있을 때는 특별점검을 실시하여야 한다.

해설 학교보건법 시행규칙 제3조 제3항 [별표 6] : 학교시설에서의 환경위생 및 식품위생에 대한 점검의 종류 및 시기) 〈개정 2025.9.19.〉

점검종류	점검 시기
일상점검	• 매 수업일
정기점검	• 매 학년 : 2회 이상. 다만, 제3조 제1항 각 호의 기준에서 점검횟수를 3회 이상으로 정한 경우에는 그 기준을 따른다.
특별점검	• 감염병 등에 의하여 집단적으로 환자가 발생할 우려가 있거나 발생한 때 • 풍수해 등으로 환경이 불결하게 되거나 오염된 때 • 학교를 신축·개축·개수 등을 하거나, 책상·의자·컴퓨터 등 새로운 비품을 학교시설로 반입하여 폼알데하이드 및 휘발성유기화합물이 발생할 우려가 있을 때 • 그 밖에 학교의 장이 필요하다고 인정하는 때

비고 : 별표 4의2에 따른 오염물질 중 라돈에 대한 정기점검의 경우 최초 실시 학년도 및 그 다음 학년도의 점검 결과가 각각 유지기준의 50퍼센트 미만에 해당하는 기숙사(건축 후 3년이 지나지 않은 기숙사로 한정) 및 1층 교사에 대해서는 교육부장관이 정하는 바에 따라 정기점검의 주기를 늘릴 수 있다.

11 「학교보건법」상 학교의 장이 지정한 환경위생관리자 및 환경위생의 유지·관리를 담당하는 소속 공무원의 전문성을 신장하기 위하여 필요한 교육을 실시하거나 환경위생의 유지·관리에 관한 교육을 전문적으로 실시하는 기관에 이들을 위탁하여 교육을 받을 수 있도록 하여야 하는 사람은?

① 교육감 ② 교육부장관

③ 보건복지부장관 ④ 시장·군수·구청장

해설 (학교보건법 시행규칙 제3조의3 제2항) 교육감은 학교의 장이 지정한 환경위생관리자 및 환경위생의 유지·관리를 담당하는 소속 공무원의 전문성을 신장하기 위하여 필요한 교육을 실시하거나 환경위생의 유지·관리에 관한 교육을 전문적으로 실시하는 기관에 이들을 위탁하여 교육을 받을 수 있도록 하여야 한다.

Answer 10 ② 11 ①

12 「학교보건법」상 학교의 장이 교사 안에서의 공기 질을 측정하는 장비에 대하여 정기적으로 점검을 실시하여야 하는 주기로 가장 올바른 것은?

① 매월 1회 이상
② 매년 1회 이상
③ 매년 2회 이상
④ 2년에 1회 이상

해설 **(학교보건법 제4조의2 제2항 : 공기 질의 유지·관리 특례)** 학교의 장은 제4조 제2항 및 제3항에 따라 교사 안에서의 공기 질을 측정하는 장비에 대하여 교육부령으로 정하는 바에 따라 매년 2회 이상 정기적으로 점검을 실시하여야 한다. 〈개정 2021.12.28.〉

13 「학교보건법」상 학교시설에서의 환경위생 및 식품위생에 대한 설명으로 가장 올바르지 못한 것은?

① 학교의 장은 교사 안에서의 공기 질 관리를 위하여 보건복지부령으로 정하는 바에 따라 각 교실에 공기를 정화하는 설비 및 미세먼지를 측정하는 기기를 설치하여야 한다.
② 학교의 장은 학교시설에서의 환경위생 및 식품위생을 유지·관리하기 위하여 점검을 실시하는 경우 교육감 또는 교육장에게 점검방법의 지도 및 전문인력 등의 지원을 요청할 수 있다.
③ 학교의 장은 학교시설에서의 환경위생 및 식품위생을 유지·관리하기 위하여 점검을 실시하는 경우 환경위생 및 식품위생의 상태를 전문적으로 점검하는 기관에 의뢰하여 오염의 정도를 측정하게 할 수 있다.
④ 학교의 장은 학교시설에서의 환경위생을 유지·관리하기 위하여 소속 교직원 중에서 환경위생에 관한 업무를 관리하는 "환경위생관리자"를 지정해야 한다.

해설 **(학교보건법 제4조의3 : 공기정화설비 등 설치)** 학교(「고등교육법」 제2조에 따른 학교는 제외)의 장은 교사 안에서의 공기 질 관리를 위하여 교육부령으로 정하는 바에 따라 각 교실에 공기를 정화하는 설비 및 미세먼지를 측정하는 기기를 설치하여야 한다.
(학교보건법 시행규칙 제3조의2 제1항 : 검사요청 등) 법 제4조에 따른 학교시설에서의 환경위생 및 식품위생을 유지·관리하기 위하여 학교의 장이 제3조 제2항에 따른 점검을 실시하는 경우에는 교육감 또는 교육장에게 점검방법의 지도 및 전문인력 등의 지원을 요청하거나 환경위생 및 식품위생의 상태를 전문적으로 점검하는 기관에 의뢰하여 오염의 정도를 측정하게 할 수 있다.
(학교보건법 시행규칙 제3조의3 제1항 환경위생관리자의 지정 및 교육) 학교의 장은 법 제4조에 따라 학교시설에서의 환경위생을 유지·관리하기 위하여 소속 교직원 중에서 환경위생에 관한 업무를 관리하는 "환경위생관리자"를 지정해야 한다.

14 「학교보건법」상 대기오염 대응메뉴얼의 작성등에 대한 설명으로 가장 올바르지 못한 것은?

① 교육부장관은 대기오염에 효과적으로 대응하기 위하여 보건복지부장관과의 협의를 거쳐 대기오염도 예측결과에 따른 "대기오염대응매뉴얼"을 작성·배포하여야 한다.
② 대기오염대응매뉴얼에는 대응 단계별 전파요령, 실외수업에 대한 점검 및 조치, 실내 공기질 관리를 위한 조치사항 등 대통령령으로 정하는 내용이 포함되어야 한다.
③ 학교의 장은 대기오염대응매뉴얼에 따라 학생 및 교직원의 세부 행동요령을 수립하고 학생 및 교직원에게 세부 행동요령에 관한 교육을 실시하여야 한다.
④ 학교의 장은 세부 행동요령을 「학교안전사고 예방 및 보상에 관한 법률」에 따른 학교안전사고 예방에 관한 학교계획에 포함하여 수립할 수 있다.

Answer 12 ③ 13 ① 14 ①

해설 (학교보건법 제5조 : 대기오염 대응매뉴얼의 작성 등)

① 교육부장관은 대기오염에 효과적으로 대응하기 위하여 기후에너지환경부장관과의 협의를 거쳐 「대기환경보전법」 제7조의2의 대기오염도 예측결과에 따른 "대기오염 대응매뉴얼"을 작성·배포하여야 한다. 〈개정 2025.10.1.〉

② 대기오염 대응매뉴얼에는 대응 단계별 전파요령, 실외수업에 대한 점검 및 조치, 실내 공기질 관리를 위한 조치사항 등 대통령령으로 정하는 내용이 포함되어야 한다.

③ 학교의 장은 대기오염 대응매뉴얼에 따라 학생 및 교직원의 세부 행동요령을 수립하고 학생 및 교직원에게 세부 행동요령에 관한 교육을 실시하여야 한다.

④ 그 밖에 대기오염 대응매뉴얼의 작성·배포, 세부 행동요령의 수립에 필요한 사항은 대통령령으로 정한다.

(학교보건법 시행령 제3조 제4항) 학교의 장은 세부 행동요령을 「학교안전사고 예방 및 보상에 관한 법률」 제4조 제6항에 따른 학교안전사고 예방에 관한 학교계획에 포함하여 수립할 수 있다.

15 「학교보건법」상 학생과 교직원에 대하여 건강검사를 실시하여야 하는 사람은?

① 교육감　　② 교육부장관

③ 보건복지부장관　　④ 학교장

해설 (학교보건법 제7조 제1항 : 건강검사 등) 학교의 장은 학생과 교직원에 대하여 건강검사를 하여야 한다. 다만, 교직원에 대한 건강검사는 「국민건강보험법」 제52조에 따른 건강검진으로 갈음할 수 있다.

16 「학교보건법」상 학교의 장이 건강검진 실시기관에 의뢰하여 교육부령으로 정하는 사항에 대한 건강검사를 해야 하는 주된 대상 학생으로 옳은 것은? (단, 구강검사는 제외) 2025 전북 기출유사

① 초등학교 전체 학년

② 초등학교 1학년 및 4학년, 중·고등학교 1학년

③ 초등학교 1학년, 중·고등학교 1학년

④ 초등학교 및 중·고등학교 전체 학년

해설 (학교보건법 제7조 제2항 : 건강검사 등) 학교의 장은 제1항에 따라 건강검사를 할 때에 질병의 유무 등을 조사하거나 검사하기 위하여 다음 각 호의 어느 하나에 해당하는 학생에 대하여는 「국민건강보험법」 제52조에 따른 건강검진 실시 기관에 의뢰하여 교육부령으로 정하는 사항에 대한 건강검사를 한다.

1. 「초·중등교육법」 제2조 제1호의 학교와 이에 준하는 특수학교·각종학교의 1학년 및 4학년 학생. 다만, 구강검진은 전 학년에 대하여 실시하되, 그 방법과 비용 등에 관한 사항은 지역실정에 따라 교육감이 정한다.
2. 「초·중등교육법」 제2조 제2호·제3호의 학교와 이에 준하는 특수학교·각종학교의 1학년 학생
3. 그 밖에 건강을 보호·증진하기 위하여 교육부령으로 정하는 학생

(초·중등교육법 제2조 : 학교의 종류) 초·중등교육을 실시하기 위하여 다음 각 호의 학교를 둔다.

1. 초등학교
2. 중학교·고등공민학교
3. 고등학교·고등기술학교
4. 특수학교
5. 각종학교

Answer 15 ④ 16 ②

17 「학교보건법」상 학교의 장이 천재지변 등 부득이한 사유로 건강검사를 연기하거나 건강검사의 전부 또는 일부를 생략하려고 할 경우에는, 다음 중 누구의 승인을 받아야 하는가?

가. 교육감	나. 교육부장관
다. 교육장	라. 특별시장·광역시장 및 도지사

① 가, 나, 다 ② 가, 다
③ 나, 라 ④ 가, 나, 다, 라

해설 **(학교보건법 제7조 제4항)** 학교의 장은 천재지변 등 부득이한 사유로 관할 교육감 또는 교육장의 승인을 받은 경우에는 교육부령으로 정하는 바에 따라 건강검사를 연기하거나 건강검사의 전부 또는 일부를 생략할 수 있다.

18 「학교보건법」상 건강검사를 실시한 검진기관은 검사결과를 다음 중 어떻게 해야 하는가?

① 교육감 및 교육장에게 통보하여야 한다.
② 교육장 및 해당 학교장에게 통보하여야 한다.
③ 학생에게 직접 통보하여야 한다.
④ 해당 학생 또는 학부모와 해당 학교의 장에게 알려야 한다.

해설 **(학교보건법 제7조 제5항)** 건강검사를 한 검진기관은 교육부령으로 정하는 바에 따라 그 검사결과를 해당 학생 또는 학부모와 해당 학교의 장에게 알려야 한다.

19 「학교보건법」상 학교의 장은 건강검진 실시기관에 의뢰하여 건강검사를 한다. 이에 대한 설명으로 가장 올바르지 못한 것은? 2021 부산, 2024 인천 기출유사

① 초등학교의 경우 초등학교 1학년과 초등학교 4학년에 대하여 건강검진을 실시한다.
② 초등학교 전 학년에 대하여 구강검진을 실시한다.
③ 학교의 장이 정신건강 상태 검사를 실시할 때에는 학부모의 동의를 받아야 한다.
④ 학교의 장이 천재지변 등 부득이한 사유로 관할 교육감 또는 교육장의 승인을 받은 경우에는 건강검사를 연기할 수 있다.

해설 **(학교보건법 제7조 제6항 : 건강검사 등)** 학교의 장은 제2조 제1호의 정신건강 상태 검사를 실시할 때 필요한 경우에는 학부모의 동의 없이 실시할 수 있다. 이 경우 학교의 장은 지체 없이 해당 학부모에게 검사 사실을 통보하여야 한다. 〈신설 2021.3.23.〉

(학교보건법 제7조 제2항 제1호 : 건강검사 등) 학교의 장은 제1항에 따라 건강검사를 할 때에 질병의 유무 등을 조사하거나 검사하기 위하여 다음 각 호의 어느 하나에 해당하는 학생에 대하여는 「국민건강보험법」 제52조에 따른 건강검진 실시 기관에 의뢰하여 교육부령으로 정하는 사항에 대한 건강검사를 한다.

1. 「초 · 중등교육법」 제2조 제1호의 학교와 이에 준하는 특수학교 · 각종학교의 1학년 및 4학년 학생. 다만, 구강검진은 전학년에 대하여 실시하되, 그 방법과 비용 등에 관한 사항은 지역실정에 따라 교육감이 정한다.

(학교보건법 제7조 제4항 : 건강검사 등) 학교의 장은 제1항과 제2항에도 불구하고 천재지변 등 부득이한 사유로 관할 교육감 또는 교육장의 승인을 받은 경우에는 교육부령으로 정하는 바에 따라 건강검사를 연기하거나 건강검사의 전부 또는 일부를 생략할 수 있다.

Answer 17 ② 18 ④ 19 ③

20 「학교보건법」상 건강검사의 결과를 평가하여 이를 바탕으로 학생건강증진계획을 수립·시행하여야 하는 사람은?

① 교육감 ② 교육부장관
③ 보건복지부장관 ④ 학교장

해설 **(학교보건법 제7조의2 제3항 : 학생건강증진계획의 수립·시행)** 학교의 장은 건강검사의 결과를 평가하여 이를 바탕으로 학생건강증진계획을 수립·시행하여야 한다.

21 「학교보건법」상 기본계획에 따라 매년 지역의 여건 및 특색을 고려하여 학생의 신체 및 정신건강 증진을 위한 학생건강증진 시행계획을 수립·시행하여야 하는 사람은?

① 교육감 ② 교육부장관
③ 보건복지부장관 ④ 학교의 장

해설 **(학교보건법 제7조의2 제1항 : 학생건강증진 시행계획의 수립·시행 등)** 교육감은 기본계획에 따라 매년 지역의 여건 및 특색을 고려하여 학생의 신체 및 정신건강 증진을 위한 학생건강증진 시행계획을 수립·시행하여야 한다. 〈개정 2021.9.24.〉

22 「학교보건법」상 건강검사를 하였을 때에는 그 결과를 교육부령으로 정하는 기준에 따라 작성·관리하여야 하는 사람은?

① 교육감 ② 교육부장관
③ 보건복지부장관 ④ 학교장

해설 **(학교보건법 제7조의3 제1항 : 건강검사기록)** 학교의 장은 제7조에 따른 건강검사를 하였을 때에는 그 결과를 교육부령으로 정하는 기준에 따라 작성·관리하여야 한다.

23 「학교보건법」상 학교의 장이 학생건강검사를 시행한 후 그 결과를 교육정보시스템에 처리하여야 하는 자료가 아닌 것은? 2024 전북 기출유사

① 인적사항 ② 예방접종 완료 여부
③ 국가건강검진 완료 여부 ④ 신체의 발달상황 및 능력

해설 **(학교보건법 제7조의3 제2항 : 건강검사기록)** 학교의 장이 제1항에 따라 건강검사 결과를 작성·관리할 때에 「초·중등교육법」 제30조의4에 따른 교육정보시스템을 이용하여 처리하여야 하는 자료는 다음과 같다.

1. 인적사항
2. 신체의 발달상황 및 능력
3. 그 밖에 교육목적을 이루기 위하여 필요한 범위에서 교육부령으로 정하는 사항

Answer 20 ④ 21 ① 22 ④ 23 ③

(학교건강검사규칙 제9조 제3항 : 건강검사 등의 실시결과 관리) 법 제7조의3 제2항 제3호에서 "교육부령으로 정하는 사항"이란 다음 각 호의 사항을 말한다.

1. 법 제10조 제1항에 따른 예방접종 완료 여부
2. 제5조 및 제5조의2에 따른 건강검진의 검진일자 및 검진기관명
3. 제6조에 따른 별도검사의 종류, 검사일자 및 검사기관명

24 「학교보건법」상 건강검사의 결과나 의사의 진단결과 감염병에 감염되었거나 감염된 것으로 의심되거나 감염될 우려가 있는 학생 및 교직원에 대하여 대통령령으로 정하는 바에 따라 등교를 중지시킬 수 있는 사람은?

① 교육감 ② 교육부장관
③ 보건복지부장관 ④ 학교장

12

해설 (학교보건법 제8조 제1항 : 등교 중지) 학교의 장은 제7조에 따른 건강검사의 결과나 의사의 진단 결과 감염병에 감염되었거나 감염된 것으로 의심되거나 감염될 우려가 있는 학생 또는 교직원에 대하여 대통령령으로 정하는 바에 따라 등교를 중지시킬 수 있다. 〈개정 2020.10.20.〉

25 「학교보건법」상 교육부장관은 감염병으로 인해 「재난 및 안전관리 기본법」에 따른 주의 이상의 위기경보가 발령되는 경우 아래에 해당하는 학생 또는 교직원에 대하여 질병관리청장과 협의하여 등교를 중지시킬 것을 학교의 장에게 명할 수 있으며, 이 경우 해당 학교의 관할청을 경유하여야 한다. 다음 중 해당하는 사람을 모두 고른 것은?

가. 감염병 발생지역에 거주하는 사람 또는 그 지역에 출입하는 사람으로서 감염병에 감염되었을 것으로 의심되는 사람
나. 「감염병의 예방 및 관리에 관한 법률」에 따라 자가 또는 시설에 격리된 사람의 가족 또는 그 동거인
다. 검역관리지역 또는 중점검역관리지역에 체류한 사람으로서 검역감염병 감염이 우려되는 사람
라. 검역관리지역 또는 중점검역관리지역을 경유한 사람으로서 검역감염병 감염이 우려되는 사람

① 가, 나, 다 ② 가, 다
③ 나, 라 ④ 가, 나, 다, 라

해설 (학교보건법 제8조 제2항 : 등교 중지) 교육부장관은 감염병으로 인해 「재난 및 안전관리 기본법」에 따른 주의 이상의 위기경보가 발령되는 경우 다음 각 호의 어느 하나에 해당하는 학생 또는 교직원에 대해 질병관리청장과 협의해 등교를 중지시킬 것을 학교의 장에게 명할 수 있다. 이 경우 해당 학교의 관할청을 경유하여야 한다. 〈신설 2020.10.20.〉

1. 검역관리지역 또는 중점검역관리지역에 체류하거나 그 지역을 경유한 사람으로서 검역감염병의 감염이 우려되는 사람
2. 감염병 발생지역에 거주하는 사람 또는 그 지역에 출입하는 사람으로서 감염병에 감염되었을 것으로 의심되는 사람
3. 「감염병의 예방 및 관리에 관한 법률」에 따라 자가 또는 시설에 격리된 사람의 가족 또는 그 동거인
4. 그 밖에 학교 내 감염병의 차단과 확산 방지 등을 위하여 등교 중지가 필요하다고 인정되는 사람

Answer 24 ④ 25 ④

26 「학교보건법」상 감염병으로 인해 「재난 및 안전관리 기본법」에 따른 주의 이상의 위기경보가 발령되는 경우 등교 중지에 대한 설명으로 가장 올바르지 못한 것은?

① 교육부장관, 관계 중앙행정기관의 장, 교육감 및 학교의 장은 감염병으로 인해 주의 이상의 위기경보 발령에 따른 등교 중지를 위해 필요한 경우일지라도 「개인정보보호법」에 따라 개인 정보 보호를 위해 고유식별 정보를 처리할 수 있다.

② 학교의 장은 학생과 교직원 중 감염병환자, 감염병 의사환자 및 병원체 보유자에 해당하는 사람에 대하여 등교중지를 명할 수 있다.

③ 학교의 장은 학생과 교직원 중 감염병환자, 감염병 의사환자 및 병원체 보유자에 해당하는 사람 중 의사가 다른 사람에게 감염될 우려가 없다고 진단한 사람에 대해 학교장의 판단에 의해 등교중지를 명할 수 있다.

④ 학교의 장은 학생과 교직원 중 의사가 감염성이 강한 질환에 감염되었다고 진단한 사람에 대하여 등교중지를 명할 수 있다.

해설 **(학교보건법 시행령 제22조 : 등교 등의 중지)**

① 학교의 장은 법 제8조에 따라 학생과 교직원 중 다음 각 호의 어느 하나에 해당하는 사람에 대하여 등교중지를 명할 수 있다.

1. 「감염병의 예방 및 관리에 관한 법률」 제2조에 따른 감염병환자, 감염병의사환자 및 병원체보유자("감염병환자등"). 다만, 의사가 다른 사람에게 감염될 우려가 없다고 진단한 사람은 제외한다.
2. 제1호 외의 환자로서 의사가 감염성이 강한 질환에 감염되었다고 진단한 사람

(학교보건법 제8조의2 : 등교 중지를 위한 개인정보의 처리 등) 교육부장관, 관계 중앙행정기관의 장, 교육감 및 학교의 장은 제8조 제2항에 따른 등교 중지를 위하여 필요한 경우 「개인정보보호법」 제24조에 따른 고유식별정보를 처리할 수 있다. 이 경우 개인정보의 보호에 관한 사항은 「개인정보보호법」에 따른다.
[본조 신설 2020.10.20.]

27 「학교보건법」상 학교의 장이 학생에게 실시하는 보건교육의 내용으로 가장 올바르지 못한 것은?

2022 인천 기출유사

① 건강검진의 결과 분석
② 도박 중독의 예방
③ 약물 오용·남용의 예방
④ 전자기기의 과의존 예방

해설 **(학교보건법 제9조 : 학생의 보건관리)** 학교의 장은 학생의 신체발달 및 체력증진, 질병의 치료와 예방, 음주·흡연과 마약류를 포함한 약물 오용·남용의 예방, 성교육, 이동통신단말장치 등 전자기기의 과의존 예방, 도박 중독의 예방 및 정신 건강 증진 등을 위하여 보건교육을 실시하고 필요한 조치를 하여야 한다. 〈개정 2021.12.28.〉

28 「학교보건법」상 마약류 중독·오남용 예방교육에 대한 설명으로 가장 올바르지 못한 것은?

① 교육부장관은 매년 마약중독예방교육 추진계획을 수립·시행하여야 한다.

② 교육부장관과 식품의약품안전처장은 실태조사에 학생의 마약류 중독·오남용에 대한 실태조사와 마약중독예방교육에 대한 효과성 평가가 포함되도록 적극 협력하여야 한다.

③ 마약중독예방교육 추진계획에는 교원의 마약중독예방교육 이해 제고를 위한 연수에 관한 사항이 포함되어야 한다.

④ 학교의 장은 마약류 중독·오남용 예방교육을 매년 실시하여야 한다.

Answer 26 ③ 27 ① 28 ④

해설 (학교보건법 시행규칙 제10조의2 제1항 : 마약류 중독·오남용 예방교육의 실시 시기·방법 등) 학교의 장은 법 제9조의3 제2항에 따른 마약류 중독·오남용 예방교육("마약중독예방교육")을 매 학기마다 실시하여야 한다.
[본조신설 2025.9.19.]

(학교보건법 제9조의3 : 마약류 중독·오남용 예방교육)

① 교육부장관은 매년 관계 중앙행정기관의 장과 협의하여 「마약류 관리에 관한 법률」 제2조 제1호에 따른 마약류에 대한 중독·오남용 예방교육 추진계획("마약중독예방교육 추진계획")을 수립·시행하여야 한다.

③ 교육부장관과 식품의약품안전처장은 「마약류 관리에 관한 법률」 제51조의4에 따른 실태조사에 학생의 마약류 중독·오남용에 대한 실태조사와 마약중독예방교육에 대한 효과성 평가가 포함되도록 적극 협력하여야 한다.

[본조신설 2025.3.18.]

(학교보건법 시행령 제22조의2 제2항 : 마약류 중독·오남용 예방교육 추진계획의 수립 등) 마약중독예방교육 추진계획에는 다음 각 호의 사항이 포함되어야 한다.

1. 학교급별 마약류에 대한 중독·오남용 예방교육("마약중독예방교육")의 주요내용에 관한 사항
2. 마약중독예방교육의 자료 개발 및 보급에 관한 사항
3. 마약중독예방교육에 관한 관계 기관 협력 및 지원에 관한 사항
4. 교원의 마약중독예방교육 이해 제고를 위한 연수에 관한 사항
5. 그 밖에 교육부장관이 마약중독예방교육 실시에 필요하다고 인정하는 사항

[본조신설 2025.9.16.]

12

29 「학교보건법」상 학생이 새로 입학한 경우 예방접종 완료 여부의 검사를 하여야 하는 사람을 모두 고른 것은?

가. 교육감	나. 중학교의 장
다. 고등학교의 장	라. 초등학교의 장

① 가, 나, 다
② 가, 다
③ 나, 라
④ 가, 나, 다, 라

해설 **(학교보건법 제10조 제1항 예방접종 완료 여부의 검사)** 초등학교와 중학교의 장은 학생이 새로 입학한 날부터 90일 이내에 시장·군수 또는 구청장에게 「감염병의 예방 및 관리에 관한 법률」에 따른 예방접종증명서를 발급받아 예방접종을 모두 받았는지를 검사한 후 이를 교육정보시스템에 기록하여야 한다.

30 「학교보건법」상 학교의 장이 건강검사의 결과 질병에 감염되었거나 감염될 우려가 있는 학생에 대하여 질병의 치료 및 예방에 필요한 조치를 위하여 다음 중 누구에게 협조를 요청할 수 있는가?

① 교육감
② 교육부장관
③ 보건복지부장관
④ 보건소장

해설 **(학교보건법 제11조 : 치료 및 예방조치 등)**

① 학교의 장은 건강검사의 결과 질병에 감염되었거나 감염될 우려가 있는 학생에 대하여 질병의 치료 및 예방에 필요한 조치를 하여야 한다.

② 학교의 장은 제7조 제1항에 따라 학생에 대하여 제2조 제1호의 정신건강 상태를 검사한 결과 필요하면 학생 정신건강 증진을 위한 다음 각 호의 조치를 하여야 한다.
   1. 학생·학부모·교직원에 대한 정신건강 증진 및 이해 교육
   2. 해당 학생에 대한 상담 및 관리
   3. 해당 학생에 대한 전문상담기관 또는 의료기관 연계
   4. 그 밖에 학생 정신건강 증진을 위하여 필요한 조치

Answer 29 ③ 30 ④

③ 교육감은 검사비, 치료비 등 제2항 각 호의 조치에 필요한 비용을 지원할 수 있다.
④ 학교의 장은 제1항 및 제2항의 조치를 위하여 필요하면 보건소장에게 협조를 요청할 수 있으며 보건소장은 정당한 이유 없이 이를 거부할 수 없다.

31 「학교보건법」상 학생의 안전사고를 예방하기 위하여 학교의 시설·장비의 점검 및 개선, 학생에 대한 안전교육의 실시, 기타 필요한 조치를 하여야 하는 사람은?

① 교육감
② 교육부장관
③ 보건복지부장관
④ 학교장

해설 (학교보건법 제12조 : 학생의 안전관리) 학교의 장은 학생의 안전사고를 예방하기 위하여 학교의 시설·장비의 점검 및 개선, 학생에 대한 안전교육, 그 밖에 필요한 조치를 하여야 한다.

32 「학교보건법」상 건강검사 결과 필요하거나 건강검사를 갈음하는 건강검진의 결과 필요하면 교직원에 대하여 질병 치료와 근무여건 개선 등 필요한 조치를 하여야 하는 사람은?

① 교육감
② 교육부장관
③ 보건복지부장관
④ 학교장

해설 (학교보건법 제13조 : 교직원의 보건관리) 학교의 장은 제7조 제1항에 따른 건강검사 결과 필요하거나 건강검사를 갈음하는 건강검진의 결과 필요하면 교직원에 대하여 질병 치료와 근무여건 개선 등 필요한 조치를 하여야 한다.

33 「학교보건법」상 감염병 예방과 학교의 보건에 필요하면 해당 학교의 휴업 또는 휴교를 명할 수 있는 사람은?

① 관할청
② 보건복지부장관
③ 시·도지사
④ 행정안전부장관

해설 (학교보건법 제14조 제2항 : 질병의 예방) 관할청은 감염병 예방과 학교의 보건에 필요하면 해당 학교에 대하여 다음 각 호의 어느 하나에 해당하는 조치를 명할 수 있다. 다만, 교육부장관은 제2조 제3호 가목의 학교의 경우는 그 권한을 교육감에게 위임할 수 있다.
1. 학년 또는 학교 전체에 대한 휴업 또는 등교수업일 조정
2. 휴교(휴원을 포함)
[전문개정 2020.10.20.]

34 「감염병의 예방 및 관리에 관한 법률」에 따라 학교의 학생 또는 교직원에게 감염병의 필수 또는 임시 예방접종을 실시할 수 있는 사람은? 2021 광주, 2022 울산 기출유사

① 감독청의 장
② 보건복지부장관
③ 시장·군수·구청장
④ 행정안전부장관

Answer 31 ④ 32 ④ 33 ① 34 ③

해설 (학교보건법 제14조의2 : 감염병 예방접종의 시행) 시장·군수 또는 구청장이 「감염병의 예방 및 관리에 관한 법률」에 따라 학교의 학생 또는 교직원에게 감염병의 필수 또는 임시 예방접종을 할 때에는 그 학교의 학교의사 또는 보건교사(간호사 면허를 가진 보건교사로 한정)를 접종요원으로 위촉하여 그들로 하여금 접종하게 할 수 있다. 이 경우 보건교사에 대하여는 「의료법」 제27조 제1항을 적용하지 아니한다.

35 「학교보건법」상 감염병으로부터 학생과 교직원을 보호하기 위하여 감염병예방대책을 마련하여야 하는 자로 가장 옳은 것은? 2024 서울 기출유사

① 질병관리청장 ② 교육부장관
③ 시·도지사 ④ 학교의 장

해설 (학교보건법 제14조의3 제1항 : 감염병예방대책의 마련 등) 교육부장관은 감염병으로부터 학생과 교직원을 보호하기 위하여 다음 각 호의 사항이 포함된 감염병예방대책을 마련하여야 한다. 이 경우 행정안전부장관 및 질병관리청장과 협의하여야 한다. 〈개정 2020.8.11.〉
1. 감염병의 예방·관리 및 후속조치에 관한 사항
2. 감염병 대응 관련 매뉴얼에 관한 사항
3. 감염병과 관련한 학교의 보건·위생에 관한 사항
4. 그 밖에 감염병과 관련하여 대통령령으로 정하는 사항

12

36 「학교보건법」상 "감염병예방대책"에 포함되어야 하는 사항을 모두 고른 것은?

가. 감염병과 관련한 학교의 보건·위생에 관한 사항
나. 감염병의 예방·관리 및 후속조치에 관한 사항
다. 감염병 대응 능력 강화를 위한 가상연습 등 실제 상황 대비 훈련에 관한 사항
라. 감염병 방역에 필요한 물품의 비축 및 시설의 구비에 관한 사항

① 가, 나, 다 ② 가, 다
③ 나, 라 ④ 가, 나, 다, 라

해설 (학교보건법 제14조의3 제1항 : 감염병예방대책의 마련 등) 교육부장관은 감염병으로부터 학생과 교직원을 보호하기 위하여 다음 각 호의 사항이 포함된 "감염병예방대책"을 마련하여야 한다. 이 경우 행정안전부장관 및 질병관리청장과 협의하여야 한다. 〈개정 2020.8.11.〉
1. 감염병의 예방·관리 및 후속조치에 관한 사항
2. 감염병 대응 관련 매뉴얼에 관한 사항
3. 감염병과 관련한 학교의 보건·위생에 관한 사항
4. 그 밖에 감염병과 관련하여 대통령령으로 정하는 사항
(학교보건법 시행령 제22조의3 제1항 : 감염병예방대책의 마련 등) 법 제14조의3 제1항 제4호에서 "대통령령으로 정하는 사항"이란 다음 각 호의 사항을 말한다. 〈개정 2025.9.16.〉
1. 감염병 예방·관리에 필요한 교육에 관한 사항
2. 감염병 대응 능력 강화를 위한 가상연습 등 실제 상황 대비 훈련에 관한 사항
3. 감염병 방역에 필요한 물품의 비축 및 시설의 구비에 관한 사항
4. 그 밖에 감염병의 예방·관리를 위하여 교육부장관이 필요하다고 인정하는 사항

Answer 35 ② 36 ④

37 「학교보건법」상 교육부장관과 질병관리청장은 학교에서 감염병을 예방하기 위하여 긴밀한 협력 체계를 구축하고 감염병 발생현황에 관한 정보등 대통령령으로 정하는 "감염병 정보"를 공유하여야 한다. 다음 중 "감염병 발생현황에 관한 정보등 대통령령으로 정하는 정보"에 해당 감염병의 정보에 관한 사항을 올바르게 모두 고른 것은?

> 가. 감염병명
> 나. 감염병의 발생현황 또는 유입경로
> 다. 감염병환자등(학생 및 교직원에 한정)의 발병일·진단일·이동경로·이동수단 및 접촉자 현황
> 라. 교육부장관 또는 질병관리청장이 감염병의 예방 및 확산을 방지하기 위해 필요하다고 인정하는 정보

① 가, 나, 다　　② 가, 다
③ 나, 라　　④ 가, 나, 다, 라

해설 **(학교보건법 시행령 제22조의3 제2항)** 법 제14조의3 제4항에서 "감염병 발생 현황에 관한 정보 등 대통령령으로 정하는 정보"란 「감염병의 예방 및 관리에 관한 법률」에 따른 제1급감염병이 국내에서 새롭게 발생하였거나 국내에 유입된 경우 또는 같은 법 제41조 제1항에 따른 질병관리청장이 고시한 감염병에 대하여 「재난 및 안전관리 기본법」 제38조 제2항에 따른 주의 이상의 예보 또는 경보가 발령된 경우 해당 감염병에 관한 다음 각 호의 정보를 말한다. 〈개정 2025.9.16.〉

1. 감염병명
2. 감염병의 발생 현황 또는 유입 경로
3. 감염병환자등(학생 및 교직원에 한정)의 발병일·진단일·이동경로·이동수단 및 접촉자 현황
4. 그 밖에 교육부장관 또는 질병관리청장이 감염병의 예방 및 확산을 방지하기 위하여 필요하다고 인정하는 정보

(학교보건법 제14조의3 제4항) 교육부장관과 질병관리청장은 학교에서 감염병을 예방하기 위해 긴밀한 협력체계를 구축하고 감염병 발생현황에 관한 정보 등 대통령령으로 정하는 "감염병 정보"를 공유하여야 한다. 〈개정 2020.8.11.〉

38 「학교보건법」상 감염병예방대책의 마련을 위한 교육부장관 등의 조치에 대한 설명으로 가장 올바르지 못한 것은?

① 교육부장관은 감염병예방대책을 마련한 때에는 특별시장·광역시장·특별자치시장·도지사·특별자치도지사, 교육감 및 학교에 알려야 한다.
② 교육감은 교육부장관의 감염병예방대책을 토대로 지역 실정에 맞는 감염병 예방 세부 대책을 마련하여야 한다.
③ 교육부장관은 감염병정보를 공유를 하였거나 감염병 보고를 받은 경우 감염병의 확산을 방지하기 위하여 감염병정보를 신속히 공개하여야 한다.
④ 학교의 장은 해당 학교에 감염병에 걸렸거나 의심이 되는 학생 및 교직원이 있는 경우 즉시 교육부장관에게 보고하여야 한다.

해설 **(학교보건법 제14조의3 제5항 : 감염병예방대책의 마련 등)** 학교의 장은 해당 학교에 감염병에 걸렸거나 의심이 되는 학생 및 교직원이 있는 경우 즉시 교육감을 거쳐 교육부장관에게 보고하여야 한다. 〈개정 2021.3.23.〉

Answer 37 ④ 38 ④

39 「학교보건법」상 교육부장관은 학교에서 감염병에 효과적으로 대응하기 위하여 감염병 유형에 따른 "감염병대응매뉴얼"을 작성·배포하여야 한다. 이 경우 다음 중 반드시 협의를 거쳐야 할 사람은?

① 보건복지부장관 ② 시·도지사
③ 질병관리청장 ④ 행정안전부장관

해설 **(학교보건법 제14조의4 제1항)** 교육부장관은 학교에서 감염병에 효과적으로 대응하기 위하여 질병관리청장과의 협의를 거쳐 감염병 유형에 따른 "감염병대응매뉴얼"을 작성·배포하여야 한다. 〈개정 2020.8.11.〉

40 「학교보건법」상 학교에 두는 의료인·약사 및 보건교사에 대한 설명으로 가장 올바르지 못한 것은?

① 「고등교육법」 제2조에 따른 학교를 제외한 모든 학교에는 보건교육과 학생들의 건강관리를 담당하는 보건교사를 두어야 한다.
② 대통령령으로 정하는 일정 규모 이하의 학교에는 보건교육과 학생들의 건강관리를 담당하는 순회 보건교사를 둘 수 있다.
③ 보건교육과 학생들의 건강관리를 담당하는 보건교사를 두는 경우 대통령령으로 정하는 일정 규모 이상의 학교에는 반드시 1명의 보건교사를 두어야 한다.
④ 학교에는 대통령령으로 정하는 바에 따라 학생과 교직원의 건강관리를 지원하는 의사·치과의사·한의사·조산사 및 간호사와 약사를 둘 수 있다.

해설 **(학교보건법 제15조 : 학교에 두는 의료인·약사 및 보건교사)**
① 학교에는 대통령령으로 정하는 바에 따라 학생과 교직원의 건강관리를 지원하는 「의료법」 제2조 제1항에 따른 의료인과 「약사법」 제2조 제2호에 따른 약사를 둘 수 있다.
② 학교(「고등교육법 제2조 각 호에 따른 학교는 제외)에 제9조의2에 따른 보건교육과 학생들의 건강관리를 담당하는 보건교사를 두어야 한다. 다만, 대통령령으로 정하는 일정 규모 이하의 학교에는 순회 보건교사를 둘 수 있다. 〈개정 2021.6.8.〉
③ 제2항에 따라 보건교사를 두는 경우 대통령령으로 정하는 일정 규모 이상의 학교에는 2명 이상의 보건교사를 두어야 한다. 〈신설 2021.6.8.〉

(의료법 제2조 제1항 : 의료인) 이 법에서 "의료인"이란 보건복지부장관의 면허를 받은 의사·치과의사·한의사·조산사 및 간호사를 말한다.
(고등교육법 제2조) 고등교육을 실시하기 위하여 다음 각 호의 학교를 둔다.
1. 대학
2. 산업대학
3. 교육대학
4. 전문대학
5. 방송대학·통신대학·방송통신대학 및 사이버대학("원격대학")
6. 기술대학
7. 각종학교

41 「학교보건법」상 2명 이상의 보건교사를 두어야 하는 "대통령령으로 정하는 일정규모 이상의 학교"에 해당하는 학교는?

① 18학급 이상의 학교 ② 24학급 이상의 학교
③ 32학급 이상의 학교 ④ 36학급 이상의 학교

Answer 39 ③ 40 ③ 41 ④

해설 **(학교보건법 시행령 제23조 제3항 : 학교에 두는 의료인 · 약사 및 보건교사)** 법 제15조 제3항에서 "대통령령으로 정하는 일정 규모 이상의 학교"란 36학급 이상의 학교를 말한다. 〈신설 2021.12.9.〉

(학교보건법 제15조 : 학교에 두는 의료인 · 약사 및 보건교사)

① 학교에는 대통령령으로 정하는 바에 따라 학생과 교직원의 건강관리를 지원하는 「의료법」 제2조 제1항에 따른 의료인과 「약사법」 제2조 제2호에 따른 약사를 둘 수 있다.

② 학교(「고등교육법」 제2조 각 호에 따른 학교는 제외)에 제9조의2에 따른 보건교육과 학생들의 건강관리를 담당하는 보건교사를 두어야 한다. 다만, 대통령령으로 정하는 일정 규모 이하의 학교에는 순회 보건교사를 둘 수 있다. 〈개정 2021.6.8.〉

③ 제2항에 따라 보건교사를 두는 경우 대통령령으로 정하는 일정 규모 이상의 학교에는 2명 이상의 보건교사를 두어야 한다. 〈신설 2021.6.8.〉

42 「학교보건법」상 학교에 두는 의료인과 학교약사는 다음 중 누가 위촉하거나 채용하는가?

① 교육감 ② 교육부장관

③ 보건복지부장관 ④ 학교장

해설 **(학교보건법 시행령 제23조 제2항 : 학교에 두는 의료인 · 약사 및 보건교사)** 법 제15조 제1항에 따라 학교에 두는 의료인 · 약사는 학교장이 위촉하거나 채용한다. 〈개정 2021.12.9.〉

43 「학교보건법」상 학교약사의 직무에 해당하지 않는 것은?

① 각종 질병의 예방처치 및 보건지도

② 학교보건계획의 수립에 관한 자문

③ 학교에서 사용하는 의약품과 독극물의 관리에 관한 자문

④ 학교환경위생의 유지관리 및 개선에 관한 자문

해설 **(학교보건법 시행령 제23조 제4항)** 법 제15조 제1항에 따라 학교에 두는 의사(치과의사 및 한의사를 포함하며, "학교의사") 및 학교에 두는 약사("학교약사")와 같은 조 제2항 · 제3항에 따른 보건교사의 직무는 다음 각 호와 같다. 〈개정 2021.12.9.〉

1. 학교의사의 직무
   가. 학교보건계획의 수립에 관한 자문
   나. 학교 환경위생의 유지 · 관리 및 개선에 관한 자문
   다. 학생과 교직원의 건강진단과 건강평가
   라. 각종 질병의 예방처치 및 보건지도
   마. 학생과 교직원의 건강상담
   바. 그 밖에 학교보건관리에 관한 지도
2. 학교약사의 직무
   가. 학교보건계획의 수립에 관한 자문
   나. 학교환경위생의 유지관리 및 개선에 관한 자문
   다. 학교에서 사용하는 의약품과 독극물의 관리에 관한 자문
   라. 학교에서 사용하는 의약품 및 독극물의 실험 · 검사
   마. 그 밖에 학교보건관리에 관한 지도

Answer 42 ④ 43 ①

3. 보건교사의 직무
가. 학교보건계획의 수립
나. 학교 환경위생의 유지·관리 및 개선에 관한 사항
다. 학생과 교직원에 대한 건강진단의 준비와 실시에 관한 협조
라. 각종 질병의 예방처치 및 보건지도
마. 학생과 교직원의 건강관찰과 학교의사의 건강상담, 건강평가 등의 실시에 관한 협조
바. 신체가 허약한 학생에 대한 보건지도
사. 보건지도를 위한 학생가정 방문
아. 교사의 보건교육 협조와 필요시의 보건교육
자. 보건실의 시설·설비 및 약품 등의 관리
차. 보건교육자료의 수집·관리
카. 학생건강기록부의 관리
타. 다음의 의료행위(간호사 면허를 가진 사람만 해당)
1) 외상 등 흔히 볼 수 있는 환자의 치료
2) 응급을 요하는 자에 대한 응급처치
3) 부상과 질병의 악화를 방지하기 위한 처치
4) 건강진단결과 발견된 질병자의 요양지도 및 관리
5) 1)부터 4)까지의 의료행위에 따르는 의약품 투여
파. 그 밖에 학교의 보건관리

12

44 **「학교보건법」상 학교 보건교사의 의료행위에 대한 설명으로 가장 올바르지 못한 것은?**

① 간호사 면허를 가진 학교보건교사는 외상 등 흔히 볼 수 있는 환자의 치료와 그에 따른 의약품 투여행위를 할 수 있다.

② 학교의 장은 사전에 학부모의 동의와 전문의약품을 처방한 의사의 자문을 받아 보건교사 또는 순회 보건교사로 하여금 제1형 당뇨로 인한 저혈당쇼크 또는 아나필락시스 쇼크로 인해 생명이 위급한 학생에게 투약행위 등 응급처치를 제공하게 할 수 있다. 다만, 이 경우 보건교사등에 대하여는 「의료법」 제27조 제1항을 적용하여 면허된 것 이외의 의료행위는 할 수 없다.

③ 보건교사등이 사전에 학부모의 동의와 전문의약품을 처방한 의사의 자문을 받은 학교장의 지시에 따라 생명이 위급한 학생에게 응급처치를 제공하여 발생한 재산상 손해와 사상에 대해 고의 또는 중대한 과실이 없는 경우 해당 보건교사등은 민사책임과 상해에 대한 형사책임을 지지 아니한다.

④ 보건교사등이 사전에 학부모의 동의와 전문의약품을 처방한 의사의 자문을 받은 학교장의 지시에 따라 생명이 위급한 학생에게 응급처치를 제공하여 발생한 사망에 대해 고의 또는 중대한 과실이 없는 경우 해당 보건교사등은 형사책임은 감경하거나 면제할 수 있다.

해설 **(학교보건법 제15조의2 제1항 : 응급처치 등)** 학교의 장은 사전에 학부모의 동의와 전문의약품을 처방한 의사의 자문을 받아 제15조 제2항 및 제3항에 따른 보건교사 또는 순회 보건교사("보건교사등")로 하여금 제1형 당뇨로 인한 저혈당쇼크 또는 아나필락시스 쇼크로 인하여 생명이 위급한 학생에게 투약행위 등 응급처치를 제공하게 할 수 있다. 이 경우 보건교사등에 대하여는 「의료법」 제27조 제1항을 적용하지 아니한다. 〈개정 2021.6.8.〉

Answer 44 ②

(학교보건법 제15조의2 제2항) 보건교사등이 제1항에 따라 생명이 위급한 학생에게 응급처치를 제공하여 발생한 재산상 손해와 사상에 대하여 고의 또는 중대한 과실이 없는 경우 해당 보건교사등은 민사책임과 상해에 대한 형사책임을 지지 않으며 사망에 대한 형사책임은 감경하거나 면제할 수 있다.

(학교보건법 시행령 제23조 제4항) 법 제15조 제1항에 따라 학교에 두는 의사(치과의사 및 한의사를 포함하며, "학교의사") 및 학교에 두는 약사("학교약사")와 같은 조 제2항·제3항에 따른 보건교사의 직무는 다음 각 호와 같다. 〈개정 2021.12.9.〉

3. 보건교사의 직무
   타. 다음의 의료행위(간호사 면허를 가진 사람만 해당한다)
      1) 외상 등 흔히 볼 수 있는 환자의 치료
      2) 응급을 요하는 자에 대한 응급처치
      3) 부상과 질병의 악화를 방지하기 위한 처치
      4) 건강진단결과 발견된 질병자의 요양지도 및 관리
      5) 1)부터 4)까지의 의료행위에 따르는 의약품 투여

(의료법 제27조 제1항 : 무면허 의료행위 등 금지) 의료인이 아니면 누구든지 의료행위를 할 수 없으며 의료인도 면허된 것 이외의 의료행위를 할 수 없다. 다만, 다음 각 호의 어느 하나에 해당하는 자는 보건복지부령으로 정하는 범위에서 의료행위를 할 수 있다.

1. 외국의 의료인 면허를 가진 자로서 일정 기간 국내에 체류하는 자
2. 의과대학, 치과대학, 한의과대학, 의학전문대학원, 치의학전문대학원, 한의학전문대학원, 종합병원 또는 외국 의료원조기관의 의료봉사 또는 연구 및 시범사업을 위하여 의료행위를 하는 자
3. 의학·치과의학·한방의학 또는 간호학을 전공하는 학교의 학생

45 「학교보건법」상 학교의 보건관리에 필요한 기구와 공무원은 어느 소속하에 둘 수 있는가?

① 교육감 및 교육장 소속
② 교육부 소속
③ 보건복지부 소속
④ 시·도지사 소속

해설 **(학교보건법 제16조 : 보건기구의 설치 등)** 교육감 및 교육장 소속으로 대통령령으로 정하는 바에 따라 학교의 보건관리에 필요한 기구와 공무원을 둘 수 있다.

46 「학교보건법」상 교육부장관은 교육감과 협의하여 학생의 신체 및 정신건강 증진을 지원하기 위해 학생건강증진 전문기관을 설립하거나 지정할 수 있으며, 교육감은 관할 지역에 학생건강증진센터를 설치·운영할 수 있다. 다음 중 학생건강증진 전문기관에서 수행하기 위한 업무가 아닌 것은?

① 학생의 건강증진과 관련한 정보시스템 구축·운영
② 학생의 신체 및 정신건강에 대한 교육자료 개발
③ 학생의 신체 및 정신건강을 위한 교직원 및 관계자, 학부모 등에 대한 교육훈련 및 지원
④ 학생의 신체발달 상황 및 생활습관, 정신건강 상태 등의 실태조사

Answer 45 ① 46 ④

해설 (학교보건법 제16조의2 : 학생건강증진 전문기관의 설립 등)

① 교육부장관은 교육감과 협의하여 학생의 신체 및 정신건강 증진을 지원하기 위하여 다음 각 호의 업무를 수행하기 위한 학생건강증진 전문기관을 설립하거나 지정할 수 있다.

1. 기본계획 수립의 지원
2. 국내외 학생의 신체 및 정신건강에 관한 정보·자료의 수집·분석, 통계 작성 및 간행물 발간
3. 학생의 신체 및 정신건강에 대한 교육자료 개발
4. 학생의 신체 및 정신건강을 위한 교직원 및 관계자, 학부모 등에 대한 교육훈련 및 지원
5. 학생의 건강증진과 관련한 정보시스템 구축·운영
6. 그 밖에 학생의 건강증진을 위하여 교육부장관이 필요하다고 인정한 업무

② 교육감은 다음 각 호의 업무를 수행하기 위하여 관할 지역에 학생건강증진센터를 설치·운영할 수 있다.

1. 학생의 신체발달 상황 및 생활습관, 정신건강 상태 등의 실태조사
2. 학생의 건강증진 개선을 위한 프로그램의 개발·운영
3. 학생의 신체 및 정신건강 증진을 위한 상담
4. 건강이 취약한 학생에 대한 지원
5. 그 밖에 학생의 건강증진을 위하여 교육감이 필요하다고 정하는 사항

③ 국가 또는 지방자치단체는 예산의 범위에서 학생건강증진 전문기관과 학생건강증진센터의 설립·운영 등에 필요한 경비를 출연할 수 있다.

④ 학생건강증진 전문기관과 학생건강증진센터의 설립·지정 및 운영 등에 필요한 사항은 대통령령으로 정한다. [본조신설 2021.9.24.]

12

47 「학교보건법」상 시·도 학교보건위원회는 어느 소속에 해당하는가?

① 교육감 소속 ② 교육부 소속

③ 보건복지부 소속 ④ 시·도지사 소속

해설 (학교보건법 제17조 제1항 : 학교보건위원회) 제2조의2에 따른 기본계획 및 학교보건의 중요시책을 심의하기 위하여 교육감 소속으로 시·도 학교보건위원회를 둔다.

48 「학교보건법」상 교직원 및 학생에 대한 건강검사와 관련된 업무를 수행하였던 사람이 그 직무상 알게 된 비밀을 다른 사람에게 누설하였을 경우에 해당하는 벌칙은?

① 5년 이하의 징역 또는 5천만원 이하의 벌금

② 3년 이하의 징역 또는 3천만원 이하의 벌금

③ 1년 이하의 징역 또는 1천만원 이하의 벌금

④ 500만원의 벌금

해설 (학교보건법 제19조 제1항 : 벌칙) 제18조의2를 위반하여 직무상 알게 된 비밀을 다른 사람에게 누설하거나 직무상 목적 외의 용도로 이용한 사람은 3년 이하의 징역 또는 3천만원 이하의 벌금에 처한다. 〈신설 2021.3.23.〉
(학교보건법 제18조의2 비밀누설금지 등) 이 법에 따라 교직원 및 학생에 대한 건강검사와 관련된 업무를 수행하거나 수행하였던 사람은 그 직무상 알게 된 비밀을 다른 사람에게 누설하거나 직무상 목적 외의 용도로 이용하여서는 아니 된다. 〈개정 2021.3.23.〉

Answer 47 ① 48 ②

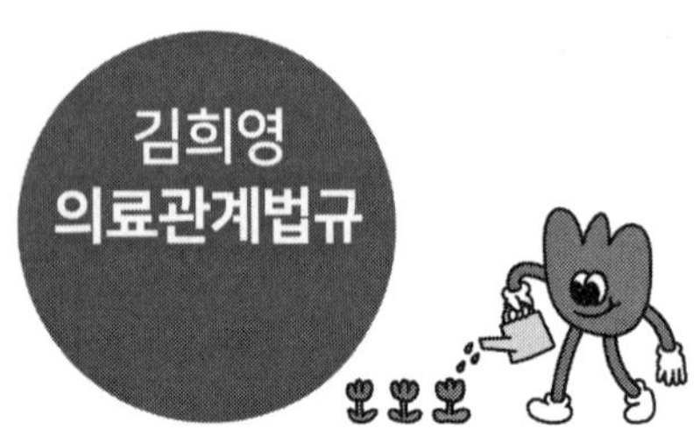
김희영
의료관계법규

의료관계법규

13

모자보건법

김희영 | 의료관계법규

13 모자보건법

01 「모자보건법」상 용어의 정의로 가장 올바르지 못한 것은? 2020 부산, 2022 광주, 2024 강원·대구 기출유사

① 모성은 임산부와 가임기 여성을 말한다.

② 미숙아는 임신 37주 미만의 출생아 또는 출생 시 체중이 2.5kg 미만인 영유아를 말한다.

③ 영유아는 출생 후 6년 미만인 사람을 말한다.

④ 임산부는 임신 중이거나 분만 후 3개월 미만인 여성

해설 **(모자보건법 제2조 : 정의)** 이 법에서 사용하는 용어의 뜻은 다음과 같다.

1. "임산부"란 임신 중이거나 분만 후 6개월 미만인 여성
2. "모성"이란 임산부와 가임기 여성을 말한다.
3. "영유아"란 출생 후 6년 미만인 사람을 말한다.
4. "신생아"란 출생 후 28일 이내의 영유아를 말한다.
5. "미숙아"란 신체의 발육이 미숙한 채로 출생한 영유아로서 대통령령으로 정하는 기준에 해당하는 영유아를 말한다.
6. "선천성이상아"란 선천성 기형 또는 변형이 있거나 염색체에 이상이 있는 영유아로서 대통령령으로 정하는 기준에 해당하는 영유아를 말한다.
7. "인공임신중절수술"이란 태아가 모체 밖에서는 생명을 유지할 수 없는 시기에 태아와 그 부속물을 인공적으로 모체 밖으로 배출시키는 수술을 말한다.
8. "모자보건사업"이란 모성과 영유아에게 전문적인 보건의료 서비스 및 그와 관련된 정보를 제공하고, 모성의 생식건강 관리와 임신·출산·양육 지원을 통하여 이들이 신체적·정신적·사회적으로 건강을 유지하게 하는 사업을 말한다.

7. "인공임신중절수술"이란 태아가 모체 밖에서는 생명을 유지할 수 없는 시기에 태아와 그 부속물을 인공적으로 모체 밖으로 배출시키는 수술을 말한다.
8. "모자보건사업"이란 모성과 영유아에게 전문적인 보건의료 서비스 및 그와 관련된 정보를 제공하고, 모성의 생식건강 관리와 임신·출산·양육 지원을 통하여 이들이 신체적·정신적·사회적으로 건강을 유지하게 하는 사업을 말한다.

9. 삭제 〈2017.12.12.〉
10. "산후조리업"이란 산후조리 및 요양 등에 필요한 인력과 시설을 갖춘 "산후조리원"에서 분만 직후의 임산부나 출생 직후의 영유아에게 급식·요양과 그 밖에 일상생활에 필요한 편의를 제공하는 업을 말한다.
11. "난임"이란 부부(사실상의 혼인관계에 있는 경우 포함)가 피임을 하지 아니한 상태에서 부부간 정상적인 성생활을 하고 있음에도 불구하고 1년이 지나도 임신이 되지 아니하는 상태를 말한다.
12. "보조생식술"이란 임신을 목적으로 자연적인 생식과정에 인위적으로 개입하는 의료행위로서 인간의 정자와 난자의 채취 등 보건복지부령으로 정하는 시술을 말한다.

(모자보건법 시행령 제1조의2 : 미숙아 및 선천성이상아의 기준) 「모자보건법」 제2조 제5호 및 제6호에 따른 미숙아 및 선천성이상아의 기준은 다음 각 호와 같다.

1. 미숙아 : 임신 37주 미만의 출생아 또는 출생 시 체중이 2천500그램 미만인 영유아로서 보건소장 또는 의료기관의 장이 임신 37주 이상의 출생아 등과는 다른 특별한 의료적 관리와 보호가 필요하다고 인정하는 영유아
2. 선천성이상아 : 보건복지부장관이 선천성이상의 정도·발생 빈도 또는 치료에 드는 비용을 고려하여 정하는 선천성이상에 관한 질환이 있는 영유아로서 다음 각 목의 어느 하나에 해당하는 영유아
   가. 선천성이상으로 사망할 우려가 있는 영유아
   나. 선천성이상으로 기능적 장애가 현저한 영유아
   다. 선천성이상으로 기능의 회복이 어려운 영유아

Answer 01 ④

02 다음은 「모자보건법」상 난임에 대한 정의이다. ( ) 안에 들어갈 기간은? 2019 서울 기출유사

> 난임(難姙)이란 부부가 피임을 하지 아니한 상태에서 부부간 정상적인 성생활을 하고 있음에도 불구하고 ( )이 지나도 임신이 되지 아니하는 상태를 말한다.

① 6개월 ② 1년
③ 2년 ④ 3년

해설 **(모자보건법 제2조 제11호)** "난임"이란 부부(사실상의 혼인관계에 있는 경우를 포함)가 피임을 하지 아니한 상태에서 부부간 정상적인 성생활을 하고 있음에도 불구하고 1년이 지나도 임신이 되지 아니하는 상태를 말한다.

03 「모자보건법」상 국가와 지방자치단체가 모자보건사업에 관한 시책을 적극적으로 홍보해야 하는 대상으로 가장 올바른 것은?

① 모성과 영유아 ② 모성과 영유아의 보호자
③ 보건소 및 산후조리원 ④ 전 국민

해설 **(모자보건법 제3조 제2항 : 국가와 지방자치단체의 책임)** 국가와 지방자치단체는 모자보건사업에 관한 시책을 마련하고 모성과 영유아의 보호자에게 적극적으로 홍보하여 국민보건 향상에 이바지하도록 노력하여야 한다. 〈개정 2021.12.21.〉

13

04 「모자보건법」상 지방자치단체가 임산부를 위한 모자보건기구를 설치하여야 하는 곳은?

2021 부산 기출유사

① 보건의료원 ② 보건소
③ 보건지소 ④ 보건진료소

해설 **(모자보건법 제7조 제1항 : 모자보건기구의 설치)** 국가와 지방자치단체는 모자보건사업에 관한 다음 각 호의 사항을 관장하기 위하여 모자보건기구를 설치·운영할 수 있다. 이 경우 지방자치단체가 모자보건기구를 설치할 때에는 그 지방자치단체가 설치한 보건소에 설치함을 원칙으로 한다.
1. 임산부의 산전·산후관리 및 분만관리와 응급처치에 관한 사항
2. 영유아의 건강관리와 예방접종 등에 관한 사항
3. 모성의 생식건강 관리와 건강 증진 프로그램 개발 등에 관한 사항
4. 부인과 질병 및 그에 관련되는 질병의 예방에 관한 사항
5. 심신장애아의 발생 예방과 건강관리에 관한 사항
6. 성교육·성상담 및 보건에 관한 지도·교육·연구·홍보 및 통계관리 등에 관한 사항

05 「모자보건법」상 중앙모자의료센터의 업무에 해당하는 것은? 2025 광주 기출유사

① 고위험 임산부 및 신생아 집중치료 시설에 대한 지원 및 평가
② 난임치료를 위한 시술비 지원
③ 모유수유시설의 설치 지원
④ 산전·산후우울증 검사에 관한 지원

Answer 02 ② 03 ② 04 ② 05 ①

해설 (모자보건법 제10조의6 제1항 : 중앙모자의료센터) 보건복지부장관은 고위험 임산부 및 미숙아등의 의료지원에 필요한 다음 각 호의 업무를 수행하게 하기 위하여 「공공보건 의료에 관한 법률」 제2조 제3호에 따른 공공보건의료기관 중에서 중앙모자의료센터를 지정할 수 있다.

1. 고위험 임산부 및 신생아 집중치료 시설에 대한 지원 및 평가
2. 고위험 임산부 및 신생아 집중치료 시설 간의 연계 및 업무조정
3. 고위험 임산부 및 신생아 집중치료 시설 종사자에 대한 교육훈련
4. 고위험 임산부 및 미숙아등 관련 사례 분석 및 통계 작성
5. 그 밖에 고위험 임산부 및 신생아 집중치료 시설의 지원에 관하여 보건복지부장관이 정하는 업무

(모자보건법 제10조의3 제1항 : 모유수유시설의 설치 등) 국가와 지방자치단체는 영유아의 건강을 유지·증진하기 위해 필요한 모유수유시설 및 영유아를 동반한 사람 등이 이용할 수 있는 수유시설의 설치를 지원할 수 있다. 〈개정 2021.12.21.〉

(모자보건법 제10조의5 : 임산부의 정신건강 증진을 위한 지원)

① 국가와 지방자치단체는 임산부가 임신 또는 출산으로 인하여 겪는 우울, 불안 등 심리적 증상("산전·산후우울증")을 극복하기 위한 지원을 할 수 있다.

② 제1항에 따른 지원에는 다음 각 호의 내용이 포함되어야 한다.

1. 산전·산후우울증 검사에 관한 지원
2. 임산부 및 그 배우자에 대한 산전·산후우울증 관련 상담·교육
3. 산전·산후우울증 관련 정보 제공 및 예방을 위한 홍보
4. 그 밖에 산전·산후우울증 예방 및 극복을 위하여 보건복지부장관이 필요하다고 인정하는 사업

[전문개정 2024.1.2.]

(모자보건법 제11조 : 난임·유산·사산 극복 지원사업)

① 국가와 지방자치단체는 난임, 유산·사산 등 생식건강 문제를 극복하기 위한 지원을 할 수 있다. 〈개정 2024.1.2.〉

② 난임극복 지원에는 다음 각 호의 내용이 포함되어야 한다. 〈신설 2024.2.6.〉

1. 난임치료를 위한 시술비 지원. 이 경우 「한의약 육성법」 제2조 제1호에 따른 한방의료를 통하여 난임을 치료하는 한방난임치료 비용의 지원을 포함할 수 있다.
2. 난임 관련 상담 및 교육
3. 난임 예방 및 관련 정보 제공
4. 그 밖에 보건복지부장관이 필요하다고 인정하는 사업

06 「모자보건법」상 임산부를 위한 국가와 지방자치단체의 지원사항에 대한 설명으로 가장 올바르지 못한 것은?

① 국가와 지방자치단체는 임산부가 임신 또는 출산으로 인하여 겪는 "산전·산후우울증"을 극복하기 위한 지원으로 산전·산후우울증 검사에 관한 지원을 할 수 있다.

② 국가와 지방자치단체는 난임, 유산·사산 등 생식건강 문제를 극복하기 위한 지원으로 "한방난임치료" 비용의 지원을 포함할 수 있다

③ 국가와 지방자치단체는 난임 극복, 산전·산후우울증 극복 및 유산·사산 예방 업무를 전문적이고 체계적으로 수행하기 위하여 중앙난임·임산부심리상담센터("중앙상담센터")를 설치·운영할 수 있다.

④ 국가와 지방자치단체는 난소 또는 고환 절제 등 대통령령으로 정하는 의학적 사유에 의한 치료로 인하여 생식건강의 손상으로 영구적인 불임이 예상되어 생식세포의 동결·보존을 통한 가임력 보전이 필요한 사람의 생식세포 보존을 위한 지원을 할 수 있다.

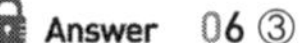
Answer 06 ③

해설 (모자보건법 제11조의4 : 난임·임산부심리상담센터의 설치·운영 등)

① 보건복지부장관은 난임 극복, 산전·산후우울증 극복 및 유산·사산 예방을 위한 다음 각 호의 업무를 전문적이고 체계적으로 수행하기 위하여 중앙난임·임산부심리상담센터(이하 "중앙상담센터"라 한다)를 설치·운영할 수 있다. 〈개정 2024.1.2.〉

② 특별시장·광역시장·특별자치시장·도지사 또는 특별자치도지사("시·도지사")는 난임 극복, 산전·산후우울증 극복 및 유산·사산 예방 관련 상담 및 교육 등의 업무를 전문적으로 수행하기 위하여 권역별 난임·임산부심리상담센터(이하 "권역별 상담센터"라 한다)를 설치·운영할 수 있다. 〈개정 2024.1.2.〉

(모자보건법 제10조의5 제1항 : 임산부의 정신건강 증진을 위한 지원) 국가와 지방자치단체는 임산부가 임신 또는 출산으로 인하여 겪는 우울, 불안 등 심리적 증상("산전·산후우울증")을 극복하기 위한 지원을 할 수 있다.
[전문개정 2024.1.2.]

(모자보건법 제11조 : 난임·유산·사산 극복 지원사업)

① 국가와 지방자치단체는 난임, 유산·사산 등 생식건강 문제를 극복하기 위한 지원을 할 수 있다. 〈개정 2024.1.2.〉

② 난임극복 지원에는 다음 각 호의 내용이 포함되어야 한다. 〈신설 2024.2.6.〉

1. 난임치료를 위한 시술비 지원. 이 경우 「한의약 육성법」 제2조 제1호에 따른 한방의료를 통하여 난임을 치료하는"한방난임치료"비용의 지원을 포함할 수 있다.

(모자보건법 제11조의7 제1항 : 생식세포 동결·보존 등을 위한 지원) 국가와 지방자치단체는 난소 또는 고환 절제 등 대통령령으로 정하는 의학적 사유에 의한 치료로 인하여 생식건강의 손상으로 영구적인 불임이 예상되어 생식세포의 동결·보존을 통한 가임력 보전이 필요한 사람의 생식세포 보존을 위한 지원을 할 수 있다.
[본조신설 2024.1.23.]

13

07 「모자보건법」상 난임시술 의료기관의 지정 및 난임 전문상담센터의 설치 및 운영에 대한 설명으로 가장 올바르지 못한 것은?

① 보건복지부장관은 난임 극복을 위한 업무를 전문적이고 체계적으로 수행하기 위하여 중앙난임 전문상담센터를 설치·운영할 수 있다.

② 보건복지부장관은 난임시술 의료기관을 자궁내 정자주입 시술 의료기관과 체외수정 시술 의료기관으로 구분하여 지정할 수 있다.

③ 보건복지부장관은 체외수정 시술 의료기관으로 지정받은 의료기관의 시설·장비 및 전문인력 현황을 확인하기 위하여 「생명윤리 및 안전에 관한 법률 시행령」에 따라 배아생성의료기관의 지정 권한을 위임받은 국립중앙의료원장에게 관련 자료의 제출을 요청할 수 있다.

④ 특별시장·광역시장·특별자치시장·도지사 또는 특별자치도지사("시·도지사")는 난임 관련 상담 및 교육 등의 업무를 전문적으로 수행하기 위하여 권역별로 난임전문상담센터를 설치·운영할 수 있다.

해설 (모자보건법 시행규칙 제8조 제7항 : 난임시술 의료기관의 지정) 보건복지부장관은 체외수정 시술 의료기관으로 지정받은 의료기관의 시설·장비 및 전문인력 현황을 확인하기 위하여 「생명윤리 및 안전에 관한 법률 시행령」에 따라 배아생성의료기관의 지정 권한을 위임받은 질병관리청장에게 관련 자료의 제출을 요청할 수 있다. 〈개정 2020.9.11.〉

Answer 07 ③

08 「모자보건법」상 국가와 지방자치단체는 여성의 건강보호 및 생명존중 분위기를 조성하기 위하여 인공임신중절의 예방 등 필요한 사업을 실시할 수 있다. 다음 중 일시적인 피임을 원하는 사람에게 피임약제 또는 피임용구를 무료 또는 실비로 보급할 수 없는 사람은?

① 보건복지부장관
② 시장·군수·구청장
③ 특별자치시장
④ 특별자치도지사

해설 **(모자보건법 시행규칙 제13조 : 피임약제 등의 보급)** 특별자치시장·특별자치도지사 또는 시장·군수·구청장은 법 제12조에 따라 일시적인 피임을 원하는 사람에게 피임약제 또는 피임용구를 무료 또는 실비로 보급할 수 있다. 〈개정 2020.12.1.〉

(모자보건법 제12조 : 인공임신중절 예방 등의 사업)

① 국가와 지방자치단체는 여성의 건강보호 및 생명존중 분위기를 조성하기 위하여 인공임신중절의 예방 등 필요한 사업을 실시할 수 있다.

② 특별자치시장·특별자치도지사 또는 시장·군수·구청장은 보건복지부령으로 정하는 바에 따라 원하는 사람에게 피임약제나 피임용구를 보급할 수 있다. 〈개정 2020.2.18.〉

09 「모자보건법」상 본인과 배우자의 동의를 받아 인공임신중절이 허용되는 경우에 해당하지 않는 것은?

2016 전북, 2022 대전 기출유사

① 강간에 의하여 임신된 경우
② 대통령령으로 정하는 전염성 질환이 있는 경우
③ 법률상 혼인할 수 없는 혈족 간의 임신인 경우
④ 임신부 본인이 만 14세 미만인 경우

해설 **(모자보건법 제14조 제1항 : 인공임신중절수술의 허용한계)** 의사는 다음 각 호의 어느 하나에 해당되는 경우에만 본인과 배우자(사실상의 혼인관계에 있는 사람을 포함)의 동의를 받아 인공임신중절수술을 할 수 있다.

1. 본인이나 배우자가 대통령령으로 정하는 우생학적 또는 유전학적 정신장애나 신체질환이 있는 경우
2. 본인이나 배우자가 대통령령으로 정하는 전염성 질환이 있는 경우
3. 강간 또는 준강간에 의하여 임신된 경우
4. 법률상 혼인할 수 없는 혈족 또는 인척 간에 임신된 경우
5. 임신의 지속이 보건의학적 이유로 모체의 건강을 심각하게 해치고 있거나 해칠 우려가 있는 경우

(모자보건법 시행령 제15조 : 인공임신중절수술의 허용한계)

① 법 제14조에 따른 인공임신중절수술은 임신 24주일 이내인 사람만 할 수 있다.

② 법 제14조 제1항 제1호에 따라 인공임신중절수술을 할 수 있는 우생학적 또는 유전학적 정신장애나 신체질환은 연골무형성증, 낭성섬유증 및 그 밖의 유전성 질환으로서 그 질환이 태아에 미치는 위험성이 높은 질환으로 한다.

③ 법 제14조 제1항 제2호에 따라 인공임신중절수술을 할 수 있는 전염성 질환은 풍진, 톡소플라즈마증 및 그 밖에 의학적으로 태아에 미치는 위험성이 높은 전염성 질환으로 한다.

Answer 08 ① 09 ④

10 「모자보건법」상 산후조리업자의 준수사항에 대한 내용 설명으로 가장 올바르지 못한 것은?

① 산후조리업자는 감염이나 질병을 예방하기 위하여 소독 등의 환경관리, 임산부·영유아의 건강관리, 종사자·방문객의 위생관리에 관해 보건복지부령으로 정하는 조치를 해야 한다.

② 산후조리업자는 감염 또는 질병이 의심되거나 발생하여 이송한 경우 임산부 또는 보호자로부터 그 감염 또는 질병의 종류를 통보받아 확인하고 확산을 방지하기 위해 소독 및 격리 등 필요한 조치를 하여야 한다.

③ 산후조리업자는 건강기록부를 갖추어 임산부와 영유아의 건강상태를 기록하고 1년간 보관·관리해야 한다.

④ 산후조리업자는 임산부나 영유아에게 감염 또는 질병이 의심되거나 발생한 경우 또는 화재·누전 등의 안전사고로 인한 인적 피해가 발생한 경우에는 즉시 의료기관으로 이송하고 그 이송 사실 및 조치내역을 지체없이 보건복지부장관에게 보고하여야 한다.

해설 **(모자보건법 제15조의4 : 산후조리업자의 준수사항)** 산후조리업자는 임산부 및 영유아의 건강·위생 관리와 위해 방지 등을 위하여 다음 각 호에서 정하는 사항을 지켜야 한다.

1. 보건복지부령으로 정하는 바에 따라 건강기록부를 갖추어 임산부와 영유아의 건강 상태를 기록하고 관리할 것
2. 감염이나 질병을 예방하기 위하여 다음 각 목의 사항에 관하여 보건복지부령으로 정하는 조치를 할 것
   가. 소독 등의 환경관리
   나. 임산부·영유아의 건강관리
   다. 종사자·방문객의 위생관리
3. 임산부나 영유아에게 감염 또는 질병이 의심되거나 발생한 경우 또는 화재·누전 등의 안전사고로 인한 인적 피해가 발생한 경우에는 즉시 의료기관으로 이송하는 등 필요한 조치를 할 것
4. 제3호에 따라 감염 또는 질병이 의심되거나 발생하여 이송한 경우 임산부 또는 보호자로부터 그 감염 또는 질병의 종류를 통보받아 확인하고 확산을 방지하기 위하여 소독 및 격리 등 필요한 조치를 할 것
5. 제3호에 따라 이송한 경우 그 이송 사실 및 제4호에 따른 조치내역을 지체 없이 산후조리원의 소재지를 관할하는 보건소장에게 보고할 것

(모자보건법 시행규칙 제16조 : 산후조리업자의 준수사항)

① 법 제15조의4 제1호에 따라 산후조리업자는 임산부 건강기록부와 영유아 건강기록부를 갖추어 임산부와 영유아의 건강상태 등을 기록하고 관리해야 한다. 〈개정 2020.1.16.〉

② 법 제15조의4 제2호에서 "보건복지부령으로 정하는 조치"란 [별표 4]에 따른 조치를 말한다. 〈개정 2020. 1.16.〉

③ 법 제15조의4 제5호에 따라 이송 사실 및 조치내역을 보고하려는 산후조리업자는 의료기관 이송보고서 및 감염병 확산방지 조치보고서를 보건소장에게 제출해야 한다. 〈신설 2020.1.16.〉

④ 제1항부터 제3항까지의 규정에 따른 건강기록부, 감염·질병 예방 조치 결과, 의료기관 이송보고서 및 감염병 확산방지 조치보고서는 1년간 보관·관리해야 한다. 〈신설 2020.1.16.〉

⑤ 산후조리업자가 산후조리업의 폐업신고를 하는 경우에는 기록·보존하고 있는 건강기록부 등을 관할 특별자치시장·특별자치도지사 또는 시장·군수·구청장에게 이관해야 한다. 〈신설 2020.1.16.〉

11 「모자보건법」상 산후조리원에 근무하고 있는 간호조무사가 받아야 하는 건강진단 항목에 해당하지 않는 것은? 2025 대구 기출유사

① 잠복결핵 ② 장티푸스

③ 전염성 피부질 ④ 홍역

Answer 10 ④ 11 ④

해설 **(모자보건법 시행령 제16조 제2항 : 건강진단 및 예방접종 등)** 건강진단은 「의료법」 제3조에 따른 의료기관 및 「지역보건법」 제2조 제1호에 따른 지역보건의료기관에서 다음 각 호의 구분에 따라 실시한다. 이 경우 건강진단 항목에는 한센병 등 전염성 피부질환, 장티푸스, 폐결핵 및 잠복결핵이 포함되어야 한다.

1. 산후조리업자 또는 산후조리원에 근무하는 사람 : 연 1회 이상 실시. 다만, 잠복결핵에 대한 건강진단은 산후조리업을 하는 기간 또는 산후조리원에 근무하는 기간 동안 한 번만 받으면 그 기준을 충족한 것으로 본다.
2. 산후조리업 신고를 하려는 자 또는 산후조리원에 근무하려는 사람 : 신고 또는 근무하기 전 1개월 이내에 실시

12 「모자보건법」에 근거할 때, 산후조리업자와 산후조리원에 근무하는 의료인 또는 간호조무사가 받아야 하는 예방접종 대상 질환은? 2016 대구, 2019 서울 기출유사

① 결핵 ② 장티푸스
③ 백일해 ④ 홍역

해설 **(모자보건법 시행령 제16조 제4항 : 건강진단 및 예방접종 등)** 예방접종은 다음 각 호의 구분에 따라 실시한다.

1. 인플루엔자 예방접종 : 연 1회 실시
2. 백일해 예방접종 : 산후조리원에 근무하기 2주 전까지 실시

(모자보건법 시행령 제16조 제3항) 법 제15조의5 제1항에 따른 예방접종을 받아야 하는 사람으로서 같은 항 제3호에 해당하는 사람은 산후조리원에 근무하거나 근무하려는 「의료법」 제2조에 따른 의료인 또는 「간호법」 제2조 제3호에 따른 간호조무사로 한다. 〈개정 2025.6.20.〉

(모자보건법 제15조의5 제1항 : 건강진단 등) 다음 각 호의 어느 하나에 해당하는 사람은 건강진단 및 예방접종(이하 "건강진단 등")을 받아야 한다. 다만, 다른 법령에 따라 같은 내용의 건강진단 등을 받은 경우에는 이 법에 따른 건강진단 등을 받은 것으로 갈음할 수 있다.

1. 산후조리업자
2. 제15조 제1항에 따라 산후조리업의 신고를 하려는 자
3. 산후조리업에 종사하는 사람

13 「모자보건법」상 산후조리업자는 건강진단 등을 받지 아니한 사람과 다른 사람에게 위해를 끼칠 우려가 있는 질병이 있거나 질병이 있는 것으로 의심되는 사람에게 격리 등의 근무제한 조치를 하여야 한다. 다음 중 상기의 다른 사람에게 위해를 끼칠 우려가 있는 질병이 있는 사람을 모두 고른 것은?

가. 감염병환자로서 다른 사람에게 전파될 수 있는 감염병병원체가 인체에 침입하여 증상을 나타내는 사람
나. 감기 등 호흡 관계 질환으로서 다른 사람에게 전파될 수 있는 질환이 있는 사람
다. 설사 증세가 있는 위장관계 질환으로서 다른 사람에게 전파될 수 있는 질환이 있는 사람
라. 유행성 결막염 등 안과질환으로서 다른 사람에게 전파될 수 있는 질환이 있는 사람

① 가, 나, 다 ② 가, 다
③ 나, 라 ④ 가, 나, 다, 라

해설 **(모자보건법 시행령 제16조 제5항 : 건강진단 및 예방접종 등)** 법 제15조의5 제2항에 따른 다른 사람에게 위해를 끼칠 우려가 있는 질병이 있는 사람은 다음 각 호의 사람으로 한다.

1. 「감염병의 예방 및 관리에 관한 법률」에 따른 감염병환자로서 다른 사람에게 전파될 수 있는 감염병병원체가 인체에 침입하여 증상을 나타내는 사람

Answer 12 ③ 13 ④

2. 다음 각 목의 어느 하나에 해당하는 질환으로서 다른 사람에게 전파될 수 있는 질환이 있는 사람
가. 설사 등의 증세가 있는 위장 관계 질환
나. 감기 등 호흡 관계 질환
다. 유행성 결막염 및 각막염 등 안과 질환
라. 화농성 질환 등 피부 질환

(모자보건법 제15조의5 제2항 : 건강진단 등) 산후조리업자는 제1항에 따른 건강진단 등을 받지 아니한 사람과 다른 사람에게 위해를 끼칠 우려가 있는 질병이 있거나 질병이 있는 것으로 의심되는 사람에게 격리 등 근무제한 조치를 하여야 한다.

14 **「모자보건법」상 산후조리업자의 산후조리원 근무대상자들에 대한 감염병 예방 조치에 대한 설명으로 가장 올바르지 못한 것은?**

① 산후조리업자는 감기등 호흡관계 질환으로서 다른 사람에게 전파될 수 있는 질환이 있는 사람이 그 증상 및 전파가능성이 없어졌다는 진단을 받은 날까지 격리 등 근무제한 조치를 해야 한다.

② 산후조리업자는 감염병의사환자로서 다른 사람에게 전파될 수 있는 감염병병원체가 인체에 침입한 것으로 의심되는 감염병의사환자라는 진단을 받은 사람이 그 증상 및 전파가능성이 없어졌다는 진단을 받은 날까지 격리 등 근무제한 조치를 해야 한다.

③ 산후조리업자는 감염병환자로서 다른 사람에게 전파될 수 있는 감염병병원체가 인체에 침입하여 증상을 나타내는 사람이 그 증상 및 전파가능성이 없어졌다는 진단을 받은 날까지 격리 등 근무제한 조치를 해야 한다.

④ 산후조리업자는 설사 등의 증세가 있는 위장관계 질환으로서 다른 사람에게 전파될 수 있는 질환이 있는 사람이 그 질환의 치료기간 동안 임산부나 영유아를 접촉하는 업무에 종사하게 해서는 안 된다.

해설 **(모자보건법 시행령 제16조 제7항 : 건강진단 및 예방접종 등)** 산후조리업자는 제5항 제1호 및 제6항에 해당하는 사람이 그 증상 및 전파가능성이 없어졌다는 진단을 받은 날까지 격리 등 근무제한 조치를 해야 한다.
(모자보건법 시행령 제16조 제8항) 산후조리업자는 제5항 제2호에 해당하는 사람이 그 질환의 치료기간 동안 임산부나 영유아를 접촉하는 업무에 종사하게 해서는 안 된다.
(모자보건법 시행령 제16조 제5항) 법 제15조의5 제2항에 따른 다른 사람에게 위해를 끼칠 우려가 있는 질병이 있는 사람은 다음 각 호의 사람으로 한다.
1. 「감염병의 예방 및 관리에 관한 법률」 제2조 제13호에 따른 감염병환자로서 다른 사람에게 전파될 수 있는 감염병병원체가 인체에 침입하여 증상을 나타내는 사람
2. 다음 각 목의 어느 하나에 해당하는 질환으로서 다른 사람에게 전파될 수 있는 질환이 있는 사람
가. 설사 등의 증세가 있는 위장 관계 질환
나. 감기 등 호흡 관계 질환
다. 유행성 결막염 및 각막염 등 안과 질환
라. 화농성 질환 등 피부 질환

(모자보건법 시행령 제16조 제6항) 법 제15조의5 제2항에 따른 다른 사람에게 위해를 끼칠 우려가 있는 질병이 있는 것으로 의심되는 사람은 「감염병의 예방 및 관리에 관한 법률」 제2조 제14호에 따른 감염병의사환자로서 다른 사람에게 전파될 수 있는 감염병병원체가 인체에 침입한 것으로 의심되는 감염병의사환자라는 진단을 받은 사람으로 한다.

Answer 14 ①

13

15 「모자보건법」상 산후조리원에 대한 행정처분에 관한 내용 설명으로 가장 올바르지 못한 것은?

① 특별자치시장·특별자치도지사 또는 시장·군수·구청장은 산후조리업자가 정지기간 중에 산후조리업을 계속한 경우 산후조리원의 폐쇄를 명하여야 한다.

② 특별자치시장·특별자치도지사 또는 시장·군수·구청장은 산후조리업자에게 6개월 이내의 기간을 정하여 시정을 명할 수 있다.

③ 특별자치시장·특별자치도지사 또는 시장·군수·구청장은 산후조리원의 폐쇄명령을 하려면 청문을 하여야 한다.

④ 특별자치시장·특별자치도지사 또는 시장·군수·구청장은 6개월 이내의 기간을 정하여 산후조리업의 정지를 명하거나 산후조리원의 폐쇄를 명할 수 있다.

해설 **(모자보건법 제15조의8 : 시정명령)** 특별자치시장·특별자치도지사 또는 시장·군수·구청장은 산후조리업자가 다음 각 호의 어느 하나에 해당하면 보건복지부령으로 정하는 바에 따라 산후조리업자에게 3개월 이내의 기간을 정하여 시정을 명할 수 있다.

1. 제15조에 따른 인력과 시설을 갖추지 아니한 경우
2. 제15조의2를 위반하여 결격사유가 있는 사람을 종사하게 한 경우
3. 제15조의4 제1호부터 제3호까지의 규정에 따른 준수사항을 지키지 아니한 경우
4. 제15조의5 제2항을 위반하여 건강진단 등을 받지 아니한 사람과 다른 사람에게 위해를 끼칠 우려가 있는 질병이 있거나 질병이 있는 것으로 의심되는 사람에게 격리 등 근무제한 조치를 하지 아니한 경우
5. 제15조의14 제1항을 위반하여 "산후조리원"이라는 글자를 사용하지 아니한 경우
6. 제15조의15 제2항을 위반하여 책임보험에 가입하지 아니한 경우
7. 제15조의16 제1항을 위반하여 서비스의 내용과 요금체계 및 중도해약 시 환불기준을 게시하지 아니하거나 거짓으로 게시한 경우

(모자보건법 제15조의9 : 산후조리원의 폐쇄 등)

① 특별자치시장·특별자치도지사 또는 시장·군수·구청장은 산후조리업자가 다음 각 호의 어느 하나에 해당하는 경우에는 6개월 이내의 기간을 정하여 산후조리업의 정지를 명하거나 산후조리원의 폐쇄를 명할 수 있다.
   1. 제15조의8에 따른 시정명령을 위반한 경우
   2. 산후조리원을 이용하는 임산부나 영유아를 사망하게 하거나 임산부나 영유아의 신체에 보건복지부령으로 정하는 중대한 피해를 입힌 경우
   3. 제15조의4 제4호에 따른 소독 및 격리 등 필요한 조치를 하지 아니한 경우

② 특별자치시장·특별자치도지사 또는 시장·군수·구청장은 산후조리업자가 다음 각 호의 어느 하나에 해당하면 산후조리원의 폐쇄를 명하여야 한다.
   1. 제1항에 따른 정지기간 중에 산후조리업을 계속한 경우
   2. 제15조의2 각 호의 어느 하나에 해당하는 경우. 다만, 제15조의2 제7호에 해당하게 된 법인이 3개월 이내에 그 대표자를 변경하는 경우에는 그러하지 아니하다.

(모자보건법 제15조의13 : 청문) 특별자치시장·특별자치도지사 또는 시장·군수·구청장은 제15조의9에 따라 산후조리원의 폐쇄명령을 하려면 청문을 하여야 한다.

(모자보건법 제15조의2 : 결격사유) 다음 각 호의 어느 하나에 해당하는 자는 산후조리원을 설치·운영하거나 이에 종사할 수 없다.

1. 18세 미만인 자, 피성년후견인 또는 피한정후견인
2. 「정신건강증진 및 정신질환자 복지서비스 지원에 관한 법률」에 따른 정신질환자
3. 「마약류 관리에 관한 법률」에 따른 마약류 중독자
4. 이 법을 위반하여 금고 이상의 실형을 선고받고 그 집행이 끝나거나(집행이 끝난 것으로 보는 경우를 포함) 집행이 면제된 날부터 3년이 지나지 아니한 자
5. 이 법을 위반하여 형의 집행유예를 선고받고 그 유예기간 중에 있는 자
6. 제15조의9에 따라 산후조리원의 폐쇄명령(제1호부터 제3호까지의 어느 하나에 해당하여 폐쇄명령을 받은 경우는 제외)을 받고 1년이 지나지 아니한 자
7. 대표자가 제1호부터 제6호까지의 어느 하나에 해당하는 법인

Answer 15 ②

16 **「모자보건법」상 특별자치시장·특별자치도지사 또는 시장·군수·구청장이 반드시 산후조리원의 폐쇄를 명하여야 하는 산후조리업자의 행위에 해당하는 것은?**

① 산후조리업자가 결격사유가 있는 마약류 중독자를 종사하게 하여 특별자치시장·특별자치도지사 또는 시장·군수·구청장이 시정명령을 하였으나 산후조리업자가 이를 위반한 경우
② 산후조리업자가 산후조리원을 이용하는 임산부나 영유아를 사망하게 한 경우
③ 산후조리원 대표자가 마약류 중독자인 법인이 3개월 이내에 그 대표자를 변경하는 경우
④ 특별자치시장·특별자치도지사 및 시장·군수·구청장의 산후조리업 정지명령 기간 중에 산후조리업자가 산후조리업을 계속한 경우

해설 15번 문제 해설 참조

13

17 **「모자보건법」상 산후조리업자는 산후조리원 이용으로 인한 감염 등으로 이용자에게 손해를 입힌 경우에는 그 손해를 배상할 책임이 있으며, 이에 따른 손해배상책임을 보장하기 위하여 책임보험에 가입하여야 한다. 다음 중 책임보험의 가입금액 등에 대한 설명으로 가장 올바르지 못한 것은?**

① 이용자가 감염되거나 부상당한 경우, 이용자 1명당 3천만원의 범위에서 발생한 손해액을 지급할 수 있을 것
② 이용자가 감염 또는 부상에 대한 치료를 마친 후 더 이상의 치료효과를 기대할 수 없고 그 증상이 고정된 상태에서 그 감염 또는 부상이 원인이 된 신체의 후유장애가 생긴 경우, 이용자 1명당 1억 5천만원의 범위에서 발생한 손해액을 지급할 수 있을 것
③ 이용자가 사망한 경우, 그 손해액 규모에 상관없이 이용자 1명당 1억 5천만원의 범위에서 발생한 손해액을 지급할 수 있을 것
④ 책임보험 적용대상 이용자의 범위는 산후조리원을 이용하는 임산부, 영유아 및 그 보호자

해설 **(모자보건법 시행령 제17조의5 제1항 : 책임보험의 가입금액 등)** 법 제15조의15 제2항에 따라 산후조리업자가 가입하여야 하는 책임보험은 다음 각 호의 기준을 충족하여야 한다. 〈개정 2023.10.4.〉

1. 책임보험 적용대상 이용자의 범위 : 법 제15조의15 제1항에 따라 산후조리원을 이용하는 임산부, 영유아 및 그 보호자
2. 책임보험 가입금액
   가. 이용자가 사망한 경우 : 이용자 1명당 1억 5천만원의 범위에서 발생한 손해액을 지급할 수 있을 것. 다만, 그 손해액이 2천만원 미만인 경우에는 2천만원으로 한다.
   나. 이용자가 감염되거나 부상당한 경우 : 이용자 1명당 3천만원의 범위에서 발생한 손해액을 지급할 수 있을 것
   다. 이용자가 감염 또는 부상에 대한 치료를 마친 후 더 이상의 치료효과를 기대할 수 없고 그 증상이 고정된 상태에서 그 감염 또는 부상이 원인이 된 신체의 장애(이하 "후유장애"라 한다)가 생긴 경우 : 이용자 1명당 1억 5천만원의 범위에서 발생한 손해액을 지급할 수 있을 것

(모자보건법 제15조의15 : 손해배상책임의 보장)

① 산후조리업자는 산후조리원 이용으로 인한 감염 등으로 이용자에게 손해를 입힌 경우에는 그 손해를 배상할 책임이 있다.
② 산후조리업자는 제1항에 따른 손해배상책임을 보장하기 위하여 책임보험에 가입하여야 한다.
③ 제2항에 따른 책임보험의 가입금액과 그 밖에 필요한 사항은 대통령령으로 정한다.

Answer 16 ④ 17 ③

18 **「모자보건법」상 시·도지사 또는 시장·군수·구청장이 설치·운영하는 공공산후조리원의 설치기준과 운영에 대한 설명으로 가장 올바르지 못한 것은?**

① 다문화가족의 산모, 한부모가족의 산모, 다태아 또는 셋째 자녀 이상을 출산한 산모에게는 공공산후조리원을 우선 이용하게 하거나, 산후조리도우미의 이용지원 범위에서 이용요금의 전부 또는 일부를 감면할 수 있다.

② 영유아실 정원은 임산부실 정원의 100분의 50 이내로 해야 하지만, 해당 지방자치단체의 장이 정당한 사유가 있다고 인정하는 경우에는 영유아실 정원을 증원할 수 있다.

③ 임산부실과 영유아실은 2층 이하에 설치하여야 하며, 임산부실은 임산부와 영유아가 함께 생활할 수 있도록 모자동실의 형태로 운영하여야 한다.

④ 시·도지사 또는 시장·군수·구청장은 설치한 공공산후조리원을 폐쇄하거나 운영을 중단하는 경우에는 입소 중인 임산부와 영유아가 다른 공공산후조리원을 이용하도록 하는 등 필요한 조치를 하여야 한다.

해설 **(모자보건법 시행령 제17조의6 : 지방자치단체의 산후조리원 설치기준 등)** 법 제15조의17 제1항에 따라 특별시장·광역시장·특별자치시장·도지사·특별자치도지사(이하 "시·도지사"라 한다) 또는 시장·군수·구청장이 설치·운영하는 산후조리원(이하 "공공산후조리원"이라 한다.)의 설치기준과 운영에 필요한 사항은 별표 2의2와 같다. 〈개정 2022.6.14.〉

1. 설치기준
   가. 임산부실은 2층 이하에 설치해야 하며, 영유아 침대, 영유아 목욕설비 등 임산부와 영유아가 함께 생활하는데 필요한 시설을 갖추어 모자동실 형태로 운영되어야 한다.
   나. 영유아실은 2층 이하에 설치해야 하며, 영유아실 정원은 임산부실 정원의 100분의 30 이내로 하여야 한다. 다만, 해당 지방자치단체의 장이 정당한 사유가 있다고 인정하는 경우에는 영유아실을 설치하지 않을 수 있다.
   다. 그 밖에 공공산후조리원의 인력 및 시설기준에 관하여는 보건복지부령으로 정하는 바에 따른다.
2. 운영기준 : 시·도지사 또는 시장·군수·구청장은 공공산후조리원을 운영할 때 다음 각 호의 사항을 준수하여야 한다.
   가. 감염 및 안전관리
      1) 감염의 위험으로부터 임산부와 영유아를 보호하기 위하여 다음의 감염관리 활동을 수행하여야 한다.
         가) 감염 예방, 감염 발생 시 대응, 교육·훈련 등이 포함된 감염관리계획 수립
         나) 공공산후조리원 내 감염 전파의 위험요인에 대한 점검·평가 및 개선활동
         다) 공공산후조리원 종사자에 대해 감염 발생 상황별 조치요령에 관한 교육·훈련을 매년 1회 이상 실시
      2) 화재의 위험으로부터 임산부와 영유아를 보호하기 위해 다음의 안전관리활동을 수행하여야 한다.
         가) 화재 예방, 화재 발생 시 대응, 안전교육·훈련 등이 포함된 안전관리계획 수립
         나) 소화시설, 대피로, 비상구 등 안전시설에 대한 점검·평가 및 개선활동
         다) 공공산후조리원 종사자와 임산부에 대하여 화재발생 시의 대응 및 행동요령에 관한 교육·훈련을 매년 1회 이상 실시
   나. 모자동실 운영 등
      1) 임산부실은 임산부와 영유아가 함께 생활할 수 있도록 모자동실의 형태로 운영하여야 한다.
      2) 공공산후조리원 입소 전 임산부에게 임산부실을 모자동실의 형태로 운영하는 것을 미리 알리고, 모자동실 사용에 대한 준수사항 등을 교육하여야 한다.
      3) 영유아실은 신규로 입원하는 영유아의 감염여부 등 건강상태를 확인하는 용도로 운영하여야 한다.
   다. 이용자 부담 및 저소득 취약계층의 우선이용
      1) 시·도지사 또는 시장·군수·구청장은 산후조리원 설치 및 운영 비용 등을 고려하여 공공산후조리원 이용자에게 이용요금을 부과할 수 있다.

Answer 18 ②

2) 다음 각 호의 어느 하나에 해당하는 사람에게는 공공산후조리원을 우선이용하게 하거나, 산후조리도우미의 이용지원 범위에서 이용요금의 전부 또는 일부를 감면할 수 있다. 다만, 국가 또는 지방자치단체를 통해 동일하거나 유사한 급여 또는 사회서비스를 받은 사람은 감면대상에서 제외한다.
가) 5·18 민주유공자, 그 유족 또는 가족
나) 국가유공자, 그 유족 또는 가족
다) 「국민기초생활 보장법」에 따른 수급자 및 차상위계층
라) 「다문화가족지원법」에 따른 다문화가족의 산모
마) 「북한이탈주민의 보호 및 정착지원에 관한 법률」에 따른 보호대상자 또는 그 배우자
바) 「의료급여법 시행령」에 따라 보건복지부장관이 정하여 고시하는 희귀난치성질환을 앓고 있는 산모
사) 「장애인복지법」에 따른 장애인 또는 그 배우자
아) 「한부모가족지원법」에 따른 한부모가족의 산모
자) 다태아 또는 셋째 자녀 이상을 출산한 산모

라. 행정적·재정적 지원 : 조례·규칙의 제정, 관할 보건소·의료기관과의 연계 등 공공산후조리원의 운영에 필요한 행정적·재정적 지원 방안을 마련하여야 한다.

마. 실태조사 및 평가 : 공공산후조리원 서비스의 질적 수준을 향상시키기 위하여 공공산후조리원에 대한 실태조사와 평가 등을 실시하여야 한다.

3. 공공산후조리원 폐쇄 및 중단에 따른 사후관리 등

가. 시·도지사 또는 시장·군수·구청장은 설치한 공공산후조리원을 폐쇄하거나 운영을 중단하는 경우에는 입소 중인 임산부와 영유아가 다른 공공산후조리원을 이용하도록 하는 등 필요한 조치를 하여야 한다.

나. 보건복지부장관 또는 특별시장·광역시장·도지사는 시·도지사 또는 시장·군수·구청장이 공공산후조리원의 설치기준 또는 운영기준을 위반하여 공공산후조리원을 설치하거나 운영하는 경우에는 그 시정을 명할 수 있다.

13

19 **「모자보건법」상 산후조리도우미는 사회서비스 제공자에 소속된 사람으로서 아동학대 예방교육 및 보건복지부장관이 고시하는 교육과정을 수료한 사람으로 한다. 다음 중 산후조리도우미로 활동할 수 없는 사람은?**

① 아동·청소년대상 성범죄를 범하여 형 또는 치료감호를 선고받고 그 형 또는 치료감호의 전부 또는 일부의 집행이 종료되거나 집행이 유예·면제된 날부터 10년이 지난 사람
② 아동학대관련범죄로 금고 이상의 실형을 선고받고 그 집행이 종료되거나 집행이 면제된 날부터 20년이 지난 사람
③ 아동학대관련범죄로 금고 이상의 집행유예를 선고받고 그 집행유예가 확정된 날부터 10년이 지난 사람
④ 아동학대관련범죄로 벌금형이 확정된 날부터 10년이 지난 사람

해설 **(모자보건법 제15조의19 제2항 : 산후조리도우미의 자격)** 다음 각 호의 어느 하나에 해당하는 사람은 산후조리도우미로 활동할 수 없다.

1. 미성년자·피성년후견인 또는 피한정후견인
2. 「정신건강증진 및 정신질환자 복지서비스 지원에 관한 법률」 제3조 제1호에 따른 정신질환자. 다만, 정신건강의학과전문의가 산후조리도우미로서 직무를 수행할 수 있다고 인정하는 사람은 그러하지 아니하다.
3. 마약·대마 또는 향정신성의약품 중독자
4. 금고 이상의 실형을 선고받고 그 집행이 종료(집행이 종료된 것으로 보는 경우 포함)되거나 집행이 면제된 날부터 3년이 경과되지 아니한 사람

Answer 19 ③

5. 금고 이상의 형의 집행유예를 선고받고 그 유예기간 중에 있는 사람
6. 「아동복지법」 제17조 위반에 따른 같은 법 제71조 제1항의 죄, 「성폭력범죄의 처벌 등에 관한 특례법」 제2조에 따른 성폭력범죄 또는 「아동 · 청소년의 성보호에 관한 법률」 제2조 제2호에 따른 아동 · 청소년대상 성범죄를 범하여 형 또는 치료감호를 선고받고 그 형 또는 치료감호의 전부 또는 일부의 집행이 종료되거나 집행이 유예 · 면제된 날부터 10년이 지나지 아니한 사람
7. 「아동복지법」 제3조 제7호의2에 따른 아동학대관련범죄로 금고 이상의 실형을 선고받고 그 집행이 종료되거나 집행이 면제된 날부터 20년이 지나지 아니한 사람
8. 「아동복지법」 제3조 제7호의2에 따른 아동학대관련범죄로 금고 이상의 형의 집행유예를 선고받고 그 집행유예가 확정된 날부터 20년이 지나지 아니한 사람
9. 「아동복지법」 제3조 제7호의2에 따른 아동학대관련범죄로 벌금형이 확정된 날부터 10년이 지나지 아니한 사람

20 「모자보건법」상 산후조리도우미 등에 대한 설명으로 가장 올바르지 못한 것은?

① 보건복지부장관과 특별자치시장 · 특별자치도지사 또는 시장 · 군수 · 구청장은 사회서비스이용권을 발급하여 그 이용권으로 임산부가 산후조리도우미를 이용하도록 지원할 수 있다.

② 산후조리도우미는 「사회서비스 이용 및 이용권 관리에 관한 법률」에 따른 사회서비스 제공자에 소속된 사람으로서 보건복지부장관이 정하여 고시하는 교육과정을 수료한 사람으로 한다.

③ 산후조리도우미를 이용할 수 있는 대상은 가구의 소득수준 및 재산의 정도에 관계없이 모든 임산부에 대하여 매년 예산의 범위에서 보건복지부장관이 정한다.

④ 산후조리업자는 임산부와 영유아의 정서안정을 도모하고, 감염이나 질병을 예방하기 위하여 임산부와 영유아가 같은 공간에서 함께 지낼 수 있는 모자동실을 적정하게 제공할 수 있도록 노력하여야 한다.

해설 **(모자보건법 시행령 제17조의7 제3항 : 산후조리도우미의 이용 지원)** 산후조리도우미를 이용할 수 있는 대상은 가구의 소득수준 및 재산의 정도 등을 고려하여 매년 예산의 범위에서 보건복지부장관이 정한다. 다만, 특별자치시장 · 특별자치도지사 또는 시장 · 군수 · 구청장은 해당 지방자치단체의 예산범위에서 그 대상의 범위를 완화해 정할 수 있다. 〈개정 2021.3.23.〉

(모자보건법 제15조의22 : 모자동실 운영) 산후조리업자는 임산부와 영유아의 정서안정을 도모하고, 감염이나 질병을 예방하기 위하여 임산부와 영유아가 같은 공간에서 함께 지낼 수 있는 모자동실을 적정하게 제공할 수 있도록 노력하여야 한다. 〈개정 2021.12.21.〉

21 「모자보건법」상 국가와 지방자치단체는 임산부와 신생아의 건강과 안전을 위하여 3년마다 산후조리와 관련된 실태조사를 실시하여야 한다. 다음 중 산후조리 관련 실태조사의 내용에 해당하지 않는 것은?

① 산후조리 현황 및 산후조리 만족도에 관한 사항

② 신체회복, 모유수유 등 임산부 및 영유아의 건강관리에 관한 사항

③ 임산부의 연령, 학력, 경제상태, 건강상태 등 일반적 특성에 관한 사항

④ 임산부 · 영유아 · 미숙아등의 보건관리 및 의료 지원에 관한 사항

Answer 20 ③ 21 ④

해설 **(모자보건법 시행령 제17조의9 제1항 : 실태조사의 내용·방법)** 법 제15조의21 제1항에 따른 실태조사의 내용은 다음 각 호와 같다. 〈개정 2022.6.14.〉

1. 임산부의 연령, 학력, 경제상태, 건강상태 등 일반적 특성에 관한 사항
2. 산후조리 현황 및 산후조리 만족도에 관한 사항
3. 신체회복, 모유수유 등 임산부 및 영유아의 건강관리에 관한 사항
4. 임산부 및 영유아의 산후조리 안전사고에 관한 사항
5. 그 밖에 산후조리와 관련된 임산부 및 영유아의 건강과 안전에 관한 사항

(모자보건법 제15조의21 제1항 : 산후조리 관련 실태조사) 국가와 지방자치단체는 임산부와 신생아의 건강과 안전을 위하여 3년마다 산후조리와 관련된 실태조사를 실시하여야 한다.

22 **「모자보건법」상 국가가 예산의 범위에서 경비를 보조할 수 있는 내용에 대한 설명으로 가장 올바른 것은?**

① 모자보건기구 운영비의 3분의 2 이내

② 모자보건기구(국가가 설치하는 경우는 제외)의 설치비용 및 부대비용의 3분의 2 이내

③ 보건복지부장관과 시·도지사가 난임전문상담센터의 설치·운영을 보건복지부령으로 정하는 전문인력과 시설을 갖춘 기관에 위탁한 경우, 중앙상담센터 및 권역별 상담센터의 업무를 위탁받은 자의 위탁받은 업무수행 경비의 3분의 2 이내

④ 임산부·영유아·미숙아등에 대한 대통령령으로 정하는 바에 따른 정기 건강진단등의 경비의 3분의 2 이내

해설 **(모자보건법 제21조 제1항 : 경비의 보조)** 국가는 예산의 범위에서 다음 각 호의 경비를 보조할 수 있다. 〈개정 2024.1.2.〉

1. 모자보건기구(국가가 설치하는 경우는 제외)의 설치비용 및 부대비용의 3분의 2 이내
2. 모자보건기구 운영비의 2분의 1 이내
3. 제7조 제3항에 따라 업무를 위탁받은 자의 위탁받은 업무수행 경비
4. 제10조 제1항에 따른 건강진단 등의 경비
5. 제10조의2에 따른 신생아 집중치료 시설 및 장비 지원 경비
6. 제10조의3에 따른 모유수유시설 및 수유시설 설치 지원 경비
7. 제11조의3 제4항에 따라 평가업무를 위탁받은 자의 위탁받은 업무수행 경비
8. 제11조의4 제3항에 따라 중앙상담센터 및 권역별 상담센터의 업무를 위탁받은 자의 위탁받은 업무수행 경비
9. 제11조의6 제3항에 따라 통계관리업무를 위탁받은 자의 운영에 필요한 경비

23 **「모자보건법」상 산후조리업 정지명령 또는 산후조리원 폐쇄명령을 받고도 계속하여 산후조리업을 한 사람에 대한 벌칙에 해당하는 것은?**

① 3년 이하의 징역 또는 3천만원 이하의 벌금

② 1년 이하의 징역 또는 1천만원 이하의 벌금

③ 500만원 이하의 벌금

④ 300만원 이하의 벌금

Answer 22 ② 23 ②

해설 (모자보건법 제26조 제1항 : 벌칙) 다음 각 호의 어느 하나에 해당하는 자는 1년 이하의 징역 또는 1천만원 이하의 벌금에 처한다.

1. 제15조 제1항을 위반하여 신고 또는 변경신고를 하지 아니하고 산후조리업을 한 자
2. 삭제 〈2019.1.15.〉
3. 제15조의9 제1항 또는 제2항에 따른 산후조리업 정지명령 또는 산후조리원 폐쇄명령을 받고도 계속하여 산후조리업을 한 자
4. 제24조를 위반하여 비밀을 누설하거나 공표한 자

24 「모자보건법」상 감염 또는 질병이 의심되거나 발생하여 이송한 경우 임산부 또는 보호자로부터 그 감염 또는 질병의 종류를 통보받아 확인하였으나 확산방지를 위한 소독 및 격리 등 필요한 조치를 하지 않은 산후조리업자에 대한 벌칙에 해당하는 것은?

① 3년 이하의 징역 또는 3천만원 이하의 벌금

② 1년 이하의 징역 또는 1천만원 이하의 벌금

③ 500만원 이하의 벌금

④ 300만원 이하의 벌금

해설 (모자보건법 제26조 제3항 : 벌칙) 다음 각 호의 어느 하나에 해당하는 자는 300만원 이하의 벌금에 처한다.

1. 제15조의3 제2항을 위반하여 승계 사실을 신고하지 아니한 자
2. 제15조의4 제4호를 위반하여 필요한 조치를 하지 아니한 자

(모자보건법 제15조의4 : 산후조리업자의 준수사항) 산후조리업자는 임산부 및 영유아의 건강·위생관리와 위해방지 등을 위해 다음 각 호에서 정하는 사항을 지켜야 한다.

1. 보건복지부령으로 정하는 바에 따라 건강기록부를 갖추어 임산부와 영유아의 건강 상태를 기록하고 관리할 것
2. 감염이나 질병을 예방하기 위하여 다음 각 목의 사항에 관하여 보건복지부령으로 정하는 조치를 할 것
   가. 소독 등의 환경관리
   나. 임산부·영유아의 건강관리
   다. 종사자·방문객의 위생관리
3. 임산부나 영유아에게 감염 또는 질병이 의심되거나 발생한 경우 또는 화재·누전 등의 안전사고로 인한 인적 피해가 발생한 경우에는 즉시 의료기관으로 이송하는 등 필요한 조치를 할 것
4. 제3호에 따라 감염 또는 질병이 의심되거나 발생하여 이송한 경우 임산부 또는 보호자로부터 그 감염 또는 질병의 종류를 통보받아 확인하고 확산을 방지하기 위하여 소독 및 격리 등 필요한 조치를 할 것
5. 제3호에 따라 이송한 경우 그 이송 사실 및 제4호에 따른 조치내역을 지체 없이 산후조리원의 소재지를 관할하는 보건소장에게 보고할 것

Answer 24 ④

25 「모자보건법」상 500만원 이하의 벌금을 받을 수 있는 경우는?

① 모자보건사업에 종사하는 사람이 그 업무 수행상 알게 된 다른 사람의 비밀을 누설하거나 공표한 경우

② 산후조리업자의 지위를 승계한 자가 승계한 날부터 1개월 이내 특별자치시장·특별자치도지사 또는 시장·군수·구청장에게 승계사실을 신고하지 않은 사람

③ 임산부나 영유아에게 감염 또는 질병이 의심되거나 발생하여 이송한 경우 임산부 또는 보호자로부터 그 감염 또는 질병의 종류를 통보받아 확인하고 확산을 방지하기 위하여 소독 및 격리 등 필요한 조치를 하지 않은 사람

④ 임산부나 영유아에게 감염 또는 질병이 의심되거나 발생한 경우 또는 화재·누전 등 안전사고로 인한 인적 피해가 발생한 경우 즉시 의료기관으로 이송하는 등의 필요한 조치를 하지 않은 사람

해설 **(모자보건법 제26조 제2항)** 제15조의4 제3호를 위반하여 필요한 조치를 하지 아니한 자는 500만원 이하의 벌금에 처한다.

(모자보건법 제26조 제3항) 다음 각 호의 어느 하나에 해당하는 자는 300만원 이하의 벌금에 처한다.

1. 제15조의3 제2항을 위반하여 승계 사실을 신고하지 아니한 자
2. 제15조의4 제4호를 위반하여 필요한 조치를 하지 아니한 자

(모자보건법 제15조의4 : 산후조리업자의 준수사항) : 24번 문제 해설 참조

(모자보건법 제15조의3 제2항 : 산후조리업의 승계) 제1항에 따라 산후조리업자의 지위를 승계한 자는 보건복지부령으로 정하는 바에 따라 승계한 날부터 1개월 이내에 특별자치시장·특별자치도지사 또는 시장·군수·구청장에게 신고하여야 한다.

13

26 「모자보건법」상 건강진단 등을 받지 아니한 산후조리업자 및 건강진단 등을 받지 아니한 사람에게 격리 등 근무제한 조치를 하지 아니한 산후조리업자에 대한 벌칙에 해당하는 것은?

① 500만원 이하의 벌금　　② 300만원 이하의 벌금

③ 200만원 이하의 과태료　　④ 100만원 이하의 과태료

해설 **(모자보건법 제27조 제1항 : 과태료)** 다음 각 호의 어느 하나에 해당하는 자에게는 200만원 이하의 과태료를 부과한다.

1. 제15조의4 제1호 또는 제2호를 위반한 자

1의2. 제15조의4 제5호를 위반하여 의료기관으로 이송한 사실 및 조치내역을 지체 없이 보고하지 아니한 자

2. 제15조의5 제1항을 위반하여 건강진단 등을 받지 아니한 산후조리업자 및 같은 조 제2항을 위반하여 건강진단 등을 받지 아니한 사람에게 격리 등 근무제한 조치를 하지 아니한 산후조리업자

2의2. 제15조의5 제2항을 위반하여 질병이 있거나 질병이 있는 것으로 의심되는 사람에게 격리 등 근무제한 조치를 하지 아니한 산후조리업자

3. 제15조의6 제1항 또는 제2항을 위반하여 감염 예방 등에 관한 교육을 받지 아니한 자

3의2. 제15조의6 제4항을 위반하여 산후조리업에 종사하는 사람을 교육받도록 하지 아니한 산후조리업자

4. 제15조의7 제1항에 따른 보고를 하지 아니하거나 거짓으로 보고한 자 또는 공무원의 출입·검사 또는 열람을 거부·방해 또는 기피한 자

5. 제15조의16에 따른 서비스의 내용과 요금체계 및 중도해약 시 환불기준을 게시하지 아니하거나 거짓으로 게시한 자

Answer 25 ④ 26 ③

27 「모자보건법」상 산후조리업의 폐업·휴업 또는 재개를 신고하지 아니한 산후조리업자에 대한 벌칙에 해당하는 것은?

① 500만원 이하의 벌금
② 300만원 이하의 벌금
③ 200만원 이하의 과태료
④ 100만원 이하의 과태료

해설 **(모자보건법 제27조 제2항 : 과태료)** 다음 각 호의 어느 하나에 해당하는 자에게는 100만원 이하의 과태료를 부과한다.

1. 제8조 제3항을 위반하여 임산부의 사망·사산 또는 신생아의 사망 사실을 보고하지 아니한 의료기관의 장 또는 보건소장
2. 제15조의5 제3항을 위반하여 해당 사실을 지체 없이 산후조리업자에게 알리지 아니하거나 거짓으로 알린 자
3. 제15조의10을 위반하여 산후조리업의 폐업·휴업 또는 재개를 신고하지 아니한 산후조리업자
4. 제15조의14에 따른 명칭 사용에 관한 규정을 위반한 자
5. 제15조의15를 위반하여 책임보험에 가입하지 아니한 자
6. 제20조를 위반하여 인구보건복지협회와 같은 명칭을 사용한 자

Answer 27 ④

의료관계법규

14

결핵예방법

14 결핵예방법

01 「결핵예방법」상 결핵에 감염되어 결핵감염검사에서 양성으로 확인되었으나 결핵에 해당하는 임상적, 방사선학적 또는 조직학적 소견이 없고 결핵균 검사에서 음성으로 확인된 자를 말하는 것은?

2016 서울, 2020 부산, 2024 강원·전남 기출유사

① 결핵의사환자 ② 결핵환자
③ 잠복결핵감염자 ④ 전염성결핵환자

해설 **(결핵예방법 제2조 : 정의)** 이 법에서 사용하는 용어의 뜻은 다음과 같다.

1. "결핵"이란 결핵균으로 인하여 발생하는 질환을 말한다.
2. "결핵환자"란 결핵균이 인체 내에 침입하여 임상적 특징이 나타나는 자로서 결핵균검사에서 양성으로 확인된 자를 말한다.
3. "결핵의사환자"란 임상적, 방사선학적 또는 조직학적 소견상 결핵에 해당하지만 결핵균검사에서 양성으로 확인되지 아니한 자를 말한다.
4. "전염성결핵환자"란 결핵환자 중 객담의 결핵균검사에서 양성으로 확인되어 타인에게 전염시킬 수 있는 환자를 말한다.
5. "잠복결핵감염자"란 결핵에 감염되어 결핵감염검사에서 양성으로 확인되었으나 결핵에 해당하는 임상적, 방사선학적 또는 조직학적 소견이 없으며 결핵균검사에서 음성으로 확인된 자를 말한다.

02 「결핵예방법」상 질병관리청장은 결핵관리종합계획을 몇 년마다 수립·시행하여야 하는가?

① 3년 ② 4년
③ 5년 ④ 10년

해설 **(결핵예방법 제5조 제1항)** 질병관리청장은 「감염병의 예방 및 관리에 관한 법률」 제9조에 따른 감염병관리위원회 내 결핵전문위원회의 심의를 거쳐 결핵관리종합계획을 5년마다 수립·시행하여야 한다. 〈개정 2020.8.11.〉

03 「결핵예방법」상 결핵관리종합계획에 포함되어야 할 사항에 해당하지 않는 것은?

① 결핵예방 및 관리를 위한 기본시책 ② 결핵환자 가족에 대한 보호·관리
③ 다제내성결핵의 예방 및 관리 ④ 잠복결핵감염자의 치료 및 보호·관리

해설 **(결핵예방법 제5조 제2항)** 결핵관리종합계획에는 다음 각 호의 사항이 포함되어야 한다.

1. 결핵예방 및 관리를 위한 기본시책
2. 결핵환자 및 결핵의사환자("결핵환자등")와 잠복결핵감염자의 치료 및 보호·관리
3. 결핵에 관한 홍보 및 교육

Answer 01 ③ 02 ③ 03 ②

4. 결핵에 관한 조사·연구 및 개발
5. 다제내성 결핵[아이소니아지드(isoniazid) 및 리팜피신(rifampicin)을 포함하는 2개 이상의 항결핵약제에 내성을 가진 결핵균에 감염된 것을 말한다]의 예방 및 관리
6. 그 밖에 결핵관리에 필요한 사항

04 **「결핵예방법」상 결핵환자 등과 잠복결핵감염자를 진단·치료하는 의료인 또는 의료기관, 국민건강보험공단과 건강보험심사평가원 및 그 밖에 결핵에 관한 사업을 하는 법인·기관·단체에 보건복지부령으로 정하는 바에 따라 결핵통계사업에 필요한 자료 제출이나 의견 진술 등을 요구할 수 있는 사람은?**

① 보건복지부장관
② 질병관리청장
③ 통계청장
④ 특별자치시장·특별자치도지사 또는 시장·군수·구청장

해설 **(결핵예방법 제6조 제2항 : 결핵통계사업)** 질병관리청장은 결핵환자등과 잠복결핵감염자를 진단·치료하는 의료인 또는 의료기관, 국민건강보험공단과 건강보험심사평가원 및 그 밖에 결핵에 관한 사업을 하는 법인·기관·단체에 보건복지부령으로 정하는 바에 따라 결핵통계사업에 필요한 자료 제출이나 의견 진술 등을 요구할 수 있다. 이 경우 자료 제출을 요구받은 자는 특별한 사유가 없으면 이에 따라야 한다. 〈개정 2020.8.11.〉
(결핵예방법 제6조 제1항) 질병관리청장은 결핵의 발생과 관리실태에 대한 자료를 지속적이고 체계적으로 수집·분석하여 통계를 산출하는 "결핵통계사업"을 실시하여야 한다. 이 경우 통계자료의 수집 및 통계의 작성 등에 관하여는 「통계법」을 준용한다. 〈개정 2020.8.11.〉

14

05 **「결핵예방법」상 결핵관리사업에 대한 설명으로 가장 올바르지 못한 것은?**

① 결핵모금은 결핵관리종합계획상의 용도 외에는 사용하지 못하지만 질병관리청장이 인정하는 경우 모금액의 100분의 10을 초과하지 않는 범위에서 모금비용에 충당할 수 있다.
② 질병관리청장은 결핵의 예방 및 퇴치를 위한 결핵환자등과 잠복결핵감염자의 진료 및 투약 등 치료와 관리사업 등을 실시하여야 한다.
③ 질병관리청장은 결핵환자를 진단·치료하는 의료인 또는 의료기관 및 검사기관, 관계 중앙행정기관의 장, 국민건강보험공단과 건강보험심사평가원, 국가데이터처 및 그 밖에 결핵에 관한 사업을 하는 법인·기관·단체의 장에게 결핵관리사업에 필요한 자료의 제출을 요청할 수 있다.
④ 질병관리청장이 제출을 요청할 수 있는 자료는 결핵환자 및 결핵의사환자와 잠복결핵감염자의 고유식별정보 등 인적사항, 영상의학정보, 진료·투약정보, 그 밖에 결핵관리사업에 필요하다고 질병관리청장이 정하여 고시하는 자료로 한다.

해설 **(결핵예방법 시행령 제10조)** 모금은 법 제5조 제2항 각 호에 따른 용도 외에는 사용하지 못한다. 다만, 질병관리청장이 인정하는 경우에는 모금액의 100분의 5를 초과하지 아니하는 범위에서 모금비용에 충당할 수 있다. 〈개정 2020.9.11.〉

Answer 04 ② 05 ①

(결핵예방법 제7조 : 결핵관리사업 등)

① 질병관리청장은 결핵의 예방 및 퇴치를 위한 다음 각 호의 결핵관리사업을 실시해야 한다. 〈개정 2020.8.11.〉

1. 결핵의 예방 및 관리사업
2. 결핵환자 조기발견 사업
3. 결핵환자등과 잠복결핵감염자의 진료 및 투약 등 치료와 관리사업
4. 전염성 결핵환자 접촉자 조사 및 관리사업
5. 결핵퇴치를 위한 조사·연구
6. 결핵의 발생과 관리실태 등에 대한 정보의 수집·분석 및 제공
7. 결핵예방을 위한 교육·홍보사업
8. 그 밖에 결핵관리에 필요하다고 인정하는 사업

② 질병관리청장은 제1항에 따른 결핵관리사업에 필요한 각종 자료 또는 정보의 처리·기록·관리 업무의 전자화를 위하여 "결핵통합관리시스템"을 구축·운영할 수 있다. 〈개정 2020.8.11.〉

③ 질병관리청장은 결핵환자를 진단·치료하는 의료인 또는 의료기관 및 검사기관, 관계 중앙행정기관의 장, 국민건강보험공단과 건강보험심사평가원, 국가데이터처 및 그 밖에 결핵에 관한 사업을 하는 법인·기관·단체의 장에게 보건복지부령으로 정하는 바에 따라 결핵관리사업에 필요한 자료의 제출을 요청할 수 있다. 이 경우 자료 제출을 요구받은 자는 정당한 사유가 없는 한 이에 따라야 한다. 〈개정 2025.10.1.〉

(결핵예방법 시행규칙 제2조 제1항) 「결핵예방법」 제7조 제3항에 따라 질병관리청장이 제출을 요청할 수 있는 자료는 결핵환자 및 결핵의사환자와 잠복결핵감염자의 고유식별정보 등 인적사항, 영상의학정보, 진료·투약정보, 그 밖에 결핵관리사업에 필요하다고 질병관리청장이 정하여 고시하는 자료로 한다. 〈개정 2020.9.11.〉

06 「결핵예방법」상 의료기관에서 결핵환자를 발견한 경우에는 누구에게 신고하여야 하는가?

2017 서울 기출유사

① 관할 경찰서장
② 관할 보건소장
③ 관할 시·도지사
④ 관할 시장·군수·구청장

해설 **(결핵예방법 제8조 : 의료기관 등의 신고의무)**

① 의사 및 그 밖의 의료기관 종사자는 다음 각 호의 어느 하나에 해당하는 경우에는 지체 없이 소속된 의료기관의 장에게 보고하여야 한다. 다만, 의료기관에 소속되지 아니한 의사는 그 사실을 관할 보건소장에게 신고하여야 한다.

1. 결핵환자등을 진단 및 치료한 경우
2. 결핵환자등이 사망하였거나 그 사체를 검안(檢案)한 경우

② 제1항 본문에 따른 보고를 받은 의료기관의 장은 24시간 이내에 관할 보건소장에게 신고하여야 한다.

07 「결핵예방법」상 결핵환자 등을 진단한 경우 의료기관에 소속되지 아니한 의사는 누구에게 신고하여야 하는가?

① 관할 보건소장
② 시·도지사
③ 시장·군수·구청장
④ 질병관리청장

해설 6번 문제 해설 참조

Answer 06 ② 07 ①

08 「결핵예방법」상 결핵환자 발생시의 조치사항등에 대한 설명으로 가장 올바르지 못한 것은?

① 결핵환자등이 사망하였다는 소속 의사의 보고를 받은 의료기관의 장은 지체없이 관할 보건소장에게 신고하여야 한다.

② 결핵환자의 사체를 검안하였다는 의료기관의 장의 신고가 관할 구역 외의 환자에 관한 것일 때에는 신고를 받은 보건소장은 해당 관할 보건소장에게 지체 없이 이를 알려야 한다.

③ 보건소장은 결핵환자를 치료하였다는 의료기관의 장으로부터 신고받은 결핵환자등에 대하여 인적사항, 접촉자, 집단생활 여부 등 감염원을 조사하기 위하여 보건복지부령으로 정하는 바에 따라 사례조사를 실시하여야 한다.

④ 질병관리청장은 의사 또는 의료기관의 장이 결핵환자등을 진단한 사실을 신고하지 아니하는 경우에는 그 의사 또는 의료기관의 장이 신고할 때까지 건강보험심사평가원 및 국민건강 보험공단에게 요양급여비용에 관한 심사 및 지급을 정지할 것을 요청하여 결핵환자등과 잠복결핵감염자에 대하여 결핵 치료에 드는 비용 지원을 보류할 수 있다.

해설 **(결핵예방법 제8조 : 의료기관 등의 신고의무)**

① 의사 및 그 밖의 의료기관 종사자는 다음 각 호의 어느 하나에 해당하는 경우에는 지체 없이 소속된 의료기관의 장에게 보고하여야 한다. 다만, 의료기관에 소속되지 아니한 의사는 그 사실을 관할 보건소장에게 신고하여야 한다.

1. 결핵환자등을 진단 및 치료한 경우
2. 결핵환자등이 사망하였거나 그 사체를 검안(檢案)한 경우

② 제1항 본문에 따른 보고를 받은 의료기관의 장은 24시간 이내에 관할 보건소장에게 신고하여야 한다.

(결핵예방법 제8조의2 제1항 : 요양급여비용 심사 등의 정지 요청) 질병관리청장은 의사 또는 의료기관의 장이 제8조에 따른 신고를 하지 아니하는 경우에는 그 의사 또는 의료기관의 장이 신고할 때까지 건강보험심사평가원 및 국민건강보험공단에게 요양급여비용에 관한 심사 및 지급을 정지할 것을 요청하여 결핵환자등과 잠복결핵감염자에 대하여 제20조에 따른 결핵 치료에 드는 비용 지원을 보류할 수 있다. 〈개정 2020.8.11.〉

(결핵예방법 제8조 제4항) 제1항 단서 및 제2항에 따른 신고가 관할 구역 외의 환자에 관한 것일 때에는 신고를 받은 보건소장은 해당 관할 보건소장에게 지체 없이 이를 알려야 한다.

(결핵예방법 제9조 제1항) 보건소장은 제8조에 따라 신고된 결핵환자등에 대하여 인적사항, 접촉자, 집단생활 여부 등 감염원을 조사하기 위하여 보건복지부령으로 정하는 바에 따라 사례조사를 실시하여야 한다.

(결핵예방법 시행규칙 제3조의2 제3항) 보건소장은 사례조사를 완료한 경우에는 사례조사서를 결핵통합관리시스템을 통하여 질병관리청장, 특별시장·광역시장·특별자치시장·도지사·특별자치도지사("시·도지사") 및 시장·군수·구청장에게 제출하여야 한다. 〈개정 2020.9.11.〉

09 여수시에 결핵환자 등이 발생한 경우 「결핵예방법」상 인적사항 및 접촉자 등을 확인하기 위해 사례조사를 실시해야 하는 자는 누구인가? 2024 경기, 2025 전남 기출유사

① 여수시 보건소장　　② 여수시장

③ 전라남도지사　　④ 질병관리청장

해설 **(결핵예방법 제9조 제1항 : 결핵환자등 발생 시 조치)** 보건소장은 제8조에 따라 신고된 결핵환자등에 대하여 인적사항, 접촉자, 집단생활 여부 등 감염원을 조사하기 위하여 보건복지부령으로 정하는 바에 따라 사례조사를 실시하여야 한다.

Answer 08 ① 09 ①

10 「결핵예방법」상 결핵 집단발생시의 조치사항등에 대한 설명 내용이다. 다음 중 올바르게 설명한 것을 모두 고른 것은? 2020 전남 기출유사

가. 시·도지사 또는 시장·군수·구청장은 결핵이 집단적으로 발생한 것이 의심되는 경우에는 역학조사를 실시하고, 질병관리청장이 정하는 기준에 따라 결핵검진과 잠복결핵검진을 실시한 후 잠복결핵감염자에 대한 치료 등의 조치를 하여야 한다.
나. 시·도지사 또는 시장·군수·구청장은 전염성결핵환자가 소속한 학교, 군부대, 사회복지시설 및 사업장 등의 집단생활시설에서 결핵이 집단적으로 발생한 것이 의심되거나 발생한 것을 확인한 경우 해당 시설의 장에게 역학조사의 협조 등 결핵의 전파 방지 및 예방에 필요한 조치를 명할 수 있다.
다. 시·도지사 또는 시장·군수·구청장은 전염성결핵환자가 소속한 학교, 군부대, 사회복지시설 및 사업장 등의 집단생활시설에서 결핵이 집단적으로 발생한 것이 의심되거나 발생한 것을 확인한 경우, 결핵환자가 입원치료중 임의로 퇴원하거나 치료 중단 또는 무단 외출 등으로 공중에 결핵을 전파시킬 우려가 있는 경우에는 해당 시설의 장에게 격리치료를 명해야 한다.
라. 시·도지사 또는 시장·군수·구청장은 사업장에서 결핵이 집단적으로 발생한 것이 의심되거나 발생한 것을 확인한 경우 관할 지방고용노동관서에 결핵의 집단발생 사실을 통보해야 한다.

① 가, 나, 다　　② 가, 다
③ 나, 라　　④ 가, 나, 다, 라

해설 **(결핵예방법 제10조 제1항)** 시·도지사 또는 시장·군수·구청장은 결핵이 집단적으로 발생한 것이 의심되는 경우에는 역학조사를 실시하고, 질병관리청장이 정하는 기준에 따라 결핵검진과 잠복결핵검진을 실시한 후 잠복결핵감염자에 대한 치료 등의 조치를 해야 한다. 〈개정 2020.8.11.〉

(결핵예방법 제10조의2 : 결핵 집단발생에 따른 조치 명령)

① 시·도지사 또는 시장·군수·구청장은 제19조 제1항 제2호에 따른 집단생활시설에서 결핵이 집단적으로 발생한 것이 의심되거나 발생한 것을 확인한 경우 해당 시설의 장에게 보건복지부령으로 정하는 바에 따라 제10조 제1항에 따른 역학조사의 협조 등 결핵의 전파 방지 및 예방에 필요한 조치를 명할 수 있다.

② 시·도지사 또는 시장·군수·구청장은 제1항에 따라 결핵발생을 의심 또는 확인한 경우 해당 집단생활시설을 관할하는 기관에 결핵의 집단발생 사실을 통보하여야 하며, 결핵의 전파 방지 및 예방을 위하여 필요한 경우 해당 관할 기관에 협조를 요청할 수 있다. 이 경우 요청을 받은 기관은 특별한 사유가 없으면 이에 협조하여야 한다.

(결핵예방법 시행령 제2조) 「결핵예방법」 제10조의2 제2항 전단에 따라 특별시장·광역시장·특별자치시장·도지사·특별자치도지사("시·도지사") 또는 시장·군수·구청장은 다음 각 호에 따른 집단생활시설에서 결핵이 집단적으로 발생한 것이 의심되거나 발생한 것을 확인한 경우 다음 각 호의 구분에 따른 기관에 결핵의 집단발생 사실을 통보해야 한다.

1. 「초·중등교육법」에 따른 학교 또는 유치원 : 관할 교육청 및 교육지원청
2. 군부대 : 육군본부, 해군본부 또는 공군본부
3. 사업장 : 관할 지방고용노동관서

[본조신설 2020.5.26.]

(결핵예방법 시행규칙 제3조의3) 법 제10조의2 제1항에 따라 시·도지사 또는 시장·군수·구청장은 법 제19조 제1항 제2호에 따른 집단생활시설에서 결핵이 집단적으로 발생한 것이 의심되거나 발생한 것을 확인한 경우 해당 시설의 장에게 결핵의 전파 방지 및 예방에 필요한 다음 각 호의 조치를 명할 수 있다. 〈개정 2022.7.1.〉

1. 법 제10조 제1항에 따른 역학조사에 필요한 결핵환자등의 접촉자 명단 제공
2. 다음 각 목의 조치에 대한 협조
   가. 법 제10조 제1항에 따른 결핵검진 및 잠복결핵감염검진(이하 "결핵검진등"이라 한다)의 실시 및 잠복결핵감염자에 대한 치료

Answer 10 ④

나. 법 제15조에 따른 입원명령
다. 법 제15조의2 제1항에 따른 격리치료
라. 법 제19조에 따른 전염성결핵환자 접촉자의 관리
3. 그 밖에 결핵의 전파 방지 및 예방을 위하여 질병관리청장이 필요하다고 인정하는 사항

(결핵예방법 제15조의2 제1항) 시·도지사 또는 시장·군수·구청장은 결핵환자가 다음 각 호의 어느 하나에 해당하는 경우 제15조 제1항에 따른 의료기관 중 질병관리청장이 지정하는 의료기관에 격리치료를 명하여야 한다. 〈개정 2020.8.11.〉
1. 제15조 제1항에 따른 입원명령을 거부한 경우
2. 입원치료 중 임의로 퇴원하거나 치료 중단 또는 무단 외출 등으로 공중에 결핵을 전파시킬 우려가 있는 경우

(결핵예방법 제19조 제1항) 특별자치시장·특별자치도지사 또는 시장·군수·구청장은 전염성결핵환자와 접촉하여 결핵에 감염되기 쉬운 다음 각 호의 어느 하나에 해당하는 자에 대하여는 보건복지부령으로 정하는 기준에 따라 결핵검진등을 실시하여야 한다.
1. 전염성결핵환자의 가족 및 최근 접촉자
2. 전염성결핵환자가 소속한 학교, 군부대, 사회복지시설 및 사업장 등의 집단생활시설에서 생활을 같이한 자

11 「결핵예방법」상 결핵 집단발생 시 역학조사를 실시하기 위하여 역학조사반을 설치해야 하는 사람이 아닌 것은?

① 보건복지부장관 ② 시·도지사
③ 시장·군수·구청장 ④ 질병관리청장

해설 **(결핵예방법 제10조 제2항 : 결핵 집단발생 시의 조치)** 질병관리청장, 시·도지사 또는 시장·군수·구청장은 역학조사를 하기 위하여 역학조사반을 각각 설치하여야 한다. 〈신설 2020.8.11.〉

12 「결핵예방법」상 특별시장·광역시장·특별자치시장·도지사·특별자치도지사("시·도지사") 또는 시장·군수·구청장은 집단생활시설에서 결핵이 집단적으로 발생한 것이 의심되거나 발생한 것을 확인한 경우 해당 집단생활시설을 관할하는 기관에 결핵의 집단발생 사실을 통보해야 한다. 다음 중 집단생활시설별 통보해야 하는 기관이 올바르게 짝지어지지 못한 것은?

① 군부대 – 육군본부, 해군본부 또는 공군본부
② 사업장 – 관할 보건소
③ 유치원 – 관할 교육청 및 교육지원청
④ 초·중·고등학교 – 관할 교육청 및 교육지원청

해설 **(결핵예방법 시행령 제2조 : 통보 대상 기관의 범위)** 「결핵예방법」 제10조의2 제2항 전단에 따라 특별시장·광역시장·특별자치시장·도지사·특별자치도지사("시·도지사") 또는 시장·군수·구청장(자치구의 구청장)은 다음 각 호에 따른 집단생활시설에서 결핵이 집단적으로 발생한 것이 의심되거나 발생한 것을 확인한 경우 다음 각 호의 구분에 따른 기관에 결핵의 집단발생 사실을 통보해야 한다.
1. 「초·중등교육법」 제2조에 따른 학교 또는 유치원 : 관할 교육청 및 교육지원청
2. 군부대 : 육군본부, 해군본부 또는 공군본부
3. 사업장 : 관할 지방고용노동관서
[본조신설 2020.5.26.]

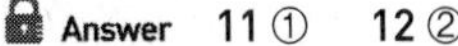
Answer 11 ① 12 ②

13 「결핵예방법」상 그 종사자·교직원에게 결핵검진을 매년 실시하여야 하는 기관의 장에 해당하지 않는 사람은? 2015 서울·대구 기출유사

① 「모자보건법」에 따른 산후조리업자
② 「아동복지법」에 따른 아동복지시설의 장
③ 「초·중등교육법」에 따른 학교의 장
④ 「형의 집행 및 수용자의 처우에 관한 법률」에 따른 교정시설의 장

해설 **(결핵예방법 제11조 : 결핵검진등)**

① 다음 각 호의 어느 하나에 해당하는 기관·학교의 장 등은 그 기관·학교 등의 종사자·교직원에게 결핵검진등을 실시하여야 한다. 다만, 다른 법령에 따라 건강진단을 받은 경우에는 이 법에 따른 결핵검진등을 받은 것으로 갈음할 수 있다.

1. 「의료법」에 따른 의료기관의 장
2. 「모자보건법」에 따른 산후조리업자
3. 「초·중등교육법」에 따른 학교의 장
4. 「유아교육법」에 따른 유치원의 장
5. 「영유아보육법」에 따른 어린이집의 장
6. 「아동복지법」에 따른 아동복지시설의 장
7. 그 밖에 보건복지부령으로 정하는 기관·학교 등의 장

② 특별자치시장·특별자치도지사 또는 시장·군수·구청장은 결핵을 조기발견하기 위하여 필요한 경우에는 결핵발생의 우려가 높은 다음 각 호의 어느 하나에 해당하는 자에 대하여 결핵검진등을 실시할 수 있다.

1. 「사회복지사업법」에 따른 사회복지시설에 수용되어 있는 자 및 그 시설의 직원
2. 부랑인, 노숙인, 미신고 시설 수용자 등 집단생활을 하는 자
3. 결핵에 감염될 상당한 우려가 있다고 인정하여 학교의 장이 요청하는 자
4. 그 밖에 결핵에 감염될 상당한 우려가 있다고 특별자치시장·특별자치도지사 또는 시장·군수·구청장이 인정하는 자

(결핵예방법 시행규칙 제4조 제1항) 법 제11조 제1항에 따른 결핵검진등의 실시주기는 다음 각 호의 구분에 따른다. 〈개정 2023.12.1.〉

1. 결핵검진 : 매년 실시할 것
2. 잠복결핵감염검진 : 법 제11조 제1항 제1호부터 제6호까지의 기관·학교 등에 소속된 기간(다른 기관·학교 등으로 그 소속을 변경하여 근무한 기간을 포함한다) 중 1회 실시할 것. 다만, 다음 각 목의 어느 하나에 해당하는 사람은 매년 실시한다.
   가. 결핵환자를 검진·치료하는 「의료법」 제2조 제1항에 따른 의료인
   나. 결핵환자를 진단하는 「의료기사 등에 관한 법률」 제1조의2 제1호에 따른 의료기사
   다. 그 밖에 호흡기를 통하여 감염이 우려되는 의료기관의 종사자로서 질병관리청장이 정하여 고시하는 사람

(의료기사등에 관한 법률 제1조의2 제1호 : 정의) 이 법에서 사용하는 용어의 뜻은 다음과 같다.

1. "의료기사"란 의사 또는 치과의사의 지도 아래 진료나 의화학적 검사에 종사하는 사람을 말한다.

Answer 13 ④

14 「결핵예방법」상 결핵의 신고 및 조치에 대한 설명으로 가장 올바르지 못한 것은? 2021 충북 기출유사

① 결핵환자를 진단하는 의료기사는 잠복결핵감염검진을 의료기관에 소속된 기간 중 1회 실시한다.
② 보건소장이 실시하는 사례조사를 거부·방해 또는 기피한 자는 2년 이하의 징역 또는 2천만원 이하의 벌금에 처한다.
③ 산후조리업자는 산후조리원의 종사자에게 결핵검진등을 실시하여야 한다.
④ 의료기관에 소속된 의사가 결핵환자등을 진단 및 치료한 경우에는 지체 없이 소속된 의료기관의 장에게 보고하여야 하며, 보고받은 의료기관의 장은 24시간 이내에 관할 보건소장에게 신고하여야 한다.

해설 **(결핵예방법 시행규칙 제4조 제1항 : 결핵검진등의 주기 및 실시방법)** : 13번 문제 해설 참조

15 「결핵예방법」상 검진에는 결핵검진과 잠복결핵감염검진이 있다. 다음 중 잠복결핵감염검진의 실시방법에 해당하는 것은?

① 객담검사 ② 면역학 검사
③ 방사선 검사 ④ 임상적 검사

해설 **(결핵예방법 시행규칙 제4조 제3항)** 법 제11조 제1항 및 제2항에 따른 결핵검진 등의 실시방법은 다음 각 호의 구분에 따른다. 〈개정 2022.7.1.〉

1. 결핵검진 : 다음 각 목의 검사
   가. 임상적, 방사선학적 또는 조직학적 검사
   나. 객담의 결핵균 검사
   다. 결핵감염의 위험정도를 고려하여 질병관리청장이 정하여 고시하는 검사
2. 잠복결핵감염검진 : 면역학적 검사. 다만, 결핵 또는 잠복결핵감염의 치료 이력이나 면역학적 검사에서 잠복결핵감염 양성 판정을 받은 적이 있는 경우에는 문진과 진찰로 대체할 수 있다.

16 「결핵예방법」상 결핵환자를 검진하는 의료인에 대한 결핵검진과 잠복결핵감염검진의 실시에 관한 설명으로 가장 올바르지 못한 것은?

① 결핵검진은 매년 실시한다.
② 신규채용된 의료인에 대한 최초의 결핵검진은 신규채용을 한 날부터 2개월 이내 실시한다.
③ 잠복결핵감염검진은 매년 실시한다.
④ 잠복결핵감염검진의 실시방법은 면역학적 검사로 한다.

해설 **(결핵예방법 시행규칙 제4조 제1항)** 13번 문제 해설 참조
(결핵예방법 시행규칙 제4조 제3항) 15번 문제 해설 참조

Answer 14 ① 15 ② 16 ②

17 「결핵예방법」상 결핵검진 및 잠복결핵감염검진의 실시주기에 대한 설명으로 가장 올바르지 못한 것은?

① 결핵환자를 진단하는 의료기사에 대한 잠복결핵감염검진은 매년 실시한다.

② 아동복지시설 및 어린이집에 소속된 사람에 대한 잠복결핵감염검진은 매년 실시한다.

③ 호흡기를 통해 감염이 우려되는 의료기관의 종사자로서 질병관리청장이 정하여 고시하는 사람에 대한 잠복결핵감염검진은 매년 실시한다.

④ 휴직·파견 등의 사유로 6개월 이상 업무에 종사하지 아니하다가 다시 그 업무에 종사하게 된 사람에 대해서는 다시 업무에 종사하게 된 날부터 1개월 이내에 결핵검진을 실시한다.

해설 **(결핵예방법 시행규칙 제4조 제1항)** 13번 문제 해설 참조

(결핵예방법 시행규칙 제4조 제2항) 제1항에도 불구하고 신규채용된 사람에 대해서는 신규채용을 한 날부터 1개월 이내에 최초의 결핵검진등을 실시해야 하고, 휴직·파견 등의 사유로 6개월 이상 업무에 종사하지 않다가 다시 업무에 종사하게 된 사람에 대해서는 다시 업무에 종사하게 된 날부터 1개월 이내에 결핵검진을 실시해야 한다. 〈신설 2022.7.1.〉

(결핵예방법 제11조 제1항 : 결핵검진등) 다음 각 호의 어느 하나에 해당하는 기관·학교의 장 등은 그 기관·학교 등의 종사자·교직원에게 결핵검진등을 실시하여야 한다. 다만, 다른 법령에 따라 건강진단을 받은 경우에는 이 법에 따른 결핵검진등을 받은 것으로 갈음할 수 있다.

1. 「의료법」 제3조에 따른 의료기관의 장
2. 「모자보건법」 제15조에 따른 산후조리업자
3. 「초·중등교육법」 제2조에 따른 학교의 장
4. 「유아교육법」 제7조에 따른 유치원의 장
5. 「영유아보육법」 제10조에 따른 어린이집의 장
6. 「아동복지법」 제52조에 따른 아동복지시설의 장
7. 그 밖에 보건복지부령으로 정하는 기관·학교 등의 장

18 「결핵예방법」상 결핵의 신고 및 조치에 대한 설명으로 옳은 것을 모두 고른 것은? 2021 충북 기출유사

> 가. 결핵환자를 진단하는 의료기사는 잠복결핵감염검진을 의료기관에 소속된 기간 중 1회 실시한다.
> 나. 보건소장이 실시하는 사례조사를 거부·방해 또는 기피한 자는 2년 이하의 징역 또는 2천만원 이하의 벌금에 처한다.
> 다. 산후조리업자는 산후조리원의 종사자에게 결핵검진 등을 실시하여야 한다.
> 라. 의료기관에 소속된 의사가 결핵환자등을 진단 및 치료한 경우에는 지체없이 관할 보건소장에게 신고하여야 한다.

① 가, 나, 다　　② 나, 다

③ 다　　④ 다, 라

해설 가. **(결핵예방법 시행규칙 제4조 제1항)** : 13번 문제 해설 참조

라. **(결핵예방법 제8조 제1항 : 의료기관 등의 신고의무)** 의사 및 그 밖의 의료기관 종사자는 다음 각 호의 어느 하나에 해당하는 경우에는 지체 없이 소속된 의료기관의 장에게 보고하여야 한다. 다만, 의료기관에 소속되지 아니한 의사는 그 사실을 관할 보건소장에게 신고하여야 한다.

1. 결핵환자등을 진단 및 치료한 경우
2. 결핵환자등이 사망하였거나 그 사체를 검안한 경우

Answer 17 ② 18 ②

(결핵예방법 제11조 제1항 : 결핵검진등) 다음 각 호의 어느 하나에 해당하는 기관·학교의 장 등은 그 기관·학교 등의 종사자·교직원에게 결핵검진등을 실시하여야 한다. 다만, 다른 법령에 따라 건강진단을 받은 경우에는 이 법에 따른 결핵검진등을 받은 것으로 갈음할 수 있다.

1. 의료기관의 장
2. 산후조리업자
3. 「초·중등교육법」 제2조에 따른 학교의 장
4. 유치원의 장
5. 어린이집의 장
6. 아동복지시설의 장
7. 그 밖에 보건복지부령으로 정하는 기관·학교 등의 장

(결핵예방법 제31조의2 : 벌칙) 다음 각 호의 어느 하나에 해당하는 자는 2년 이하의 징역 또는 2천만원 이하의 벌금에 처한다.

1. 제9조 제2항에 따른 사례조사를 거부·방해 또는 기피한 자
2. 제10조 제3항에 따른 역학조사를 거부·방해 또는 기피한 자

(결핵예방법 제9조 제2항 : 결핵환자등 발생 시 조치) 누구든지 보건소장이 실시하는 사례조사를 정당한 사유 없이 거부 또는 방해하거나 회피하여서는 아니 된다.

19 「결핵예방법」상 의사나 의료기관의 장이 결핵환자를 진단 및 치료하고도 이를 신고 또는 보고하지 않은 경우에 할 수 있는 조치사항으로 올바르지 못한 것은?

① 보고·신고의무를 위반한 자는 500만원 이하의 벌금에 처한다.
② 보고·신고의무를 위반한 자에 대하여 업무종사 정지 또는 금지 명령을 할 수 있다.
③ 질병관리청장은 국민건강보험공단에 요양급여비용 지급 정지를 요청할 수 있다.
④ 질병관리청장은 건강보험심사평가원에 요양급여비용 심사 정지를 요청할 수 있다.

해설 (결핵예방법 제13조 : 업무종사의 일시 제한)

① 특별자치시장·특별자치도지사 또는 시장·군수·구청장은 전염성결핵환자에 대하여 접객업이나 그 밖에 사람들과 접촉이 많은 업무에 종사하거나 제19조 제1항 제2호에 따른 집단생활시설에서 수행하는 업무에 종사하는 것을 보건복지부령으로 정하는 바에 따라 전염성 소실의 판정을 받을 때까지 정지하거나 금지하도록 명하여야 한다.
② 제1항에 따라 업무종사 정지 또는 금지 명령을 받은 환자는 전염성 소실 판정을 받을 때까지 업무에 종사할 수 없다.
③ 제1항에 따라 업무종사 정지 또는 금지 명령을 받은 환자의 사업주 또는 고용주는 해당 환자가 전염성 소실 판정을 받을 때까지 업무 종사를 금지하여야 한다.

(결핵예방법 제33조) 다음 각 호의 어느 하나에 해당하는 자는 500만원 이하의 벌금에 처한다.

1. 제8조 제1항부터 제3항에 따른 보고 또는 신고의무를 위반한 자
2. 제15조의2 제1항에 따른 격리치료명령을 따르지 아니한 자
3. 제15조의3 제2항을 위반하여 면회제한의 이유를 진료기록부에 기재하지 아니하거나 거짓으로 기재한 자

(결핵예방법 제8조 : 의료기관 등의 신고의무)

① 의사 및 그 밖의 의료기관 종사자는 다음 각 호의 어느 하나에 해당하는 경우에는 지체 없이 소속된 의료기관의 장에게 보고하여야 한다. 다만, 의료기관에 소속되지 아니한 의사는 그 사실을 관할 보건소장에게 신고하여야 한다.
   1. 결핵환자등을 진단 및 치료한 경우
   2. 결핵환자등이 사망하였거나 그 사체를 검안(檢案)한 경우
② 제1항 본문에 따른 보고를 받은 의료기관의 장은 24시간 이내에 관할 보건소장에게 신고하여야 한다.
③ 의료기관에 소속되지 아니한 의사 또는 제2항에 따른 의료기관의 장은 제1항 제1호에 해당하여 신고한 결핵환자등을 치료한 결과를 관할 보건소장에게 보고하여야 한다.

Answer 19 ②

(결핵예방법 제8조의2 제1항 : 요양급여비용 심사 등의 정지 요청) 질병관리청장은 의사 또는 의료기관의 장이 제8조에 따른 신고를 하지 아니하는 경우에는 그 의사 또는 의료기관의 장이 신고할 때까지 「국민건강보험법」에 따른 건강보험심사평가원 및 국민건강보험공단에게 「국민건강보험법」 제47조에 따른 요양급여비용에 관한 심사 및 지급을 정지할 것을 요청하여 결핵환자등과 잠복결핵감염자에 대하여 제20조에 따른 결핵 치료에 드는 비용 지원을 보류할 수 있다. 〈개정 2020.8.11.〉

20 「결핵예방법」상 전염성 결핵환자의 업무의 종사가 일정 기간 정지되거나 금지되는 업무에 해당되지 않는 업무는?

① 객실승무원의 1회 8시간 이상 비행근무 업무

② 안마시술소의 여성종업원 업무

③ 원양구역을 항해구역으로 하는 선박의 승무 업무

④ 의료기관에서 근무하는 의료인의 업무 및 그 보조업무

해설 (결핵예방법 시행규칙 제5조 : 취업이 정지 또는 금지되는 업무) 법 제13조 제1항에 따라 전염성결핵환자의 업무의 종사가 일정 기간 정지되거나 금지되는 업무는 다음 각 호와 같다. 〈개정 2023.12.1.〉

1. 의료기관에서 근무하는 의료인의 업무 및 그 보조업무
2. 「영유아보육법」 제2조 제5호에 따른 보육교직원과 「유아교육법」 유치원 및 「초·중등교육법」에 따른 학교에서 근무하는 교직원의 업무 및 그 보조업무
3. 「선박안전법 시행규칙」 제15조 5항에 따른 원양구역을 항해구역으로 하는 선박의 승무 업무 및 「항공안전법」 제2조 제17호에 따른 객실승무원의 1회 8시간 이상 비행근무 업무
4. 그 밖에 여러 사람이 모이는 장소에서 공중과 직접 접촉하는 횟수가 잦거나, 영유아·임산부·노인 등 결핵발병 고위험군과 대면하는 빈도가 높아 호흡기를 통한 전염성결핵의 전파가 우려된다고 질병관리청장이 정하여 고시하는 업무

21 「결핵예방법」상 입원명령 및 입원명령 거부자에 대한 조치에 대한 설명이다. 다음 중 올바르게 설명한 것을 모두 고른 것은?

가. 시·도지사 또는 시장·군수·구청장은 결핵환자가 동거자 또는 제3자에게 결핵을 전염시킬 우려가 있다고 인정할 때에는 결핵의 예방을 위하여 결핵환자에게 일정 기간 보건복지부령으로 정하는 의료기관에 입원할 것을 명할 수 있다.

나. 시·도지사 또는 시장·군수·구청장은 결핵환자가 입원명령을 거부한 경우 질병관리청장이 지정하는 의료기관에 격리치료를 명하여야 한다.

다. 시·도지사 또는 시장·군수·구청장은 결핵환자가 입원치료 중 임의로 퇴원하거나 치료중단 또는 무단 외출 등으로 공중에 결핵을 전파시킬 우려가 있는 경우 질병관리청장이 지정하는 의료기관에 격리치료를 명하여야 한다.

라. 입원 또는 격리치료 명령을 받은 결핵환자는 입원명령서 또는 격리치료명령서에 적힌 의료기관에 입원하여 치료를 받아야 한다.

① 가, 나, 다　　② 가, 다

③ 나, 라　　④ 가, 나, 다, 라

Answer 20 ②　21 ④

해설 **(결핵예방법 제15조 제1항 : 입원명령)** 시·도지사 또는 시장·군수·구청장은 결핵환자가 동거자 또는 제3자에게 결핵을 전염시킬 우려가 있다고 인정할 때에는 결핵의 예방을 위하여 결핵환자에게 일정 기간 보건복지부령으로 정하는 의료기관에 입원할 것을 명할 수 있다. 이 경우 입원명령의 통지는 결핵환자 또는 그 보호자에게 하여야 한다.

(결핵예방법 제15조의2 제1항 : 입원명령거부자 등에 대한 조치) 시·도지사 또는 시장·군수·구청장은 결핵환자가 다음 각 호의 어느 하나에 해당하는 경우 제15조 제1항에 따른 의료기관 중 질병관리청장이 지정하는 의료기관에 격리치료를 명하여야 한다. 〈개정 2020.8.11.〉

1. 제15조 제1항에 따른 입원명령을 거부한 경우
2. 입원치료 중 임의로 퇴원하거나 치료 중단 또는 무단 외출 등으로 공중에 결핵을 전파시킬 우려가 있는 경우

(결핵예방법 시행령 제4조 제2항) 법 제15조 제1항 또는 제15조의2 제1항에 따라 입원 또는 격리치료 명령을 받은 결핵환자는 입원명령서 또는 격리치료명령서에 적힌 의료기관에 입원하여 치료를 받아야 한다.

22 「결핵예방법」상 전염성결핵환자에 대한 전염성 소실 판정 방법은? 2020 울산 기출유사

① 객담검사 ② 투베르쿨린 검사

③ 흉부 전산화 단층촬영(CT) ④ 흉부 X-선 검사

해설 **(결핵예방법 시행규칙 제6조 : 전염성 소실의 판정절차)** 법 제13조 제1항 및 제14조 제1항에 따른 전염성 소실 여부는 객담검사의 결과에 따라 의사가 판정한다.

14

23 「결핵예방법」상 결핵환자등의 생활보호 조치에 대한 설명으로 가장 올바르지 못한 것은?

① 결핵환자 등의 생활보호조치로 지원하는 금액의 산정방법은 가구 구성원의 수, 소득액 등을 고려하여 보건복지부장관이 정하여 고시한다.

② 결핵환자 본인 또는 그 부양가족의 생계유지가 곤란하다고 인정되는 경우는 가계 내 주소득자인 결핵환자가 입원하거나 격리치료를 받아 조사 결과 가계 내 소득원이 상실된 것으로 인정되는 경우로 한다.

③ 본인 또는 그 부양가족에 대한 비용 지원 등 "생활보호조치"를 받으려는 결핵환자 또는 그 부양가족은 질병관리청장이 정하는 바에 따라 시·도지사 또는 시장·군수·구청장에게 신청하여야 한다.

④ 시·도지사 또는 시장·군수·구청장은 입원명령 또는 격리치료명령을 받은 결핵환자가 의료기관에 입원·치료 중일 경우 본인 또는 그 부양가족의 생계유지가 곤란하다고 인정될 때에는 대통령령으로 정하는 바에 따라 본인 또는 그 부양가족에 대한 비용 지원 등 "생활보호조치"를 하여야 한다.

해설 **(결핵예방법 시행령 제5조의2 제3항 : 결핵환자 등의 생활보호조치 실시 등)** 생활보호조치로 지원하는 금액의 산정방법은 가구 구성원의 수, 소득상실액 등을 고려하여 질병관리청장이 정하여 고시한다. 〈개정 2020.9.11.〉

(결핵예방법 제16조 제1항 : 입원명령 등을 받은 결핵환자 등의 생활보호) 시·도지사 또는 시장·군수·구청장은 제15조에 따른 입원명령 또는 제15조의2에 따른 격리치료명령을 받은 결핵환자가 의료기관에 입원·치료 중일 경우 본인 또는 그 부양가족의 생계유지가 곤란하다고 인정될 때에는 대통령령으로 정하는 바에 따라 본인 또는 그 부양가족에 대한 비용 지원 등 생활보호에 필요한 조치("생활보호조치")를 하여야 한다.

Answer 22 ① 23 ①

(결핵예방법 시행령 제5조 제1항 : 결핵환자 등의 생활보호조치 신청 등) 법 제16조 제1항에 따른 본인 또는 그 부양가족에 대한 비용 지원 등 "생활보호조치"를 받으려는 결핵환자 또는 그 부양가족은 질병관리청장이 정하는 바에 따라 시·도지사 또는 시장·군수·구청장에게 신청하여야 한다. 〈개정 2020.9.11.〉

(결핵예방법 시행령 제5조의2 제1항 : 결핵환자 등의 생활보호조치 실시 등) 법 제16조 제1항에 따른 결핵환자 본인 또는 그 부양가족의 생계유지가 곤란하다고 인정되는 경우는 가계 내 주소득자인 결핵환자가 입원하거나 격리치료를 받아 법 제16조의2에 따른 조사 결과 가계 내 소득원이 상실된 것으로 인정되는 경우로 한다. 이 경우 소득원 상실 여부 판단의 구체적인 방법은 질병관리청장이 정하여 고시한다. 〈개정 2020.9.11.〉

24 **격리치료를 하는 "격리치료기관"은 의료기관 중에서 환자의 거주지, 환자가 진료를 받았던 의료기관 등을 고려하여 질병관리청장이 정한다. 다음은 「결핵예방법」상 격리치료기관의 시설기준에 대한 설명으로 가장 올바른 것은?**

① 결핵환자를 단독시설에 입원시키기 곤란할 경우 → 음압시설이 갖추어진 병실
② 결핵환자를 1인실에 입원시키는 경우 → 다른 환자에게 호흡기를 통하여 결핵을 전파하는 것을 차단하는 조치를 한 공동격리실
③ 음압시설을 갖추기 곤란한 경우 → 다른 환자에게 호흡기를 통하여 결핵을 전파하는 것을 차단하는 조치를 한 공동격리실
④ 음압시설이 갖추어지지 아니하였을 경우 → 다른 환자에게 호흡기를 통하여 결핵을 전파하는 것을 차단하는 조치를 한 공동격리실

해설 **(결핵예방법 시행규칙 제7조의2 : 격리치료 의료기관의 지정 기준 등)**
① 법 제15조의2 제1항에 따라 격리치료를 하는 "격리치료기관"은 의료기관 중에서 환자의 거주지, 환자가 진료를 받았던 의료기관 등을 고려해 질병관리청장이 정한다. 〈개정 2020.9.11.〉
② 격리치료기관은 다음 각 호의 구분에 따른 시설을 갖추어야 한다.
1. 결핵환자를 1인실에 입원시키는 경우 : 음압시설이 갖추어진 병실
2. 음압시설을 갖추기 곤란한 경우 : 결핵환자를 입원시킬 수 있는 단독병실
3. 음압시설이 갖추어지지 아니하였거나 결핵환자를 단독시설에 입원시키기 곤란할 경우 : 다른 환자에게 호흡기를 통하여 결핵을 전파하는 것을 차단하는 조치를 한 공동격리실

25 **「결핵예방법」상 시·도지사 또는 시장·군수·구청장은 관할 구역에 거주하는 결핵환자등에 대한 적절한 의료 등을 실시하기 위해 전문인력을 배치하고, 보건복지부령으로 정하는 조치를 하여야 한다. 다음 중 시·도지사 또는 시장·군수·구청장이 결핵환자등에 대한 의료 등을 실시하기 위해 하여야 하는 조치에 해당하는 것을 모두 고른 것은?**

가. 결핵환자등과 관련된 기록 및 통계 등의 관리
나. 결핵환자등의 검사 및 투약 등
다. 결핵환자등의 발견 및 신고 접수 등
라. 결핵환자등의 추적검사 및 집단유행 사례에 관한 역학조사

① 가, 나, 다
② 가, 다
③ 나, 라
④ 가, 나, 다, 라

Answer 24 ④ 25 ④

해설 **(결핵예방법 시행규칙 제8조 : 결핵환자 등에 대한 의료 등을 실시하기 위한 조치)** 법 제18조 제1항에 따라 시·도지사 또는 시장·군수·구청장이 결핵환자등에 대한 의료 등을 실시하기 위하여 하여야 하는 조치는 다음 각 호와 같다. 〈개정 2020.9.11.〉

1. 결핵환자등의 발견 및 신고 접수 등
2. 결핵환자등의 추적검사 및 집단유행 사례에 관한 역학조사
3. 결핵환자등의 검사 및 투약 등
4. 결핵환자등과 관련된 기록 및 통계 등의 관리
5. 그 밖에 결핵환자등에 대한 의료 등의 실시에 필요하다고 질병관리청장이 정하는 조치

26 **「결핵예방법」상 전염성 결핵환자 접촉자로서 결핵검진등을 실시하여야 하는 대상자에 해당하는 사람이 아닌 것은?**

① 전염성결핵환자가 소속한 학교에서 생활을 같이한 자

② 전염성결핵환자의 가족

③ 전염성결핵환자의 최근 접촉자

④ 전염성결핵환자의 친인척

해설 **(결핵예방법 제19조 제1항 : 전염성결핵환자 접촉자의 관리)** 특별자치시장·특별자치도지사 또는 시장·군수·구청장은 전염성결핵환자와 접촉하여 결핵에 감염되기 쉬운 다음 각 호의 어느 하나에 해당하는 자에 대하여는 보건복지부령으로 정하는 기준에 따라 결핵검진등을 실시하여야 한다.

1. 전염성결핵환자의 가족 및 최근 접촉자
2. 전염성결핵환자가 소속한 학교, 군부대, 사회복지시설 및 사업장 등의 집단생활시설에서 생활을 같이한 자

14

27 **「결핵예방법」상 결핵환자의 관리에 대한 설명으로 가장 올바르지 못한 것은?**

① 결핵환자 및 결핵의사와 잠복결핵감염자에 대하여 의료비를 지원하는 기간은 결핵이 완치될 때 또는 잠복결핵감염 치료가 완료될 때까지로 하며, 완치 또는 완료 여부의 판정은 결핵환자등과 잠복결핵감염자를 진료한 의사의 임상소견 및 질병관리청장이 정하는 기준에 따른다.

② 보건소장은 전염성결핵환자의 접촉자 조사 및 결핵예방 조치를 시행할 때에는 보건복지부령으로 정하는 바에 따라 대상자를 기록하고 그 명부를 관리하여야 하며, 검진대상 접촉자의 구체적인 범위는 결핵 감염의 위험 정도 등을 고려하여 보건소장이 정한다.

③ 질병관리청장은 결핵환자 및 결핵의사와 잠복결핵감염자에 대하여 결핵과 잠복결핵감염의 진단, 진료, 약제 등 의료비를 지원한다.

④ 특별자치시장·특별자치도지사 또는 시장·군수·구청장은 검진 결과 결핵환자등이나 잠복결핵감염자를 발견하였을 때에는 질병관리청장이 정하는 바에 따라 결핵 치료 및 잠복결핵감염치료 등 결핵의 전파 방지 및 예방에 필요한 조치를 하여야 한다.

Answer 26 ④ 27 ②

해설 (결핵예방법 시행규칙 제9조 제2항 : 전염성결핵환자 접촉자 검진) 검진대상 접촉자의 구체적인 범위는 결핵 감염의 위험 정도 등을 고려하여 질병관리청장이 정한다. 〈개정 2020.9.11.〉

(결핵예방법 시행령 제6조 : 결핵환자등과 잠복결핵감염자에 대한 지원 기준)

① 법 제20조에 따라 질병관리청장은 결핵환자 및 결핵의사환자와 잠복결핵감염자에 대하여 결핵과 잠복결핵감염의 진단, 진료, 약제 등 의료비를 지원한다. 〈개정 2020.9.11.〉

② 제1항에 따른 의료비를 지원하는 기간은 결핵이 완치될 때 또는 잠복결핵감염 치료가 완료될 때까지로 하며, 완치 또는 완료 여부의 판정은 결핵환자등과 잠복결핵감염자를 진료한 의사의 임상 소견 및 질병관리청장이 정하는 기준에 따른다. 〈개정 2020.9.11.〉

(결핵예방법 제19조 제2항·제3항 : 전염성결핵환자 접촉자의 관리)

② 특별자치시장·특별자치도지사 또는 시장·군수·구청장은 검진 결과 결핵환자등이나 잠복결핵감염자를 발견하였을 때에는 질병관리청장이 정하는 바에 따라 결핵 치료 및 잠복결핵감염치료 등 결핵의 전파 방지 및 예방에 필요한 조치를 하여야 한다. 〈개정 2020.8.11.〉

③ 보건소장은 제1항 및 제2항에 따라 전염성결핵환자의 접촉자 조사 및 결핵예방 조치를 시행할 때에는 보건복지부령으로 정하는 바에 따라 대상자를 기록하고 그 명부를 관리하여야 한다.

28 「결핵예방법」상 결핵에 관한 조사·연구와 예방 및 퇴치사업을 수행하기 위하여 설치하는 기관은?

① 국립결핵병원
② 대한결핵협회
③ 질병관리본부
④ 한국건강관리협회

해설 (결핵예방법 제21조 제1항 : 대한결핵협회) 결핵에 관한 조사·연구와 예방 및 퇴치사업을 수행하기 위하여 대한결핵협회를 둔다.

29 「결핵예방법」상 대한결핵협회가 크리스마스씰 모금 및 그 밖의 모금을 하기 위해 거쳐야 하는 행정절차로 가장 올바른 것은?

① 시·도지사에게 신고하여야 한다.
② 시·도지사의 허가를 받아야 한다.
③ 질병관리청장에게 신고하여야 한다.
④ 질병관리청장의 허가를 받아야 한다.

해설 (결핵예방법 제25조 제1항 : 모금 등) 협회는 크리스마스씰 모금 및 그 밖의 모금을 하려면 모금계획을 수립하여 질병관리청장의 허가를 받아야 한다. 〈개정 2020.8.11.〉

30 「결핵예방법」상 국가가 부담하는 경비 및 보조금에 해당하지 않는 것은?

① 결핵예방접종과 관련된 경비
② 결핵예방 홍보 등 경비
③ 결핵진료기관의 설치와 운영에 드는 경비
④ 결핵통계사업 경비

Answer 28 ② 29 ④ 30 ①

해설 **(결핵예방법 제26조 : 특별자치시·특별자치도 또는 시·군·구가 부담하는 경비)** 다음 각 호의 경비는 특별자치시·특별자치도 또는 시·군·구(자치구)가 부담한다.

1. 결핵 집단발생 시 조치에 드는 경비
2. 결핵검진등에 드는 경비
3. 결핵예방접종과 관련된 경비
4. 결핵환자의 입원비
5. 생활보호조치에 드는 경비
6. 전염성결핵환자 접촉자의 관리에 드는 경비
7. 그 밖에 특별자치시장·특별자치도지사 또는 시장·군수·구청장이 시행하는 결핵예방 및 결핵환자 발견 등에 드는 경비

(결핵예방법 제28조 제1항 : 국가가 부담하는 경비 및 보조금) 다음 각 호의 경비는 국가가 부담한다.

1. 결핵예방에 필요한 의약품 생산 보조비
2. 결핵진료기관의 설치와 운영에 드는 경비
3. 결핵예방 홍보 등 경비
4. 결핵통계사업 경비
5. 결핵관리사업과 결핵통합관리시스템 운영에 드는 경비
6. 결핵환자등과 잠복결핵감염자에 대한 지원 경비
7. 그 밖에 결핵관리업무에 드는 경비

(결핵예방법 제27조 : 시·도가 부담하는 경비 및 보조금)

① 다음 각 호의 경비는 시·도가 부담한다.
  1. 결핵관리업무를 수행하는 법인 또는 단체의 지부의 결핵관리에 드는 경비
  2. 제10조에 따른 결핵 집단발생 시 조치에 드는 경비
  3. 그 밖에 시·도지사가 시행하는 결핵예방 및 관리 등에 드는 경비

② 시·도(특별자치시·특별자치도는 제외)는 제26조에 따라 시·군·구가 부담하는 경비를 대통령령으로 정하는 바에 따라 보조하여야 한다.

14

31 「결핵예방법」상 결핵 관련 경비와 부담주체를 잘못 짝지은 것은?

① 결핵관리업무를 수행하는 법인 또는 단체의 지부의 결핵관리에 드는 경비 – 시·도
② 결핵진료기관의 설치와 운영에 드는 경비 – 국가
③ 결핵 집단발생 시 조치에 드는 경비 – 시·군·구
④ 결핵환자등과 잠복결핵감염자에 대한 지원 경비 – 특별자치시·특별자치도 또는 시·군·구

해설 30번 문제 해설 참조

32 아래 내용은 「결핵예방법」상 보조금에 대한 설명이다. 다음 중 (가), (나)에 들어갈 내용이 순서대로 올바르게 나열된 것은?

- 특별시·광역시·도는 법 제26조에 따라 시·군·구가 부담하는 경비의 (가)를 보조하여야 한다.
- 국가는 시·도가 부담하거나 보조하는 경비의 (나) 이상을 보조하여야 한다.

① 가 : 2/3, 나 : 1/2
② 가 : 2/3, 나 : 1/3
③ 가 : 1/3, 나 : 1/2
④ 가 : 1/3, 나 : 2/3

Answer 31 ④ 32 ①

해설 **(결핵예방법 시행령 제12조 : 국가 및 시·도의 보조금)**

① 법 제27조 제2항에 따라 특별시·광역시·도("시·도")는 법 제26조에 따라 시·군·구(자치구)가 부담하는 경비의 3분의 2를 보조하여야 한다. 다만, 법 제26조 제1호에 따른 경비는 시·도가 전액을 보조하여야 한다.

② 법 제28조 제2항에 따라 국가는 법 제27조에 따라 시·도가 부담하거나 보조하는 경비의 2분의 1 이상을 보조하여야 한다.

33 「결핵예방법」상 환자의 비밀을 누설한 자에 대한 벌칙은?

① 500만원 이하의 벌금

② 1천만원 이하의 벌금

③ 2년 이하의 징역 또는 2천만원 이하의 벌금

④ 3년 이하의 징역 또는 3천만원 이하의 벌금

해설 **(결핵예방법 제31조 제1항 : 벌칙)** 다음 각 호의 어느 하나에 해당하는 자는 3년 이하의 징역 또는 3천만원 이하의 벌금에 처한다.

1. 제29조 제1항을 위반하여 환자의 비밀을 누설한 자
2. 제29조 제2항을 위반하여 정보를 지원목적 외에 사용하거나 제공한 자

34 「결핵예방법」상 입원명령을 받은 자를 정당한 사유없이 거절한 의료기관의 장의 벌칙은?

① 500만원 이하의 벌금

② 1천만원 이하의 벌금

③ 2년 이하의 징역 또는 2천만원 이하의 벌금

④ 3년 이하의 징역 또는 3천만원 이하의 벌금

해설 **(결핵예방법 제31조 제2항 : 벌칙)** 제15조 제2항을 위반하여 정당한 사유 없이 입원을 거절한 자는 2년 이하의 징역 또는 2천만원 이하의 벌금에 처한다.

(결핵예방법 제15조 : 입원명령)

① 시·도지사 또는 시장·군수·구청장은 결핵환자가 동거자 또는 제3자에게 결핵을 전염시킬 우려가 있다고 인정할 때에는 결핵의 예방을 위하여 결핵환자에게 일정 기간 보건복지부령으로 정하는 의료기관에 입원할 것을 명할 수 있다. 이 경우 입원명령의 통지는 결핵환자 또는 그 보호자에게 하여야 한다.

② 제1항에 따른 의료기관의 장은 제1항에 따른 입원명령을 받은 자가 입원신청을 할 때에는 정당한 사유 없이 입원을 거절하지 못한다.

(결핵예방법 제31조의2 : 벌칙) 다음 각 호의 어느 하나에 해당하는 자는 2년 이하의 징역 또는 2천만원 이하의 벌금에 처한다.

1. 제9조 제2항에 따른 사례조사를 거부·방해 또는 기피한 자
2. 제10조 제3항에 따른 역학조사를 거부·방해 또는 기피한 자

Answer 33 ④ 34 ③

35 「결핵예방법」상 전염성 소실의 판정을 받아 취업의 정지 또는 금지명령이 취소된 자를 종전의 업무에 복직을 허용하지 않은 사업주 또는 고용주에 대한 벌칙은?

① 200만원 이하의 과태료

② 500만원 이하의 벌금

③ 1천만원 이하의 벌금

④ 2년 이하의 징역 또는 2천만원 이하의 벌금

해설 **(결핵예방법 제32조 : 벌칙)** 다음 각 호의 어느 하나에 해당하는 자는 1천만원 이하의 벌금에 처한다.

1. 제10조의2 제1항에 따른 명령을 이행하지 아니한 자
2. 제13조 제2항 및 제3항에 따른 업무종사 정지 또는 금지 의무를 위반한 자
3. 제13조 제4항을 위반하여 취업을 거부한 자
4. 제14조 제2항을 위반하여 정지 또는 금지 명령이 취소되었음에도 불구하고 복직을 허용하지 아니한 자
5. 제15조의3 제1항에 따른 면회제한 외에 결핵환자의 면회를 제한한 자

(결핵예방법 제14조 : 전염성 소실과 재취업)

① 특별자치시장·특별자치도지사 또는 시장·군수·구청장은 제13조 제1항에 따라 취업이 정지 또는 금지된 자가 보건복지부령으로 정하는 바에 따라 전염성 소실의 판정을 받은 경우 그 정지 또는 금지 명령을 취소하여야 한다.

② 사업주 또는 고용주는 제1항에 따라 정지 또는 금지 명령이 취소된 자를 종전의 업무에 복직시켜야 한다.

(결핵예방법 제10조의2 제1항 : 결핵 집단발생에 따른 조치 명령) 시·도지사 또는 시장·군수·구청장은 제19조 제1항 제2호에 따른 집단생활시설에서 결핵이 집단적으로 발생한 것이 의심되거나 발생한 것을 확인한 경우 해당 시설의 장에게 보건복지부령으로 정하는 바에 따라 역학조사의 협조 등 결핵의 전파 방지 및 예방에 필요한 조치를 명할 수 있다.

(결핵예방법 제13조 : 업무종사의 일시 제한)

① 특별자치시장·특별자치도지사 또는 시장·군수·구청장은 전염성결핵환자에 대하여 접객업이나 그 밖에 사람들과 접촉이 많은 업무에 종사하거나 제19조 제1항 제2호에 따른 집단생활시설에서 수행하는 업무에 종사하는 것을 보건복지부령으로 정하는 바에 따라 전염성 소실(消失)의 판정을 받을 때까지 정지하거나 금지하도록 명하여야 한다.

② 제1항에 따라 업무종사 정지 또는 금지 명령을 받은 환자는 전염성 소실 판정을 받을 때까지 업무에 종사할 수 없다.

③ 제1항에 따라 업무종사 정지 또는 금지 명령을 받은 환자의 사업주 또는 고용주는 해당 환자가 전염성 소실 판정을 받을 때까지 업무 종사를 금지하여야 한다.

④ 사업주 또는 고용주는 비전염성결핵환자에 대하여 결핵환자라는 이유만으로 취업을 거부할 수 없다.

(결핵예방법 제15조의3 제1항 : 면회제한 등) 제15조의2 제1항에 따라 격리치료를 하는 의료기관의 장은 격리치료 명령을 받은 결핵환자에게 결핵치료에 필요하다고 인정하는 경우에 한정하여 면회를 제한할 수 있다.

36 「결핵예방법」상 의사가 결핵환자를 진단하고도 이를 신고하지 않은 경우의 벌칙은?

① 200만원 이하의 과태료

② 500만원 이하의 벌금

③ 1천만원 이하의 벌금

④ 2년 이하의 징역 또는 2천만원 이하의 벌금

Answer 35 ③ 36 ②

해설 **(결핵예방법 제33조 : 벌칙)** 다음 각 호의 어느 하나에 해당하는 자는 500만원 이하의 벌금에 처한다.

1. 제8조 제1항부터 제3항에 따른 보고 또는 신고의무를 위반한 자
2. 제15조의2 제1항에 따른 격리치료명령을 따르지 아니한 자
3. 제15조의3 제2항을 위반하여 면회제한의 이유를 진료기록부에 기재하지 아니하거나 거짓으로 기재한 자

(결핵예방법 제8조 : 의료기관 등의 신고의무)

① 의사 및 그 밖의 의료기관 종사자는 다음 각 호의 어느 하나에 해당하는 경우에는 지체 없이 소속된 의료기관의 장에게 보고하여야 한다. 다만, 의료기관에 소속되지 아니한 의사는 그 사실을 관할 보건소장에게 신고하여야 한다.

1. 결핵환자등을 진단 및 치료한 경우
2. 결핵환자등이 사망하였거나 그 사체를 검안(檢案)한 경우

② 제1항 본문에 따른 보고를 받은 의료기관의 장은 24시간 이내에 관할 보건소장에게 신고하여야 한다.

③ 의료기관에 소속되지 아니한 의사 또는 제2항에 따른 의료기관의 장은 제1항 제1호에 해당하여 신고한 결핵환자등을 치료한 결과를 관할 보건소장에게 보고하여야 한다.

(결핵예방법 제15조의2 제1항 : 입원명령거부자 등에 대한 조치) 시·도지사 또는 시장·군수·구청장은 결핵환자가 다음 각 호의 어느 하나에 해당하는 경우 제15조 제1항에 따른 의료기관 중 질병관리청장이 지정하는 의료기관에 격리치료를 명하여야 한다. 〈개정 2020.8.11.〉

1. 제15조 제1항에 따른 입원명령을 거부한 경우
2. 입원치료 중 임의로 퇴원하거나 치료 중단 또는 무단 외출 등으로 공중에 결핵을 전파시킬 우려가 있는 경우

(결핵예방법 제15조의3 : 면회제한 등)

① 제15조의2 제1항에 따라 격리치료를 하는 의료기관의 장은 격리치료 명령을 받은 결핵환자에게 결핵치료에 필요하다고 인정하는 경우에 한정하여 면회를 제한할 수 있다.

② 의료기관의 장이 제1항에 따라 면회를 제한하는 경우에는 최소한의 범위에서 행하여야 하며 그 이유를 진료기록부에 기재하여야 한다.

37 「결핵예방법」상 결핵검진등을 실시하여야 하는 기관이 이를 실시하지 아니한 경우의 벌칙은?

① 200만원 이하의 과태료

② 500만원 이하의 벌금

③ 1천만원 이하의 벌금

④ 2년 이하의 징역 또는 2천만원 이하의 벌금

해설 **(결핵예방법 제34조 제1항 : 과태료)** 제11조 제1항에 따른 결핵검진등을 실시하지 아니한 자에게는 200만원 이하의 과태료를 부과한다.

Answer 37 ①

의료관계법규

15

노인장기요양보험법

15 노인장기요양보험법

01 「노인장기요양보험법」상 장기요양 급여자로 인정되기 위해서는 다음 중 얼마동안 혼자서 일상생활을 수행하기 어렵다고 인정되어야 하나? 2023 경기 기출유사

① 1개월 이상 ② 3개월 이상
③ 6개월 이상 ④ 12개월 이상

해설 **(노인장기요양보험법 제2조 : 정의)** 2. "장기요양급여"란 제15조 제2항에 따라 6개월 이상 동안 혼자서 일상생활을 수행하기 어렵다고 인정되는 자에게 신체활동·가사활동의 지원 또는 간병 등의 서비스나 이에 갈음하여 지급하는 현금 등을 말한다.

02 「노인장기요양보험법」상 용어의 정의로 옳지 않은 것은? 2023 충북, 2025 전북 기출유사

① 노인 등이란 65세 이상의 노인 또는 65세 미만으로 대통령령으로 정한 노인성 질병을 가진 자를 말한다.
② 장기요양급여란 1년 이상 동안 혼자서 일상생활을 수행하기 어렵다고 인정되는 자에게 지원하는 서비스나 현금을 말한다.
③ 장기요양기관이란 지정된 기관으로서 장기요양급여를 제공하는 기관을 말한다.
④ 장기요양요원이란 장기요양기관에 소속되어 노인 등의 신체활동 또는 가사활동 지원 업무를 수행하는 자를 말한다.

해설 **(노인장기요양보험법 제2조 : 정의)** 이 법에서 사용하는 용어의 정의는 다음과 같다.

1. "노인등"이란 65세 이상의 노인 또는 65세 미만의 자로서 치매·뇌혈관성질환 등 대통령령으로 정하는 노인성 질병을 가진 자를 말한다.
2. "장기요양급여"란 제15조 제2항에 따라 6개월 이상 동안 혼자서 일상생활을 수행하기 어렵다고 인정되는 자에게 신체활동·가사활동의 지원 또는 간병 등의 서비스나 이에 갈음하여 지급하는 현금 등을 말한다.
3. "장기요양사업"이란 장기요양보험료, 국가 및 지방자치단체의 부담금 등을 재원으로 하여 노인등에게 장기요양급여를 제공하는 사업을 말한다.
4. "장기요양기관"이란 제31조에 따른 지정을 받은 기관으로서 장기요양급여를 제공하는 기관을 말한다.
5. "장기요양요원"이란 장기요양기관에 소속되어 노인등의 신체활동 또는 가사활동 지원 등의 업무를 수행하는 자를 말한다.

(노인장기요양보험법 제31조 제1항 : 장기요양기관의 지정) 제23조 제1항 제1호에 따른 재가급여 또는 같은 항 제2호에 따른 시설급여를 제공하는 장기요양기관을 운영하려는 자는 보건복지부령으로 정하는 장기요양에 필요한 시설 및 인력을 갖추어 소재지를 관할 구역으로 하는 특별자치시장·특별자치도지사·시장·군수·구청장으로부터 지정을 받아야 한다. 〈개정 2020.3.31.〉

Answer 01 ③ 02 ②

03 「노인장기요양보험법」상 용어의 정의 및 장기요양급여에 대한 설명으로 가장 올바르지 못한 것은?

① 국가 및 지방자치단체는 노인인구 및 지역특성 등을 고려하여 장기요양급여가 원활하게 제공될 수 있도록 적정한 수의 장기요양기관을 확충하고 장기요양기관의 설립을 지원하여야 한다.

② "노인 등"이란 65세 이상의 노인 또는 65세 미만의 자로서 치매·뇌혈관성질환 등 대통령령으로 정하는 노인성 질병을 가진 자를 말한다.

③ 장기요양급여는 노인등이 독거 또는 가족과 별도로 생활하면서 요양기관에서 장기요양을 받는 시설급여를 우선적으로 제공하여야 한다.

④ "장기요양급여"란 6개월 이상 동안 혼자서 일상생활을 수행하기 어렵다고 인정되는 자에게 신체활동·가사활동의 지원 또는 간병 등의 서비스나 이에 갈음해 지급하는 현금 등을 말한다.

해설 **(노인장기요양보험법 제3조 : 장기요양급여 제공의 기본원칙)**

① 장기요양급여는 노인등이 자신의 의사와 능력에 따라 최대한 자립적으로 일상생활을 수행할 수 있도록 제공하여야 한다.

② 장기요양급여는 노인등의 심신상태·생활환경과 노인등 및 그 가족의 욕구·선택을 종합적으로 고려하여 필요한 범위 안에서 이를 적정하게 제공하여야 한다.

③ 장기요양급여는 노인등이 가족과 함께 생활하면서 가정에서 장기요양을 받는 재가급여를 우선적으로 제공하여야 한다.

④ 장기요양급여는 노인등의 심신상태나 건강 등이 악화되지 아니하도록 의료서비스와 연계하여 이를 제공하여야 한다.

(노인장기요양보험법 제2조 : 정의) 이 법에서 사용하는 용어의 정의는 다음과 같다.

1. "노인 등"이란 65세 이상의 노인 또는 65세 미만의 자로서 치매·뇌혈관성질환 등 대통령령으로 정하는 노인성 질병을 가진 자를 말한다.
2. "장기요양급여"란 제15조 제2항에 따라 6개월 이상 동안 혼자서 일상생활을 수행하기 어렵다고 인정되는 자에게 신체활동·가사활동의 지원 또는 간병 등의 서비스나 이에 갈음하여 지급하는 현금 등을 말한다.
3. "장기요양사업"이란 장기요양보험료, 국가 및 지방자치단체의 부담금 등을 재원으로 하여 노인등에게 장기요양급여를 제공하는 사업을 말한다.

15

04 「노인장기요양보험법」상 장기요양급여 제공의 기본원칙으로 옳은 것은? 2024 전북 기출유사

① 노인등의 심신상태나 건강 등이 악화되지 아니하도록 의료 서비스를 분리하여 이를 제공하여야 한다.

② 노인등이 가족과 함께 생활하면서 가정에서 장기요양을 받는 재가급여를 우선적으로 제공하여야 한다.

③ 노인등이 자신의 의사와 능력에 상관없이 최소한 자립적으로 일상생활을 수행할 수 있도록 제공하여야 한다.

④ 노인등의 심신상태·생활환경과 노인등 및 그 가족의 욕구·선택을 종합적으로 고려하여 충분히 제공하여야 한다.

해설 **(노인장기요양보험법 제3조 : 장기요양급여 제공의 기본원칙)** 3번 문제 해설 참조

Answer 03 ③ 04 ②

05 「노인장기요양보험법」상 노인등에 대한 장기요양급여 제공의 기본원칙에 대한 설명으로 가장 옳지 않은 것은? 2022 서울 기출유사

① 장기요양급여는 노인등이 자신의 의사와 능력에 따라 최대한 자립적으로 일상생활을 수행할 수 있도록 제공하여야 한다.

② 장기요양급여는 노인등의 심신상태·생활환경과 노인등 및 그 가족의 욕구·선택을 종합적으로 고려하여야 한다.

③ 장기요양급여는 노인등이 요양기관에 입소하여 신체활동 지원 및 심신기능의 유지·향상을 위한 교육을 받는 시설급여를 우선적으로 제공하여야 한다.

④ 장기요양급여는 노인등의 심신상태나 건강 등이 악화되지 아니하도록 의료서비스와 연계하여 이를 제공하여야 한다.

해설 3번 문제 해설 참조

06 「노인장기요양보험법」상 보건복지부장관은 노인등에 대한 장기요양급여를 원활하게 제공하기 위하여 5년 단위로 장기요양기본계획을 수립·시행하여야 한다. 다음 중 장기요양기본계획에 포함되는 사항을 모두 고른 것은?

가. 노인성질환 예방사업 추진계획
나. 연도별 장기요양 기관 및 장기요양 전문인력 관리 방안
다. 장기요양 급여의 수준 향상 방안
라. 장기요양 요원의 처우에 관한 사항

① 가, 나, 다　　② 가, 다
③ 나, 라　　④ 가, 나, 다, 라

해설 **(노인장기요양보험법 제6조 제1항 : 장기요양기본계획)** 보건복지부장관은 노인등에 대한 장기요양급여를 원활하게 제공하기 위하여 5년 단위로 다음 각 호의 사항이 포함된 장기요양기본계획을 수립·시행하여야 한다.
1. 연도별 장기요양 급여 대상인원 및 재원조달 계획
2. 연도별 장기요양 기관 및 장기요양 전문인력 관리 방안
3. 장기요양 요원의 처우에 관한 사항
4. 그 밖에 노인등의 장기요양에 관한 사항으로서 대통령령으로 정하는 사항

(노인장기요양보험법 시행령 제3조) 법 제6조 제1항 제4호에 따라 장기요양기본계획에 포함되는 사항은 다음 각 호와 같다. 〈개정 2020.7.14.〉
1. 장기요양 급여의 수준 향상 방안
2. 노인성질환 예방사업 추진계획
3. 그 밖에 노인등의 장기요양급여의 실시에 필요한 사항

Answer 05 ③ 06 ④

07 「노인장기요양보험법」상 아래 가, 나의 괄호 안에 들어갈 내용이 올바르게 나열된 것은?

2024 전남 기출유사

> 가. 보건복지부장관은 ( )년 단위로 장기요양기본계획을 수립·시행하여야 한다.
> 나. 보건복지부장관은 장기요양사업의 실태를 파악하기 위하여 ( )년마다 조사를 정기적으로 실시하고 그 결과를 공표하여야 한다.

① 4, 3 ② 4, 5
③ 5, 3 ④ 5, 4

해설 **(노인장기요양보험법 제6조 제1항 : 장기요양기본계획)** 6번 문제 해설 참조
(노인장기요양보험법 제6조의2 제1항 : 실태조사) 보건복지부장관은 장기요양사업의 실태를 파악하기 위하여 3년마다 다음 각 호의 사항에 관한 조사를 정기적으로 실시하고 그 결과를 공표하여야 한다.
1. 장기요양인정에 관한 사항
2. 제52조에 따른 장기요양등급판정위원회의 판정에 따라 장기요양급여를 받을 사람("수급자")의 규모, 그 급여의 수준 및 만족도에 관한 사항
3. 장기요양기관에 관한 사항
4. 장기요양요원의 근로조건, 처우 및 규모에 관한 사항
5. 그 밖에 장기요양사업에 관한 사항으로서 보건복지부령으로 정하는 사항

15

08 「노인장기요양보험법」상 장기요양보험사업의 보험자는? 2021 서울 기출유사

① 국민연금공단 ② 근로복지공단
③ 국민건강보험공단 ④ 건강보험심사평가원

해설 **(노인장기요양보험법 제7조 : 장기요양보험)**
① 장기요양보험사업은 보건복지부장관이 관장한다.
② 장기요양보험사업의 보험자는 공단으로 한다.

09 「노인장기요양보험법」상 장기요양보험에 관한 설명으로 틀린 것은? 2024 경기 기출유사

① 공단은 장기요양보험료와 건강보험료를 통합하여 회계한다.
② 장기요양보험료는 국민건강보험법에 따른 보험료와 통합하여 징수한다.
③ 기금은 독립회계인데 공단에서 연계하여 관리한다.
④ 보험자는 공단, 관장은 장관이 한다.

해설 **(노인장기요양보험법 제8조 제3항 : 장기요양보험료의 징수)** 공단은 제2항에 따라 통합 징수한 장기요양보험료와 건강보험료를 각각의 독립회계로 관리하여야 한다.
(노인장기요양보험법 제8조 제2항 : 장기요양보험료의 징수) 제1항에 따른 장기요양보험료는 「국민건강보험법」 제69조에 따른 보험료(이하 이 조에서 "건강보험료"라 한다)와 통합하여 징수한다. 이 경우 공단은 장기요양보험료와 건강보험료를 구분하여 고지하여야 한다.
(노인장기요양보험법 제7조 : 장기요양보험) 8번 문제 해설 참조

Answer 07 ③ 08 ③ 09 ①

10 「노인장기요양보험법」상 장기요양보험료는 「국민건강보험법」에 따라 산정한 보험료액에서 경감 또는 면제되는 비용을 공제한 금액에 장기요양보험료율을 곱하여 산정한 금액으로 한다. 다음 중 장기요양위원회의 심의를 거쳐 대통령령으로 정한 장기요양보험료율은?

① 1만분의 1,152
② 100만분의 9,182
③ 100분의 20
④ 100분의 10

해설 **(노인장기요양보험법 시행령 제4조 : 장기요양보험료율)** 법 제9조 제1항에 따른 장기요양보험료율은 100만분의 9,182로 한다. 〈개정 2023.12.19.〉

(노인장기요양보험법 제9조 : 장기요양보험료의 산정)

① 장기요양보험료는 「국민건강보험법」 제69조 제4항·제5항 및 제109조 제9항 단서에 따라 산정한 보험료액에서 같은 법 제74조 또는 제75조에 따라 경감 또는 면제되는 비용을 공제한 금액에 같은 법 제73조 제1항에 따른 건강보험료율 대비 장기요양보험료율의 비율을 곱하여 산정한 금액으로 한다. 〈개정 2021.12.21.〉

② 제1항에 따른 장기요양보험료율은 제45조에 따른 장기요양위원회의 심의를 거쳐 대통령령으로 정한다.

③ 제1항에도 불구하고 장기요양보험의 특성을 고려하여 「국민건강보험법」 제74조 또는 제75조에 따라 경감 또는 면제되는 비용을 달리 적용할 필요가 있는 경우에는 대통령령으로 정하는 바에 따라 경감 또는 면제되는 비용의 공제 수준을 달리 정할 수 있다. 〈신설 2021.12.21.〉

11 「노인장기요양보험법」상 발급의뢰서를 통하여 의사소견서를 발급받는 경우에 「국민기초생활보장법」에 따른 의료급여 수급자의 발급비용으로 올바른 것은?

① 본인은 무료이고, 전액을 지방자치단체가 부담한다.
② 본인이 10%, 국가와 지방자치단체가 90%를 부담한다.
③ 본인이 10%, 국민건강보험공단이 90%를 부담한다.
④ 본인이 20%, 국민건강보험공단이 80%를 부담한다.

해설 **(노인장기요양보험법 시행규칙 제4조 제2항 : 의사소견서 발급비용 등)** 신청인이 발급의뢰서를 통하여 의사소견서를 발급받는 경우 그 발급비용은 다음 각 호와 같이 부담한다.

1. 65세 이상의 노인이나 65세 미만의 자로서 노인성 질병을 가진 자 → 100분의 20은 본인이, 100분의 80은 공단이 부담한다.
2. 「의료급여법」 제3조 제1항 제1호에 따른 의료급여를 받는 사람 → 지방자치단체가 부담
3. 「의료급여법」 제3조 제1항 제1호 외의 규정에 따른 의료급여를 받는 사람 → 100분의 10은 본인이, 100분의 90은 국가와 지방자치단체가 각각 부담한다.
4. 소득·재산 등이 보건복지부장관이 고시하는 일정 금액 이하인 자와 생계곤란자 → 100분의 10은 본인이, 100분의 90은 공단이 부담한다.

(의료급여법 제3조 제1항 : 수급권자) 이 법에 따른 수급권자는 다음 각 호와 같다. 〈개정 2024.2.13.〉

1. 「국민기초생활보장법」에 따른 의료급여 수급자
2. 「재해구호법」에 따른 이재민으로서 보건복지부장관이 의료급여가 필요하다고 인정한 사람
3. 「의사상자 등 예우 및 지원에 관한 법률」에 따라 의료급여를 받는 사람
4. 「입양특례법」에 따라 국내에 입양된 18세 미만의 아동
5. 「독립유공자예우에 관한 법률」, 「국가유공자 등 예우 및 지원에 관한 법률」 및 「보훈보상대상자 지원에 관한 법률」의 적용을 받고 있는 사람과 그 가족으로서 국가보훈부장관이 의료급여가 필요하다고 추천한 사람 중에서 보건복지부장관이 의료급여가 필요하다고 인정한 사람
6. 「무형유산의 보전 및 진흥에 관한 법률」에 따라 지정된 국가무형문화재의 보유자(명예보유자 포함)와 그 가족으로서 국가유산청장이 의료급여가 필요하다고 추천한 사람 중에서 보건복지부장관이 의료급여가 필요하다고 인정한 사람

Answer 10 ② 11 ①

7. 「북한이탈주민의 보호 및 정착지원에 관한 법률」의 적용을 받고 있는 사람과 그 가족으로서 보건복지부장관이 의료급여가 필요하다고 인정한 사람
8. 「5·18민주화운동 관련자 보상 등에 관한 법률」 제8조에 따라 보상금등을 받은 사람과 그 가족으로서 보건복지부장관이 의료급여가 필요하다고 인정한 사람
9. 「노숙인 등의 복지 및 자립지원에 관한 법률」에 따른 노숙인 등으로서 보건복지부장관이 의료급여가 필요하다고 인정한 사람
10. 그 밖에 생활유지 능력이 없거나 생활이 어려운 사람으로서 대통령령으로 정하는 사람

12 「노인장기요양보험법」상 등급판정기준 중 심신의 기능상태 장애로 일상생활에서 부분적으로 다른 사람의 도움이 필요한 자로서 장기요양인정 점수가 60점 이상 75점 미만인 자의 등급은?

2024 인천·전남 기출유사

① 장기요양 2등급 ② 장기요양 3등급
③ 장기요양 4등급 ④ 장기요양 5등급

해설 **(노인장기요양보험법 시행령 제7조 제1항 : 등급판정 기준 등)** 법 제15조 제2항에 따른 등급판정기준은 다음 각 호와 같다.
1. 장기요양 1등급 : 심신의 기능상태 장애로 일상생활에서 전적으로 다른 사람의 도움이 필요한 자로서 장기요양인정 점수가 95점 이상인 자
2. 장기요양 2등급 : 심신의 기능상태 장애로 일상생활에서 상당 부분 다른 사람의 도움이 필요한 자로서 장기요양인정 점수가 75점 이상 95점 미만인 자
3. 장기요양 3등급 : 심신의 기능상태 장애로 일상생활에서 부분적으로 다른 사람의 도움이 필요한 자로서 장기요양인정 점수가 60점 이상 75점 미만인 자
4. 장기요양 4등급 : 심신의 기능상태 장애로 일상생활에서 일정부분 다른 사람의 도움이 필요한 자로서 장기요양인정 점수가 51점 이상 60점 미만인 자
5. 장기요양 5등급 : 치매(제2조에 따른 노인성 질병에 해당하는 치매로 한정한다)환자로서 장기요양인정 점수가 45점이상 51점 미만인 자
6. 장기요양 인지지원등급 : 치매(제2조에 따른 노인성 질병에 해당하는 치매로 한정한다)환자로서 장기요양인정 점수가 45점 미만인 자

(노인장기요양보험법 제15조 제2항 : 등급판정 등) 등급판정위원회는 신청인이 제12조의 신청자격요건을 충족하고 6개월 이상 동안 혼자서 일상생활을 수행하기 어렵다고 인정하는 경우 심신상태 및 장기요양이 필요한 정도 등 대통령령으로 정하는 등급판정기준에 따라 수급자로 판정한다.

13 「노인장기요양보험법」상 공단은 등급판정위원회가 장기요양인정 및 등급판정의 심의를 완료한 경우 지체없이 장기요양인정서를 작성하여 수급자에게 송부하여야 하며, 공단이 장기요양인정서를 송부하는 때에는 장기요양급여를 원활히 이용할 수 있도록 장기요양급여의 월 한도액 범위 안에서 개인별장기요양이용계획서를 작성하여 이를 함께 송부하여야 한다. 다음 중 공단이 개인별장기요양이용계획서를 작성할 때 고려해야 할 사항이 아닌 것은?

① 수급자와 그 가족의 욕구 및 선택
② 수급자의 생활환경 및 자립적 일상생활 수행
③ 수급자의 심신 기능상태
④ 수급자의 장기요양인정의 유효기간

Answer 12 ② 13 ④

15

해설 **(노인장기요양보험법 시행규칙 제6조 제3항)** 공단은 개인별장기요양이용계획서를 작성할 때에는 다음 각 호의 사항을 고려해야 한다. 〈신설 2021.6.30.〉

1. 수급자의 심신 기능상태
2. 수급자와 그 가족의 욕구 및 선택
3. 수급자의 생활환경 및 자립적 일상생활 수행

(노인장기요양보험법 제17조 제1항 : 장기요양인정서) 공단은 등급판정위원회가 장기요양인정 및 등급판정의 심의를 완료한 경우 지체없이 다음 각 호의 사항이 포함된 장기요양인정서를 작성하여 수급자에게 송부하여야 한다.

1. 장기요양등급
2. 장기요양급여의 종류 및 내용
3. 그 밖에 장기요양급여에 관한 사항으로서 보건복지부령으로 정하는 사항

(노인장기요양보험법 시행규칙 제6조 제1항) 법 제17조 제1항 제3호에서 "그 밖에 장기요양급여에 관한 사항으로서 보건복지부령으로 정하는 사항"이란 다음 각 호의 사항을 말한다.

1. 장기요양인정의 유효기간
2. 법 제15조 제1항에 따른 장기요양등급판정위원회의 의견
3. 법 제27조의2에 따른 특별현금급여수급계좌의 이용에 관한 사항

14 「노인장기요양보험법」에 의하면 장기요양인정의 갱신 결과 직전 등급과 같은 등급으로 판정된 경우, 등급과 유효기간이 옳게 짝지은 것은? 2019 서울, 2020 울산 기출유사

① 장기요양 1등급의 경우 : 4년

② 장기요양 2등급의 경우 : 3년

③ 장기요양 3등급의 경우 : 4년

④ 장기요양 4등급의 경우 : 2년

해설 **(노인장기요양보험법 시행령 제8조 제1항 : 장기요양인정 유효기간)** 법 제19조 제1항에 따른 장기요양인정 유효기간은 2년으로 한다. 다만, 법 제20조에 따라 장기요양인정이 갱신된 경우에 그 갱신된 장기요양인정의 유효기간은 다음 각 호의 구분에 따른다. 〈개정 2025.7.1.〉

1. 장기요양 1등급의 경우 : 5년
2. 장기요양 2등급부터 4등급까지의 경우 : 4년
3. 장기요양 5등급 및 인지지원등급의 경우 : 2년

(노인장기요양보험법 제20조 : 장기요양인정의 갱신)

① 수급자는 제19조에 따른 장기요양인정의 유효기간이 만료된 후 장기요양급여를 계속하여 받고자 하는 경우 공단에 장기요양인정의 갱신을 신청하여야 한다.

② 제1항에 따른 장기요양인정의 갱신 신청은 유효기간이 만료되기 전 30일까지 이를 완료하여야 한다.

15 「노인장기요양보험법」상 장기요양인정 등에 대한 설명으로 옳지 않은 것은? 2021 충북 기출유사

① 등급판정위원회는 신청인이 신청서를 제출한 날부터 30일 이내에 등급판정을 완료해야 한다.

② 등급판정위원회는 장기요양 신청인의 심신상태 등을 고려하여 장기요양인정 유효기간을 6개월의 범위에서 늘리거나 줄일 수 있다.

③ 장기요양인정의 갱신 신청은 유효기간이 만료되기 전 30일까지 이를 완료하여야 한다.

④ 장기요양인정 유효기간은 1년으로 하며, 매년 공단에 장기요양인정의 갱신을 신청해야 한다.

Answer 14 ③ 15 ④

해설 **(노인장기요양보험법 시행령 제8조 제1항)** : 14번 문제 해설 참조
(노인장기요양보험법 제19조 제1항 : 장기요양인정의 유효기간) 제15조에 따른 장기요양인정의 유효기간은 최소 1년 이상으로서 대통령령으로 정한다.
(노인장기요양보험법 제20조 : 장기요양인정의 갱신)
① 수급자는 제19조에 따른 장기요양인정의 유효기간이 만료된 후 장기요양급여를 계속하여 받고자 하는 경우 공단에 장기요양인정의 갱신을 신청하여야 한다.
② 제1항에 따른 장기요양인정의 갱신 신청은 유효기간이 만료되기 전 30일까지 이를 완료하여야 한다.
(노인장기요양보험법 시행령 제8조 제2항) 법 제52조에 따른 장기요양등급판정위원회("등급판정위원회")는 제1항에도 불구하고 장기요양 신청인의 심신상태 등을 고려하여 장기요양인정 유효기간을 6개월의 범위에서 늘리거나 줄일 수 있다. 〈개정 2020.7.14.〉
(노인장기요양보험법 제16조 제1항 : 장기요양등급판정기간) 등급판정위원회는 신청인이 신청서를 제출한 날부터 30일 이내에 제15조에 따른 장기요양등급판정을 완료하여야 한다. 다만, 신청인에 대한 정밀조사가 필요한 경우 등 기간 이내에 등급판정을 완료할 수 없는 부득이한 사유가 있는 경우 30일 이내의 범위에서 이를 연장할 수 있다.

16 「치매관리법」상 치매안심센터가 하는 업무에 해당하지 않는 것은? 2025 광주 기출유사

① 장기요양인정신청 등의 대리
② 치매 관련 상담 및 조기검진
③ 치매환자를 위한 단기쉼터의 운영
④ 치매환자의 진료 및 투약

15

해설 **(노인장기요양보험법 제22조 제2항 : 장기요양인정 신청 등에 대한 대리)**
① 장기요양급여를 받고자 하는 자 또는 수급자가 신체적·정신적인 사유로 이 법에 따른 장기요양인정의 신청, 장기요양인정의 갱신신청 또는 장기요양등급의 변경신청 등을 직접 수행할 수 없을 때 본인의 가족이나 친족, 그 밖의 이해관계인은 이를 대리할 수 있다.
② 다음 각 호의 어느 하나에 해당하는 사람은 관할 지역 안에 거주하는 사람 중 장기요양급여를 받고자 하는 사람 또는 수급자가 제1항에 따른 장기요양인정신청 등을 직접 수행할 수 없을 때 본인 또는 가족의 동의를 받아 그 신청을 대리할 수 있다.
1. 「사회보장급여의 이용·제공 및 수급권자 발굴에 관한 법률」 제43조에 따른 사회복지전담 공무원
2. 「치매관리법」 제17조에 따른 치매안심센터의 장(장기요양 급여를 받고자 하는 사람 또는 수급자가 같은 법 제2조 제2호에 따른 치매환자인 경우로 한정한다)

(치매관리법 제17조 : 치매안심센터의 설치)
① 시·군·구의 관할 보건소에 치매예방과 치매환자 및 그 가족에 대한 종합적인 지원을 위하여 치매안심센터를 설치한다.
② 치매안심센터는 다음 각 호의 업무를 수행한다. 〈개정 2020.12.29.〉
1. 치매 관련 상담 및 조기검진
2. 치매환자의 등록·관리
3. 치매등록통계사업의 지원
4. 치매의 예방·교육 및 홍보
5. 치매환자를 위한 단기쉼터의 운영
6. 치매환자의 가족지원사업
6의2. 「노인장기요양보험법」 제22조 제2항에 따른 장기요 양인정신청 등의 대리
6의3. 제12조의3에 따른 성년후견제 이용 지원사업
6의4. 치매 인식개선 교육 및 홍보
7. 그 밖에 시장·군수·구청장이 치매관리에 필요하다고 인정하는 업무

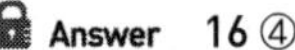 16 ④

17 **다음 중 「노인장기요양보험법」상 재가급여에 해당하지 않는 급여는?** 2024 경북·대구·부산·전남 기출유사

① 가족요양비 ② 단기보호
③ 방문간호 ④ 방문목욕

해설 **(노인장기요양보험법 제23조 제1항 : 장기요양급여의 종류)** 이 법에 따른 장기요양급여의 종류는 다음 각 호와 같다. 〈개정 2024.12.20.〉

1. 재가급여
   가. 방문요양 : 장기요양요원이 수급자의 가정 등을 방문하여 신체활동 및 가사활동 등을 지원하는 장기요양급여
   나. 방문목욕 : 장기요양요원이 목욕설비를 갖춘 장비를 이용하여 수급자의 가정 등을 방문하여 목욕을 제공하는 장기요양급여
   다. 방문간호 : 장기요양요원인 간호사 등이 의사, 한의사 또는 치과의사의 "방문간호지시서"에 따라 수급자의 가정 등을 방문하여 간호, 진료의 보조, 요양에 관한 상담 또는 구강위생 등을 제공하는 장기요양급여
   라. 주·야간보호 : 수급자를 하루 중 일정한 시간 동안 장기요양기관에 보호하여 신체활동 지원 및 심신기능의 유지·향상을 위한 교육·훈련 등을 제공하는 장기요양급여
   마. 단기보호 : 수급자를 보건복지부령으로 정하는 범위 안에서 일정 기간 동안 장기요양기관에 보호하여 신체활동 지원 및 심신기능의 유지·향상을 위한 교육·훈련 등을 제공하는 장기요양급여
   바. 기타재가급여 : 수급자의 일상생활·신체활동 지원 및 인지기능의 유지·향상에 필요한 용구(소프트웨어를 포함)를 제공하거나 가정을 방문하여 재활에 관한 지원 등을 제공하는 장기요양급여로서 대통령령으로 정하는 것
2. 시설급여 : 장기요양기관에 장기간 입소한 수급자에게 신체활동 지원 및 심신기능의 유지·향상을 위한 교육·훈련 등을 제공하는 장기요양급여
3. 특별현금급여
   가. 가족요양비 : 제24조에 따라 지급하는 가족장기요양급여
   나. 특례요양비 : 제25조에 따라 지급하는 특례장기요양급여
   다. 요양병원간병비 : 제26조에 따라 지급하는 요양병원장기요양급여

18 **「노인장기요양보험법」상 장기요양급여의 종류에 포함되지 않는 것은?** 2025 인천 기출유사

① 시설급여 ② 의료급여
③ 재가급여 ④ 특별현금급여

해설 **(노인장기요양보험법 제23조 제1항 : 장기요양급여의 종류)** 17번 문제 해설 참조

19 **「노인장기요양보험법」상 급여의 종류로 옳지 않은 것은?** 2025 전북 기출유사

① 방문 요양 ② 복지용구 지원
③ 의료비 지원 ④ 주·야간 보호

해설 **(노인장기요양보험법 제23조 제1항 : 장기요양급여의 종류)** 17번 문제 해설 참조
(노인장기요양보험법 시행령 제9조 : 기타재가급여) 법 제23조 제1항 제1호 바목에 따른 기타재가급여는 수급자의 일상생활·신체활동 지원 및 인지기능의 유지·향상에 필요한 용구로서 보건복지부장관이 정하여 고시하는 것을 제공하거나 대여하여 주는 것을 말한다.
(복지용구 급여범위 및 급여기준 등에 관한 고시 제2조 제1항 : 급여방식 및 급여품목) 복지용구 급여는 「노인장기요양보험법 시행령」 제9조에 따른 기타재가급여를 제공하는 기관(이하 "복지용구사업소"라 한다)에 의하여 제공된다.

Answer 17 ① 18 ② 19 ③

20 「노인장기요양보험법」상 노인장기요양보험법의 설명으로 올바르지 못한 것은? 2023 경북 기출유사

① 노인 등이란 65세 이상의 노인 또는 65세 미만의 자로서 뇌혈관성질환 중 대통령령으로 정하는 노인성질병을 가진 자를 말한다.

② 시설급여에는 방문요양, 방문목욕, 단기보호, 주·야간보호 등이 포함된다.

③ 장기요양보험의 가입자는 국민건강보험법에 따른 가입자로 한다.

④ 5등급과 인지지원등급은 노인성 질병에 해당하는 치매환자이다.

해설 **(노인장기요양보험법 제23조 제1항 : 장기요양급여의 종류)** : 17번 문제 해설 참조

(노인장기요양보험법 제2조 제1호 : 정의) "노인등"이란 65세 이상의 노인 또는 65세 미만의 자로서 치매·뇌혈관성 질환 등 대통령령으로 정하는 노인성 질병을 가진 자를 말한다.

(노인장기요양보험법 제7조 제3항 : 장기요양보험) 장기요양보험의 가입자(이하 "장기요양보험가입자"라 한다)는 「국민건강보험법」 제5조 및 제109조에 따른 가입자로 한다.

(노인장기요양보험법 시행령 제7조 제1항 : 등급판정기준) 법 제15조 제2항에 따른 등급판정기준은 다음 각 호와 같다.

1. 장기요양 1등급 : 심신의 기능상태 장애로 일상생활에서 전적으로 다른 사람의 도움이 필요한 자로서 장기요양인정 점수가 95점 이상인 자
2. 장기요양 2등급 : 심신의 기능상태 장애로 일상생활에서 상당 부분 다른 사람의 도움이 필요한 자로서 장기요양인정 점수가 75점 이상 95점 미만인 자
3. 장기요양 3등급 : 심신의 기능상태 장애로 일상생활에서 부분적으로 다른 사람의 도움이 필요한 자로서 장기요양인정 점수가 60점 이상 75점 미만인 자
4. 장기요양 4등급 : 심신의 기능상태 장애로 일상생활에서 일정부분 다른 사람의 도움이 필요한 자로서 장기요양인정 점수가 51점 이상 60점 미만인 자
5. 장기요양 5등급 : 치매(제2조에 따른 노인성 질병에 해당하는 치매로 한정한다) 환자로서 장기요양인정 점수가 45점 이상 51점 미만인 자
6. 장기요양 인지지원등급 : 치매(제2조에 따른 노인성 질병에 해당하는 치매로 한정한다) 환자로서 장기요양인정 점수가 45점 미만인 자

21 「노인장기요양보험법」상 특별현금급여에 해당하지 않는 것은? 2021 광주 기출유사

① 가족요양비
② 단기보호
③ 요양병원간병비
④ 특례요양비

해설 17번 문제 해설 참조

22 「노인장기요양보험법」상 장기요양급여 종류별 장기요양요원의 범위 중 요양보호사가 수행할 수 있는 업무 범위에 해당하지 않는 것은?

① 방문간호에 관한 업무를 수행

② 방문목욕에 관한 업무를 수행

③ 방문요양에 관한 업무를 수행

④ 주·야간보호, 단기보호 및 시설급여에 관한 업무를 수행

Answer 20 ② 21 ② 22 ①

해설 **(노인장기요양보험법 시행령 제11조 제1항 : 장기요양급여 종류별 장기요양요원의 범위)** 법 제23조 제2항에 따른 장기요양급여 종류별 장기요양요원의 범위는 다음 각 호와 같다. 〈개정 2025.6.20.〉

1. 법 제23조 제1항 제1호 가목에 따른 방문요양에 관한 업무를 수행하는 장기요양요원은 다음 각 목의 어느 하나에 해당하는 사람으로 한다.
   가. 「노인복지법」 제39조의2에 따른 요양보호사(이하 "요양보호사"라 한다)
   나. 「사회복지사업법」 제11조에 따른 사회복지사
2. 법 제23조 제1항 제1호 나목에 따른 방문목욕에 관한 업무를 수행하는 장기요양요원은 요양보호사로 한다.
3. 법 제23조 제1항 제1호 다목에 따른 방문간호에 관한 업무를 수행하는 장기요양요원은 다음 각 목의 어느 하나에 해당하는 사람으로 한다.
   가. 「간호법」 제2조 제1호에 따른 간호사로서 2년 이상의 간호업무경력이 있는 자
   나. 「간호법」 제2조 제3호에 따른 간호조무사로서 3년 이상의 간호보조업무경력이 있고, 보건복지부장관이 지정한 교육기관에서 소정의 교육을 이수한 자
   다. 「의료기사 등에 관한 법률」 제2조에 따른 치과위생사(구강위생 업무를 하는 경우로 한정한다)
4. 법 제23조 제1항 제1호 라목에 따른 주·야간보호, 같은 호 마목에 따른 단기보호 및 같은 항 제2호에 따른 시설급여에 관한 업무를 수행하는 장기요양요원은 다음 각 목의 어느 하나에 해당하는 사람으로 한다.
   가. 요양보호사
   나. 「사회복지사업법」 제11조에 따른 사회복지사
   다. 「간호법」 제2조 제1호에 따른 간호사
   라. 「간호법」 제2조 제3호에 따른 간호조무사
   마. 「의료기사 등에 관한 법률」 제2조 제2항 제3호에 따른 물리치료사
   바. 「의료기사 등에 관한 법률」 제2조 제2항 제4호에 따른 작업치료사

23 **「노인장기요양보험법」상 장기요양급여 제공기준 및 장기요양급여 계약등에 대한 설명으로 가장 올바르지 못한 것은?**

① 「의료급여법」에 따른 수급권자는 입소·이용신청서를 작성하여 주소지를 관할하는 특별자치시장·특별자치도지사·시장·군수·구청장에게 장기요양급여를 신청해야 한다.

② 장기요양기관은 장기요양급여 제공계약을 체결할 때에는 수급자 또는 그 가족에게 제공하려는 장기요양급여의 제공계획 및 비급여대상 및 항목별 비용을 제외한 비용등 장기요양급여 제공과 관련된 사항을 설명한 후 동의서를 받아야 한다.

③ 장기요양기관은 장기요양급여 제공계약을 체결할 때에는 장기요양급여를 받으려는 수급자의 본인 여부, 장기요양등급, 장기요양인정 유효기간, 장기요양급여의 종류 및 내용, 개인별장기요양이용계획서, 본인부담금 감경여부 등을 확인해야 한다.

④ 장기요양기관이 본인부담금을 수급자에게 청구하는 경우에는 법령에 따라 인정되는 비용 외에 입소보증금 등 다른 명목으로 비용을 청구해서는 안 된다.

해설 **(노인장기요양보험법 시행규칙 제16조 : 장기요양급여 계약 등)**

① 수급자와 장기요양기관은 장기요양급여 개시 전에 다음 각 호의 사항이 포함된 장기요양급여 제공계약을 문서로 체결해야 한다.
   1. 계약 당사자
   2. 계약기간
   3. 장기요양급여의 종류, 내용 및 비용 등
   4. 비급여대상 및 항목별 비용

② 장기요양기관은 제1항에 따른 계약을 체결할 때에는 장기요양급여를 받으려는 수급자의 본인 여부, 장기요양등급, 장기요양인정 유효기간, 장기요양급여의 종류 및 내용, 개인별장기요양이용계획서, 본인부담금 감경여부 등을 확인해야 한다. 〈신설 2021.6.30.〉

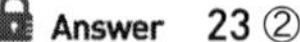
Answer 23 ②

③ 장기요양기관은 제1항에 따른 계약을 체결할 때에는 수급자 또는 그 가족에게 제공하려는 장기요양급여의 제공계획 및 비용(비급여대상 및 항목별 비용을 포함) 등 장기요양급여 제공과 관련된 사항을 설명한 후 동의서를 받아야 한다.

⑤ 제1항에도 불구하고 「의료급여법」에 따른 수급권자는 별지 제10호서식의 입소·이용신청서를 작성하여 주소지를 관할하는 특별자치시장·특별자치도지사·시장·군수·구청장에게 장기요양급여를 신청해야 한다.

(노인장기요양보험법 시행규칙 제12조 제3항 : 장기요양급여 제공기준의 일반원칙) 장기요양기관이 본인부담금을 수급자에게 청구하는 경우에는 법령에 따라 인정되는 비용 외에 입소보증금 등 다른 명목으로 비용을 청구해서는 안 된다.

24 **「노인장기요양보험법」상 장기요양기관은 재가급여 전부 또는 일부를 통합하여 제공하는 통합재가서비스를 제공할 수 있다. 다음 중 통합재가서비스를 제공하는 장기요양기관의 인력, 시설 및 운영 기준에 대한 설명으로 가장 올바른 것은?**

① 가정방문형 통합재가서비스 제공기관의 경우, 방문요양은 월 4회 이상, 방문간호는 월 2회 이상 각각 제공해야 한다.

② 가정방문형 통합재가서비스 제공기관의 장은 사회복지사를 1명 이상 두도록 노력해야 한다.

③ 주·야간보호형 통합재가서비스 제공기관의 경우, 주·야간 보호를 월 10일 이상 이용하는 수급자에 대해서는 월 1회 이상 급여 제공시간 중 수급자의 가정을 방문하여 적정한 통합재가서비스가 제공되고 있는지 여부를 확인하고 기록하는 급여 관리업무를 수행해야 한다.

④ 통합재가서비스 제공기관의 장은 간호사를 1명 이상 두어 개별 수급자에 대하여 적정한 급여의 제공 여부를 확인 및 평가하고, 평가한 결과를 반영하여 재가급여 간 연계, 조정 등을 실시하도록 해야 한다.

해설 **(노인장기요양보험법 시행규칙 제19조의2 제2항 [별표 1] : 통합재가서비스 제공기관의 인력, 시설 및 운영 기준)** 〈개정 2025.6.20.〉

1. 인력기준
   가. 통합재가서비스 제공기관의 장은 수급자의 복합적인 욕구를 충족하고 수급자가 지역사회에서 거주할 수 있도록 지원하기 위하여 사회복지사를 1명 이상 두어야 한다. 이 경우 사회복지사는 개별 수급자에 대하여 적정한 급여의 제공 여부를 확인 및 평가하고, 평가한 결과를 반영하여 법 제23조 제1항 제1호 각 목의 재가급여 간 연계, 조정 등을 실시해야 한다.
   나. 가정방문형 통합재가서비스 제공기관의 장은 「간호법」 제2조 제1호에 따른 간호사를 1명 이상 두도록 노력해야 한다.
3. 운영기준
   가. 통합재가서비스 제공기관은 다음의 구분에 따라 수급자의 욕구 및 기능 상태를 반영하여 통합재가서비스를 제공해야 한다.
      1) 가정방문형 통합재가서비스 제공기관 : 방문요양은 월 4회 이상, 방문간호는 월 2회 이상 각각 제공해야 하며, 필요시 수급자에 대한 목욕서비스를 제공해야 한다.
      2) 주·야간보호형 통합재가서비스 제공기관 : 방문요양과 주·야간보호를 각각 월 1회 이상 제공해야 하며, 필요시 수급자에 대한 목욕서비스와 간호서비스를 제공해야 한다.
   나. 통합재가서비스 제공기관은 다음의 급여관리업무를 수행해야 한다.
      1) 월 1회 이상 급여 제공시간 중 수급자의 가정을 방문하여 적정한 통합재가서비스가 제공되고 있는지 여부를 확인하고 기록할 것
      2) 매월 수급자의 욕구 사정에 따라 수급자별 급여제공계획을 수립하고 급여제공내역을 기록할 것

Answer 24 ①

15

다. 나목 1)에도 불구하고 주·야간보호형 통합재가서비스 제공기관의 경우 주·야간보호를 월 10일 이상 이용하는 수급자에 대해서는 가정방문을 갈음하여 주·야간보호 제공시간 중에 급여관리업무를 수행할 수 있다.

라. 그 밖에 통합재가서비스 제공기관의 세부 운영기준에 관한 사항은 공단이 정한다.

[본조신설 2025.2.28.]

(노인장기요양보험법 제23조 : 장기요양급여의 종류)

③ 장기요양기관은 제1항 제1호 가목에서 마목까지의 재가급여 전부 또는 일부를 통합하여 제공하는 통합재가서비스를 제공할 수 있다. 〈신설 2024.1.2.〉

④ 제3항에 따라 통합재가서비스를 제공하는 장기요양기관은 보건복지부령으로 정하는 인력, 시설, 운영 등의 기준을 준수하여야 한다. 〈신설 2024.1.2.〉

25 「노인장기요양보험법」상 특별현금급여에 대한 설명으로 가장 올바른 것은?

① 공단은 도서·벽지 등 장기요양기관이 현저히 부족한 지역으로서 보건복지부장관이 정하여 고시하는 지역에 거주하는 자가 가족 등으로부터 방문요양에 상당한 장기요양급여를 받은 때 대통령령으로 정하는 기준에 따라 해당 수급자에게 가족요양비를 지급할 수 있다.

② 공단은 수급자가 요양병원에 입원한 때 대통령령으로 정하는 기준에 따라 장기요양에 사용되는 비용의 일부를 특례요양비로 지급할 수 있다.

③ 공단은 수급자가 장기요양기관이 아닌 노인요양시설 등의 기관 또는 시설에서 재가급여 또는 시설급여에 상당한 장기요양급여를 받은 경우 대통령령으로 정하는 기준에 따라 해당 장기요양급여비용의 일부를 해당 수급자에게 요양병원간병비로 지급할 수 있다.

④ 공단은 신체·정신 또는 성격 등 대통령령으로 정하는 사유로 인하여 가족 등으로부터 장기요양을 받아야 하는 자가 가족 등으로부터 방문요양에 상당한 장기요양급여를 받은 때 대통령령으로 정하는 기준에 따라 해당 수급자에게 특례요양비를 지급할 수 있다.

해설 **(노인장기요양보험법 제24조 제1항 : 가족요양비)** 공단은 다음 각 호의 어느 하나에 해당하는 수급자가 가족 등으로부터 방문요양에 상당한 장기요양급여를 받은 때 대통령령으로 정하는 기준에 따라 해당 수급자에게 가족요양비를 지급할 수 있다.

1. 도서·벽지 등 장기요양기관이 현저히 부족한 지역으로서 보건복지부장관이 정하여 고시하는 지역에 거주하는 자
2. 천재지변이나 그 밖에 이와 유사한 사유로 인하여 장기요양기관이 제공하는 장기요양급여를 이용하기가 어렵다고 보건복지부장관이 인정하는 자
3. 신체·정신 또는 성격 등 대통령령으로 정하는 사유로 인하여 가족 등으로부터 장기요양을 받아야 하는 자

(노인장기요양보험법 제25조 제1항 : 특례요양비) 공단은 수급자가 장기요양기관이 아닌 노인요양시설 등의 기관 또는 시설에서 재가급여 또는 시설급여에 상당한 장기요양급여를 받은 경우 대통령령으로 정하는 기준에 따라 해당 장기요양급여비용의 일부를 해당 수급자에게 특례요양비로 지급할 수 있다.

(노인장기요양보험법 제26조 제1항 : 요양병원간병비) 공단은 수급자가 요양병원에 입원한 때 대통령령으로 정하는 기준에 따라 장기요양에 사용되는 비용의 일부를 요양병원간병비로 지급할 수 있다.

Answer 25 ①

26 「노인장기요양보험법」상 장기요양급여의 제공에 대한 설명으로 가장 올바르지 못한 것은?

① 수급자는 장기요양인정서와 개인별장기요양이용계획서가 도달한 날부터 장기요양급여를 받을 수 있다.

② 수급자는 주거를 같이하는 가족이 없는 경우 또는 주거를 같이하는 가족이 미성년자 또는 65세 이상의 노인 외에는 없는 경우에는 신청서를 제출한 날부터 장기요양인정서가 도달되는 날까지의 기간 중에도 장기요양급여를 받을 수 있다.

③ 수급자의 돌볼 가족이 없는 경우 등 대통령령으로 정하는 사유가 있는 경우 장기요양급여가 인정되는 범위는 재가급여 및 시설급여와 특별현금급여로 한정한다.

④ 장기요양기관은 장기요양급여의 제공 중 수급자 심신의 기능상태, 수급자의 욕구 및 장기요양등급 등이 변경된 경우에는 지체 없이 이를 반영하여 장기요양급여 제공 계획서를 다시 작성하고, 수급자의 동의를 받아 그 내용을 공단에 통보해야 한다.

해설 **(노인장기요양보험법 시행령 제13조 제2항 : 장기요양급여의 제공)** 법 제27조 제2항에 따라 장기요양급여가 인정되는 범위는 재가급여 및 시설급여로 한정한다.

(노인장기요양보험법 제27조 : 장기요양급여의 제공)

① 수급자는 제17조 제1항에 따른 장기요양인정서와 같은 조 제3항에 따른 개인별장기요양이용계획서가 도달한 날부터 장기요양급여를 받을 수 있다. 〈개정 2020.12.29.〉

② 제1항에도 불구하고 수급자는 돌볼 가족이 없는 경우 등 대통령령으로 정하는 사유가 있는 경우 신청서를 제출한 날부터 장기요양인정서가 도달되는 날까지의 기간 중에도 장기요양급여를 받을 수 있다.

(노인장기요양보험법 시행령 제13조 : 장기요양급여의 제공)

① 법 제27조 제2항에서 "돌볼 가족이 없는 경우 등 대통령령으로 정하는 사유가 있는 경우"란 다음 각 호의 어느 하나에 해당하는 경우를 말한다.

1. 주거를 같이하는 가족이 없는 경우
2. 주거를 같이하는 가족이 미성년자 또는 65세 이상의 노인 외에는 없는 경우

② 법 제27조 제2항에 따라 장기요양급여가 인정되는 범위는 재가급여 및 시설급여로 한정한다.

⑤ 장기요양기관은 장기요양급여의 제공 중 수급자 심신의 기능상태, 수급자의 욕구 및 장기요양등급 등이 변경된 경우에는 지체 없이 이를 반영하여 장기요양급여 제공 계획서를 다시 작성하고, 수급자의 동의를 받아 그 내용을 공단에 통보해야 한다.

27 **「노인장기요양보험법」상 수급자가 주거를 같이 하는 가족이 없거나 주거를 같이 하는 가족이 미성년자 또는 65세 이상의 노인 외에는 없는 경우, 다음 중 인정되지 않는 장기요양급여에 해당하는 것은?**

① 단기보호 ② 시설급여
③ 요양병원간병비 ④ 주·야간보호

해설 **(노인장기요양보험법 시행령 제13조 제2항 : 장기요양급여의 제공)** 법 제27조 제2항에 따라 장기요양급여가 인정되는 범위는 재가급여 및 시설급여로 한정한다.

(노인장기요양보험법 제23조 제1항 : 장기요양급여의 종류) : 17번 문제 해설 참조

(노인장기요양보험법 제27조 제2항) 제1항에도 불구하고 수급자는 돌볼 가족이 없는 경우 등 대통령령으로 정하는 사유가 있는 경우 신청서를 제출한 날부터 장기요양인정서가 도달되는 날까지의 기간 중에도 장기요양급여를 받을 수 있다.

Answer 26 ③ 27 ③

(노인장기요양보험법 시행령 제13조 제1항) 법 제27조 제2항에서 "돌볼 가족이 없는 경우 등 대통령령으로 정하는 사유가 있는 경우"란 다음 각 호의 어느 하나에 해당하는 경우를 말한다.

1. 주거를 같이하는 가족이 없는 경우
2. 주거를 같이하는 가족이 미성년자 또는 65세 이상의 노인 외에는 없는 경우

28 「노인장기요양보험법령」에 따라 장기요양기관으로 지정을 받을 수 있는 시설로 가장 옳은 것은?

2024 서울 기출유사

① 「노인복지법」에 따른 재가노인복지시설

② 「의료법」에 따른 병원급 의료기관

③ 「의료법」에 따른 종합병원

④ 「국민건강보험법」에 따른 요양기관

해설 (노인장기요양보험법 제31조 제2항 : 장기요양기관의 지정) 제1항에 따라 장기요양기관으로 지정을 받을 수 있는 시설은 「노인복지법」 제31조에 따른 노인복지시설 중 대통령령으로 정하는 시설로 한다.
(노인장가요양보험법 시행령 제14조 : 장기요양기관의 지정 대상) 법 제31조 제2항에서 "대통령령으로 정하는 시설"이란 「노인복지법」 제34조에 따른 노인의료복지시설 및 같은 법 제38조에 따른 재가노인복지시설을 말한다.

29 「노인장기요양보험법」상 재가급여 또는 같은 항 제2호에 따른 시설급여를 제공하는 장기요양기관을 운영하려는 자는 보건복지부령으로 정하는 장기요양에 필요한 시설 및 인력을 갖추어 소재지를 관할 구역으로 하는 특별자치시장·특별자치도지사·시장·군수·구청장으로부터 지정을 받아야 한다. 다음 중 특별자치시장·특별자치도지사·시장·군수·구청장이 장기요양기관을 지정하려는 경우 검토해야 할 사항으로 가장 올바르지 못한 것은?

① 장기요양기관의 운영 계획

② 장기요양기관을 운영하려는 자 및 그 기관에 종사하려는 자가 감염병예방법 또는 노인장기요양보험법 등 장기요양기관의 운영과 관련된 법에 따라 받은 행정처분의 내용

③ 장기요양기관을 운영하려는 자의 장기요양급여 제공 이력

④ 해당 지역의 노인인구 수, 치매 등 노인성질환 환자 수 및 장기요양급여 수요 등 지역 특성

해설 (노인장기요양보험법 제31조 제3항 : 장기요양기관의 지정) 특별자치시장·특별자치도지사·시장·군수·구청장이 제1항에 따른 지정을 하려는 경우에는 다음 각 호의 사항을 검토하여 장기요양기관을 지정하여야 한다. 이 경우 특별자치시장·특별자치도지사·시장·군수·구청장은 공단에 관련 자료의 제출을 요청하거나 그 의견을 들을 수 있다. 〈개정 2024.1.2.〉

1. 장기요양기관을 운영하려는 자의 장기요양급여 제공 이력
2. 장기요양기관을 운영하려는 자 및 그 기관에 종사하려는 자가 이 법, 「사회복지사업법」 또는 「노인복지법」 등 장기요양기관의 운영과 관련된 법에 따라 받은 행정처분의 내용
3. 장기요양기관의 운영 계획
4. 해당 지역의 노인인구 수, 치매 등 노인성질환 환자 수 및 장기요양급여 수요 등 지역 특성
5. 그 밖에 특별자치시장·특별자치도지사·시장·군수·구청장이 장기요양기관으로 지정하는 데 필요하다고 인정하여 정하는 사항

Answer 28 ① 29 ②

30 「노인장기요양보험법」 제31조 제2항에 따르면, 장기요양기관으로 지정을 받을 수 있는 시설은 「노인복지법」 제31조에 따른 노인복지시설 중 대통령령으로 정하는 시설로 한다. 다음 중 장기요양기관으로 지정을 받을 수 있는 대통령령으로 정하는 시설에 해당하는 것은?

가. 노인여가복지시설	나. 노인의료복지시설
다. 노인주거복지시설	라. 재가노인복지시설

① 가, 나, 다　　② 가, 다
③ 나, 라　　④ 가, 나, 다, 라

해설 **(노인장기요양보험법 시행령 제14조 : 장기요양기관의 지정 대상)** 법 제31조 제2항에서 "대통령령으로 정하는 시설"이란 「노인복지법」 제34조에 따른 노인의료복지시설 및 같은 법 제38조에 따른 재가노인복지시설을 말한다.
[전문개정 2020.9.29.]
(노인복지법 제31조 : 노인복지시설의 종류) 노인복지시설의 종류는 다음 각 호와 같다. 〈개정 2023.10.31.〉
1. 노인주거복지시설(제32조) : 양로시설, 노인공동생활가정, 노인복지주택
2. 노인의료복지시설(제34조) : 노인요양시설, 노인요양공동생활가정
3. 노인여가복지시설(제36조) : 노인복지관, 경로당, 노인교실
4. 재가노인복지시설(제38조) : 방문요양서비스, 주·야간보호서비스, 단기보호서비스, 방문목욕서비스 등 재가노인에게 서비스를 제공함을 목적으로 하는 시설
5. 노인보호전문기관
6. 노인일자리지원기관
7. 학대피해노인 전용쉼터

15

31 「노인장기요양보험법」상 장기요양기관을 운영하는 자는 노인학대 방지 등 수급자의 안전과 장기요양기관의 보안을 위하여 「개인정보 보호법」 및 관련 법령에 따른 폐쇄회로 텔레비전을 설치·관리하여야 한다. 다음 중 장기요양기관을 운영하는 자가 폐쇄회로 텔레비전에 기록된 영상정보를 보관해야 하는 기간으로 가장 올바른 것은?

① 1주일 이상　　② 10일 이상
③ 1개월 이상　　④ 60일 이상

해설 **(노인장기요양보험법 제33조의2 제3항 : 폐쇄회로 텔레비전의 설치 등)** 장기요양기관을 운영하는 자는 폐쇄회로 텔레비전에 기록된 영상정보를 60일 이상 보관하여야 한다.
(노인장기요양보험법 제33조의2 제1항) 장기요양기관을 운영하는 자는 노인학대 방지 등 수급자의 안전과 장기요양기관의 보안을 위하여 「개인정보 보호법」 및 관련 법령에 따른 폐쇄회로 텔레비전을 설치·관리하여야 한다. 다만, 다음 각 호의 어느 하나에 해당하는 경우에는 그러하지 아니하다.
1. 제23조 제1항 제1호에 따른 재가급여만을 제공하는 경우
2. 장기요양기관을 운영하는 자가 수급자 전원 또는 그 보호자 전원의 동의를 받아 특별자치시장·특별자치도지사·시장·군수·구청장에게 신고한 경우
3. 장기요양기관을 설치·운영하는 자가 수급자, 그 보호자 및 장기요양기관 종사자 전원의 동의를 받아 「개인정보 보호법」 및 관련 법령에 따른 네트워크 카메라를 설치한 경우
[본조신설 2021.12.21.]

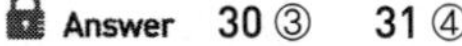
Answer 30 ③ 31 ④

32 **「노인장기요양보험법」상 장기요양기관 재무·회계기준 및 폐쇄회로 텔레비전의 설치·관리 및 영상정보의 보관기준을 위반한 장기요양기관에 대하여 6개월 이내의 범위에서 일정한 기간을 정하여 시정을 명할 수 있는 자격이 없는 사람은?**

① 보건복지부장관 ② 시장·군수·구청장
③ 특별자치도지사 ④ 특별자치시장

해설 **(노인장기요양보험법 제36조의2 : 시정명령)** 특별자치시장·특별자치도지사·시장·군수·구청장은 다음 각 호의 어느 하나에 해당하는 장기요양기관에 대하여 6개월 이내의 범위에서 일정한 기간을 정하여 시정을 명할 수 있다. 〈개정 2021.12.21.〉

1. 제33조의2에 따른 폐쇄회로 텔레비전의 설치·관리 및 영상정보의 보관기준을 위반한 경우
2. 제35조의2에 따른 장기요양기관 재무·회계기준을 위반한 경우

33 **「노인장기요양보험법」상 특별자치시장·특별자치도지사·시장·군수·구청장은 장기요양기관의 업무정지명령을 하여야 하는 경우로서 그 업무정지가 해당 장기요양기관을 이용하는 수급자에게 심한 불편을 줄 우려가 있는 등 보건복지부장관이 정하는 특별한 사유가 있다고 인정되는 경우에는 업무정지명령을 갈음하여 2억원 이하의 과징금을 부과할 수 있다. 다음 중 업무정지명령에 갈음하여 과징금을 부과할 수 있는 경우에 해당하지 않는 행위는?**

① 장기요양기관이 수급자를 소개, 알선 또는 유인하는 행위 및 이를 조장하는 행위를 한 경우
② 장기요양기관의 종사자 등이 수급자에게 성적 수치심을 주는 성폭행, 성희롱 등의 행위를 한 경우
③ 장기요양기관의 종사자 등이 수급자를 위하여 증여 또는 급여된 금품을 그 목적 외의 용도에 사용하는 행위를 한 경우
④ 장기요양기관의 종사자 등이 폭언, 협박, 위협 등으로 수급자의 정신건강에 해를 끼치는 정서적 학대행위를 한 경우

해설 **(노인장기요양보험법 제37조의2 제1항 : 과징금의 부과 등)** 특별자치시장·특별자치도지사·시장·군수·구청장은 제37조 제1항 각 호의 어느 하나(같은 항 제4호는 제외)에 해당하는 행위를 이유로 업무정지명령을 하여야 하는 경우로서 그 업무정지가 해당 장기요양기관을 이용하는 수급자에게 심한 불편을 줄 우려가 있는 등 보건복지부장관이 정하는 특별한 사유가 있다고 인정되는 경우에는 업무정지명령을 갈음하여 2억원 이하의 과징금을 부과할 수 있다. 다만, 제37조 제1항 제6호를 위반한 행위로서 보건복지부령으로 정하는 경우에는 그러하지 아니하다.
(노인장기요양보험법 시행규칙 제29조의4 제1항) 법 제37조의2 제1항 단서에서 "보건복지부령으로 정하는 경우"란 수급자에게 성적 수치심을 주는 성폭행, 성희롱 등의 행위를 한 경우를 말한다. 〈개정 2020.9.29.〉
(노인장기요양보험법 제37조 제1항 : 장기요양기관 지정의 취소 등) 특별자치시장·특별자치도지사·시장·군수·구청장은 장기요양기관이 다음 각 호의 어느 하나에 해당하는 경우 그 지정을 취소하거나 6개월의 범위에서 업무정지를 명할 수 있다. 다만, 제1호, 제2호의2, 제3호의5, 제7호, 또는 제8호에 해당하는 경우에는 지정을 취소하여야 한다. 〈개정 2020.3.31.〉

1. 거짓이나 그 밖의 부정한 방법으로 지정을 받은 경우

1의2. 제28조의2를 위반하여 급여외행위를 제공한 경우. 다만, 장기요양기관의 장이 그 위반행위를 방지하기 위하여 해당 업무에 관하여 상당한 주의와 감독을 게을리하지 아니한 경우는 제외한다.

2. 제31조 제1항에 따른 지정기준에 적합하지 아니한 경우

2의2. 제32조의2 각 호의 어느 하나에 해당하게 된 경우. 다만, 제32조의2 제7호에 해당하게 된 법인의 경우 3개월 이내에 그 대표자를 변경하는 때에는 그러하지 아니하다.

Answer 32 ① 33 ②

3. 제35조 제1항을 위반하여 장기요양급여를 거부한 경우
3의2. 제35조 제5항을 위반하여 본인부담금을 면제하거나 감경하는 행위를 한 경우
3의3. 제35조 제6항을 위반하여 수급자를 소개, 알선 또는 유인하는 행위 및 이를 조장하는 행위를 한 경우
3의4. 제35조의4 제2항 각 호의 어느 하나를 위반한 경우
3의5. 제36조 제1항에 따른 폐업 또는 휴업 신고를 하지 아니하고 1년 이상 장기요양급여를 제공하지 아니한 경우
3의6. 제36조의2에 따른 시정명령을 이행하지 아니하거나 회계부정 행위가 있는 경우
3의7. 정당한 사유 없이 제54조에 따른 평가를 거부·방해 또는 기피하는 경우
4. 거짓이나 그 밖의 부정한 방법으로 재가 및 시설 급여비용을 청구한 경우
5. 제61조 제2항에 따른 자료제출 명령에 따르지 아니하거나 거짓으로 자료제출을 한 경우나 질문 또는 검사를 거부·방해 또는 기피하거나 거짓으로 답변한 경우
6. 장기요양기관의 종사자 등이 다음 각 목의 어느 하나에 해당하는 행위를 한 경우. 다만, 장기요양기관의 장이 그 행위를 방지하기 위하여 해당 업무에 관하여 상당한 주의와 감독을 게을리하지 아니한 경우는 제외한다.
가. 수급자의 신체에 폭행을 가하거나 상해를 입히는 행위
나. 수급자에게 성적 수치심을 주는 성폭행, 성희롱 등의 행위
다. 자신의 보호·감독을 받는 수급자를 유기하거나 의식주를 포함한 기본적 보호 및 치료를 소홀히 하는 방임행위
라. 수급자를 위하여 증여 또는 급여된 금품을 그 목적 외의 용도에 사용하는 행위
마. 폭언, 협박, 위협 등으로 수급자의 정신건강에 해를 끼치는 정서적 학대행위
7. 업무정지기간 중에 장기요양급여를 제공한 경우
8. 「부가가치세법」 제8조에 따른 사업자등록 또는 「소득세법」 제168조에 따른 사업자등록이나 고유번호가 말소된 경우

34 「노인장기요양보험법」상 장기요양급여비용에 대한 설명내용으로 가장 올바르지 못한 것은?

① 공단은 매년 급여종류 및 장기요양등급 등에 따라 장기요양위원회의 심의를 거쳐 다음 연도의 재가 및 시설 급여비용과 특별현금급여의 지급금액을 정하여 고시하여야 한다.

② 공단은 장기요양급여비용을 심사한 결과 수급자가 이미 낸 본인부담금이 통보한 본인부담금보다 더 많으면 두 금액 간의 차액을 장기요양기관에 지급할 금액에서 공제하여 수급자에게 지급하여야 한다.

③ 공단은 장기요양기관으로부터 재가 또는 시설 급여비용의 청구를 받은 경우 이를 심사하여 그 내용을 장기요양기관에 통보하여야 하며, 장기요양에 사용된 비용 중 재가 및 시설 급여비용 중 본인부담금을 공제한 금액인 공단부담금을 해당 장기요양기관에 지급하여야 한다.

④ 공단은 장기요양기관이 정당한 사유 없이 자료제출 명령에 따르지 아니하거나 질문 또는 검사를 거부·방해 또는 기피하는 경우 이에 응할 때까지 해당 장기요양기관에 지급하여야 할 장기요양급여비용의 지급을 보류할 수 있다.

해설 **(노인장기요양보험법 제39조 제1항 : 장기요양급여비용 등의 산정)** 보건복지부장관은 매년 급여종류 및 장기요양등급 등에 따라 장기요양위원회의 심의를 거쳐 다음 연도의 재가 및 시설 급여비용과 특별현금급여의 지급금액을 정하여 고시하여야 한다. 〈개정 2021.7.27.〉

(노인장기요양보험법 제38조 : 재가 및 시설 급여비용의 청구 및 지급 등)

① 장기요양기관은 수급자에게 제23조에 따른 재가급여 또는 시설급여를 제공한 경우 공단에 장기요양급여비용을 청구하여야 한다.

② 공단은 제1항에 따라 장기요양기관으로부터 재가 또는 시설 급여비용의 청구를 받은 경우 이를 심사하여 그 내용을 장기요양기관에 통보하여야 하며, 장기요양에 사용된 비용 중 공단부담금(재가 및 시설 급여비용 중 본인부담금을 공제한 금액)을 해당 장기요양기관에 지급하여야 한다.

Answer 34 ①

③ 공단은 제54조 제2항에 따른 장기요양기관의 장기요양급여평가 결과에 따라 장기요양급여비용을 가산 또는 감액 조정하여 지급할 수 있다.

④ 공단은 제2항에도 불구하고 장기요양급여비용을 심사한 결과 수급자가 이미 낸 본인부담금이 제2항에 따라 통보한 본인부담금보다 더 많으면 두 금액 간의 차액을 장기요양기관에 지급할 금액에서 공제하여 수급자에게 지급하여야 한다.

⑤ 공단은 제4항에 따라 수급자에게 지급하여야 하는 금액을 그 수급자가 납부하여야 하는 장기요양보험료 및 그 밖에 이 법에 따른 징수금("장기요양보험료등")과 상계할 수 있다.

⑥ 장기요양기관은 지급받은 장기요양급여비용 중 보건복지부장관이 정하여 고시하는 비율에 따라 그 일부를 장기요양요원에 대한 인건비로 지출하여야 한다.

⑦ 공단은 장기요양기관이 정당한 사유 없이 제61조 제2항에 따른 자료제출 명령에 따르지 아니하거나 질문 또는 검사를 거부·방해 또는 기피하는 경우 이에 응할 때까지 해당 장기요양기관에 지급하여야 할 장기요양급여비용의 지급을 보류할 수 있다. 이 경우 공단은 장기요양급여비용의 지급을 보류하기 전에 해당 장기요양기관에 의견 제출의 기회를 주어야 한다. 〈신설 2020.3.31.〉

35 「노인장기요양보험법」상 장기요양급여 대상자의 본인일부부담금에 대한 설명으로 가장 올바른 것은?

2016 서울 기출유사

① 시설급여의 경우 당해 장기요양급여비용의 100분의 10에 해당하는 금액
② 시설급여의 경우 당해 장기요양급여비용의 100분의 15에 해당하는 금액
③ 재가급여의 경우 당해 장기요양급여비용의 100분의 10에 해당하는 금액
④ 재가급여의 경우 당해 장기요양급여비용의 100분의 15에 해당하는 금액

해설 **(노인장기요양보험법 시행령 제15조의8 : 본인부담금)** 법 제40조 제1항에 따라 장기요양급여를 받는 자가 부담해야 하는 비용은 다음 각 호와 같다.
1. 재가급여 : 해당 장기요양급여비용의 100분의 15
2. 시설급여 : 해당 장기요양급여비용의 100분의 20
[본조신설 2022.6.21.]

36 「노인장기요양보험법」상 장기요양급여 대상자의 본인일부부담금에 대한 설명으로 가장 올바르지 못한 것은?

① 장기요양급여를 받는 수급자의 장기요양등급, 이용하는 장기요양급여의 종류 및 수준 등에 따라 본인부담의 수준을 달리 정할 수 있다.
② 장기요양급여를 받는 수급자 중 「국민기초생활 보장법」에 따른 의료급여 수급자는 본인부담금을 부담하지 아니한다.
③ 장기요양급여를 받는 수급자 중 「재해구호법」에 따른 이재민으로서 보건복지부장관이 의료급여가 필요하다고 인정한 사람은 본인부담금의 100분의 60의 범위에서 보건복지부장관이 정하는 바에 따라 차등하여 감경할 수 있다.
④ 장기요양급여의 월 한도액을 초과하는 장기요양급여에 대해서는 본인부담금의 100분의 60의 범위에서 보건복지부장관이 정하는 바에 따라 차등하여 감경할 수 있다.

Answer 35 ④ 36 ④

해설 (노인장기요양보험법 제40조 : 본인부담금)

① 제23조에 따른 장기요양급여(특별현금급여는 제외한다. 이하 이 조에서 같다)를 받는 자는 대통령령으로 정하는 바에 따라 비용의 일부를 본인이 부담한다. 이 경우 장기요양급여를 받는 수급자의 장기요양등급, 이용하는 장기요양급여의 종류 및 수준 등에 따라 본인부담의 수준을 달리 정할 수 있다. 〈개정 2021.12.21.〉

② 제1항에도 불구하고 수급자 중 「의료급여법」 제3조 제1항 제1호에 따른 수급자는 본인부담금을 부담하지 아니한다. 〈신설 2021.12.21.〉

③ 다음 각 호의 장기요양급여에 대한 비용은 수급자 본인이 전부 부담한다. 〈개정 2021.12.21.〉

1. 이 법의 규정에 따른 급여의 범위 및 대상에 포함되지 아니하는 장기요양급여
2. 수급자가 제17조 제1항 제2호에 따른 장기요양인정서에 기재된 장기요양급여의 종류 및 내용과 다르게 선택하여 장기요양급여를 받은 경우 그 차액
3. 제28조에 따른 장기요양급여의 월 한도액을 초과하는 장기요양급여

④ 다음 각 호의 어느 하나에 해당하는 자에 대해서는 본인부담금의 100분의 60의 범위에서 보건복지부장관이 정하는 바에 따라 차등하여 감경할 수 있다. 〈개정 2021.12.21.〉

1. 「의료급여법」 제3조 제1항 제2호부터 제9호까지의 규정에 따른 수급권자
2. 소득·재산 등이 보건복지부장관이 정하여 고시하는 일정 금액 이하인 자. 다만, 도서·벽지·농어촌 등의 지역에 거주하는 자에 대하여 따로 금액을 정할 수 있다.
3. 천재지변 등 보건복지부령으로 정하는 사유로 인하여 생계가 곤란한 자

⑤ 제1항부터 제4항까지의 규정에 따른 본인부담금의 산정방법, 감경절차 및 감경방법 등에 관하여 필요한 사항은 보건복지부령으로 정한다. 〈개정 2021.12.21.〉

(의료급여법 제3조 제1항 : 수급권자) 이 법에 따른 수급권자는 다음 각 호와 같다. 〈개정 2023.3.4.〉

1. 「국민기초생활 보장법」에 따른 의료급여 수급자
2. 「재해구호법」에 따른 이재민으로서 보건복지부장관이 의료급여가 필요하다고 인정한 사람
3. 「의사상자 등 예우 및 지원에 관한 법률」에 따라 의료급여를 받는 사람
4. 「입양특례법」에 따라 국내에 입양된 18세 미만의 아동
5. 「독립유공자예우에 관한 법률」, 「국가유공자 등 예우 및 지원에 관한 법률」 및 「보훈보상대상자 지원에 관한 법률」의 적용을 받고 있는 사람과 그 가족으로서 국가보훈부장관이 의료급여가 필요하다고 추천한 사람 중 보건복지부장관이 의료급여가 필요하다고 인정한 사람
6. 「무형문화재 보전 및 진흥에 관한 법률」에 따라 지정된 국가무형문화재의 보유자(명예보유자를 포함한다)와 그 가족으로서 문화재청장이 의료급여가 필요하다고 추천한 사람 중에서 보건복지부장관이 의료급여가 필요하다고 인정한 사람
7. 「북한이탈주민의 보호 및 정착지원에 관한 법률」의 적용을 받고 있는 사람과 그 가족으로서 보건복지부장관이 의료급여가 필요하다고 인정한 사람
8. 「5·18민주화운동 관련자 보상 등에 관한 법률」 제8조에 따라 보상금등을 받은 사람과 그 가족으로서 보건복지부장관이 의료급여가 필요하다고 인정한 사람
9. 「노숙인 등의 복지 및 자립지원에 관한 법률」에 따른 노숙인 등으로서 보건복지부장관이 의료급여가 필요하다고 인정한 사람
10. 그 밖에 생활유지 능력이 없거나 생활이 어려운 사람으로서 대통령령으로 정하는 사람

37 **「노인장기요양보험법」상 장기요양급여(특별현금급여는 제외)를 받는 자는 대통령령으로 정하는 바에 따라 비용의 일부를 본인이 부담한다. 다음 수급자 중 예외로 본인부담금을 부담하지 않는 수급자는?**

2024 전남 기출유사

① 「국민기초생활보장법」에 따른 의료급여 수급자

② 「노숙인 등의 복지 및 자립지원에 관한 법률」에 따른 노숙인 등으로 보건복지부장관이 의료급여가 필요하다고 인정한 사람

③ 「입양특례법」에 따라 국내에 입양된 18세 미만의 아동

④ 천재지변 등 보건복지부령으로 정하는 사유로 인하여 생계가 곤란한 자

Answer 37 ①

해설 **(노인장기요양보험법 제40조 : 본인부담금)** : 36번 문제 해설 참조

② 제1항에도 불구하고 수급자 중 「의료급여법」 제3조 제1항 제1호에 따른 수급자는 본인부담금을 부담하지 아니한다. 〈신설 2021.12.21.〉

④ 다음 각 호의 어느 하나에 해당하는 자에 대해서는 본인부담금의 100분의 60의 범위에서 보건복지부장관이 정하는 바에 따라 차등하여 감경할 수 있다. 〈개정 2021.12.21.〉

1. 「의료급여법」 제3조 제1항 제2호부터 제9호까지의 규정에 따른 수급권자
2. 소득·재산 등이 보건복지부장관이 정하여 고시하는 일정 금액 이하인 자. 다만, 도서·벽지·농어촌 등의 지역에 거주하는 자에 대하여 따로 금액을 정할 수 있다.
3. 천재지변 등 보건복지부령으로 정하는 사유로 인하여 생계가 곤란한 자

(의료급여법 제3조 제1항 : 수급권자) 이 법에 따른 수급권자는 다음 각 호와 같다. 〈개정 2024.2.13.〉

1. 「국민기초생활보장법」에 따른 의료급여 수급자

38 「노인장기요양보험법」상 '장기요양급여를 받은 자, 장기요양급여비용을 받은 자 또는 의사소견서등 발급비용을 받은 자'로부터 공단이 다시 그 장기요양급여, 장기요양급여비용 또는 의사소견서등 발급비용에 상당하는 금액을 징수할 수 있는 경우에 해당하는 것을 모두 고른 것은?

가. 거짓이나 그 밖의 부정한 방법으로 의사소견서등 발급비용을 청구하여 이를 지급받은 경우
나. 등급판정위원회의 등급판정 결과, 장기요양급여를 받고 있는 자가 고의로 사고를 발생하도록 하거나 본인의 위법행위에 기인하여 장기요양인정을 받은 경우로 확인된 경우
다. 월 한도액 범위를 초과하여 장기요양급여를 받은 경우
라. 장기요양급여의 제한 등을 받을 자가 장기요양급여를 받은 경우

① 가, 나, 다　　② 가, 다
③ 나, 라　　④ 가, 나, 다, 라

해설 **(노인장기요양보험법 제43조 제1항 : 부당이득의 징수)** 공단은 장기요양급여를 받은 자, 장기요양급여비용을 받은 자 또는 의사소견서·방문간호지시서 발급비용("의사소견서등 발급비용")을 받은 자가 다음 각 호의 어느 하나에 해당하는 경우 그 장기요양급여, 장기요양급여비용 또는 의사소견서등 발급비용에 상당하는 금액을 징수한다. 이 경우 의사소견서등 발급비용에 관하여는 「국민건강보험법」 제57조 제2항을 준용하며, "보험급여 비용"은 "의사소견서등 발급비용"으로, "요양기관"은 "의료기관"으로 본다. 〈개정 2021.12.21.〉

1. 제15조 제5항에 따른 등급판정 결과 같은 조 제4항 각 호의 어느 하나에 해당하는 것으로 확인된 경우
2. 제28조의 월 한도액 범위를 초과하여 장기요양급여를 받은 경우
3. 제29조 또는 제30조에 따라 장기요양급여의 제한 등을 받을 자가 장기요양급여를 받은 경우
4. 제37조 제1항 제4호에 따른 거짓이나 그 밖의 부정한 방법으로 재가 및 시설 급여비용을 청구하여 이를 지급받은 경우

4의2. 거짓이나 그 밖의 부정한 방법으로 의사소견서등 발급비용을 청구하여 이를 지급받은 경우

5. 그 밖에 이 법상의 원인 없이 공단으로부터 장기요양급여를 받거나 장기요양급여비용을 지급받은 경우

(노인장기요양보험법 제15조 제4항 : 등급판정 등) 공단은 장기요양급여를 받고 있거나 받을 수 있는 자가 다음 각 호의 어느 하나에 해당하는 것으로 의심되는 경우에는 제14조 제1항 각 호의 사항을 조사하여 그 결과를 등급판정위원회에 제출하여야 한다.

1. 거짓이나 그 밖의 부정한 방법으로 장기요양인정을 받은 경우
2. 고의로 사고를 발생하도록 하거나 본인의 위법행위에 기인하여 장기요양인정을 받은 경우

Answer 38 ④

39 「노인장기요양보험법」상 장기요양심사위원회에 대한 설명 내용으로 가장 올바르지 못한 것은?

① 장기요양심사위원회는 위원장 1명을 포함한 50명 이내의 위원으로 구성한다.

② 장기요양 재심사위원회의 위원장은 노인장기요양보험 업무를 담당하는 보건복지부의 고위공무원단 소속 공무원 중에서 보건복지부장관이 임명한다.

③ 장기요양 심사위원회의 위원장은 보건복지부장관이다.

④ 장기요양 재심사위원회는 보건복지부장관 소속으로 두고, 위원장 1인을 포함한 20인 이내의 위원으로 구성한다.

해설 **(노인장기요양보험법 시행령 제23조 : 장기요양심사위원회의 구성 등)**

① 삭제 〈2024.12.3.〉

② 법 제55조 제3항에 따른 장기요양심사위원회 위원장은 공단의 이사장이 장기요양사업을 담당하는 공단의 상임이사 중에서 임명하고, 위원은 다음 각 호의 어느 하나에 해당하는 자 중에서 공단의 이사장이 성별을 고려하여 임명하거나 위촉한다. 〈개정 2025.6.20.〉

1. 「의료법」에 따른 의사·치과의사·한의사나 업무경력이 10년 이상인 「간호법」에 따른 간호사
2. 「사회복지사업법」에 따른 사회복지사로서 업무경력이 10년 이상인 자
3. 노인장기요양보험 업무를 담당하고 있는 공단의 임직원
4. 그 밖에 법학 및 장기요양에 관한 학식과 경험이 풍부한 자

(노인장기요양보험법 제55조 : 심사청구)

① 장기요양인정·장기요양등급·장기요양급여·부당이득·장기 요양급여비용 또는 장기요양보험료 등에 관한 공단의 처분에 이의가 있는 자는 공단에 심사청구를 할 수 있다.

④ 심사위원회는 위원장 1명을 포함한 50명 이내의 위원으로 구성한다. 〈신설 2024.2.6.〉

(노인장기요양보험법 제56조 : 재심사청구)

① 제55조에 따른 심사청구에 대한 결정에 불복하는 사람은 그 결정통지를 받은 날부터 90일 이내에 장기요양 재심사위원회에 재심사를 청구할 수 있다.

② 재심사위원회는 보건복지부장관 소속으로 두고, 위원장 1인을 포함한 20인 이내의 위원으로 구성한다.

(노인장기요양보험법 시행령 제25조 : 장기요양재심사위원회의 구성 등)

① 법 제56조 제1항에 따른 장기요양재심사위원회의 위원장은 노인장기요양보험 업무를 담당하는 보건복지부 고위공무원단 소속 공무원 중 보건복지부장관이 임명한다.

② 재심사위원회의 위원은 다음 각 호의 어느 하나에 해당하는 자 중에서 보건복지부장관이 임명하거나 위촉한다.

1. 보건복지부의 4급 이상 공무원 또는 고위공무원단 소속 공무원으로 재직 중인 자
2. 판사·검사 또는 변호사의 자격이 있는 자
3. 대학에서 사회보험 또는 의료와 관련된 분야의 부교수 이상으로 재직하고 있는 자
4. 그 밖에 법학, 사회보험 또는 의료에 관한 학식과 경험이 풍부한 자

40 「노인장기요양보험법」상 장기요양인정·장기요양등급·장기요양급여·부당이득·장기요양급여비용 또는 장기요양보험료 등에 관한 공단의 처분에 이의가 있는 자는 공단에 심사청구를 할 수 있다. 다음 중 심사청구 및 재심사청구 일정에 대한 설명으로 가장 올바르지 못한 것은?

① 심사청구는 그 처분이 있음을 안 날부터 90일 이내에 문서로 하여야 하며, 처분이 있은 날부터 180일을 경과하면 이를 제기하지 못한다.

② 심사청구를 받은 공단은 심사청구를 받은 날부터 60일 이내에 결정해야 한다. 다만, 부득이한 사정이 있으면 30일의 범위 안에서 결정기간을 연장할 수 있으며, 지체 없이 청구인에게 그 사유와 연장기간을 통보해야 한다.

Answer 39 ③ 40 ③

③ 심사청구에 대한 결정에 불복하는 사람은 그 결정통지를 받은 날부터 90일 이내에 장기요양재심사위원회에 재심사를 청구할 수 있으며, 결정통지를 받은 날부터 180일을 경과하면 이를 제기하지 못한다.

④ 재심사청구를 받은 재심사위원회는 재심사청구를 받은 날부터 60일 이내에 결정해야 한다. 다만, 부득이한 사정이 있으면 30일의 범위 안에서 결정기간을 연장할 수 있으며, 지체 없이 청구인에게 그 사유와 연장기간을 통보해야 한다.

해설 **(노인장기요양보험법 제56조 제1항 : 재심사청구)** 제55조에 따른 심사청구에 대한 결정에 불복하는 사람은 그 결정통지를 받은 날부터 90일 이내에 장기요양재심사위원회에 재심사를 청구할 수 있다.
(노인장기요양보험법 제55조 제2항 : 심사청구) 제1항에 따른 심사청구는 그 처분이 있음을 안 날부터 90일 이내에 문서로 하여야 하며, 처분이 있은 날부터 180일을 경과하면 이를 제기하지 못한다. 다만, 정당한 사유로 그 기간에 심사청구를 할 수 없었음을 증명하면 그 기간이 지난 후에도 심사청구를 할 수 있다.
(노인장기요양보험법 시행령 제22조 제1항 : 심사청구 결정기간) 법 제55조 제1항에 따라 심사청구를 받은 공단은 심사청구를 받은 날부터 60일 이내에 결정해야 한다. 다만, 부득이한 사정이 있으면 30일의 범위 안에서 결정기간을 연장할 수 있다.
(노인장기요양보험법 시행령 제27조 제1항 : 재심사청구의 결정기간) 법 제56조 제1항에 따라 재심사청구를 받은 재심사위원회는 재심사청구를 받은 날부터 60일 이내에 결정해야 한다. 다만, 부득이한 사정이 있으면 30일의 범위 안에서 결정기간을 연장할 수 있다.

41 **「노인장기요양보험법」상 국가는 매년 해당 연도의 장기요양보험료 예상수입액의 다음 중 몇 %에 상당하는 금액을 공단에 지원하는가?**

① 10% ② 20%
③ 30% ④ 50%

해설 **(노인장기요양보험법 제58조 제1항 : 국가의 부담)** 국가는 매년 예산의 범위 안에서 해당 연도 장기요양보험료 예상수입액의 100분의 20에 상당하는 금액을 공단에 지원한다.

42 **「노인장기요양보험법」상 보건복지부장관, 특별시장·광역시장·도지사 또는 특별자치시장·특별자치도지사·시장·군수·구청장은 다음 보기에 해당하는 사람에게 보수·소득이나 그 밖에 보건복지부령으로 정하는 사항의 보고 또는 자료의 제출을 명하거나 소속 공무원으로 하여금 관계인에게 질문을 하게 하거나 관계 서류를 검사하게 할 수 있다. 다음 중 이에 해당하지 않는 사람은?**

① 의료급여수급권자 ② 장기요양급여를 받은 자
③ 장기요양보험가입자 ④ 피부양자

해설 **(노인장기요양보험법 제61조 제1항 : 보고 및 검사)** 보건복지부장관, 특별시장·광역시장·도지사 또는 특별자치시장·특별자치도지사·시장·군수·구청장은 다음 각 호의 어느 하나에 해당하는 자에게 보수·소득이나 그 밖에 보건복지부령으로 정하는 사항의 보고 또는 자료의 제출을 명하거나 소속 공무원으로 하여금 관계인에게 질문을 하게 하거나 관계 서류를 검사하게 할 수 있다. 〈개정 2020.3.31.〉
1. 장기요양보험가입자
2. 피부양자
3. 의료급여수급권자

Answer 41 ② 42 ②

(노인장기요양보험법 제61조 제2항) 보건복지부장관, 특별시장·광역시장·도지사 또는 특별자치시장·특별자치도지사·시장·군수·구청장은 다음 각 호의 어느 하나에 해당하는 자에게 장기요양급여의 제공 명세, 재무·회계에 관한 사항 등 장기요양급여에 관련된 자료의 제출을 명하거나 소속 공무원으로 하여금 관계인에게 질문을 하게 하거나 관계 서류를 검사하게 할 수 있다. 〈개정 2021.12.21.〉
1. 장기요양기관 및 의료기관
2. 장기요양급여를 받은 자

43 「노인장기요양보험법」상 거짓이나 그 밖의 부정한 방법으로 장기요양급여비용을 청구한 자에 대한 벌칙은?

① 3년 이하의 징역 또는 3천만원 이하의 벌금
② 2년 이하의 징역 또는 2천만원 이하의 벌금
③ 2년 이하의 징역 또는 1천만원 이하의 벌금
④ 500만원 이하의 과태료

해설 **(노인장기요양보험법 제67조 제1항 : 벌칙)** 다음 각 호의 어느 하나에 해당하는 자는 3년 이하의 징역 또는 3천만원 이하의 벌금에 처한다. 〈신설 2021.12.21.〉
1. 거짓이나 그 밖의 부정한 방법으로 장기요양급여비용을 청구한 자
2. 제33조의3 제2항 제1호를 위반하여 폐쇄회로 텔레비전의 설치 목적과 다른 목적으로 폐쇄회로 텔레비전을 임의로 조작하거나 다른 곳을 비추는 행위를 한 자
3. 제33조의3 제2항 제2호를 위반하여 녹음기능을 사용하거나 보건복지부령으로 정하는 저장장치 이외의 장치 또는 기기에 영상정보를 저장한 자

15

44 「노인장기요양보험법」상 장기요양기관으로 지정받지 아니하고 장기요양기관을 운영하거나 거짓이나 그 밖의 부정한 방법으로 지정받은 자에 대한 벌칙은?

① 2년 이하의 징역 또는 2천만원 이하의 벌금
② 1년 이하의 징역 또는 1천만원 이하의 벌금
③ 1천만원 이하의 벌금
④ 500만원 이하의 과태료

해설 **(노인장기요양보험법 제67조 제2항 : 벌칙)** 다음 각 호의 어느 하나에 해당하는 자는 2년 이하의 징역 또는 2천만원 이하의 벌금에 처한다. 〈개정 2021.12.21.〉
1. 제31조를 위반하여 지정받지 아니하고 장기요양기관을 운영하거나 거짓이나 그 밖의 부정한 방법으로 지정받은 자
2. 제33조의3 제3항에 따른 안전성 확보에 필요한 조치를 하지 아니하여 영상정보를 분실·도난·유출·변조 또는 훼손당한 자
3. 제35조 제5항을 위반하여 본인부담금을 면제 또는 감경하는 행위를 한 자
4. 제35조 제6항을 위반해 수급자를 소개, 알선 또는 유인하는 행위를 하거나 이를 조장한 자
5. 제62조를 위반하여 업무수행 중 알게 된 비밀을 누설한 자

Answer 43 ① 44 ①

(노인장기요양보험법 제31조 : 장기요양기관의 지정)

① 제23조 제1항 제1호에 따른 재가급여 또는 같은 항 제2호에 따른 시설급여를 제공하는 장기요양기관을 운영하려는 자는 보건복지부령으로 정하는 장기요양에 필요한 시설 및 인력을 갖추어 소재지를 관할 구역으로 하는 특별자치시장·특별자치도지사·시장·군수·구청장으로부터 지정을 받아야 한다. 〈개정 2020.3.31.〉

② 제1항에 따라 장기요양기관으로 지정을 받을 수 있는 시설은 「노인복지법」 제31조에 따른 노인복지시설 중 대통령령으로 정하는 시설로 한다. 〈개정 2020.3.31.〉

③ 특별자치시장·특별자치도지사·시장·군수·구청장이 제1항에 따른 지정을 하려는 경우에는 다음 각 호의 사항을 검토하여 장기요양기관을 지정하여야 한다. 이 경우 특별자치시장·특별자치도지사·시장·군수·구청장은 공단에 관련 자료의 제출을 요청하거나 그 의견을 들을 수 있다. 〈개정 2024.1.2.〉

1. 장기요양기관을 운영하려는 자의 장기요양급여 제공 이력
2. 장기요양기관을 운영하려는 자 및 그 기관에 종사하려는 자가 이 법, 「사회복지사업법」 또는 「노인복지법」 등 장기요양기관의 운영과 관련된 법에 따라 받은 행정처분의 내용
3. 장기요양기관의 운영 계획
4. 해당 지역의 노인인구 수, 치매 등 노인성질환 환자 수 및 장기요양급여 수요 등 지역 특성
5. 그 밖에 특별자치시장·특별자치도지사·시장·군수·구청장이 장기요양기관으로 지정하는 데 필요하다고 인정하여 정하는 사항

45 「노인장기요양보험법」상 지정취소 또는 업무정지되는 장기요양기관의 장이 해당 기관에서 수급자가 부담한 비용을 정산하지 아니한 경우 해당되는 벌칙은?

① 2년 이하의 징역 또는 2천만원 이하의 벌금

② 1년 이하의 징역 또는 1천만원 이하의 벌금

③ 1천만원 이하의 벌금

④ 500만원 이하의 과태료

해설 **(노인장기요양보험법 제67조 제3항 : 벌칙)** 다음 각 호의 어느 하나에 해당하는 자는 1년 이하의 징역 또는 1천만원 이하의 벌금에 처한다. 〈개정 2020.12.29.〉

1. 제35조 제1항을 위반하여 정당한 사유 없이 장기요양급여의 제공을 거부한 자
2. 거짓이나 그 밖의 부정한 방법으로 장기요양급여를 받거나 다른 사람으로 하여금 장기요양급여를 받게 한 자
3. 정당한 사유 없이 제36조 제3항 각 호에 따른 권익보호조치를 하지 아니한 사람
4. 제37조 제7항을 위반하여 수급자가 부담한 비용을 정산하지 아니한 자

(노인장기요양보험법 제37조 제7항 : 장기요양기관 지정의 취소 등) 제1항에 따라 지정취소 또는 업무정지되는 장기요양기관의 장은 해당 기관에서 수급자가 제40조 제1항 및 제3항에 따라 부담한 비용 중 정산하여야 할 비용이 있는 경우 이를 정산하여야 한다. 〈신설 2021.12.21.〉

(노인장기요양보험법 제37조 제1항 : 장기요양기관 지정의 취소 등) 특별자치시장·특별자치도지사·시장·군수·구청장은 장기요양기관이 다음 각 호의 어느 하나에 해당하는 경우 그 지정을 취소하거나 6개월의 범위에서 업무정지를 명할 수 있다. 다만, 제1호, 제2호의2, 제3호의5, 제7호, 또는 제8호에 해당하는 경우에는 지정을 취소하여야 한다. 〈개정 2020.3.31.〉

1. 거짓이나 그 밖의 부정한 방법으로 지정을 받은 경우

1의2. 제28조의2를 위반하여 급여외행위를 제공한 경우. 다만, 장기요양기관의 장이 그 위반행위를 방지하기 위하여 해당 업무에 관하여 상당한 주의와 감독을 게을리하지 아니한 경우는 제외한다.

2. 제31조 제1항에 따른 지정기준에 적합하지 아니한 경우

2의2. 제32조의2 각 호의 어느 하나에 해당하게 된 경우. 다만, 제32조의2 제7호에 해당하게 된 법인의 경우 3개월 이내에 그 대표자를 변경하는 때에는 그러하지 아니하다.

3. 제35조 제1항을 위반하여 장기요양급여를 거부한 경우

Answer 45 ②

3의2. 제35조 제5항을 위반하여 본인부담금을 면제하거나 감경하는 행위를 한 경우
3의3. 제35조 제6항을 위반하여 수급자를 소개, 알선 또는 유인하는 행위 및 이를 조장하는 행위를 한 경우
3의4. 제35조의4 제2항 각 호의 어느 하나를 위반한 경우
3의5. 제36조 제1항에 따른 폐업 또는 휴업 신고를 하지 아니하고 1년 이상 장기요양급여를 제공하지 아니한 경우
3의6. 제36조의2에 따른 시정명령을 이행하지 아니하거나 회계부정 행위가 있는 경우
3의7. 정당한 사유 없이 제54조에 따른 평가를 거부·방해 또는 기피하는 경우
4. 거짓이나 그 밖의 부정한 방법으로 재가 및 시설 급여비용을 청구한 경우
5. 제61조 제2항에 따른 자료제출 명령에 따르지 아니하거나 거짓으로 자료제출을 한 경우나 질문 또는 검사를 거부·방해 또는 기피하거나 거짓으로 답변한 경우
6. 장기요양기관의 종사자 등이 다음 각 목의 어느 하나에 해당하는 행위를 한 경우. 다만, 장기요양기관의 장이 그 행위를 방지하기 위하여 해당 업무에 관하여 상당한 주의와 감독을 게을리하지 아니한 경우는 제외한다.
   가. 수급자의 신체에 폭행을 가하거나 상해를 입히는 행위
   나. 수급자에게 성적 수치심을 주는 성폭행, 성희롱 등의 행위
   다. 자신의 보호·감독을 받는 수급자를 유기하거나 의식주를 포함한 기본적 보호 및 치료를 소홀히 하는 방임행위
   라. 수급자를 위하여 증여 또는 급여된 금품을 그 목적 외의 용도에 사용하는 행위
   마. 폭언, 협박, 위협 등으로 수급자의 정신건강에 해를 끼치는 정서적 학대행위
7. 업무정지기간 중에 장기요양급여를 제공한 경우
8. 「부가가치세법」 제8조에 따른 사업자등록 또는 「소득세법」 제168조에 따른 사업자등록이나 고유번호가 말소된 경우

15

46 **「노인장기요양보험법」상 시장·군수·구청장의 장기요양급여의 제공 명세, 재무·회계에 관한 사항 등 장기요양급여에 관련된 자료 제출 명령에 따르지 않은 장기요양기관에 대한 벌칙에 해당하는 것은?**

① 2년 이하의 징역 또는 2천만원 이하의 벌금
② 1년 이하의 징역 또는 1천만원 이하의 벌금
③ 1천만원 이하의 벌금
④ 500만원 이하의 과태료

해설 **(노인장기요양보험법 제67조 제4항 : 벌칙)** 제61조 제2항에 따른 자료제출 명령에 따르지 아니하거나 거짓으로 자료제출을 한 장기요양기관 또는 의료기관이나 질문 또는 검사를 거부·방해 또는 기피하거나 거짓으로 답변한 장기요양기관 또는 의료기관은 1천만원 이하의 벌금에 처한다. 〈신설 2021.12.21.〉
(노인장기요양보험법 제61조 제2항 : 보고 및 검사) 보건복지부장관, 특별시장·광역시장·도지사 또는 특별자치시장·특별자치도지사·시장·군수·구청장은 다음 각 호의 어느 하나에 해당하는 자에게 장기요양급여의 제공 명세, 재무·회계에 관한 사항 등 장기요양급여에 관련된 자료의 제출을 명하거나 소속 공무원으로 하여금 관계인에게 질문을 하게 하거나 관계 서류를 검사하게 할 수 있다. 〈개정 2021.12.21.〉
1. 장기요양기관 및 의료기관
2. 장기요양급여를 받은 자

Answer 46 ③

47 「노인장기요양보험법」상 정당한 사유 없이 수급자가 부담하여야 할 본인부담금의 전부 또는 일부를 장기요양요원에게 부담하도록 요구하는 행위를 한 장기요양기관의 장에 대한 벌칙에 해당하는 것은?

① 2년 이하의 징역 또는 2천만원 이하의 벌금

② 1년 이하의 징역 또는 1천만원 이하의 벌금

③ 1천만원 이하의 벌금

④ 500만원 이하의 과태료

해설 **(노인장기요양보험법 제69조 제1항 : 과태료)** 정당한 사유 없이 다음 각 호의 어느 하나에 해당하는 자에게는 500만원 이하의 과태료를 부과한다. 〈개정 2024.1.2.〉

1. 삭제 〈2013.8.13.〉
2. 제33조를 위반하여 변경지정을 받지 아니하거나 변경신고를 하지 아니한 자 또는 거짓이나 그 밖의 부정한 방법으로 변경지정을 받거나 변경신고를 한 자

2의2. 제34조를 위반하여 장기요양기관에 관한 정보를 게시하지 아니하거나 거짓으로 게시한 자

2의3. 제35조 제3항을 위반하여 수급자에게 장기요양급여비용에 대한 명세서를 교부하지 아니하거나 거짓으로 교부한 자

3. 제35조 제4항을 위반하여 장기요양급여 제공 자료를 기록·관리하지 아니하거나 거짓으로 작성한 사람

3의2. 제35조의4 제2항 각 호의 어느 하나를 위반한 자

3의3. 제35조의4 제5항에 따른 적절한 조치를 하지 아니한 자

4. 제36조 제1항 또는 제6항을 위반하여 폐업·휴업 신고 또는 자료이관을 하지 아니하거나 거짓이나 그 밖의 부정한 방법으로 신고한 자

4의2. 제37조의4 제4항을 위반하여 행정제재처분을 받았거나 그 절차가 진행 중인 사실을 양수인등에게 지체 없이 알리지 아니한 자

5. 삭제 〈2013.8.13.〉
6. 거짓이나 그 밖의 부정한 방법으로 수급자에게 장기요양급여비용을 부담하게 한 자
7. 제60조, 제61조 제1항 또는 제2항(같은 항 제1호에 해당하는 자는 제외한다)에 따른 보고 또는 자료제출 요구·명령에 따르지 아니하거나 거짓으로 보고 또는 자료제출을 한 자나 질문 또는 검사를 거부·방해 또는 기피하거나 거짓으로 답변한 자
8. 거짓이나 그 밖의 부정한 방법으로 장기요양급여비용 청구에 가담한 사람
9. 제62조의2를 위반하여 노인장기요양보험 또는 이와 유사한 용어를 사용한 자

(노인장기요양보험법 제35조의4 : 장기요양요원의 보호)

① 장기요양기관의 장은 장기요양요원이 다음 각 호의 어느 하나에 해당하는 경우로 인한 고충의 해소를 요청하는 경우 업무의 전환 등 대통령령으로 정하는 바에 따라 적절한 조치를 하여야 한다.

1. 수급자 및 그 가족이 장기요양요원에게 폭언·폭행·상해 또는 성희롱·성폭력 행위를 하는 경우
2. 수급자 및 그 가족이 장기요양요원에게 제28조의2 제1항 각 호에 따른 급여외행위의 제공을 요구하는 경우

② 장기요양기관의 장은 장기요양요원에게 다음 각 호의 행위를 하여서는 아니 된다.

1. 장기요양요원에게 제28조의2 제1항 각 호에 따른 급여외행위의 제공을 요구하는 행위
2. 수급자가 부담하여야 할 본인부담금의 전부 또는 일부를 부담하도록 요구하는 행위

Answer 47 ④

의료관계법규

16

의료기사 등에 관한 법률
(약칭 : 의료기사법)

16 의료기사 등에 관한 법률

01 「의료기사 등에 관한 법률」의 목적으로 올바른 것은? 2017 광주·대전 기출유사

① 감염병의 발생과 유행 방지
② 수준 높은 의료 혜택을 받을 수 있도록 하기 위함
③ 자격, 면허 등에 관하여 필요한 사항을 정함
④ 지역주민의 건강증진에 기여함

해설 **(의료기사법 제1조 : 목적)** 이 법은 의료기사, 보건의료정보관리사 및 안경사의 자격·면허 등에 관하여 필요한 사항을 정함으로써 국민의 보건 및 의료 향상에 이바지함을 목적으로 한다.

① **(감염병예방법 제1조)** 이 법은 국민 건강에 위해가 되는 감염병의 발생과 유행을 방지하고, 그 예방 및 관리를 위하여 필요한 사항을 규정함으로써 국민 건강의 증진 및 유지에 이바지함을 목적으로 한다.
② **(의료법 제1조)** 모든 국민이 수준 높은 의료 혜택을 받을 수 있도록 국민의료에 필요한 사항을 규정함으로써 국민의 건강을 보호하고 증진하는 데에 목적이 있다.
④ **(지역보건법 제1조)** 이 법은 보건소 등 지역보건의료기관의 설치·운영에 관한 사항과 보건의료 관련기관·단체와의 연계·협력을 통하여 지역보건의료기관의 기능을 효과적으로 수행하는 데 필요한 사항을 규정함으로써 지역보건의료정책을 효율적으로 추진하여 지역주민의 건강 증진에 이바지함을 목적으로 한다.

02 「의료기사 등에 관한 법률」상 아래 괄호 안에 들어갈 내용이 올바르게 나열된 것은?

2016·2017 인천, 2020 울산, 2025 전남 기출유사

의료기사란 의사 또는 (　　)의 지도 아래 진료나 (　　) 검사에 종사하는 사람을 말한다.

① 치과의사 – 생화학적 검사　　② 치과의사 – 의화학적 검사
③ 한의사 – 생화학적 검사　　④ 한의사 – 의화학적 검사

해설 **(의료기사법 제1조의2)** 이 법에서 사용하는 용어의 뜻은 다음과 같다.

1. "의료기사"란 의사 또는 치과의사의 지도 아래 진료나 의화학적 검사에 종사하는 사람을 말한다.
2. "보건의료정보관리사"란 의료 및 보건지도 등에 관한 기록 및 정보의 분류·확인·유지·관리를 주된 업무로 하는 사람을 말한다.
3. "안경사"란 안경(시력보정용에 한정)의 조제 및 판매와 콘택트렌즈(시력보정용이 아닌 경우를 포함)의 판매를 주된 업무로 하는 사람을 말한다.

Answer 01 ③ 02 ②

03 「의료기사 등에 관한 법률」상 의사 또는 치과의사의 지도를 받지 아니하고 업무를 수행하는 사람은?

2023 전북 기출유사

① 물리치료사 ② 방사선사

③ 안경사 ④ 치과기공사

해설 **(의료기사법 제1조의2 제1항)** "의료기사"란 의사 또는 치과의사의 지도 아래 진료나 의화학적 검사에 종사하는 사람을 말한다.
(의료기사법 제2조 제1항) 의료기사의 종류는 임상병리사, 방사선사, 물리치료사, 작업치료사, 치과기공사 및 치과위생사로 한다.

04 「의료기사 등에 관한 법률」상 의사의 지도를 받아야 하는 의료기사끼리 묶인 것은?

2017 인천·경북·울산, 2020 충북 기출유사

① 보건의료정보관리사, 안경사 ② 임상병리사, 방사선사

③ 작업치료사, 치과기공사 ④ 치과위생사, 치과기공사

해설 **(의료기사법 제2조 제1항)** 의료기사의 종류는 임상병리사, 방사선사, 물리치료사, 작업치료사, 치과기공사 및 치과위생사로 한다.
(의료기사법 제1조의2 제1호) "의료기사"란 의사 또는 치과의사의 지도 아래 진료나 의화학적 검사에 종사하는 사람을 말한다.
(1) 의사의 지도를 받는 경우 – 임상병리사, 방사선사, 물리치료사, 작업치료사
(2) 치과의사의 지도를 받는 경우 – 치과기공사, 치과위생사
(3) 지도를 받지 않는 경우 – 보건의료정보관리사, 안경사

16

05 「의료기사 등에 관한 법률」상 의료기사등에는 해당되지만 의료기사에는 해당되지 않는 보건의료인은?

2014 전북 기출유사

① 방사선사, 안경사 ② 보건의료정보관리사, 안경사

③ 작업치료사, 보건의료정보관리사 ④ 치과기공사, 치과위생사

해설 **(의료기사법 제2조 제1항)** 의료기사의 종류는 임상병리사, 방사선사, 물리치료사, 작업치료사, 치과기공사 및 치과위생사로 한다.
(의료기사법 제1조의2) 이 법에서 사용하는 용어의 뜻은 다음과 같다.

1. "의료기사"란 의사 또는 치과의사의 지도 아래 진료나 의화학적 검사에 종사하는 사람을 말한다.
2. "보건의료정보관리사"란 의료 및 보건지도 등에 관한 기록 및 정보의 분류·확인·유지·관리를 주된 업무로 하는 사람을 말한다.
3. "안경사"란 안경(시력보정용에 한정)의 조제 및 판매와 콘택트렌즈(시력보정용이 아닌 경우를 포함)의 판매를 주된 업무로 하는 사람을 말한다.

06 「의료기사 등에 관한 법률」상 의료기사, 의무기록사 및 안경사의 구체적인 업무범위와 한계는 무엇으로 정하는가? 2014 경북·전남 기출유사

① 대통령령 ② 법률

③ 보건복지부령 ④ 지방자치단체 조례

해설 **(의료기사법 제3조 : 업무 범위와 한계)** 의료기사, 보건의료정보관리사 및 안경사("의료기사등")의 구체적인 업무의 범위와 한계는 대통령령으로 정한다.

Answer 03 ③ 04 ② 05 ② 06 ①

07 「의료기사 등에 관한 법률」상 의료기사의 업무로 가장 올바르지 못한 것은?

2016 울산·충북, 2017 광주·인천 기출유사

① 방사선사 – 전리방사선 및 비전리방사선의 취급

② 임상병리사 – 가검물 등의 채취·검사 및 검사용 시약의 조제

③ 작업치료사 – 온열치료, 전기치료, 광선치료, 수치료

④ 치과위생사 – 치석제거, 구강위생에 관한 업무

해설 **(의료기사법 시행령 제2조 제1항 [별표 1] : 의료기사, 보건의료정보관리사 및 안경사의 업무 범위 등)**

1. 임상병리사
   - 가. 기생충학·미생물학·법의학·병리학·생화학·세포병리학·수혈의학·요화학·혈액학·혈청학 분야, 방사성 동위원소를 사용한 검사물 분야 및 기초대사·뇌파·심전도·심폐기능 등 생리기능 분야의 화학적·생리학적 검사에 관한 다음의 구분에 따른 업무
     - 1) 검사물 등의 채취·검사
     - 2) 검사용 시약의 조제
     - 3) 기계·기구·시약 등의 보관·관리·사용
     - 4) 혈액의 채혈·제제·제조·조작·보존·공급
   - 나. 그 밖의 화학적·생리학적 검사
2. 방사선사
   - 가. 방사선 등의 취급·검사 및 방사선 등 관련 기기의 취급·관리에 관한 다음의 구분에 따른 업무
     - 1) 방사선기기와 부속 기자재의 선택·관리
     - 2) 방사성동위원소를 이용한 핵의학적 검사
     - 3) 의료영상진단기와 초음파진단기의 취급
     - 4) 전리방사선·비전리방사선의 취급
   - 나. 그 밖에 방사선 등의 취급·검사 및 방사선 등 관련 기기의 취급·관리에 관한 업무
3. 물리치료사
   - 가. 신체의 교정 및 재활을 위한 물리요법적 치료에 관한 다음의 구분에 따른 업무
     - 1) 물리요법적 기능훈련·재활훈련
     - 2) 기계·기구를 이용한 물리요법적 치료
     - 3) 도수치료
     - 4) 도수근력(손근력)·관절가동범위 검사
     - 5) 마사지
     - 6) 물리요법적 치료에 필요한 기기·약품의 사용·관리
     - 7) 신체 교정운동
     - 8) 온열·전기·광선·수(水)치료
     - 9) 물리요법적 교육
   - 나. 그 밖에 신체의 교정 및 재활을 위한 물리요법적 치료에 관한 업무
4. 작업치료사
   - 가. 신체적·정신적 기능장애를 회복시키기 위한 작업요법적 치료에 관한 다음의 구분에 따른 업무
     - 1) 감각·지각·활동 훈련
     - 2) 삼킴장애 재활치료
     - 3) 인지 재활치료
     - 4) 일상생활 훈련
     - 5) 운전 재활훈련
     - 6) 직업 재활훈련
     - 7) 작업수행능력 분석·평가
     - 8) 작업요법적 치료에 필요한 기기의 사용·관리
     - 9) 팔보조기 제작 및 팔보조기를 사용한 훈련
     - 10) 작업요법적 교육
   - 나. 그 밖에 신체적·정신적 기능장애를 회복시키기 위한 작업요법적 훈련·치료에 관한 업무

Answer 07 ③

5. 치과기공사
  가. 치과의사의 진료에 필요한 다음의 구분에 따른 치과기공물을 전산설계(CAD/CAM), 삼차원(3D)프린터 또는 주조기 등을 이용해 디자인, 제작, 수리 또는 가공하는 업무
    1) 교정장치·충전물·작업 모형
    2) 보철물
    3) 임플란트 맞춤 지대주·상부구조
  나. 그 밖에 치과의사의 진료에 필요한 치과기공물의 디자인, 제작, 수리 또는 가공에 관한 업무
6. 치과위생사
  가. 치아 및 구강질환의 예방과 위생 관리 등에 관한 다음의 구분에 따른 업무
    1) 교정용 호선의 장착·제거
    2) 불소 바르기
    3) 보건기관 또는 의료기관에서 수행하는 구내 진단용 방사선 촬영
    4) 임시 충전
    5) 임시 부착물의 장착
    6) 부착물의 제거
    7) 치석 등 침착물의 제거
    8) 치아 본뜨기
  나. 그 밖에 치아 및 구강질환의 예방과 위생 관리 등에 관한 업무
7. 보건의료정보관리사
  가. 의료기관에서의 의료 및 보건지도 등에 관한 기록 및 정보의 분류·확인·유지·관리에 관한 다음의 구분에 따른 업무
    1) 보건의료정보의 분석
    2) 보건의료정보의 전사
    3) 암 등록
    4) 진료통계 관리
    5) 질병·사인·의료행위의 분류
  나. 그 밖에 의료기관에서의 의료 및 보건지도 등에 관한 기록 및 정보의 분류·확인·유지·관리에 관한 업무
8. 안경사
  가. 안경(시력보정용에 한정)의 조제 및 판매와 콘택트렌즈(시력보정용이 아닌 경우 포함)의 판매에 관한 다음의 구분에 따른 업무
    1) 안경의 조제 및 판매. 다만, 6세 이하의 아동을 위한 안경은 의사의 처방에 따라 조제·판매해야 한다.
    2) 콘택트렌즈의 판매. 다만, 6세 이하의 아동을 위한 콘택트렌즈는 의사의 처방에 따라 판매해야 한다.
    3) 안경·콘택트렌즈의 도수를 조정하기 위한 목적으로 수행하는 자각적(주관적) 굴절검사로서 약제를 사용하지 않는 검사
    4) 안경·콘택트렌즈의 도수를 조정하기 위한 목적으로 수행하는 타각적(객관적) 굴절검사로서 약제를 사용하지 않는 검사 중 자동굴절검사기기를 이용한 검사
  나. 그 밖에 안경의 조제 및 판매와 콘택트렌즈의 판매에 관한 업무

16

08 「의료기사 등에 관한 법률」상 의료기사등이 수행하는 업무에 해당하지 않는 것은? 2024 충청 기출유사

① 보철물의 제작, 수리 또는 가공
② 신체의 교정 및 재활을 위한 물리요법적 치료
③ 언어장애의 진단 및 중재(재활)
④ 의료기관에서의 의료 및 보건지도 등에 관한 기록 및 정보의 관리

해설 **(의료기사법 시행령 제2조 제1항 [별표 1] : 의료기사, 보건의료정보관리사 및 안경사의 업무 범위 등)**
7번 문제 해설 참조
① 치과기공사
② 물리치료사
④ 보건의료정보관리사

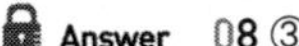

09 「의료기사 등에 관한 법률」상 의료기사의 업무범위가 올바르게 짝지어진 것은?

2011 서울, 2015 경북, 2020 인천, 2021 광주·대전, 2025 충청 기출유사

① 안경사 – 시력보정용 안경의 조제 및 판매
② 임상병리사 – 각종 화학적 또는 생리학적 검사
③ 작업치료사 – 신체의 교정 및 재활을 위한 물리요법적 치료
④ 치과위생사 – 보철물의 제작, 수리 또는 가공

해설 (의료기사법 시행령 제2조 제1항 [별표 1] : 의료기사, 보건의료정보관리사 및 안경사의 업무 범위 등)
7번 문제 해설 참조

10 「의료기사 등에 관한 법률」상 의료기사 등의 구체적인 업무 범위로 옳은 것은?

2023·2025 경북 기출유사

① 물리치료사 – 인지 재활치료
② 방사선사 – 구내 진단용 방사선 촬영
③ 임상병리사 – 방사성동위원소를 사용한 검사
④ 치과위생사 – 교정장치 수리 또는 가공

해설 (의료기사법 시행령 제2조 제1항 [별표1] : 의료기사, 보건의료정보관리사 및 안경사의 업무 범위 등)
7번 문제 해설 참조

11 「의료기사 등에 관한 법률」상 방사선사의 업무에 해당하는 것은?

가. 가검물 등의 채취·검사
나. 방사성동위원소를 이용한 핵의학적 검사
다. 방사성동위원소를 사용한 생리학적 검사
라. 전리방사선의 취급

① 가, 나, 다
② 가, 다
③ 나, 라
④ 가, 나, 다, 라

해설 7번 문제 해설 참조

12 「의료기사 등에 관한 법률 시행령」상 물리치료사의 업무범위로 가장 옳지 않은 것은? 2024 서울 기출유사

① 도수치료
② 팔 보조기를 사용한 훈련
③ 마사지
④ 관절 가동범위 검사

해설 (의료기사법 시행령 제2조 : 의료기사, 보건의료정보관리사 및 안경사의 업무 범위 등) 7번 문제 해설 참조

Answer 09 ② 10 ③ 11 ③ 12 ②

13 「의료기사 등에 관한 법률」상 원칙적으로 의료기사등의 면허 결격사유에 해당하지 않는 사람은?

2020 전남 기출유사

① 마약류 중독자
② 미성년자
③ 정신질환자
④ 피한정후견인

해설 **(의료기사법 제5조 : 결격사유)** 다음 각 호의 어느 하나에 해당하는 사람에 대하여는 의료기사등의 면허를 하지 아니한다.

1. 정신질환자. 다만, 전문의가 의료기사등으로서 적합하다고 인정하는 사람의 경우에는 그러하지 아니하다.
2. 마약류 중독자
3. 피성년후견인, 피한정후견인
4. 이 법 또는 「형법」 중 제234조, 제269조, 제270조 제2항부터 제4항까지, 제317조 제1항, 「보건범죄 단속에 관한 특별조치법」, 「지역보건법」, 「국민건강증진법」, 「후천성면역결핍증 예방법」, 「의료법」, 「응급의료에 관한 법률」, 「시체해부 및 보존에 관한 법률」, 「혈액관리법」, 「마약류 관리에 관한 법률」, 「모자보건법」 또는 「국민건강보험법」을 위반하여 금고 이상의 실형을 선고받고 그 집행이 끝나지 아니하거나 면제되지 아니한 사람

14 「의료기사 등에 관한 법률」상 결격사유로 옳은 것을 모두 고르면? 2025 전북 기출유사

가. 금고 이상의 실형을 선고받고 집행이 종료되지 않은 사람
나. 면허 취소 처분을 받은 후 6개월이 지나지 않은 사람
다. 의료기관에서 1년 이상 근무하지 않은 사람
라. 피성년후견인

① 가, 나
② 가, 라
③ 나, 라
④ 다, 라

해설 **(의료기사법 제5조 : 결격사유)** 13번 문제 해설 참조

15 의료기사가 「의료법」 위반으로 기소 중일 때 국가고시에 합격하였다. 다음 중 「의료기사 등에 관한 법률」상 면허 발급을 어떻게 해야 하는가? 2017 경북 기출유사

① 면허를 발급한다.
② 면허를 발급하지 않는다.
③ 면허를 발급하지 않고 심의를 거쳐 결정한다.
④ 확정판결이 있을 때까지 유보한다.

해설 13번 문제 해설 참조

Answer 13 ② 14 ② 15 ①

16

16 「의료기사 등에 관한 법률」상 의료기사 국가시험에 관한 설명으로 올바르지 못한 것은? 2015 부산 기출유사

① 국가시험은 대통령령으로 정하는 바에 따라 해마다 1회 이상 보건복지부장관이 실시한다.
② 시험일시·시험장소·시험과목, 응시원서 제출기간, 그 밖에 시험 실시에 필요한 사항을 시험일 60일 전까지 공고하여야 한다.
③ 시험장소는 지역별 응시인원이 확정된 후 시험일 30일 전까지 공고할 수 있다.
④ 필기시험에서 각 과목 만점의 40% 이상 및 전 과목 총점의 60% 이상, 실기시험에서 만점의 60% 이상 득점자는 합격한다.

해설 **(의료기사법 시행령 제4조 제2항)** 국가시험관리기관의 장은 국가시험을 실시하려는 경우에는 미리 보건복지부장관의 승인을 받아 시험일시·시험장소·시험과목, 응시원서 제출기간, 그 밖에 시험 실시에 필요한 사항을 시험일 90일 전까지 공고하여야 한다. 다만, 시험장소는 지역별 응시인원이 확정된 후 시험일 30일 전까지 공고할 수 있다.
(의료기사법 제6조 제1항) 국가시험은 대통령령으로 정하는 바에 따라 해마다 1회 이상 보건복지부장관이 실시한다.
(의료기사법 시행규칙 제9조 제1항) 의료기사등의 국가시험의 합격자는 필기시험에서는 각 과목 만점의 40퍼센트 이상 및 전 과목 총점의 60퍼센트 이상 득점한 사람으로 하고, 실기시험에서는 만점의 60퍼센트 이상 득점한 사람으로 한다.

17 「의료기사 등에 관한 법률」상 의료기사 국가시험에서 부정행위를 한 사람은 응시자격이 3회 이내로 제한되는데, 다음 중 응시제한 횟수가 3회에 해당하는 위반사유에 해당하는 것은? 2017 강원 기출유사

① 사전에 시험문제 또는 답안을 타인에게 알려주거나 알고 시험을 치른 행위
② 시험 중에 다른 응시한 사람을 위하여 답안 등을 알려주거나 엿보게 하는 행위
③ 시험 중에 시험문제 내용과 관련된 물건을 주고받는 행위
④ 시험 중에 허용되지 아니한 전자장비, 통신기기, 전자계산기기 등을 사용하여 답안을 전송하거나 작성하는 행위

해설 **(의료기사법 시행규칙 제10조 [별표 2] : 국가시험 응시제한의 기준)**

응시제한 횟수	시험정지·합격무효 처분의 사유 및 위반의 정도
1회	가. 시험 중에 대화, 손동작 또는 소리 등으로 서로 의사소통을 하는 행위 나. 허용되지 아니한 자료를 가지고 있거나 이용하는 행위
2회	가. 시험 중에 다른 응시한 사람의 답안지(실기작품의 제작방법 포함) 또는 문제지를 엿보고 자신의 답안지를 작성하는 행위 나. 시험 중에 다른 응시한 사람을 위해 답안 등을 알려주거나 엿보게 하는 행위 다. 다른 사람으로부터 도움을 받아 답안지를 작성하거나 다른 응시한 사람의 답안지 작성에 도움을 주는 행위 라. 답안지를 다른 응시한 사람과 교환하는 행위 마. 시험 중에 허용되지 아니한 전자장비, 통신기기, 전자계산기기 등을 사용하여 답안을 전송하거나 작성하는 행위 바. 시험 중에 시험문제 내용과 관련된 물건(시험 관련 교재 및 요약자료 포함)을 주고받는 행위
3회	가. 대리시험을 치르거나 치르게 하는 행위 나. 사전에 시험문제 또는 답안을 타인에게 알려주거나 알고 시험을 치른 행위

Answer 16 ② 17 ①

18 **의료기사 등에 관한 법령상 의료기사등의 국가시험에 대한 설명으로 가장 옳은 것은?**

2020 충남, 2022 서울 기출유사

① 보건복지부령으로 정하는 바에 따라 해마다 1회 이상 실시한다.

② 보건복지부장관이 필요하다고 인정하는 경우에는 필기시험과 실기시험을 병합하여 실시할 수 있다.

③ 시험이 정지되거나 합격이 무효가 된 사람에 대하여 그 다음에 치러지는 국가시험 응시를 2회의 범위에서 제한할 수 있다.

④ 보건복지부령으로 정하는 바에 따라 한국보건의료인국가시험원으로 하여금 국가시험을 관리하게 할 수 있다.

해설 **(의료기사법 시행령 제3조 제2항)** 국가시험은 필기시험과 실기시험으로 구분하여 실시하되, 실기시험은 필기시험 합격자에 대해서만 실시한다. 다만, 보건복지부장관이 필요하다고 인정하는 경우에는 필기시험과 실기시험을 병합하여 실시할 수 있다.

(의료기사법 제6조 : 국가시험)

① 국가시험은 대통령령으로 정하는 바에 따라 해마다 1회 이상 보건복지부장관이 실시한다.

② 보건복지부장관은 대통령령으로 정하는 바에 따라 「한국보건의료인국가시험원법」에 따른 한국보건의료인국가시험원으로 하여금 국가시험을 관리하게 할 수 있다.

(의료기사법 제7조 : 응시자격의 제한 등)

① 제5조 각 호의 어느 하나에 해당하는 사람은 국가시험에 응시할 수 없다.

② 부정한 방법으로 국가시험에 응시한 사람 또는 국가시험에 관하여 부정행위를 한 사람에 대하여는 그 시험을 정지시키거나 합격을 무효로 한다.

③ 보건복지부장관은 제2항에 따라 시험이 정지되거나 합격이 무효가 된 사람에 대하여 처분의 사유와 위반 정도 등을 고려하여 보건복지부령으로 정하는 바에 따라 그 다음에 치러지는 국가시험 응시를 3회의 범위에서 제한할 수 있다.

19 **「의료기사 등에 관한 법률」상 보건복지부장관은 의료기사등의 면허증의 발급을 신청받은 날부터 며칠 이내에 면허증을 발급하여야 하는가?**

① 14일 ② 20일

③ 1개월 ④ 2개월

해설 **(의료기사법 시행규칙 제12조 제3항 : 면허증의 발급)** 보건복지부장관은 제1항에 따라 면허증의 발급 신청을 받았을 때에는 그 신청인에게 면허증 발급을 신청받은 날부터 14일 이내에 종류에 따라 각각 별지 제3호서식의 면허증을 발급하여야 한다. 다만, 법 제4조 제1항 제4호에 해당하는 사람의 경우에는 외국에서 면허를 받은 사실 등에 대한 조회가 끝난 날부터 14일 이내에 발급하여야 한다.

20 **「의료기사 등에 관한 법률」상 의료기사의 면허 없이 가능한 것은?**

① 국가나 지방자치단체의 장이 공익상 필요하다고 인정한 경우

② 실습 중에 있는 사람의 실습에 필요한 경우

③ 응급환자를 진료하는 경우

④ 환자나 그 보호자의 동의가 있는 경우

Answer 18 ② 19 ① 20 ②

해설 (의료기사법 제9조 제1항 : 무면허자의 업무금지 등)

① 의료기사등이 아니면 의료기사등의 업무를 하지 못한다. 다만, 대학등에서 취득하려는 면허에 상응하는 교육과정을 이수하기 위하여 실습 중에 있는 사람의 실습에 필요한 경우에는 그러하지 아니하다.

② 의료기사등이 아니면 의료기사등의 명칭 또는 이와 유사한 명칭을 사용하지 못한다.

③ 의료기사등은 제4조에 따라 받은 면허를 다른 사람에게 대여하여서는 아니 된다. 〈개정 2020.4.7.〉

④ 누구든지 받은 면허를 대여받아서는 아니 되며 면허 대여를 알선해서도 아니 된다. 〈신설 2020.4.7.〉

21 「의료기사 등에 관한 법률」상 의료기사등은 3년마다 그 실태와 취업상황을 누구에게 신고하여야 하는가?

① 고용노동부장관 ② 보건복지부장관 2015 강원·전남, 2025 충청 기출유사

③ 시장·군수·구청장 ④ 질병관리청장

해설 (의료기사법 제11조 제1항 : 실태 등의 신고) 의료기사등은 대통령령으로 정하는 바에 따라 최초로 면허를 받은 후부터 3년마다 그 실태와 취업상황을 보건복지부장관에게 신고하여야 한다.

22 「의료기사 등에 관한 법률」상 실태 등의 신고 시기로 가장 올바른 것은? 2023 서울 기출유사

① 보건복지부장관의 지시나 명이 있을 때

② 보건복지부장관이 보건의료시책상 필요하다고 인정하여 공고하는 경우

③ 의료기사 등의 취업 후 1개월 이내

④ 최초로 면허를 받은 후부터 3년마다

해설 21번 문제 해설 참조

23 「의료기사 등에 관한 법률」상 치과기공소의 개설등록에 대한 설명으로 가장 올바르지 못한 것은?

2015 경북 기출유사

① 보건복지부령으로 정하는 시설 및 장비를 갖추어야 한다.

② 치과의사는 2개소 이상의 치과기공소를 개설할 수 있다.

③ 치과의사 또는 치과기공사가 아니면 개설할 수 없다.

④ 특별자치시장·특별자치도지사·시장·군수·구청장에게 개설등록을 하여야 한다.

해설 (의료기사법 제11조의2 : 치과기공소의 개설등록 등)

① 치과의사 또는 치과기공사가 아니면 치과기공소를 개설할 수 없다.

② 치과의사 또는 치과기공사는 1개소의 치과기공소만을 개설할 수 있다.

③ 치과기공소를 개설하려는 자는 보건복지부령으로 정하는 바에 따라 특별자치시장·특별자치도지사·시장·군수·구청장에게 개설등록을 하여야 한다.

④ 제3항에 따라 치과기공소를 개설하고자 하는 자는 보건복지부령으로 정하는 시설 및 장비를 갖추어야 한다.

24 「의료기사 등에 관한 법률」상 치과기공물제작의뢰서의 보존기간은? 2015 경북 기출유사

① 1년 ② 2년

③ 3년 ④ 4년

Answer 21 ② 22 ④ 23 ② 24 ②

해설 (의료기사법 시행규칙 제12조의5 제2항 : 치과기공물제작의뢰서) 법 제11조의3 제2항에 따라 치과의사 및 치과기공소 개설자는 치과기공물제작의뢰서를 각자 2년 동안 보존하여야 한다.

25 「의료기사 등에 관한 법률」상 치과기공소에 대한 설명으로 가장 올바르지 못한 것은? 2016 서울 기출유사

① 치과기공사는 치과기공물제작등 업무를 수행할 때 치과의사가 발행한 치과기공물제작의뢰서에 따라야 한다.

② 치과기공사는 1개소의 치과기공소만을 개설할 수 있다.

③ 치과의사는 치과기공소를 개설할 수 있다.

④ 치과의사 또는 치과기공소 개설자는 치과기공물제작의뢰서를 각자 3년 동안 보존하여야 한다.

해설 (의료기사법 시행규칙 제12조의5 제2항 : 치과기공물제작의뢰서) 치과의사 및 치과기공소 개설자는 치과기공물제작의뢰서를 각자 2년 동안 보존하여야 한다.

(의료기사법 제11조의2 : 치과기공소의 개설등록 등)

① 치과의사 또는 치과기공사가 아니면 치과기공소를 개설할 수 없다.

② 치과의사 또는 치과기공사는 1개소의 치과기공소만을 개설할 수 있다.

(의료기사법 제11조의3 : 치과기공사 등의 준수사항)

① 치과기공사는 "치과기공물제작등 업무"를 수행할 때 치과의사가 발행한 치과기공물제작의뢰서에 따라야 한다.

② 치과기공물제작등 업무를 의뢰한 치과의사 및 치과기공소 개설자는 보건복지부령으로 정하는 바에 따라 치과기공물제작의뢰서를 보존하여야 한다.

26 「의료기사 등에 관한 법률」상 안경업소를 개설하려는 사람은 다음 중 누구에게 개설등록을 하여야 하는가?

16

① 대한안경사협회

② 보건복지부장관

③ 시·도지사

④ 특별자치시장·특별자치도지사·시장·군수·구청장

해설 (의료기사법 제12조 제3항 : 안경업소의 개설등록 등) 안경업소를 개설하려는 사람은 보건복지부령으로 정하는 바에 따라 특별자치시장·특별자치도지사·시장·군수·구청장에게 개설등록을 하여야 한다.

27 「의료기사 등에 관한 법률」상 안경 및 콘택트렌즈의 판매에 관한 설명으로 가장 올바르지 못한 것은?

① 국내 판매업체가 안경 및 콘택트렌즈의 상품정보 가격 등을 직접 공시하는 방식으로 해외 콘택트렌즈의 구매 자체를 대행해주는 서비스는 금지된다.

② 소비자가 직접 해외사이트에서 안경 및 콘택트렌즈를 구매하거나 배송대행을 이용하는 것은 금지된다.

③ 안경사는 안경 및 콘택트렌즈를 안경업소에서만 판매하여야 한다.

④ 「전자상거래 등에서의 소비자보호에 관한 법률」에 따른 전자상거래 및 통신판매의 방법으로 안경 및 콘택트렌즈를 판매하는 것은 금지된다.

Answer 25 ④ 26 ④ 27 ②

해설 (의료기사법 제12조 제5항 : 안경업소의 개설등록 등) 누구든지 안경 및 콘택트렌즈를 다음 각 호의 어느 하나에 해당하는 방법으로 판매 등을 하여서는 아니 된다.
1. 「전자상거래 등에서의 소비자보호에 관한 법률」에 따른 전자상거래 및 통신판매의 방법
2. 판매자의 사이버몰(컴퓨터 등과 정보통신설비를 이용하여 재화 등을 거래할 수 있도록 설정된 가상의 영업장) 등으로부터 구매 또는 배송을 대행하는 등 보건복지부령으로 정하는 방법

(의료기사법 제12조 제6항) 안경사는 안경 및 콘택트렌즈를 안경업소에서만 판매하여야 한다.

(의료기사법 시행규칙 제15조의2) 법 제12조 제5항 제2호에서 "구매 또는 배송을 대행하는 등 보건복지부령으로 정하는 방법"이란 해외로부터 구매를 대행하는 방법으로서 다음 각 호의 요건을 모두 충족하는 방법을 말한다.
1. 판매자가 법 제12조 제5항 제2호에 따른 사이버몰에 안경 또는 콘택트렌즈에 대한 상품정보와 가격 등을 게시할 것
2. 판매자가 국내 구매자의 구매요청을 받아 해외 판매자로부터 안경 또는 콘택트렌즈를 수입할 것
3. 판매자가 제2호에 따른 수입거래에 대하여 손익의 위험을 부담하는 수입화물주의 지위에 해당할 것
4. 판매자가 제2호 및 제3호에 따라 수입한 안경 또는 콘택트렌즈를 국내 구매자에게 판매할 것

28 「의료기사 등에 관한 법률」상 안경업소의 개설등록에 대한 설명으로 옳지 않은 것은?

2020 대전, 2025 경북 기출유사

① 안경사가 아니면 안경을 조제하거나 안경 및 콘택트렌즈의 판매업소를 개설할 수 없다.
② 안경사는 안경 및 콘택트렌즈를 안경업소 및 온라인으로 판매할 수 있다.
③ 안경사는 1개의 안경업소만을 개설할 수 있다.
④ 안경업소를 개설하려는 사람은 보건복지부령으로 정하는 바에 따라 특별자치시장·특별자치도지사·시장·군수·구청장에게 개설등록을 하여야 한다.

해설 (의료기사법 제12조 : 안경업소의 개설등록 등)
① 안경사가 아니면 안경을 조제하거나 안경 및 콘택트렌즈의 판매업소(이하 "안경업소"라 한다)를 개설할 수 없다.
② 안경사는 1개의 안경업소만을 개설할 수 있다.
③ 안경업소를 개설하려는 사람은 보건복지부령으로 정하는 바에 따라 특별자치시장·특별자치도지사·시장·군수·구청장에게 개설등록을 하여야 한다.
④ 제3항에 따라 안경업소를 개설하려는 사람은 보건복지부령으로 정하는 시설 및 장비를 갖추어야 한다.
⑤ 누구든지 안경 및 콘택트렌즈를 다음 각 호의 어느 하나에 해당하는 방법으로 판매 등을 하여서는 아니 된다.
1. 「전자상거래 등에서의 소비자보호에 관한 법률」 제2조에 따른 전자상거래 및 통신판매의 방법
2. 판매자의 사이버몰(컴퓨터 등과 정보통신설비를 이용하여 재화 등을 거래할 수 있도록 설정된 가상의 영업장을 말한다) 등으로부터 구매 또는 배송을 대행하는 등 보건복지부령으로 정하는 방법
⑥ 안경사는 안경 및 콘택트렌즈를 안경업소에서만 판매하여야 한다.

29 「의료기사 등에 관한 법률」상 치과기공소 개설자가 폐업을 하거나 등록사항을 변경한 경우의 행정절차로 가장 올바른 것은?

① 사실 발생 후 7일 이내에 시·도지사에게 신고하여야 한다.
② 사실 발생 후 7일 이내에 특별자치시장·특별자치도지사·시장·군수·구청장에게 신고하여야 한다.
③ 지체 없이 시·도지사에게 신고하여야 한다.
④ 지체 없이 특별자치시장·특별자치도지사·시장·군수·구청장에게 신고하여야 한다.

Answer 28 ② 29 ④

해설 (의료기사법 제13조 : 폐업 등의 신고) 치과기공소 또는 안경업소의 개설자는 폐업을 하거나 등록사항을 변경한 경우에는 보건복지부령으로 정하는 바에 따라 지체 없이 특별자치시장·특별자치도지사·시장·군수·구청장에게 신고하여야 한다.

30 「의료기사 등에 관한 법률」상 안경업소의 과장광고에 대한 설명으로 옳지 않은 것은?

2023 전북 기출유사

① 과장광고 등 금지는 「독점규제 및 공정거래에 관한 법률」에 따른다.

② 과장광고 등 금지는 「표시·광고의 공정화에 관한 법률」에 따른다.

③ 안경업소는 과장광고 등을 하지 못한다.

④ 안경사가 특정 안경업소에 고객을 알선하는 것은 허용된다.

해설 (의료기사법 제14조 : 과장광고 등의 금지)
① 치과기공소 또는 안경업소는 해당 업무에 관하여 거짓광고 또는 과장광고를 하지 못한다.
② 누구든지 영리를 목적으로 특정 치과기공소·안경업소 또는 치과기공사·안경사에게 고객을 알선·소개 또는 유인하여서는 아니 된다.
③ 제1항 및 제2항에 따른 과장광고 등의 금지와 관련하여 필요한 사항은 「표시·광고의 공정화에 관한 법률」 및 「독점규제 및 공정거래에 관한 법률」에서 정하는 바에 따른다.

31 「의료기사 등에 관한 법률」상 중앙회를 설립하는 방법으로 올바른 것은? 2020 인천 기출유사

① 보건복지부장관에게 설립인가를 받아야 한다.

② 보건복지부장관에게 설립허가를 받아야 한다.

③ 시·도지사에게 설립신고를 하여야 한다.

④ 시·도지사에게 설립허가를 받아야 한다.

해설 (의료기사법 제17조 제1항 : 설립 인가 등) 중앙회를 설립하려면 대통령령으로 정하는 바에 따라 정관과 그 밖에 필요한 서류를 보건복지부장관에게 제출하여 설립 인가를 받아야 한다. 중앙회가 정관을 변경하고자 하는 때에도 또한 같다.

32 「의료기사 등에 관한 법률」상 의료기사등에 대한 보수교육에 관한 설명으로 올바른 것은?

2016 충남·인천 기출유사

① 군에서 해당 업무에 종사하는 의료기사등은 보수교육을 면제한다.

② 보수교육을 실시하는 기관의 장은 관련 서류를 2년간 보존하여야 한다.

③ 의료기관에 종사하는 의료기사등은 보수교육을 매년 8시간 이상 받아야 한다.

④ 2년 이상 3년 미만 그 업무에 종사하지 아니하다가 다시 그 업무에 종사하려는 의료기사등은 그 종사하려는 연도에 보수교육을 12시간 이상 받아야 한다.

해설 (의료기사법 시행령 제11조 제1항 : 보수교육) 법 제20조 제1항에 따른 보수교육의 시간·방법 및 내용은 다음 각 호의 구분에 따른다.
1. 보수교육의 시간 : 매년 8시간 이상
(의료기사법 제20조 제1항 : 보수교육) 보건기관·의료기관·치과기공소·안경업소 등에서 각각 그 업무에 종사하는 의료기사등(1년 이상 그 업무에 종사하지 아니하다가 다시 업무에 종사하려는 의료기사등을 포함)은 보건복지부령으로 정하는 바에 따라 보수교육을 받아야 한다.

Answer 30 ④ 31 ① 32 ③

16

① **(의료기사법 시행규칙 제18조 제2항 : 보수교육)** 보건복지부장관은 다음 각 호의 어느 하나에 해당하는 사람에 대해서는 해당 연도의 보수교육을 면제할 수 있다.

1. 대학원 및 의학전문대학원·치의학전문대학원에서 해당 의료기사등의 면허에 상응하는 보건의료에 관한 학문을 전공하고 있는 사람
2. 군 복무 중인 사람(군에서 해당 업무에 종사하는 의료기사등은 제외)
3. 해당 연도에 법 제4조에 따라 의료기사등의 신규 면허를 받은 사람
4. 보건복지부장관이 해당 연도에 보수교육을 받을 필요가 없다고 인정하는 요건을 갖춘 사람

② **(의료기사법 시행규칙 제21조 : 보수교육 관계 서류의 보존)** 보수교육실시기관의 장은 다음 각 호의 서류를 3년 동안 보존하여야 한다.

④ **(의료기사법 시행규칙 제18조 제4항 : 보수교육)** 보건기관·의료기관·치과기공소 또는 안경업소 등에서 그 업무에 종사하지 않다가 다시 그 업무에 종사하려는 사람은 제3항 제1호에 따라 보수교육이 유예된 연도(보수교육이 2년 이상 유예된 경우에는 마지막 연도를 말한다)의 다음 연도에 다음 각 목의 구분에 따른 보수교육을 받아야 한다.

가. 제3항에 따라 보수교육이 1년 유예된 경우 : 12시간 이상
나. 제3항에 따라 보수교육이 2년 유예된 경우 : 16시간 이상
다. 제3항에 따라 보수교육이 3년 이상 유예된 경우 : 20시간 이상

33 「의료기사 등에 관한 법률」상 보수교육에 대한 설명으로 가장 올바르지 못한 것은? 2022 충남 기출유사

① 보수교육 실시기관의 장은 보수교육 관계 서류를 3년 동안 보존하여야 한다
② 보수교육이 1년 유예된 경우는 12시간 이상 보수교육을 받아야 한다.
③ 보수교육이 2년 이상 유예된 경우는 16시간 이상 보수교육을 받아야 한다.
④ 해당 연도에 보건기관 등에서 그 업무에 종사하지 않은 기간이 3개월 이상인 사람은 보수교육을 유예할 수 있다.

해설 **(의료기사법 시행규칙 제18조 제3항 : 보수교육)** 보건복지부장관은 다음 각 호의 어느 하나에 해당하는 사람에 대해서는 해당 연도의 보수교육을 유예할 수 있다.

1. 해당 연도에 보건기관·의료기관·치과기공소 또는 안경업소 등에서 그 업무에 종사하지 않은 기간이 6개월 이상인 사람
2. 보건복지부장관이 해당 연도에 보수교육을 받기가 어렵다고 인정하는 요건을 갖춘 사람

34 2021년부터 2023년까지 3년간 육아휴직 중이었던 의료기사 C씨가 복직하여 업무를 시작하려고 한다. 이 경우 「의료기사 등에 관한 법률 시행규칙」상 C씨가 이수해야 하는 보수교육은? 2025 전북 기출유사

① 복직 연도부터 매년 8시간 이수
② 복직 이후 첫해에 20시간 이상의 보수교육 이수
③ 유예된 3년 동안의 보수교육을 소급하여 각각 8시간씩 총 24시간 이수
④ 유예기간 3년 동안의 보수교육을 면제받으며 복직 이후에도 보수교육 의무 없음

해설 **(의료기사법 시행규칙 제18조 제4항 : 보수교육)** 보건기관·의료기관·치과기공소 또는 안경업소 등에서 그 업무에 종사하지 않다가 다시 그 업무에 종사하려는 사람은 제3항 제1호에 따라 보수교육이 유예된 연도(보수교육이 2년 이상 유예된 경우에는 마지막 연도를 말한다)의 다음 연도에 다음 각 목의 구분에 따른 보수교육을 받아야 한다.

가. 제3항에 따라 보수교육이 1년 유예된 경우 : 12시간 이상
나. 제3항에 따라 보수교육이 2년 유예된 경우 : 16시간 이상
다. 제3항에 따라 보수교육이 3년 이상 유예된 경우 : 20시간 이상

Answer 33 ④ 34 ②

35 「의료기사 등에 관한 법률」상 의료기사 면허 소지자가 의료기관 등에서 해당 업무에 종사하지 않아 보수교육을 2년 유예하였다가 다시 그 업무에 종사하려고 할 때 이수해야 하는 보수교육 시간은?

2025 경북 기출유사

① 8시간 이상 ② 10시간 이상
③ 12시간 이상 ④ 16시간 이상

해설 **(의료기사법 시행령 제11조 제1항 제1호 : 보수교육)** 32번 문제 해설 참조
(의료기사법 제20조 제1항 : 보수교육) 32번 문제 해설 참조

36 「의료기사 등에 관한 법률」상 의료기사가 준수해야 할 사항에 대한 설명으로 가장 올바르지 못한 것은?

2023 경기 기출유사

① 안경사는 콘택트렌즈를 판매하는 경우 콘택트렌즈의 사용방법과 유통기한 및 부작용에 관한 정보를 제공하여야 한다.
② 의료기관에서 종사하는 의료기사는 매년 6시간 이상의 보수교육을 받아야 한다.
③ 의료기사는 최초로 면허를 받은 후부터 3년마다 그 실태와 취업상황을 보건복지부장관에게 신고하여야 한다.
④ 치과기공사는 1개소의 치과기공소만을 개설할 수 있다.

해설 **(의료기사법 시행령 제11조 제1항 제1호 : 보수교육)** 법 제20조 제1항에 따른 보수교육의 시간·방법 및 내용은 다음 각 호의 구분에 따른다.

1. 보수교육의 시간 : 매년 8시간 이상

① **(의료기사법 제12조 제7항 : 안경업소의 개설등록 등)** 안경사는 콘택트렌즈를 판매하는 경우 콘택트렌즈의 사용방법과 유통기한 및 부작용에 관한 정보를 제공하여야 한다.
③ **(의료기사법 제11조 제1항 : 실태 등의 신고)** 의료기사등은 대통령령으로 정하는 바에 따라 최초로 면허를 받은 후부터 3년마다 그 실태와 취업상황을 보건복지부장관에게 신고하여야 한다.
④ **(의료기사법 제11조의2 제2항 : 치과기공소의 개설등록 등)** 치과의사 또는 치과기공사는 1개소의 치과기공소만을 개설할 수 있다.

16

37 「의료기사 등에 관한 법률」상 보수교육 면제대상이 아닌 사람은? 2015 강원·전북 기출유사

① 군에서 해당 업무에 종사하는 의료기사
② 보건복지부장관이 보수교육을 받을 필요가 없다고 인정하는 사람
③ 신고일 기준 1년 내에 치과기공소 등에서 업무에 종사한 기간이 5개월인 의료기사
④ 의학전문대학원의 재학생

해설 **(의료기사법 시행규칙 제18조 제2항)** 보건복지부장관은 다음 각 호의 어느 하나에 해당하는 사람에 대해서는 해당 연도의 보수교육을 면제할 수 있다.

1. 대학원 및 의학전문대학원·치의학전문대학원에서 해당 의료기사등의 면허에 상응하는 보건의료에 관한 학문을 전공하고 있는 사람
2. 군 복무 중인 사람(군에서 해당 업무에 종사하는 의료기사등은 제외)
3. 해당 연도에 법 제4조에 따라 의료기사등의 신규 면허를 받은 사람
4. 보건복지부장관이 해당 연도에 보수교육을 받을 필요가 없다고 인정하는 요건을 갖춘 사람

Answer 35 ① 36 ② 37 ①

(의료기사법 제20조 제1항) 보건기관·의료기관·치과기공소·안경업소 등에서 각각 그 업무에 종사하는 의료기사등(1년 이상 그 업무에 종사하지 아니하다가 다시 업무에 종사하려는 의료기사등을 포함)은 보건복지부령으로 정하는 바에 따라 보수교육을 받아야 한다.

(의료기사법 시행규칙 제18조 제3항) 보건복지부장관은 다음 각 호의 어느 하나에 해당하는 사람에 대해서는 해당 연도의 보수교육을 유예할 수 있다.

1. 해당 연도에 보건기관·의료기관·치과기공소 또는 안경업소 등에서 그 업무에 종사하지 않은 기간이 6개월 이상인 사람
2. 보건복지부장관이 해당 연도에 보수교육을 받기가 어렵다고 인정하는 요건을 갖춘 사람

38 보건복지부장관이 해당 연도의 의료기사 보수교육을 면제할 수 있는 경우는? 2019 서울 기출유사

① 군병원에 근무 중인 임상병리사

② 해당 연도에 신규 면허를 받은 방사선사

③ 한국방송통신대학에 재학 중인 치과위생사

④ 해당 연도에 6개월 이상 업무에 종사하지 않은 물리치료사

해설 37번 문제 해설 참조

39 「의료기사 등에 관한 법률」상 1년 이상 의료기사등의 업무에 종사하지 않다가 다시 그 업무에 종사하려는 사람의 경우 그 종사하려는 연도의 보수교육 시간으로 옳지 않은 것은? 2017 부산·대전 기출유사

① 1년 이상 2년 미만 그 업무에 종사하지 아니한 사람은 10시간 이상 보수교육을 받는다.

② 2년 이상 3년 미만 그 업무에 종사하지 아니한 사람은 16시간 이상 보수교육을 받는다.

③ 3년 이상 4년 미만 그 업무에 종사하지 아니한 사람은 20시간 이상 보수교육을 받는다.

④ 4년 이상 5년 미만 그 업무에 종사하지 아니한 사람은 20시간 이상 보수교육을 받는다.

해설 (의료기사법 시행규칙 제18조 제4항) 보건기관·의료기관·치과기공소 또는 안경업소 등에서 그 업무에 종사하지 않다가 다시 그 업무에 종사하려는 사람은 제3항 제1호에 따라 보수교육이 유예된 연도(보수교육이 2년 이상 유예된 경우에는 마지막 연도를 말한다)의 다음 연도에 다음 각 목의 구분에 따른 보수교육을 받아야 한다.

가. 제3항에 따라 보수교육이 1년 유예된 경우 : 12시간 이상

나. 제3항에 따라 보수교육이 2년 유예된 경우 : 16시간 이상

다. 제3항에 따라 보수교육이 3년 이상 유예된 경우 : 20시간 이상

(의료기사법 시행규칙 제18조 제3항) 보건복지부장관은 다음 각 호의 어느 하나에 해당하는 사람에 대해서는 해당 연도의 보수교육을 유예할 수 있다.

1. 해당 연도에 보건기관·의료기관·치과기공소 또는 안경업소 등에서 그 업무에 종사하지 않은 기간이 6개월 이상인 사람
2. 보건복지부장관이 해당 연도에 보수교육을 받기가 어렵다고 인정하는 요건을 갖춘 사람

(의료기사법 제20조 제1항) 보건기관·의료기관·치과기공소·안경업소 등에서 각각 그 업무에 종사하는 의료기사등(1년 이상 그 업무에 종사하지 아니하다가 다시 업무에 종사하려는 의료기사등을 포함)은 보건복지부령으로 정하는 바에 따라 보수교육을 받아야 한다.

Answer 38 ② 39 ①

(의료기사법 시행령 제11조 제1항) 법 제20조 제1항에 따른 보수교육의 시간·방법 및 내용은 다음 각 호의 구분에 따른다.
1. 보수교육의 시간 : 매년 8시간 이상
2. 보수교육의 방법 : 대면 교육 또는 정보통신망을 활용한 온라인 교육
3. 보수교육의 내용 : 다음 각 목의 사항
   가. 직업윤리에 관한 사항
   나. 업무 전문성 향상 및 업무 개선에 관한 사항
   다. 의료 관계 법령의 준수에 관한 사항
   라. 그 밖에 가목부터 다목까지와 유사한 사항으로서 보건복지부장관이 보수교육에 필요하다고 인정하는 사항

40 「의료기사 등에 관한 법률」상 의료기사의 보수교육 이수증을 발급하는 사람은? 2015 울산 기출유사

① 관할 보건소장 ② 근무기관의 장
③ 보건복지부장관 ④ 보수교육실시기관의 장

해설 (의료기사법 시행규칙 제19조 제3항) 보수교육실시기관의 장은 보수교육을 받은 사람에게 보수교육 이수증을 발급하여야 한다.

41 「의료기사 등에 관한 법률 시행규칙」상 보건기관·의료기관·치과기공소·안경업소 등에서 각각 그 업무에 종사하는 의료기사등은 보수교육을 받아야 한다. 이때 보수교육 실시기관의 장은 교육 이수자가 교육을 이수하였다는 사실을 확인할 수 있는 서류를 몇 년 동안 보존하여야 하는가? 2024 인천 기출유사

① 1년 ② 3년
③ 5년 ④ 10년

해설 (의료기사법 시행규칙 제21조 : 보수교육 관계 서류의 보존) 보수교육실시기관의 장은 다음 각 호의 서류를 3년 동안 보존하여야 한다.
1. 보수교육 대상자 명단(대상자의 교육 이수 여부가 적혀 있어야 한다)
2. 보수교육 면제자 명단
3. 그 밖에 교육 이수자가 교육을 이수하였다는 사실을 확인할 수 있는 서류

16

42 「의료기사 등에 관한 법률」상 의료기사의 면허취소 사유에 해당하는 것은?

① 개설등록을 하지 아니하고 치과기공소를 개설·운영한 때 2015 전북, 2017 대전, 2020 광주 기출유사
② 의료기사의 업무 범위를 벗어난 때
③ 의사나 치과의사의 지도 없이 업무를 한 때
④ 제작의뢰서에 따르지 않고 치과기공물을 제작한 때

해설 (의료기사법 제21조 제1항 : 면허의 취소 등) 보건복지부장관은 의료기사등이 다음 각 호의 어느 하나에 해당하면 그 면허를 취소할 수 있다. 다만, 제1호의 경우에는 면허를 취소하여야 한다. 〈개정 2020.4.7.〉
1. 제5조 제1호부터 제4호까지의 규정에 해당하게 된 경우
2. 삭제 〈1999.2.8.〉
3. 제9조 제3항을 위반하여 다른 사람에게 면허를 대여한 경우
3의2. 제11조의3 제1항을 위반하여 치과의사가 발행하는 치과기공물 제작의뢰서에 따르지 아니하고 치과기공물 제작 등 업무를 한 때

Answer 40 ④ 41 ② 42 ④

4. 제22조 제1항 또는 제3항에 따른 면허자격정지 또는 면허효력정지 기간에 의료기사등의 업무를 하거나 3회 이상 면허자격정지 또는 면허효력정지 처분을 받은 경우

(의료기사법 제22조 제1항 : 자격의 정지) 보건복지부장관은 의료기사등이 다음 각 호의 어느 하나에 해당하는 경우에는 6개월 이내의 기간을 정하여 그 면허자격을 정지시킬 수 있다.

1. 품위를 현저히 손상시키는 행위를 한 경우
2. 치과기공소 또는 안경업소의 개설자가 될 수 없는 사람에게 고용되어 치과기공사 또는 안경사의 업무를 한 경우

2의2. 치과진료를 행하는 의료기관 또는 제11조의2 제3항에 따라 등록한 치과기공소가 아닌 곳에서 치과기공사의 업무를 행한 때

2의3. 제11조의2 제3항을 위반하여 개설등록을 하지 아니하고 치과기공소를 개설·운영한 때

2의4. 제11조의3 제2항을 위반하여 치과기공물제작의뢰서를 보존하지 아니한 때

2의5. 제11조의3 제3항을 위반한 때

3. 그 밖에 이 법 또는 이 법에 따른 명령을 위반한 경우

(의료기사법 시행령 제13조 : 의료기사등의 품위손상행위의 범위) 법 제22조 제1항 제1호에 따른 품위손상행위의 범위는 다음 각 호와 같다.

1. 제2조에 따른 의료기사등의 업무 범위를 벗어나는 행위
2. 의사나 치과의사의 지도를 받지 아니하고 제2조의 업무를 하는 행위(보건의료정보관리사와 안경사의 경우는 제외)
3. 학문적으로 인정되지 아니하거나 윤리적으로 허용되지 아니하는 방법으로 업무를 하는 행위
4. 검사 결과를 사실과 다르게 판시하는 행위

43 「의료기사 등에 관한 법률」상 치과기공사의 면허의 취소사유에 해당하는 것은?

2016 부산·인천, 2025 서울 기출유사

① 개설등록을 하지 아니하고 치과기공소를 개설·운영한 때

② 치과기공소가 아닌 곳에서 치과기공소의 업무를 행한 때

③ 치과의사가 발행하는 치과기공물제작의뢰서에 따르지 아니하고 치과기공물제작 등 업무를 한 때

④ 치과기공소의 개설자가 될 수 없는 사람에게 고용되어 치과기공소의 업무를 한 때

해설 42번 문제 해설 참조

44 「의료기사 등에 관한 법률」상 의료기사등의 면허를 반드시 취소해야 하는 경우는? 2017 울산 기출유사

① 면허증을 빌려 준 경우

② 3회 이상 자격정지를 받은 경우

③ 전문의가 적합하다고 인정하지 않은 정신질환자

④ 치과기공물제작의뢰서에 따르지 않고 치과기공물을 수리한 경우

해설 **(의료기사법 제21조 제1항 : 면허의 취소 등)** 42번 문제 해설 참조

(의료기사법 제5조 : 결격사유) 다음 각 호의 어느 하나에 해당하는 사람에 대하여는 의료기사등의 면허를 하지 아니한다.

1. 정신질환자. 다만, 전문의가 의료기사등으로서 적합하다고 인정하는 사람의 경우에는 그러하지 아니하다.
2. 마약류 중독자
3. 피성년후견인, 피한정후견인
4. 이 법 또는 「형법」 중 제234조, 제269조, 제270조 제2항부터 제4항까지, 제317조 제1항, 「보건범죄 단속에 관한 특별조치법」, 「지역보건법」, 「국민건강증진법」, 「후천성면역결핍증 예방법」, 「의료법」, 「응급의료에 관한 법률」, 「시체해부 및 보존에 관한 법률」, 「혈액관리법」, 「마약류 관리에 관한 법률」, 「모자보건법」 또는 「국민건강보험법」을 위반하여 금고 이상의 실형을 선고받고 그 집행이 끝나지 아니하거나 면제되지 아니한 사람

Answer 43 ③ 44 ③

45 **「의료기사 등에 관한 법률」상 반드시 의료기사등의 면허를 취소해야 하는 경우에 해당하지 않는 것은?**

① 「마약류 관리에 관한 법률」에 따른 마약류 중독자에 해당하는 경우 2016 서울 기출유사

② 면허자격정지기간에 의료기사등의 업무를 하거나 3회 이상 면허자격정지처분을 받은 경우

③ 「모자보건법」을 위반하여 금고 이상의 실형을 선고받고 그 집행이 끝나지 아니한 자에 해당하는 경우

④ 「혈액관리법」을 위반하여 금고 이상의 실형을 선고받고 그 집행이 끝나지 아니한 자에 해당하는 경우

해설 42번 문제 해설 참조

46 **「의료기사 등에 관한 법률」상 다른 사람에게 면허증을 빌려 준 것으로 면허가 취소된 의료기사등이 다음 중 몇 년이 지난 후 뉘우치는 빛이 뚜렷하면 면허증을 재발급할 수 있는가?** 2015 울산 기출유사

① 1년 ② 2년

③ 3년 ④ 4년

해설 **(의료기사법 제21조 : 면허의 취소 등)**

① 의료기사등이 제1항에 따라 면허가 취소된 후 그 처분의 원인이 된 사유가 소멸되는 등 대통령령으로 정하는 사유가 있다고 인정될 때에는 보건복지부장관은 그 면허증을 재발급할 수 있다. 다만, 제1항 제3호 및 제4호에 따라 면허가 취소된 경우와 제5조 제4호에 따른 사유로 면허가 취소된 경우에는 그 취소된 날부터 1년 이내에는 재발급하지 못한다.

② 보건복지부장관은 의료기사등이 다음 각 호의 어느 하나에 해당하면 그 면허를 취소할 수 있다. 다만, 제1호의 경우에는 면허를 취소하여야 한다. 〈개정 2020.4.7.〉

1. 제5조 제1호부터 제4호까지의 규정에 해당하게 된 경우
2. 삭제 〈1999.2.8.〉
3. 제9조 제3항을 위반하여 다른 사람에게 면허를 대여한 경우

3의2. 제11조의3 제1항을 위반하여 치과의사가 발행하는 치과기공물 제작의뢰서에 따르지 아니하고 치과기공물 제작등 업무를 한 때

4. 제22조 제1항 또는 제3항에 따른 면허자격정지 또는 면허효력정지 기간에 의료기사등의 업무를 하거나 3회 이상 면허자격정지 또는 면허효력정지 처분을 받은 경우

(의료기사법 시행령 제12조 제1항 : 면허증의 재발급) 법 제21조 제2항에 따른 면허증의 재발급 사유는 다음 각 호의 구분에 따른다.

1. 법 제5조 제1호부터 제3호까지의 사유로 면허가 취소된 경우 : 취소의 원인이 된 사유가 소멸되었을 때
2. 법 제5조 제4호의 사유로 면허가 취소된 경우 : 해당 형의 집행이 끝나거나 면제된 후 1년이 지난 사람으로서 뉘우치는 빛이 뚜렷할 때
3. 법 제21조 제1항 제3호 또는 제4호에 따라 면허가 취소된 경우 : 면허가 취소된 후 1년이 지난 사람으로서 뉘우치는 빛이 뚜렷할 때
4. 법 제21조 제1항 제3호의2에 따라 면허가 취소된 경우 : 면허가 취소된 후 6개월이 지난 사람으로서 뉘우치는 빛이 뚜렷할 때

16

Answer 45 ② 46 ①

47 「의료기사 등에 관한 법률」상 의료기사등이 면허자격정지 기간에 의료기사등의 업무를 하여 면허가 취소된 경우에는 그 취소된 날부터 몇 년 이내에는 면허증을 재발급하지 못하는가?

2015 대전, 2024 인천 기출유사

① 1년 ② 2년

③ 3년 ④ 4년

해설 (의료기사법 제21조 제1항 : 면허의 취소 등) 46번 문제 해설 참조

48 의료기사 등에 관한 법령상 의료기사가 마약류에 중독되어 면허가 취소된 후 마약류 중독이 완치되어 면허증을 재발급 받을 때 재발급신청을 할 수 있는 시기는? 2018 서울 기출유사

① 바로 신청하면 재발급이 가능하다.

② 6개월이 경과해야 재발급이 가능하다.

③ 1년이 경과해야 재발급이 가능하다.

④ 2년이 경과해야 재발급이 가능하다.

해설 **(의료기사법 제21조 제2항 : 면허의 취소 등)** 46번 문제 해설 참조

(의료기사법 제5조 : 결격사유) 다음 각 호의 어느 하나에 해당하는 사람에 대하여는 의료기사등의 면허를 하지 아니한다.

1. 「정신건강증진 및 정신질환자 복지서비스 지원에 관한 법률」에 따른 정신질환자. 다만, 전문의가 의료기사등으로서 적합하다고 인정하는 사람의 경우에는 그러하지 아니하다.
2. 「마약류 관리에 관한 법률」에 따른 마약류 중독자
3. 피성년후견인, 피한정후견인
4. 이 법 또는 「형법」 중 제234조, 제269조, 제270조 제2항부터 제4항까지, 제317조 제1항, 「보건범죄 단속에 관한 특별조치법」, 「지역보건법」, 「국민건강증진법」, 「후천성면역결핍증 예방법」, 「의료법」, 「응급의료에 관한 법률」, 「시체해부 및 보존에 관한 법률」, 「혈액관리법」, 「마약류 관리에 관한 법률」, 「모자보건법」 또는 「국민건강보험법」을 위반해 금고 이상의 실형을 선고받고 그 집행이 끝나지 아니하거나 면제되지 아니한 사람

49 「의료기사 등에 관한 법률」상 의료기사등의 면허가 취소된 경우 1년 이내에 면허를 재교부하지 못하는 사유에 해당하지 않는 것은?

① 의료관계법령에 위반하여 징역형을 선고받은 때

② 정신질환자에 해당하게 된 때

③ 타인에게 의료기사등의 면허증을 빌려 준 때

④ 3회 이상 면허자격정지처분을 받은 때

해설 **(의료기사법 시행령 제12조 제1항 : 면허증의 재발급)** 46번 문제 해설 참조

(의료기사법 제5조 : 결격사유) 48번 문제 해설 참조

(의료기사법 제21조 제1항·제2항 : 면허의 취소 등) 46번 문제 해설 참조

Answer 47 ① 48 ① 49 ③

50 「의료기사 등에 관한 법률」상 의료기사 등이 품위를 현저히 손상시키는 행위를 한 경우 면허자격 정지 기간은? 2015 인천, 2024 전북 기출유사

① 3개월 이내　　② 6개월 이내
③ 9개월 이내　　④ 12개월 이내

해설 **(의료기사법 제22조 제1항 : 자격의 정지)** 보건복지부장관은 의료기사등이 다음 각 호의 어느 하나에 해당하는 경우에는 6개월 이내의 기간을 정하여 그 면허자격을 정지시킬 수 있다.
1. 품위를 현저히 손상시키는 행위를 한 경우
2. 치과기공소 또는 안경업소의 개설자가 될 수 없는 사람에게 고용되어 치과기공사 또는 안경사의 업무를 한 경우
2의2. 치과진료를 행하는 의료기관 또는 제11조의2 제3항에 따라 등록한 치과기공소가 아닌 곳에서 치과기공사의 업무를 행한 때
2의3. 제11조의2 제3항을 위반하여 개설등록을 하지 아니하고 치과기공소를 개설 · 운영한 때
2의4. 제11조의3 제2항을 위반하여 치과기공물제작의뢰서를 보존하지 아니한 때
2의5. 제11조의3 제3항을 위반한 때
3. 그 밖에 이 법 또는 이 법에 따른 명령을 위반한 경우

51 「의료기사 등에 관한 법률」상 6개월 이내의 자격정지 사유에 해당하는 것은?

2017 서울, 2020 대전 기출유사

① 치과기공사가 치과기공물제작의뢰서 없이 치과기공물을 제작한 경우
② 치과기공소 개설등록을 하지 아니하고 임의로 치과기공소를 개설·운영한 때
③ 타인에게 의료기사등의 면허증을 빌려 준 경우
④ 3회 이상 면허자격정지 또는 면허효력정지 처분을 받은 경우

해설 **(의료기사법 제22조 제1항 : 자격의 정지)** 보건복지부장관은 의료기사등이 다음 각 호의 어느 하나에 해당하는 경우에는 6개월 이내의 기간을 정하여 그 면허자격을 정지시킬 수 있다.
2의3. 제11조의2 제3항을 위반하여 개설등록을 하지 아니하고 치과기공소를 개설·운영한 때
(의료기사법 제11조의2 제3항 : 치과기공소의 개설등록 등) 치과기공소를 개설하려는 자는 보건복지부령으로 정하는 바에 따라 특별자치시장·특별자치도지사·시장·군수·구청장에게 개설등록을 하여야 한다.
(의료기사법 제11조의3 제3항 : 치과기공사 등의 준수사항) 치과기공물제작등 업무를 의뢰한 치과의사는 실제 기공물 제작 등이 치과기공물제작의뢰서에 따라 적합하게 이루어지고 있는지 여부를 확인할 수 있으며 해당 치과기공소 개설자는 이에 따라야 한다.
(의료기사법 제21조 제1항 : 면허의 취소 등) 46번 문제 해설 참조

52 「의료기사 등에 관한 법률」상 의료기사등의 면허자격정지요건에 해당하는 것은?

2009 서울, 2021 서울 기출유사

① 다른 사람에게 면허를 대여한 경우
② 3회 이상 면허효력정지 처분을 받은 경우
③ 개설등록을 하지 아니하고 치과기공소를 개설·운영한 때
④ 치과기공사가 아닌 자로 하여금 치과기공사의 업무를 하게 한 때

해설 50번 문제 해설 참조

Answer 50 ② 51 ② 52 ③

16

53 「의료기사 등에 관한 법률」상 의료기사등의 면허취소 사유에 해당하지 않는 것은? 2017 부산 기출유사

① 면허효력정지 기간에 의료기사등의 업무를 한 때

② 치과기공물제작의뢰서를 보건복지부령으로 정하는 바에 따라 보존하지 아니한 때

③ 치과기공물제작의뢰서에 따르지 아니하고 치과기공물을 제작한 때

④ 피성년후견인, 피한정후견인이 된 때

해설 **(의료기사법 제22조 제1항 : 자격의 정지)** 50번 문제 해설 참조
(의료기사법 제21조 제1항 : 면허의 취소 등) 46번 문제 해설 참조

54 물리치료사 K씨는 자신이 개발한 기구를 사용하여 학문적으로 인정되지 않는 방법으로 업무를 하였다. 다음 중 이때 「의료기사 등에 관한 법률」상 가해지는 벌칙은? 2017 인천 기출유사

① 면허를 취소한다.

② 시정명령을 내린다.

③ 6개월 이내의 기간을 정하여 면허를 정지한다.

④ 500만원 이하의 벌금에 처한다.

해설 **(의료기사법 시행령 제13조 : 의료기사등의 품위손상행위의 범위)** 법 제22조 제1항 제1호에 따른 품위손상행위의 범위는 다음 각 호와 같다.

1. 제2조에 따른 의료기사등의 업무 범위를 벗어나는 행위
2. 의사나 치과의사의 지도를 받지 아니하고 제2조의 업무를 하는 행위(보건의료정보관리사와 안경사의 경우는 제외)
3. 학문적으로 인정되지 아니하거나 윤리적으로 허용되지 아니하는 방법으로 업무를 하는 행위
4. 검사 결과를 사실과 다르게 판시하는 행위

(의료기사법 제22조 제1항 제1호 : 자격의 정지) 보건복지부장관은 의료기사등이 다음 각 호의 어느 하나에 해당하는 경우에는 6개월 이내의 기간을 정해 그 면허자격을 정지시킬 수 있다.

1. 품위를 현저히 손상시키는 행위를 한 경우

55 「의료기사 등에 관한 법률」상 의료기사등의 품위손상행위에 해당하지 않는 것은? 2017 충북, 2020 강원·부산·제주 기출유사

① 검사 결과를 사실과 다르게 판시하는 행위

② 보건의료정보관리사가 의사의 지도를 받지 아니하고 업무를 하는 행위

③ 의료기사등의 업무 범위를 벗어나는 행위

④ 학문적으로 인정되지 아니하는 방법으로 업무를 하는 행위

해설 54번 문제 해설 참조

Answer 53 ② 54 ③ 55 ②

56 「의료기사 등에 관한 법률」상 의료기사가 의사나 치과의사의 지도를 받지 아니하고 임의로 업무를 행하였을 때의 조치는? 2017 전북 기출유사

① 면허취소 ② 자격정지
③ 500만원 이하의 벌금 ④ 100만원 이하 과태료

해설 54번 문제 해설 참조

57 「의료기사 등에 관한 법률」상 면허취소 처분을 받은 해당 의료기사등의 면허증을 회수해야 할 의무가 있는 사람은? 2015 서울 기출유사

① 국립보건연구원장 ② 시장·군수·구청장
③ 중앙회장 ④ 한국보건의료인국가시험원장

해설 **(의료기사법 시행규칙 제24조 : 면허증의 회수)**

① 보건복지부장관은 법 제21조 제1항 또는 제22조 제1항에 따라 면허의 취소 또는 면허자격의 정지처분을 하였을 때에는 그 사실을 주소지를 관할하는 시·도지사에게 통보하여야 하며, 시·도지사(특별자치시장 및 특별자치도지사는 제외)는 지체 없이 시장·군수·구청장에게 통보하여야 한다.

② 제1항에 따른 통보를 받은 특별자치시장·특별자치도지사·시장·군수·구청장은 지체 없이 면허의 취소처분을 받은 해당 의료기사등의 면허증을 회수하여 보건복지부장관에게 제출하여야 한다. 이 경우 시장·군수·구청장은 시·도지사를 거쳐 제출하여야 한다.

58 「의료기사 등에 관한 법률」상 의료기사등이 품위를 현저히 손상시키는 행위를 한 경우에 보건복지부장관에게 자격정지 처분을 요구할 수 있는 사람은?

① 국립보건연구원장 ② 시·도지사
③ 시장·군수·구청장 ④ 중앙회장

해설 **(의료기사법 제22조의2 : 중앙회의 자격정지 처분의 요구)** 각 중앙회의 장은 의료기사등이 제22조 제1항 제1호에 해당하는 행위를 한 경우에는 제16조 제6항에 따른 윤리위원회의 심의·의결을 거쳐 보건복지부장관에게 자격정지 처분을 요구할 수 있다.

59 「의료기사 등에 관한 법률」에서 품위손상을 하였을 경우 면허정지를 하여야 하는데, 이때 중앙회장이 어떻게 해야 하는가? 2024 경북 기출유사

① 지체없이 면허정지를 시킨다.
② 지체없이 보건복지부장관에게 면허정지를 요청한다.
③ 윤리위원회 심의의결을 거쳐서 면허정지를 한다.
④ 윤리위원회 심의의결을 거쳐서 보건복지부장관에게 면허정지를 요청한다.

해설 **(의료기사법 제22조의2 : 중앙회의 자격정지 처분의 요구)** 58번 문제 해설 참조
(의료기사법 제22조 제1항 제1호 : 자격의 정지) 50번 문제 해설 참조

Answer 56 ② 57 ② 58 ④ 59 ④

16

60 「의료기사 등에 관한 법률」상 제12조 제4항에 따른 시설 및 장비를 갖추지 못한 때 시정명령권을 가진 사람은? 2014 전남 기출유사

① 보건복지부장관

② 보건복지부장관, 시·도지사

③ 시·도지사, 시장·군수·구청장

④ 특별자치시장, 특별자치도지사, 시장·군수·구청장

해설 **(의료기사법 제23조 제1항 : 시정명령)** 특별자치시장·특별자치도지사·시장·군수·구청장은 치과기공소 또는 안경업소의 개설자가 다음 각 호의 어느 하나에 해당되는 때에는 위반된 사항의 시정을 명할 수 있다.

1. 제11조의2 제4항 및 제12조 제4항에 따른 시설 및 장비를 갖추지 못한 때

1의2. 제12조 제7항을 위반하여 안경사가 콘택트렌즈의 사용방법과 유통기한 및 부작용에 관한 정보를 제공하지 아니한 경우

2. 제13조에 따라 폐업 또는 등록의 변경사항을 신고하지 아니한 때

61 「의료기사 등에 관한 법률」상 시정명령 사유에 해당하지 않는 것은? 2016 충남 기출유사

① 안경사가 콘택트렌즈의 사용방법과 부작용에 관한 정보를 제공하지 아니한 때

② 안경사가 2개 이상의 안경업소를 개설한 때

③ 안경업소 개설자가 시설 및 장비를 갖추지 못한 때

④ 안경업소 개설자가 폐업 또는 등록의 변경사항을 신고하지 아니한 때

해설 **(의료기사법 제23조 제1항 : 시정명령)** 60번 문제 해설 참조

(의료기사법 제24조 제1항 제1호 : 개설등록의 취소 등) 특별자치시장·특별자치도지사·시장·군수·구청장은 치과기공소 또는 안경업소의 개설자가 다음 각 호의 어느 하나에 해당할 때에는 6개월 이내의 기간을 정하여 영업을 정지시키거나 등록을 취소할 수 있다.

1. 제11조의2 제2항 또는 제12조 제2항을 위반하여 2개 이상의 치과기공소 또는 안경업소를 개설한 경우

62 「의료기사 등에 관한 법률」상 치과기공소 또는 안경업소의 개설등록 취소사유에 해당하지 않는 것은? 2017 부산 기출유사

① 거짓광고 또는 과장광고를 한 경우

② 보건복지부령으로 정하는 시설 및 장비를 갖추지 못한 때

③ 치과기공사가 아닌 자로 하여금 치과기공사의 업무를 하게 한 때

④ 치과기공소 또는 안경업소의 개설자가 영업정지기간에 영업을 한 경우

해설 **(의료기사법 제23조 제1항 : 시정명령)** 특별자치시장·특별자치도지사·시장·군수·구청장은 치과기공소 또는 안경업소의 개설자가 다음 각 호의 어느 하나에 해당되는 때에는 위반된 사항의 시정을 명할 수 있다.

1. 제11조의2 제4항 및 제12조 제4항에 따른 시설 및 장비를 갖추지 못한 때

1의2. 안경사가 콘택트렌즈의 사용방법과 유통기한 및 부작용에 관한 정보를 제공하지 아니한 경우

2. 제13조에 따라 폐업 또는 등록의 변경사항을 신고하지 아니한 때

(의료기사법 제24조 제1항 : 개설등록의 취소 등) 특별자치시장·특별자치도지사·시장·군수·구청장은 치과기공소 또는 안경업소의 개설자가 다음 각 호의 어느 하나에 해당할 때에는 6개월 이내의 기간을 정하여 영업을 정지시키거나 등록을 취소할 수 있다.

Answer 60 ④ 61 ② 62 ②

1. 제11조의2 제2항 또는 제12조 제2항을 위반하여 2개 이상의 치과기공소 또는 안경업소를 개설한 경우
2. 제14조 제1항을 위반하여 거짓광고 또는 과장광고를 한 경우
3. 안경사의 면허가 없는 사람으로 하여금 안경의 조제 및 판매와 콘택트렌즈의 판매를 하게 한 경우
4. 이 법에 따라 영업정지처분을 받은 치과기공소 또는 안경업소의 개설자가 영업정지기간에 영업을 한 경우
5. 치과기공사가 아닌 자로 하여금 치과기공사의 업무를 하게 한 때
6. 제23조에 따른 시정명령을 이행하지 아니한 경우

63 「의료기사 등에 관한 법률」상 안경사가 2개 이상의 안경업소를 운영했을 때의 조치로 가장 올바른 것은?

2010 서울 기출유사

① 시·도지사는 1년 이내에 영업정지·등록취소를 할 수 있다.
② 시·도지사는 6개월 이내에 영업정지·등록취소를 할 수 있다.
③ 특별자치시장·특별자치도지사·시·군·구청장은 1년 이내에 영업정지·등록취소를 할 수 있다.
④ 특별자치시장·특별자치도지사·시·군·구청장은 6개월 이내에 영업정지·등록취소를 할 수 있다.

해설 62번 문제 해설 참조

64 「의료기사 등에 관한 법률」상 안경업소에 대한 행정처분으로 가장 올바르지 못한 것은?

① 개설등록의 취소처분을 받은 자는 그 등록취소처분을 받은 날부터 1년 이내에 안경업소를 개설하지 못한다.
② 거짓광고 또는 과대광고를 한 경우에는 영업을 정지시키거나 등록을 취소할 수 있다.
③ 안경사의 면허가 없는 자로 하여금 안경의 조제 및 판매를 하게 한 때에는 영업을 정지시키거나 등록을 취소할 수 있다.
④ 2개소 이상의 안경업소를 개설한 때에는 영업을 정지시키거나 등록을 취소할 수 있다.

해설 **(의료기사법 제24조 : 개설등록의 취소 등)**

① 특별자치시장·특별자치도지사·시장·군수·구청장은 치과기공소 또는 안경업소의 개설자가 다음 각 호의 어느 하나에 해당할 때에는 6개월 이내의 기간을 정하여 영업을 정지시키거나 등록을 취소할 수 있다.
1. 제11조의2 제2항 또는 제12조 제2항을 위반하여 2개 이상의 치과기공소 또는 안경업소를 개설한 경우
2. 제14조 제1항을 위반하여 거짓광고 또는 과장광고를 한 경우
3. 안경사의 면허가 없는 사람으로 하여금 안경의 조제 및 판매와 콘택트렌즈의 판매를 하게 한 경우
4. 이 법에 따라 영업정지처분을 받은 치과기공소 또는 안경업소의 개설자가 영업정지기간에 영업을 한 경우
5. 치과기공사가 아닌 자로 하여금 치과기공사의 업무를 하게 한 때
6. 제23조에 따른 시정명령을 이행하지 아니한 경우

② 제1항에 따라 개설등록의 취소처분을 받은 사람은 그 등록취소처분을 받은 날부터 6개월 이내에 치과기공소 또는 안경업소를 개설하지 못한다.

Answer 63 ④ 64 ①

65 「의료기사 등에 관한 법률」상 치과기공소 또는 안경업소 개설등록의 취소 등에 대한 설명으로 가장 올바르지 못한 것은?

① 치과기공물제작등 업무를 의뢰한 치과기공소의 개설자가 치과기공물제작의뢰서를 보존하지 아니하여 면허자격정지처분을 받은 경우로서 해당 치과기공소에 그 개설자가 아닌 치과의사 또는 치과기공사가 종사하고 있는 경우에는 그 면허자격정지기간 동안 해당 치과기공소 또는 안경업소는 영업을 하지 못한다.

② 치과기공소 또는 안경업소의 개설자가 면허자격정지처분을 받은 경우에는 그 면허자격정지기간 동안 해당 치과기공소 또는 안경업소는 영업을 하지 못한다.

③ 치과기공소 및 안경업소의 업무정지처분의 효과는 그 처분이 확정된 치과기공소 및 안경업소를 양수한 자에게 승계되고, 업무정지처분절차가 진행 중인 때에는 양수인에 대하여 그 절차를 계속 진행할 수 있다.

④ 특별자치시장·특별자치도지사·시장·군수·구청장로부터 치과기공소 또는 안경업소 개설등록의 취소처분을 받은 사람은 그 등록취소처분을 받은 날부터 6개월 이내에 치과기공소 또는 안경업소를 개설하지 못한다.

해설 **(의료기사법 제24조 제3항 : 개설등록의 취소 등)** 치과기공소 또는 안경업소의 개설자가 제22조에 따른 면허자격정지처분을 받은 경우에는 그 면허자격정지기간 동안 해당 치과기공소 또는 안경업소는 영업을 하지 못한다. 다만, 치과기공소의 개설자가 제22조 제1항 제2호의4 및 제2호의5에 따른 면허자격정지처분을 받은 경우로서 해당 치과기공소에 그 개설자가 아닌 치과의사 또는 치과기공사가 종사하고 있는 경우에는 그러하지 아니하다.

(의료기사법 제22조 제1항 : 자격의 정지) 보건복지부장관은 의료기사등이 다음 각 호의 어느 하나에 해당하는 경우에는 6개월 이내의 기간을 정하여 그 면허자격을 정지시킬 수 있다.

1. 품위를 현저히 손상시키는 행위를 한 경우
2. 치과기공소 또는 안경업소의 개설자가 될 수 없는 사람에게 고용되어 치과기공사 또는 안경사의 업무를 한 경우

2의2. 치과진료를 행하는 의료기관 또는 제11조의2 제3항에 따라 등록한 치과기공소가 아닌 곳에서 치과기공사의 업무를 행한 때

2의3. 제11조의2 제3항을 위반하여 개설등록을 하지 아니하고 치과기공소를 개설·운영한 때

2의4. 제11조의3 제2항을 위반하여 치과기공물제작의뢰서를 보존하지 아니한 때

2의5. 제11조의3 제3항을 위반한 때

3. 그 밖에 이 법 또는 이 법에 따른 명령을 위반한 경우

(의료기사법 제11조의3 : 치과기공사 등의 준수사항)

① 치과기공사는 제3조에 따른 업무(이하 "치과기공물제작등 업무"라 한다)를 수행할 때 치과의사가 발행한 치과기공물제작의뢰서에 따라야 한다.

② 치과기공물제작등 업무를 의뢰한 치과의사 및 치과기공소 개설자는 보건복지부령으로 정하는 바에 따라 치과기공물제작의뢰서를 보존하여야 한다.

③ 치과기공물제작등 업무를 의뢰한 치과의사는 실제 기공물 제작 등이 치과기공물제작의뢰서에 따라 적합하게 이루어지고 있는지 여부를 확인할 수 있으며 해당 치과기공소 개설자는 이에 따라야 한다.

66 「의료기사 등에 관한 법률」상 청문사유에 해당하는 것은? 2016 인천 기출유사

① 안경업소 개설자에 대한 과태료 100만원
② 안경업소 개설자에 대한 영업정지 3개월
③ 임상병리사에 대한 면허취소
④ 치과기공소 개설자에 대한 시정명령

Answer 65 ① 66 ③

해설 (의료기사법 제26조 : 청문) 보건복지부장관 또는 특별자치시장·특별자치도지사·시장·군수·구청장은 다음 각 호의 어느 하나에 해당하는 처분을 하려면 청문을 하여야 한다.
1. 제21조 제1항에 따른 면허의 취소
2. 제24조 제1항에 따른 등록의 취소
(의료기사법 제21조 제1항 : 면허의 취소 등) 보건복지부장관은 의료기사등이 다음 각 호의 어느 하나에 해당하면 그 면허를 취소할 수 있다. 다만, 제1호의 경우에는 면허를 취소하여야 한다. 〈개정 2020.4.7.〉
1. 제5조 제1호부터 제4호까지의 규정에 해당하게 된 경우
2. 삭제 〈1999.2.8.〉
3. 제9조 제3항을 위반하여 다른 사람에게 면허를 대여한 경우
3의2. 제11조의3 제1항을 위반하여 치과의사가 발행하는 치과기공물 제작의뢰서에 따르지 아니하고 치과기공물 제작 등 업무를 한 때
4. 제22조 제1항 또는 제3항에 따른 면허자격정지 또는 면허효력정지 기간에 의료기사등의 업무를 하거나 3회 이상 면허자격정지 또는 면허효력정지 처분을 받은 경우
(의료기사법 제24조 제1항 : 개설등록의 취소 등) 65번 문제 해설 참조

67 「의료기사 등에 관한 법률」상 청문을 하여야 하는 행정처분은? 2022 충남 기출유사

① 면허의 취소 ② 시정명령
③ 영업의 정지 ④ 자격의 정지

해설 (의료기사법 제26조 : 청문) 66번 문제 해설 참조

16

68 「의료기사 등에 관한 법률」상 보건복지부장관이 의료기사등에게 취소처분을 할 때 청문을 해야 하는 것은? 2014 경북 기출유사

① 검사결과를 사실과 다르게 판시하는 행위
② 치과기공물제작의뢰서를 보존하지 아니한 때
③ 2개 이상의 치과기공소 또는 안경업소를 개설한 경우
④ 3회 이상 자격정지처분을 받은 경우

해설 66번 문제 해설 참조

69 「의료기사 등에 관한 법률」에 관한 내용으로 가장 올바르지 못한 것은? 2017 인천 기출유사

① 국가시험은 필기시험과 실기시험으로 구분하여 실시한다.
② 면허의 취소나 등록의 취소를 하려면 청문을 하여야 한다.
③ 보수교육실시기관의 장은 보수교육 대상자 명단, 보수교육 면제자 명단 등을 3년간 보존하여야 한다.
④ 의료기사등은 의료기사, 안경사, 보건의료정보관리사, 응급구조사를 포함한다.

Answer 67 ① 68 ④ 69 ④

해설 **(의료기사법 제3조 : 업무 범위와 한계)** 의료기사, 보건의료정보관리사 및 안경사(이하 "의료기사등"이라 한다)의 구체적인 업무의 범위와 한계는 대통령령으로 정한다.

① **(의료기사법 시행령 제3조 제2항)** 국가시험은 필기시험과 실기시험으로 구분하여 실시하되, 실기시험은 필기시험 합격자에 대해서만 실시한다. 다만, 보건복지부장관이 필요하다고 인정하는 경우에는 필기시험과 실기시험을 병합하여 실시할 수 있다.

② **(의료기사법 제26조)** 보건복지부장관 또는 특별자치시장·특별자치도지사·시장·군수·구청장은 다음 각 호의 어느 하나에 해당하는 처분을 하려면 청문을 하여야 한다.

1. 제21조 제1항에 따른 면허의 취소
2. 제24조 제1항에 따른 등록의 취소

③ **(의료기사법 시행규칙 제21조)** 보수교육실시기관의 장은 다음 각 호의 서류를 3년 동안 보존하여야 한다.

1. 보수교육 대상자 명단(대상자의 교육 이수 여부가 적혀 있어야 한다)
2. 보수교육 면제자 명단
3. 그 밖에 교육 이수자가 교육을 이수하였다는 사실을 확인할 수 있는 서류

70 「의료기사 등에 관한 법률」상 벌칙이 3년 이하 징역 또는 3천만원 이하 벌금에 해당하지 않는 것은?

2016 부산·전남, 2024·2025 인천 기출유사

① 의료기사등의 면허 없이 의료기사등의 명칭 또는 이와 유사한 명칭을 사용한 자

② 의료기사등의 면허 없이 의료기사등의 업무를 한 사람

③ 치과의사가 발행한 치과기공물제작의뢰서에 따르지 아니하고 치과기공물제작등 업무를 행한 자

④ 타인에게 의료기사등의 면허증을 빌려 준 사람

해설 **(의료기사법 제30조 제1항 : 벌칙)** 다음 각 호의 어느 하나에 해당하는 사람은 3년 이하의 징역 또는 3천만원 이하의 벌금에 처한다. 〈개정 2020.4.7.〉

1. 제9조 제1항 본문을 위반하여 의료기사등의 면허 없이 의료기사등의 업무를 한 사람
2. 제9조 제3항을 위반하여 다른 사람에게 면허를 대여한 사람

2의2. 제9조 제4항을 위반하여 면허를 대여받거나 면허 대여를 알선한 사람

3. 제10조를 위반하여 업무상 알게 된 비밀을 누설한 사람
4. 제11조의2 제1항을 위반하여 치과기공사의 면허 없이 치과기공소를 개설한 자. 다만, 제11조의2 제1항에 따라 개설등록을 한 치과의사는 제외한다.
5. 제11조의3 제1항을 위반하여 치과의사가 발행한 치과기공물제작의뢰서에 따르지 아니하고 치과기공물제작등 업무를 행한 자
6. 제12조 제1항을 위반하여 안경사의 면허 없이 안경업소를 개설한 사람

(의료기사법 제31조 : 벌칙) 다음 각 호 어느 하나에 해당하는 자는 500만원 이하의 벌금에 처한다.

1. 제9조 제2항을 위반하여 의료기사등의 면허 없이 의료기사등의 명칭 또는 이와 유사한 명칭을 사용한 자

1의2. 제11조의2 제2항을 위반하여 2개소 이상의 치과기공소를 개설한 자

2. 제12조 제2항을 위반하여 2개 이상의 안경업소를 개설한 자

2의2. 제11조의2 제3항을 위반하여 등록을 하지 아니하고 치과기공소를 개설한 자

3. 제12조 제3항을 위반하여 등록을 하지 아니하고 안경업소를 개설한 자

3의2. 제12조 제5항을 위반한 사람

3의3. 제12조 제6항을 위반하여 안경 및 콘택트렌즈를 안경업소 외의 장소에서 판매한 안경사

4. 제14조 제2항을 위반하여 영리를 목적으로 특정 치과기공소·안경업소 또는 치과기공사·안경사에게 고객을 알선·소개 또는 유인한 자

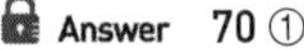

71 임상병리사 김씨는 업무상 알게 된 유명연예인 박씨의 HIV 양성 반응검사 결과를 카카오톡 대화방에서 누설하였다. 「의료기사 등에 관한 법률」상 임상병리사 김씨에 대한 벌칙에 해당하는 것은?

2015 경북, 2020 서울, 2025 부산 기출유사

① 500만원 이하의 벌금
② 1년 이하의 징역 또는 1천만원 이하의 벌금
③ 3년 이하의 징역 또는 3천만원 이하의 벌금
④ 5년 이하의 징역 또는 5천만원 이하의 벌금

해설 (의료기사법 제30조 제1항 제3호) 70번 문제 해설 참조

72 「의료기사 등에 관한 법률」상 의료기사 등의 벌칙에서 고소가 있어야 공소를 제기할 수 있는 경우는?

2023 전북 기출유사

① 다른 사람에게 의료기사 등의 면허를 대여한 경우
② 업무상 알게 된 비밀을 누설한 경우
③ 의료기사 등의 면허 대여를 알선한 경우
④ 의료기사 등의 면허 없이 의료기사 등의 업무를 한 경우

해설 (의료기사법 제30조 제2항 : 벌칙) 제1항 제3호의 죄는 고소가 있어야 공소를 제기할 수 있다.
(의료기사법 제30조 제1항) 70번 문제 해설 참조

16

73 「의료기사 등에 관한 법률」상 위반행위와 벌칙의 연결이 올바르게 짝지어진 것은?

2016 울산, 2021 부산 기출유사

① 등록을 하지 아니하고 치과기공소를 개설한 자 – 3년 이하 징역 또는 3천만원 이하 벌금
② 면허 없이 안경업소를 개설한 사람 – 3년 이하의 징역 또는 3천만원 이하의 벌금
③ 의료기사등의 실태와 취업 상황을 허위로 신고한 사람 – 500만원 이하의 벌금
④ 2개소 이상의 치과기공소를 개설한 자 – 3년 이하의 징역 또는 3천만원 이하의 벌금

해설 (의료기사법 제30조 제1항 : 벌칙) 70번 문제 해설 참조
(의료기사법 제31조 : 벌칙) 70번 문제 해설 참조
(의료기사법 제33조 : 과태료)
① 제23조 제2항에 따른 시정명령을 이행하지 아니한 자에게는 500만원 이하의 과태료를 부과한다.
② 다음 각 호의 어느 하나에 해당하는 자에게는 100만원 이하의 과태료를 부과한다.
1. 제11조에 따른 실태와 취업 상황을 허위로 신고한 사람
2. 제13조에 따른 폐업신고를 하지 아니하거나 등록사항의 변경신고를 하지 아니한 사람
3. 제15조 제1항에 따른 보고를 하지 아니하거나 검사를 거부·기피 또는 방해한 자

Answer 71 ③ 72 ② 73 ②

74 「의료기사 등에 관한 법률」에 따라 3년 이하의 징역 또는 3천만원 이하의 벌금에 처해지는 사람은?

2025 경북 기출유사

① 2개소 이상의 치과기공소를 개설한 사람
② 의료기사 등의 면허 대여를 알선한 사람
③ 의료기사 등의 취업 상황을 허위로 신고한 사람
④ 의료기사의 면허 없이 의료기사 명칭을 사용한 사람

해설 (의료기사법 제30조 제1항 : 벌칙) 70번 문제 해설 참조

75 「의료기사 등에 관한 법률」상 의료기사의 처벌사항 중 3년 이하의 징역 또는 3천만원 이하의 벌금에 해당하는 것은? 2015 충남 기출유사

① 등록을 하지 아니하고 치과기공소를 개설한 사람
② 영리를 목적으로 특정 치과기공소에 고객을 알선·소개 또는 유인한 사람
③ 치과기공물제작의뢰서에 따라 치과기공물제작등 업무를 하지 않은 사람
④ 2개소 이상의 치과기공소를 개설한 사람

해설 70번 문제 해설 참조

76 「의료기사 등에 관한 법률」상 벌칙이 다른 위반행위는? 2015 강원 기출유사

① 등록을 하지 아니하고 안경업소를 개설한 사람
② 면허 없이 안경업소를 개설한 사람
③ 면허 없이 의료기사등의 명칭을 사용한 사람
④ 2개소 이상의 치과기공소를 개설한 사람

해설 70번 문제 해설 참조

77 「의료기사등에 관한 법률」상 500만원 이하의 과태료에 해당하는 것은? 2023 경북 기출유사

① 보수교육의 시간·방법·내용 등에 관한 사항을 위반한 경우의 시정명령을 이행하지 아니한 자
② 실태와 취업 상황을 허위로 신고한 사람
③ 의료기사 등의 면허없이 의료기사 등의 업무를 한 때
④ 타인에게 의료기사 등의 면허증을 대여한 때

해설 70번 문제 해설 참조

Answer 74 ② 75 ③ 76 ② 77 ①

78 **「의료기사 등에 관한 법률」상 의료기사등에 대한 보수교육을 위탁받은 중앙회에서 보수교육을 실시하지 아니하여 보건복지부장관이 시정을 명했음에도 불구하고 시정명령을 이행하지 아니한 수탁기관인 중앙회에 부과할 수 있는 벌칙은?**

① 100만원 이하의 벌금 ② 100만원 이하의 과태료
③ 500만원 이하의 벌금 ④ 500만원 이하의 과태료

해설 **(의료기사법 제33조 제1항 : 과태료)** 제23조 제2항에 따른 시정명령을 이행하지 아니한 자에게는 500만원 이하의 과태료를 부과한다.
(의료기사법 제23조 제2항 : 시정명령) 보건복지부장관은 제28조 제2항에 따른 업무의 수탁기관이 제20조 제2항에 따른 보수교육의 시간·방법·내용 등에 관한 사항을 위반하여 보수교육을 실시하거나 실시하지 아니한 경우에는 시정을 명할 수 있다.
(의료기사법 제28조 제2항 : 권한의 위임 또는 위탁) 보건복지부장관은 의료기사등의 실태 등의 신고 수리, 의료기사등에 대한 교육 등 업무의 일부를 대통령령으로 정하는 바에 따라 관계 전문기관 또는 단체 등에 위탁할 수 있다.
(의료기사법 시행령 제14조 : 업무의 위탁)
① 법 제28조 제2항에 따라 보건복지부장관은 법 제11조 제1항에 따른 신고 수리 업무를 법 제16조에 따라 의료기사등의 면허 종류별로 설립된 단체("중앙회")에 위탁한다.
② 제1항에 따라 업무를 위탁받은 중앙회는 위탁받은 업무의 처리 내용을 보건복지부령으로 정하는 바에 따라 보건복지부장관에게 보고하여야 한다.
③ 법 제28조 제2항에 따라 보건복지부장관은 법 제20조에 따른 의료기사등에 대한 보수교육을 다음 각 호의 어느 하나에 해당하는 기관 중 교육 능력을 갖춘 것으로 인정되는 기관에 위탁한다.
1. 「고등교육법」에 따른 학교로서 해당 의료기사등의 면허에 관련된 학과가 개설된 전문대학 이상의 학교
2. 중앙회
3. 해당 의료기사등의 업무와 관련된 연구기관

79 **「의료기사 등에 관한 법률」상 100만원 이하의 과태료에 해당하는 것은?** 2009 서울 기출유사

① 안경업소 개설자가 폐업신고를 하지 아니하고 폐업한 때
② 업무상 알게 된 타인의 비밀을 누설한 때
③ 의료기사등의 면허 없이 의료기사등의 업무를 한 때
④ 타인에게 의료기사등의 면허증을 빌려 준 때

해설 **(의료기사법 제33조 제2항 : 과태료)** 다음 각 호의 어느 하나에 해당하는 자에게는 100만원 이하의 과태료를 부과한다.
1. 제11조에 따른 실태와 취업 상황을 허위로 신고한 사람
2. 제13조에 따른 폐업신고를 하지 아니하거나 등록사항의 변경신고를 하지 아니한 사람
3. 제15조 제1항에 따른 보고를 하지 아니하거나 검사를 거부·기피 또는 방해한 자
(의료기사법 제30조 제1항 : 벌칙) 다음 각 호의 어느 하나에 해당하는 사람은 3년 이하의 징역 또는 3천만원 이하의 벌금에 처한다. 〈개정 2020.4.7.〉
1. 제9조 제1항 본문을 위반하여 의료기사등의 면허 없이 의료기사등의 업무를 한 사람
2. 제9조 제3항을 위반하여 다른 사람에게 면허를 대여한 사람
2의2. 제9조 제4항을 위반하여 면허를 대여받거나 면허 대여를 알선한 사람
3. 제10조를 위반하여 업무상 알게 된 비밀을 누설한 사람
4. 제11조의2 제1항을 위반하여 치과기공사의 면허 없이 치과기공소를 개설한 자. 다만, 제11조의2 제1항에 따라 개설등록을 한 치과의사는 제외한다.
5. 제11조의3 제1항을 위반하여 치과의사가 발행한 치과기공물제작의뢰서에 따르지 아니하고 치과기공물제작등 업무를 행한 자
6. 제12조 제1항을 위반하여 안경사의 면허 없이 안경업소를 개설한 사람

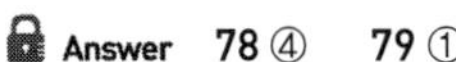

Answer 78 ④ 79 ①

80 「의료기사 등에 관한 법률」상 과태료 처분 대상이 되지 않는 사람은? 2024 전북 기출유사

① 2개소 이상의 안경업소를 개설한 자

② 치과기공소의 폐업신고를 하지 아니한 자

③ 실태와 취업 상황을 허위로 신고한 사람

④ 안경업소의 업무상황·시설의 검사를 거부·기피 또는 방해한 자

해설 **(의료기사 등에 관한 법률 제33조 제2항 : 과태료)** 79번 문제 해설 참조

(의료기사 등에 관한 법률 제31조 : 벌칙) 다음 각 호의 어느 하나에 해당하는 자는 500만원 이하의 벌금에 처한다.

1. 제9조 제2항을 위반하여 의료기사등의 면허 없이 의료기사등의 명칭 또는 이와 유사한 명칭을 사용한 자

1의2. 제11조의2 제2항을 위반하여 2개소 이상의 치과기공소를 개설한 자

2. 제12조 제2항을 위반하여 2개 이상의 안경업소를 개설한 자

2의2. 제11조의2 제3항을 위반하여 등록을 하지 아니하고 치과기공소를 개설한 자

3. 제12조 제3항을 위반하여 등록을 하지 아니하고 안경업소를 개설한 자

3의2. 제12조 제5항을 위반한 사람

3의3. 제12조 제6항을 위반하여 안경 및 콘택트렌즈를 안경업소 외의 장소에서 판매한 안경사

4. 제14조 제2항을 위반하여 영리를 목적으로 특정 치과기공소 · 안경업소 또는 치과기공사 · 안경사에게 고객을 알선 · 소개 또는 유인한 자

81 「의료기사 등에 관한 법률」상 의료기사등의 실태와 취업 상황을 허위로 신고한 사람에 대한 벌칙으로 올바른 것은? 2023 경기 기출유사

① 100만원 이하의 과태료

② 500만원 이하의 과태료

③ 500만원 이하의 벌금

④ 3년 이하의 징역 또는 3천만원 이하의 벌금

해설 **(의료기사법 제33조 제2항 : 과태료)** 다음 각 호의 어느 하나에 해당하는 자에게는 100만원 이하의 과태료를 부과한다.

1. 제11조에 따른 실태와 취업 상황을 허위로 신고한 사람
2. 제13조에 따른 폐업신고를 하지 아니하거나 등록사항의 변경신고를 하지 아니한 사람
3. 제15조 제1항에 따른 보고를 하지 아니하거나 검사를 거부 · 기피 또는 방해한 자

Answer 80 ① 81 ①

17

정신건강증진 및 정신질환자 복지서비스 지원에 관한 법률(약칭 : 정신건강복지법)

정신건강증진 및 정신질환자 복지서비스 지원에 관한 법률

01 「정신건강복지법」상 용어의 정의로 가장 올바르지 못한 것은? 2023 충북 기출유사

① 정신건강증진사업이란 정신건강 관련 교육·상담, 정신질환의 예방·치료, 정신질환자의 재활, 정신건강에 영향을 미치는 사회복지·교육·주거·근로 환경의 개선 등을 통하여 국민의 정신건강을 증진시키는 사업을 말한다.

② 정신건강증진시설이란 정신의료기관, 정신요양시설 및 정신재활시설을 말한다.

③ 정신재활시설이란 정신질환자를 입소시켜 요양 서비스를 제공하는 시설을 말한다.

④ 정신질환자란 망상, 환각, 사고나 기분의 장애 등으로 인하여 독립적으로 일상생활을 영위하는 데 중대한 제약이 있는 사람을 말한다.

해설 **(정신건강복지법 제3조 : 정의)** 이 법에서 사용하는 용어의 뜻은 다음과 같다. 〈개정 2024.1.2.〉

1. "정신질환자"란 망상, 환각, 사고나 기분의 장애 등으로 인하여 독립적으로 일상생활을 영위하는 데 중대한 제약이 있는 사람을 말한다.
2. "정신건강증진사업"이란 정신건강 관련 교육·상담, 정신질환의 예방·치료, 정신질환자의 재활, 정신건강에 영향을 미치는 사회복지·교육·주거·근로 환경의 개선 등을 통하여 국민의 정신건강을 증진시키는 사업을 말한다.
3. "정신건강복지센터"란 정신건강증진시설, 사회복지시설, 학교 및 사업장과 연계체계를 구축하여 지역사회에서의 정신건강증진사업 및 제33조부터 제38조까지, 제38조의2·제38조의3에 따른 정신질환자 복지서비스 지원사업("정신건강증진사업등")을 하는 다음 각 목의 기관 또는 단체를 말한다.
   가. 제15조 제1항부터 제3항까지의 규정에 따라 국가 또는 지방자치단체가 설치·운영하는 기관
   나. 제15조 제6항에 따라 국가 또는 지방자치단체로부터 위탁받아 정신건강증진사업등을 수행하는 기관 또는 단체
4. "정신건강증진시설"이란 정신의료기관, 정신요양시설 및 정신재활시설을 말한다.
5. "정신의료기관"이란 다음 각 목의 어느 하나에 해당하는 기관을 말한다.
   가. 정신병원
   나. 의료기관 중 제19조 제1항 후단에 따른 기준에 적합하게 설치된 의원
   다. 병원급 의료기관에 설치된 정신건강의학과로서 제19조 제1항 후단에 따른 기준에 적합한 기관
6. "정신요양시설"이란 정신질환자를 입소시켜 요양서비스를 제공하는 시설을 말한다.
7. "정신재활시설"이란 정신질환자 또는 정신건강상 문제가 있는 사람 중 대통령령으로 정하는 "정신질환자등"의 사회적응을 위한 각종 훈련과 생활지도를 하는 시설을 말한다.
8. "동료지원인"이란 정신질환자등에 대한 상담 및 교육 등의 역할을 수행할 수 있도록 정신질환자이거나 정신질환자이었던 사람 중 보건복지부령으로 정하는 동료지원인 양성과정을 수료한 사람을 말한다.

[시행일 : 2026.1.3.] 제3조 제3호

Answer 01 ③

02 **「정신건강복지법」상 보건복지부장관은 5년마다 정신건강증진 및 정신질환자 복지서비스 지원에 관한 국가의 기본계획을 수립하여야 하며, 시·도지사는 국가계획에 따라 각각 시·도 단위의 지역계획을 수립하여야 한다. 다음 중 국가계획 또는 지역계획에 포함되어야 할 사항을 모두 고른 것은?**

> 가. 생애주기 및 성별에 따른 정신건강증진사업
> 나. 언론의 정신질환보도에 대한 권고기준 수립 및 이행확보 방안(국가계획에 한정)
> 다. 정신질환자와 그 가족의 지원
> 라. 재난 심리지원

① 가, 나, 다
② 가. 다
③ 나, 라
④ 가, 나, 다, 라

해설 **(정신건강복지법 제7조 제3항 : 국가계획의 수립 등)** 국가계획 또는 지역계획에는 다음 각 호의 사항이 포함되어야 한다. 〈개정 2024.1.23.〉

1. 정신질환의 예방, 상담, 조기발견, 치료 및 재활을 위한 활동과 각 활동 상호 간 연계
2. 생애주기 및 성별에 따른 정신건강증진사업
3. 정신질환자의 조기퇴원 및 사회적응
4. 적정한 정신건강증진시설의 확보 및 운영
5. 정신질환에 대한 인식개선을 위한 교육·홍보, 정신질환자의 법적 권리보장 및 인권보호 방안
6. 전문인력의 양성 및 관리
7. 정신건강증진을 위한 교육, 주거, 근로환경 등의 개선 및 이와 관련된 부처 또는 기관과의 협력 방안
8. 정신건강 관련 정보체계 구축 및 활용
9. 정신질환자와 그 가족의 지원
10. 정신질환자의 건강, 취업, 교육 및 주거 등 지역사회 재활과 사회참여
11. 정신질환자에 대한 복지서비스의 연구·개발 및 평가에 관한 사항
12. 정신질환자에 대한 복지서비스 제공에 필요한 재원의 조달 및 운용에 관한 사항
13. 우울·불안·고독 등으로 정신건강이 악화될 우려가 있는 사람의 발견 및 정신건강서비스 제공
14. 재난 심리지원
15. 언론의 정신질환보도에 대한 권고기준 수립 및 이행확보 방안(국가계획에 한정)
16. 그 밖에 보건복지부장관 또는 시·도지사가 정신건강증진을 위하여 필요하다고 인정하는 사항

03 **「정신건강증진 및 정신질환자 복지서비스 지원에 관한 법률」상 보건복지부장관은 5년마다 실태조사를 하여야 하며, 정신건강증진 정책을 수립하는데 필요한 경우 수시로 실태조사를 할 수 있다. 아래 〈보기〉 사항 중 실태조사를 하여야 하는 사항을 모두 고른 것은?**

> 보기
> 가. 성별, 연령 등 인구학적 특성에 따른 정신질환의 치료 이력
> 나. 정신질환의 인구학적 분포, 유병률 및 유병요인
> 다. 정신질환자의 취업·직업훈련·소득·주거·경제상태 및 정신질환자에 대한 복지서비스
> 라. 정신질환자 및 그 가족에 대한 차별 실태

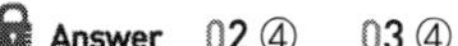
Answer 02 ④ 03 ④

① 가, 나, 다　　　② 가, 다
③ 나, 라　　　④ 가, 나, 다, 라

해설 **(정신건강복지법 제10조 제1항 : 실태조사)** 보건복지부장관은 5년마다 다음 각 호의 사항에 관한 실태조사를 하여야 한다. 다만, 정신건강증진 정책을 수립하는데 필요한 경우 수시로 실태조사를 할 수 있다. 〈개정 2024.1.2.〉

1. 정신질환의 인구학적 분포, 유병률 및 유병요인
2. 성별, 연령 등 인구학적 특성에 따른 정신질환의 치료 이력, 정신건강증진시설 이용 현황
3. 정신질환으로 인한 사회적·경제적 손실
4. 정신질환자의 취업·직업훈련·소득·주거·경제상태 및 정신질환자에 대한 복지서비스
5. 정신질환자 가족의 사회·경제적 상황
6. 정신질환자 및 그 가족에 대한 차별 실태
7. 우울·불안·고독 등 정신건강 악화가 우려되는 문제
8. 그 밖에 정신건강증진에 필요한 사항으로서 보건복지부령으로 정하는 사항

04 「정신건강복지법」상 정신건강상 문제의 조기발견 등에 대한 설명으로 올바르지 못한 것은?

2024 전남 기출유사

① 국가와 지방자치단체는 조기치료가 필요한 정신건강상 문제가 있는 사람에 대하여 예산의 범위에서 치료비를 지원할 수 있다.
② 보건복지부장관, 시·도지사 및 시장·군수·구청장은 생애주기 및 성별 정신건강상 문제의 조기발견·치료를 위한 교육·상담 등의 정신건강증진사업을 시행한다.
③ 보건복지부장관, 시·도지사 및 시장·군수·구청장은 정신질환의 원활한 치료와 만성화 방지를 위하여 정신건강복지센터, 정신건강증진시설 및 의료기관을 연계한 정신건강상 문제의 조기발견 체계를 구축하여야 한다.
④ 조기치료비 지원 기간은 정신건강의학과 전문의가 정신건강상 문제가 있다고 진단을 한 날부터 3년까지로 한다.

해설 **(정신건강복지법 시행령 제5조의2 제4항 : 정신건강상 문제의 조기치료를 위한 지원)** 제2항 및 제3항에 따른 조기치료비 지원 기간은 정신건강의학과전문의가 정신건강상 문제가 있다고 진단을 한 날부터 5년까지로 한다.
(정신건강복지법 제11조 : 정신건강상 문제의 조기발견 등)
① 보건복지부장관, 시·도지사 및 시장·군수·구청장은 정신질환의 원활한 치료와 만성화 방지를 위하여 정신건강복지센터, 정신건강증진시설 및 의료기관을 연계한 정신건강상 문제(우울·불안·고독 등 정신건강 악화가 우려되는 문제를 포함)의 조기발견 체계를 구축하여야 한다. 〈개정 2024.1.2.〉
② 보건복지부장관, 시·도지사 및 시장·군수·구청장은 생애주기 및 성별 정신건강상 문제의 조기발견·치료를 위한 교육·상담 등의 정신건강증진사업을 시행한다.
③ 국가와 지방자치단체는 조기치료가 필요한 정신건강상 문제가 있는 사람에 대하여 예산의 범위에서 치료비를 지원할 수 있다. 〈신설 2021.6.8.〉

Answer 04 ④

05 아래 내용은 「정신건강복지법」상 국가와 지방자치단체 및 정신건강증진시설의 장의 의무에 대한 설명이다. 다음 중 올바르게 설명한 것을 모두 고른 것은?

가. 국가와 지방자치단체는 정신질환자등과 그 가족에 대하여 정신건강증진사업등에 관한 정보를 제공하는 등 필요한 시책을 강구하여야 한다.
나. 정신건강증진시설의 장은 입원등 또는 거주 중인 정신질환자등이 인간으로서의 존엄과 가치를 보장받으며 자유롭게 생활할 수 있도록 노력하여야 한다.
다. 정신건강증진시설의 장은 정신질환자등의 치료, 보호 및 재활과정에서 정신질환자등의 의견을 존중하여야 한다.
라. 정신건강증진시설의 장은 정신질환자등이 퇴원 및 퇴소를 하려는 때에는 정신질환자등과 그 보호의무자에게 정신건강복지센터의 기능·역할 및 이용 절차 등을 알려야 한다.

① 가, 나, 다 ② 가, 다
③ 나, 라 ④ 가, 나, 다, 라

해설 **(정신건강복지법 제4조 제5항 : 국가와 지방자치단체의 책무)** 국가와 지방자치단체는 정신질환자등의 적절한 치료 및 재활과 자립을 지원하기 위하여 정신질환자등과 그 가족에 대하여 정신건강증진사업등에 관한 정보를 제공하는 등 필요한 시책을 강구하여야 한다.

(정신건강복지법 제6조 : 정신건강증진시설의 장의 의무)

① 정신건강증진시설의 장은 정신질환자등이 입원등을 하거나 사회적응을 위한 훈련을 받으려고 하는 때에는 지체 없이 정신질환자등과 그 보호의무자에게 이 법 및 다른 법률에 따른 권리 및 권리행사 방법을 알리고, 그 권리행사에 필요한 각종 서류를 정신건강증진시설에 갖추어 두어야 한다. 이 경우 정신질환자등과 그 보호의무자에게 알릴 권리 및 권리행사 방법과 권리행사에 필요한 서류는 정신질환자등이 이해하기 쉬운 형태로 작성되거나 고지되어야 한다. 〈개정 2024.1.2.〉
② 정신건강증진시설의 장은 정신질환자등이 퇴원 및 퇴소("퇴원등")를 하려는 때에는 정신질환자등과 그 보호의무자에게 정신건강복지센터의 기능·역할 및 이용 절차 등을 알리고, 지역사회 거주 및 치료에 필요한 정보를 제공하는 정신보건수첩 등 각종 서류를 정신건강증진시설에 갖추어 두어야 한다.
③ 정신건강증진시설의 장은 정신질환자등의 치료, 보호 및 재활과정에서 정신질환자등의 의견을 존중하여야 한다.
④ 정신건강증진시설의 장은 입원등 또는 거주 중인 정신질환자등이 인간으로서의 존엄과 가치를 보장받으며 자유롭게 생활할 수 있도록 노력하여야 한다.
⑤ 제1항 및 제2항에 따라 정신질환자등과 그 보호의무자에게 알릴 권리의 종류·내용, 고지방법 및 서류비치 등에 관하여 필요한 사항은 보건복지부령으로 정한다.

17

06 「정신건강복지법」상 조기치료비 지원을 받을 수 있는 사람은 정신건강의학과 전문의가 정신건강상 문제가 있다고 진단을 한 사람으로서 소득이나 재산 등이 보건복지부장관이 정하여 고시하는 기준 이하인 사람으로 하며, 지원하는 조기치료비는 본인이 부담하는 요양급여비용과 본인이 부담하는 의료급여비용으로 한다. 다음 중 조기치료비 지원을 받을 수 있는 사람이 요양급여의 대상에서 제외되거나 의료급여의 대상에서 제외되는 사항에 대한 비용인 "비급여비용"을 추가로 지원받을 수 있는 경우에 해당하지 않는 사람은?

① 「국민기초생활 보장법」에 따른 수급권자 ② 「국민기초생활 보장법」에 따른 부양의무자
③ 「국민기초생활 보장법」에 따른 차상위계층 ④ 「의료급여법」 제3조에 따른 수급권자

Answer 05 ④ 06 ②

해설 (정신건강복지법 시행령 제5조의2 : 정신건강상 문제의 조기치료를 위한 지원)

① 법 제11조 제3항에 따라 조기치료비지원을 받을 수 있는 사람은 정신건강의학과전문의가 정신건강상 문제가 있다고 진단을 한 사람으로서 소득이나 재산 등이 보건복지부장관이 정하여 고시하는 기준 이하인 사람으로 한다. 다만, 지방자치단체가 지원하는 경우에는 지역의 여건 등을 고려하여 해당 지방자치단체의 조례로 그 기준을 완화하여 정할 수 있다. 〈개정 2025.3.25.〉

② 법 제11조 제3항에 따라 지원하는 조기치료비는 「국민건강보험법」 제44조에 따라 본인이 부담하는 요양급여비용과 「의료급여법」 제10조에 따라 본인이 부담하는 의료급여비용(이하 제37조에서 "본인부담금"이라 한다)으로 한다.

③ 제2항에도 불구하고 제1항에 따라 조기치료비 지원을 받을 수 있는 사람이 다음 각 호에 해당하는 경우에는 「국민건강보험법」 제41조 제4항에 따라 요양급여의 대상에서 제외되거나 「의료급여법」 제7조 제3항에 따라 의료급여의 대상에서 제외되는 사항에 대한 비용(이하 제37조에서 "비급여비용"이라 한다)을 추가로 지원할 수 있다.

1. 「국민기초생활 보장법」에 따른 수급권자
2. 「국민기초생활 보장법」에 따른 차상위계층
3. 「의료급여법」제3조에 따른 수급권자

④ 제2항 및 제3항에 따른 조기치료비 지원 기간은 정신건강의학과전문의가 정신건강상 문제가 있다고 진단을 한 날부터 5년까지로 한다.

[시행일 : 2026.3.26.]

07 「정신건강복지법」상 기관 · 단체 · 학교의 장 및 사업장의 사용자는 구성원의 정신건강에 관한 교육 · 상담과 정신질환 치료와의 연계 등의 정신건강증진사업을 실시하도록 노력하여야 한다. 다음 중 정신건강증진사업 실시에 노력해야 하는 해당 기관 · 학교 · 단체에 해당하지 않는 것은?

① 국가 및 지방자치단체의 기관 중 업무의 성질상 정신건강을 해칠 가능성이 높아 정신건강증진사업을 실시할 필요가 있는 교정시설

② 근로자 100명 이상을 사용하는 사업장

③ 대학, 산업대학, 교육대학, 전문대학 및 기술대학

④ 업무의 성질이나 근무자 수 등을 고려하여 정신건강증진사업을 실시할 필요가 있는 사회복지시설

해설 (정신건강복지법 제13조 제1항 : 학교 등에서의 정신건강증진사업 실시) 다음 각 호에 해당하는 기관 · 단체 · 학교의 장 및 사업장의 사용자는 구성원의 정신건강에 관한 교육 · 상담과 정신질환 치료와의 연계 등의 정신건강증진사업을 실시하도록 노력하여야 한다.

1. 국가 및 지방자치단체의 기관 중 업무의 성질상 정신건강을 해칠 가능성이 높아 정신건강증진사업을 실시할 필요가 있는 기관으로서 대통령령으로 정하는 기관
2. 「초 · 중등교육법」 및 「고등교육법」에 따른 학교 중 대통령령으로 정하는 학교
3. 「근로기준법」에 따른 근로자 300명 이상을 사용하는 사업장
4. 그 밖에 업무의 성질이나 근무자 수 등을 고려하여 정신건강증진사업을 실시할 필요가 있는 기관 · 단체로서 대통령령으로 정하는 기관 · 단체

(정신건강복지법 시행령 제8조 : 정신건강증진사업 실시에 노력해야 하는 기관 · 학교 · 단체)

① 법 제13조 제1항 제1호에서 "대통령령으로 정하는 기관"이란 다음 각 호의 기관을 말한다. 〈개정 2020.12.31.〉

1. 경찰서(제주특별자치도 자치경찰단 포함)
2. 소방서 및 119안전센터, 119구조대, 119구급대, 119구조구급센터 및 소방정대
3. 육군, 해군(해병대 포함) 및 공군
4. 「형의 집행 및 수용자의 처우에 관한 법률」에 따른 교정시설

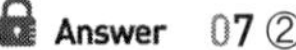 07 ②

② 법 제13조 제1항 제2호에서 "대통령령으로 정하는 학교"란 다음 각 호의 학교를 말한다.
1. 「초·중등교육법」 제2조에 따른 초등학교, 중학교, 고등학교 및 특수학교
2. 「고등교육법」 제2조에 따른 대학, 산업대학, 교육대학, 전문대학 및 기술대학
③ 법 제13조 제1항 제4호에서 "대통령령으로 정하는 기관·단체"란 사회복지시설을 말한다.

08 「정신건강복지법」상 정신건강복지센터의 설치 및 운영에 대한 설명으로 가장 올바르지 못한 것은?

① 보건복지부장관은 정신건강복지센터를 설치·운영할 수 있다.
② 시·도지사는 관할 구역에서 광역정신건강복지센터를 설치·운영할 수 있다.
③ 시장·군수·구청장은 보건소에 기초정신건강복지센터를 설치·운영할 수 있다.
④ 시·도지사와 시장·군수·구청장은 각각 소관 광역정신건강복지센터 및 소관 기초정신건강복지센터의 운영 현황 및 정신건강증진사업등의 추진 내용을 각각 분기별로 보건복지부장관에게 직접 보고하여야 한다.

해설 (정신건강복지법 제15조 제7항 : 정신건강복지센터의 설치 및 운영) 시·도지사는 소관 광역정신건강복지센터의 운영 현황 및 정신건강증진사업등의 추진 내용을, 시장·군수·구청장은 관할 시·도지사를 통하여 소관 기초정신건강복지센터의 운영 현황 및 정신건강증진사업등의 추진 내용을 각각 반기별로 보건복지부장관에게 통보하여야 한다. 〈개정 2024.9.20.〉

09 「정신건강복지법」상 국가트라우마센터의 설치 및 운영에 대한 설명으로 가장 올바르지 못한 것은?

① 국가트라우마센터는 재난이나 사고로 정신적 피해를 입은 사람과 그 가족에 해당하는 사람에 대한 심리평가, 심리상담, 심리치료 업무를 수행한다.
② 국가트라우마센터는 재난이나 사고로 정신적 피해를 입은 사람과 그 가족의 심리적 안정과 사회 적응을 지원하기 위한 지침의 개발 및 보급업무를 수행한다.
③ 보건복지부장관은 재난이나 사고로 정신적 피해를 입은 사람과 그 가족의 심리적 안정과 사회 적응을 지원하기 위하여 국가트라우마센터를 설치·운영할 수 있다.
④ 보건복지부장관은 재난이나 사고 상황에서 구조, 복구, 치료 등 현장대응업무에 참여한 사람으로서 물질적 피해를 입은 사람의 재정적 안정과 사회 적응을 지원하기 위하여 국가트라우마센터를 설치·운영할 수 있다.

해설 (정신건강복지법 제15조의2 : 국가트라우마센터의 설치·운영)
① 보건복지부장관은 다음 각 호의 어느 하나에 해당하는 사람의 심리적 안정과 사회 적응을 지원("심리지원")하기 위해 국가트라우마센터를 설치·운영할 수 있다. 〈개정 2020.12.29〉
1. 재난이나 그 밖의 사고로 정신적 피해를 입은 사람과 그 가족
2. 재난이나 사고 상황에서 구조, 복구, 치료 등 현장대응업무에 참여한 사람으로서 정신적 피해를 입은 사람
② 국가트라우마센터는 다음 각 호의 업무를 수행한다. 〈개정 2024.1.2.〉
1. 심리지원을 위한 지침의 개발·보급
2. 제1항 각 호의 어느 하나에 해당하는 사람에 대한 심리평가, 심리상담, 심리치료
3. 트라우마에 관한 조사·연구
4. 심리지원 관련 기관 간 협력 및 연계 체계의 구축

Answer 08 ④ 09 ④

17

5. 트라우마 극복에 관한 대국민 교육 및 홍보
6. 심리지원 전문인력에 대한 교육 및 훈련
7. 재난이나 사고 이후 정신건강상태에 대한 측정도구 개발
8. 그 밖에 심리지원을 위하여 보건복지부장관이 정하는 업무

③ 보건복지부장관은 국가트라우마센터의 업무를 지원하기 위하여 권역별 트라우마센터를 설치·지정 및 운영할 수 있다. 〈신설 2020.12.29.〉

④ 권역별 트라우마센터는 다음 각 호의 업무를 수행한다. 〈신설 2024.1.2.〉
1. 국가트라우마센터의 업무 지원
2. 해당 권역에 거주하는 제1항 각 호의 어느 하나에 해당하는 사람에 대한 심리상담 및 심리치료
3. 해당 권역의 심리지원 관련 기관 간 협력체계의 구축
4. 그 밖에 심리지원을 위하여 보건복지부장관이 정하는 업무

⑤ 보건복지부장관은 대통령령으로 정하는 바에 따라 국가트라우마센터 및 권역별 트라우마센터의 설치·지정 및 운영을 그 업무에 필요한 전문인력과 시설을 갖춘 기관에 위임 또는 위탁할 수 있다. 〈개정 2024.1.2.〉

⑥ 제1항부터 제5항까지에서 규정한 사항 외에 국가트라우마센터 및 권역별 트라우마센터의 설치·지정 및 운영에 필요한 사항은 대통령령으로 정한다. 〈개정 2024.1.2.〉

10 **「정신건강복지법」상 보건복지부장관은 국가트라우마센터의 업무를 지원하기 위하여 권역별 트라우마센터를 설치·지정 및 운영할 수 있다. 다음 중 권역별 트라우마센터의 설치·지정 및 운영에 대한 설명으로 가장 올바르지 못한 것은?**

① 보건복지부장관은 권역별 트라우마센터의 설치·운영 업무를 국립정신건강센터의 장에게 위임한다.

② 보건복지부장관은 국립 또는 공립의 정신의료기관으로서 지방자치단체가 설치한 정신병원을 권역별 트라우마센터로 지정할 수 있다.

③ 보건복지부장관은 「4·16 세월호참사 피해구제 및 지원 등을 위한 특별법」에 따른 안산트라우마센터를 권역별 트라우마센터로 지정할 수 있다.

④ 보건복지부장관은 「포항지진의 진상조사 및 피해구제 등을 위한 특별법」에 따른 포항트라우마센터를 권역별 트라우마센터로 지정할 수 있다.

해설 **(정신건강복지법 시행령 제10조의4 제1항 : 권역별 트라우마센터의 설치·지정 및 운영)** 보건복지부장관은 법 제15조의2 제3항 및 제4항에 따라 권역별 트라우마센터의 설치·운영 업무를 법 제21조 제1항에 따라 국가가 설치한 정신병원("국립정신병원")의 장에게 위임한다. [본조신설 2021.6.15.]

(정신건강복지법 시행령 제10조의3 제1항 : 국가트라우마센터의 설치·운영) 보건복지부장관은 법 제15조의2 제1항에 따른 국가트라우마센터의 설치·운영을 같은 조 제4항에 따라 국립정신건강센터의 장에게 위임한다. 〈개정 2021.6.15.〉

(정신건강복지법 시행령 제10조의4 제2항 : 권역별 트라우마센터의 설치·지정 및 운영) 보건복지부장관은 법 제15조의2 제3항에 따라 다음 각 호의 어느 하나에 해당하는 기관을 권역별 트라우마센터로 지정할 수 있다.
1. 「4·16 세월호참사 피해구제 및 지원 등을 위한 특별법」에 따른 안산트라우마센터
2. 「포항지진의 진상조사 및 피해구제 등을 위한 특별법」에 따른 포항트라우마센터
3. 법 제21조 제1항에 따라 지방자치단체가 설치한 정신병원

[본조신설 2021.6.15.]

Answer 10 ①

11 「정신건강복지법」상 정신건강전문요원에 해당하지 않는 사람은? 2024 충청, 2016 서울 기출유사

① 정신건강간호사

② 정신건강상담치료사

③ 정신건강임상심리사

④ 정신건강사회복지사

해설 **(정신건강복지법 제17조 제2항 : 정신건강전문요원의 자격 등)** 정신건강전문요원은 1급과 2급으로 구분하고, 그 전문분야에 따라 정신건강임상심리사, 정신건강간호사, 정신건강사회복지사 및 정신건강작업치료사로 구분한다. 〈개정 2025.3.18.〉

12 「정신건강복지법」상 보건복지부장관은 정신건강 분야에 관한 전문지식과 기술을 갖추고 보건복지부령으로 정하는 수련기관에서 수련을 받은 사람에게 정신건강전문요원의 자격을 줄 수 있다. 다음 중 보건복지부령으로 정하는 수련기관에 해당하는 요건을 갖추지 못한 것은?

① 보건복지부장관이 전문의 수련을 위한 수련병원등으로 지정한 정신의료기관

② 정신건강전문요원 중 수련시키고자 하는 전문분야의 1급 정신건강전문요원 1명 이상이 상시 근무하는 입원실의 100분의 5 이상을 개방병동으로 확보한 정신의료기관

③ 정신건강전문요원 중 수련시키고자 하는 전문분야의 1급 정신건강전문요원 1명 이상이 상시 근무하는 중독관리통합지원센터

④ 정신건강전문요원 중 수련시키고자 하는 전문분야의 2급 정신건강전문요원 3명 이상이 상시 근무하고 해당 수련을 지도할 수 있는 1급 정신건강전문요원을 1명 이상 위촉한 자살예방센터

17

해설 **(정신건강복지법 시행규칙 제7조 제1항 : 정신건강전문요원의 수련기관 및 수련과정)** 법 제17조 제1항 에서 "보건복지부령으로 정하는 수련기관"이란 다음 각 호의 어느 하나에 해당하는 시설이나 기관으로서 보건복지부장관의 지정을 받은 시설이나 기관을 말한다. 〈개정 2024.8.19.〉

1. 국립 또는 공립의 정신의료기관
2. 「전공의의 수련환경 개선 및 지위 향상을 위한 법률」 제13조 제1항에 따라 수련병원등으로 지정된 정신의료기관
3. 다음 각 목의 어느 하나에 해당하는 요건을 갖춘 정신요양시설, 정신재활시설, 정신건강복지센터, 중독관리통합지원센터, 「자살예방 및 생명존중문화 조성을 위한 법률」 제13조 제1항에 따른 자살예방센터, 보건소 또는 정신의료기관(제1호 및 제2호 외의 정신의료기관 중 입원실의 100분의 10 이상을 개방병동으로 확보한 정신의료기관만 해당한다)
   가. 법 제17조 제1항에 따른 정신건강전문요원 중 수련시키고자 하는 전문분야의 1급 정신건강전문요원 1명 이상이 상시 근무할 것
   나. 정신건강전문요원 중 수련시키고자 하는 전문분야의 2급 정신건강전문요원 3명 이상이 상시 근무할 것. 다만, 해당 수련을 지도할 수 있는 1급 정신건강전문요원을 1명 이상 위촉하여야 한다.

Answer 11 ② 12 ②

13 「정신복지법」상 보건복지부장관은 정신건강전문요원의 자격을 취소하거나 6개월 이내에 기간을 정하여 자격의 정지를 명할 수 있다. 그 자격을 취소하여야 하는 경우를 〈보기〉에서 모두 고른 것은?

2025 전남 기출유사

| 보기 |

㉠ 거짓이나 그 밖의 부정한 방법으로 자격을 받은 경우
㉡ 다른 사람에게 자기의 명의를 사용하여 정신건강전문요원의 업무를 수행하게 한 경우
㉢ 자격을 받은 후 피성년후견인이 된 경우
㉣ 자격을 받은 후 피한정후견인이 된 경우

① ㉠, ㉡ ② ㉠, ㉢
③ ㉢, ㉣ ④ ㉠, ㉡, ㉣

해설 **(정신건강복지법 제17조 제7항 : 정신건강전문요원의 자격 등)** 보건복지부장관은 정신건강전문요원이 다음 각 호의 어느 하나에 해당하는 경우에는 그 자격을 취소하거나 6개월 이내의 기간을 정하여 자격의 정지를 명할 수 있다. 다만, 제1호 또는 제2호에 해당하면 그 자격을 취소하여야 한다.

1. 자격을 받은 후 제18조 각 호의 어느 하나에 해당하게 된 경우
2. 거짓이나 그 밖의 부정한 방법으로 자격을 받은 경우
3. 제5항을 위반하여 다른 사람에게 자기의 명의를 사용하여 정신건강전문요원의 업무를 수행하게 하거나 정신건강전문요원 자격증을 빌려준 경우
4. 고의 또는 중대한 과실로 제8항에 따라 대통령령으로 정하는 업무의 수행에 중대한 지장이 발생하게 된 경우

(정신건강복지법 제18조 : 정신건강전문요원의 결격사유) 다음 각 호의 어느 하나에 해당하는 사람은 정신건강전문요원이 될 수 없다. 〈개정 2024.10.22.〉

1. 피성년후견인
2. 이 법이나 다음 각 목의 어느 하나에 해당하는 법을 위반하여 금고 이상의 실형을 선고받고 그 집행이 끝나거나(집행이 끝난 것으로 보는 경우를 포함) 집행이 면제되지 아니한 사람
   가. 「농어촌 등 보건의료를 위한 특별조치법」
   나. 「마약류 관리에 관한 법률」
   다. 「모자보건법」
   라. 「보건범죄 단속에 관한 특별조치법」
   마. 「사회보장급여의 이용·제공 및 수급권자 발굴에 관한 법률」
   바. 「사회복지사업법」
   사. 「시체 해부 및 보존 등에 관한 법률」
   아. 「약사법」
   자. 「응급의료에 관한 법률」
   차. 「의료기사 등에 관한 법률」
   카. 「의료법」
   타. 「지역보건법」
   파. 「혈액관리법」
   하. 「후천성면역결핍증 예방법」
   거. 「형법」 중 제233조, 제234조(제233조의 죄에 의해 작성된 허위진단서등을 행사한 사람만 해당), 제235조(제233조 및 제234조의 미수범만 해당한다), 제269조, 제270조 제2항·제3항, 제317조 제1항 및 제347조(거짓으로 진료비를 청구하여 환자나 진료비를 지급하는 기관·단체를 속인 경우만 해당한다)

2의2. 이 법이나 제2호 각 목의 어느 하나에 해당하는 법을 위반하여 금고 이상의 형의 집행유예를 선고받고 그 유예기간 중에 있는 사람

3. 「성폭력범죄의 처벌 등에 관한 특례법」 제2조에 따른 성폭력범죄 또는 「아동·청소년의 성보호에 관한 법률」 제2조 제2호에 따른 아동·소년대상 성범죄를 저질러 금고 이상의 실형 또는 치료감호를 선고받고 그 집행이 끝나거나(집행이 끝난 것으로 보는 경우를 포함) 집행이 면제되지 아니한 사람
4. 제3호의 죄를 범하여 금고 이상의 형의 집행유예를 선고 받고 그 유예기간 중에 있는 사람

Answer 13 ②

14 「정신건강복지법」상 정신건강전문요원의 결격사유에 해당하지 않는 사람은?

① 거짓으로 진료비를 청구하여 환자나 진료비를 지급하는 기관·단체를 속여 형법 제347호를 위반하여 금고 이상의 형을 선고받고 그 집행이 끝나거나 집행이 면제되지 아니한 사람

② 「아동·청소년의 성보호에 관한 법률」 제2조 제2호에 따른 아동·청소년대상 성범죄를 저질러 금고 이상의 형 또는 치료감호를 선고받고 그 집행이 끝나거나(집행이 끝난 것으로 보는 경우를 포함한다) 집행이 면제되지 아니한 사람

③ 피성년후견인

④ 피한정후견인

해설 13번 문제 해설 참조

15 「정신건강복지법」상 정신의료기관의 개설·운영에 관한 설명으로 가장 올바르지 못한 것은?

① 정신건강의학과전문의의 대면 진단에 의하지 아니하고 정신질환자를 정신의료기관에 입원을 시킨 행위로 금고 이상의 형을 선고받고 그 형의 집행이 끝나지 아니한 사람은 정신의료기관을 개설하거나 설치할 수 없다.

② 정신건강의학과전문의의 대면 진단에 의하지 아니하고 정신질환자를 정신의료기관에 입원의 기간을 연장한 행위로 금고 이상의 형을 선고받고 그 형의 집행이 면제된 날부터 3년이 지나지 아니한 사람은 정신의료기관을 개설하거나 설치할 수 없다.

③ 정신건강의학과전문의의 대면 진단에 의하지 아니하고 정신질환자를 정신요양시설에 입소시킨 행위로 금고 이상의 형의 집행유예를 선고받고 그 유예기간 중에 있는 사람은 정신요양시설을 개설하거나 설치할 수 없다.

④ 정신건강의학과전문의의 대면 진단에 의하지 아니하고 정신질환자를 정신요양시설에 입소의 기간을 연장한 행위로 금고 이상의 형을 선고받고 그 형의 집행이 면제된 날부터 5년이 지나지 아니한 사람이 대표자로 있는 법인의 경우는 정신요양시설을 설치할 수 없다.

해설 **(정신건강복지법 제19조 제2항 : 정신의료기관의 개설·운영 등)** 다음 각 호의 어느 하나에 해당하는 행위로 금고 이상의 형을 선고받고 그 형의 집행이 끝나거나(집행이 끝난 것으로 보는 경우를 포함한다) 집행이 면제된 날부터 5년이 지나지 아니한 사람 또는 금고 이상의 형의 집행유예를 선고받고 그 유예기간 중에 있는 사람은 정신의료기관을 개설하거나 설치할 수 없다. 그 사람이 대표자로 있는 법인의 경우에도 또한 같다. 〈개정 2024.10.22.〉

1. 제41조 제2항, 제42조 제2항 본문, 제43조 제7항·제9항 본문, 제47조 제4항 또는 제62조 제1항 후단을 위반하여 정신질환자를 퇴원이나 임시 퇴원을 시키지 아니한 행위
2. 제68조 제1항을 위반하여 정신건강의학과전문의의 대면 진단에 의하지 아니하고 정신질환자를 정신의료기관에 입원을 시키거나 입원의 기간을 연장한 행위

(정신건강복지법 제22조 제3항 : 정신요양시설의 설치·운영) 다음 각 호의 어느 하나에 해당하는 행위로 금고 이상의 형을 선고받고 그 형의 집행이 끝나거나(집행이 끝난 것으로 보는 경우를 포함한다) 집행이 면제된 날부터 5년이 지나지 아니한 사람 또는 금고 이상의 형의 집행유예를 선고받고 그 유예기간 중에 있는 사람은 정신요양시설을 설치할 수 없다. 그 사람이 대표로 있는 법인의 경우에도 또한 같다. 〈개정 2024.10.22.〉

Answer 14 ④ 15 ②

1. 제41조 제2항, 제42조 제2항 본문, 제43조 제7항 · 제9항 본문, 제47조 제4항을 위반하여 정신질환자를 퇴소나 임시 퇴소를 시키지 아니한 행위
2. 제68조 제1항을 위반하여 정신건강의학과전문의의 대면 진단에 의하지 아니하고 정신질환자를 정신의료기관에 입원을 시키거나 입원의 기간을 연장한 행위

(정신건강복지법 제68조 제1항 : 입원등의 금지 등) 누구든지 제50조에 따른 응급입원의 경우를 제외하고는 정신건강의학과 전문의의 대면 진단에 의하지 아니하고 정신질환자를 정신의료기관등에 입원등을 시키거나 입원등의 기간을 연장할 수 있다.

16 「정신건강복지법」상 보건복지부장관, 시 · 도지사 또는 시장 · 군수 · 구청장이 청문을 하여야 하는 행정처분 사항을 모두 고른 것은?

가. 정신건강전문요원의 자격 취소
나. 정신의료기관의 개설허가의 취소 또는 시설 폐쇄명령
다. 정신요양시설의 설치허가의 취소
라. 인권교육기관의 지정 취소

① 가, 나, 다
② 가, 다
③ 나, 라
④ 가, 나, 다, 라

해설 **(정신건강복지법 제32조 : 청문)** 보건복지부장관, 시 · 도지사 또는 시장 · 군수 · 구청장은 다음 각 호의 행정처분을 하려면 청문을 하여야 한다. 〈개정 2025.3.18.〉

1. 제17조 제7항에 따른 정신건강전문요원의 자격 취소

1의2. 제17조의4 제2항에 따른 수련기관의 지정취소

2. 제19조 제5항에 따른 정신의료기관의 개설허가의 취소 또는 시설 폐쇄명령
3. 제25조 제2항에 따른 정신요양시설의 설치허가의 취소
4. 제29조 제2항에 따른 정신재활시설의 폐쇄명령
5. 제70조 제4항에 따른 인권교육기관의 지정 취소

[시행일 : 2026.1.1.]

17 「정신건강복지법」상 보호 및 치료에 대한 설명으로 가장 올바르지 못한 것은?

① 정신질환자나 그 밖에 정신건강상 문제가 있는 사람은 입원등 신청서를 정신의료기관등의 장에게 제출함으로써 그 정신의료기관등에 자의입원등을 할 수 있다.
② 정신의료기관등의 장은 자의입원등을 한 사람에 대하여 입원등을 한 날부터 3개월마다 퇴원등을 할 의사가 있는지를 확인하여야 한다.
③ 정신의료기관등의 장은 동의입원등을 한 정신질환자가 퇴원등을 신청한 경우에는 지체 없이 퇴원등을 시켜야 한다.
④ 동의입원등 중인 정신질환자가 보호의무자의 동의를 받지 아니하고 퇴원등을 신청한 경우에는 정신건강의학과전문의 진단 결과 환자의 치료와 보호 필요성이 있다고 인정되는 경우에 한정하여 정신의료기관등의 장은 퇴원등의 신청을 받은 때부터 72시간까지 퇴원등을 거부할 수 있다.

Answer 16 ④ 17 ②

해설 **(정신건강복지법 제41조 : 자의입원등)**

① 정신질환자나 그 밖에 정신건강상 문제가 있는 사람은 보건복지부령으로 정하는 입원등 신청서를 정신의료기관등의 장에게 제출함으로써 그 정신의료기관등에 자의입원등을 할 수 있다.

② 정신의료기관등의 장은 자의입원등을 한 사람이 퇴원등을 신청한 경우에는 지체 없이 퇴원등을 시켜야 한다.

③ 정신의료기관등의 장은 자의입원등을 한 사람에 대하여 입원등을 한 날부터 2개월마다 퇴원등을 할 의사가 있는지를 확인하여야 한다.

(정신건강복지법 제42조 제2항 : 동의입원등) 정신의료기관등의 장은 입원등을 한 정신질환자가 퇴원등을 신청한 경우에는 지체 없이 퇴원등을 시켜야 한다. 다만, 정신질환자가 보호의무자의 동의를 받지 아니하고 퇴원등을 신청한 경우에는 정신건강의학과전문의 진단 결과 환자의 치료와 보호 필요성이 있다고 인정되는 경우에 한정하여 정신의료기관등의 장은 퇴원등의 신청을 받은 때부터 72시간까지 퇴원등을 거부할 수 있고, 퇴원등을 거부하는 기간 동안 제43조 또는 제44조에 따른 입원등으로 전환할 수 있다.

18 **「정신건강복지법」상 국가 또는 지방자치단체는 자신의 건강 또는 안전이나 다른 사람에게 해를 끼칠 위험이 있는 정신질환자에 대한 특별자치시장·특별자치도지사·시장·군수·구청장에 의한 입원 및 정신의료기관의 장에 의한 응급입원에 따른 진단과 치료에 드는 비용의 전부 또는 일부를 부담할 수 있다. 다음 중 지방자치단체가 부담하는 비용에 대한 설명으로 올바르지 못한 것은?**

① 국가 또는 지방자치단체가 특별자치시장·특별자치도지사·시장·군수·구청장에 의한 입원 및 정신의료기관의 장에 의한 응급입원에 따라 부담하는 비용을 「국가유공자 등 예우 및 지원에 관한 법률」 등 다른 법령에 따라 정신질환자 또는 그 보호의무자가 본인부담금이나 비급여비용을 지원받는 경우에는 그 부분에 한정하여 국가 또는 지방자치단체가 부담하지 아니한다.

② 입원한 사람이 주민등록이 되어 있지 않은 경우 정신의료기관의 장에 의한 응급입원에 따른 진단과 치료에 드는 비용은 입원을 결정한 정신의료기관의 장이 소재하는 지역의 특별자치시장·특별자치도지사·시장·군수·구청장이 부담한다.

③ 입원한 사람이 주민등록이 되어 있지 않은 경우 특별자치시장·특별자치도지사·시장·군수·구청장에 의한 입원에 따른 진단과 치료에 드는 비용은 입원을 결정한 특별자치시장·특별자치도지사·시장·군수·구청장이 부담한다.

④ 지방자치단체가 부담하는 비용은 입원한 사람의 주민등록이 되어 있는 특별자치시·특별자치도·시·군·구의 특별자치시장·특별자치도지사·시장·군수·구청장이 부담한다.

17

해설 **(정신건강복지법 시행령 제37조 : 비용의 부담)**

① 국가 또는 지방자치단체가 법 제80조 제1항에 따라 부담하는 비용은 본인부담금으로 한다. 다만, 다음 각 호 사람에 대해서는 비급여비용을 추가로 부담할 수 있다. 〈개정 2021.12.7.〉

1. 「국민기초생활 보장법」에 따른 수급권자
2. 「국민기초생활 보장법」에 따른 차상위계층
3. 「의료급여법」 제3조에 따른 수급권자

② 제1항에도 불구하고 「공무원 재해보상법」, 「산업재해보상보험법」, 「국가유공자 등 예우 및 지원에 관한 법률」 등 다른 법령에 따라 정신질환자 또는 그 보호의무자가 본인부담금이나 비급여비용을 지원받는 경우에는 그 부분에 한정하여 국가 또는 지방자치단체가 부담하지 아니한다. 〈개정 2021.12.7.〉

③ 제1항에 따라 지방자치단체가 부담하는 비용은 입원한 사람의 주민등록이 되어 있는 특별자치시·특별자치도·시·군·구(구는 자치구)의 특별자치시장·특별자치도지사·시장·군수·구청장이 부담한다. 다만, 입원한 사람이 주민등록이 되어 있지 않은 경우에는 다음 각 호의 구분에 따라 비용을 부담한다. 〈신설 2021.12.7.〉

1. 법 제44조에 따른 진단과 치료에 드는 비용 : 입원을 결정한 특별자치시장·특별자치도지사·시장·군수·구청장
2. 법 제50조에 따른 진단과 치료에 드는 비용 : 입원한 사람이 발견된 장소의 특별자치시장·특별자치도지사·시장·군수·구청장

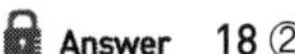

Answer 18 ②

(정신건강복지법 제44조 제4항 : 특별자치시장·특별자치도지사·시장·군수·구청장에 의한 입원) 정신건강의학과전문의가 제3항의 정신질환자로 의심되는 사람에 대하여 자신의 건강 또는 안전이나 다른 사람에게 해를 끼칠 위험이 있어 그 증상의 정확한 진단이 필요하다고 인정한 경우에 특별자치시장·특별자치도지사·시장·군수·구청장은 그 사람을 보건복지부장관이나 지방자치단체의 장이 지정한 "지정정신의료기관"에 2주의 범위에서 기간을 정하여 입원하게 할 수 있다.

(정신건강복지법 제50조 제5항 : 응급입원) 정신의료기관의 장은 제4항에 따른 정신건강의학과전문의의 진단 결과 그 사람이 자신의 건강 또는 안전이나 다른 사람에게 해를 끼칠 위험이 있는 정신질환자로서 계속하여 입원할 필요가 있다고 인정된 경우에는 제41조부터 제44조까지의 규정에 따라 입원을 할 수 있도록 필요한 조치를 하고, 계속하여 입원할 필요가 없다고 인정된 경우에는 즉시 퇴원시켜야 한다.

19 「정신건강복지법」상 특별자치시장·특별자치도지사·시장·군수·구청장에 의한 입원에 대한 설명내용으로 가장 올바르지 못한 것은? 2023 경기 기출유사

① 경찰관은 정신질환으로 다른 사람에게 해를 끼칠 위험이 있다고 의심되는 사람을 발견한 경우 정신건강의학과전문의에게 그 사람에 대한 진단과 보호의 신청을 요청할 수 있다.

② 정신건강의학과전문의가 정신질환자로 의심되는 사람에 대하여 자신의 건강 또는 안전에 해를 끼칠 위험이 있어 그 증상의 정확한 진단이 필요하다고 인정한 경우에 특별자치시장·특별자치도지사·시장·군수·구청장은 그 사람을 보건복지부장관이나 지방자치단체의 장이 지정한 정신의료기관에 3일 이내의 기간 동안 입원을 시킬 수 있다.

③ 정신건강전문요원은 정신질환으로 자신의 건강 또는 안전에 해를 끼칠 위험이 있다고 의심되는 사람을 발견하였을 때에는 특별자치시장·특별자치도지사·시장·군수·구청장에게 그 사람에 대한 진단과 보호를 신청할 수 있다.

④ 정신질환자로 의심되는 사람을 입원시킨 정신의료기관의 장은 지체 없이 2명 이상의 정신건강의학과 전문의에게 그 사람의 증상을 진단하게 하고 그 결과를 특별자치시장·특별자치도지사·시장·군수·구청장에게 서면으로 통지하여야 한다.

해설 **(정신건강복지법 제44조 : 특별자치시장·특별자치도지사·시장·군수·구청장에 의한 입원)**

① 정신건강의학과전문의 또는 정신건강전문요원은 정신질환으로 자신의 건강 또는 안전이나 다른 사람에게 해를 끼칠 위험이 있다고 의심되는 사람을 발견하였을 때에는 특별자치시장·특별자치도지사·시장·군수·구청장에게 대통령령으로 정하는 바에 따라 그 사람에 대한 진단과 보호를 신청할 수 있다.

② 경찰관은 정신질환으로 자신의 건강 또는 안전이나 다른 사람에게 해를 끼칠 위험이 있다고 의심되는 사람을 발견한 경우 정신건강의학과전문의 또는 정신건강전문요원에게 그 사람에 대한 진단과 보호의 신청을 요청할 수 있다.

③ 제1항에 따라 신청을 받은 특별자치시장·특별자치도지사·시장·군수·구청장은 즉시 그 정신질환자로 의심되는 사람에 대한 진단을 정신건강의학과전문의에게 의뢰하여야 한다.

④ 정신건강의학과전문의가 제3항의 정신질환자로 의심되는 사람에 대하여 자신의 건강 또는 안전이나 다른 사람에게 해를 끼칠 위험이 있어 그 증상의 정확한 진단이 필요하다고 인정한 경우에 특별자치시장·특별자치도지사·시장·군수·구청장은 그 사람을 보건복지부장관이나 지방자치단체의 장이 지정한 정신의료기관에 2주의 범위에서 기간을 정하여 입원하게 할 수 있다.

⑤ 특별자치시장·특별자치도지사·시장·군수·구청장은 제4항에 따른 입원을 시켰을 때에는 그 사람의 보호의무자 또는 보호를 하고 있는 사람에게 지체 없이 입원 사유·기간 및 장소를 서면으로 통지하여야 한다.

⑥ 제4항에 따라 정신질환자로 의심되는 사람을 입원시킨 정신의료기관의 장은 지체 없이 2명 이상의 정신건강의학과전문의에게 그 사람의 증상을 진단하게 하고 그 결과를 특별자치시장·특별자치도지사·시장·군수·구청장에게 서면으로 통지하여야 한다.

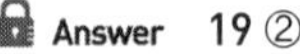

Answer 19 ②

20 「정신건강복지법」상 정신건강에 관한 중요한 사항을 심의 또는 심사하기 위하여 시·도지사 소속으로 광역정신건강심의위원회를 두고, 시장·군수·구청장 소속으로 기초정신건강심의위원회를 두며, 정신의료기관등이 없는 시·군·구에는 기초정신건강심의위원회를 두지 않을 수 있다. 다음 중 기초정신건강심의위원회의 심의 또는 심사사항에 해당하지 않는 것은?

① 입원등 기간 연장의 심사 청구
② 정신건강증진시설에 대한 감독에 관한 사항
③ 퇴원등 또는 처우개선의 심사 청구
④ 퇴원등의 사실 통보 여부 심사

해설 (정신건강복지법 제53조 : 정신건강심의위원회의 설치·운영)
② 광역정신건강심의위원회는 다음 각 호의 사항을 심의 또는 심사한다. 다만, 특별자치시 및 특별자치도에 두는 광역정신건강심의위원회에서는 다음 각 호의 사항 외에 제3항 각 호의 사항을 심의 또는 심사한다.
1. 정신건강증진시설에 대한 감독에 관한 사항
2. 제60조에 따른 재심사의 청구
3. 그 밖에 보건복지부령으로 정하는 사항
③ 기초정신건강심의위원회는 다음 각 호의 사항을 심의 또는 심사한다.
1. 제43조 제6항에 따른 입원등 기간 연장의 심사 청구
1의2. 제52조 제4항 및 제66조 제8항에 따른 퇴원등의 사실 통보 여부 심사
2. 제55조 제1항에 따른 퇴원등 또는 처우개선의 심사 청구
3. 제62조 제2항에 따른 입원 기간 연장의 심사
4. 제64조에 따른 외래치료 지원
5. 그 밖에 보건복지부령으로 정하는 사항

21 「정신건강복지법」상 정신건강심의위원회로부터 보고를 받은 특별자치시장·특별자치도지사·시장·군수·구청장은 심사 청구를 접수한 날부터 15일 이내에 아래의 명령 또는 결정을 해야 한다. 하지만 다음 중 심사 대상자인 입원등을 하고 있는 사람의 청구 또는 동의가 있는 경우에 한정하여 특별자치시장·특별자치도지사·시장·군수·구청장이 명령 또는 결정을 할 수 있는 경우에 해당하는 것만을 고른 것은?

가. 다른 정신의료기관등으로의 이동
나. 입원등 기간 연장 결정
다. 자의입원 또는 동의입원등으로의 전환
라. 처우개선을 위하여 필요한 조치 명령

① 가, 나, 다
② 가, 다
③ 나, 라
④ 가, 나, 다, 라

해설 (정신건강복지법 제59조 제1항 : 퇴원등 명령의 통지 등) 제57조 제1항에 따라 정신건강심의위원회로부터 보고를 받은 특별자치시장·특별자치도지사·시장·군수·구청장은 심사 청구를 접수한 날부터 15일 이내에 다음 각 호의 어느 하나에 해당하는 명령 또는 결정을 하여야 한다. 이 경우 제4호 또는 제5호의 명령 또는 결정은 심사 대상자인 입원등을 하고 있는 사람의 청구 또는 동의가 있는 경우에 한정하여 할 수 있다.

Answer 20 ② 21 ②

1. 퇴원등 또는 임시 퇴원등 명령
2. 처우개선을 위하여 필요한 조치 명령
3. 3개월 이내 재심사
4. 다른 정신의료기관등으로의 이송
5. 제41조의 자의입원등 또는 제42조의 동의입원등으로의 전환
6. 제64조에 따른 외래치료 지원
7. 입원등 기간 연장 결정
8. 계속 입원등 결정

22 「정신건강복지법」상 평가 결과 외래치료 지원 결정을 받은 사람이 자신의 건강 또는 안전이나 다른 사람에게 해를 끼칠 위험이 있다고 인정되는 경우에 특별자치시장·특별자치도지사·시장·군수·구청장이 취해야 할 조치를 모두 올바르게 고른 것은?

> 가. 동의입원을 신청하게 하는 것
> 나. 자의입원을 신청하게 하는 것
> 다. 정신질환자 보호의무자 2명 이상이 신청한 경우로서 정신건강의학과전문의가 입원이 필요하다고 진단한 경우에 보호의무자에게 입원 신청을 요청하는 것
> 라. 위 제3항목의 조치에 따르지 않는 경우, 정신질환자가 계속 입원할 필요가 있다는 2명 이상의 정신건강의학과전문의의 일치된 소견이 있어 지정 정신의료기관에 치료를 위한 입원을 하게 하는 것

① 가, 나, 다　　② 가, 다
③ 나, 라　　④ 가, 나, 다, 라

해설 **(정신건강복지법 제64조 제7항 : 외래치료 지원 등)** 특별자치시장·특별자치도지사·시장·군수·구청장은 평가한 결과 외래치료 지원 결정을 받은 사람이 자신의 건강 또는 안전이나 다른 사람에게 해를 끼칠 위험이 없다고 인정되는 경우에는 외래치료 지원 결정을 철회하고, 자신의 건강 또는 안전이나 다른 사람에게 해를 끼칠 위험이 있다고 인정되는 경우에는 다음 각 호의 어느 하나에 해당하는 조치를 하여야 한다.
1. 제41조에 따라 자의입원등을 신청하게 하는 것
2. 제42조에 따라 동의입원등을 신청하게 하는 것
3. 보호의무자에게 제43조 제1항에 따른 입원등 신청을 요청하는 것
4. 제44조 제7항에 따라 입원하게 하는 것(제1호부터 제3호까지의 조치에 따르지 아니하는 경우만 해당한다)

(정신건강복지법 제41조 제1항 : 자의입원등) 정신질환자나 그 밖에 정신건강상 문제가 있는 사람은 보건복지부령으로 정하는 입원등 신청서를 정신의료기관등의 장에게 제출함으로써 그 정신의료기관등에 자의입원등을 할 수 있다.
(정신건강복지법 제42조 제1항 : 동의입원등) 정신질환자는 보호의무자의 동의를 받아 보건복지부령으로 정하는 입원등 신청서를 정신의료기관등의 장에게 제출함으로써 그 정신의료기관등에 입원등을 할 수 있다.
(정신건강복지법 제43조 제1항 : 보호의무자에 의한 입원등) 정신의료기관등의 장은 정신질환자의 보호의무자 2명 이상(보호의무자 간 입원등에 관하여 다툼이 있는 경우에는 제39조 제2항의 순위에 따른 선순위자 2명 이상을 말하며, 보호의무자가 1명만 있는 경우에는 1명으로 한다)이 신청한 경우로서 정신건강의학과전문의가 입원등이 필요하다고 진단한 경우에만 해당 정신질환자를 입원등을 시킬 수 있다.
(정신건강복지법 제44조 제7항 : 특별자치시장·특별자치도지사·시장·군수·구청장에 의한 입원) 특별자치시장·특별자치도지사·시장·군수·구청장은 진단 결과 그 정신질환자가 계속 입원할 필요가 있다는 2명 이상의 정신건강의학과전문의의 일치된 소견이 있는 경우에만 그 정신질환자에 대하여 지정정신의료기관에 치료를 위한 입원을 의뢰할 수 있다.

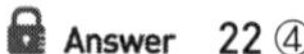
22 ④

23 「정신건강복지법」상 정신의료기관에 입원을 한 사람에 대한 특수치료는 그 정신의료기관이 구성하는 협의체에서 결정하되, 본인 또는 보호의무자에게 특수치료에 관하여 필요한 정보를 제공하고, 본인의 동의를 받아야 하고, 본인의 의사능력이 미흡한 경우에는 보호의무자의 동의를 받아야 하며, 협의체는 2명 이상의 정신건강의학과전문의와 대통령령으로 정하는 정신건강증진에 관한 전문지식과 경험을 가진 사람으로 구성한다. 다음 중 상기한 대통령령으로 정하는 정신건강증진에 관한 전문지식과 경험을 가진 사람에 해당하지 않는 사람은?

① 대학에서 공중보건학을 가르치는 교수로 재직하고 있는 사람

② 방송통신대학에서 심리학을 가르치는 조교수 이상으로 재직하고 있는 사람

③ 전문대학에서 작업치료학을 가르치는 조교수 이상으로 재직하고 있는 사람

④ 정신건강복지센터 소속 정신건강전문요원

해설 **(정신건강복지법 시행령 제36조 제2항 : 협의체의 구성 및 운영)** 법 제73조 제2항에서 "대통령령으로 정하는 정신건강증진에 관한 전문지식과 경험을 가진 사람"이란 다음 각 호의 사람을 말한다. 〈개정 2022.4.5.〉

1. 정신건강복지센터 소속 정신건강전문요원
2. 「고등교육법」 제2조에 따른 학교에서 심리학·간호학·사회복지학·사회사업학 또는 작업치료학을 가르치는 조교수 이상으로 재직하고 있는 사람
3. 그 밖에 제1호부터 제3호까지의 규정에 준하는 사람으로서 보건복지부장관이 정신건강증진에 관한 전문지식과 경험이 있다고 인정하는 사람

(고등교육법 제2조 : 학교의 종류) 고등교육을 실시하기 위하여 다음 각 호의 학교를 둔다.

1. 대학 2. 산업대학 3. 교육대학 4. 전문대학
5. 방송대학·통신대학·방송통신대학 및 사이버대학("원격대학")
6. 기술대학 7. 각종학교

24 「정신건강복지법」상 정신의료기관등의 장은 입원등을 한 사람의 치료, 재활 및 사회적응에 도움이 된다고 인정되는 경우에는 그 사람의 건강상태와 위험성을 고려하여 보건복지부령으로 정하는 작업을 시킬 수 있으며, "보건복지부령으로 정하는 작업"이란 입원등을 한 사람의 건강과 안전을 해치지 아니하는 범위에서 이루어지는 단순 기능 작업을 말한다. 다음 중 작업치료에 대한 설명으로 가장 올바르지 못한 것은?

① 작업시간은 정신의료기관등에서 실시하는 경우에는 1일 6시간 이내 및 1주 30시간 이내 실시한다.

② 작업시간은 정신의료기관등이 아닌 외부에서 실시하는 경우 1일 8시간 이내 및 1주 40시간 이내 실시한다.

③ 작업은 입원등을 한 사람 본인이 신청하거나 동의한 경우에만 정신건강의학과전문의가 지시하는 방법에 따라 시켜야 한다. 다만, 정신요양시설의 경우에는 정신건강의학과전문의의 지도를 받아 정신건강전문요원이 작업의 구체적인 방법을 지시할 수 있다.

④ 정신의료기관등의 장은 법 작업으로 얻은 수입이 있는 경우에는 원자재 구입비용 등 작업에 든 실비를 제외한 금액을 해당 입원등을 한 사람의 보호자에게 보호자 개인별 예금계좌를 통하여 지급하여야 한다.

Answer 23 ① 24 ④

해설 **(정신건강복지법 시행규칙 제52조 : 작업치료)**

① 법 제76조 제1항에서 "보건복지부령으로 정하는 작업"이란 입원등을 한 사람의 건강과 안전을 해치지 아니하는 범위에서 이루어지는 단순 기능 작업을 말한다.

② 법 제76조 제1항에 따른 작업은 다음 각 호의 구분에 따라 실시한다.

1. 작업 시간 : 다음 각 목의 구분에 따른 시간
   가. 정신의료기관등에서 실시하는 경우 : 1일 6시간 이내 및 1주 30시간 이내
   나. 정신의료기관등이 아닌 외부에서 실시 경우 : 1일 8시간 이내 및 1주 40시간 이내
2. 작업 장소 : 직업재활훈련실 등 작업에 필요한 시설을 갖춘 장소에서 실시할 것

③ 정신의료기관등의 장은 법 제76조 제1항에 따른 작업을 시키는 경우에는 정신건강전문요원 또는 작업치료사를 두어 안전한 환경에서 작업이 이루어지도록 해야 하고, 가위·칼 등 정신질환자 본인 또는 다른 사람을 해칠 수 있는 도구들은 안전하게 사용·관리되도록 조치해야 한다.

④ 정신의료기관등의 장은 법 제76조 제1항에 따른 작업으로 얻은 수입이 있는 경우에는 원자재 구입비용 등 작업에 든 실비를 제외한 금액을 해당 입원등을 한 사람에게 각 개인별 예금계좌를 통하여 지급하여야 한다.

(정신건강복지법 제76조 제1항 : 작업치료) 정신의료기관등의 장은 입원등을 한 사람의 치료, 재활 및 사회적응에 도움이 된다고 인정되는 경우에는 그 사람의 건강상태와 위험성을 고려하여 보건복지부령으로 정하는 작업을 시킬 수 있다.

25 「정신건강복지법」상 정신건강의학과전문의의 대면 진단에 의하지 아니하고 정신질환자를 입원등을 시키거나 입원등의 기간을 연장한 사람에 대한 벌칙은?

① 5년 이하의 징역 또는 5천만원 이하의 벌금

② 3년 이하의 징역 또는 3천만원 이하의 벌금

③ 1년 이하의 징역 또는 1천만원 이하의 벌금

④ 500만원 이하의 벌금

해설 **(정신건강복지법 제84조 : 벌칙)** 다음 각 호의 어느 하나에 해당하는 자는 5년 이하의 징역 또는 5천만원 이하의 벌금에 처한다.

1. 제40조 제4항을 위반하여 정신질환자를 유기한 자
2. 제41조 제2항, 제42조 제2항, 제43조 제9항 또는 제47조 제4항을 위반하여 정신질환자를 퇴원등을 시키지 아니한 자
3. 제43조 제7항을 위반하여 퇴원등의 명령 또는 임시 퇴원등의 명령에 따르지 아니한 자
4. 제45조 제2항을 위반하여 입원적합성심사위원회에 신고하지 아니한 자
5. 제59조 제1항 제1호(제61조 제2항에서 준용하는 경우를 포함한다)에 따른 퇴원등의 명령 또는 임시 퇴원등의 명령에 따르지 아니한 자
6. 제62조 제1항 후단을 위반하여 정신질환자를 퇴원시키지 아니한 자
7. 제66조 제4항에 따른 퇴원등의 명령에 따르지 아니한 자
8. 제67조 제3항을 위반하여 정보를 처리한 자
9. 제68조 제1항을 위반하여 정신건강의학과전문의의 대면 진단에 의하지 아니하고 정신질환자를 입원등을 시키거나 입원등의 기간을 연장한 자
10. 제72조 제1항을 위반하여 정신질환자를 이 법 또는 다른 법령에 따라 정신질환자를 보호할 수 있는 시설 외의 장소에 수용한 자
11. 제72조 제2항을 위반하여 정신건강증진시설의 장 또는 그 종사자로서 정신건강증진시설에 입원등을 하거나 시설을 이용하는 사람에게 폭행을 하거나 가혹행위를 한 사람
12. 제73조 제1항을 위반하여 협의체의 결정 없이 특수치료를 하거나 정신의료기관에 입원을 한 사람 또는 보호의무자의 동의 없이 특수치료를 한 자

Answer 25 ①

26 「정신건강복지법」상 특별자치시장 · 특별자치도지사 · 시장 · 군수 · 구청장의 정신요양시설 사업의 정지명령 또는 정신요양시설의 장의 교체명령을 위반한 자에 대한 벌칙은?

① 5년 이하의 징역 또는 5천만원 이하의 벌금
② 3년 이하의 징역 또는 3천만원 이하의 벌금
③ 1년 이하의 징역 또는 1천만원 이하의 벌금
④ 500만원 이하의 벌금

해설 ② **(정신건강복지법 제85조 : 벌칙)** 다음 각 호의 어느 하나에 해당하는 자는 3년 이하의 징역 또는 3천만원 이하의 벌금에 처한다.

1. 제19조 제5항 또는 제29조 제2항에 따른 사업의 정지명령 또는 시설의 폐쇄명령을 위반한 자
2. 제25조 제2항에 따른 사업의 정지명령 또는 정신요양시설의 장의 교체명령을 위반한 자
3. 제26조 제2항 전단을 위반하여 신고를 하지 아니하고 정신재활시설을 설치 · 운영한 자
4. 제67조 제4항을 위반하여 기록을 삭제하지 아니한 자
5. 제69조 제3항을 위반하여 입원등을 하거나 정신건강증진시설을 이용하는 정신질환자에게 노동을 강요한 자
6. 제71조를 위반하여 직무수행과 관련하여 알게 된 다른 사람의 비밀을 누설하거나 공표한 사람
7. 제74조 제1항을 위반하여 입원등을 한 사람의 통신과 면회의 자유를 제한한 자

(정신건강복지법 제25조 : 정신요양시설 사업의 정지, 설치허가 취소 등)

① 특별자치시장 · 특별자치도지사 · 시장 · 군수 · 구청장은 정신요양시설이 다음 각 호 어느 하나에 해당하는 경우는 1년의 범위에서 기간을 정해 시정명령을 할 수 있다.
  1. 제22조 제4항을 위반하여 신고하지 아니하거나 변경허가를 받지 아니한 경우
  2. 제22조 제7항에 따른 설치기준, 수용인원, 종사자의 수 · 자격 또는 이용 · 운영에 관한 사항을 위반한 경우
  3. 제41조 제2항, 제42조 제2항 본문, 제43조 제7항 · 제9항 본문, 제47조 제4항을 위반하여 정신질환자를 퇴소 또는 임시 퇴소를 시키지 아니한 경우
  4. 제59조 제1항 제1호부터 제6호까지(제61조 제2항에서 준용하는 경우를 포함한다) 또는 제66조 제4항에 따른 명령에 따르지 아니한 경우
  5. 정당한 사유 없이 제66조 제1항에 따른 보고를 하지 아니하거나 거짓으로 보고를 하는 경우, 관계 서류를 제출하지 아니하거나 거짓의 서류를 제출하는 경우 또는 관계 공무원의 검사를 거부 · 방해 또는 기피하는 경우나 같은 조 제2항에 따른 관계 공무원과 정신건강심의위원회 위원의 심사를 거부 · 방해 또는 기피한 경우
  6. 제68조 제1항을 위반하여 정신건강의학과전문의의 대면 진단에 의하지 아니하고 정신질환자를 입소시키거나 입소 기간을 연장한 경우

② 특별자치시장 · 특별자치도지사 · 시장 · 군수 · 구청장은 정신요양시설이 제1항의 시정명령에 따르지 아니한 경우에는 보건복지부령으로 정하는 바에 따라 1개월의 범위에서의 사업의 정지 또는 정신요양시설의 장의 교체를 명령하거나 설치허가를 취소할 수 있다.

27 「정신건강복지법」상 정신건강의학과 전문의의 지시에 따르지 않고 정신의료기관등의 장이 입원등을 한 사람에게 치료 또는 보호를 이유로 격리시키거나 신체적 제한을 한 경우에 해당하는 벌칙은?

① 5년 이하의 징역 또는 5천만원 이하의 벌금
② 3년 이하의 징역 또는 3천만원 이하의 벌금
③ 1년 이하의 징역 또는 1천만원 이하의 벌금
④ 500만원 이하의 벌금

Answer 26 ② 27 ③

17

해설 (정신건강복지법 제86조 : 벌칙) 다음 각 호의 어느 하나에 해당하는 자는 1년 이하의 징역 또는 1천만원 이하의 벌금에 처한다.

1. 제17조 제5항을 위반하여 다른 사람에게 자기의 명의를 사용하여 정신건강전문요원의 업무를 수행하게 하거나 정신건강전문요원 자격증을 빌려준 사람

1의2. 제17조 제6항을 위반하여 정신건강전문요원의 명의를 사용하거나 그 자격증을 대여받은 사람

1의3. 제17조 제6항을 위반하여 정신건강전문요원의 명의의 사용이나 자격증의 대여를 알선한 사람

1의4. 제30조를 위반하여 기록을 작성·보존하지 아니하거나 그 내용확인을 거부한 자

2. 제41조 제3항 또는 제42조 제4항을 위반하여 퇴원등을 할 의사가 있는지 여부를 확인하지 아니한 자
3. 제43조 제1항 후단을 위반하여 입원등 신청서나 보호의무자임을 확인할 수 있는 서류를 받지 아니한 자
4. 제43조 제6항을 위반하여 입원등 기간 연장에 대한 심사 청구기간을 지나서 심사 청구를 하거나, 심사 청구를 하지 아니하고 입원등 기간을 연장하여 입원등을 시킨 자
5. 제50조 제5항을 위반하여 즉시 퇴원시키지 아니한 자
6. 제51조 제1항을 위반하여 신상정보의 확인이나 조회 요청을 하지 아니한 자
7. 제59조 제1항 제2호부터 제6호까지(제61조 제2항에서 준용하는 경우를 포함한다)에 따른 결정·명령을 따르지 아니한 자 또는 제66조 제4항에 따른 처우개선을 위하여 필요한 조치 명령을 따르지 아니한 자
8. 제67조 제2항을 위반하여 입·퇴원등 관리시스템에 제45조 제2항에 따른 신고 내용 및 퇴원등의 사항을 등록하지 아니한 자
9. 제69조 제2항을 위반하여 동의를 받지 아니하고 정신질환자에 대하여 녹음·녹화 또는 촬영을 한 자
10. 제75조 제1항을 위반하여 정신건강의학과 전문의의 지시에 따르지 아니하고 신체적 제한을 한 자
11. 제76조 제2항을 위반하여 입원등을 한 사람의 신청 또는 동의 없이 작업을 시키거나 정신건강의학과 전문의나 정신건강전문요원이 지시한 방법과 다르게 작업을 시킨 자

(정신건강복지법 제75조 : 격리 등 제한의 금지)

① 정신의료기관등의 장은 입원등을 한 사람에 대하여 치료 또는 보호의 목적으로 정신건강의학과 전문의의 지시에 따라 하는 경우가 아니면 격리시키거나 묶는 등의 신체적 제한을 할 수 없다.

② 정신의료기관등의 장은 치료 또는 보호의 목적으로 정신건강의학과 전문의의 지시에 따라 입원등을 한 사람을 격리시키거나 묶는 등의 신체적 제한을 하는 경우에도 자신이나 다른 사람을 위험에 이르게 할 가능성이 뚜렷하게 높고 신체적 제한 외의 방법으로 그 위험을 회피하는 것이 뚜렷하게 곤란하다고 판단되는 경우에만 제1항에 따른 신체적 제한을 할 수 있다. 이 경우 격리는 해당 시설 안에서 하여야 한다.

28 「정신건강복지법」상 정신질환자의 요양생활에 지장이 없는 범위에서 지역주민이 정신요양시설의 운영상황을 파악할 수 있도록 그 시설의 개방을 요구한 시장의 요구에 대해 정당한 사유없이 시설개방 요구에 따르지 않은 정신요양시설의 장에 대한 벌칙은?

① 5년 이하의 징역 또는 5천만원 이하의 벌금

② 3년 이하의 징역 또는 3천만원 이하의 벌금

③ 1년 이하의 징역 또는 1천만원 이하의 벌금

④ 500만원 이하의 벌금

해설 **(정신건강복지법 제87조 : 벌칙)** 제22조 제6항 후단을 위반해 정당한 사유 없이 시설개방 요구에 따르지 않은 자는 500만원 이하의 벌금에 처한다.

(정신건강복지법 제22조 제6항 : 정신요양시설의 설치·운영) 보건복지부장관, 시·도지사 및 시장·군수·구청장은 정신요양시설의 장에게 정신질환자의 요양생활에 지장이 없는 범위에서 지역주민·사회단체·언론사 등이 정신요양시설의 운영상황을 파악할 수 있도록 그 시설의 개방을 요구할 수 있다. 이 경우 정신요양시설의 장은 정당한 사유가 없으면 그 요구에 따라야 한다.

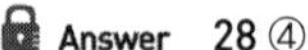
Answer 28 ④

29 「정신건강복지법」상 정신요양시설을 설치·운영하는 자가 그 시설을 폐지하면서 미리 특별자치시장·특별자치도지사·시장·군수·구청장에게 신고를 하지 아니한 경우에 해당하는 사람에 대한 벌칙은?

① 1년 이하의 징역 또는 1천만원 이하의 벌금

② 500만원 이하의 벌금

③ 100만원 이하의 벌금

④ 100만원 이하의 과태료

해설 **(정신건강복지법 제89조 제1항 : 과태료)** 다음 각 호의 어느 하나에 해당하는 자에게는 100만원 이하의 과태료를 부과한다.

1. 제6조 제1항을 위반하여 권리 및 권리행사방법을 알리지 아니하거나 권리행사에 필요한 서류를 정신건강증진시설에 갖추어 두지 아니한 자

1의2. 제6조 제2항을 위반하여 정신건강복지센터의 기능·역할 및 이용 절차 등을 알리지 아니하거나 정신보건수첩 등의 서류를 정신건강증진시설에 갖추어 두지 아니한 자

2. 제24조에 따른 신고를 하지 아니하거나 거짓으로 신고를 한 자
3. 제28조에 따른 신고를 하지 아니하거나 거짓으로 신고를 한 자
4. 제42조 제3항을 위반하여 퇴원등 거부사유 및 퇴원등 심사를 청구할 수 있음을 통지하지 아니한 자
5. 제43조 제8항을 위반하여 입원등 또는 입원등 기간 연장의 사실 및 사유를 통지하지 아니한 자
6. 제43조 제10항을 위반하여 퇴원등 거부 사실 및 사유나 퇴원등 심사를 청구할 수 있다는 사실 및 그 청구절차를 통지하지 아니한 자
7. 제48조 제2항 후단을 위반하여 입원적합성심사위원회의 조사에 협조하지 아니한 자
8. 제63조 제1항을 위반하여 임시 퇴원등 사실을 통보하지 아니한 자
9. 제66조 제1항 및 제2항을 위반하여 보고를 하지 아니하거나 거짓으로 보고를 한 자, 관계 서류를 제출하지 아니하거나 거짓 서류를 제출한 자 또는 관계 공무원이나 정신건강심의위원회 위원의 검사·심사를 거부·방해 또는 기피한 자
10. 제69조 제1항을 위반하여 교육, 고용, 시설이용의 기회를 제한 또는 박탈하거나 그 밖의 불공평한 대우를 한 자

(정신건강복지법 제24조 : 정신요양시설의 폐지·휴지·재개 신고) 정신요양시설을 설치·운영하는 자가 그 시설을 폐지·휴지하거나 재개하려는 경우에는 보건복지부령으로 정하는 바에 따라 미리 특별자치시장·특별자치도지사·시장·군수·구청장에게 신고하여야 한다. 이 경우 특별자치시장·특별자치도지사·시장·군수·구청장은 그 내용을 검토하여 이 법에 적합하면 신고를 수리하여야 한다.

17

Answer 29 ④

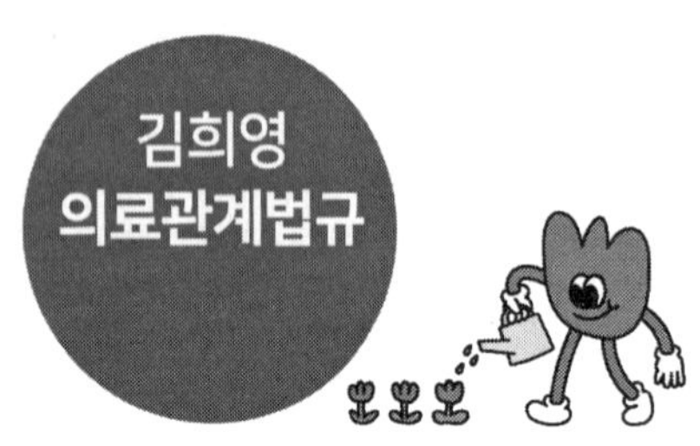
김희영
의료관계법규

18

공공보건의료에 관한 법률
(약칭 : 공공보건의료법)

18 공공보건의료에 관한 법률

01 「공공보건의료에 관한 법률」의 목적에 해당하는 것은?

① 국민에게 양질의 공공보건의료를 제공함으로써 국민보건의 향상에 이바지하는 데에 있다.
② 국민의료에 필요한 사항을 규정함으로써 국민의 건강을 보호하고 증진하는 데에 있다.
③ 보건의료의 수요와 공급에 관한 기본적인 사항을 규정함으로써 보건의료의 발전과 국민의 보건 및 복지의 증진에 이바지하는 데에 있다.
④ 지역보건의료기관의 기능을 효과적으로 수행하는 데 필요한 사항을 규정함으로써 지역주민의 건강증진에 이바지하는 데에 있다.

해설 **(공공보건의료에 관한 법률 제1조)** 이 법은 공공보건의료의 기본적인 사항을 정하여 국민에게 양질의 공공보건의료를 효과적으로 제공함으로써 국민보건의 향상에 이바지함을 목적으로 한다.
② **(의료법 제1조)** 이 법은 모든 국민이 수준 높은 의료 혜택을 받을 수 있도록 국민의료에 필요한 사항을 규정함으로써 국민의 건강을 보호하고 증진하는 데에 목적이 있다.
③ **(보건의료기본법 제1조)** 이 법은 보건의료에 관한 국민의 권리 · 의무와 국가 및 지방자치단체의 책임을 정하고 보건의료의 수요와 공급에 관한 기본적인 사항을 규정함으로써 보건의료의 발전과 국민의 보건 및 복지의 증진에 이바지하는 것을 목적으로 한다.
④ **(지역보건법 제1조)** 이 법은 보건소 등 지역보건의료기관의 설치 · 운영에 관한 사항과 보건의료 관련기관 · 단체와의 연계 · 협력을 통하여 지역보건의료기관의 기능을 효과적으로 수행하는 데 필요한 사항을 규정함으로써 지역보건의료정책을 효율적으로 추진하여 지역주민의 건강 증진에 이바지함을 목적으로 한다.

02 〈보기〉가 설명하고 있는 것은? 2019 서울 기출유사

보기
국가, 지방자치단체 및 보건의료기관이 지역 · 계층 · 분야에 관계없이 국민의 보편적인 의료 이용을 보장하고 건강을 보호 · 증진하는 모든 활동

① 공중보건업무 ② 공공보건의료
③ 국민건강증진 ④ 보건의료서비스

해설 **(공공보건의료법 제2조 제1호 : 정의)** 이 법에서 사용하는 용어의 뜻은 다음과 같다.
1. "공공보건의료"란 국가, 지방자치단체 및 보건의료기관이 지역 · 계층 · 분야에 관계없이 국민의 보편적인 의료 이용을 보장하고 건강을 보호 · 증진하는 모든 활동을 말한다.

Answer 01 ① 02 ②

03 「공공보건의료에 관한 법률」상 공공보건의료사업에 해당하지 않는 것은? 2020 부산, 2025 전남 기출유사

① 보건의료 공급이 원활하지 못한 지역에 대한 의료 공급
② 보건의료 보장이 취약한 계층에 대한 의료 공급
③ 보건의료 수요가 부족한 분야에 대한 의료공급
④ 재난으로 인한 환자의 진료 등 관리

해설 (공공보건의료법 제2조 제2호 : 정의) "공공보건의료 사업"이란 다음 각 목의 사업을 말한다.
가. 보건의료 공급이 원활하지 못한 지역 및 분야에 대한 의료 공급에 관한 사업
나. 보건의료 보장이 취약한 계층에 대한 의료 공급에 관한 사업
다. 발생 규모, 심각성 등의 사유로 국가와 지방자치단체의 대응이 필요한 감염병과 비감염병의 예방 및 관리, 재난으로 인한 환자의 진료 등 관리, 건강 증진, 보건교육에 관한 사업
라. 그 밖에 국가가 관리할 필요가 있는 보건의료로서 보건 복지부령으로 정하는 사업

04 「공공보건의료법」상 "공공보건의료 수행기관"에 해당하지 않는 것은? 2020 전남 기출유사

① 공공보건의료기관
② 공공보건의료지원센터
③ 공공전문진료센터
④ 의료취약지 거점의료기관

해설 (공공보건의료법 제2조 제4호) "공공보건의료 수행기관"이란 다음 각 목의 보건의료기관을 말한다. 〈개정 2022.6.10.〉
가. 공공보건의료기관
나. 의료취약지 거점의료기관
다. 공공전문진료센터
라. 보건복지부장관, 특별시장·광역시장·도지사·특별자치도지사("시·도지사") 또는 시장·군수·구청장과 협약을 체결한 의료기관
마. 제14조의2에 따른 책임의료기관
바. 「심뇌혈관질환의 예방 및 관리에 관한 법률」 제12조에 따른 중앙심뇌혈관질환센터와 제13조에 따른 권역심뇌혈관질환센터 및 지역심뇌혈관질환센터
사. 「응급의료에 관한 법률」 제2조 제5호에 따른 응급의료기관, 제30조의2에 따른 권역외상센터 및 제30조의3에 따른 지역외상센터
아. 「암관리법」 제19조에 따른 지역암센터
자. 그 밖에 공공보건의료의 제공을 위해 필요하다고 인정하여 보건복지부령으로 정하는 기관

05 「공공보건의료법」상 "공공보건의료 전달체계"에 포함되는 보건의료기관에 해당하지 않는 것은?

① 국민건강보험 일산병원
② 국립대학병원
③ 국립중앙의료원
④ 서울대학교병원

해설 (공공보건의료법 제2조 제5호) "공공보건의료 전달체계"란 국가 또는 지방자치단체가 제7조 제1항 각 호의 사항을 제공하기 위하여 다음 각 목의 보건의료기관 간의 역할 수행 체계를 구축하는 것을 말한다. 〈개정 2022.6.10.〉
가. 국립중앙의료원
나. 서울대학교병원 및 국립대학병원
다. 권역별로 설치·운영되며, 보건복지부장관이 지정하는 보건의료기관
라. 지방의료원
마. 가목부터 라목까지를 제외한 보건의료기관 중 공공보건의료 수행기관

Answer 03 ③ 04 ② 05 ①

06 「공공보건의료에 관한 법률」상 대통령령으로 정하는 공공단체를 〈보기〉에서 모두 고른 것은?

2016 부산, 2021 충북, 2023 서울 기출유사

보기

ㄱ. 국립중앙의료원　ㄴ. 국립재활원　ㄷ. 한국원자력의학원
ㄹ. 대한적십자사　ㅁ. 국립암센터　ㅂ. 국립경찰병원

① ㄱ, ㄴ, ㄷ　② ㄱ, ㄷ, ㄹ, ㅁ
③ ㄴ, ㄹ, ㅂ　④ ㄷ, ㄹ, ㅁ, ㅂ

해설 **(공공보건의료법 시행령 제2조 : 공공단체의 범위)** 「공공보건의료에 관한 법률」 제2조 제3호에서 "대통령령으로 정하는 공공단체"란 다음 각 호의 기관 등을 말한다.

1. 국립대학병원　2. 국립대학치과병원　3. 국립중앙의료원
4. 국민건강보험공단　5. 대한적십자사　6. 한국원자력의학원
7. 근로복지공단　8. 서울대학교병원　9. 서울대학교치과병원
10. 지방의료원　11. 국립암센터　12. 한국보훈복지의료공단

07 「공공보건의료법」상 대통령령으로 정하는 공공단체에 해당되지 않는 기관은? 2015 서울 기출유사

① 국립암센터　② 보건소
③ 서울대학교병원　④ 지방의료원

해설 6번 문제 해설 참조

08 「공공보건의료법」상 개설허가를 받은 의료기관이 공공보건의료기관인 경우에는 시·도지사는 그 사실을 개설허가를 한 날부터 (가) 이내에 (나)에게 통보하여야 한다. 다음 중 (가), (나)에 들어갈 올바른 내용은?

① 가 : 7일,　나 : 보건복지부장관　② 가 : 7일,　나 : 행정안전부장관
③ 가 : 1개월,　나 : 보건복지부장관　④ 가 : 1개월,　나 : 행정안전부장관

해설 **(공공보건의료법 시행규칙 제2조 : 공공보건의료기관의 개설 통보)** 특별시장·광역시장·도지사·특별자치도지사("시·도지사")는 「의료법」 제33조 제4항에 따라 개설허가한 의료기관이 「공공보건의료에 관한 법률」 제2조 제3호의 공공보건의료기관인 경우에는 개설허가를 한 날부터 1개월 이내에 보건복지부장관에게 그 사실을 통보하여야 한다.

Answer 06 ② 07 ② 08 ③

09 「공공보건의료법」상 공공보건의료 수행기관에 해당하는 기관을 모두 고른 것은?

가. 고위험 임산부와 신생아 집중치료 시설을 갖춘 의료기관
나. 중앙심뇌혈관질환센터
다. 지역장애인보건의료센터
라. 치매안심병원

① 가, 나, 다
② 가, 다
③ 나, 라
④ 가, 나, 다, 라

해설 **(공공보건의료법 시행규칙 제2조의2 : 공공보건의료 수행기관)** 법 제2조 제4호 자목에서 "보건복지부령으로 정하는 기관"이란 다음 각 호의 기관을 말한다.

1. 「감염병의 예방 및 관리에 관한 법률」 제8조의2에 따른 감염병전문병원 및 제36조에 따른 감염병관리기관
2. 「모자보건법」 제10조의2에 따른 고위험 임산부와 신생아 집중치료 시설을 갖춘 의료기관
3. 「장애인 건강권 및 의료접근성 보장에 관한 법률」 제18조에 따른 재활의료기관, 같은 법 제18조의2에 따른 공공어린이재활병원 및 공공어린이재활의료센터, 같은 법 제19조에 따른 중앙장애인보건의료센터, 같은 법 제20조에 따른 지역장애인보건의료센터
4. 「치매관리법」 제16조의4에 따른 치매안심병원
5. 그 밖에 보건복지부장관이 공공보건의료사업을 수행하기 위하여 필요한 시설·인력 및 장비를 갖추었다고 인정하여 고시하는 기관

[본조신설 2022.2.17.]

(공공보건의료법 제2조 제4호 : 정의) "공공보건의료 수행기관"이란 다음 각 목의 보건의료기관을 말한다. 〈개정 2022.6.10.〉

가. 공공보건의료기관
나. 제13조에 따른 의료취약지 거점의료기관
다. 제14조에 따른 공공전문진료센터
라. 제16조 제2항에 따라 보건복지부장관, 특별시장·광역시장·도지사·특별자치도지사 또는 시장·군수·구청장과 협약을 체결한 의료기관
마. 제14조의2에 따른 책임의료기관
바. 「심뇌혈관질환의 예방 및 관리에 관한 법률」 제12조에 따른 중앙심뇌혈관질환센터와 제13조에 따른 권역심뇌혈관질환센터 및 지역심뇌혈관질환센터
사. 「응급의료에 관한 법률」 제2조 제5호에 따른 응급의료기관, 제30조의2에 따른 권역외상센터 및 제30조의3에 따른 지역외상센터
아. 「암관리법」 제19조에 따른 지역 암센터
자. 그 밖에 공공보건의료의 제공을 위하여 필요하다고 인정하여 보건복지부령으로 정하는 기관

18

Answer 09 ④

10 「공공보건의료에 관한 법률」에 대한 설명 내용으로 가장 올바른 것은?

① 이 법은 국민에게 최소한의 공공보건의료를 보편적으로 제공함으로써 국민보건의 향상에 이바지함을 목적으로 한다.

② 공공보건의료는 국가, 지방자치단체 및 보건의료기관이 지역·계층·분야에 따라 각각 차별화된 의료 이용을 보장하고 건강을 보호·증진하는 모든 활동을 말한다.

③ 국가와 지방자치단체는 공공보건의료사업을 원활하게 추진하기 위하여 충분한 수의 공공보건의료 수행기관을 확보하여야 한다.

④ 보건복지부장관 또는 시·도지사는 공공보건의료계획의 시행에 필요한 비용의 전부를 보조하여야 한다.

해설 ③ **(공공보건의료법 제3조 : 국가와 지방자치단체의 의무)**

① 국가와 지방자치단체는 공공보건의료를 강화하기 위하여 공공보건의료사업을 추진하여야 한다.

② 국가와 지방자치단체는 공공보건의료사업을 원활하게 추진하기 위하여 충분한 수의 공공보건의료 수행기관을 확보하여야 한다.

③ 국가와 지방자치단체는 공공보건의료기관이 양질의 의료서비스를 제공할 수 있도록 「의료법」 제2조 제1항에 따른 의료인의 확보에 필요한 시책을 시행할 수 있다.

④ 국가와 지방자치단체는 공공보건의료사업 및 공공보건의료 전달체계 구축·운영을 추진하기 위한 재원을 확보하여야 하며, 공공보건의료 수행기관에 대하여 필요한 재정적·행정적 지원을 할 수 있다.

① **(공공보건의료법 제1조 : 목적)** 이 법은 공공보건의료의 기본적인 사항을 정하여 국민에게 양질의 공공보건의료를 효과적으로 제공함으로써 국민보건의 향상에 이바지함을 목적으로 한다.

② **(공공보건의료법 제2조 제1호)** "공공보건의료"란 국가, 지방자치단체 및 보건의료기관이 지역·계층·분야에 관계없이 국민의 보편적인 의료 이용을 보장하고 건강을 보호·증진하는 모든 활동을 말한다.

④ **(공공보건의료법 제8조 제3항)** 보건복지부장관 또는 시·도지사는 제1항에 따른 공공보건의료계획의 시행에 필요한 비용의 일부를 보조할 수 있다.

11 「공공보건의료법」상 아래 (가), (나)의 괄호 안에 들어갈 내용을 순서대로 올바르게 나열한 것은?

2025 충청 기출유사

가. 보건복지부장관은 공공보건의료기본계획을 (　　) 수립하여야 한다.
나. 관계 중앙행정기관의 장, 공공단체의 장과 시·도지사는 (　　) 공공보건의료 시행계획을 수립·시행하여야 한다.

① 4년마다, 매년　　② 5년마다, 매년
③ 5년마다, 5년마다　　④ 10년마다, 5년마다

해설 **(공공보건의료법 제4조 : 공공보건의료 기본계획)**

① 보건복지부장관은 국민에게 양질의 공공보건의료를 제공하기 위하여 제5조에 따른 공공보건의료 정책심의위원회의 심의를 거쳐 「보건의료기본법」 제15조에 따른 보건의료발전계획과 연계하여 공공보건의료기본계획을 5년마다 수립하여야 하고, 이를 기초로 매년 주요 시책 추진계획을 수립·시행하여야 한다. 〈개정 2021.3.23.〉

④ 관계 중앙행정기관의 장, 공공단체의 장과 시·도지사는 매년 공공보건의료 기본계획에 따라 공공보건의료 시행계획을 수립·시행하여야 한다. 이 경우 시·도지사는 제5조의2에 따른 시·도공공보건의료위원회의 심의를 거쳐 시행계획을 변경할 수 있다. 〈개정 2021.3.23.〉

Answer 10 ③　11 ②

12 「공공보건의료법」상 공공보건의료 기본계획은 몇 년마다 수립하여야 하는가?

① 3년 ② 4년
③ 5년 ④ 10년

해설 **(공공보건의료법 제4조 제1항 : 공공보건의료 기본계획)** 보건복지부장관은 국민에게 양질의 공공보건의료를 제공하기 위하여 제5조에 따른 공공보건의료정책심의위원회의 심의를 거쳐 「보건의료기본법」 제15조에 따른 보건의료발전계획과 연계하여 공공보건의료 기본계획을 5년마다 수립하여야 하고, 이를 기초로 매년 주요 시책 추진계획을 수립·시행하여야 한다. 〈개정 2021.3.23.〉

13 「공공보건의료법」상 공공보건의료 기본계획은 무엇과 연계하여 수립하여야 하는가?

① 국민건강증진종합계획 ② 보건의료발전계획
③ 지역보건의료계획 ④ 지역사회보장계획

해설 **(공공보건의료법 제4조 제1항 : 공공보건의료 기본계획)** 보건복지부장관은 국민에게 양질의 공공보건의료를 제공하기 위하여 제5조에 따른 공공보건의료정책심의위원회의 심의를 거쳐 「보건의료기본법」 제15조에 따른 보건의료발전계획과 연계하여 공공보건의료 기본계획을 5년마다 수립하여야 하고, 이를 기초로 매년 주요 시책 추진계획을 수립·시행하여야 한다. 〈개정 2021.3.23.〉

(보건의료기본법 제15조 : 보건의료발전계획의 수립 등)

① 보건복지부장관은 관계 중앙행정기관의 장과의 협의와 제20조에 따른 보건의료정책심의위원회의 심의를 거쳐 보건의료발전계획을 5년마다 수립하여야 한다.

② 보건의료발전계획에 포함되어야 할 사항은 다음 각 호와 같다.

1. 보건의료 발전의 기본 목표 및 그 추진 방향
2. 주요 보건의료사업계획 및 그 추진 방법
3. 보건의료자원의 조달 및 관리 방안
4. 지역별 병상 총량의 관리에 관한 시책
5. 보건의료의 제공 및 이용체계 등 보건의료의 효율화에 관한 시책
6. 중앙행정기관 간의 보건의료 관련 업무의 종합·조정
7. 노인·장애인 등 보건의료 취약계층에 대한 보건의료사업계획
8. 보건의료 통계 및 그 정보의 관리 방안
9. 그 밖에 보건의료 발전을 위하여 특히 필요하다고 인정되는 사항

③ 보건의료발전계획은 국무회의의 심의를 거쳐 확정한다.

18

14 「공공보건의료법」상 공공보건의료 기본계획에 포함되어야 할 사항에 해당하지 않는 것은?

① 공공보건의료가 취약한 지역·계층·분야에 대한 지원 방안
② 공중보건 위기 상황 시 대응 방안
③ 국가, 지방자치단체 및 보건의료기관 간 협력 및 연계 방안
④ 보건의료의 제공 및 이용체계 등 보건의료의 효율화에 관한 시책

Answer 12 ③ 13 ② 14 ④

해설 **(공공보건의료법 제4조 제2항 : 공공보건의료 기본계획)** 제1항에 따른 공공보건의료 기본계획에는 다음 각 호의 사항이 포함되어야 한다. 〈개정 2021.8.17.〉

1. 공공보건의료의 목표와 방향
2. 공공보건의료의 추진 계획 및 방법
3. 공공보건의료 확충을 위한 인력, 병상, 시설 등 보건의료자원의 조달 및 관리 방안
4. 공공보건의료 전달체계의 구축·관리 방안
5. 공공보건의료가 취약한 지역·계층·분야에 대한 지원 방안
6. 공중보건 위기 상황 시 대응 방안
7. 그 밖에 공공보건의료 강화를 위하여 보건복지부령으로 정하는 사항

(공공보건의료법 시행규칙 제3조 : 공공보건의료 기본계획에 포함되어야 하는 사항) 법 제4조 제2항 제7호에서 "보건복지부령으로 정하는 사항"이란 다음 각 호의 사항을 말한다. 〈개정 2022.2.17.〉

1. 공공보건의료의 재원 확보 계획
2. 공공보건의료 통계 및 정보의 관리 방안
3. 국가, 지방자치단체 및 보건의료기관 간 협력 및 연계 방안
4. 그 밖에 공공보건의료 정책 수행을 위해 필요한 사항

15 「공공보건의료법」상 공공보건의료 시행계획의 수립 및 평가일정에 대한 설명으로 가장 올바르지 못한 것은?

① 관계 중앙행정기관의 장, 공공단체의 장 및 시·도지사는 수립한 시행계획을 해당 연도 1월 31일까지 보건복지부장관에게 제출하여야 한다.

② 관계 중앙행정기관의 장, 공공단체의 장 및 시·도지사는 다음 연도 3월 31일까지 보건복지부장관에게 해당 연도 시행계획의 추진 실적을 제출해야 한다.

③ 보건복지부장관은 관계 중앙행정기관의 장, 공공단체의 장 및 시·도지사가 공공보건의료 시행계획을 수립하는 데 필요한 지침을 작성하여 이를 전년도 12월 31일까지 관계 중앙행정기관의 장, 공공단체의 장 및 시·도지사에게 통보해야 한다.

④ 보건복지부장관은 시행계획의 추진실적 평가를 위한 지침을 작성하여 관계 중앙행정기관의 장, 공공단체의 장 및 시·도지사에게 다음 연도 1월 31일까지 통보하여야 한다.

해설 **(공공보건의료법 시행령 제4조 제1항 : 공공보건의료 시행계획의 평가)** 보건복지부장관은 시행계획의 추진실적 평가를 위한 지침을 작성하여 관계 중앙행정기관의 장, 공공단체의 장 및 시·도지사에게 다음 연도 2월 말까지 통보하여야 한다.

(공공보건의료법 시행령 제3조 : 공공보건의료 시행계획의 수립)

① 보건복지부장관은관계 중앙행정기관의 장, 공공단체의 장 및 특별시장·광역시장·도지사·특별자치도지사("시·도지사")가 공공보건의료 시행계획을 수립하는 데 필요한 지침을 작성하여 이를 전년도 12월 31일까지 관계 중앙행정기관의 장, 공공단체의 장 및 시·도지사에게 통보해야 한다. 〈개정 2021.9.24.〉

② 관계 중앙행정기관의 장, 공공단체의 장 및 시·도지사는 제1항의 지침에 따라 수립한 시행계획을 해당 연도 1월 31일까지 보건복지부장관에게 제출하여야 한다.

(공공보건의료법 시행령 제4조 제2항) 관계 중앙행정기관의 장, 공공단체의 장 및 시·도지사는 다음 연도 3월 31일까지 보건복지부장관에게 해당 연도 시행계획의 추진 실적을 제출해야 한다. 〈개정 2021.9.24.〉

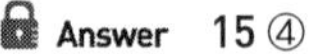

16 「공공보건의료법」상 공공보건의료정책심의위원회의 심의를 거쳐야 하는 사항에 해당하지 않는 것은?

① 공공보건의료 기본계획의 수립 및 변경, 시행계획의 평가에 관한 사항
② 공공전문진료센터의 필요성 및 규모에 관한 사항
③ 의료취약지 거점의료기관의 지정에 관한 사항
④ 의료취약지 지정에 관한 사항

해설 **(공공보건의료법 제5조 : 공공보건의료정책심의위원회)**

① 공공보건의료에 관한 주요 시책을 심의하기 위하여 보건복지부장관 소속으로 공공보건의료정책심의위원회를 둔다.
② 심의위원회는 위원장 1명을 포함한 20명 이내의 위원으로 구성하되, 공무원이 아닌 위원이 전체 위원의 과반수 이상이 되도록 하여야 한다.
③ 위원장은 보건복지부장관으로 한다.
④ 위원은 다음 각 호의 사람 중에서 보건복지부장관이 임명 또는 위촉한다.
1. 대통령령으로 정하는 관계 중앙행정기관 소속 공무원
2. 공공보건의료 수요자를 대표하는 사람
3. 공공보건의료 공급자를 대표하는 사람
4. 공공보건의료에 관한 학식과 경험이 풍부한 사람
⑤ 심의위원회는 다음 각 호의 사항을 심의한다.
1. 공공보건의료 기본계획의 수립 및 변경, 시행계획의 평가에 관한 사항
2. 제12조에 따른 의료취약지 지정에 관한 사항
3. 제14조에 따른 공공전문진료센터의 필요성 및 규모에 관한 사항
4. 관계 중앙행정기관에서 관할하는 공공보건의료기관의 효율적 운영과 협력 및 연계에 관한 사항
5. 그 밖에 공공보건의료에 관하여 위원장이 부의하는 사항
⑥ 심의위원회는 매년 정기적으로 개최하여야 한다.
⑦ 심의위원회의 효율적인 운영을 위하여 위원회에 분야별로 분과위원회를 둘 수 있다.
⑧ 이 법에서 규정한 것 외에 심의위원회 및 분과위원회의 구성·운영과 그 밖에 필요한 사항은 대통령령으로 정한다.
[전문개정 2021.3.23.]

(공공보건의료법 제5조의2 : 시·도 공공보건의료위원회)

① 공공보건의료에 관한 중요 사항을 심의하기 위하여 특별시·광역시·도·특별자치도("시·도")에 시·도 공공보건의료위원회("시·도위원회")를 둔다.
② 시·도위원회는 해당 시·도의 공공보건의료에 관한 다음 각 호의 사항을 심의한다.
1. 시행계획의 수립 및 변경에 관한 사항
2. 제13조에 따른 의료취약지 거점의료기관의 지정에 관한 사항
3. 지역 내 공공보건의료 협력 및 육성에 관한 사항
4. 지역 내 공공보건의료 시책 및 사업의 조정
5. 그 밖에 공공보건의료에 관하여 시·도지사가 부의하는 사항
③ 시·도위원회의 구성·기능 및 운영 등에 관하여 필요한 사항은 대통령령으로 정하는 기준에 따라 해당 시·도의 조례로 정한다.
[본조신설 2021.3.23.]

(공공보건의료법 제13조 제1항 : 의료취약지 거점의료기관의 지정) 시·도지사는 관할 의료취약지의 주민에게 적정한 보건의료를 제공하기 위하여 필요한 시설·인력 및 장비를 갖추었거나 갖출 능력이 있다고 인정하는 의료기관 중에서 "의료취약지 거점의료기관"을 지정할 수 있다.

Answer 16 ③

17 「공공보건의료에 관한 법률」상 공공보건의료정책심의위원회 심의사항이 아닌 것은? 2025 전북 기출유사

① 공공보건의료 기본계획의 수립 및 변경, 시행계획의 평가에 관한 사항
② 공공전문진료센터의 필요성 및 규모에 관한 사항
③ 요양급여비용에 관한 사항
④ 의료취약지 지정에 관한 사항

해설 **(공공보건의료법 제5조 제5항 : 공공보건의료정책심의위원회)** 16번 문제 해설 참조

18 「공공보건의료법」상 공공보건의료정책심의위원회의 위원에 임명될 수 있는 사람을 모두 고른 것은?

가. 공공보건의료 수요자 및 공급자를 대표하는 사람
나. 질병관리청 차장
다. 행정안전부 차관
라. 해당 시·도에 거주하는 주민대표

① 가, 나, 다　　② 가, 다
③ 나, 라　　④ 가, 나, 다, 라

해설 **(공공보건의료법 제5조 제4항 : 공공보건의료정책심의위원회)** 위원은 다음 각 호의 사람 중에서 보건복지부장관이 임명 또는 위촉한다.
1. 대통령령으로 정하는 관계 중앙행정기관 소속 공무원
2. 공공보건의료 수요자를 대표하는 사람
3. 공공보건의료 공급자를 대표하는 사람
4. 공공보건의료에 관한 학식과 경험이 풍부한 사람

(공공보건의료법 시행령 제5조의2 제1항 : 공공보건의료정책심의위원회의 구성) 법 제5조 제4항 제1호에서 "대통령령으로 정하는 관계 중앙행정기관 소속 공무원"이란 다음 각 호의 사람을 말한다. 이 경우 복수차관이 있는 기관은 해당 기관의 장이 지명하는 차관으로 한다. 〈개정 2023.4.11.〉
1. 기획재정부차관　　2. 교육부차관
3. 과학기술정보통신부차관　　4. 법무부차관
5. 국방부차관　　6. 행정안전부차관
7. 국가보훈부차관　　8. 고용노동부차관
[본조신설 2021.9.24.]

(공공보건의료법 시행령 제5조의5 제2항 : 시·도 공공보건의료위원회의 구성·운영) 시·도위원회 위원장과 부위원장은 위원 중에서 시·도지사가 각각 지명하고, 위원은 다음 각 호의 사람 중에서 시·도지사가 임명 또는 위촉한다. 이 경우 제2호부터 제5호까지의 규정에 해당하는 사람이 각각 2명 이상 포함되어야 한다.
1. 해당 특별시·광역시·도·특별자치도("시·도")의 공공보건의료에 관한 업무를 담당하는 공무원
2. 해당 시·도에 거주하는 주민대표
3. 해당 시·도의 공공보건의료 수요자를 대표하는 사람
4. 해당 시·도의 공공보건의료 공급자를 대표하는 사람
5. 공공보건의료에 관한 학식과 경험이 풍부한 사람
[본조신설 2021.9.24.]

Answer 17 ③ 18 ②

19 「공공보건의료에 관한 법률」상 보건복지부장관이 공공보건의료정책심의위원회 위원으로 임명 또는 위촉할 수 있는 관계 중앙행정기관 소속 공무원으로 가장 옳지 않은 것은? (단, 복수차관이 있는 기관은 해당 기관의 장이 지명하는 차관으로 한다.) 2025 서울 기출유사

① 기획재정부차관 ② 국방부차관
③ 식품의약품안전처장 ④ 고용노동부차관

해설 (공공보건의료에 관한 법률 시행령 제5조의2 제1항 : 공공보건의료정책심의위원회의 구성) 18번 문제 해설 참조

20 「공공보건의료법」상 공공보건의료기관이 우선적으로 제공하여야 하는 보건의료에 해당하지 않는 것은? 2017 서울, 2021 부산 기출유사

① 아동과 모성, 장애인, 정신질환, 응급진료 등 수익성이 낮아 공급이 부족한 보건의료
② 의료급여환자 등 취약계층에 대한 보건의료
③ 질병 예방과 건강 증진에 관련된 보건의료
④ 희귀난치성질환자에 대한 보건의료

해설 (공공보건의료법 제7조 제1항 : 공공보건의료기관의 의무) 공공보건의료기관은 다음 각 호에 해당하는 보건의료를 우선적으로 제공하여야 한다.

1. 의료급여환자 등 취약계층에 대한 보건의료
2. 아동과 모성, 장애인, 정신질환, 응급진료 등 수익성이 낮아 공급이 부족한 보건의료
3. 재난 및 감염병 등 신속한 대응이 필요한 공공보건의료
4. 질병 예방과 건강 증진에 관련된 보건의료
5. 교육·훈련 및 인력 지원을 통한 지역적 균형을 확보하기 위한 보건의료
6. 그 밖에 「보건의료기본법」에 따른 보건의료발전계획에 따라 보건복지부장관이 정하는 보건의료

21 「공공보건의료법」상 공공보건의료계획의 수립 및 시행결과 평가에 대한 설명으로 가장 올바르지 못한 것은?

① 공공보건의료기관의 장은 공공보건의료 기본계획의 시행을 위 한 공공보건의료계획을 매년 수립하고 이를 전년도 시행결과와 함께 보건복지부장관에게 보고하여야 한다.
② 보건복지부장관은 공공보건의료계획의 내용에 관해 필요하다고 인정하는 경우에는 보건복지부령으로 정하는 바에 따라 공공보건의료기관의 장에게 그 계획의 변경을 권고할 수 있다.
③ 보건복지부장관은 공공보건의료기관 또는 공공보건의료 수행기관이 보건의료를 제공할 때 발생한 경영상의 손해를 평가에 불리하게 반영하여서는 아니 된다.
④ 보건복지부장관은 보건의료 제공 등을 한 공공보건의료기관 또는 보건복지부장관, 시·도지사 또는 시장·군수·구청장과 협약을 체결한 공공보건의료 수행기관의 이행 성과를 평가에 반영하여야 한다.

Answer 19 ③ 20 ④ 21 ④

해설 (공공보건의료법 제9조 : 공공보건의료계획의 시행결과 평가)

① 보건복지부장관은 제8조에 따른 공공보건의료계획의 시행결과를 평가하여야 한다. 이 경우 보건복지부장관은 제7조 제1항 · 제2항 또는 제17조 제1항에 따라 보건의료 제공 등을 한 공공보건의료기관 또는 공공보건의료 수행기관(제2조 제4호 라목의 경우는 제외)의 이행성과를 평가에 반영하여야 한다.

② 보건복지부장관은 공공보건의료기관 또는 공공보건의료 수행기관이 제7조 제1항 · 제2항 또는 제17조 제1항에 따라 보건의료를 제공할 때 발생한 경영상의 손해를 제1항에 따른 평가에 불리하게 반영하여서는 아니 된다.

(공공보건의료법 제2조 제4호) "공공보건의료 수행기관"이란 다음 각 목의 보건의료기관을 말한다.

가. 공공보건의료기관

나. 제13조에 따른 의료취약지 거점의료기관

다. 제14조에 따른 공공전문진료센터

라. 제16조 제2항에 따라 보건복지부장관, 특별시장 · 광역시장 · 도지사 · 특별자치도지사(이하 "시 · 도지사"라 한다) 또는 시장 · 군수 · 구청장과 협약을 체결한 의료기관

마. 제14조의2에 따른 책임의료기관

바. 「심뇌혈관질환의 예방 및 관리에 관한 법률」 제12조에 따른 중앙심뇌혈관질환센터와 제13조에 따른 권역심뇌혈관질환센터 및 지역심뇌혈관질환센터

사. 「응급의료에 관한 법률」 제2조 제5호에 따른 응급의료기관, 제30조의2에 따른 권역외상센터 및 제30조의3에 따른 지역외상센터

아. 「암관리법」 제19조에 따른 지역암센터

자. 그 밖에 공공보건의료의 제공을 위하여 필요하다고 인정하여 보건복지부령으로 정하는 기관

(공공보건의료법 제8조 : 공공보건의료계획의 수립)

① 공공보건의료기관의 장은 공공보건의료 기본계획의 시행을 위한 공공보건의료계획을 매년 수립하고 이를 전년도 시행결과와 함께 보건복지부장관에게 보고하여야 한다.

② 보건복지부장관은 제1항에 따른 공공보건의료계획의 내용에 관하여 필요하다고 인정하는 경우에는 보건복지부령으로 정하는 바에 따라 공공보건의료기관의 장에게 그 계획의 변경을 권고할 수 있다.

22 **「공공보건의료법」상 보건복지부장관은 공공보건의료계획의 내용에 관하여 필요하다고 인정하는 경우에는 공공보건의료기관의 장에게 그 계획의 변경을 권고할 수 있다. 다음 중 이에 해당하는 경우가 아닌 것은?**

① 공공보건의료계획이 공공보건의료 기본계획, 주요 시책 추진계획 및 공공보건의료 시행계획과 부합되지 않는 경우

② 공공보건의료계획이 「보건의료기본법」에 따른 보건의료발전계획 등 국가보건의료 시책과 부합되지 않는 경우

③ 공공보건의료계획이 아동과 모성, 장애인, 정신질환, 응급진료 등 수익성이 낮아 공급이 부족하여 지역적 균형과 부합되지 않는 경우

④ 공공보건의료계획이 해당 공공보건의료기관의 설립목적, 성격 등과 부합되지 않는 경우

해설 (공공보건의료법 시행규칙 제5조 제1항 : 공공보건의료계획의 변경 권고) 보건복지부장관은 법 제8조 제2항에 따라 다음 각 호의 어느 하나에 해당하는 경우에는 공공보건의료기관의 장에게 공공보건의료계획의 변경을 권고할 수 있다. 〈개정 2021.9.24.〉

1. 공공보건의료계획이 관계 법령을 위반하는 경우
2. 공공보건의료계획이 해당 공공보건의료기관의 설립목적, 성격 등과 부합되지 않는 경우
3. 공공보건의료계획이 공공보건의료 기본계획, 주요 시책 추진계획 및 공공보건의료 시행계획과 부합되지 않는 경우
4. 그 밖에 공공보건의료계획이 「보건의료기본법」 제15조에 따른 보건의료발전계획 등 국가보건의료 시책과 부합되지 않는 경우

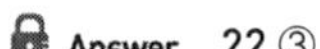

23 「공공보건의료법」상 공공보건의료계획의 수립이 면제되는 일정 규모 이하의 공공보건의료기관에 해당하지 않는 것은?

① 보건의료원　　② 보건지소
③ 보건진료소　　④ 의원급 의료기관

해설 (**공공보건의료법 시행규칙 제7조 : 공공보건의료계획 수립 등의 제외 대상**) 법 제11조에서 "보건복지부령으로 정하는 일정 규모 이하의 공공보건의료기관"이란 다음 각 호의 기관을 말한다.
1. 「농어촌 등 보건의료를 위한 특별조치법」에 따른 보건진료소
2. 「의료법」 제3조 제2항 제1호의 의원급 의료기관
3. 「지역보건법」 제10조 및 제13조에 따른 보건소와 보건지소

(**공공보건의료법 제11조 : 일정 규모 이하의 기관에 대한 특례**) 보건소 등 보건복지부령으로 정하는 일정 규모 이하의 공공보건의료기관에는 제8조(공공보건의료계획의 수립), 제9조(공공보건의료계획의 시행결과 평가), 제13조(의료취약지 거점의료기관의 지정) 및 제14조(공공전문진료센터의 지정)를 적용하지 아니한다.

24 「공공보건의료에 관한 법률」상 보건복지부장관은 2년마다 평가·분석을 실시하여 의료취약지를 지정·고시할 수 있다. 다음 중 평가·분석의 내용으로 가장 올바르지 못한 것은? 2019 서울, 2022 울산 기출유사

① 문화적 특성 등을 고려한 지역사회 특수성에 관한 사항
② 의료인력·의료기관의 수 등 지역 내 의료공급에 관한 사항
③ 인구 수, 성별·연령별 인구 분포, 소득 등에 따른 지역 내 국민의 의료이용실태에 관한 사항
④ 지역적 특성 등을 고려한 의료기관 접근성에 관한 사항

해설 (**공공보건의료법 제12조 : 의료취약지의 지정·고시**)
① 보건복지부장관은 주기적으로 국민의 의료 이용 실태 및 의료자원의 분포 등에 관한 다음 각 호의 사항을 평가·분석하여야 한다.
1. 인구 수, 성별·연령별 인구 분포, 소득 등에 따른 지역 내 국민의 의료 이용 실태에 관한 사항
2. 의료인력·의료기관의 수 등 지역 내 의료공급에 관한 사항
3. 지역적 특성 등을 고려한 의료기관 접근성에 관한 사항
4. 그 밖에 의료 이용 실태 및 의료자원 공급에 관한 사항으로서 보건복지부장관이 정하는 사항
② 보건복지부장관은 제1항에 따른 평가·분석 결과 의료서비스의 공급이 현저하게 부족한 지역을 의료취약지로 지정·고시할 수 있다.

18

25 「공공보건의료에 관한 법률」상 보건복지부장관은 국민의 의료 이용 실태 및 의료자원의 분포 등에 관해 2년마다 평가·분석하여 의료서비스의 공급이 현저하게 부족한 지역을 의료취약지로 지정·고시할 수 있다. 이와 같이 보건복지부장관이 의료취약지를 지정·고시한 경우 다음 중 누구에게 지체없이 통보해야 하는가?

① 관할 시·군·구 단체장　　② 관할 시·도지사
③ 질병관리청장　　④ 행정안전부장관

Answer 23 ① 24 ① 25 ②

해설 (공공보건의료법 시행규칙 제8조 : 의료취약지의 지정 절차)

① 보건복지부장관은 법 제12조 제1항 각 호의 사항을 2년마다 평가·분석해야 한다.

② 보건복지부장관은 법 제12조 제2항에 따라 의료취약지를 지정·고시한 경우 그 지역을 관할하는 시·도지사에게 지체 없이 통보해야 한다.

[전문개정 2021.9.24.]

26 「공공보건의료에 관한 법률」상 의료취약지 거점의료기관의 지정에 대한 설명으로 가장 옳지 않은 것은? 2016·2025 서울 기출유사

① 의료취약지 거점의료기관으로 지정받으려는 의료기관은 보건복지부장관에게 신청하여야 한다.

② 의료취약지 거점의료기관으로 지정받은 의료기관은 보건복지부령으로 정하는 바에 따라 의료취약지에서 적정한 보건의료를 제공하기 위한 계획을 수립하고 그 시행결과를 시·도지사에게 보고하여야 한다.

③ 보건복지부장관 또는 시·도지사 및 시장·군수·구청장은 의료취약지 거점의료기관의 시설·장비 확충 및 운영에 드는 비용의 전부 또는 일부를 지원할 수 있다.

④ 의료취약지 거점의료기관 지정의 기준, 방법 및 절차 등에 관하여 필요한 사항은 보건복지부령으로 정한다.

해설 (공공보건의료에 관한 법률 제13조 : 의료취약지 거점의료기관의 지정)

① 시·도지사는 관할 의료취약지의 주민에게 적정한 보건의료를 제공하기 위하여 필요한 시설·인력 및 장비를 갖추었거나 갖출 능력이 있다고 인정하는 의료기관 중에서 거점의료기관(이하 "의료취약지 거점의료기관"이라 한다)을 지정할 수 있다.

② 의료취약지 거점의료기관으로 지정받으려는 의료기관은 시·도지사에게 신청하여야 한다. 이 경우 공공보건의료기관이 신청하면 시·도지사는 그 지정을 우선적으로 고려할 수 있다.

③ 의료취약지 거점의료기관으로 지정받은 의료기관은 보건복지부령으로 정하는 바에 따라 의료취약지에서 적정한 보건의료를 제공하기 위한 계획을 수립하고 그 시행결과를 시·도지사에게 보고하여야 한다.

④ 보건복지부장관 또는 시·도지사 및 시장·군수·구청장은 의료취약지 거점의료기관의 시설·장비 확충 및 운영에 드는 비용의 전부 또는 일부를 지원할 수 있다.

⑤ 보건복지부장관은 의료취약지 거점의료기관으로 지정된 의료기관의 수가 너무 많거나 적은 경우에는 보건복지부령으로 정하는 바에 따라 시·도지사에게 지정의 개선을 권고할 수 있다.

⑥ 의료취약지 거점의료기관 지정의 기준, 방법 및 절차 등에 관하여 필요한 사항은 보건복지부령으로 정한다.

27 「공공보건의료에 관한 법률」에 대한 설명 내용으로 가장 올바른 것은?

① 공공전문진료센터의 지정을 취소할 때 반드시 청문을 거칠 필요가 없다.

② 시·도지사는 의료기관 중에서 공공전문진료센터를 지정할 수 있다.

③ 시·도지사는 의료기관 중에서 의료취약지 거점의료기관을 지정할 수 있다.

④ 시·도지사는 평가·분석 결과 의료서비스의 공급이 현저하게 부족한 지역을 의료취약지로 지정·고시할 수 있다.

Answer 26 ① 27 ③

해설 (공공보건의료법 제13조 제1항 : 의료취약지 거점의료기관의 지정) 시·도지사는 관할 의료취약지의 주민에게 적정한 보건의료를 제공하기 위하여 필요한 시설·인력 및 장비를 갖추었거나 갖출 능력이 있다고 인정하는 의료기관 중에서 "의료취약지 거점의료기관"을 지정할 수 있다.

(공공보건의료법 제19조 : 청문) 보건복지부장관 또는 시·도지사는 의료취약지 거점의료기관, 공공전문진료센터 또는 책임의료기관의 지정을 취소하려면 청문을 하여야 한다. 〈개정 2021.8.17.〉

(공공보건의료법 제14조 제1항 : 공공전문진료센터의 지정) 보건복지부장관은 다음 각 호의 보건의료를 원활하게 제공하기 위하여 전문진료 분야별로 필요한 시설·인력 및 장비를 갖추었거나 갖출 능력이 있다고 인정하는 의료기관 중에서 "공공전문진료센터"를 지정할 수 있다.

1. 수익성이 낮아 공급이 원활하지 아니한 전문진료
2. 국민건강을 위하여 국가가 육성하여야 할 필요성이 큰 전문진료
3. 지역별 공급의 차이가 커서 국가가 지원하여야 할 필요가 있는 전문진료

(공공보건의료법 제12조 제2항 : 의료취약지의 지정·고시) 보건복지부장관은 제1항에 따른 평가·분석 결과 의료서비스의 공급이 현저하게 부족한 지역을 의료취약지로 지정·고시할 수 있다.

28 「공공보건의료법」상 공공전문진료센터의 지정권자는?

① 보건복지부장관 ② 시·도지사
③ 시장·군수·구청장 ④ 행정안전부장관

해설 (공공보건의료법 제14조 제1항 : 공공전문진료센터의 지정) 보건복지부장관은 다음 각 호의 보건의료를 원활하게 제공하기 위하여 전문진료 분야별로 필요한 시설·인력 및 장비를 갖추었거나 갖출 능력이 있다고 인정하는 의료기관 중에서 "공공전문진료센터"를 지정할 수 있다.

1. 수익성이 낮아 공급이 원활하지 아니한 전문진료
2. 국민건강을 위하여 국가가 육성하여야 할 필요성이 큰 전문진료
3. 지역별 공급의 차이가 커서 국가가 지원하여야 할 필요가 있는 전문진료

29 「공공보건의료법」상 공공전문진료센터가 제공하는 전문진료에 해당하지 않는 것은?

2020 울산 기출유사

① 국민건강을 위하여 국가가 육성하여야 할 필요성이 큰 전문진료
② 수익성이 낮아 공급이 원활하지 아니한 전문진료
③ 여러 진료과목이 포함된 다학제간 협력을 요하는 고도의 전문진료
④ 지역별 공급의 차이가 커서 국가가 지원하여야 할 필요가 있는 전문진료

해설 28번 문제 해설 참조

30 「공공보건의료법」상 공공전문진료센터로 지정받을 수 있는 의료기관은? 2023 경기 기출유사

① 병원 ② 요양병원
③ 종합병원 ④ 한방병원

해설 (공공보건의료법 시행규칙 제12조 제1항 : 공공전문진료센터의 지정기준 등) 법 제14조에 따라 공공전문진료센터로 지정받으려는 의료기관은 다음 각 호의 어느 하나에 해당하는 의료기관으로서 보건복지부장관이 정하여 고시하는 기준을 충족해야 한다. 〈개정 2021.9.24.〉

1. 「의료법」 제3조 제2항 제3호 바목의 종합병원
2. 「의료법」 제3조의5 제1항에 따른 전문병원

Answer 28 ① 29 ③ 30 ③

18

31 「공공보건의료법」상 보건복지부장관은 다음의 업무를 원활하게 수행하기 위하여 필요한 시설·인력 및 장비를 갖추었거나 갖출 능력이 있다고 인정하는 보건의료기관 중에서 책임의료기관을 지정할 수 있다. 다음 중 지정된 책임의료기관에서 수행하는 업무가 아닌 것은?

① 감염병 예방 및 진료, 응급의료, 모자보건사업, 환자의 지역사회 연계 등에 관한 사항

② 공공보건의료 기본계획의 수립 및 변경, 시행계획의 평가

③ 공공보건의료 수행기관 간 협력 체계 구축 및 공공보건의료 전달체계의 조정·관리

④ 보건의료기관의 역량 강화를 위한 의료인력 파견·교육

해설 **(공공보건의료법 제14조의2 제1항 : 책임의료기관의 지정)** 보건복지부장관은 다음 각 호의 업무를 원활하게 수행하기 위하여 필요한 시설·인력 및 장비를 갖추었거나 갖출 능력이 있다고 인정하는 보건의료기관 중에서 책임의료기관을 지정할 수 있다.

1. 공공보건의료사업의 수행, 기획·연구 및 조정
2. 공공보건의료 수행기관 간 협력 체계 구축 및 공공보건의료 전달체계의 조정·관리
3. 보건의료기관의 역량 강화를 위한 의료인력 파견·교육
4. 감염병 예방 및 진료, 응급의료, 모자보건사업, 환자의 지역사회 연계 등에 관한 사항
5. 그 밖에 공공보건의료 강화를 위하여 보건복지부령으로 정하는 사항

(공공보건의료법 제5조 제5항 : 공공보건의료정책심의위원회) 심의위원회는 다음 각 호의 사항을 심의한다.

1. 공공보건의료 기본계획의 수립 및 변경, 시행계획의 평가에 관한 사항
2. 제12조에 따른 의료취약지 지정에 관한 사항
3. 제14조에 따른 공공전문진료센터의 필요성 및 규모에 관한 사항
4. 관계 중앙행정기관에서 관할하는 공공보건의료기관의 효율적 운영과 협력 및 연계에 관한 사항
5. 그 밖에 공공보건의료에 관하여 위원장이 부의하는 사항

[전문개정 2021.3.23.]

32 「공공보건의료법」상 보건복지부장관이 공공보건의료사업의 시행결과를 평가할 수 있으며, 그 평가결과에 따라 재정적·행정적 지원을 다르게 할 수 있는 공공보건의료 수행기관에 해당하지 않는 것은?

① 공공보건의료기관 ② 공공전문진료센터

③ 의료취약지 거점의료기관 ④ 책임의료기관

해설 **(공공보건의료법 제15조 : 공공보건의료사업의 시행결과 평가)**

① 보건복지부장관은 의료취약지 거점의료기관, 공공전문진료센터 및 책임의료기관에 대하여 공공보건의료사업의 시행결과를 평가할 수 있다. 〈개정 2021.8.17.〉

② 보건복지부장관은 제1항에 따른 평가결과에 따라 해당 의료취약지 거점의료기관, 공공전문진료센터 또는 책임의료기관에 대한 재정적·행정적 지원을 다르게 할 수 있다. 〈개정 2021.8.17.〉

33 「공공보건의료법」상 보건복지부장관은 의료취약지 거점의료기관 및 공공전문진료센터 및 책임의료기관에 대하여 공공보건의료사업의 시행결과를 평가할 수 있다. 다음 중 보건복지부장관이 평가하는 공공보건의료사업의 시행결과 내용과 평가주기가 올바르게 짝지어진 것은?

① 공공전문진료센터에 대해 공공보건의료사업의 시행결과를 평가하는 경우 – 공공전문진료센터가 제출한 시행결과를 종합하여 2년마다 평가한다.

② 의료취약지 거점의료기관에 대해 공공보건의료사업의 시행결과를 평가하는 경우 – 시·도지사가 보고한 의료취약지 거점의료기관의 평가결과를 종합하여 2년마다 평가한다.

Answer 31 ② 32 ① 33 ②

③ 의료취약지 거점의료기관에 대해 공공보건의료사업의 시행결과를 평가하는 경우 – 의료취약지 거점의료기관이 제출한 시행결과를 종합하여 매년 평가한다.

④ 책임의료기관에 대해 공공보건의료사업의 시행결과를 평가하는 경우 – 시·도지사가 보고한 책임의료기관의 평가결과를 종합하여 매년 평가한다.

해설 **(공공보건의료법 시행규칙 제14조 : 공공보건의료사업의 시행결과 평가)**

① 보건복지부장관은 법 제15조 제1항에 따라 의료취약지 거점의료기관에 대해 공공보건의료사업의 시행결과를 평가하는 경우 시·도지사가 제10조 제3항에 따라 보고한 의료취약지 거점 의료기관의 평가결과를 종합하여 2년마다 평가한다.

② 보건복지부장관은 법 제15조 제1항에 따라 공공전문진료센터에 대하여 공공보건의료사업의 시행결과를 평가하는 경우 제13조 제1항에 따라 공공전문진료센터가 제출한 시행결과를 종합하여 매년 평가한다.

③ 보건복지부장관은 법 제15조 제1항에 따라 책임의료기관에 대하여 공공보건의료사업의 시행결과를 평가하는 경우 제13조의3 제1항에 따라 책임의료기관이 제출한 시행결과를 종합하여 매년 평가한다. 〈신설 2022.2.17.〉

34 **「공공보건의료에 관한 법률」상 보건복지부장관, 시·도지사 또는 시장·군수·구청장이 소속 공무원으로 하여금 공공보건의료사업에 관한 업무·회계 및 재산에 관한 사항을 조사하게 할 수 있는 공공보건의료 수행기관으로 가장 옳지 않은 것은?** 2024 서울 기출유사

① 「공공보건의료에 관한 법률」 제16조 제2항에 따라 보건복지부장관과 협약을 체결한 의료기관

② 「심뇌혈관질환의 예방 및 관리에 관한 법률」 제12조에 따른 중앙심뇌혈관질환센터

③ 「공공보건의료에 관한 법률」 제13조에 따른 의료취약지 거점의료기관

④ 「암관리법」 제19조에 따른 지역암센터

해설 **(공공보건의료법 제17조 제2항 : 공공보건의료 수행기관의 준수사항 등)** 공공보건의료 수행기관(제2조 제4호 라목의 경우는 제외한다. 이하 이 조에서 같다)은 공공보건의료사업을 수행할 때 다음 각 호의 원칙을 준수하여야 한다.

1. 지역 주민의 참여를 통한 사업계획 수립
2. 공익성에 기반한 성실한 사업 운영
3. 투명한 재정 운용과 회계 공개

(공공보건의료법 제2조 제4호 : 정의) 이 법에서 사용하는 용어의 뜻은 다음과 같다.

4. "공공보건의료 수행기관"이란 다음 각 목의 보건의료기관을 말한다.
   가. 공공보건의료기관
   나. 제13조에 따른 의료취약지 거점의료기관
   다. 제14조에 따른 공공전문진료센터
   라. 제16조 제2항에 따라 보건복지부장관, 특별시장·광역시장·도지사·특별자치도지사(이하"시·도지사"라 한다) 또는 시장·군수·구청장(자치구의 구청장을 말한다. 이하 같다)과 협약을 체결한 의료기관
   마. 제14조의2에 따른 책임의료기관
   바. 「심뇌혈관질환의 예방 및 관리에 관한 법률」 제12조에 따른 중앙심뇌혈관질환센터와 제13조에 따른 권역심뇌혈관질환센터 및 지역심뇌혈관질환센터
   사. 「응급의료에 관한 법률」 제2조 제5호에 따른 응급의료기관, 제30조의2에 따른 권역외상센터 및 제30조의3에 따른 지역외상센터
   아. 「암관리법」 제19조에 따른 지역암센터
   자. 그 밖에 공공보건의료의 제공을 위하여 필요하다고 인정하여 보건복지부령으로 정하는 기관

18

Answer 34 ①

35 「공공보건의료법」상 의료취약지 거점의료기관 또는 공공전문진료센터의 지정 취소에 대한 설명으로 가장 올바르지 못한 것은?

① 거짓이나 그 밖의 부정한 방법으로 지정을 받은 경우에는 반드시 지정을 취소하여야 한다.
② 국가 또는 지방자치단체가 지원한 예산을 부당하게 집행하거나 목적과 다르게 집행하여 지정을 취소하는 경우에는 보조금의 전부 또는 일부를 환수하여야 한다.
③ 보건복지부장관 또는 시·도지사가 지정을 취소하려면 청문을 하여야 한다.
④ 지정이 취소된 의료기관은 지정이 취소된 날부터 3년 이내에는 의료취약지 거점의료기관, 공공전문진료센터 및 책임의료기관으로 지정받을 수 없다.

해설 **(공공보건의료법 제18조 : 의료취약지 거점의료기관 등의 지정 취소)**

① 보건복지부장관 또는 시·도지사는 의료취약지 거점의료기관, 공공전문진료센터 또는 책임의료기관이 다음 각 호의 어느 하나에 해당하는 경우에는 그 지정을 취소할 수 있다. 다만, 제1호에 해당하는 경우에는 그 지정을 취소하여야 한다. 〈개정 2021.8.17.〉
1. 거짓이나 그 밖의 부정한 방법으로 지정을 받은 경우
2. 국가 또는 지방자치단체가 지원한 예산을 부당하게 집행하거나 목적과 다르게 집행한 경우
3. 제13조 제3항, 제14조 제3항 또는 제14조의2 제3항을 위반하여 보고의무를 이행하지 아니한 경우
4. 제13조 제6항, 제14조 제5항 또는 제14조의2 제6항에 따른 지정기준에 미달하게 된 경우
5. 제17조 제4항을 위반하여 정당한 사유 없이 명령을 이행하지 아니한 경우
6. 그 밖에 보건복지부령으로 정하는 사유에 해당하는 경우

② 제1항에 따라 지정이 취소된 의료기관은 지정이 취소된 날부터 2년 이내에는 의료취약지 거점의료기관, 공공전문진료센터 및 책임의료기관으로 지정받을 수 없다. 〈개정 2021.8.17.〉
③ 보건복지부장관 또는 시·도지사는 제1항에 따라 지정을 취소하는 경우 해당 의료기관에 지급한 보조금의 전부 또는 일부를 환수할 수 있다. 다만, 제1항 제1호 또는 제2호에 해당하는 경우에는 보조금의 전부 또는 일부를 환수하여야 한다.

(공공보건의료법 제19조 : 청문) 보건복지부장관 또는 시·도지사는 제18조에 따라 의료취약지 거점의료기관, 공공전문진료센터 또는 책임의료기관의 지정을 취소하려면 청문을 하여야 한다. 〈개정 2021.8.17.〉

36 「공공보건의료법」상 의료취약지 거점의료기관의 지정을 반드시 취소하여야 하는 경우에 해당하는 것은?

① 거짓이나 그 밖의 부정한 방법으로 지정을 받은 경우
② 국가 또는 지방자치단체가 지원한 예산을 부당하게 집행하거나 목적과 다르게 집행한 경우
③ 보고의무를 이행하지 아니한 경우
④ 지정기준에 미달하게 된 경우

해설 **(공공보건의료법 제18조 제1항 : 의료취약지 거점의료기관 등의 지정 취소)** 35번 문제 해설 참조

37 「공공보건의료법」상 의료취약지 거점의료기관 또는 공공전문진료센터의 지정을 취소할 수 있는 사람은? 2021 전북 기출유사

① 보건복지부장관 또는 시·도지사
② 시·도지사 또는 시장·군수·구청장
③ 시장·군수·구청장 또는 보건소장
④ 질병관리청장 또는 시·도지사

해설 35번 문제 해설 참조

Answer 35 ④ 36 ① 37 ①

38 「공공보건의료법」상 공공전문진료센터의 지정을 취소하는 경우 해당 의료기관에 지급한 보조금의 전부 또는 일부를 반드시 환수하여야 하는 사유에 해당하는 것을 모두 고른 것은?

가. 거짓이나 그 밖의 부정한 방법으로 지정을 받은 경우
나. 정당한 사유 없이 명령을 이행하지 아니한 경우
다. 국가 또는 지방자치단체가 지원한 예산을 부당하게 집행하거나 목적과 다르게 집행한 경우
라. 지정기준에 미달하게 된 경우

① 가, 나, 다
② 가, 다
③ 나, 라
④ 가, 나, 다, 라

해설 35번 문제 해설 참조

39 「공공보건의료법」상 공공보건의료지원센터의 업무에 해당하지 않는 것은?

① 공공보건의료계획의 시행결과 평가
② 공공보건의료 수행기관에 대한 기술 지원
③ 공공의료분야 지침 개발 및 보급 지원
④ 의료취약지 주민에게 적정한 보건의료 제공

해설 **(공공보건의료법 제21조 제1항 : 공공보건의료 지원센터의 설치·운영)** 보건복지부장관은 공공보건의료에 관한 업무 중 다음 각 호의 업무 수행을 지원하게 하기 위하여 공공보건의료 지원센터를 설치·운영할 수 있다.

1. 공공보건의료 수행기관에 대한 기술 및 경영개선 지원
2. 공공의료분야 지침 개발 및 보급 지원
3. 공공보건의료 인력에 대한 교육·훈련 프로그램의 개발 및 보급
4. 공공보건의료와 관련된 정보·통계의 수집 및 분석
5. 제9조 제1항에 따른 공공보건의료계획의 시행결과 평가
6. 제15조 제1항에 따른 공공보건의료사업의 시행결과 평가
7. 제22조 제1항에 따른 공공보건의료 지원단 간의 교류·협력 지원
8. 그 밖에 보건복지부장관이 정하는 공공보건의료에 관한 업무

40 「공공보건의료법」상 보건복지부장관은 공공보건의료지원센터의 운영을 위탁하고, 그 운영에 필요한 경비의 전부 또는 일부를 지원할 수 있다. 다음 중 공공보건의료지원센터의 운영을 위탁할 수 있는 곳은?

① 국립암센터
② 국립중앙의료원
③ 국민건강보험공단
④ 질병관리청

해설 **(공공보건의료법 시행규칙 제16조의2 제1항 : 공공보건의료 지원센터 운영의 위탁)** 보건복지부장관은 법 제21조 제2항에 따라 공공보건의료 지원센터의 운영을 국립중앙의료원에 위탁한다.
[본조신설 2021.9.24.]

Answer 38 ② 39 ④ 40 ②

41 「공공보건의료에 관한 법률」상 시·도지사가 공공보건의료에 관한 업무 수행을 지원하기 위해 설치·운영할 수 있는 것은? 2021 서울 기출유사

① 공공보건의료 지원단 ② 공공보건의료 지원센터

③ 공공보건의료 수행기관 ④ 공공보건의료 교육·훈련센터

해설 (공공보건의료법 제22조 제1항) 시·도지사는 공공보건의료에 관한 업무 수행을 지원하게 하기 위하여 공공보건의료 지원단을 설치·운영할 수 있다.

42 「공공보건의료법」상 공공보건의료 수행기관의 공공보건의료사업에 관한 조사 또는 검사를 기피하거나 거부·방해한 자에 대한 처벌로 올바른 것은? 2022 인천 기출유사

① 500만원 이하의 벌금 ② 300만원 이하의 벌금

③ 300만원 이하의 과태료 ④ 100만원 이하의 과태료

해설 (공공보건의료법 제25조 제1항 : 과태료) 제24조 제1항에 따른 조사 또는 검사를 기피하거나 거부·방해한 자에게는 300만원 이하의 과태료를 부과한다.

(공공보건의료법 제24조 제1항 : 조사·검사) 보건복지부장관, 시·도지사 또는 시장·군수·구청장은 공공보건의료 수행기관(제2조 제4호 라목의 경우는 제외)의 공공보건의료사업에 대한 지도·감독이 필요하다고 인정할 때에는 소속 공무원으로 하여금 해당 공공보건의료 수행기관의 공공보건의료사업에 관한 업무·회계 및 재산에 관한 사항을 조사하게 하거나 관련 장부 또는 서류 등을 검사하게 할 수 있다.

Answer 41 ① 42 ③

19

암관리법

19 암관리법

01 「암관리법」상 암에 대한 국민의 이해를 높이고 암의 예방·치료 및 관리 의욕을 고취시키기 위한 암예방의 날은 언제인가? 2024 경북 기출유사

① 3월 21일　② 4월 7일
③ 9월 27일　④ 11월 14일

해설 **(암관리법 제4조 제1항 : 암 예방의 날 및 홍보 등)** 암에 대한 국민의 이해를 높이고 암의 예방·치료 및 관리 의욕을 고취시키기 위하여 매년 3월 21일을 암 예방의 날로 정하고, 이에 적합한 행사를 하여야 한다.

02 「암관리법」상 암관리 종합계획의 수립에 대한 설명으로 가장 올바르지 못한 것은?

① 보건복지부장관은 국가암관리위원회의 심의를 거쳐 암관리 종합계획을 5년마다 세워야 한다.
② 시·도지사 및 시장·군수·구청장은 그 지방자치단체의 실정을 고려하여 암관리 종합계획에 따른 암관리 세부집행계획을 각각 세워야 한다.
③ 암관리 세부집행계획은 「의료법」에 따른 지역보건의료계획에 포함하여 수립한다.
④ 암관리 종합계획의 수립 등 암관리에 관한 중요사항을 심의하기 위하여 보건복지부장관 소속으로 국가암관리위원회를 둔다.

해설 **(암관리법 제5조 : 암관리 종합계획의 수립)**
① 보건복지부장관은 제6조에 따른 국가암관리위원회의 심의를 거쳐 암관리 종합계획을 5년마다 세워야 한다. 〈개정 2020.4.7.〉
② 종합계획에는 다음 각 호의 사항이 포함되어야 한다. 〈개정 2022.6.10.〉
1. 암관리사업의 기본목표와 추진방향
2. 암관리사업의 계획 및 추진 방법
3. 암관리에 필요한 전문 인력의 육성에 관한 사항
4. 암 치료 후 사후관리에 관한 사항
5. 그 밖에 암관리에 필요한 사항
③ 특별시장·광역시장·특별자치시장·도지사·특별자치도지사("시·도지사") 및 시장·군수·구청장은 그 지방자치단체의 실정을 고려하여 종합계획에 따른 세부집행계획을 각각 세워야 한다. 〈개정 2020.4.7.〉
④ 제3항에 따른 세부집행계획은 「지역보건법」 제7조에 따른 지역보건의료계획에 포함해 수립한다.
⑤ 그 밖에 종합계획 및 제3항에 따른 세부집행계획의 수립·시행에 필요한 사항은 대통령령으로 정한다. 〈신설 2020.4.7.〉

(암관리법 제6조 : 국가암관리위원회) 종합계획의 수립 등 암관리에 관한 중요사항을 심의하기 위하여 보건복지부장관 소속으로 국가암관리위원회를 둔다. 〈개정 2020.4.7.〉

Answer 01 ① 02 ③

03 「암관리법」상 국가암관리위원회와 전문위원회에 대한 설명으로 가장 올바르지 못한 것은?

① 국가암관리위원회 위원의 임기는 3년으로 하며, 한 차례만 연임할 수 있다. 2021 광주 기출유사

② 국가암관리위원회의 위원장은 보건복지부장관이 되고, 위원은 암의 예방 및 관리 업무를 담당하는 공무원이나 암에 관한 학식과 경험이 풍부한 사람 중에서 보건복지부장관이 임명 또는 위촉한다.

③ 국가암관리위원회는 업무를 효율적으로 수행하기 위하여 위원회의 위원과 외부 전문가로 구성되는 각 분야별(암 예방, 암 검진, 암환자 관리, 암데이터 관리) 전문위원회를 둘 수 있다.

④ 국가암관리위원회는 위원장 1인을 포함한 15인 이내의 위원으로 구성하며, 각 분야별 전문위원회는 위원장 1명을 포함하여 10명 이내의 위원으로 성별을 고려하여 구성한다.

해설 **(암관리법 제7조 제2항 : 위원회의 구성)** 위원장은 보건복지부차관이 되고, 위원은 다음 각 호의 어느 하나에 해당하는 사람 중에서 보건복지부장관이 임명 또는 위촉한다. 〈개정 2020.4.7.〉

1. 암의 예방 및 관리 업무를 담당하는 공무원
2. 암에 관한 학식과 경험이 풍부한 사람

(암관리법 시행령 제2조 제1항 : 국가암관리위원회 위원의 임기 등) 법 제6조에 따른 국가암관리위원회 위원의 임기는 3년으로 하며, 한 차례만 연임할 수 있다. 〈개정 2021.4.6.〉

(암관리법 시행령 제4조의2 : 전문위원회의 구성 및 운영)

① 법 제7조 제3항에 따라 위원회에 다음 각 호의 전문위원회를 둔다.

1. 암 예방 전문위원회
2. 암 검진 전문위원회
3. 암환자 관리 전문위원회
4. 암데이터 관리 전문위원회

② 각 전문위원회는 위원장 1명을 포함해 10명 이내의 위원으로 성별을 고려하여 구성한다.

[본조신설 2021.4.6.]

04 「암관리법」상 국가암관리위원회가 심의하는 업무가 아닌 것은?

① 국가암 관리체계 및 제도의 발전에 관한 사항

② 암관리사업의 예산에 관한 중요 사항

③ 암관리 종합계획의 수립 및 평가에 관한 사항

④ 암등록 통계사업과 관련한 조사·연구사업에 관한 사항

해설 **(암관리법 제8조 : 위원회의 기능)** 위원회는 다음 각 호의 사항을 심의한다. 〈개정 2020.4.7.〉

1. 국가암 관리체계 및 제도의 발전에 관한 사항
2. 종합계획의 수립 및 평가에 관한 사항
3. 연도별 암관리사업 시행계획에 관한 사항
4. 암관리사업의 예산에 관한 중요 사항
5. 그 밖에 위원장이 심의에 부치는 사항

19

Answer 03 ② 04 ④

05 「암관리법」상 보건복지부장관은 암연구사업의 구체적이고 세부적인 사항에 대한 기획 · 관리 및 평가 등의 업무를 효율적으로 수행하기 위하여 설립된 (   )로 하여금 업무를 수행하게 할 수 있다. (   ) 안에 들어갈 말로 옳은 것은? 2025 인천 기출유사

① 국립암센터
② 중앙암등록본부
③ 지역암등록본부
④ 지역암센터

해설 **(암관리법 제9조 제4항 : 암연구사업)** 보건복지부장관은 암연구사업의 구체적이고 세부적인 사항에 대한 기획 · 관리 및 평가 등의 업무를 효율적으로 수행하기 위하여 제27조에 따라 설립된 국립암센터로 하여금 다음 각 호의 업무를 수행하게 할 수 있다.

1. 암연구사업의 국내외 추세 및 암연구사업에 대한 수요 예측
2. 암연구사업 계획의 작성
3. 연도별 암연구사업 과제의 공모 · 심의 및 선정
4. 암연구사업 결과의 평가 및 활용
5. 그 밖에 암연구사업에 필요한 사항

06 「암관리법」상 보건복지부장관은 암 발생 위험을 낮추거나 암 발생을 감소시키기 위하여 "암예방사업"을 시행하여야 한다. 다음 중 시행해야 하는 암예방사업에 해당하지 않는 것은? 2022 광주 기출유사

① 국민 암 예방수칙 및 실천지침의 개발과 보급
② 발암요인의 위해성 평가와 관리를 위한 국제협력사업
③ 암 위험요인에 대한 인식과 암 예방 실천에 대한 모니터링
④ 효과적인 암 예방을 위한 사업 개발

해설 **(암관리법 제10조의2 : 암예방사업)** 보건복지부장관은 암 발생 위험을 낮추거나 암 발생을 감소시키기 위하여 다음 각 호의 "암예방사업"을 시행하여야 한다. 〈개정 2024.3.19.〉

1. 국민 암 예방수칙 및 실천지침의 개발과 보급
2. 암 위험요인에 대한 인식과 암 예방 실천에 대한 모니터링
3. 효과적인 암 예방을 위한 사업 개발
4. 대국민 암 예방 교육 · 홍보사업
5. 암을 조기에 발견하기 위한 검진활동
6. 그 밖에 암 예방을 위하여 보건복지부장관이 필요하다고 인정하는 사업

[본조신설 2020.4.7.]

(암관리법 제10조의3 : 발암요인관리사업) 보건복지부장관은 발암요인을 관리하기 위하여 다음 각 호의 사업을 시행할 수 있다.

1. 발암요인의 목록 작성 및 보급
2. 발암요인 및 그 위해성에 대한 정보 제공
3. 발암요인의 위해성 평가와 관리를 위한 국제협력사업
4. 그 밖에 발암요인의 관리와 관련하여 보건복지부령으로 정하는 사업

[전문개정 2022.6.10.]

Answer 05 ① 06 ②

07 「암관리법」상 암검진사업의 대상이 되는 암의 종류별 검진주기와 연령기준에 대한 설명내용으로 가장 올바르지 못한 것은? 2020 광주, 2023 충남 기출유사

① 검진주기가 2년인 암의 종류는 4개로, "유방암, 위암, 자궁경부암, 폐암"이 해당된다.

② 암검진사업의 대상이 되는 암의 종류는 6개로, "간암, 대장암, 유방암, 위암, 자궁경부암, 폐암"이 있다.

③ 암검진사업의 대상이 되는 연령기준이 40세 이상인 암의 종류는 4개로, "간암, 대장암, 유방암, 위암"이 해당된다.

④ 암발생 고위험군을 대상으로 검진을 하는 암의 종류는 2개로, "간암, 폐암"이 해당된다.

해설 **(암관리법 시행령 제8조 : 암검진사업 대상 암의 종류 · 검진주기 등)**

① 법 제11조 제2항에 따른 암검진사업의 대상이 되는 암의 종류는 다음 각 호와 같다.

1. 위암
2. 간암
3. 대장암
4. 유방암
5. 자궁경부암
6. 폐암

② 암의 종류별 검진주기와 연령 기준 등은 별표 1과 같다.

[별표 1] 암의 종류별 검진주기와 연령 기준 등

암의 종류	검진주기	연령 기준 등
위암	2년	40세 이상의 남 · 여
간암	6개월	40세 이상의 남 · 여 중 간암 발생 고위험군
대장암	1년	50세 이상의 남 · 여
유방암	2년	40세 이상의 여성
자궁경부암	2년	20세 이상의 여성
폐암	2년	54세 이상 74세 이하의 남 · 여 중 폐암 발생 고위험군

비고

1. "간암 발생 고위험군"이란 간경변증, B형간염 항원 양성, C형간염 항체 양성, B형 또는 C형 간염 바이러스에 의한 만성 간질환 환자를 말한다.
2. "폐암 발생 고위험군"이란 30갑년[하루 평균 담배소비량(갑) × 흡연기간(년)] 이상의 흡연력을 가진 현재 흡연자와 폐암 검진의 필요성이 높아 보건복지부장관이 정하여 고시하는 사람을 말한다.

08 「암관리법 시행령」상 국가 암 검진 기준에 따라 최씨가 받아야 할 검진 주기로 옳은 것은? 2025 전북 기출유사

19

최씨는 52세 남성으로 최근 직장에서 건강검진을 받을 기회가 있었다. 가족 중에 대장암 병력이 있어 대장암 검진을 계획하고 있으며 위암 검진도 포함할 예정이다. 최씨는 건강 상태가 양호하고 특별한 증상은 없지만 간염 바이러스(B형 간염 보유자)를 보유하고 있다.

① 대장암 : 1년마다 위암 : 2년마다 간암 : 6개월마다

② 대장암 : 2년마다 위암 : 매년 간암 : 6개월마다

③ 대장암 : 매년 위암 : 2년마다 간암 : 2년마다

④ 대장암 : 1년마다 위암 : 1년마다 간암 : 매년

해설 **(암관리법 시행령 제8조 제2항 [별표 1] : 암의 종류별 검진주기와 연령 기준 등)** 7번 문제 해설 참조

Answer 07 ③ 08 ①

09 「암관리법」상 재가암환자 관리사업에 대한 설명으로 옳지 않은 것은? 2022 인천, 2024 경북 기출유사

① 보건복지부장관은 가정에서 치료 또는 요양 중인 암환자에 대하여 재가암관리사업을 시행하여야 한다.

② 실시권자는 국립암센터장이다.

③ 보건복지부장관은 재가암환자와 그 가족을 위한 교육프로그램의 개발 및 보급을 한다.

④ 보건복지부장관은 재가암환자에 대한 통증관리, 완화의료, 간호 및 상담서비스 등을 위한 가정방문사업을 시행하여야 한다.

해설 **(암관리법 제12조 : 재가암환자 관리사업)** 보건복지부장관은 가정에서 치료 또는 요양 중인 암환자(이하 "재가암환자"라 한다)에 대하여 다음 각 호의 재가암환자 관리사업을 시행하여야 한다.

1. 재가암환자에 대한 통증관리, 완화의료, 간호 및 상담서비스 등을 위한 가정방문사업
2. 재가암환자와 그 가족을 위한 교육프로그램의 개발 및 보급
3. 그 밖에 보건복지부령으로 정하는 사업

10 「암관리법」상 보건복지부장관은 암생존자의 건강증진과 사회복귀를 지원하기 위해 "암생존자 통합지지사업"을 시행하여야 한다. 다음 중 "암생존자 통합지지사업"에 해당하지 않는 것은?

① 암생존자 관리 프로그램 개발 및 보급

② 암생존자의 건강관리와 학교복귀 및 직업복귀에 대한 상담·교육

③ 암생존자의 현황과 실태에 관한 자료 수집 및 분석

④ 재가암환자에 대한 통증관리, 완화의료, 간호 및 상담서비스 등을 위한 가정방문사업

해설 **(암관리법 제12조의2 제1항 : 암생존자 통합지지사업)** 보건복지부장관은 암생존자(암환자 중 「호스피스·완화의료 및 임종과정에 있는 환자의 연명의료결정에 관한 법률」 제2조 제3호에 따른 말기환자에 해당하지 아니하는 사람을 말한다.)의 건강증진과 사회복귀를 지원하기 위해 다음 각 호의 "암생존자 통합지지사업"을 시행하여야 한다. 〈개정 2022.6.10.〉

1. 암생존자의 건강관리와 학교복귀 및 직업복귀에 대한 상담·교육
2. 암생존자 관리 프로그램 개발 및 보급
3. 그 밖에 암생존자의 건강증진 및 사회복귀와 관련하여 보건복지부령으로 정하는 사업

(암관리법 시행규칙 제5조의2 : 암생존자 통합지지사업) 법 제12조의2 제1항 제3호에서 "보건복지부령으로 정하는 사업"이란 다음 각 호의 사업을 말한다.

1. 암생존자의 현황과 실태에 관한 자료 수집 및 분석
2. 암생존자 통합지지사업에 관한 홍보
3. 그 밖에 보건복지부장관이 필요하다고 인정하는 사업

[본조신설 2021.4.8.]

Answer 09 ② 10 ④

11 「암관리법」상 암환자의 의료비 지원사업에 대한 설명으로 옳지 않은 것은? 2022 울산, 2025 전남 기출유사

① 보건소장은 소속 공무원으로 하여금 의료비 지원의 신청을 대리하게 할 수 있다.

② 암 치료에 드는 비용을 예산 또는 의료급여기금에서 지원할 수 있다.

③ 암환자의 암 종류별 경제적 부담능력 등을 고려하여 지원할 수 있다.

④ 의료비를 지원받으려는 암환자 등은 관할 보건소장에게 지원 신청을 하여야 한다.

해설 (암관리법 제13조 : 암환자의 의료비 지원사업 등)

① 국가와 지방자치단체는 암환자의 암 종류별 경제적 부담능력 등을 고려하여 암 치료에 드는 비용을 예산 또는 국민건강증진기금에서 지원할 수 있다.

② 제1항에 따라 의료비를 지원받으려는 암환자 또는 그를 대리하는 사람("암환자등")은 관할 보건소장에게 지원 신청을 하여야 한다. 〈신설 2020.4.7.〉

③ 관할 보건소장은 소속 공무원으로 하여금 암환자등의 동의를 받아 제2항에 따른 의료비 지원의 신청을 대리하게 할 수 있다. 〈신설 2020.4.7.〉

12 「암관리법」상 국가와 지방자치단체는 암환자의 암 종류별 경제적 부담능력 등을 고려하여 암 치료에 드는 비용을 예산 또는 국민건강증진기금에서 지원할 수 있다. 다음 중 암환자의 의료비를 지원받을 수 있는 사람에 대한 설명으로 가장 올바르지 못한 것은?

① 「국민건강보험법」에 따른 건강보험가입자 및 피부양자 중 암환자인 사람의 소득과 재산 등이 보건복지부장관이 매년 정하여 고시하는 기준 이하인 사람

② 「아동복지법」에 따른 아동 중 암환자인 사람(부양의무자 포함)의 소득과 재산 등이 보건복지부장관이 매년 정하여 고시하는 기준 이하인 사람

③ 「의료급여법」에 따른 의료급여수급자 중 암환자인 사람의 소득과 재산 등이 보건복지부장관이 매년 정하여 고시하는 기준 이하인 사람

④ 「아동복지법」에 따른 아동 중 암환자의 소득과 재산 등이 보건복지부장관이 매년 정하여 고시하는 기준 이하인 사람으로서 의료비를 지원받는 아동이 18세가 된 경우에는 의료비 지원을 받을 수 없다.

19

해설 (암관리법 시행령 제10조 제1항 제1호 : 암환자의 의료비 지원 대상·기준 및 방법 등) 법 제13조 제1항에 따라 의료비를 지원받을 수 있는 사람은 다음 각 호의 어느 하나에 해당하는 사람 중 소득과 재산 등이 보건복지부장관이 매년 정하여 고시하는 기준 이하인 사람(제1호의 경우에는 그 부양의무자를 포함)으로 한다. 〈개정 2021.4.6.〉

1. 「아동복지법」에 따른 아동 중 암환자. 다만, 의료비를 지원받는 아동이 18세가 된 경우에는 보건복지부장관이 정하여 고시하는 바에 따라 의료비 지원을 연장할 수 있다.

Answer 11 ② 12 ④

13 「암관리법」상 보건복지부장관이 시행해야 하는 암관련 사업에 해당하지 않는 것은?

① 암예방사업
② 암생존자통합지지사업
③ 암정보사업
④ 암환자의 의료비 지원사업

해설 **(암관리법 제13조 제1항 : 암환자의 의료비 지원사업 등)** 국가와 지방자치단체는 암환자의 암 종류별 경제적 부담능력 등을 고려하여 암 치료에 드는 비용을 예산 또는 국민건강증진기금에서 지원할 수 있다.

(암관리법 제10조의2 : 암예방사업) 보건복지부장관은 암 발생 위험을 낮추거나 암 발생을 감소시키기 위하여 다음 각 호의 "암예방사업"을 시행하여야 한다. 〈개정 2024.3.19.〉

1. 국민 암 예방수칙 및 실천지침의 개발과 보급
2. 암 위험요인에 대한 인식과 암 예방 실천에 대한 모니터링
3. 효과적인 암 예방을 위한 사업 개발
4. 대국민 암 예방 교육·홍보사업
5. 암을 조기에 발견하기 위한 검진활동
6. 그 밖에 암 예방을 위하여 보건복지부장관이 필요하다고 인정하는 사업

[본조신설 2020.4.7.]

(암관리법 제12조의2 제1항 : 암생존자통합지지사업) 보건복지부장관은 암생존자(암환자 중 말기환자에 해당하지 아니하는 사람)의 건강증진과 사회복귀를 지원하기 위하여 다음 각 호의 "암생존자통합지지사업"을 시행하여야 한다.

1. 암생존자의 건강관리와 학교복귀 및 직업복귀에 대한 상담·교육
2. 암생존자 관리 프로그램 개발 및 보급
3. 그 밖에 암생존자의 건강증진 및 사회복귀와 관련하여 보건복지부령으로 정하는 사업

(암관리법 제15조 제1항 : 암정보사업) 보건복지부장관은 암에 관한 정보를 지속적이고 체계적으로 구축하여 효율적으로 국민에게 제공하는 "암정보사업"을 시행하여야 한다.

14 「암관리법」상 암환자의 의료비 지원사업에 대한 설명이다. ㉠, ㉡에 들어갈 내용으로 옳은 것은?

2023 부산, 2025 경북 기출유사

> 국가와 지방자치단체는 암환자의 암 종류별 (㉠) 등을 고려하여 암 치료에 드는 비용을 예산 또는 (㉡)에서 지원할 수 있다.

	㉠	㉡
①	경제적 부담능력	국민건강증진기금
②	경제적 부담능력	암관리기금
③	임상적 병기	국민건강증진기금
④	임상적 병기	암관리기금

해설 **(암관리법 제13조 : 암환자의 의료비 지원사업 등)**

① 국가와 지방자치단체는 암환자의 암 종류별 경제적 부담능력 등을 고려하여 암 치료에 드는 비용을 예산 또는 국민건강증진기금에서 지원할 수 있다.
② 제1항에 따라 의료비를 지원받으려는 암환자 또는 그를 대리하는 사람("암환자등")은 관할 보건소장에게 지원 신청을 하여야 한다. 〈신설 2020.4.7.〉
③ 관할 보건소장은 소속 공무원으로 하여금 암환자등의 동의를 받아 제2항에 따른 의료비 지원의 신청을 대리하게 할 수 있다. 〈신설 2020.4.7.〉

Answer 13 ④ 14 ①

15 「암관리법 시행령」상 암환자 의료비 지원사업에 포함되는 내용으로 옳은 것을 모두 고른 것은?

2021 대구 기출유사

가. 의료비 지원사업 대상자의 선정 및 통보
나. 의료비 지원사업에 관한 교육
다. 의료비 지원사업 대상자에 대한 의료비 지급
라. 의료비 지원사업 대상자에 대한 재산 및 소득에 관한 자료조사
마. 의료비 지원사업 대상자에 대한 암검진사업

① 가, 나, 다 ② 가, 다, 라
③ 나, 다, 마 ④ 다, 라, 마

해설 **(암관리법 시행령 제9조 : 암환자의 의료비 지원사업의 범위)** 법 제13조에 따른 암환자의 의료비 지원사업에는 다음 각 호의 사업이 포함되어야 한다.

1. 의료비 지원사업 대상자에 대한 재산 및 소득에 관한 자료조사
2. 의료비 지원사업 대상자의 선정 및 통보
3. 의료비 지원사업 대상자에 대한 의료비 지급
4. 의료비 지원사업에 관한 홍보
5. 의료비 지원사업 정보시스템의 개발 및 관리

16 「암관리법 시행령」상 암환자의 의료비 지원사업의 대상자에 해당하지 않는 사람은?

2021 광주 기출유사

① 건강보험가입자 및 피부양자 중 암환자 ② 아동 중 암환자
③ 의료급여수급자 중 암환자 ④ 폐암환자

해설 **(암관리법 시행령 제10조 제1항 : 암환자의 의료비 지원 대상·기준 및 방법 등)** 법 제13조 제1항에 따라 의료비를 지원받을 수 있는 사람은 다음 각 호의 어느 하나에 해당하는 사람 중 소득과 재산 등이 보건복지부장관이 매년 정하여 고시하는 기준 이하인 사람(제1호의 경우에는 그 부양의무자를 포함)으로 한다. 〈개정 2021.4.6.〉

1. 「아동복지법」에 따른 아동 중 암환자. 다만, 의료비를 지원받는 아동이 18세가 된 경우에는 보건복지부장관이 정하여 고시하는 바에 따라 의료비 지원을 연장할 수 있다.
2. 「국민건강보험법」 제5조에 따른 건강보험가입자 및 피부양자 중 암환자
3. 「의료급여법」에 따른 의료급여수급자 중 암환자
4. 삭제 〈2021.4.6.〉

19

17 「암관리법」상 중앙역학조사반이 역학조사를 하는 경우가 아닌 것은?

① 국가암관리사업 및 연구에 대한 지원과 정책 근거자료의 제시를 위하여 질병관리청장이 필요하다고 인정하는 경우
② 둘 이상의 시·도에서 역학조사가 동시에 필요한 경우
③ 암등록 통계 및 사망원인 통계, 그 밖의 의학적인 전문자료에 근거하여 관할 지역의 암 발생률 및 그에 따른 사망률이 증가할 우려가 높은 경우
④ 특정 지역의 암 발생과 그로 인한 사망이 증가하여 전국적인 조사가 긴급히 필요한 경우

Answer 15 ② 16 ④ 17 ③

해설 **(암관리법 시행령 제12조 제1항)** 법 제16조 제1항에 따른 역학조사는 다음 각 호의 구분에 따라 실시한다. 〈개정 2020.9.11.〉

1. 중앙역학조사반이 역학조사를 하는 경우
   가. 둘 이상의 시·도에서 역학조사가 동시에 필요한 경우
   나. 시·도지사의 역학조사가 불충분하거나 인력·장비의 부족으로 역학조사가 곤란한 경우
   다. 특정 지역의 암 발생과 그로 인한 사망이 증가해 전국적인 조사가 긴급히 필요한 경우
   라. 그 밖에 국가암관리사업 및 연구에 대한 지원과 정책 근거자료의 제시를 위해 질병관리청장이 필요하다고 인정하는 경우
2. 지역역학조사반이 역학조사를 하는 경우
   가. 법 제14조에 따른 암등록통계 및 「통계법」에 따른 사망원인 통계, 그 밖의 의학적인 전문자료에 근거하여 관할 지역의 암 발생률 및 그에 따른 사망률이 증가할 우려가 있거나 관할 지역의 암 발생률 및 그에 따른 사망률이 다른 지역에 비하여 높은 경우
   나. 관할 지역에서 암을 발생시킬 수 있는 특정 위험물질 및 위험 요인으로 인한 암 발생률의 증가가 우려되는 경우
   다. 그 밖에 관할 지역의 암 관리에 필요한 연구를 지원하기 위하여 시·도지사가 필요하다고 인정하는 경우

18 「암관리법」상 암 발생의 원인 규명 등을 위하여 역학조사를 실시할 수 있는 사람을 아래 〈보기〉 중 모두 고른 것은? 2025 광주 기출유사

보기

가. 보건복지부장관	나. 시·도지사
다. 시장·군수·구청장	라. 질병관리청장

① 가, 나　　② 가, 다
③ 나, 라　　④ 다, 라

해설 **(암관리법 제16조 제1항 : 역학조사)** 질병관리청장 또는 시·도지사는 암 발생의 원인 규명 등을 위하여 필요하다고 인정하면 역학조사를 할 수 있다. 〈개정 2020.8.11.〉
(암관리법 시행령 제11조 : 역학조사반의 구성·운영 및 임무)
① 법 제16조에 따른 역학조사를 하기 위하여 질병관리청에 중 앙역학조사반을 두고, 특별시·광역시·특별자치시·도·특별자치도("시·도")에 지역역학조사반을 둔다. 〈개정 2021.4.6〉
② 중앙역학조사반은 30명 이내의 반원으로 구성하고, 지역역 학조사반은 20명 이내의 반원으로 구성한다.

19 「암관리법」상 보건복지부장관이 다음의 업무를 수행하기 위해 지정할 수 있는 기관은?

2025 전북 기출유사

- 암등록통계사업과 관련한 교육훈련·국제협력
- 암등록통계사업과 관련한 조사·연구
- 암발생률 및 생존율 등 암통계 산출을 위한 자료의 수집·분석·관리
- 지역별 암 등록자료 수집·분석

① 국가암데이터센터　　② 중앙암등록본부
③ 지역암등록본부　　④ 지역암센터

Answer 18 ③　19 ②

해설 (암관리법 제17조 제1항 : 중앙암등록본부 및 지역암등록본부의 지정 등) 보건복지부장관은 다음 각 호의 업무를 수행하기 위하여 국립암센터 또는 보건복지부령으로 정하는 시설·인력·장비 등의 기준을 충족하는 암 전문 연구기관 중 1개 기관을 중앙암등록본부로 지정할 수 있다. 〈개정 2020.4.7.〉

1. 암 발생률 및 생존율 등 암 통계 산출을 위한 자료의 수집·분석·관리
2. 암등록통계사업과 관련한 조사·연구
3. 암등록통계사업과 관련한 교육훈련·국제협력
4. 지역별 암 등록자료 수집·분석 및 지역암등록본부 지원
5. 그 밖에 암등록통계사업과 관련하여 보건복지부장관이 필요하다고 인정하는 사업

20 「암관리법」상 종합병원 중 보건복지부령으로 정하는 기준을 충족하는 종합병원을 시·도별 지역암센터로 지정할 수 있는 사람은? 2021·2024 인천 기출유사

① 대통령 ② 보건복지부장관
③ 시·도지사 ④ 질병관리청장

해설 (암관리법 제19조 제1항 : 지역암센터의 지정 등) 보건복지부장관은 「의료법」 제3조 제2항 제3호 마목에 따른 종합병원 중 보건복지부령으로 정하는 기준을 충족하는 종합병원을 시·도별 지역암센터로 지정할 수 있다.

21 「암관리법」상 보건복지부장관은 종합병원 중 보건복지부령으로 정하는 기준을 충족하는 종합병원을 시·도별 지역암센터로 지정할 수 있다. 다음 중 지역암센터에 대한 설명으로 가장 올바르지 못한 것은?

① 보건복지부장관은 지역암센터가 수행해야 할 사업을 하지 아니하거나 잘못 수행한 경우에는 시정을 명할 수 있으며, 해당 지역암센터가 시정명령을 따르지 아니한 경우 반드시 그 지정을 취소해야 한다.
② 지역암센터는 1개의 특별시·광역시·특별자치시·도·특별자치도("시·도")에 1개소를 지정할 수 있다.
③ 지역암센터는 해당 시·도의 의료자원 분포 및 주민 수 등을 고려하여 2개 이상의 시·도를 통합하여 1개소를 지정하거나 1개의 시·도에 2개소를 지정할 수 있다.
④ 지역암센터로 지정받으려는 종합병원은 지정신청서를 관할 시·도지사를 거쳐 보건복지부장관에게 신청하여야 한다.

해설 (암관리법 제19조 제5항 : 지역암센터의 지정 등) 보건복지부장관은 지역암센터가 다음 각 호의 어느 하나에 해당하는 경우에는 그 지정을 취소할 수 있다. 다만, 제1호에 해당하는 경우에는 그 지정을 취소하여야 한다. 〈신설 2020.4.7.〉

1. 거짓이나 그 밖의 부정한 방법으로 지정을 받은 경우
2. 제1항에 따른 지정 기준에 미달한 경우
3. 제2항 각 호의 사업을 하지 아니하거나 잘못 수행한 경우
4. 제3항에 따른 시정명령을 따르지 아니한 경우

19

Answer 20 ② 21 ①

(암관리법 시행규칙 제10조 제1항 : 지역암센터의 지정 기준) 법 제19조에 따른 지역암센터는 1개의 특별시·광역시·특별자치시·도·특별자치도("시·도")에 1개소를 지정할 수 있다. 다만, 해당 시·도의 의료자원 분포 및 주민 수 등을 고려하여 2개 이상의 시·도를 통합하여 1개소를 지정하거나 1개의 시·도에 2개소를 지정할 수 있다.
(암관리법 시행규칙 제12조 제1항 : 지역암센터의 지정 절차 등) 법 제19조에 따라 지역암센터로 지정받으려는 종합병원은 별지 제8호서식의 지정신청서에 다음 각 호의 서류를 첨부하여 관할 시·도지사를 거쳐 보건복지부장관에게 신청하여야 한다. 〈개정 2021.4.8.〉
1. 제10조 제2항의 요건을 모두 갖추었음을 증명하는 서류
2. 지역암센터 사업계획서

22 「암관리법」상 국립암센터에 대한 설명으로 옳지 않은 것은? 2024 경기 기출유사

① 암센터는 법인으로 한다.
② 암에 관한 전문적인 연구와 암환자의 진료 등을 위하여 설립·운영한다.
③ 국립암센터에 연구소, 부속병원, 국가암관리사업본부 및 그 밖에 필요한 기구를 둔다.
④ 고등교육법으로 대학원대학을 설립해야 한다.

해설 **(암관리법 제29조 : 부속기관의 설치)**
① 국립암센터에 연구소, 부속병원, 국가암관리사업본부 및 그 밖에 필요한 기구를 둔다.
② 국립암센터는 교육부장관의 인가를 받아 「고등교육법」 제30조에 따른 대학원대학을 설치할 수 있다.
(암관리법 제27조 : 국립암센터 설립 등)
① 암에 관한 전문적인 연구와 암환자의 진료 등을 위하여 국립암센터를 설립·운영한다.
② 국립암센터는 법인으로 한다.
③ 국립암센터는 주된 사무소의 소재지에서 설립등기를 함으로써 성립한다.
④ 제3항에 따른 설립등기 사항은 다음 각 호와 같다.
1. 목적
2. 명칭
3. 주된 사무소 및 부속기관
4. 임원의 성명 및 주소
5. 공고의 방법

23 「암관리법」상 국립암센터에 관한 설명으로 가장 올바르지 못한 것은? 2022 부산 기출유사

① 감사의 임기는 2년으로 하되, 1차에 한하여 연임할 수 있다.
② 원장은 이사회의 추천을 받아 국무회의의 심의를 거쳐 대통령이 임명한다.
③ 원장의 임기는 3년으로 하되, 1차에 한하여 연임할 수 있다.
④ 이사장 및 이사의 임기는 3년으로 하되, 1차에 한하여 연임할 수 있다.

해설 **(암관리법 제33조 제3항·제4항 : 원장)**
③ 원장은 이사회의 추천을 받아 보건복지부장관이 임명한다.
④ 원장의 임기는 3년으로 하되, 1차에 한하여 연임할 수 있다.
(암관리법 제31조 제4항·제5항 : 임원)
④ 이사장 및 이사의 임기는 3년으로 하되, 1차에 한하여 연임할 수 있다.
⑤ 감사의 임기는 2년으로 하되, 1차에 한하여 연임할 수 있다.

Answer 22 ④ 23 ②

24 「암관리법」상 정당한 사유 없이 역학조사를 거부·방해 또는 회피하거나 거짓으로 진술 또는 거짓 자료의 제출을 하거나 고의적으로 사실을 누락·은폐한 사람에 대한 벌칙에 해당하는 것은?

① 5년 이하의 징역 또는 5천만원 이하의 벌금
② 3년 이하의 징역 또는 3천만원 이하의 벌금
③ 200만원 이하의 벌금
④ 200만원 이하의 과태료

해설 **(암관리법 제51조의2 : 벌칙)** 제16조 제4항을 위반하여 정당한 사유 없이 역학조사를 거부·방해 또는 회피하거나 거짓으로 진술 또는 거짓 자료의 제출을 하거나 고의적으로 사실을 누락·은폐한 사람은 200만원 이하의 벌금에 처한다. [본조신설 2020.4.7.]

(암관리법 제16조 제4항 : 역학조사) 누구든지 질병관리청장 또는 시·도지사가 실시하는 역학조사에서 다음 각 호의 행위를 해서는 아니 된다. 〈개정 2020.8.11.〉

1. 정당한 사유 없이 역학조사를 거부·방해 또는 회피하는 행위
2. 거짓으로 진술하거나 거짓 자료를 제출하는 행위
3. 고의적으로 사실을 누락·은폐하는 행위

(암관리법 제50조의2 제1항 : 벌칙) 제13조의2 제5항 또는 제49조를 위반하여 금융정보등 또는 개인정보를 이 법에서 정한 목적 외의 다른 용도로 사용하거나 다른 사람 또는 기관에 제공 또는 유출한 사람은 5년 이하의 징역 또는 5천만원 이하의 벌금에 처한다.

(암관리법 제49조 : 개인정보의 목적 외 사용 금지) 이 법에 따라 암관리사업에 종사하거나 종사하였던 사람은 「개인정보 보호법」 제18조 제2항에 따른 경우를 제외하고는 업무상 알게 된 개인정보를 타인에게 제공 또는 누설하거나 목적 외의 용도로 사용하여서는 아니 된다.

(암관리법 제51조 : 벌칙) 제44조를 위반한 자는 3년 이하의 징역 또는 3천만원 이하의 벌금에 처한다.

(암관리법 제44조 : 비밀유지 의무) 국립암센터의 임직원 또는 그 직에 있었던 자는 직무상 알게 된 비밀을 누설하거나 도용하여서는 아니 된다.

(암관리법 제52조 제1항 : 과태료) 제43조를 위반한 자에게 200만원 이하의 과태료를 부과한다.

(암관리법 제43조 : 동일 명칭 사용의 금지) 이 법에 따른 국립암센터가 아니면 국립암센터의 명칭을 사용할 수 없다.

25 「암관리법」상 5년 이하의 징역 또는 5천만원 이하의 벌금에 처하는 행위에 해당하지 않는 것은?

① 국립암센터의 임직원 또는 그 직에 있었던 자가 직무상 알게 된 비밀을 누설하거나 도용하였을 경우
② 금융회사등이나 신용정보집중기관 업무에 종사하거나 종사하였던 사람이 업무를 수행하면서 암환자와 그 가구원이 제출하여 취득한 금융정보등을 암관리법에서 정한 목적 외의 다른 용도로 사용하였을 경우
③ 금융회사등이나 신용정보집중기관 업무에 종사하거나 종사하였던 사람이 업무를 수행하면서 암환자와 그 가구원이 제출하여 취득한 금융정보등을 다른 사람 또는 기관에 제공하거나 유출하였을 경우
④ 암관리사업에 종사하거나 종사하였던 사람이 「개인정보 보호법」에 따른 경우를 제외하고 업무상 알게 된 개인정보를 타인에게 제공 또는 누설하거나 목적 외의 용도로 사용하였을 경우

19

Answer 24 ③ 25 ①

해설 **(암관리법 제51조 : 벌칙)** 제44조를 위반한 자는 3년 이하의 징역 또는 3천만원 이하의 벌금에 처한다.

(암관리법 제44조 : 비밀유지 의무) 국립암센터의 임직원 또는 그 직에 있었던 자는 직무상 알게 된 비밀을 누설하거나 도용하여서는 아니 된다.

(암관리법 제50조의2 제1항 : 벌칙) 제13조의2 제5항 또는 제49조를 위반하여 금융정보등 또는 개인정보를 이 법에서 정한 목적 외의 다른 용도로 사용하거나 다른 사람 또는 기관에 제공 또는 유출한 사람은 5년 이하의 징역 또는 5천만원 이하의 벌금에 처한다.

(암관리법 제49조 : 개인정보의 목적 외 사용 금지) 이 법에 따라 암관리사업에 종사하거나 종사하였던 사람은 「개인정보 보호법」 제18조 제2항에 따른 경우를 제외하고는 업무상 알게 된 개인정보를 타인에게 제공 또는 누설하거나 목적 외의 용도로 사용하여서는 아니 된다.

(암관리법 제13조의2 : 금융정보등의 제공)

① 국가와 지방자치단체는 암환자와 그 가구원이 제출한 동의 서면을 전자적 형태로 바꾼 문서로 금융회사등이나 신용정보집중기관("금융기관등")의 장에게 금융정보·신용정보 또는 보험정보("금융정보등")의 제공을 요청할 수 있다. 〈개정 2020.4.7.〉

② 제1항에 따라 금융정보등의 제공을 요청받은 금융기관등의 장은 명의인의 금융정보등을 제공하여야 한다.

⑤ 제1항 및 제2항에 따른 업무에 종사하거나 종사하였던 사람은 업무를 수행하면서 취득한 금융정보등을 이 법에서 정한 목적 외의 다른 용도로 사용하거나 다른 사람 또는 기관에 제공하거나 유출하여서는 아니 된다.

의 료 관 계 법 규

20

호스피스 · 완화의료 및 임종과정에 있는 환자의 연명의료결정에 관한 법률 (약칭 : 연명의료결정법)

호스피스 · 완화의료 및 임종과정에 있는 환자의 연명의료결정에 관한 법률

01 다음 중 「호스피스 · 완화의료 및 임종과정에 있는 환자의 연명의료결정에 관한 법률」의 목적에 대한 설명으로 가장 올바른 것은?

① 국민의 정신건강증진 및 정신질환자의 인간다운 삶을 영위하는 데 이바지함을 목적으로 한다.
② 노후의 건강증진 및 생활안정을 도모하고 그 가족의 부담을 덜어줌으로써 국민의 삶의 질을 향상하도록 함을 목적으로 한다.
③ 암으로 인한 개인적 고통과 피해 및 사회적 부담을 줄이고 국민건강증진에 이바지함을 목적으로 한다.
④ 환자의 최선의 이익을 보장하고 자기결정을 존중하여 인간으로서의 존엄과 가치를 보호하는 것을 목적으로 한다.

해설 **(연명의료결정법 제1조 : 목적)** 이 법은 호스피스 · 완화의료와 임종과정에 있는 환자의 연명의료와 연명의료중단등결정 및 그 이행에 필요한 사항을 규정함으로써 환자의 최선의 이익을 보장하고 자기결정을 존중하여 인간으로서의 존엄과 가치를 보호하는 것을 목적으로 한다.

① **(정신건강복지법 제1조)** 이 법은 정신질환의 예방 · 치료, 정신질환자의 재활 · 복지 · 권리보장과 정신건강 친화적인 환경 조성에 필요한 사항을 규정함으로써 국민의 정신건강증진 및 정신질환자의 인간다운 삶을 영위하는 데 이바지함을 목적으로 한다.
② **(노인장기요양보험법 제1조)** 이 법은 고령이나 노인성 질병 등의 사유로 일상생활을 혼자서 수행하기 어려운 노인등에게 제공하는 신체활동 또는 가사활동 지원 등의 장기요양급여에 관한 사항을 규정하여 노후의 건강증진 및 생활안정을 도모하고 그 가족의 부담을 덜어줌으로써 국민의 삶의 질을 향상하도록 함을 목적으로 한다.
③ **(암관리법 제1조)** 이 법은 국가가 암의 예방, 진료, 연구 및 암 치료 후 사후관리 등에 관한 정책을 종합적으로 수립 · 시행함으로써 암으로 인한 개인적 고통과 피해 및 사회적 부담을 줄이고 국민건강증진에 이바지함을 목적으로 한다. 〈개정 2022.6.10.〉

02 「연명의료결정법」상 사용하는 용어의 정의에 대한 설명으로 가장 올바르지 못한 것은?

① "연명의료"란 임종과정에 있는 환자에게 하는 심폐소생술, 혈액 투석, 항암제 투여, 인공호흡기 착용 및 그 밖에 대통령령으로 정하는 의학적 시술로서 치료효과 없이 임종과정의 기간만을 연장하는 것을 말한다.
② "연명의료 중단등 결정"이란 임종과정에 있는 환자에 대한 연명의료를 시행하지 아니하거나 중단하기로 하는 결정을 말한다.

Answer 01 ④ 02 ③

③ "임종과정에 있는 환자"란 적극적인 치료에도 불구하고 근원적인 회복의 가능성이 없고 점차 증상이 악화되어 보건복지부령으로 정하는 절차와 기준에 따라 담당의사와 해당 분야의 전문의 1명으로부터 수개월 이내에 사망할 것으로 예상되는 진단을 받은 환자를 말한다.

④ "임종과정"이란 회생의 가능성이 없고, 치료에도 불구하고 회복되지 아니하며, 급속도로 증상이 악화되어 사망에 임박한 상태를 말한다.

해설 **(연명의료결정법 제2조 제2호)** "임종과정에 있는 환자"란 제16조에 따라 담당의사와 해당 분야의 전문의 1명으로부터 임종과정에 있다는 의학적 판단을 받은 자를 말한다.
(연명의료결정법 제2조 제3호) "말기환자"란 적극적인 치료에도 불구하고 근원적인 회복의 가능성이 없고 점차 증상이 악화되어 보건복지부령으로 정하는 절차와 기준에 따라 담당의사와 해당 분야의 전문의 1명으로부터 수개월 이내에 사망할 것으로 예상되는 진단을 받은 환자를 말한다.

03 **「연명의료결정법」상 "호스피스·완화의료"란 말기환자로 진단을 받은 환자 또는 임종과정에 있는 환자 등 "호스피스대상환자"와 그 가족에게 통증과 증상의 완화 등을 포함한 신체적, 심리사회적, 영적 영역에 대한 종합적인 평가와 치료를 목적으로 하는 의료를 말한다. 다음 중 이에 해당하는 질환에 해당하지 않는 것은?**

① 만성 간경화
② 만성 신장질환
③ 암
④ 후천성면역결핍증

해설 **(연명의료결정법 제2조 제6호)** "호스피스·완화의료"란 다음 각 목의 어느 하나에 해당하는 질환으로 말기환자로 진단을 받은 환자 또는 임종과정에 있는 환자("호스피스대상환자)와 그 가족에게 통증과 증상의 완화 등을 포함한 신체적, 심리사회적, 영적 영역에 대한 종합적인 평가와 치료를 목적으로 하는 의료를 말한다.
가. 암
나. 후천성면역결핍증
다. 만성 폐쇄성 호흡기질환
라. 만성 간경화
마. 그 밖에 보건복지부령으로 정하는 질환

04 **「연명의료결정법」상 "호스피스·완화의료"에 해당하는 질환을 모두 고른 것은?**

가. 결핵과 연관된 진폐증	나. 기관지확장증
다. 만성 간경화	라. 에볼라바이러스병
마. 천식	바. 탄저병

① 가, 나, 다, 라
② 가, 나, 다, 마
③ 나, 다, 라, 바
④ 다, 라, 마, 바

Answer 03 ② 04 ②

20

해설 (연명의료결정법 시행규칙 제2조의2 : 호스피스 대상 질환) 법 제2조 제6호 마목에서 "보건복지부령으로 정하는 질환"이란 [별표 1]의 질환을 말한다. [본조신설 2022.4.14.]

[별표 1] 호스피스 대상 질환(제2조의2 관련) 〈신설 2022.4.14.〉

질환	질병코드 KCD	진단명
만성호흡부전	J42	상세불명의 만성 기관지염
	J45	천식
	J46	천식지속상태
	J47	기관지확장증
	J60	탄광부진폐증
	J61	석면 및 기타 광섬유에 의한 진폐증
	J62	실리카를 함유한 먼지에 의한 진폐증
	J64	상세불명의 진폐증
	J65	결핵과 연관된 진폐증
	J80	성인호흡곤란증후군
	J84	기타 간질성 폐질환
	J96	달리 분류되지 않은 호흡부전
	J98	기타 호흡장애

05 「연명의료결정법」상 "연명의료계획서"란 말기환자등의 의사에 따라 담당의사가 환자에 대한 연명의료중단등 결정 및 호스피스에 관한 사항을 계획하여 문서로 작성한 것을 말하며, "사전연명의료의향서"란 환자가 자신의 연명의료중단등 결정 및 호스피스에 관한 의사를 직접 문서로 작성한 것을 말한다. 다음 중 "사전연명의료의향서"는 몇 세 이상의 사람만이 작성할 수 있는가?

① 18세 ② 19세

③ 20세 ④ 30세

해설 (연명의료결정법 제2조 제9호) "사전연명의료의향서"란 19세 이상인 사람이 자신의 연명의료중단등결정 및 호스피스에 관한 의사를 직접 문서(전자문서를 포함)로 작성한 것을 말한다.

06 「연명의료결정법」상 호스피스와 연명의료 및 연명의료중단등결정에 관한 종합계획을 5년마다 수립·추진하여야 하는 사람은?

① 국립중앙의료원 원장 ② 국립암센터 원장

③ 보건복지부장관 ④ 질병관리청장

해설 (연명의료결정법 제7조 제1항 : 종합계획의 시행·수립) 보건복지부장관은 호스피스와 연명의료 및 연명의료중단등결정의 제도적 확립을 위하여 관계 중앙행정기관의 장과 협의하고, 제8조에 따른 국가호스피스연명의료위원회의 심의를 거쳐 호스피스와 연명의료 및 연명의료중단등결정에 관한 종합계획을 5년마다 수립·추진하여야 한다. 〈개정 2020.4.7.〉

Answer 05 ② 06 ③

07 「연명의료결정법」상 호스피스와 연명의료 및 연명의료중단등결정에 관한 종합계획에 포함되어야 할 사항에 해당하지 않는 것은?

① 다양한 호스피스 사업의 개발
② 등록된 연명의료계획서 및 등록된 사전연명의료의향서에 대한 데이터베이스의 구축 및 관리
③ 말기환자등과 그 가족의 삶의 질 향상을 위한 교육프로그램 및 지침의 개발·보급
④ 의료기관윤리위원회의 설치·운영에 필요한 지원

해설 (연명의료결정법 제7조 제2항 : 종합계획의 시행·수립) 종합계획에는 다음 각 호의 사항이 포함되어야 한다.

1. 호스피스와 연명의료 및 연명의료중단등결정의 제도적 확립을 위한 추진방향 및 기반조성
2. 호스피스와 연명의료 및 연명의료중단등결정 관련 정보제공 및 교육의 시행·지원
3. 제14조에 따른 의료기관윤리위원회의 설치·운영에 필요한 지원
4. 말기환자등과 그 가족의 삶의 질 향상을 위한 교육프로그램 및 지침의 개발·보급
5. 제25조에 따른 호스피스전문기관의 육성 및 전문 인력의 양성
6. 다양한 호스피스 사업의 개발
7. 호스피스와 연명의료 및 연명의료중단등결정에 관한 조사·연구에 관한 사항
8. 그 밖에 호스피스와 연명의료 및 연명의료중단등결정의 제도적 확립을 위해 필요한 사항

08 「연명의료결정법」상 국가호스피스연명의료위원회에 대한 설명으로 가장 올바르지 못한 것은?

① 국가호스피스연명의료위원회 위원장은 보건복지부장관이 된다.
② 위원은 말기환자 진료, 호스피스 및 임종과정에 관한 학식과 경험이 풍부한 다양한 분야의 전문가들 중에서 보건복지부장관이 임명 또는 위촉한다.
③ 위원회는 위원장을 포함한 15인 이내의 위원으로 구성한다.
④ 위촉 위원의 임기는 3년으로 하며, 한 차례만 연임할 수 있다.

해설 (연명의료결정법 제8조 제3항 : 국가호스피스연명의료위원회) 위원장은 보건복지부차관이 된다.

09 「연명의료결정법」상 담당의사는 말기환자등에게 연명의료중단등결정, 연명의료계획서 및 호스피스에 관한 정보를 제공할 수 있으며, 말기환자등은 의료기관에서 담당의사에게 연명의료계획서의 작성을 요청할 수 있다. 다음 중 요청을 받은 담당의사가 해당 환자에게 연명의료계획서를 작성하기 전에 설명하고, 환자로부터 내용을 이해하였음을 확인받아야 할 사항들을 모두 고른 것은?

가. 연명의료의 시행방법 및 연명의료중단등 결정에 관한 사항
나. 연명의료계획서의 변경·철회 및 그에 따른 조치에 관한 사항
다. 의료기관윤리위원회의 이용에 관한 사항
라. 호스피스의 선택 및 이용에 관한 사항

① 가, 나, 다
② 가, 다
③ 나, 라
④ 가, 나, 다, 라

Answer 07 ② 08 ① 09 ④

해설 (연명의료결정법 제10조 제3항 : 연명의료계획서의 작성 · 등록 등) 제2항에 따른 요청을 받은 담당의사는 해당 환자에게 연명의료계획서를 작성하기 전에 다음 각 호의 사항에 관하여 설명하고, 환자로부터 내용을 이해하였음을 확인받아야 한다. 이 경우 해당 환자가 미성년자인 때에는 환자 및 그 법정대리인에게 설명하고 확인을 받아야 한다.
1. 환자의 질병 상태와 치료방법에 관한 사항
2. 연명의료의 시행방법 및 연명의료중단등결정에 관한 사항
3. 호스피스의 선택 및 이용에 관한 사항
4. 연명의료계획서의 작성 · 등록 · 보관 및 통보에 관한 사항
5. 연명의료계획서의 변경 · 철회 및 그에 따른 조치에 관한 사항
6. 그 밖에 보건복지부령으로 정하는 사항
(연명의료결정법 시행규칙 제3조 제2항 : 연명의료계획서) 법 제10조 제3항 제6호에서 "보건복지부령으로 정하는 사항"이란 법 제14조 제1항에 따른 의료기관윤리위원회의 이용에 관한 사항을 말한다.

10 「연명의료결정법」상 보건복지부장관은 대통령령으로 정하는 시설 · 인력 등 요건을 갖춘 기관 중에서 사전연명의료의향서 등록기관을 지정할 수 있다. 다음 중 사전연명의료의향서 등록기관으로 지정받을 수 없는 기관은?

① 건강생활지원센터　　② 보건소
③ 보건의료원　　④ 보건진료소

해설 (연명의료결정법 제11조 제1항 : 사전연명의료의향서 등록기관) 보건복지부장관은 대통령령으로 정하는 시설 · 인력 등 요건을 갖춘 다음 각 호의 기관 중에서 사전연명의료의향서 등록기관을 지정할 수 있다. 〈개정 2021.12.21.〉
1. 「지역보건법」 제2조에 따른 지역보건의료기관
2. 의료기관
3. 사전연명의료의향서에 관한 사업을 수행하는 비영리법인 또는 비영리단체
4. 「공공기관의 운영에 관한 법률」 제4조에 따른 공공기관
5. 「노인복지법」 제36조 제1항 제1호에 따른 노인복지관
(지역보건법 제2조 제1호 : 정의) "지역보건의료기관"이란 지역주민의 건강을 증진하고 질병을 예방 · 관리하기 위하여 이 법에 따라 설치 · 운영하는 보건소, 보건의료원, 보건지소 및 건강생활지원센터를 말한다.

11 「연명의료결정법」상 사전연명의료의향서에 포함하여야 할 사항이 아닌 것은?

① 사전연명의료의향서의 열람허용 여부
② 연명의료중단등결정
③ 작성자가 사전연명의료의향서 등록기관의 설명을 이해하였다는 확인
④ 환자가 말기환자 또는 임종과정에 있는 환자인지 여부

해설 (연명의료결정법 제12조 제3항 : 사전연명의료의향서의 작성 · 등록 등) 사전연명의료의향서는 다음 각 호의 사항을 포함하여야 한다.
1. 연명의료중단등결정
2. 호스피스의 이용
3. 작성 연월일
4. 그 밖에 보건복지부령으로 정하는 사항
(연명의료결정법 시행규칙 제8조 제3항 : 사전연명의료의향서) 법 제12조 제3항 제4호에서 "보건복지부령으로 정하는 사항"이란 다음 각 호의 사항을 말한다.

Answer 10 ④ 11 ④

1. 작성자의 성명 및 주민등록번호
2. 작성자가 법 제12조 제2항 각 호의 사항에 대한 설명을 이해하였다는 확인
3. 사전연명의료의향서의 열람허용 여부
4. 등록기관 및 상담자에 관한 사항

(연명의료결정법 시행규칙 제3조 제3항 : 연명의료계획서) 법 제10조 제4항 제5호에서 "보건복지부령으로 정하는 사항"이란 다음 각 호의 사항을 말한다.

1. 환자의 성명 및 주민등록번호
2. 환자가 말기환자 또는 임종과정에 있는 환자인지 여부
3. 연명의료계획서의 열람허용 여부
4. 담당의사의 소속 의료기관 및 면허번호

(연명의료결정법 제10조 제4항 : 연명의료계획서의 작성·등록 등) 연명의료계획서는 다음 각 호의 사항을 포함하여야 한다.

1. 환자의 연명의료중단등결정 및 호스피스의 이용에 관한 사항
2. 제3항 각 호의 설명을 이해하였다는 환자의 서명, 기명날인, 녹취, 그 밖에 이에 준하는 대통령령으로 정하는 방법으로의 확인
3. 담당의사의 서명 날인
4. 작성 연월일
5. 그 밖에 보건복지부령으로 정하는 사항

12 「연명의료결정법」상 사전연명의료의향서가 효력이 없거나 효력이 상실되는 사유에 해당하지 않는 경우는?

① 본인의 자발적 의사에 따라 작성되지 아니한 경우
② 본인이 직접 작성하지 아니한 경우
③ 사전연명의료의향서 등록기관의 설명이 제공되지 아니하거나 작성자의 확인을 받지 않은 경우
④ 사전연명의료의향서 작성·등록 전에 연명의료계획서가 다시 작성된 경우

해설 **(연명의료결정법 제12조 제8항 : 사전연명의료의향서의 작성·등록 등)** 사전연명의료의향서는 다음 각 호의 어느 하나에 해당하는 경우 그 효력이 없다. 다만, 제4호의 경우에는 그때부터 효력을 잃는다.

1. 본인이 직접 작성하지 아니한 경우
2. 본인의 자발적 의사에 따라 작성되지 아니한 경우
3. 제2항 각 호 사항에 관한 설명이 제공되지 아니하거나 작성자의 확인을 받지 아니한 경우
4. 사전연명의료의향서 작성·등록 후에 연명의료계획서가 다시 작성된 경우

13 「연명의료결정법」상 연명의료중단등결정 및 그 이행에 관한 업무를 수행하려는 의료기관은 해당 의료기관에 의료기관윤리위원회를 설치하고 이를 보건복지부장관에게 등록하여야 한다. 다음 중 의료기관윤리위원회가 수행할 수 있는 활동을 모두 고른 것은?

가. 연명의료중단등결정 및 그 이행에 관하여 임종과정에 있는 환자와 그 환자가족 또는 의료인이 요청한 사항에 관한 심의
나. 연명의료중단등결정 및 그 이행에 관한 평가 및 개선방안 마련
다. 연명의료중단등결정의 이행을 거부한 담당의사의 교체에 관한 심의
라. 환자와 환자가족에 대한 연명의료중단등결정 관련 상담

Answer 12 ④ 13 ④

① 가, 나, 다　　② 가, 다

③ 나, 라　　④ 가, 나, 다, 라

해설 **(연명의료결정법 제14조 제2항 : 의료기관윤리위원회의 설치 및 운영 등)** 윤리위원회는 다음 각 호의 활동을 수행한다.

1. 연명의료중단등결정 및 그 이행에 관하여 임종과정에 있는 환자와 그 환자가족 또는 의료인이 요청한 사항에 관한 심의
2. 제19조 제3항에 따른 담당의사의 교체에 관한 심의
3. 환자와 환자가족에 대한 연명의료중단등결정 관련 상담
4. 해당 의료기관의 의료인에 대한 의료윤리교육
5. 그 밖에 보건복지부령으로 정하는 사항

(연명의료결정법 시행규칙 제9조 제3항 : 의료기관윤리위원회의 등록 및 업무) 법 제14조 제2항 제5호에서 "보건복지부령으로 정하는 사항"이란 다음 각 호의 사항을 말한다.

1. 연명의료중단등결정 및 그 이행에 관한 통계 분석
2. 연명의료중단등결정 및 그 이행에 관한 평가 및 개선방안 마련
3. 그 밖에 연명의료중단등결정과 그 이행의 적절한 운영을 위하여 보건복지부장관이 특히 필요하다고 인정하는 사항

(연명의료결정법 제19조 제3항 : 연명의료중단등결정의 이행 등) 담당의사가 연명의료중단등결정의 이행을 거부할 때에는 해당 의료기관의 장은 윤리위원회의 심의를 거쳐 담당의사를 교체하여야 한다. 이 경우 의료기관의 장은 연명의료중단등결정의 이행 거부를 이유로 담당의사에게 해고나 그 밖에 불리한 처우를 하여서는 아니 된다.

14 **「연명의료결정법」상 담당의사는 임종과정에 있는 환자가 "연명의료계획서, 사전연명의료의향서 또는 환자가족의 진술을 통하여 환자의 의사로 보는 의사가 연명의료중단등결정을 원하는 것이고, 임종과정에 있는 환자의 의사에도 반하지 아니하는 경우"와 "환자의 의사를 확인할 수 없는 경우의 연명의료중단등결정이 있는 것으로 보는 경우"에 연명의료중단등결정을 이행할 수 있다. 다음 중 연명의료중단등결정을 원하는 환자의 의사라고 확인할 수 없는 방법은?**

① 담당의사가 사전연명의료의향서의 내용을 환자에게 확인하는 경우

② 담당의사 및 해당 분야의 전문의 1명이 환자가 사전연명의료의향서 내용을 확인하기에 충분한 의사능력이 없다는 의학적 판단을 하고 사전연명의료의향서가 적법하게 작성되었다는 사실을 모두 확인한 경우

③ 의료기관에서 작성된 연명의료계획서가 있는 경우

④ 19세 이상의 환자가 의사를 표현할 수 없는 의학적 상태인 경우 환자의 연명의료중단등결정에 관한 의사로 보기에 충분한 기간 동안 일관하여 표시된 연명의료중단등에 관한 의사에 대해 19세 이상인 환자가족인 직계비속과 직계비속 배우자 2명의 일치하는 진술이 있고 담당의사와 해당 분야의 전문의 1명의 확인을 거친 경우

해설 **(연명의료결정법 제17조 제1항 : 환자의 의사 확인)** 연명의료중단등결정을 원하는 환자의 의사는 다음 각 호의 어느 하나의 방법으로 확인한다.

1. 의료기관에서 작성된 연명의료계획서가 있는 경우 이를 환자의 의사로 본다.
2. 담당의사가 사전연명의료의향서의 내용을 환자에게 확인하는 경우 이를 환자의 의사로 본다. 담당의사 및 해당 분야의 전문의 1명이 다음 각 목을 모두 확인한 경우에도 같다.

Answer 14 ④

가. 환자가 사전연명의료의향서 내용을 확인하기에 충분한 의사능력이 없다는 의학적 판단
나. 사전연명의료의향서가 제2조 제4호의 범위에서 제12조에 따라 작성되었다는 사실

3. 제1호 또는 제2호에 해당하지 아니하고 19세 이상의 환자가 의사를 표현할 수 없는 의학적 상태인 경우 환자의 연명의료중단등결정에 관한 의사로 보기에 충분한 기간 동안 일관하여 표시된 연명의료중단등에 관한 의사에 대하여 환자가족(19세 이상인 자로서 다음 각 목의 어느 하나에 해당하는 사람을 말한다) 2명 이상의 일치하는 진술(환자가족이 1명인 경우에는 그 1명의 진술을 말한다)이 있으면 담당의사와 해당 분야의 전문의 1명의 확인을 거쳐 이를 환자의 의사로 본다. 다만, 그 진술과 배치되는 내용의 다른 환자가족의 진술 또는 보건복지부령으로 정하는 객관적인 증거가 있는 경우에는 그러하지 아니하다.
가. 배우자
나. 직계비속
다. 직계존속
라. 가목부터 다목까지에 해당하는 사람이 없는 경우 형제자매

15 「연명의료결정법」상 환자의 의사를 확인할 수 없고 환자가 의사표현을 할 수 없는 의학적 상태인 경우에는 첫째, 미성년자인 환자의 법정대리인(친권자에 한정)이 연명의료중단등결정의 의사표시를 하고 담당의사와 해당 분야 전문의 1명이 확인한 경우, 둘째, 환자가족 중(19세 이상인 사람에 한정하며, 행방불명자 등은 제외) 전원의 합의로 연명의료중단등결정의 의사표시를 하고 담당의사와 해당 분야 전문의 1명이 확인한 경우에는 해당 환자를 위한 연명의료중단등결정이 있는 것으로 본다. 다음 중 19세 이상인 환자가족 전원의 합의로 연명의료중단등결정의 의사표시가 필요한 경우 가장 후순위의 가족에 해당하는 사람은?

① 배우자 ② 손자·손녀
③ 직계비속의 배우자 ④ 형제자매

해설 **(연명의료결정법 제18조 제1항 : 환자의 의사를 확인할 수 없는 경우의 연명의료중단등결정)** 제17조에 해당하지 아니하여 환자의 의사를 확인할 수 없고 환자가 의사표현을 할 수 없는 의학적 상태인 경우 다음 각 호의 어느 하나에 해당할 때에는 해당 환자를 위한 연명의료중단등결정이 있는 것으로 본다. 다만, 담당의사 또는 해당 분야 전문의 1명이 환자가 연명의료중단등결정을 원하지 아니하였다는 사실을 확인한 경우는 제외한다.

1. 미성년자인 환자의 법정대리인(친권자에 한정)이 연명의료중단등결정의 의사표시를 하고 담당의사와 해당 분야 전문의 1명이 확인한 경우
2. 환자가족 중 다음 각 목에 해당하는 사람(19세 이상인 사람에 한정하며, 행방불명자 등 대통령령으로 정하는 사유에 해당하는 사람은 제외) 전원의 합의로 연명의료중단등결정의 의사표시를 하고 담당의사와 해당 분야 전문의 1명이 확인한 경우
가. 배우자
나. 1촌 이내의 직계 존속·비속
다. 가목 및 나목에 해당하는 사람이 없는 경우 2촌 이내의 직계 존속·비속
라. 가목부터 다목까지에 해당하는 사람이 없는 경우 형제자매

20

Answer 15 ④

16 「연명의료결정법」상 환자의 의사를 확인할 수 없고 환자가 의사표현을 할 수 없는 의학적 상태인 경우 19세 이상인 환자가족 전원의 합의로 연명의료중단등결정의 의사표시를 하고 담당의사와 해당 분야 전문의 1명이 확인한 경우에는 해당 환자를 위한 연명의료중단등결정이 있는 것으로 본다. 다음 중 전원의 합의로 연명의료중단등결정의 의사표시를 할 수 있는 환자가족에 포함될 수 있는 사람은?

① 경찰관서에 행방불명 사실이 신고된 날부터 1년 이상 경과한 환자의 35세 아들
② 환자의 배우자도 없고 2촌 이내의 직계 존속·비속도 없는 환자의 65세 자매
③ 환자의 18세 손자
④ 환자의 40세 사위

해설 **(연명의료결정법 제18조 제1항 : 환자의 의사를 확인할 수 없는 경우의 연명의료중단등결정)** 15번 문제 해설 참조
(연명의료결정법 시행령 제10조 제1항 : 환자의 의사를 확인할 수 없는 경우의 연명의료중단등결정) 법 제18조 제1항 제2호에서 "행방불명자 등 대통령령으로 정하는 사유에 해당하는 사람"이란 다음 각 호의 어느 하나에 해당하는 사람을 말한다.

1. 경찰관서에 행방불명 사실이 신고된 날부터 1년 이상 경과한 사람
2. 실종선고를 받은 사람
3. 의식불명 또는 이에 준하는 사유로 자신의 의사를 표명할 수 없는 의학적 상태에 있는 사람으로서 해당 의학적 상태에 대하여 전문의 1명 이상의 진단·확인을 받은 사람

17 고양 국립암센터에서 항암치료를 받고 있는 말기암 환자 K씨는 통증을 호소하여 진통제인 모르핀을 투약받았고, 음식소화를 제대로 하지 못해 위관영양을 제공받고 있으며, 호흡곤란으로 인해 인공호흡기 착용으로 산소공급을 받는 등 연명치료를 받고 있다. 그런데 말기암 환자인 K씨가 연명치료를 그만 받겠다고 한다면, 「연명의료결정법」상 다음 중 어떤 것을 중단할 수 있는가?

① 산소공급 ② 위관영양
③ 진통제 투여 ④ 항암제 투여

해설 **(연명의료결정법 제19조 제2항 : 연명의료중단등결정의 이행 등)** 연명의료중단등 결정 이행 시 통증 완화를 위한 의료행위와 영양분 공급, 물 공급, 산소의 단순 공급은 시행하지 아니하거나 중단되어서는 아니 된다.
(연명의료결정법 제2조 제4호) "연명의료"란 임종과정에 있는 환자에게 하는 심폐소생술, 혈액 투석, 항암제 투여, 인공호흡기 착용 및 그 밖에 대통령령으로 정하는 의학적 시술로서 치료효과 없이 임종과정의 기간만을 연장하는 것을 말한다.
(연명의료결정법 시행령 제2조 : 연명의료) 「호스피스·완화의료 및 임종과정에 있는 환자의 연명의료 결정에 관한 법률」 제2조 제4호에서 "대통령령으로 정하는 의학적 시술"이란 다음 각 호의 시술을 말한다.

1. 체외생명유지술(ECLS)
2. 수혈
3. 혈압상승제 투여
4. 그 밖에 담당의사가 환자의 최선의 이익을 보장하기 위해 시행하지 않거나 중단할 필요가 있다고 의학적으로 판단하는 시술

Answer 16 ② 17 ④

18 「연명의료결정법」상 연명의료중단등결정 및 그 이행에 관한 기록은 연명의료중단등결정 이행 후 다음 중 몇 년 동안 보관하여야 하는가?

① 1년 ② 3년
③ 5년 ④ 10년

해설 **(연명의료결정법 제20조 : 기록의 보존)** 의료기관의 장은 연명의료중단등결정 및 그 이행에 관한 다음 각 호의 기록을 연명의료중단등결정 이행 후 10년 동안 보존하여야 한다.
1. 연명의료계획서
2. 임종과정에 있는 환자 여부에 대한 담당의사와 해당 분야 전문의 1명의 판단 결과
3. 연명의료계획서 또는 사전연명의료의향서에 대한 담당의사 및 해당 분야 전문의의 확인 결과
4. 환자가족의 진술에 대한 자료·문서 및 그에 대한 담당의사와 해당 분야 전문의의 확인 결과
5. 의사표시에 대한 자료·문서 및 그에 대한 담당의사와 해당 분야 전문의의 확인 결과
6. 연명의료중단등결정 이행의 결과
7. 그 밖에 연명의료중단등결정 및 그 이행에 관한 중요한 기록으로서 대통령령으로 정하는 사항

(연명의료결정법 시행령 제11조 : 연명의료중단등결정 관련 기록의 보존) 법 제20조 제7호에서 "대통령령으로 정하는 사항"이란 법 제14조 제2항 제1호 또는 제2호에 따른 의료기관윤리위원회의 심의에 관련된 기록을 말한다.

19 「연명의료결정법」상 보건복지부장관은 보건복지부령으로 정하는 기준을 충족하는 종합병원을 중앙호스피스센터로 지정할 수 있으며, 이 경우 국공립 의료기관을 우선하여 지정한다. 다음 중 보건복지부령으로 정하는 중앙호스피스센터 지정기준으로 가장 올바르지 못한 것은?

① 다른 병동과 물리적으로 구분되는 호스피스·완화의료 병동을 갖출 것
② 소관 업무 수행에 필요한 독립된 온라인정보시스템을 갖출 것
③ 소관 업무를 전문적으로 수행할 수 있는 1개 이상의 전담부서와 20명 이상의 전담인력을 갖출 것
④ 입원형, 자문형, 가정형으로 구분하여 호스피스전문기관의 지정을 받을 것

해설 **(연명의료결정법 시행규칙 제16조 제1항 : 중앙호스피스센터의 지정기준)** 법 제23조 제1항 각 호 외의 부분 전단에서 "보건복지부령으로 정하는 기준"이란 다음 각 호의 기준을 말한다.
1. 법 제25조 제1항에 따른 호스피스전문기관의 지정을 받을 것
2. 다른 병동과 물리적으로 구분되는 호스피스·완화의료 병동을 갖출 것
3. 소관 업무 수행에 필요한 독립된 사무실·연구실 및 회의실을 갖출 것
4. 소관 업무 수행에 필요한 독립된 온라인정보시스템을 갖출 것
5. 소관 업무를 전문적으로 수행할 수 있는 1개 이상의 전담부서와 10명 이상의 전담인력을 갖출 것

(연명의료결정법 제25조 제1항 : 호스피스전문기관의 지정 등) 보건복지부장관은 호스피스대상환자를 대상으로 호스피스전문기관을 설치·운영하려는 의료기관 중 보건복지부령으로 정하는 시설·인력·장비 등의 기준을 충족하는 의료기관을 입원형, 자문형, 가정형으로 구분하여 호스피스전문기관으로 지정할 수 있다.

(연명의료결정법 시행규칙 제19조 제1항 : 권역별호스피스센터의 지정 및 운영 등) 법 제24조 제1항 각 호 외의 부분 전단에 따른 권역별센터의 지정기준에 관하여는 제16조를 준용한다. 이 경우 제16조 제1항 제5호에 따른 "10명 이상의 전담인력"은 "4명 이상의 전담인력"으로 본다.

20

Answer 18 ④ 19 ③

20 「연명의료결정법」상 호스피스전문기관의 인력기준 및 운영기준에 대한 설명으로 가장 올바르지 못한 것은?

① 가정형 호스피스전문기관 간호사는 호스피스전문간호사, 종양전문간호사 또는 호스피스전문기관에서 2년 이상 호스피스 업무에 종사한 경력이 있는 간호사를 1명 이상 둘 것

② 가정형과 입원형 호스피스전문기관 인력 중 간호사 및 사회복지사는 호스피스 업무에만 전담할 것. 다만, 자문형 호스피스전문기관에 배치되는 사회복지사는 그러하지 아니한다.

③ 입원형 호스피스전문기관 간호사는 호스피스 병동의 연평균 1일 입원환자 2명당 간호사 1명 이상을 두어야 한다.

④ 입원형 호스피스전문기관의 경우에는 당직의사 근무 체계와 간호사의 24시간 근무 체계를 갖추어 운영하여야 한다.

해설 **(연명의료결정법 시행규칙 제20조 [별표 2] : 호스피스전문기관의 지정기준)** 〈개정 2024.6.14.〉

1. 인력 기준
   가. 입원형 호스피스전문기관
      1) 의사 또는 한의사 : 호스피스 병동의 연평균 1일 입원환자 20명당 전문의 1명 이상. 이 경우 소수점 이하는 올림한다.
      2) 간호사 : 호스피스 병동의 연평균 1일 입원환자 2명당 간호사 1명 이상. 이 경우 소수점 이하는 올림한다.
      3) 사회복지사 : 호스피스 병동 당 1급 사회복지사 1명 이상
   나. 가정형 호스피스전문기관
      1) 의사 또는 한의사 : 전문의 1명 이상
      2) 간호사 : 호스피스전문간호사, 가정전문간호사 또는 호스피스전문기관에서 2년 이상 호스피스 업무에 종사한 경력이 있는 간호사를 1명 이상 둘 것
      3) 사회복지사 : 1급 사회복지사 1명 이상
   다. 자문형 호스피스전문기관
      1) 의사 또는 한의사 : 전문의 1명 이상
      2) 간호사 : 호스피스전문간호사, 종양전문간호사 또는 호스피스전문기관에서 2년 이상 호스피스 업무에 종사한 경력이 있는 간호사를 1명 이상 둘 것
      3) 사회복지사 : 1급 사회복지사 1명 이상
4. 운영 기준
   가. 제1호에 따른 인력 중 간호사 및 사회복지사는 호스피스 업무에만 전담할 것. 다만, 자문형 호스피스전문기관에 배치되는 사회복지사는 그러하지 아니한다.
   나. 입원형 호스피스전문기관의 경우에는 당직의사 근무 체계와 간호사의 24시간 근무 체계를 갖추어 운영할 것
   다. 호스피스·완화의료 이용동의서를 상담실에 비치할 것
   라. 제1호에 따른 인력은 보건복지부장관이 인정하는 연간 4시간 이상의 호스피스 보수교육을 받을 것

Answer 20 ①

21 「연명의료결정법」상 입원형 호스피스전문기관의 시설기준에 대한 설명으로 가장 올바르지 못한 것은?

① 병동은 1개 이상을 두고, 병동 당 병상 수는 50병상 이하로 할 것
② 입원실은 3개 이상을 두고, 입원실 당 병상 수는 4병상 이하로 할 것
③ 1인용 입원실은 1개 이상 두며, 입원실 면적은 1병상 당 6.3제곱미터 이상으로 할 것
④ 입원실은 흡인기 및 산소발생기, 욕창방지용품, 휠체어, 이동형 침대, 손씻기 시설 및 보건복지부장관이 정하는 환기시설을 설치할 것

해설 **(연명의료결정법 시행규칙 제20조 [별표 2] : 호스피스전문기관의 지정기준)** 〈개정 2024.6.14.〉

3. 시설 기준

가. 입원형 호스피스전문기관

구분	수량	설치 기준
병동	1개 이상	병동 당 병상 수는 29병상 이하로 할 것
입원실	3개 이상	1) 입원실 당 병상 수는 4병상 이하로 할 것 2) 1인용 입원실은 1개 이상 둘 것 3) 입원실 면적은 1병상 당 6.3제곱미터 이상으로 할 것 4) 흡인기 및 산소발생기, 욕창방지용품, 휠체어, 이동형 침대, 손씻기 시설 및 보건복지부장관이 정하는 환기시설을 설치할 것 5) 남성용 또는 여성용 입원실을 구분하여 설치할 것
간호사실	1개 이상	병동의 각 층마다 1개 이상 설치할 것
처치실	1개 이상	다른 시설과 구분되는 독립된 공간에 설치할 것
임종실	1개 이상	다른 시설과 구분되는 독립된 공간에 설치할 것
상담실	1개 이상	다른 시설과 구분되는 독립된 공간에 설치할 것
가족실	1개 이상	다른 시설과 구분되는 독립된 공간에 설치할 것
목욕실	1개 이상	목욕실 바닥은 문턱이 없고 미끄럼을 방지할 수 있도록 할 것
화장실	2개 이상	남성용 또는 여성용 화장실을 구분하여 설치할 것
이동시설	1개 이상	2층 이상인 병동에는 환자의 이동이 가능한 엘리베이터(휠체어 리프트를 포함)를 설치할 것
안전시설		1) 입원실, 목욕실 및 화장실에는 간호사실로 연락가능한 통신장치를 각각 설치할 것 2) 병동의 복도·계단·화장실 및 목욕실에는 보건복지부장관이 정하는 안전손잡이를 각각 설치할 것

나. 가정형 호스피스전문기관

구분	수량	설치 기준
상담실	1개 이상	다른 시설과 구분되는 독립된 공간에 설치할 것
사무실	1개 이상	다른 시설과 구분되는 독립된 공간에 설치할 것
이동차량	1대 이상	가정 방문용 차량을 구비할 것

다. 자문형 호스피스전문기관

구분	수량	설치 기준
임종실	1개 이상	다른 시설과 구분되는 독립된 공간에 설치할 것
상담실	1개 이상	다른 시설과 구분되는 독립된 공간에 설치할 것

20

Answer 21 ①

22 「연명의료결정법」상 호스피스의 신청 및 의료인의 설명의무에 대한 설명으로 가장 올바르지 못한 것은?

① 호스피스 대상환자가 호스피스전문기관에서 호스피스를 이용하려는 경우에는 호스피스 이용동의서와 의사가 발급하는 의사소견서를 첨부하여 호스피스전문기관에 신청하여야 한다.

② 호스피스 대상환자가 의사결정능력이 없을 때에는 미리 지정한 지정대리인이 신청할 수 있고 지정대리인이 없을 때에는 배우자, 직계비속, 직계존속, 형제자매 순서대로 신청할 수 있다.

③ 호스피스 대상환자가 호스피스의 신청을 철회하고자 할 때는 반드시 직접 철회하여야 하며, 대리인을 통하여 호스피스의 신청을 철회할 수 없다.

④ 호스피스전문기관의 의사 또는 한의사는 호스피스를 시행하기 전에 치료방침을 호스피스 대상환자나 그 가족에게 설명하여야 하며, 호스피스 대상환자나 그 가족이 질병의 상태에 대하여 알고자 할 때에는 이를 설명하여야 한다.

해설 **(연명의료결정법 제27조 : 의료인의 설명의무)**

① 호스피스전문기관의 의료인은 호스피스대상환자나 그 가족 등에게 호스피스의 선택과 이용절차에 관하여 설명하여야 한다.

② 호스피스전문기관의 의사 또는 한의사는 호스피스를 시행하기 전에 치료 방침을 호스피스 대상환자나 그 가족에게 설명하여야 하며, 호스피스대상환자나 그 가족이 질병의 상태에 대하여 알고자 할 때에는 이를 설명하여야 한다.

(연명의료결정법 제28조 : 호스피스의 신청)

① 호스피스대상환자가 호스피스전문기관에서 호스피스를 이용하려는 경우에는 호스피스 이용동의서(전자문서로 된 동의서를 포함)와 의사가 발급하는 호스피스대상환자임을 나타내는 의사소견서(전자문서로 된 소견서를 포함)를 첨부하여 호스피스전문기관에 신청하여야 한다.

② 호스피스대상환자가 의사결정능력이 없을 때에는 미리 지정한 지정대리인이 신청할 수 있고 지정대리인이 없을 때에는 제17조 제1항 제3호 각 목의 순서대로 신청할 수 있다.

③ 호스피스대상환자는 언제든지 직접 또는 대리인을 통하여 호스피스의 신청을 철회할 수 있다.

(연명의료결정법 제17조 제1항 제3호 : 환자의 의사 확인) 제1호 또는 제2호에 해당하지 아니하고 19세 이상의 환자가 의사를 표현할 수 없는 의학적 상태인 경우 환자의 연명의료중단등결정에 관한 의사로 보기에 충분한 기간 동안 일관하여 표시된 연명의료중단등에 관한 의사에 대하여 환자가족(19세 이상인 자로서 다음 각 목의 어느 하나에 해당하는 사람을 말한다) 2명 이상의 일치하는 진술(환자가족이 1명인 경우에는 그 1명의 진술)이 있으면 담당의사와 해당 분야의 전문의 1명의 확인을 거쳐 이를 환자의 의사로 본다. 다만, 그 진술과 배치되는 내용의 다른 환자가족의 진술 또는 보건복지부령으로 정하는 객관적인 증거가 있는 경우에는 그러하지 아니하다.

가. 배우자

나. 직계비속

다. 직계존속

라. 가목부터 다목까지에 해당하는 사람이 없는 경우 형제자매

Answer 22 ③

23 「연명의료결정법」상 보건복지부장관은 호스피스전문기관의 지정을 취소하거나, 6개월 이내의 기간을 정하여 호스피스 업무의 정지를 명할 수 있다. 다음 중 이에 대한 설명으로 가장 올바르지 못한 것은?

① 거짓이나 그 밖의 부정한 방법으로 호스피스전문기관의 지정을 받은 경우에는 반드시 그 지정을 취소해야 한다.

② 정당한 사유 없이 호스피스전문기관 평가를 거부한 경우에는 1차 위반 시 시정명령, 2차 위반 시 업무정지 1개월, 3차 이상 위반 시 그 지정을 취소한다.

③ 지정이 취소된 호스피스전문기관은 지정이 취소된 날부터 2년 이내에는 호스피스전문기관으로 지정받을 수 없다.

④ 호스피스전문기관의 지정기준에 미달한 경우에는 1차 위반 시 시정명령, 2차 위반 시 업무정지 3개월, 3차 이상 위반 시 그 지정을 취소한다.

해설 **(연명의료결정법 시행규칙 제24조 [별표 3] : 호스피스전문기관 지정취소 및 업무정지 기준)** 〈개정 2022.4.14.〉

2. 개별기준

위반행위	근거 법조문	행정처분기준		
		1차 위반	2차 위반	3차 이상 위반
가. 거짓이나 그 밖의 부정한 방법으로 호스피스전문기관의 지정을 받은 경우	법 제30조 제1항 제1호	지정 취소	지정 취소	지정 취소
나. 법 제25조 제1항에 따른 호스피스전문기관의 지정기준에 미달한 경우	법 제30조 제1항 제2호	시정명령	업무 정지 3개월	지정 취소
다. 정당한 사유 없이 법 제29조에 따른 호스피스전문기관 평가를 거부한 경우	법 제30조 제1항 제3호	시정명령	업무 정지 1개월	업무 정지 6개월

(연명의료결정법 제30조 제1항 : 호스피스전문기관의 지정 취소 등) 보건복지부장관은 호스피스전문기관이 다음 각 호의 어느 하나에 해당하는 경우 그 지정을 취소하거나, 6개월 이내의 기간을 정하여 호스피스 업무의 정지를 명할 수 있다. 다만, 제1호에 해당하는 경우에는 그 지정을 취소하여야 한다.

1. 거짓이나 그 밖의 부정한 방법으로 지정을 받은 경우
2. 제25조 제1항에 따른 지정 기준에 미달한 경우
3. 정당한 사유 없이 제29조에 따른 평가를 거부한 경우

(연명의료결정법 제30조 제3항) 제1항에 따라 지정이 취소된 호스피스전문기관은 지정이 취소된 날부터 2년 이내에는 호스피스전문기관으로 지정받을 수 없다.

24 「연명의료결정법」상 환자가족이 관리기관의 장에게 열람을 요청할 수 있는 기록에 해당하지 않는 것은?

① 사전연명의료의향서
② 기록된 연명의료중단등결정 이행의 결과
③ 연명의료계획서
④ 의료기관윤리위원회의 심의에 관련된 기록

해설 **(연명의료결정법 시행규칙 제25조 제1항 : 기록 열람 등)** 법 제33조 제1항에 따라 환자가족이 관리기관의 장 또는 해당 의료기관의 장에게 열람을 요청할 수 있는 기록은 다음 각 호와 같다. 〈신설 2023.7.31.〉

1. 관리기관의 장에게 열람을 요청할 수 있는 기록
   가. 법 제10조에 따라 작성된 연명의료계획서
   나. 법 제12조에 따라 작성된 사전연명의료의향서
   다. 법 제19조 제4항에 따라 기록된 연명의료중단등결정 이행의 결과

Answer 23 ② 24 ④

20

2. 의료기관의 장에게 열람을 요청할 수 있는 기록
   가. 법 제10조에 따라 작성된 연명의료계획서
   나. 법 제16조에 따라 기록된 임종과정에 있는 환자 여부에 대한 담당의사와 해당 분야 전문의의 판단 결과
   다. 법 제17조 제1항 제2호에 따른 사전연명의료의향서에 대한 담당의사 및 해당 분야 전문의의 확인 결과
   라. 법 제17조 제1항 제3호에 따른 환자가족의 진술에 대한 자료·문서 및 그에 대한 담당의사와 해당 분야 전문의의 확인 결과
   마. 법 제18조 제1항 제1호 및 제2호에 따른 의사표시에 대한 자료·문서 및 그에 대한 담당의사와 해당 분야 전문의의 확인 결과
   바. 법 제19조 제4항에 따라 기록된 연명의료중단등결정 이행의 결과
   사. 영 제11조에 따른 의료기관윤리위원회의 심의에 관련된 기록

25 「연명의료결정법」상 의료기관에서 작성된 연명의료계획서 또는 사전연명의료의향서에 대한 담당의사 및 해당 분야 전문의의 확인 결과에 대한 기록을 허위로 기록한 자에 대한 벌칙은?

① 3년 이하의 징역 또는 3천만원 이하의 벌금
② 1년 이하의 징역 또는 1천만원 이하의 벌금
③ 3백만원 이하의 벌금
④ 5백만원 이하의 과태료

해설 **(연명의료결정법 제39조 : 벌칙)** 다음 각 호의 어느 하나에 해당하는 자는 3년 이하의 징역 또는 3천만원 이하의 벌금에 처한다.
1. 삭제 〈2018.3.27.〉
2. 제20조 각 호에 따른 기록을 허위로 기록한 자
3. 제32조를 위반하여 정보를 유출한 자

(연명의료결정법 제20조 : 기록의 보존) 의료기관의 장은 연명의료중단등결정 및 그 이행에 관한 다음 각 호의 기록을 연명의료중단등결정 이행 후 10년 동안 보존하여야 한다.
1. 제10조에 따라 작성된 연명의료계획서
2. 제16조에 따라 기록된 임종과정에 있는 환자 여부에 대한 담당의사와 해당 분야 전문의 1명의 판단 결과
3. 제17조 제1항 제1호 및 제2호에 따른 연명의료계획서 또는 사전연명의료의향서에 대한 담당의사 및 해당 분야 전문의의 확인 결과
4. 제17조 제1항 제3호에 따른 환자가족의 진술에 대한 자료·문서 및 그에 대한 담당의사와 해당 분야 전문의의 확인 결과
5. 제18조 제1항 제1호·제2호에 따른 의사표시에 대한 자료·문서 및 그에 대한 담당의사와 해당 분야 전문의의 확인 결과
6. 제19조 제4항에 따라 기록된 연명의료중단등결정 이행의 결과
7. 그 밖에 연명의료중단등결정 및 그 이행에 관한 중요한 기록으로서 대통령령으로 정하는 사항

(연명의료결정법 제17조 : 환자의 의사 확인) ① 연명의료중단등결정을 원하는 환자의 의사는 다음 각 호 어느 하나의 방법으로 확인한다.
1. 의료기관에서 작성된 연명의료계획서가 있는 경우 이를 환자의 의사로 본다.
2. 담당의사가 사전연명의료의향서의 내용을 환자에게 확인하는 경우 이를 환자의 의사로 본다. 담당의사 및 해당 분야의 전문의 1명이 다음 각 목을 모두 확인한 경우에도 같다.
   가. 환자가 사전연명의료의향서 내용을 확인하기에 충분한 의사능력이 없다는 의학적 판단
   나. 사전연명의료의향서가 제2조 제4호의 범위에서 제12조에 따라 작성되었다는 사실

(연명의료결정법 제32조 : 정보 유출 금지) 관리기관, 등록기관, 의료기관, 중앙센터, 권역별센터 및 호스피스전문기관에 종사하거나 종사하였던 사람은 연명의료중단등결정 및 그 이행 또는 호스피스 업무상 알게 된 정보를 유출하여서는 아니 된다.

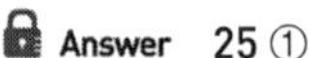
25 ①

26 「연명의료결정법」상 임종과정에 있는 환자에 대하여 연명의료중단등결정을 원하는 환자의 의사 또는 환자의 의사를 확인할 수 없는 경우의 연명의료중단등결정에 반하여 연명의료를 시행하지 아니하거나 중단한 자에 대한 벌칙은?

① 3년 이하의 징역 또는 3천만원 이하의 벌금
② 1년 이하의 징역 또는 1천만원 이하의 벌금
③ 3백만원 이하의 벌금
④ 5백만원 이하의 과태료

해설 **(연명의료결정법 제40조 제1항 : 벌칙)** 다음 각 호의 어느 하나에 해당하는 자는 1년 이하의 징역 또는 1천만원 이하의 벌금에 처한다.

1. 제11조 제1항을 위반하여 보건복지부장관으로부터 지정받지 아니하고 사전연명의료의향서의 등록에 관한 업무를 한 자
2. 임종과정에 있는 환자에 대하여 제17조에 따른 환자의 의사 또는 제18조에 따른 연명의료중단등결정에 반하여 연명의료를 시행하지 아니하거나 중단한 자

(연명의료결정법 제17조 제1항 : 환자의 의사 확인) 연명의료중단등결정을 원하는 환자의 의사는 다음 각 호의 어느 하나의 방법으로 확인한다.

1. 의료기관에서 작성된 연명의료계획서가 있는 경우 이를 환자의 의사로 본다.
2. 담당의사가 사전연명의료의향서의 내용을 환자에게 확인하는 경우 이를 환자의 의사로 본다. 담당의사 및 해당 분야의 전문의 1명이 다음 각 목을 모두 확인한 경우에도 같다.
   가. 환자가 사전연명의료의향서의 내용을 확인하기에 충분한 의사능력이 없다는 의학적 판단
   나. 사전연명의료의향서가 제2조 제4호의 범위에서 제12조에 따라 작성되었다는 사실
3. 제1호 또는 제2호에 해당하지 아니하고 19세 이상의 환자가 의사를 표현할 수 없는 의학적 상태인 경우 환자의 연명의료중단등결정에 관한 의사로 보기에 충분한 기간 동안 일관하여 표시된 연명의료중단등에 관한 의사에 대하여 환자가족(19세 이상인 자로서 다음 각 목의 어느 하나에 해당하는 사람을 말한다) 2명 이상의 일치하는 진술(환자가족이 1명인 경우에는 그 1명의 진술을 말한다)이 있으면 담당의사와 해당 분야의 전문의 1명의 확인을 거쳐 이를 환자의 의사로 본다. 다만, 그 진술과 배치되는 내용의 다른 환자가족의 진술 또는 보건복지부령으로 정하는 객관적인 증거가 있는 경우에는 그러하지 아니하다.
   가. 배우자
   나. 직계비속
   다. 직계존속
   라. 가목부터 다목까지에 해당하는 사람이 없는 경우 형제자매

(연명의료결정법 제18조 제1항 : 환자의 의사를 확인할 수 없는 경우의 연명의료중단등결정) 제17조에 해당하지 아니하여 환자의 의사를 확인할 수 없고 환자가 의사표현을 할 수 없는 의학적 상태인 경우 다음 각 호의 어느 하나에 해당할 때에는 해당 환자를 위한 연명의료중단등결정이 있는 것으로 본다. 다만, 담당의사 또는 해당 분야 전문의 1명이 환자가 연명의료중단등결정을 원하지 아니하였다는 사실을 확인한 경우는 제외한다.

1. 미성년자인 환자의 법정대리인(친권자에 한정)이 연명의료중단등결정의 의사표시를 하고 담당의사와 해당 분야 전문의 1명이 확인한 경우
2. 환자가족 중 다음 각 목에 해당하는 사람(19세 이상인 사람에 한정하며, 행방불명자 등 대통령령으로 정하는 사유에 해당하는 사람은 제외) 전원의 합의로 연명의료중단등결정의 의사표시를 하고 담당의사와 해당 분야 전문의 1명이 확인한 경우
   가. 배우자
   나. 1촌 이내의 직계 존속·비속
   다. 가목 및 나목에 해당하는 사람이 없는 경우 2촌 이내의 직계 존속·비속
   라. 가목부터 다목까지에 해당하는 사람이 없는 경우 형제자매

Answer 26 ②

27 「연명의료결정법」상 연명의료중단등결정의 이행 결과를 관리기관의 장에게 알리지 아니한 의료기관의 장에 대한 벌칙은?

① 3년 이하의 징역 또는 3천만원 이하의 벌금
② 1년 이하의 징역 또는 1천만원 이하의 벌금
③ 5백만원 이하의 과태료
④ 3백만원 이하의 과태료

해설 **(연명의료결정법 제43조 : 과태료)**

① 다음 각 호의 어느 하나에 해당하는 자에게는 500만원 이하의 과태료를 부과한다.
1. 제14조 제1항을 위반하여 윤리위원회를 설치하지 아니한 자
2. 제19조 제5항을 위반하여 연명의료중단등결정의 이행 결과를 관리기관의 장에게 알리지 아니한 자

② 다음 각 호의 어느 하나에 해당하는 자에게는 300만원 이하의 과태료를 부과한다. 〈개정 2025.4.1.〉
1. 제11조 제3항을 위반하여 업무 수행 결과를 기록·보관 또는 보고하지 아니한 자
2. 제20조의2(교육명령) 제1항에 따른 교육명령을 이행하지 아니한 자
3. 제34조 제3항에 따른 명령에 정당한 사유 없이 응하지 아니한 자

③ 다음 각 호의 어느 하나에 해당하는 자에게는 200만원 이하의 과태료를 부과한다.
1. 제11조 제5항 및 제26조를 위반하여 폐업 또는 휴업 등의 변경 사항을 신고하지 아니한 자
2. 제11조 제6항 및 제13조 제3항에 따른 기록이관 의무를 하지 아니한 자
3. 제36조를 위반하여 국립연명의료관리기관, 사전연명의료의향서 등록기관, 중앙호스피스센터, 권역별호스피스센터, 호스피스전문기관 또는 이와 유사한 명칭을 사용한 자

(연명의료결정법 제19조 : 연명의료중단등결정의 이행 등)

① 담당의사는 제15조 각 호의 어느 하나에 해당하는 환자에 대하여 즉시 연명의료중단등결정을 이행하여야 한다.
⑤ 의료기관의 장은 제1항에 따라 연명의료중단등결정을 이행하는 경우 그 결과를 지체 없이 보건복지부령으로 정하는 바에 따라 관리기관의 장에게 통보하여야 한다.

(연명의료결정법 제15조 : 연명의료중단등결정 이행의 대상) 담당의사는 임종과정에 있는 환자가 다음 각 호의 어느 하나에 해당하는 경우에만 연명의료중단등결정을 이행할 수 있다.

1. 제17조에 따라 연명의료계획서, 사전연명의료의향서 또는 환자가족의 진술을 통하여 환자의 의사로 보는 의사가 연명의료중단등결정을 원하는 것이고, 임종과정에 있는 환자의 의사에도 반하지 아니하는 경우
2. 제18조에 따라 연명의료중단등결정이 있는 것으로 보는 경우

Answer 27 ③

의료관계법규

21

환자안전법

21 환자안전법

01 「환자안전법」상 병원급 의료기관과 종합병원이 각각 몇 병상 이상 일 때 환자안전위원회를 설치하여야 하는가? 2024 전북 기출유사

① 병원급 의료기관 : 50병상, 종합병원 : 100병상
② 병원급 의료기관 : 100병상, 종합병원 : 150병상
③ 병원급 의료기관 : 150병상, 종합병원 : 150병상
④ 병원급 의료기관 : 200병상, 종합병원 : 100병상

해설 **(환자안전법 시행규칙 제5조 : 환자안전위원회의 설치 기관)** 법 제11조 제1항에서 "보건복지부령으로 정하는 일정 규모 이상의 병원급 의료기관"이란 병상 수가 200병상 이상인 병원급 의료기관(「의료법」 제3조 제2항 제3호에 따른 병원급 의료기관을 말한다. 이하 같다)을 말한다. 다만, 종합병원인 경우에는 100병상 이상으로 한다.
(환자안전법 제11조 제1항 : 환자안전위원회) 보건복지부령으로 정하는 일정 규모 이상의 병원급 의료기관은 환자안전 및 의료 질 향상을 위하여 환자안전위원회를 설치·운영하여야 한다.

02 「환자안전법」상 보건복지부령으로 정하는 일정 규모 이상의 병원급 의료기관이 환자안전 및 의료 질 향상에 관한 업무를 전담하여 수행하는 환자안전 전담인력의 배치기준에 대한 설명으로 올바른 것은?

① 100병상 이상의 병원급 의료기관 : 1명 이상
② 200병상 이상의 병원급 의료기관 : 2명 이상
③ 100병상 이상 500병상 미만의 종합병원 : 2명 이상
④ 500병상 이상의 종합병원 : 2명 이상

해설 **(환자안전법 시행규칙 제9조 : 전담인력)**
① 법 제12조 제1항 각 호 외의 부분에서 "보건복지부령으로 정하는 일정 규모 이상의 병원급 의료기관"이란 병상 수가 200병상 이상인 병원급 의료기관을 말한다. 다만, 종합병원인 경우에는 100병상 이상으로 한다. 〈개정 2020. 7.30.〉
② 법 제12조 제1항 제1호에서 "보건복지부령으로 정하는 기간"이란 3년을 말한다. 〈개정 2020.7.30.〉
③ 전담인력의 배치기준은 다음 각 호의 구분에 따른다.
1. 200병상 이상의 병원급 의료기관(종합병원은 제외한다) : 1명 이상
2. 100병상 이상 500병상 미만의 종합병원 : 1명 이상
3. 500병상 이상의 종합병원 : 2명 이상

(환자안전법 제12조 : 전담인력)
① 보건복지부령으로 정하는 일정 규모 이상의 병원급 의료기관은 다음 각 호의 어느 하나에 해당하는 사람으로서 환자안전 및 의료 질 향상에 관한 업무를 전담하여 수행하는 환자안전 전담인력(이하 "전담인력"이라 한다)을 두어야 한다. 〈개정 2020.1.29.〉

Answer 01 ④ 02 ④

1. 의사·치과의사·한의사·약사 또는 간호사 면허를 취득한 후 보건복지부령으로 정하는 기간 이상 보건의료기관에서 근무한 사람
2. 「의료법」 제77조에 따른 전문의 자격이 있는 사람

② 전담인력을 둔 의료기관의 장은 전담인력의 배치현황을 매년 보건복지부장관에게 보고하여야 한다. 〈신설 2020.1.29.〉

③ 전담인력은 다음 각 호의 업무를 수행한다. 〈개정 2020.1.29.〉
1. 환자안전사고 정보의 수집·분석 및 관리·공유
2. 환자안전사고 예방 및 재발 방지를 위한 보건의료인 교육
3. 환자와 환자 보호자의 환자안전활동을 위한 교육
4. 그 밖에 보건복지부령으로 정하는 환자안전활동

03 「환자안전법」상 환자안전사고를 자율보고한 보고자에게 그 보고를 이유로 해고, 전보나 그 밖에 신분이나 처우와 관련하여 불리한 조치를 한 사람에 대한 벌칙은?

① 3년 이하의 징역 또는 3천만원 이하의 벌금
② 2년 이하의 징역 또는 2천만원 이하의 벌금
③ 300만원 이하의 과태료
④ 100만원 이하의 과태료

해설 **(환자안전법 제18조 : 벌칙)**

① 제17조 제3항을 위반하여 비밀을 누설하거나 직무 외의 목적으로 사용한 사람은 3년 이하의 징역 또는 3천만원 이하의 벌금에 처한다.

② 제17조 제4항을 위반하여 자율보고를 한 보고자에게 불리한 조치를 한 사람은 2년 이하의 징역 또는 2천만원 이하의 벌금에 처한다.

(환자안전법 제17조 제4항 : 환자안전사고 보고의 비밀 보장등) 보건의료기관의 장은 해당 보건의료기관에 속한 제14조에 따라 환자안전사고를 보고한 자에게 그 보고를 이유로 해고, 전보나 그 밖에 신분이나 처우와 관련하여 불리한 조치를 할 수 없다. 〈개정 2020.1.29.〉

(환자안전법 제14조 : 환자안전사고의 보고 등)

① 환자안전사고를 발생시켰거나 발생한 사실을 알게 된 또는 발생할 것이 예상된다고 판단한 보건의료인이나 환자 등 보건복지부령으로 정하는 사람은 보건복지부장관에게 그 사실을 보고할 수 있다. 〈개정 2020.1.29.〉

② 보건복지부령으로 정하는 일정 규모 이상의 병원급 의료기관에서 다음 각 호의 어느 하나에 해당하는 환자안전사고가 발생한 경우 그 의료기관의 장은 보건복지부장관에게 그 사실을 지체 없이 보고하여야 한다. 〈신설 2020.1.29.〉
1. 「의료법」 제24조의2 제1항에 따라 설명하고 동의를 받은 내용과 다른 내용의 수술, 수혈, 전신마취로 환자가 사망하거나 심각한 신체적·정신적 손상을 입은 환자안전사고가 발생한 경우
2. 진료기록과 다른 의약품이 투여되거나 용량 또는 경로가 진료기록과 다르게 투여되어 환자가 사망하거나 심각한 신체적·정신적 손상을 입은 환자안전사고가 발생한 경우
3. 다른 환자나 부위의 수술로 환자안전사고가 발생한 경우
4. 의료기관 내에서 신체적 폭력으로 인해 환자가 사망하거나 심각한 신체적·정신적 손상을 입은 경우

③ 제1항에 따른 보고(이하 "자율보고"라 한다)를 환자안전사고를 발생시킨 사람이 한 경우에는 「의료법」 등 보건의료 관계 법령에 따른 행정처분을 감경하거나 면제할 수 있다. 〈개정 2020.1.29.〉

④ 자율보고 및 제2항에 따른 보고(이하 "의무보고"라 한다)에 포함되어야 할 사항과 보고의 방법 및 절차 등은 보건복지부령으로 정한다. 〈개정 2020.1.29.〉

(환자안전법 제19조 제1항 : 과태료) 다음 각 호의 어느 하나에 해당하는 자에게는 300만원 이하의 과태료를 부과한다.
1. 제14조 제2항을 위반하여 의무보고를 하지 않거나 거짓으로 의무보고한 의료기관의 장
2. 제14조 제2항에 따른 의무보고를 방해한 자

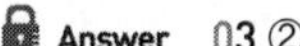
Answer 03 ②

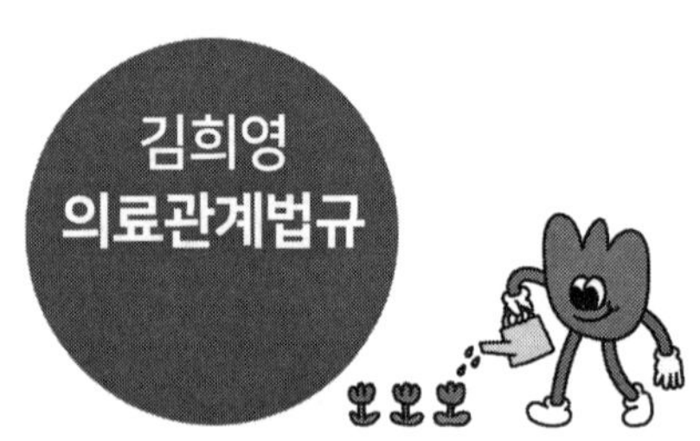
김희영
의료관계법규

의 료 관 계 법 규

22

노인복지법

22 노인복지법

01 「노인복지법」상 '노인의 보건 및 복지에 관한 실태조사'를 실시하고 그 결과를 공표해야 하는 사람과 실시 주기가 올바르게 짝지어진 것은?

① 국가인권위원회위원장 – 1년마다 실시
② 보건복지부장관 – 1년마다 실시
③ 보건복지부장관 – 3년마다 실시
④ 여성가족부장관 – 3년마다 실시

해설 (노인복지법 제5조 제1항 : 노인실태조사) 보건복지부장관은 노인의 보건 및 복지에 관한 실태조사를 3년마다 실시하고 그 결과를 공표하여야 한다.

02 「노인복지법」상 국가 또는 지방자치단체가 의료지원 할 수 있는 노인성 질환의 범위로 규정되지 않은 것은? 2024 충청, 2025 서울 기출유사

① 안 질환
② 무릎관절증
③ 심혈관 질환
④ 전립선 질환

해설 (노인복지법 시행령 제20조의2 제1항 : 노인성 질환의 범위, 의료지원의 대상·기준 및 방법 등) 법 제27조의4 제1항에 따른 노인성 질환의 범위는 다음 각 호와 같다.
1. 안 질환
2. 무릎관절증
3. 전립선 질환
(노인복지법 제27조의4 제1항 : 노인성 질환에 대한 의료지원) 국가 또는 지방자치단체는 노인성 질환자의 경제적 부담능력 등을 고려하여 노인성 질환의 예방교육, 조기발견 및 치료 등에 필요한 비용의 전부 또는 일부를 지원할 수 있다.

03 「노인복지법」상 7년 이하의 징역 또는 7천만원 이하의 벌금에 처하는 벌칙행위에 해당하는 것은?

① 노인에게 성적 수치심을 주는 성폭행·성희롱 등의 행위
② 노인을 위하여 증여 또는 급여된 금품을 그 목적외의 용도에 사용하는 행위
③ 노인의 신체에 상해를 입히는 행위
④ 노인의 신체에 폭행을 가하는 행위

Answer 01 ③ 02 ③ 03 ③

해설 (노인복지법 제55조의2 : 벌칙) 제39조의9 제1호(상해에 한한다)의 행위를 한 자는 7년 이하의 징역 또는 7천만원 이하의 벌금에 처한다.

(노인복지법 제39조의9 : 금지행위) 누구든지 65세 이상의 사람(이하 이 조에서 "노인"이라 한다)에 대하여 다음 각 호의 어느 하나에 해당하는 행위를 하여서는 아니된다.

1. 노인의 신체에 폭행을 가하거나 상해를 입히는 행위
2. 노인에게 성적 수치심을 주는 성폭행·성희롱 등의 행위
3. 자신의 보호·감독을 받는 노인을 유기하거나 의식주를 포함한 기본적 보호 및 치료를 소홀히 하는 방임행위
4. 노인에게 구걸을 하게 하거나 노인을 이용하여 구걸하는 행위
5. 노인을 위하여 증여 또는 급여된 금품을 그 목적 외의 용도에 사용하는 행위
6. 폭언, 협박, 위협 등으로 노인의 정신건강에 해를 끼치는 정서적 학대행위

(노인복지법 제55조의3 제1항 : 벌칙) 다음 각 호의 어느 하나에 해당하는 자는 5년 이하의 징역 또는 5천만원 이하의 벌금에 처한다.

1. 제39조의7 제2항 또는 제5항에 따른 업무를 수행 중인 노인보호전문기관의 직원에 대하여 폭행 또는 협박하거나 위계 또는 위력으로써 그 업무를 방해한 자
2. 제39조의9 제1호(폭행에 한정한다)부터 제4호까지 또는 같은 조 제6호에 해당하는 행위를 한 자

(노인복지법 제55조의4 제1호 : 벌칙) 다음 각 호의 어느 하나에 해당하는 자는 3년 이하의 징역 또는 3천만원 이하의 벌금에 처한다. 〈개정 2020.4.7.〉

1. 제39조의9 제5호에 해당하는 행위를 한 자

1의2. 제39조의10 제1항을 위반하여 정당한 사유 없이 신고하지 아니하고 실종노인을 보호한 자

2. 위계 또는 위력을 행사하여 제39조의11 제2항에 따른 관계 공무원의 출입 또는 조사를 거부하거나 방해한 자
3. 제39조의12를 위반하여 직무상 알게 된 비밀을 누설한 자

04 **물리치료사 김씨는 물리치료를 받으러 병원에 내원한 노인 박씨를 치료하는데 몸에 멍든 자국을 발견하고 노인학대가 의심되어 박씨에게 물어보니 멍든 자국이 박씨 아들의 폭행으로 인해 생긴 거였다. 물리치료사 김씨는 노인학대 신고를 하려고 했으나 노인 박씨가 아들이 무서워서 신고를 원하지 않았고, 물리치료사 김씨 또한 노인 박씨 아들의 복수가 두려워서 결국 신고를 하지 않았다. 「노인복지법」상 물리치료사 김씨가 받게 될 처벌사항에 해당하는 것은?** 2022 충북 기출유사

① 3년 이하의 징역 또는 3천만원 이하의 벌금
② 1년 이하의 징역 또는 1천만원 이하의 벌금
③ 500만원 이하의 과태료
④ 300만원 이하의 과태료

해설 (노인복지법 제61조의2 제2항 : 과태료) 다음 각 호의 어느 하나에 해당하는 자에게는 500만원 이하의 과태료를 부과한다. 〈개정 2021.12.21.〉

1. 제39조의11 제2항에 따른 명령을 위반하여 보고 또는 자료제출을 하지 아니하거나 거짓으로 보고하거나 거짓 자료를 제출한 자
2. 제39조의6 제2항을 위반하여 노인학대를 신고하지 아니한 사람. 다만, 제39조의6 제2항 제16호에 따른 사회복무요원은 제외한다.
3. 제39조의17 제5항을 위반하여 취업자등에 대하여 노인학대관련범죄 경력을 확인하지 아니한 노인관련기관의 장

Answer 04 ③

(노인복지법 제39조의6 제2항 제12호 : 노인학대 신고의무와 절차 등) 다음 각 호의 어느 하나에 해당하는 자는 그 직무상 65세 이상의 사람에 대한 노인학대를 알게 된 때에는 즉시 노인보호전문기관 또는 수사기관에 신고하여야 한다. 〈개정 2025.4.22.〉

1. 의료법 제3조 제1항의 의료기관에서 의료업을 행하는 의료인 및 의료기관의 장

1의2.「의료법」 제3조 제1항의 의료기관에 종사하는 자 중 환자의 간호 및 진료를 보조하거나 환자와 직접 접촉하는 「간호법」 제2조 제3호에 따른 간호조무사 및 「사회복지사업법」 제11조에 따른 사회복지사

2. 제27조의2에 따른 방문요양과 돌봄이나 안전확인 등의 서비스 종사자, 제31조에 따른 노인복지시설의 장과 그 종사자 및 제7조에 따른 노인복지상담원
3. 「장애인복지법」 제58조의 규정에 의한 장애인복지시설에서 장애노인에 대한 상담·치료·훈련 또는 요양업무를 수행하는 사람
4. 「가정폭력방지 및 피해자보호 등에 관한 법률」 제5조 및 제7조에 따른 가정폭력 관련 상담소 및 가정폭력피해자 보호시설의 장과 그 종사자
5. 「사회보장급여의 이용·제공 및 수급권자 발굴에 관한 법률」 제43조에 따른 사회복지전담공무원 및 「사회복지사업법」 제34조에 따른 사회복지시설의 장과 그 종사자
6. 「노인장기요양보험법」 제31조에 따른 장기요양기관의 장과 그 종사자
7. 「119구조·구급에 관한 법률」 제10조에 따른 119구급대의 구급대원
8. 「건강가정기본법」 제35조에 따른 건강가정지원센터 및 제35조의2에 따른 가족센터의 장과 그 종사자
9. 「다문화가족지원법」 제12조에 따른 다문화가족지원센터의 장과 그 종사자
10. 「성폭력방지 및 피해자보호 등에 관한 법률」 제10조에 따른 성폭력피해상담소 및 같은 법 제12조에 따른 성폭력피해자보호시설의 장과 그 종사자
11. 「응급의료에 관한 법률」 제36조에 따른 응급구조사
12. 「의료기사 등에 관한 법률」 제1조의2 제1호에 따른 의료기사
13. 「국민건강보험법」에 따른 국민건강보험공단 소속 요양직 직원
14. 「지역보건법」 제2조에 따른 지역보건의료기관의 장과 종사자
15. 제31조에 따른 노인복지시설 설치 및 관리 업무 담당 공무원
16. 「병역법」 제2조 제1항 제10호 라목에 따른 사회복지시설에서 복무하는 사회복무요원(노인을 직접 대면하는 업무에 복무하는 사람으로 한정한다)

의료관계법규

23

장애인복지법

23 장애인복지법

01 「장애인복지법」상 장애인의 권익과 복지증진을 위하여 관계 중앙행정기관의 장과 협의하여 장애인정책 종합계획을 수립·시행하여야 하는 사람과 실시주기가 올바르게 짝지어진 것은?

① 국가와 지방자치단체 – 매년
② 보건복지부장관 – 3년
③ 보건복지부장관 – 5년
④ 장애인복지단체협의회 – 3년

해설 (장애인복지법 제10조의2 : 장애인정책종합계획)
① 보건복지부장관은 장애인의 권익과 복지증진을 위하여 관계 중앙행정기관의 장과 협의하여 5년마다 장애인정책 종합계획을 수립·시행하여야 한다.
② 종합계획에는 다음 각 호의 사항이 포함되어야 한다. 〈개정 2025.4.22.〉
1. 장애인의 복지에 관한 사항
2. 장애인의 교육에 관한 사항
3. 장애인의 문화체육관광에 관한 사항
4. 장애인의 경제활동에 관한 사항
5. 장애인의 사회참여에 관한 사항
6. 장애인의 안전관리에 관한 사항
7. 그 밖에 장애인의 권익과 복지증진을 위하여 필요한 사항

02 「장애인복지법」상 장애실태조사에 대한 설명으로 옳은 것을 〈보기〉에서 모두 고른 것은?

2025서울 기출유사

보기
ㄱ. 전수조사는 특별시장·광역시장·특별자치시장·도지사·특별자치도지사가 실시한다. ㄴ. 표본조사는 보건복지부장관이 전문연구기관에 의뢰하여 실시한다. ㄷ. 매년 장애실태조사를 실시한다.

① ㄱ, ㄴ
② ㄱ, ㄷ
③ ㄴ, ㄷ
④ ㄱ, ㄴ, ㄷ

해설 (장애인복지법 제31조 제1항 : 실태조사) 보건복지부장관은 장애인 복지정책의 수립에 필요한 기초 자료로 활용하기 위하여 3년마다 장애실태조사를 실시하여야 한다.
(장애인복지법 시행령 제18조 제1항 : 실태조사의 방법 등) 법 제31조에 따른 장애실태조사는 전수조사 또는 표본조사로 실시하되, 전수조사는 보건복지부장관이 정하는 바에 따라 특별시장·광역시장·특별자치시장·도지사·특별자치도지사(이하 "시·도지사"라 한다)가 실시하고, 표본조사는 보건복지부장관이 전문연구기관에 의뢰하여 실시한다.

Answer 01 ③ 02 ①

03 「장애인복지법」상 장애인을 전문적으로 상담 · 치료 · 훈련하거나 장애인의 일상생활, 여가활동 및 사회참여활동 등을 지원하는 장애인복지시설은? 2025 광주 기출유사

① 장애인 거주시설 ② 장애인 의료재활시설
③ 장애인 지역사회재활시설 ④ 장애인 직업재활시설

해설 **(장애인복지법 제58조 제1항 : 장애인복지시설)** 장애인복지시설의 종류는 다음 각 호와 같다. 〈개정 2024.1.2.〉

1. 장애인 거주시설 : 거주공간을 활용하여 일반가정에서 생활하기 어려운 장애인에게 일정 기간 동안 거주 · 요양 · 지원 등의 서비스를 제공하는 동시에 지역사회생활을 지원하는 시설
2. 장애인 지역사회재활시설 : 장애인을 전문적으로 상담 · 치료 · 훈련하거나 장애인의 일상생활, 여가활동 및 사회참여 활동 등을 지원하는 시설

2의2. 장애인 자립생활지원시설 : 장애인의 자립생활 역량을 강화하기 위하여 동료상담, 지역사회의 물리적 · 사회적 환경 개선 사업, 장애인의 권익 옹호 · 증진, 장애인 적합 서비스 등을 제공하는 시설

3. 장애인 직업재활시설 : 일반 작업환경에서는 일하기 어려운 장애인이 특별히 준비된 작업환경에서 직업훈련을 받거나 직업 생활을 할 수 있도록 하는 시설(직업훈련 및 직업 생활을 위하여 필요한 제조 · 가공 시설, 공장 및 영업장 등 부속용도의 시설로서 보건복지부령으로 정하는 시설을 포함한다)
4. 장애인 의료재활시설 : 장애인을 입원 또는 통원하게 하여 상담, 진단 · 판정, 치료등 의료재활서비스를 제공하는 시설
5. 그 밖에 대통령령으로 정하는 시설

(장애인복지법 시행령 제36조 : 장애인복지시설) 법 제58조 제1항 제5호에서 "대통령령으로 정하는 시설"이란 다음 각 호의 시설을 말한다.

1. 법 제59조의13 제1항의 장애인 쉼터
2. 법 제59조의13 제2항의 피해장애아동 쉼터
3. 장애인생산품 판매시설

[전문개정 2022.9.6.]

04 「장애인복지법」상 장애인에게 성적 수치심을 주는 성희롱 · 성폭력 등의 행위를 한 사람에 대한 벌칙은?

① 10년 이하의 징역 또는 1억원 이하의 벌금에 처한다.
② 7년 이하의 징역 또는 7천만원 이하의 벌금에 처한다.
③ 5년 이하의 징역 또는 5천만원 이하의 벌금에 처한다.
④ 3년 이하의 징역 또는 3천만원 이하의 벌금에 처한다.

해설 **(장애인복지법 제86조 제1항 : 벌칙)** 제59조의9 제1호의 행위를 한 사람은 10년 이하의 징역 또는 1억원 이하의 벌금에 처한다.

(장애인복지법 제59조의9 : 금지행위) 누구든지 다음 각 호의 어느 하나에 해당하는 행위를 하여서는 아니된다.

1. 장애인에게 성적 수치심을 주는 성희롱 · 성폭력 등의 행위
2. 장애인의 신체에 폭행을 가하거나 상해를 입히는 행위

2의2. 장애인을 폭행, 협박, 감금, 그 밖에 정신상 또는 신체상의 자유를 부당하게 구속하는 수단으로써 장애인의 자유의사에 어긋나는 노동을 강요하는 행위

3. 자신의 보호 · 감독을 받는 장애인을 유기하거나 의식주를 포함한 기본적 보호 및 치료를 소홀히 하는 방임행위
4. 장애인에게 구걸을 하게 하거나 장애인을 이용하여 구걸하는 행위
5. 장애인을 체포 또는 감금하는 행위

Answer 03 ③ 04 ①

6. 장애인의 정신건강 및 발달에 해를 끼치는 정서적 학대행위
7. 장애인을 위하여 증여 또는 급여된 금품을 그 목적 외의 용도에 사용하는 행위
8. 공중의 오락 또는 흥행을 목적으로 장애인의 건강 또는 안전에 유해한 곡예를 시키는 행위

(장애인복지법 제86조 제2항 : 벌칙) 다음 각 호의 어느 하나에 해당하는 사람은 7년 이하의 징역 또는 7천만원 이하의 벌금에 처한다.

1. 제59조의9 제2호(상해에 한정한다)의 행위를 한 사람
2. 제59조의9 제2호의2의 행위를 한 사람

(장애인복지법 제86조 제3항 : 벌칙) 다음 각 호의 어느 하나에 해당하는 사람은 5년 이하의 징역 또는 5천만원 이하의 벌금에 처한다. 〈개정 2021.7.27.〉

1. 제50조의3 제6항을 위반하여 금융정보등을 이 법에서 정한 목적 외의 용도로 사용하거나 다른 사람 또는 기관에 제공 또는 누설한 사람
2. 제59조의7 제2항 각 호 외의 부분 전단, 같은 조 제3항 또는 제5항에 따른 업무를 수행 중인 장애인권익옹호기관의 직원에 대하여 폭행 또는 협박하거나 위계 또는 위력으로써 그 업무를 방해한 사람
3. 제59조의9 제2호(폭행에 한정한다)부터 제6호까지에 해당하는 행위를 한 사람

(장애인복지법 제86조 제4항 : 벌칙) 다음 각 호의 어느 하나에 해당하는 사람은 3년 이하의 징역 또는 3천만원 이하의 벌금에 처한다.

1. 제59조의6에 따라 준용되는 「특정범죄신고자 등 보호법」 제8조를 위반하여 신고자의 인적사항 또는 신고자임을 미루어 알 수 있는 사실을 다른 사람에게 알려주거나 공개 또는 보도한 사람
2. 제59조의9 제7호에 해당하는 행위를 한 사람
3. 제85조의2를 위반하여 업무 수행 중 알게 된 정보 또는 비밀 등을 이 법에서 정한 목적 외에 다른 용도로 사용하거나 다른 사람 또는 기관에 제공 또는 누설한 사람

저 자
김희영

학력 중앙대학교 의과대학 간호학과 졸업
중앙대학교 사회개발대학원 보건행정학 석사
중앙대학교 간호학 박사

현재
- 대방열림고시학원 보건행정, 지역사회간호, 공중보건, 의료관계법규, 보건연구사, 위생사 담당 교수
- 중앙대학교 간호대학 객원교수
- 성균관대학교 임상간호대학원 강사
- 경민대학교 간호학과 강사

경력
- **서울특별시 지방공무원(지방간호주사보)**
  - 동부시립병원 책임간호사
  - 마포구보건소 보건지도과 근무
- **교육 공무원**
  - 서울 정수초등학교 보건교사
  - 경남 해인초등학교 보건교사

저서 김희영, 보건행정(BTB Books)
김희영, 공중보건(BTB Books)
김희영, 지역사회간호(BTB Books)
김희영, 의료관계법규(BTB Books)
김희영 외, 워크북 핵심정리(간호관리 · 지역사회간호)(BTB Books)
김희영, 지역사회간호 쪽zip 핵심노트(BTB Books)
김희영, 지역사회간호 기출문제집(BTB Books)
김희영, 보건행정 기출문제집(BTB Books)
김희영, 보건연구사 역학, 보건행정(마지원)
김희영 외, 열림위생사(BTB Books)
김희영 외, 열림위생사 실전모의고사(BTB Books)
김희영 외, 전공보건 보건교사 수험서(대방열림고시학원)
김희영 외, 간호사 국가고시 수험서(대방열림고시학원)

의료관계법규

인 쇄 2025년 11월 26일
발 행 2025년 12월 3일

편저자 김희영
발행자 윤록준

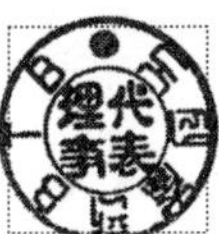

발행처 B T B
등 록 제2017-000090호
주 소 서울 동작구 보라매로 19길 8
전 화 070-7766-1070
팩 스 0502-797-1070

가 격 40,000원

ISBN 979-11-94690-26-9 13360

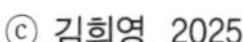